가이드라인으로 시작하는

실전 일차진료 처방법

박재성 지음

도서출판 대한의학

머리말

일차진료는 환자를 폭넓게 접근하여 질병을 예방하고 건강을 증진할 수 있기에 모든 진료의 기본이라고 할 수 있습니다. 그러나 의료의 고도화 및 분업화로 인해 의과대학에서는 각 전문과목에 대한 세부적인 지식은 배울 수 있지만 정작 일차진료 교육은 충분하지 않습니다. 또한 실제 진료에서는 심평원의 기준대로 처방해야 하기 때문에 이에 대한 공부도 필요합니다.

이 책은 일차진료를 처음 시작하시는 선생님들의 다음과 같은 고민을 해결하는 데 도움이 되고자 집필되었습니다. 어떤 약을 먼저 사용할지, 같은 계열의 약 중에서 어떤 것을 고를지, 어떤 부작용이 있을지, 용량은 어떻게 해야 할지, 다음 치료 단계는 어떻게 설정할지, 상병코드는 어떻게 입력할지 등의 기초적인 내용을 알고리즘과 도표를 활용하여 보기 좋고 이해하기 쉽도록 정리했습니다. 또한 얕고 넓게 다루기보다는, 실제 진료에 바로 활용하실 수 있도록 핵심적인 질환을 선별하여 깊이 있게 다루었습니다. 근거가 되는 관련 논문의 출처도 함께 밝혀 두었기에, 일차진료의 기초적이면서도 실용적인 내용을 체계적으로 공부하실 수 있을 것입니다.

다만, 이 책은 일차진료를 처음 시작하는 분들을 위한 이론적 기초를 다지는 입문서이기에, 일차진료의 모든 내용을 담고 있지는 않습니다. 또한, 가이드라인과 논문을 기반으로 정리되어 실제 임상 현장의 세부적인 노하우까지는 충분히 담아내지 못했을 수 있습니다. 향후 가이드라인 및 심사평가원 고시 개정에 따라 일부 내용이 변경될 수 있으며, 필자의 부족함으로 인한 오류가 있을 수 있음을 미리 양해 부탁드립니다.

부디 이 책이 선생님들께서 일차진료를 이해하고 실제 진료에 적용하시는 데 실질적인 도움이 되기를 바랍니다.

2025년 6월

박재성

안내문

본 도서는 진료 시 참고 자료로 활용될 목적으로 작성되었음을 알려드립니다.

본 도서의 내용에는 학술적 오류가 포함될 수 있으며, 이로 인해 발생하는 인적 · 물적 피해에 대해 저자와 발행인은 어떠한 책임도 지지 않습니다.

도서에 수록된 약품의 용법, 용량 및 제형은 개별 환자에 맞춘 것이 아니므로, 처방 시 반드시 주치의의 판단에 따라 적절히 선택 · 조정해야 합니다. 또한, 대부분 콩팥기능 또는 간기능 저하가 없는 성인을 기준으로 작성되었으므로 소아 또는 간 · 신질환자의 경우 약전을 참고하여 처방하시길 바랍니다.

본 도서는 주로 처방에 중점을 두고 있으므로, 각 질환의 진단 및 검사는 주치의의 판단에 따라 시행해 주시기 바랍니다.

본 도서에 약물의 모든 부작용, 주의 · 금기 사항 및 상호작용 등이 기재되어 있지 않으므로, 진료 시 각 약물의 유의사항을 반드시 확인해 주시기 바랍니다.

본 도서에 수록된 보험심사 기준은 2025.05.01 기준으로 작성되었으며, 해당 고시는 계속 개정될 수 있으므로 최신 정보를 건강보험심사평가원 홈페이지에서 참고해 주시기 바랍니다. 또한, 본 도서에 소개된 기준대로 처방하더라도 실제 청구 과정에서 일부 삭감될 가능성이 있음을 유념해 주시기 바랍니다.

상품명은 대조약을 중심으로 소개하였으며, 대조약이 유통되지 않을 경우 검색 등을 통해 처방량이 많은 약을 소개하였습니다. 제약회사와는 어떠한 관계도 없음을 밝힙니다.

Contents

색상의 의미

a. 자주색, 보라색, 분홍색 : 중요한 내용
b. 붉은색 : 금기 및 부작용, 비급여
c. 푸른색, 남색 계열 : 적응증 또는 약제명, 상병 코드

CHAPTER 1

약처방의 일반 원칙, 심평의학

급여 체계의 종류

건강보험의 요양급여 종류

- 요양급여 비용의 구성은 : 의료행위, 치료재료, 약제로 구성되어 있습니다.
  - **의료행위**와 **치료재료**는 Negative List 방식 : **비급여 대상으로 규정되지 않은 모든 항목은 요양급여대상**으로 적용합니다.
  - **약제**는 Positive List 방식 : **급여 대상으로 정해지지 않은 항목은 비급여**입니다.
- **의료행위의 비급여 대상**
  - Negative List 방식이기 때문에 다음으로 정해둔 사항은 비급여이며, 해당사항이 없으면 급여에 해당합니다.
  - **국민경강보험 요양급여의 기준에 관한 규칙[별표2] - 비급여대상(제9조1항 관련)**을 한번 읽어보시길 바랍니다.
    1. **업무 또는 일상생활에 지장이 없는 경우** : 단순 피로, 점, 여드름, 사마귀, 노화현상, 탈모 등 피부질환, 발기부전, 단순 코골음, 단순포경, 검열반 등
    2. **신체의 필수 기능개선 목적이 아닌 경우** : **성형수술**과 그 후유증 치료, 외모 목적의 사시교정, 선천 기형으로 저작 및 발음 문제가 발생한 경우가 아닌 치과 교정, 저작 및 발음 개선 목적이 아닌 외모 목적의 악안면교정술, 외모개선 목적의 반흔 제거술, 시력 교정술, 단순 키 성장 목적의 진료
    3. **치료 목적이 아닌 예방진료** : 건강검진, 예방접종, 금연 치료, 멀미 예방, 말라리아 예방, **증명서 발급이 목적인 진료**
       - 단, 파상풍 혈청주사 등 치료목적으로 하는 예방주사는 급여입니다.
       - **진단서 발급 비용뿐만** 아니라 진단서 발급이 의사의 진찰이나 면담으로 이루어진 경우에는 진찰료를 부과(비급여)합니다.

4. 보험급여 시책상 요양급여로 인정하기 어려운 경우 및 건강보험급여원리에 부합하지 않는 경우
   - 상급병상, 친자확인, 보철, 제한적 의료기술 등
5. 보건복지부 장관이 고시한 질병군에 대한 입원진료의 보건복지부장관이 고시한 행위, 재료, 약제
6. 건강보험제도의 여건상 요양급여로 인정하기 어려운 경우
   - 한방물리요법, 한방생약제제 등
7. 허가를 받거나 신고한 범위를 벗어나 약제를 처방, 투여하는 경우 중 보건복지부 장관이 고시를 통해 허가하는 경우

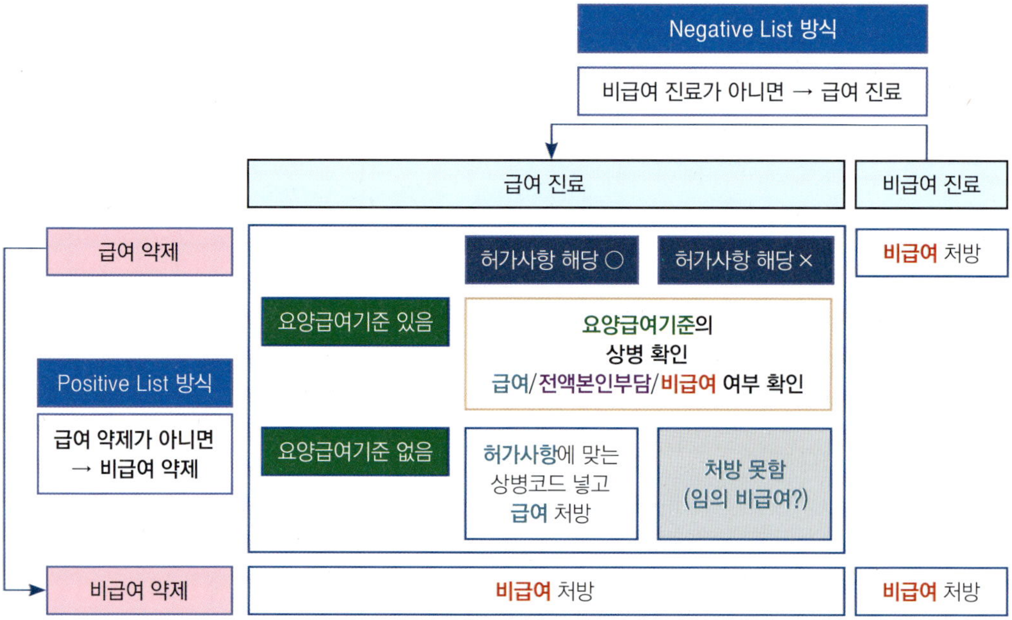

- 여기서 허가사항이나 요양급여기준은 **'상병코드'**를 통해 전산으로 확인을 합니다.
  - 따라서 처방하고 싶은 약제에 대한 올바른 상병코드가 있다면 상병코드를 입력하고, 약제에 따라 JX999 등에 추가로 기술하여 허가사항이나 요양급여기준을 만족하여 처방하고 있다고 알리는 것입니다.
  - 기재한 상병코드와 관련된 내용을 차트에 함께 기록하는 것이 바람직합니다.

상병코드 중 의증(R/O), 배제된 상병 사용

	의증(R/O)	배제된 상병
사용할 때	진료 시 확진 상병 이외에 의심이 가는 질병을 의증으로 기재	해당 질병이 아닌 것을 확인했을 때
검사	검사 처방 가능	의심되는 질환을 확인하기 위해 검사를 했으나 아닌 경우에 청구를 위해 활용
약제	약제 처방 가능	원칙적으로 **처방은 불가**(아닌 것으로 판정하고 처방하는 것은 이치에 맞지 않기 때문)**하지만 가능은 함**
심평의학적 차이	단순히 EMR에서만 제공되는 기능으로, **청구 시 의증이 빠지고 확진 상병으로** 넘어갑니다.	심평원 청구 시에 **'배제된 상병'으로 청구**되며, 배제된 상병이기 때문에 환자의 보험 가입 등에서 유리합니다.

- **배제된 상병** 활용
  - 임상적으로 **확인을 위한 검사**를 해야 하는 경우가 있습니다. 질환 A를 의학적으로 확인해야 하는 경우 A에 대한 검사를 하게 되는데, A가 진단이 되지 않는 경우가 생깁니다. 그렇다고 A에 대한 코드를 넣지 않으면 검사가 삭감이 됩니다. 그렇다고 A 코드를 넣어버리면 없는 진단을 하게 된 것이라 환자가 보험을 가입하거나 청구하는데 문제가 발생할 수도 있습니다. 이럴 때 배제된 상병을 활용할 수 있습니다.
  - **초진/재진 산정**에 대해서도 이득이 있습니다. 검사를 위해 꼭 만성질환 코드를 넣어야 하는 경우 90일 이내 항상 재진 적용을 받을 수밖에 없는데, 배제된 상병으로 넣으면 재진 적용을 받지 않기 때문입니다.
  - 처방에 대해서도 가능은 한 상태라고 합니다. 예를 들어 급성 두드러기로 잠이 오지 않아 수면제를 처방하는 경우, 불면증 코드를 넣으면 만성질환 진료를 본 것이 되어 진찰료 산정에 문제가 되기 때문에 배제상병을 넣고 수면제 소량을 처방할 수는 있습니다. 하지만 배제된 상병인데 처방하는 것은 이치상 옳지는 않아 앞으로 심평원이 갑자기 삭감을 할 수도 있어 보입니다.

급여, 전액본인부담, 비급여

- **급여 :** 건강보험으로 지원하는 의료행위, 치료재료, 약제를 뜻합니다.
  - 흔히 급여라고 하면 30/100을 부담하는 것만을 생각할 수 있지만, 기준에 따라서 3/100–90/100, 100/100까지 다양합니다.
  - 즉, 전액본인부담도 급여에 속하며 전액본인부담(100/100) 처방은 정확히는 '전액본인부담인 급여'가 됩니다.
- **비급여(일반)** vs **전액본인부담(100/100)**
  - 전액본인부담은 개념적으로 전액을 환자가 부담하는 '급여'에 해당합니다.
  - 전액본인부담 처방은 병명을 기입하여야 하며, 비급여와 다르게 조제료도 청구할 수 있어 약국에서의 부담금이 낮아집니다.

- 비급여는 공단에 청구하지 않기 때문에 병명과 청구 명세서가 필요 없습니다.
- 비급여로 임의 처리(임의비급여)하면 조제료에 대한 본인부담, 민원 가능성, 실손 청구 문제 등의 문제가 발생할 수 있어 주의해야 합니다.

- **약제를 급여 처방할지, 비급여 처방할지 결정 과정**
  - **약제를 검색하면 급여약제인지, 비급여약제인지 확인할 수 있습니다.**
    - 약제는 positive list system으로 급여로 등재되어 있는 약제가 아니면 비급여입니다.
  - **급여 약제**
    - **급여로 등재된 약제는 허가사항, 요양급여기준(없을 수도 있음)을 참고하여 급여/전액본인부담/비급여 처방합니다.**
      - 의사가 임의로 판단하여 급여 기준에 맞는데 삭감을 우려하여 전액본인부담으로 처방하거나, 비급여로 처방(임의 비급여)해서는 안 됩니다. 물론 급여 기준에 맞지는 않지만 의학적으로 필요한 환자를 위해서 리스크를 지고 비급여 처방을 하시기도 합니다.
      - 반대로 전액본인부담이나 비급여 기준인데 급여 처방해서도 안 되며, 삭감을 당할 것입니다.
      - **급여/전액본인부담/비급여 처방에 대해서는 다음에 기술하였습니다.**
  - **비급여 약제**
    - **비급여 약제**는 심평원에 청구하지 않기 때문에 상대적으로 자유롭게 처방할 수 있으며 **비급여 처방합니다.**
      - **비급여 처방은 허가사항 외로 처방할 때도 많습니다. 심평원에서는 이에 대해 간섭할 수 없습니다.**
  - **비급여 처방 시 주의**
    - 비급여로 처방하는 경우는 허가사항에서 비교적 자유롭게 처방할 수 있습니다.
    - 다만, 허가된 적응증 외로 처방할 경우, 부작용이 발생했을 때 책임 문제가 발생할 수 있습니다.

약제 허가사항에 대해

약제마다 허가사항을 확인할 것

1. 같은 성분이라도 오리지널의 **biosimilar 제품(제네릭)** 또는 타성분과의 **복합제**는 **다른 허가사항**을 가지는 경우가 있습니다.
   - ex. **Dapagliflozin**의 오리지널 포시가정(약가 문제로 현재는 철수)은 제2형 당뇨, 심부전, 만성 신장병에 허가가 나 있습니다. 이 약제의 제네릭 중에 어떤 제품은 이 3가지 허가사항이 다 있는 경우도 있고, 제2형 당뇨에만 허가가 나 있는 제품이 있습니다.
   - ex. Pregabalin 서방정은 약제별로 허가 연령, 신기능 및 간기능 장애환자, 고령자에서의 허가사항이 다릅니다.

- ex. 알레르기 비염에 levocetirizine과 Montelukast(JX999에 '비폐색이 주 증상인 알레르기 비염' 기입하여 사용)를 사용할 수 있지만, 둘의 복합제[몬테리진(전문-급여)]는 천식을 동반한 다년성 알레르기 비염에 사용합니다.

2. 같은 성분이라도 **용량에 따라 다른 허가사항**을 가지는 경우가 있습니다.
   - ex. Fexofenadine의 경우 120mg은 알레르기비염, 180mg 용량은 피부질환으로 허가사항이 다릅니다.
3. 한 약제가 **연령에 따라서 다른 허가사항**을 가지기도 합니다.
   - ex. Fexofenadine을 알레르기 비염에 사용할 때 120mg은 12세 이상, 30mg 용량은 6-11세에서 사용하도록 되어 있습니다
4. 같은 성분이라도 **약제 제형**에 따라 **다른 허가사항**을 가지기도 합니다.
   - ex. Pelubiprofen은 일반형의 경우 급성 상기도염에서 사용할 수 있지만, 서방형은 허가사항에 없습니다.
5. 심지어 **같은 성분, 같은 용량이라도** 약에 따라서 **허가사항이 다른** 경우가 있습니다.
   - ex. 같은 lactulose concentrate라도 듀라칸 시럽 → 간성혼수의 치료 및 예방 / 듀라칸 이지시럽 → 변비

- 따라서 처방할 **모든 약에 대해서 한 번씩 정리**하는 것이 필요합니다.
  - **허가사항을 확인하는 사이트**
    - 공식 사이트 : **제품명** 검색은 **'의약품 안전나라'**, **요양급여 기준(고시)**은 **'건강보험심사평가원(심평원)'**에서 검색합니다.
      - 하지만, 상당히 불편하며 약제에 다수 적용되는 기준을 확인하기 어렵습니다.

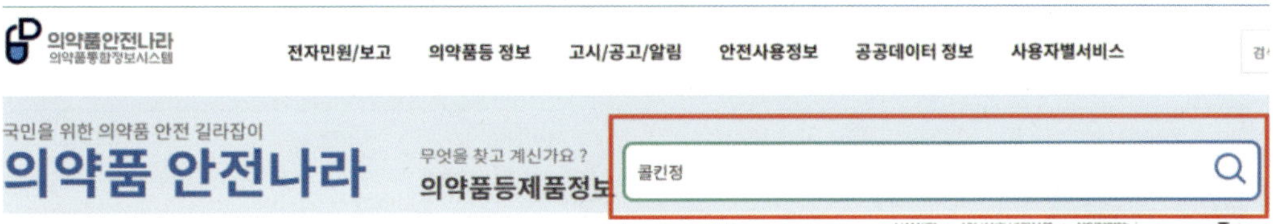

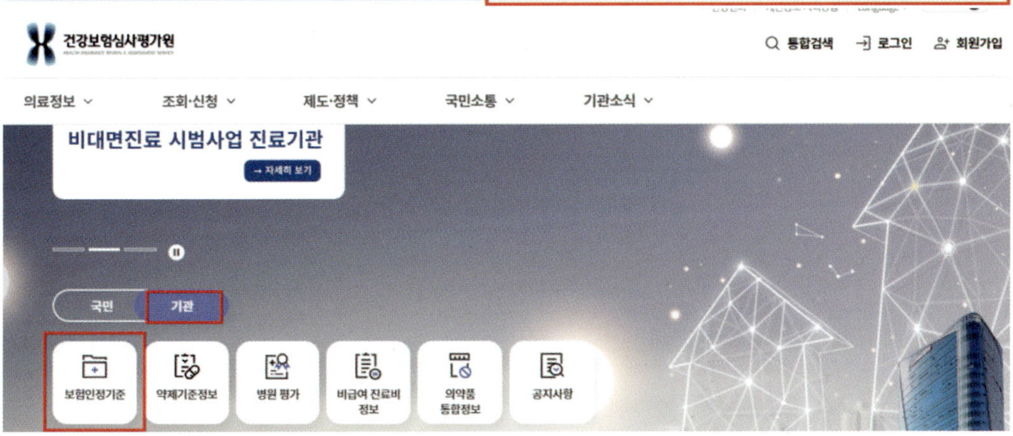

- **의약품 검색 사이트 이용 :** 약학정보원, KIMS 의약정보센터, druginfo를 이용하면 훨씬 간편하게 검색할 수 있습니다. 이런 의약품 사이트는 약제를 검색한 후 해당 약제에 대한 고시를 같이 볼 수 있습니다.
  - **급여기준(고시) 확인하기** : 해당 약제를 검색해 들어간 후, 약학정보원은 '급여인정기준', KIMS는 '급여심사기준', Druginfo는 '심사청구'에서 확인할 수 있습니다. 여러 개가 적용될 수도 있습니다.
  - **제네릭 검색**하기 : 대부분의 의학 서적이 오리지널의 상품명으로 기술하고 있기에, 제네릭을 사용하려면 검색해서 확인해봐야 합니다. 약학정보원, KIMS, druginfo에서 오리지널의 상품명으로 검색한 후, **'동일성분 의약품' 또는 '대체가능의약품' 탭**을 선택하면 해당 약제와 동일 성분의 의약품을 검색할 수 있습니다. **오리지널**은 **'대조약'**으로 표시됩니다.

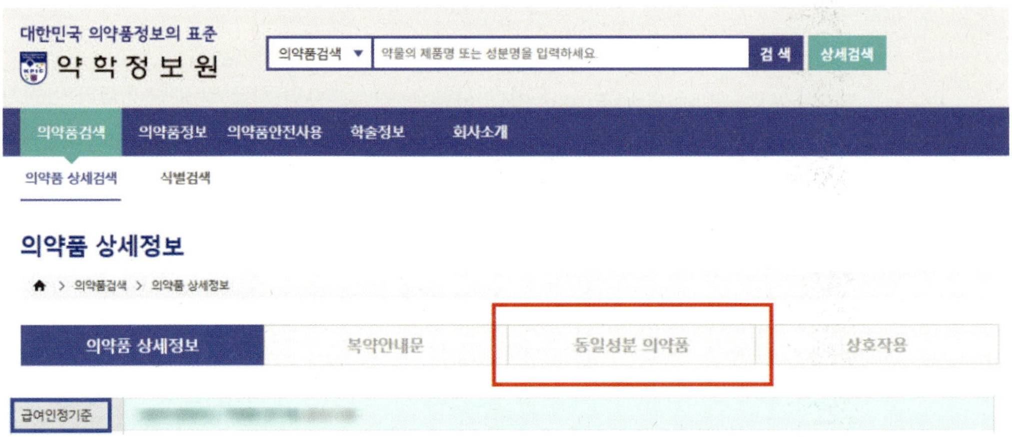

약학정보원 사이트 : 붉은 네모 – 오리지널 및 제네릭 검색 / 푸른 네모(스크롤 다운) – 급여기준 검색

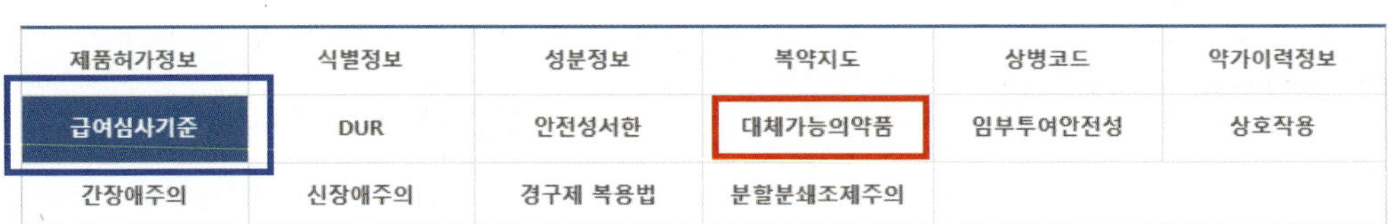

KIMS 의약정보센터 사이트 : 붉은 네모 – 오리지널 및 제네릭 검색 / 푸른 네모 – 급여기준 검색

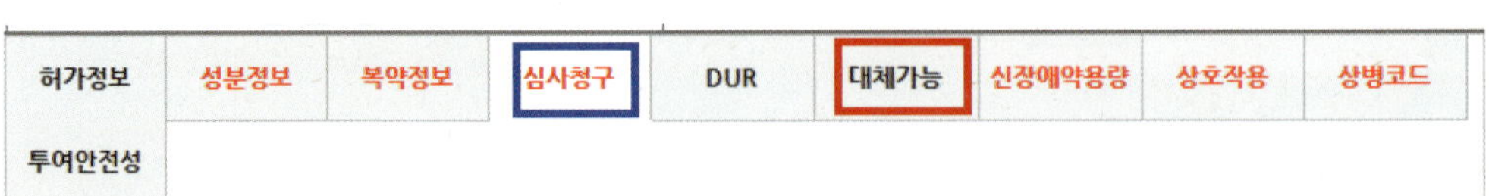

Druginfo 사이트 : 붉은 네모 – 오리지널 및 제네릭 검색 / 푸른 네모 – 급여기준 검색

- **해당 약제에 대한 급여기준(고시)도 확인합니다.**
  - 예를 들어 약학정보원에서 '싱귤레어정'을 검색해 보겠습니다.

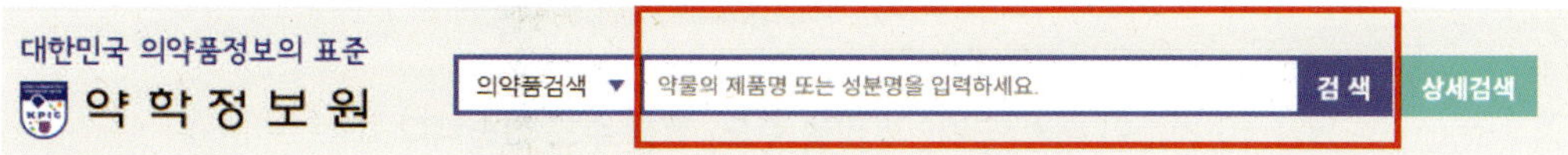

- 그럼 아래와 같이 검색이 됩니다. 사용하고자 하는 제품을 선택합니다.

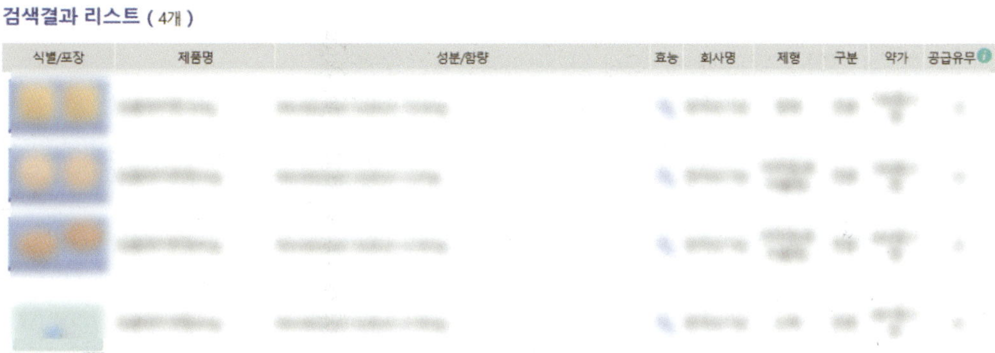

(저작권상 모자이크 처리)

- 싱귤레어정 10mg를 선택한 후 스크롤 다운하여 **효능효과**와 **용법용량**을 확인합니다.
  - 효능효과로 1. 천식의 방지 및 지속적 치료, 2. 계절 및 연중 알레르기비염 증상완화 두 가지가 있습니다.
  - 용법용량은 천식-알레르기비염에 따라서, 연령에 따라서 용량이 다르지 않은 것을 알 수 있습니다.
- **김종률 원장님께서 운영하시는 ★'닥터 킴의 건강보험 청진기' 네이버 블로그★**를 참고하는 것도 상당히 도움이 됩니다.
  - 일차의료에서 사용할 만한 거의 모든 약제에 대해서 업데이트를 하고 계시고, 허가사항만으로는 애매하거나 알기 어려운 내용에 대해서도 자세히 포스팅해주셨습니다.
  - 당뇨병 3제 4제 요법, PPI dose 별 사용법, 골다공증에서 BMD와 약제 처방 기간의 관계 등 주옥같은 게시물이 정말 많습니다.
  - **처음 처방하는 약이라면 꼭 원장님 블로그까지 검색을 해보시는 걸 추천**해 드립니다.

- **다음의 과정을 통해 약제 허가사항과 요양급여기준(고시)을 정리**해 봅시다.
  1. **허가사항**을 확인
     1. 약제별 **나이 기준**이 맞는지 확인
  2. **요양급여기준**에 대한 고시 확인

1. **급여기준에 대한 고시가 없는 경우** : 허가사항에 맞는 상병코드를 넣고 **급여** 처방
2. **급여기준에 대한 고시가 있는 경우**
    1. **허가사항과 요양급여기준이 같음** : 허가사항에 맞는 상병코드를 넣고 **급여** 처방
    2. **허가사항과 요양급여기준이 다름**
        1. 요양급여기준이 허가사항보다 **많을 수도, 적을 수도 있습니다.**
        2. **요양급여기준에 해당하지 않는데 허가사항에 있는 용법** :
            1. **전액본인부담**으로 처방하라는 고시가 있다면 **전액본인부담** 처방
            2. 전액본인부담으로 처방이 가능하다는 고시가 없다면 처방 불가
        3. **요양급여기준에는 있으나 허가사항에는 없는 용법** :
            1. 허가사항 범위를 초과하여 요양급여를 인정한다는 고시 → **급여**로 처방
            2. 허가사항 범위를 초과하여 전액본인부담을 인정한다는 고시 → **전액본인부담**으로 처방
            3. 특정한 경우 **비급여**로 처방하라는 고시 → **비급여**로 처방(진료 자체가 비급여인 경우가 많음)

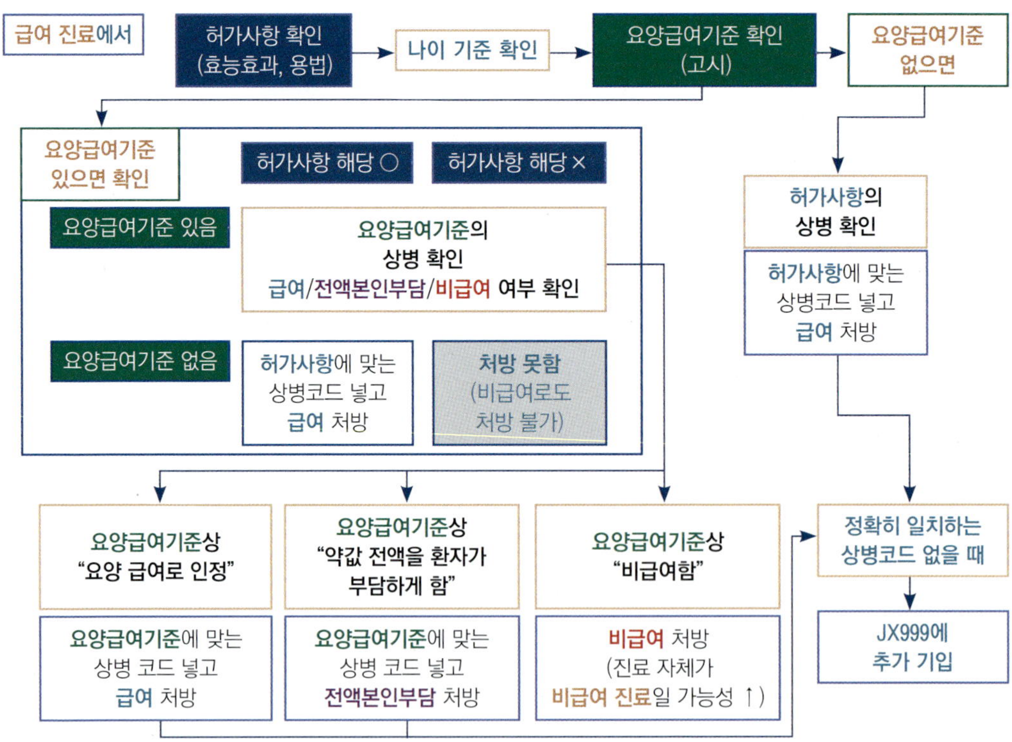

'급여 진료'에서 급여/전액본인부담/비급여 결정 알고리즘

1. 허가사항 - 나이 기준 확인하기

- 허가 사항에 연령 기준을 확인합니다.

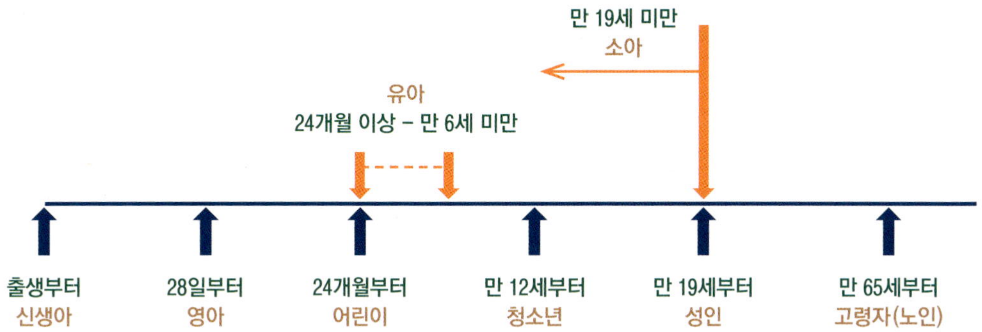

- 위 기준대로 소아, 영아, 유아 등을 해석할 수 있으나, **대부분은 허가사항에 연령까지 잘 기술**이 되어 있습니다.
- 허가 사항에 따라 연령별로 사용할 수 있거나 없을 수도 있고, 연령별로 사용하는 용량이 다를 수 있습니다.
- 예를 들어, '씨잘정'의 용법용량에는 성인 및 6세 이상의 소아에서 1회 1정, 1일 1회 경구투여하라고 되어 있습니다. 따라서 6세 이상의 소아에서 사용합니다. 같은 levocetirizine인 '씨잘액'은 1세 이상의 소아에서 사용할 수 있습니다.
- 대부분의 요양급여기준(고시)에서는 나이 기준을 따로 기술하지는 않기에, 허가사항에서 나이 기준에 맞지 않으면 처방할 수 없습니다. 따라서 가장 먼저 연령 기준을 확인하는 것입니다.

2. 요양급여기준(고시) 확인하기

- 급여기준을 확인했을 때 **다음의 4가지**로 나뉘게 됩니다.
  - (1) **급여 기준이 따로 없는 경우** : 허가사항의 상병에서 **급여** 처방합니다.
  - (2) **급여 기준이 있고 일치하는 경우** : 허가사항의 상병에서 **급여** 처방합니다.
  - (3) **급여 기준이 있는데, 허가사항보다 적은 인정기준을 가진 경우 :** 허가사항 중 인정기준에 해당하면 급여, 인정기준 외 전액본인부담하도록 한다면 전액본인부담 처방.
  - (4) **급여 고시가 있는데, 허가사항 외 추가적인 상병이 있는 경우** : 급여고시의 조건대로 급여 처방 또는 전액본인부담 처방
  - (1-3의 예시)
    - **(1) 급여 기준이 따로 없는 경우의 예시**
      - ex. ibuprofen은 따로 고시가 검색되지 않습니다. → ibuprofen의 허가사항에 맞는 상병코드를 넣고 급여 처방합니다.

- **허가사항에 맞는 상병코드**는 **KIMS 또는 Druginfo를 사용**하면 편리하게 찾을 수 있고 대부분 삭감이 되지 않습니다. 하지만, 심평원에서 해당하는 코드를 공개하지 않기 때문에 해당 사이트에서 허가사항을 보고 임의로 지정한 것이라, 해당 코드를 넣었다고 절대적으로 삭감이 되지 않는 것이 아닙니다. 특히, 요양급여 기준에 따라 처방해야 하는 경우는 제시된 상병코드만 넣는다고 만족하지 않는 경우가 많으니 주의합니다.

제품허가정보	식별정보	성분정보	복약지도	상병코드	약가이력정보
급여심사기준	DUR	안전성서한	대체가능의약품	임부투여안전성	상호작용
간장애주의	신장애주의	경구제 복용법	분할분쇄조제주의		

KIMS 의약정보센터에서 약제 검색 후 아래 '상병코드' 버튼을 눌러 조회

허가정보	성분정보	복약정보	심사청구	DUR	대체가능	신장애약용량	상호작용	상병코드
투여안전성								

Druginfo에서 약제 검색 후 아래 '상병코드' 버튼을 눌러 조회

- **(2) 급여 기준이 있고, 허가사항과 인정기준이 일치하는 경우의 예시**
  - ex. Lamotrigine 등의 약제는 급여기준과 허가사항이 일치합니다. 허가사항에 맞는 상병코드를 찾아 **급여 처방**합니다.
  - 단, 약제별 기준 외에 해당하는 일반 기준이 있을 수 있으니 주의합니다. Lamotrigine은 '[일반원칙]경구용 항뇌전증약'의 고시도 따라야 하겠습니다.
- **(3) 급여 기준이 있고, 허가사항보다 적은 인정기준을 가진 경우의 예시 :**
  - Loxoprofen을 예시로 약제허가사항과 급여기준을 찾아보았습니다.
    - 약제 허가사항의 효능효과와 급여기준(고시)의 인정기준을 비교하면 **인정기준의 항목이 적습니다.**
    - 인정기준에 해당하지 않는 약제에 대해 전액본인부담하라는 문구가 있으므로 급성상기도염에 사용한다면 전액본인부담합니다.
    - 전액본인부담으로 처방하기 싫다면 상기도염에서 처방이 가능한 NSAID로 바꿔 처방하거나, 1번, 2번 항목에 해당하는 상병코드를 넣고 사용할 수 있겠습니다.

효능효과 - PDF다운로드 XML다운로드 HTML다운로드

1. 다음 질환 및 증상의 소염 · 진통

만성 류마티스관절염, 골관절염(퇴행관절염), 요통, 견관절주위염, 경견완증후군

2. 수술후, 외상후 및 발치후의 소염 · 진통

3. 다음 질환의 해열 · 진통

급성 상기도염(급성기관지염을 수반한 급성 상기도염을 포함)

[114] 해열·진통·소염제

구 분	세부인정기준 및 방법
[114] Loxoprofen sodium 60mg 경구제 (품명: 동화록소닌정 등)	허가사항 범위 내에서 아래와 같은 기준으로 투여 시 요양급여를 인정하며, 동 인정기준 이외에는 약값 전액을 환자가 부담토록 함. - 아 래 - 가. 다음 질환 및 증상의 소염·진통 만성 류마티스 관절염, 골관절염(퇴행관절염), 요통, 견관절주위염, 경견완증후군 나. 수술 후, 외상 후 및 발치 후의 소염·진통

위 : 약제허가사항(출처 : 의약품안전나라 사이트) / 아래 : 보험인정기준, 고시(출처 : 심평원사이트)

약제 허가사항	요양급여 기준
1. 다음 질환 및 증상의 소염 · 진통 만성 류마티스관절염, 골관절염(퇴행관절염), 요통, 견관절주위염, 경견완증후군 **2. 수술 후, 외상 후 및 발치 후의 소염 · 진통** 3. 다음 질환의 해열 · 진통 급성 상기도염(급성기관지염을 수반한 급성 상기도염을 포함)	허가사항 범위 내에서 아래와 같은 기준으로 투여 시 **요양급여를 인정**하며, 동 인정기준 이외에는 **약값 전액을 환자가 부담**토록 함. - 아 래 - **가. 다음 질환 및 증상의 소염 · 진통** : 만성 류마티스 관절염, 골관절염(퇴행관절염), 요통, 견관절주위염, 경견완증후군 **나. 수술 후, 외상 후 및 발치 후의 소염 · 진통**
1번, 2번의 경우 : 허가사항과 요양급여기준 모두 있기 때문에 **급여** 처방 **3번의 해열 급성상기도염의 진통 목적으로 사용할 때** : 약제 허가사항에는 있으나 요양급여 기준에는 없음 → 동 인정기준 이외는 약값을 전액 환자가 부담하도록 하였기 때문에 **전액본인부담** 처방	

- **(4) 급여 기준이 있고, 허가사항보다 많은 인정기준을 가진 경우의 예시 :**
  - **급여 인정 예시** : 콜킨정(Colchicine)을 예시로 찾아보았습니다.

<table>
<tr><th>약제 허가사항</th><th>요양급여 기준</th></tr>
<tr><td>급성통풍 발작의 치료 및 예방</td><td>1. 허가사항 범위 내에서 투여 시 요양급여 함을 원칙으로 함.
2. 허가사항 범위(효능 · 효과)를 초과하여 아래와 같은 기준으로 투여 시 요양급여를 인정함.
- 아 래 -
가. 베체증후군
나. 가족성 지중해열
1) 투여대상 : 가족성 지중해열의 임상증상, 혈액학적 검사, MEFV 유전자 검사 등으로 진단된 환자
2) 투여방법 : 4-6세 : 0.3-1.8mg/일, 6-12세 : 0.9-1.8mg/일, 12세 이상 : 1.2-2.4mg/일
3) 평가 : 3-6개월 단위로 발작 주기와 중증도로 치료효과를 평가하고, 혈구수, CRP, Serum amyloid A, 간기능, 신기능 등을 모니터링하여 지속투여 여부를 결정함.</td></tr>
<tr><td colspan="2">1) 급성통풍 발작의 치료 및 예방 → 허가사항에 있고, 요양급여기준상 요양급여하도록 함 : 급여 처방
2) 베체증후군 → 허가사항에는 없으나 요양급여기준상 요양급여하도록 함 : 급여 처방</td></tr>
</table>

- **전액본인부담 예시** : 액토스정(Pioglitazone)을 예시로 들어보겠습니다.

<table>
<tr><th>약제 허가사항</th><th>요양급여 기준 - 고시 제2017-180호(2017.10.1.)</th></tr>
<tr><td>이 약은 제2형 당뇨병 환자의 혈당조절을 향상시키기 위해 식사요법 및 운동요법의 보조제로 투여한다.
- 단독요법
- 병용요법</td><td>1. [일반원칙] 당뇨병용제 "세부사항" 범위 내에서 투여 시 요양급여를 인정함.
2. 허가사항 범위(효능, 효과 및 용법, 용량)를 초과하여 metformin에 부작용이 있거나 효과가 없는 다낭성난소증후군(PCOS) 환자의 불임증 치료에 투여 시 약값 전액을 환자가 부담토록 함.</td></tr>
<tr><td colspan="2">1) 제2형 당뇨병 → 허가사항에 있고, 요양급여기준상 [일반원칙]에 맞추어 요양급여하도록 함 : 기준에 맞추어 급여 처방
2) PCOS 불임증 치료 → 허가사항에는 없으나 요양급여기준상 전액본인부담 하도록 함 : 전액본인부담 처방</td></tr>
</table>

- **비급여 예시** : 웰부트린정(Bupropion)을 예시로 들어보겠습니다.
  - 비슷한 경우로 골다공증 치료제(단순 예방목적), 테스토스테론(남성갱년기), 미레나(피임목적), 말라리아 예방약들, 하이드로코티손 로션(화장품 접촉성 피부염 예방), 레날민정(CKD 이외에 투여) 등이 있습니다.

<table>
<tr><th>약제 허가사항</th><th>요양급여 기준</th></tr>
<tr><td>주요우울장애</td><td>1. 허가사항 중 우울병으로 확진된 경우, 서방정인 동 약제의 특성을 고려하여 1일 최대 300mg까지는 요양급여함. 다만, 만 24세 이하인 자의 우울병에 투여하는 경우에는 허가사항 중 사용상의 주의사항(경고, 이상반응, 일반적 주의 항목 등)을 반드시 참고하여 임상적 필요성이 위험성보다 높은지 신중하게 고려하여 투여하여야 함.
2. 금연 시 니코틴 의존을 치료하기 위한 단기간의 보조요법으로 투여 시에는 비급여함.</td></tr>
<tr><td colspan="2">1) 주요우울장애 → 허가사항에 있고, 요양급여기준상 요양급여하도록 함 : 급여 처방
2) 금연 치료 → 허가사항에는 없으나 요양급여기준상 비급여하도록 함 : 비급여 처방</td></tr>
<tr><td colspan="2">단, 비급여 처방의 기준이 있는 용법은 '예방 목적의 사용'으로 대부분 진료도 비급여가 되는 경우입니다. 따라서 진료가 비급여였으니 모든 약제는 비급여 처방이 되었을 것입니다. 레날민정을 CKD 이외의 환자에서 급여진료를 보면서 다른 약제와 함께 사용하는 경우가 아니라면 사실상 모든 경우에서 급여약제가 비급여 처방되는 경우는 진료 자체가 비급여인 경우로 생각해도 무방합니다.</td></tr>
</table>

- **정확하게 일치하는 상병명이 없는 경우**
  - Montelukast를 예시로 들어보겠습니다.

약제 허가사항	요양급여 기준
1. **천식**의 방지 및 지속적 치료 2. 계절 및 연중 **알레르기비염** 증상 완화	각 약제의 허가사항 범위 내에서 아래와 같은 기준으로 투여 시 요양급여를 인정하며, 동 인정기준 이외에는 약값 전액을 환자가 부담토록 함 - 아 래 - 가. **Montelukast 경구제**, Pranlukast 경구제 1) 타 천식약제로 증상조절이 되지 않는 2단계(경증 지속성) 이상의 천식에 투여 시 인정하되, 아스피린 민감성 천식에는 1차 약제로 투여 시도 인정함 2) **알레르기성 비염**에 투여 시는 다음의 경우에 인정(항히스타민제와 동시 투여 가능) - 다 음 - 가) 1차 항히스타민제 투여로 개선이 되지 않는 **비폐색이** 있는 경우 나) 비폐색이 주 증상인 경우 다) 비충혈제거제 또는 비강분무 스테로이드를 사용하지 못하는 경우 (이하 생략)
예를 들어 알레르기 비염에 처방한다고 하면, 비폐색이 1차 항히스타민제 투여로 개선이 되지 않는 비폐색이 있거나, 비폐색이 주 증상인 경우, 비충혈제거제 또는 비강분무 스테로이드를 사용하지 못하는 경우에 급여를 인정하고 있습니다. 그런데 '비폐색이 주 증상인 알레르기 비염'에 해당하는 상병은 없습니다. 따라서 비염 코드(J303)를 넣고 JX999에 **"비폐색이 주 증상인 알레르기비염"을 기입**하는 방식으로 처리합니다.	

3. 약제 용량 확인

- 약제별로 **신기능, 간기능**에 따라 **용량 조절**이 필요한 경우가 있습니다.
- 신기능 저하자, 간기능 저하자에 대해서는 항상 약물 용량을 조절한다고 생각을 하고 찾아보는 습관을 가져야 부작용 발생을 막을 수 있습니다.

4. 기타 센스 있는 처방

- 증상 호전이 없다면 다른 약제로 변경
- 같은 증상으로 같이 내원한 경우(ex. 친구, 가족)라도 약간의 차이를 발견하고 다르게 처방해드리면 만족도가 높을 수 있습니다.
  - 증상의 심한 정도 등에 따른 처방, 속쓰림 호소에 따라 위장약 다르게 등등
- 전문의약품 위주로 처방
  - 많은 환자들이 약을 검색해보기도 합니다. 일반의약품인 경우 '약국에서 처방받을 수도 있는 효과가 덜한 약'으로 오해하는 경우도 있고, 재내원을 위해서라도 전문의약품을 우선 처방합니다.
  - 특히 피부과외용제의 경우 전문의약품을 처방하는 것이 환자 만족도가 더 높을 수 있습니다.

약제 처방 시 환자군별 고려

임신부에서 약 처방

J Korean Med Assoc 2007; 50(5): 440 - 446.

- 의약품 검색사이트를 이용하여 FDA class를 확인한 뒤, **class B 이상**의 약물을 주로 처방합니다.
- 방어진료를 위해 **baseline risk에 대해 항상 설명**을 합니다.
  - 신생아의 3-5%는 선천성 질환을 가지고 태어납니다.
  - 자연유산의 빈도는 10-20%로, 80%가 1분기에 나타나며 20주 이상에서는 1% 미만입니다.
- **안전하게 사용할 수 있는 약물**
  - **위장관** : 제산제는 대부분 Class A, Famotidine(B), Sucralfate(B) (소화효소제는 대부분 Class C)
  - 항구토제 : Metoclopramide(B), Domperidone(B-ADEC), Ondansetron(B)
  - 변비 : 대부분 안전
  - 지사제 : 대부분 안전, 복합제는 가능한 피하기. loperamide 등
  - 진해거담제 : N-acetylcysteine(B), Bromhexine(A-ADEC) (Codeine, Ambroxol, Pseudoephedrine은 C, 복합제들도 피하는 것이 바람직)
  - 항히스타민제 : Chlorpheniramine이 가장 안전하다고 알려짐. Cetirizine(B), Loratadine(B), Levocetirizine(B)
  - 진통제 : Acetaminophen(B)
  - NSAID : 대부분 FDA Class B or C이지만, 임신 3분기에는 태아동맥관 폐색 위험으로 Class D에 속함. 일차의료에서는 가능한 모든 경우 Acetaminophen으로 사용하는 것이 바람직.
  - 항생제 : 페니실린계(B), 세팔로스포린계(B) 등(aminoglycoside, quinolone, tetracycline은 피함)

수유부에서 약 처방

이진아, 모유수유와 약물복용(2020), 모유수유 교육 증례, 대한소아청소년과학회-대한모유수유학회

- 많은 경우 안전하나, 예외는 있습니다.
- 꼭 필요한 경우가 아니라면 모유수유 나이대 금기 약물은 처방하지 않는 것이 바람직합니다.
- **"LactMed"**, **"e-lactancia"**에서 검색을 해본 후 사용할 수 있습니다.(구글 검색)
  - e-lactancia가 좀 더 시각적으로 잘 나타나 간편합니다.

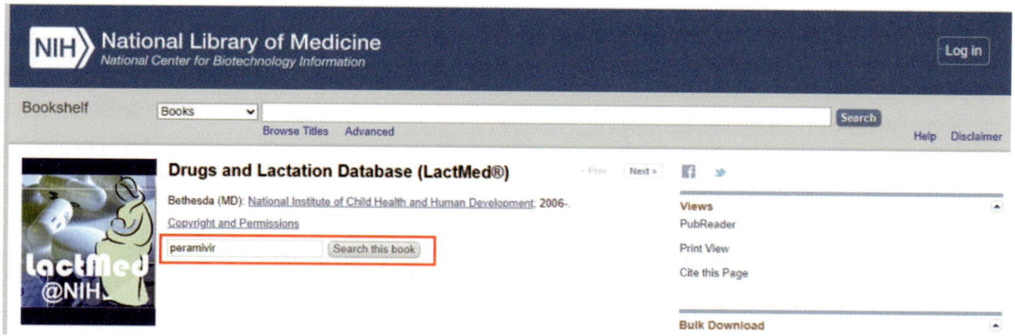

- **주의가 필요한 약물들 예시**
  - 진통제 : Oxycodone, Codeine(반감기 3-7배 기간 수유 중단 권장)
  - 수면제 : Diazepam(영아에게도 진정을 일으켜 Midazolam, Lorazepam, oxazepam 등 약물 권장)
  - 항생제 : Tetracycline(장기 사용 시 치아 변색, 뼈 성장 억제), 일부 Fluoroquinolone(근골격계 부작용 가능), Metronidazole(모유의 쓴맛을 유도하여 수유량을 줄임, 드물게 혈액질환 동반 → 단회 사용 후 12-24시간 모유수유 중단)
  - Pseudoephedrine : 대체로 문제없으나 보챔, 모유량 감소 가능성
  - 항히스타민제 : Chlorpheniramine(수유량을 줄일 가능성)
  - 항경련제 : Lithium(안전성이 낮음, 철저한 모니터링 필요)
  - 항고혈압제 : Atenolol, Acebutolol(부작용 가능성), Bisoprolol, Carvedilol(정보 부족)
  - 피임약 : Progesterone 및 Estrogen 포함 약물(출산 후 초기 사용 시 모유수유 방해 가능)

운동선수 - 시합 참가 시 도핑 금지 약물인지 확인

- 검색 사이트 : https://kada.health.kr/
- 경기기간에만 금기인지, 경기기간 외에도 금기인지 확인합니다.

다양한 심평의학적 고려

적용되는 고시가 여러 개인 경우

- 한 약제에 대해서 **일반 기준**과 **약제별 기준**이 적용되면서 **복수의 급여기준**이 적용될 수 있습니다.
- 예를 들어 **자디앙정**(empagliflozin)은 **'당뇨병용제'** 일반 기준과, **'Empagliflozin 경구제'** 약제별 기준을 모두 참고해야 합니다.

일반원칙과 허가사항을 헷갈리지 않아야

- 일반원칙을 보다 보면 허가사항 외에 처방이 가능한지 헷갈리는 경우가 있습니다.
  - Levodropropizine을 예시로 들어보겠습니다.

약제 허가사항	[일반원칙] 진해거담제(보건복지부 고시 제2013-127호)
다음 질환에서의 **기침** : **급 · 만성기관지염**	**허가사항 범위 내**에서 아래와 같은 기준으로 투여 시 요양급여를 인정하며, 동 인정기준 이외에는 약값 전액을 환자가 부담토록 함. - 아 래 - 가. 경구 진해거담제는 약제의 성분, 약리작용 및 효능 · 효과, 환자의 증상에 따라 선별적으로 투여함을 원칙으로 하며, 나. **상기도 질환**에 **시럽제를 포함하여 2종** 이내, **그 이외**의 **호흡기질환**(천식 및 만성폐쇄성폐질환 제외)에는 **시럽제를 포함하여 3종** 이내로 인정함. 다. 만 6세 미만 소아의 경우에는 함량 및 성분 등이 과량 또는 중복되지 아니하는 범위 내에서 복합시럽제 1종을 추가로 인정함. 라. 식품의약품안전처장이 정한 의약품분류번호 222, 229에 해당되는 약제라도 약리작용이 진해, 거담, 기관지확장이 아닌 약제는 적용되지 아니함. 마. 진해거담 주사제는 신속한 치료효과가 필요한 경우에 인정함.
일반원칙에 따라 상기도 질환에 2종, 하기도질환에 3종을 사용할 수 있다고만 생각해서 **상기도질환에 드로피진정을 사용하면 안 됩니다**. → **허가사항 범위 내에서 기준을 적용**하여야 하기 때문에 Levodropropizine의 허가사항인 하기도질환에서만 사용해야 하는 것입니다.	

저함량 배수 처방의 금지 : [일반원칙]비용효과적인 함량의약품 사용

고시 제2017-109호

> 동일한 제조업자(수입자)가 제조(수입)한 동일성분 · 동일제형이지만 함량이 다른 의약품이 여러 가지 있는 경우, **1회 투약량에 대하여 가장 비용효과적인 함량의 약제를 사용**하여 처방 · 조제하여야 한다. 다만, 부득이한 경우에는 예외로 할 수 있으며, 이 경우 해당 사유를 「요양급여비용 청구방법, 심사청구서 · 명세서서식 및 작성요령(보건복지부 고시)」에서 정한 바에 따라 요양급여비용명세서에 명시하여 제출하여야 한다.
>
> (예) 25mg, 50mg 함량의 약제가 각각 등재된 경우
> - 1회 투약량이 50mg인 경우 → 50mg 1정 처방
> - 1회 투약량이 75mg 필요한 경우 → 50mg 1정과 25mg 1정 처방

- 배수처방을 했을 때 약제값이 대부분 비쌉니다. 따라서 고함량 제형을 사용할 수 있으면 **고함량 제형을 사용**해야 합니다. 저함량 배수 처방 시 JT010에 사유 입력.
  - 다이아벡스정 250mg가 49원, 다이아벡스 500mg가 70원입니다. 따라서 250mg를 2T 복용보다 500mg 1T 가격이 쌉니다. 따라서 500mg 제형을 사용해야 합니다. 750mg를 처방할 때도 500mg 1T+250mg 1T로 처방해야 한다는 뜻입니다.

[일반원칙] 동일성분 의약품 중복처방 관리에 관한 기준 +DUR 점검

고시 제2013-127호

동일 요양기관에서 같은 환자에게 **6개월 동안** 동일성분 의약품의 투약일수가 **214일을 초과**하여 처방하는 경우 요양급여를 인정하지 아니하나, 아래에 해당하는 경우에는 예외로 인정함.

- 아 래 -

가. 환자가 **장기출장이나 여행**으로 인하여 의약품이 소진되기 전 처방을 받아야 하는 경우(A)

나. 의약품 부작용, 용량 조절 등으로 **약제 변경이 불가피**하거나, 파우더 형태의 조제 등으로 인하여 기존 처방의약품 중 특정 성분만을 구분하여 **별도 처방할 수 없는 경우**(B)

다. 항암제 투여 중인 환자이거나, 소아환자로서 구토로 인해 약 복용 중 약제가 소실된 경우 등 **환자의 귀책사유 없이 약제가 소실 · 변질**된 경우(C)

※ "동일성분 의약품"이라 함은 국민건강보험법 시행령 제24조제3항 및 '국민건강보험 요양급여의 기준에 관한 규칙' 제8조제2항에 의한 '약제급여목록 및 급여 상한금액표'상의 주성분코드를 기준으로, 1-4째 자리(주성분 일련번호)와 7째 자리(투여경로)가 동일한 의약품을 말함.
(예) 123101ATB, 123102ATB, 123102ATR, 123104ATR은 모두 동일 성분 의약품에 해당됨.

1) 동일 의료기관에서 중복 처방

→ 위 3가지 상에 해당하는 경우라면 각각 JT012(일부의약품 중복), CT001(모든 의약품 중복)에 A, B, C 코드를 입력합니다.

→ A-C에 해당하지 않는데 환자가 6개월에 215일 이상 처방을 원하여 약값의 전액을 본인부담하는 경우는 E 코드를 입력합니다.

2) DUR 팝업 점검 화면[동일의사 31일 이상 중복, 타 의사 3일 이상(마약, 향정은 1-2일 중복)]

→ DUR 팝업에 처방사유 기재

즉, 코드만 잘 기입한다면 6개월에 215일 이상 처방이 가능합니다.

단, 단순히 **환자가 약을 분실**하는 등 **환자의 귀책사유가 있으면서 소실 · 변질된 경우**는 환자가 **전액본인부담**해야 합니다.

→ 이때 **진찰료, 약제료, 조제료 모두 전액본인부담**(심평원에는 0원 청구)으로 하도록 하고 있습니다. (행정해석, 보험약제과-1070호(2008.05.27))

- **약을 이미 조제받은 후 분실하여 동일한 처방전을 다시 수령하기 위해 내원한 경우**
  - 이미 약을 복용했기 때문에 정확히 같은 상태가 아니므로, 진찰(전액본인부담)을 한 후 처방(전액본인부담)하는 것이 바람직합니다.
  - 위의 6개월 214일 초과 투약일수 처방 코드 중 A-C를 사용하여 진찰 후 처방하면, 환자가 진찰료와 약제비에 대한 본인부담금만 부담하고도 처방이 가능하지만, 원칙적으로 잘못된 방법입니다.

※ 그렇다면 처방전만 재발급받는 경우는 어떨까요?

- **약을 조제받지 않고 처방전을 분실하여 처방전을 재발급하는 경우(고시 제2018-269호)**
  - **재진찰이 이루어진 경우** - 진찰료 청구합니다.
  - **단순 처방전만 재발급한 경우** - 진찰료 청구 없이, **종전의 교부번호를 그대로 사용한 처방전**을 **사용기간을 늘려서 재발급**함. 단, 반드시 재발급 사실과 사유를 확인할 수 있도록 처방전에 표시해야 합니다. **(고시 제 2003호-65호(2003.11.13.))**

처방 일수 제한

- 일반적인 처방의약품의 **일수 처방 제한은 없어졌습니다.**
  - **처방 일수 제한이 있는 특정약제**는 있습니다. → DUR 투여기간주의 의약품(https://biz.hira.or.kr → '모니터링' 탭 → 'DUR 대상 의약품'에서 확인) → 매월 업데이트되므로 조금씩 달라질 수 있습니다.
    - 2일 : **Ketorolac tromethamine**(주사제, 30mg/mL), Dinoprostone[프로페스질서방정]
    - 3일 : Propofol(10mg/mL, 20mg/mL)
    - 5일 : **metoclopramide HCl[맥페란정]**, Ramosetron HCl
    - 7일 : **Bisacodyl[둘코락스좌약]**, Granisetron, Ketorolac tromethamine(정제, 10mg), medium chain Triglyceride[리피뎀주]
    - 12일 : Menotrophin, menotrophin HP
    - 15일 : Nimesulide
    - 21일 : **Triazolam[졸민정, 트리람정]**, **Levocetirizine+Pseudoephedrine[코슈엘정, 코싹엘정]**, **Cetirizine+Pseudoephedrine[센티콜캡슐]**, **Pelargonium sidoides[움카민정, 움카민시럽]**, N(2)-L-alanyl-L-glutamine[디펩티벤주]
    - 28일 : Zolpidem[스틸녹스정, 스틸녹스CR정], Linezolid
    - 30일 : Tolvaptan, Tolvaptan SD powder
    - 35일 : Anidulafungin[에락시스주]
    - 92일 : Alprazolam, lorazepam, diazepam, etizolam, clobazam, chlordiazepoxide, chlordiazepoxide hydrochloride, methylphenidate hydrochloride[콘서타]

약제 처방 개수의 제한

- 의약품 처방 개수에 대한 제한은 없으나 의료기관 평가에서 불리하게 작용될 수 있습니다.
  - 다만, **약제급여적정성평가**에서 불리하게 작용합니다. 약제급여적정성평가 중 가감지급 사업에서 **6품목 이상의 처방**비율을 보기 때문에 진료비에서 감산될 수 있습니다. 가감지급 사업에는 **급성 상기도감염 항생제 처방률**과 **주사제 처방률**도 포함이 됩니다.

DUR 심사

- 위에서 언급된 처방일수제한, 비용효과적인 함량의약품, 분할주의 외에도 병용연령금기의약품, 효능군중복의약품, 용량주의, 노인주의, 동일성분중복, 허가사항주의, 생산수입공급중단, 비대면진료 처방, 수유 부주의에 대한 DUR 심사가 있습니다.
- **요양기관업무포털(https://biz.hira.or.kr)에 접속하여** → '모니터링' 탭 → 'DUR 대상 의약품'에서 약제들을 확인할 수 있습니다.
  - 의약품 리스트는 매월 업데이트가 되고 있습니다.

• 심평원에서 처방할 때 DUR 팝업이 뜨게 설정하여 여러 주의 의약품 처방을 미연에 방지하고 있습니다.

기타 다빈도 일반원칙

[일반원칙] 경구용 서방형제제(정제, 캡슐제, 과립제) 분할 처방, 투여 기준

보건복지부 고시 제2020-69호

1. 모든 경구용 **서방형 제제는** 원칙적으로 **분쇄(crush)해서는 아니됨.**
2. 경구용 서방형 제제 중 **정제 및 캡슐제의 분할(split) 투여**는 아래의 경우에만 인정함.

- 아 래 -

○ 허가사항에 **분할투여가 명시되어 있는 경우**

• 위의 고시에 따라서 서방형 제제는 **0.5T, 0.25T와 같이 분할투여할 수 없습니다**.
  ◦ 단, 허가사항에 분할투여가 명시되어 있다면 가능합니다.(ex. 임듈지속정에는 '3. 이 약은 분할복용이 가능하지만 씹거나 부수어서는 안 되고 음료와 함께 반드시 삼키도록 한다.'라는 용법용량이 있음.)

[일반원칙] 내용액제(시럽 및 현탁액 등)

보건복지부 고시 제2022-268호

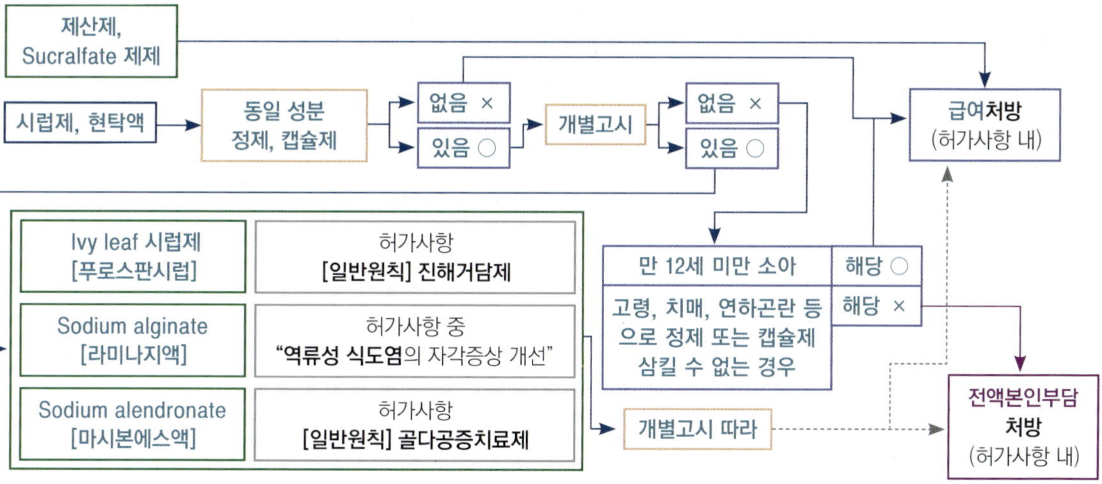

1. **동일성분의 정제 또는 캡슐제가 있는 내용액제**(시럽 및 현탁액 등)는 허가사항 범위 내에서 **아래와 같은 기준**으로 투여 시 **요양급여로 인정**하며, **동 인정기준 이외**에는 **약값 전액을 환자가 부담**토록 함.(**개별 고시가 있는 내용액제는 해당 고시 기준을 따름**) - 아 래 - 가. 만 **12세 미만 소아에게 투여**한 경우 나. 고령, 치매 및 연하곤란 등으로 **정제 또는 캡슐제를 삼킬 수 없는 경우**
2. **제산제, Sucralfate 제제**는 허가사항 범위 내에서 투여 시 **요양급여를 인정**함.

→ **따라서 제산제, sucralfate제제**는 허가사항에 맞게 처방하면 **급여 처방**합니다.

- ○ 그 외의 약제는 동일 성분의 정제가 있는지 확인합니다.
  - ▪ 동일 성분의 정제가 있는 경우:
    - • 그 외의 약제는 **12세 미만의 소아** 또는 **삼킴 곤란**이 있는 환자라면 **급여** 처방하고 그렇지 않으면 **전액본인부담**을 해야 합니다.
  - ▪ 동일 성분의 정제가 없는 경우:
    - • 성분명을 검색했을 때 동일 성분의 정제가 없다면 **급여 처방**할 수 있습니다.
    - • **여러 성분 중 하나라도 일치하지 않으면 동일 성분으로 취급하지 않습니다.** 예를 들어 코푸정과 코푸시럽은 다음과 같이 성분 한 가지가 다릅니다. 따라서 코푸시럽도 급여 처방이 가능합니다.
      - ○ 코푸정 : Chlorpheniramine Maleate 1.5mg Dihydrocodeine Tartrate 5mg Dl-methylephedrine HCl 17.5mg Guaifenesin 50mg
      - ○ 코푸시럽 : Ammonium Chloride 1,000mg Chlorpheniramine Maleate 15mg Dihydrocodeine Tartrate 50mg Dl-methylephedrine HCl 131mg

→ 단, 개별고시가 있는 약제는 개별고시를 확인합니다.

<table>
<tr><td rowspan="2">Sodium alginate
[라미나지액(전문-급여)]</td><td>고시 제2022-268호(2022.12.1.) :
허가사항 범위 내에서 아래와 같은 기준으로 투여 시 요양급여를 인정하며, 동 인정기준 이외에는 약값 전액을 환자가 부담토록 함.(내용액제 포함)
- 아 래 -
○ 역류성 식도염의 자각증상 개선</td></tr>
<tr><td>→ Soldium alginate는 라미나지츄어블정 등의 경구정제가 있으므로, ‘일반원칙, 내용액제’에 따르면 전액본인부담해야 하지만, 개별고시 있으므로 개별고시를 따릅니다.
: ‘역류성 식도염의 자각증상 개선’에서 사용하면 급여 처방이 가능하고, 허가사항에 있는 다른 상병인 위십이지장궤양, 미란성 위염, 위 생검출혈 시 지혈에서 사용하면 개별고시를 따라 전액본인부담 처리합니다.</td></tr>
</table>

Sodium alendronate 시럽제 [마시본에스액(전문-급여)]	**고시 제2020-133호(2020.7.1.):** 허가사항 및 [일반원칙] 골다공증치료제 "세부사항" 범위 내에서 요양급여를 인정함. ※ [일반원칙] 내용액제(시럽 및 현탁액 등) "세부사항" 적용을 예외함.
	→ Soldium alendronate는 **포사맥스** 등의 경구정제가 있으므로, '일반원칙, 내용액제'에 따르면 전액본인부담해야 하지만, 개별고시 있으므로 개별고시를 따릅니다. : 개별고시에서 허가사항 및 골다공증치료제의 일반 기준에 따라 처방하면 요양급여를 인정합니다.
Ivy leaf 시럽제 [푸로스판시럽(일반-급여)]	**고시 제2019-21호(2019.2.1.):** 허가사항 및 [일반원칙] 진해거담제 "세부사항" 범위 내에서 요양급여를 인정함. ※ [일반원칙] 내용액제(시럽 및 현탁액 등) "세부인정기준 및 방법" 적용을 예외함.
	→ Ivy leaf 30% ethanol ext.는 **헤브론에프정** 등의 경구정제가 있으므로, '일반원칙, 내용액제'에 따르면 전액본인부담해야 하지만, 개별고시 있으므로 개별 고시를 따릅니다. : 개별고시에서 허가사항 및 골다공증치료제의 일반 기준에 따라 처방하면 요양급여를 인정합니다.

[일반원칙] Probiotics(정장생균제)

고시 제2013-127호

1. 균주의 특이성(Strain specific)이 있으므로 인정 가능한 상병 및 그에 따른 유효한 균주를 선택하여 쓰는 것이 바람직함.
2. 허가사항 범위 내에서 아래와 같은 기준으로 투여 시 요양급여로 인정하며, 동 인정기준 이외에는 **약값 전액을 환자가 부담**토록 함.

-아 래-

가. **6세 미만**의 **급성감염성설사**(Acute infectious diarrhea)
나. **6세 미만**의 **항생제에 의한 설사**(Antibiotic-associated diarrhea: 항생제 연관설사)
다. 괴사성 장염(Necrotizing enterocolitis)

성인에서 사용한다면 **전액본인부담**처리합니다. '허가사항 범위 내'에서 인정 기준 이외에는 전액본인부담을 해야 하는 것으로, 처방하는 약제의 허가사항은 만족해야 합니다.

[일반원칙] 안연고

고시 제2016-145호

1. 허가사항 범위 내에서 투여 시 요양급여함을 원칙으로 함.
2. 허가사항 범위를 초과하여 **수술 후 비강 점막 또는 두경부 점막 등 상처감염 예방목적**에는 **약값 전액을 환자가 부담**토록 함(단, 항바이러스안연고는 제외함)

[일반원칙] 향정신성 약물

※ 대상성분 :
Alprazolam, Bromazepam, Chloral hydrate, Chlordiazepoxide, Clobazam, Clorazepate Clotiazepam, Diazepam, Ethyl loflazepate, Etizolam, Flunitrazepam, Flurazepam, Lorazepam, Mexazolam, Midazolam, Triazolam, Zolpidem, Eszopiclone, Zaleplon

1. 허가사항 범위 내에서 **1품목 투여를 원칙**으로 하며, **1품목의 처방으로 치료 효과를 기대하기 어려운 경우**에는 **2품목 이상의 병용** 처방을 인정함.
2. **1회 처방 시 30일까지** 요양급여를 인정하며, 아래와 같은 경우에는 **1회 처방 시 최대 3개월**까지 인정 가능함.

- 아 래 -

가. 말기환자, 중증 신체장애를 가진 환자, 중증 신경학적질환자, 중증 정신질환자
나. 선원, 장기출장, 여행 등으로 인하여 장기처방이 불가피한 경우

3. 2항에도 불구하고, 허가사항 등에서 치료기간을 제한하고 있는 약제는 아래와 같이 요양급여를 인정함.

- 아 래 -

가. **Triazolam**(**품명**: **할시온정** 등): 1회 처방 시 **3주(21일)** 이내
나. Chloral hydrate(품명: 포크랄시럽): 1회 처방 시 2주 이내
다. **Zolpidem**(품명: **스틸녹스정10밀리그람** 등), **Zaleplon**(품명: **잘레딥캡슐 5밀리그램** 등): 1회 처방 시 **4주(28일)** 이내

4. 3개월 이상 향정신성 약물을 장기 복용할 경우 6~12개월마다 혈액검사(간 · 신기능검사 포함) 및 환자 상태를 추적 · 관찰하여 부작용 및 의존성여부 등을 평가하도록 권고함.
5. Benzodiazepine계열 등은 투여를 중지할 경우 금단 증후군(Withdrawal syndrome)을 일으킬 수 있어 환자 상태에 따라 4-16주 기간 동안 1-2주마다 10-25%를 감량하면서 투여하도록 권고함.

향정신성 약물로 지정된 위 약제를 사용할 때 **1회 처방 30일**을 지켜야 합니다. 단, 수면제로 많이 사용하는 할시온정과 스틸녹스정은 각각 21일, 28일 처방 기한을 따로 지켜야 합니다.

[일반원칙] 경구용 뇌대사개선제(Neuroprotective agents)

고시 제2018-253호

※ 대상약제
Acetyl L-carnitine HCL, Citicoline, Oxiracetam, Choline alfoscerate, Ibudilast, Ifenprodil tartrate, Nicergoline

▪ 고시 개정 전체 내용
각 약제의 허가사항 범위 내에서 아래와 같은 기준으로 투여 시 요양급여 인정하며, 동 인정기준 이외에는 약값 전액을 환자가 부담토록 함.

- 아 래 -

가. 경구용 뇌대사개선제 중 **1종만 요양급여를 인정**을 원칙으로 함.
나. 개별고시가 있는 약제는 해당 고시기준을 따름.

→ 위 약제들 중에 1가지만 허가사항 내로 급여 처리하고, **2가지 이상부터는 전액본인부담 처리**합니다.

항우울제 처방 - 보건복지부 고시 제2022-268호(2022.12.1. 시행)

고시 제2016-263호(약제)

※ **항우울제는 크게 2가지**로 나눠서 생각할 수 있습니다.

1. 우울증에서 타과 처방제한이 있는 약제 : SSRI, SNRI 계열 처방
2. 타과 처방일수제한이 없는 약제 : SSRI, 삼환계항우울제(TCA), SARI, Bupropion, Sodium tianeptine

1. 우울증에서 타과 처방제한이 있는 SSRI, SNRI 계열 처방

※ **고시 제2016-263호 적용 대상:** Sertraline HCl[졸로푸트정], Paroxetine HCl[세로자트정], Fluoxetine HCl[푸로작캅셀], Mirtazapine[레메론정], Citalopram HBr[시탈로프람정], Escitalopram oxalate[렉사프로정], Escitalopram[렉사프로멜츠구강붕해정] ※ **개별 고시 대상 :** Venlafaxine HCl[이팩사엑스알서방캅셀] (고시 제2016-263호) Desvenlafaxine[프리스틱 서방정] (고시 제2020-107호) Agomelatine[아고틴25밀리그램] (고시 제2024-130호)	**Duloxetine[심발타캡슐] (고시 제2016-263호)** 허가 사항: • 주요 우울장애의 치료 • 범불안장애의 치료 • 당뇨병성 말초 신경병증성 통증의 치료 • 섬유근육통의 치료 • NSAIDs에 반응이 적절하지 않은 골관절염 통증의 치료

우울병에서 투여

1. 각 약제의 허가사항 범위 내에서 투여 시 요양급여함을 원칙으로 함.
(→ 개별 약제별로 상이, 불안 장애 등에서 사용할 때는 정신건강의학과 이외의 타과에서 처방제한도 없다고 봐야 합니다.)
2. 허가사항 중 우울병에 투여한 경우에는 아래와 같이 **요양급여를 인정**함.

- 아 래 -

가. **정신건강의학과에서 우울병으로 확진**된 경우

나. **정신건강의학과 이외의 타과에서 기타 질환으로 인한 우울병에 투여**하는 경우
   1) 우울증상이 지속적으로 **2주 이상 계속되는 경우에 상용량으로 60일 범위 내에서 인정**함.
   2) 상기 용량 또는 **기간을 초과하여 약제투여가 요구되는 경우에는 정신건강의학과로 자문의뢰함이 바람직함.** (=*의무는 아님)*
   3) **암환자**의 경우에는 상병 특성을 고려하여 60일 이상 장기 투여가 필요하다고 판단되는 경우에 인정함.
   4) 신경계 질환(**뇌전증, 뇌졸중, 치매, 파킨슨병**)의 경우에는 상병 특성을 고려하여 60일 이상 장기 투여가 필요하다고 판단되는 경우에 인정함.

다. 만 24세 이하인 자의 우울병에 투여하는 경우에는 허가사항 중 사용상의 주의사항(경고, 이상반응, 일반적 주의 항목 등)에 따른 임상적 유용성이 위험성보다 높은지 신중하게 고려하여 투여하여야 함.

※ 우울증상에 대한 기준
○ 3가지 전형적 증상(우울한 기분, 흥미나 관심 소실, 피곤감 / 활동저하) 중 최소한 2가지와 7가지 증상(집중력/주의력 저하, 자신감 저하, 죄책감, 비관/염세적 사고, 자살사고, 수면장애, 식욕감퇴) 중 최소한 2가지가 있어야 함.

※ **반복 투여가 가능한가? : [SSRI 등 항우울제 급여기준 관련 질의 및 응답(시행일 : '22.12.1)]**
'정신건강의학과로 자문의뢰가 필요한 경우'에 해당하지 않으면 1회 60일 범위 내에서 반복 처방이 가능

< 정신건강의학과 의뢰가 필요한 경우 >	< 정신건강의학과 의뢰가 지체 없이 필요한 경우 >
① 한두 가지 약물 치료에 반응하지 않는 경우 ② 치료 1년 이내에 재발한 경우 ③ 양극성 장애가 의심되는 경우 ④ 환자 또는 가족이 전과를 요구하는 경우 ⑤ 자살 생각이 지속되는 경우 ⑥ 알코올 또는 약물남용, 인격 장애 등 공존 질환이 있는 경우 ⑦ 중증 우울증상을 보이는 경우 ⑧ 자기 관리가 안 되는 경우	① 자살 계획이 있는 경우 ② 정신병적 증상이 있는 경우 ③ 증상이 심하고 심한 불안이 동반된 경우 ④ 자기 관리가 심하게 안 되는 경우 ⑤ 타인을 위험하게 할 수 있는 경우

Fluoxetine HCL은 허가사항 외 기면증 기준이 있음

3. 허가사항 범위(효능 · 효과 등)를 초과하여 다음과 같은 기준으로 투여한 경우에도 요양급여를 인정함.

- 다 음 -

Fluoxetine HCl제제(품명: 푸로작캅셀 등)를 **기면증의 탈력발작(Cataplexy)**에 투여한 경우에는 **삼환계 약물을 우선 투여한 후 부작용 등으로 투여가 불가능한 경우에 인정함.**

Duloxetine 경구제의 추가적인 급여 기준 (고시 제2016-263호)

2. **당뇨병성 말초 신경병증성 통증**에 **요양급여를 인정**함
   가. **Thioctic acid**(또는 α-lipoic acid) 경구제와 **병용투여 시 요양급여를 인정**함
   나. 당뇨병성 말초 신경병증성 통증치료제(예 : **Gabapentin, Pregabalin** 등) 간의 **병용투여는 인정하지 아니함**
3. **섬유근육통**(Fibromyalgia)의 치료에 투여하는 경우에는 다음과 같은 기준으로 투여 시 **요양급여를 인정**함

- 다 음 -

가. 섬유근육통으로 확진되고, **삼환계 항우울제**(TCA; Amitriptyline, Nortriptyline 등) 또는 허가사항 중 근골격계 질환에 수반하는 동통의 증상완화에 사용할 수 있는 **근이완제**(Cyclobenzaprine 등)를 적어도 **1달 이상 사용**한 후에도 **효과가 불충분**한 경우

나. **Pregabalin**(품명 : 리리카캡슐)과의 **병용투여는 인정하지 아니함**

※ 섬유근육통 확진은 2010년 미국류마티스학회 발표 진단기준에 부합하고 섬유근육통 진단설문지(FIQ; Fibromyalgia Impact Questionnaire) 점수가 40점 이상이며, 시각적 아날로그 동통 스케일(pain VAS; pain Visual Analog Scale)이 40mm 이상인 경우로 하며, 투여개시 13주 후 VAS와 FIQ의 호전이 없는 경우 투여중단을 고려해야 함.

4. 허가사항 범위를 초과하여 암성 신경병증성 통증의 진통보조제로 투여 시에는 「암환자에게 처방투여하는 약제에 대한 요양급여의 적용기준 및 방법에 관한 세부사항」의 'Ⅲ. 암성통증치료제' 범위 내에서 급여인정함.

2. 타과 처방일수제한이 없는 SSRI, 삼환계항우울제(TCA), SARI, SRNI 및 Bupropion, Tianeptine

고시 제2018-18호

SSRI – Fluvoxamine maleate[**듀미록스정**]
TCA – Imipramine HCl[**이미프라민정**], Clomipramine HCl[**그로민캡슐**], Amitriptyline HCl[**에트라빌정**], Nortriptyline HCl[**센시발정**], Amoxapine[**아디센정**]
SARI – Trazodone HCl[**트리티코정**]
SNRI – Milnacipran HCl[**익셀캡슐**]

1. 각 약제의 허가사항 범위 내에서 투여 시 요양급여 함을 원칙으로 함.
2. 만 24세 이하인 자의 우울병에 투여하는 경우에는 허가사항 중 사용상의 주의사항(경고, 이상반응, 일반적 주의 항목 등)에 따른 임상적 유용성이 위험성보다 높은지 신중하게 고려하여 투여하여야 함.
3. **삼환계 항우울제(Amitriptyline HCl, Nortriptyline HCl 등)는 허가사항 범위를 초과하여 아래와 같은 기준으로 투여하는 경우에도 요양급여를 인정함.**

- 아 래 -

가. 섬유근육통(Fibromyalgia) 확진 시

※ 섬유근육통 확진은 2010년 미국류마티스학회 발표 진단기준에 해당되고 섬유근육통진단설문지(FIQ; Fibromyalgia impact questionnaire) 점수가 40점 이상이며, 시각적 아날로그 동통 스케일(pain VAS; pain Visual Analog Scale)이 40mm 이상인 경우에 한함.

나. 과민성 장증후군(Irritable bowel syndrome)에 투여 시

다. 턱관절 장애로 인한 만성통증에 투여 시 : Amitriptyline HCl, Nortriptyline HCl만 인정

라. 대상포진으로 인한 심한 **소양증**에 투여 시: Amitriptyline HCl, Nortriptyline HCl, Imipramine HCl만 인정

마. 신경병증성 통증에 투여 시 : Amitriptyline HCl, Nortriptyline HCl, Imipramine HCl만 인정

바. 편두통 예방: Amitriptyline HCl만 인정

Bupropion HCL 150mg 경구제[웰부트린서방정] : 고시 제2013-127호

1. 허가사항 중 **우울병으로 확진**된 경우, 서방정인 동 약제의 특성을 고려하여 1일 최대 300mg까지는 **요양급여**함. 다만, 만 24세 이하인 자의 우울병에 투여하는 경우에는 허가사항 중 사용상의 주의사항(경고, 이상반응, 일반적주의 항목 등)을 반드시 참고하여 임상적 필요성이 위험성보다 높은지 신중하게 고려하여 투여하여야 함.
2. **금연**시 니코틴 의존을 치료하기 위한 단기간의 보조요법으로 투여 시에는 **비급여**함.

Bupropion 100mg 경구제[웰정] : 고시 제2013-127호

1. 허가사항 범위 내에서 투여 시 **요양급여**함을 원칙으로 함. *(→ Bupropion 100mg은 **우울증의 치료**에만 허가)*
2. 만 24세 이하인 자의 우울병에 투여하는 경우에는 허가사항 중 사용상의 주의사항(경고, 이상반응, 일반적주의 항목 등)에 따른 임상적 유용성이 위험성보다 높은지 신중하게 고려하여 투여하여야 함.

Sodium Tianeptine[**스타브론정**] → **개별 고시 없음 : 허가사항인 '주요우울증'에서 급여 처방**

[일반원칙] 비타민제

고시 제2013-127호

소모성 질환에는 허가된 용량 범위 내에서 투약한 경우 요양급여를 인정하며, 비타민 결핍증에는 다량 투여가 필요하므로 허가된 용량을 초과한 경우에도 요양급여를 인정함.

→ 단순 피로 등에서 처방하는 비타민제는 진료 자체가 비급여이므로 비급여 처방이 될 것입니다.
삐콤씨정과 같은 비타민제는 이미 비급여이기 때문에 해당 원칙을 적용하여 급여 처방할 수 없습니다.

수용성비타민 · 엽산 복합성분 경구제(품명 : 레날민정, 네프비타 정 등) : 고시 제2013-127호

만성신부전증환자(혈액투석 및 복막투석환자)에게 투여 시에는 요양급여를 인정하며, 동 인정기준 이외에는 비급여함.

레날민 정의 허가사항(투석환자, 만성신부전에 의한 질소혈증환자의 비타민 B, C 보급) 중 만성신부전증환자에 해당하는 경우 급여 처방이 가능하고, 그 이외의 경우는 비급여 처방합니다. 다른 고시들과 다르게 '허가사항 내'라는 언급이 없어서 허가사항에서 벗어나 비급여 처방이 가능합니다. 하지만 어차피 비급여로 처방할 것이라면 애초에 비급여 약품을 사용하는 것이 더 삭감으로부터 안전합니다.

CHAPTER 2

고혈압 1편 : 고혈압 진단

고혈압의 선별검사 및 진단

- **선별검사**
  - 보통 인구 : 2년에 한 번 진료실혈압 측정
  - 40세 이상, 고혈압 가족력, 고혈압 전단계, 비만 : 1년마다 진료실혈압 측정

- **고혈압 진단 기준**

표 1 혈압의 분류

혈압분류		수축기혈압 (mmHg)		이완기혈압 (mmHg)
정상혈압*		< 120	그리고	< 80
주의혈압		120–129	그리고	< 80
고혈압전단계		130–139	또는	80–89
고혈압	1기	140–159	또는	90–99
	2기	≥ 160	또는	≥ 100
수축기단독고혈압		≥ 140	그리고	< 90

*심뇌혈관질환의 발생 위험이 가장 낮은 최적혈압

표 2 측정에 따른 고혈압의 진단 기준

측정 방법	수축기혈압 (mmHg)	이완기혈압 (mmHg)
진료실혈압	≥ 140	≥ 90
24시간 활동혈압		
일일평균혈압	≥ 130	≥ 80
주간평균혈압	≥ 135	≥ 85
야간평균혈압	≥ 120	≥ 70
가정혈압	≥ 135	≥ 85

출처 : 2022 고혈압 진료지침_ 대한고혈압학회

- 처음 **진료실혈압 ≥ 140/90** → 진료실혈압 반복 측정+진료실 밖 측정(가정혈압 or 활동혈압 측정)
  - 측정 방법 : 최소 5분 안정, 30분 이내 흡연, 알코올, 카페인 섭취하지 않고 측정. 소변을 본 후 측정. 측정 시 말하지 않도록 함.
  - 측정 자세 : 등을 바르게 대고 측정, 양발은 바닥에 내린 후, 가능하면 맨팔에 측정. 커프는 심장 높이.
  - 커프 : 공기주머니 너비는 위팔둘레의 37–50%, 길이는 위팔둘레 75–100%

- 임상적 고려 사항
  - **고혈압의 진단기준은 측정방법에 따라 5-10 정도 차이가 납니다.**
  - **양팔의 혈압 차이:** 처음 혈압 측정은 **양팔** → 이후 **높은 쪽**에서 측정하도록 함
    - **양팔의 혈압 20mmHg 이상 차이** ⇒ 대동맥축착, 상지혈관협착 등 혈관질환 고려.
  - 너무 높은 혈압(Hypertensive crisis) : 증상이 있으면서 180/120 이상으로 상승한 혈압은 응급실로 내원하게 함.

처음 고혈압 진단 시 고려할 사항

- **환자의 병력**을 우선 청취
  - 1) 저는 **예전부터 혈압이 높았는데**, 이제 약 먹을 결심을 했어요 → **혈압약 처방(물론 가정혈압도 권고)**
  - 2) **처음** 진단, **검진** 상 고혈압 발견 : 우선 **가정혈압** 측정! → 치료여부 결정
  - **가정혈압 측정 - 스스로 적어 오라고 하기보다는, 혈압 수첩을 나누어 드리고 숙제로** 내어드리면 compliance가 높습니다.

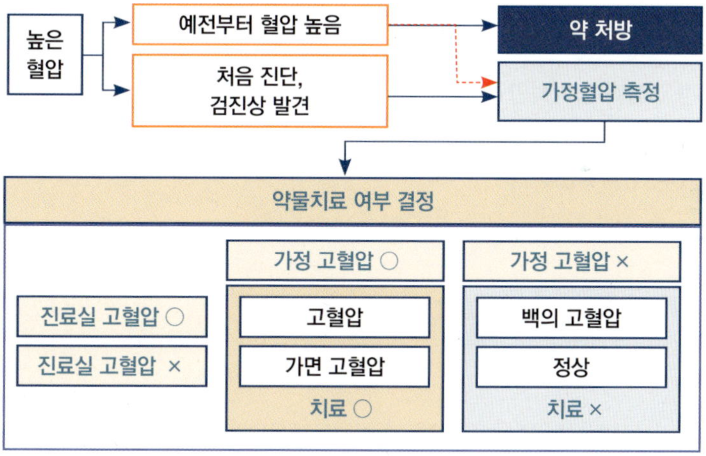

- 측정 시간 : 아침 **용변 보고 식사 전**, 저녁 **취침 1시간 이내** 측정. **각각** 측정 때는 1-2분 간격으로 **2번 측정.**
- 커프 감기 : 팔꿈치에서 2-3cm 위쪽에 커프 하단이 오도록 함.
- 측정 주기
  - 처음 측정 : 7일간 측정(처음 값은 버리고 평균값 사용)
  - f/u : 외래 방문 직전 5-7일간 측정
- "결과가 이상하다고 임의로 빼고 적지 마세요"
- 혈압 측정법 팜플렛 등 활용. 고혈압학회 자료 이용 (https://www.koreanhypertension.org/sense/family)

- ◦ **가면 고혈압을 감별하기 위해서 모든 사람에게 가정혈압을 권고해야 하는가?**
  - ▪ 물론, 백의효과와 가면효과를 130 미만의 진료실혈압에서도 감별하는 것은 중요하나 모든 사람에게 적용할 수는 없습니다.
  - ▪ 진료지침에서 제시하는 대응 혈압 상 진료실혈압이 140인 경우 가정혈압은 135로 차이가 있으나, 진료실혈압이 130인 경우에는 가정혈압도 130입니다. 따라서 130 이하에서는 어느 정도 비슷하다고 생각할 수 있기에, 진료실혈압이 130 미만인 환자에서 일률적으로 가정혈압을 권고할 필요는 없습니다.
  - ▪ 도움이 될 수 있는 환자
    - 고혈압전단계 – 30%에서 가면고혈압 관찰
    - 당뇨병, 대사증후군, 만성콩팥병, 이상지질혈증 등의 질환자
    - **흡연자**, **직업적 스트레스**가 많은 환자에서 가면고혈압이 흔하다고 알려졌습니다
- ◦ **백의고혈압 감별**
  - ▪ 임상적으로 백의고혈압은 **정말 흔합니다.** 특히 **여성**과 **노인**에서 자주 관찰됩니다.
  - ▪ 섣부르게 약물 치료를 시작하거나, 고혈압약을 증량하기보다는 가정혈압을 측정하는 것이 바람직합니다.
  - ▪ 백의 고혈압의 의미 : 백의고혈압은 보통 인구에 비하면 장기적으로 관찰했을 때 심뇌혈관질환의 발생률이 높고, 고혈압으로 진행할 가능성을 시사합니다. 따라서 **고혈압이 생기기 전에 생활습관 교정과 정기적인 추적관찰이 필요**함을 교육합니다.
- ◦ **동반질환 검사** : CBC, LRFT, GTP, electrolyte(Na, K), uric acid, FBS(or A1c), Lipid profile, TSH, UA, CXR, EKG 등

- **약물 치료 여부**
  - ◦ **약물 시작 가능한 혈압→진료실혈압 : 140/90 이상** / **가정혈압 : 135/85 이상** / 24시간 평균혈압 : 130/80 이상
  - ◦ **위험군 따라** :
    - ▪ 저위험군 → 생활요법 또는 약물치료 : 생활요법을 시도해볼 수는 있지만, **저용량이라도 일단 처방**하여 빠른 혈압 조절을 하는 것이 환자 예후에 유리합니다.
    - ▪ 중위험군 또는 고위험군 → 생활요법+**약물 치료**
    - ▪ **심뇌혈관 위험도 분류**
      - 진료지침에서는 고위험군의 목표 혈압을 130/80, 저 · 중위험군의 목표혈압을 140/90으로 정하고 있기에 **감별이 필요**하지만, 외래에서는 환자의 work-up이 모두 되어 있지 않기 때문에 **세세히 적용하기는 어렵습니다**. 또한 위험군 분류를 위해 아래 위험인자와 무증상 장기손상에 해당하는지 모두 검사할 수도 없습니다.
      - 1기 고혈압 : 고령에 동반질환이 많고 비만하며, 흡연자라면 고위험군으로/젊고 다른 문제가 전혀 없다면 저위험군으로 생각
      - 2기 고혈압 : 모두 고위험군

- **65세 이상 노인 고혈압** : **SBP 140 이상**인 경우 생활요법과 약물치료 권고.
- **노쇠한 노인 또는 80세 이상 노인**은 **SBP 160 이상**인 경우 생활요법과 약물 치료 권고.
    - 단, 160으로 조절하라는 뜻은 아닙니다.

표 3 심뇌혈관 위험도 분류

위험도 \ 혈압(mmHg)	고혈압전단계 (130-139/80-89)	1기 고혈압 (140-159/90-99)	2기 고혈압 (≥ 160/100)
동반 위험인자 0개	최저위험군	저위험군	중위험 또는 고위험군
동반 위험인자 1-2개	저위험 또는 중위험군	중위험군	고위험군
동반 위험인자 3개 이상, 당뇨병과 동반 위험인자 1개 이상, 무증상장기손상	중위험 또는 고위험군	고위험군	고위험군
심뇌혈관질환, 만성콩팥병	고위험군	고위험군	고위험군

출처 : 2022 고혈압 진료지침_ 대한고혈압학회

표 4 심뇌혈관질환 위험인자와 무증상장기손상

심뇌혈관질환 위험인자
- 연령(남성 ≥ 45세, 여성 ≥ 55세)*
- 조기 심뇌혈관질환의 가족력(남성 < 55세, 여성 < 65세)
- 흡연
- 비만(체질량지수 ≥ 25kg/m²) 또는 복부비만(복부둘레 남성 ≥ 90cm, 여성 ≥ 85cm)
- 이상지질혈증(총콜레스테롤 ≥ 220mg/dL, LDL-콜레스테롤 ≥ 150mg/dL, HDL-콜레스테롤 < 40mg/dL, 중성지방 ≥ 200mg/dL)
- 당뇨병 전단계[공복혈당 장애(100 ≤ 공복혈당 < 126mg/dL) 또는 내당능장애]
- 당뇨병(공복혈당 ≥ 126mg/dL, 경구 당부하 2시간 혈당 ≥ 200mg/dL, 또는 당화혈색소 ≥ 6.5%)*

무증상장기손상
- 뇌: 뇌실주위백질 고신호강도(periventricular white matter hyperintensity, PWMH), 미세출혈(microbleeds), 무증상 뇌졸중
- 심장: 좌심실비대
- 콩팥: 알부민뇨, eGFR (estimated glomerular filtration rate) 감소
- 혈관: 죽상경화반, 목동맥-대퇴동맥 간 맥파전달속도 > 10m/sec, 위팔동맥-발목동맥 간 맥파전달속도 > 18m/sec, 관상동맥석회화 점수 400점 이상
- 망막: 3-4단계 고혈압성 망막증

임상적 심뇌혈관질환 및 콩팥질환
- 뇌 - 뇌졸중, 일과성 허혈발작, 혈관성 치매
- 심장 - 협심증, 심부전, 심방세동
- 콩팥 - 만성콩팥병 3, 4, 5기
- 혈관 - 대동맥확장증, 대동맥박리증, 말초혈관질환

*당뇨병, 65세 이상은 위험인자 2개로 간주

출처 : 2022 고혈압 진료지침_ 대한고혈압학회

고립성 수축기 고혈압, 고립성 이완기 고혈압

- **고혈압의 분류**
  - **진성 고혈압** : **수축기혈압**이 140 이상이면서 **이완기혈압**도 90 이상인 혈압
  - **고립성 수축기 고혈압** : **수축기혈압**이 140 이상이면서 이완기 혈압은 90 미만인 혈압
  - **고립성 이완기 고혈압** : **이완기혈압**은 90 이상이면서 수축기 혈압이 140 미만인 혈압

고립성 수축기 고혈압(ISH, Isolated Systolic Hypertension)

- 원인 : **죽상동맥경화증** → arterial stiffness → 탄력성이 떨어져 혈관이 늘어나지 못하고 심장이 수축하면서 뿜어져 나오는 동맥혈의 압력을 그대로 받아 혈압이 상승(수축기혈압 증가) → 동맥이 탄력이 없어 이완기에 남은 피를 심장으로 다시 되돌려보내는 힘이 약함(이완기혈압 감소)
- **임상적 의미**
  - 수축기혈압이 같다면, **이완기혈압이 떨어질수록 사망률이 증가**(J-curve 형태) : 이완기 동안 관상동맥에 혈액이 채워지기 때문
  - 특히 **저염식**이 강조 :
    - 혈관 내 체액 감소 → 혈관 부피 부담 감소 → SBP 크게 감소(체액량은 주로 수축기혈압에 관여)
    - 염분 민감성이 높은 노인 환자에게 ISH가 많습니다.
  - Arterial stiffness가 있다면 **혈압 변동성도 크다**는 연구가 있습니다. (Artery Res. 2011;5:119–21)
  - 진료실의 고민: **실제로 고립성 수축기 고혈압인지 확인이 필요**
    - Aprovel과 norvasc의 ISH 환자에서 혈압 조절을 비교한 4상 연구가 70%가 screening failure를 보여 조기 종료되었습니다. (식별 번호 : NCT00264212)
    - 즉, 진료실에서 고립성 수축기 고혈압으로 측정되었는데, 연구 등록을 위해 다시 재어보니 고립성 수축기 고혈압이 아닌 경우가 많았다고 해석할 수 있습니다. 실제 진료 현장에서도 고립성 수축기 고혈압으로 측정된 경우, 재측정 시 진성 고혈압으로 확인되는 사례가 흔합니다.
  - **CCB**, **이뇨제가** 선호됩니다.
  - 맥압(SBP–DBP)이 너무 심하게 큰 경우 : 심장 청진 및 가능하면 심장초음파 등으로 Aortic valve insufficiency 등의 heart disease 확인

고립성 이완기 고혈압(IDH, Isolated Diastolic Hypertension)

- 원인 : 동맥의 탄성이 유지되어 있는 젊은 환자에서 혈압이 상승 → 수축기에는 동맥의 탄성이 유지되어 있어 심장에서 쏟아져 나오는 혈액을 부드럽게 수용하여 혈압이 크게 올라가지 않음 → 이완기에 혈관의 탄성 압력으로 혈압이 상승

- **임상적 의미**
  - 진성 고혈압으로 시간이 지나면서 진행
  - 40-50대 남성, 비만, 대사증후군에서 호발한다고 알려짐. 흡연자 및 도시거주자 등도 위험인자로 꼽히지만 비만처럼 확실하진 않음
  - **약물치료 대상**입니다.
- 진료실 고민
  - **ARB, diuretics** 고려 : 혈관의 탄성은 유지되어 있으므로 ARB를 사용하여 RAAS를 억제하고, diuretics를 add-on하여 volume load도 줄이는 방법을 고려합니다.

고혈압 진단 시 검사

- **병력청취 :** 병력 및 가족력, 이차성 고혈압 의심 병력(근력 저하, 고혈압 조기발생 병력 및 가족력, 발작적 고혈압 및 두통과 발한, 체중 증가, 중심성 비만 등), 무증상손상 의심 병력, 심뇌혈관질환 위험인자 유부, 동반질환 병력, 생활습관(음주, 흡연, 고염식, 운동 여부, 수면), 약물 복용력(NSAID, steroid, 한약, 피임약 등)
  - 다 물어보기는 어렵기 때문에 접수처 초진설문지 활용
- **신체 진찰** : 양팔 혈압, 맥박, 키-몸무게, 허리둘레, 경동맥 및 복부 및 대퇴부 잡음, 갑상선 촉진, 심장 및 폐 진찰, 복부 진찰(복부 잡음, 대동맥 박동), 하지 부종 촉진, dorsalis pedis artery 맥박, 신경학적 검사 등
  - 역시 모두 하기에는 진료시간이 촉박하기에 의심되는 경우에 선택적으로 실시. 양팔 혈압은 꼭 진단 시에 실시.
- **고혈압 검사 :** 진단 시 실시, 이후 최소 매년 실시
  - 12 lead EKG, Urinalysis – proteinuria, hematuria, glucose, CBC(Hb, Hct), electrolyte, Cr – eGFR, FBS+HbA1c, Lipid profile, TST, CXR, urine albumin/Cr ratio, LFT
- **추가 권장 검사 :** 추가 권장 검사는 일률적으로 실시하기는 부담스러우므로, 건강검진 항목에 추가하도록 안내
  - ABI, 경동맥 초음파, 심초음파, 안저검사(당뇨병이 있다면 필수적), 24시간 소변 단백뇨, Cystatin C(근육량이 많거나, 너무 적은 노인 환자에서 콩팥 평가 시)

이차성 고혈압의 의심 및 선별검사 시행

- **다음의 적응증에 해당할 때 검사 시행** : 이차성 고혈압은 전체 고혈압의 5%로 낮은 편
  - 연령, 병력, 신체진찰, 고혈압의 중증도나 기본 검사실 검사상 이차성 고혈압이 의심
    - 30세 이하, 55세 이상에서 고혈압 발생
    - 복부 잡음/ACEi 또는 ARB 복용 후 혈압이 상승, 크레아티닌 30% 이상 상승 → renal artery stenosis 의심

  - 다른 죽상경화성 혈관질환 존재
  - 수면무호흡증후군이 의심되는 체중, 수면력
- 혈압이 약물치료에 반응하지 않음
- 조절이 잘 되던 혈압이 뚜렷한 이유 없이 상승
- 고혈압이 갑자기 발생

표 5 이차성 고혈압의 임상적 적응증 및 진단

원인	임상적응증		진단		
	과거력	신체진찰	생화학 검사	초기 검사	추가 검사
콩팥실질병	요로감염 또는 요로 폐쇄의 기왕력, 진통제 남용, 다낭콩팥병의 가족력	복부종양(다낭콩팥병)	소변 내 단백질, 적혈구 및 백혈구, 사구체여과율 감소	콩팥초음파	콩팥병에 대한 세부 정밀검사
콩팥동맥 협착	섬유근육 형성이상: 고혈압의 조기 발현(여성) 죽상동맥경화증: 갑자기 발병, 악화 및 치료 저항성; 반복적인 폐부종	복부 잡음	양측 콩팥 크기 차이 >1.5cm, 콩팥기능의 빠른 악화(자발적 또는 레닌-안지오텐신계 억제제 투여 후)	Duplex 도플러 콩팥 초음파, 컴퓨터단층촬영	자기공명 혈관조영, 동맥 내의 계수형 감산 혈관조영
원발성 알도스테론증	근력 저하, 고혈압 조기 발병과 40세 이하의 연령에서 뇌혈관질환 발생의 가족력	부정맥(매우 심한 저칼륨혈증인 경우)	저칼륨혈증(자발적 또는 이뇨제 유발); 부신의 우연히 발견된 종양	알도스테론 레닌 활성도 비(저칼륨혈증 교정과 레닌-안지오텐신계 억제제 효과 소실 후)	확진검사(경구 소듐 부하, 식염수 주입, fludrocortisone 억제, captopril test); 부신 CT; 부신정맥혈 채취
크롬 친화세포종	발작적인 고혈압 또는 지속적인 고혈압에 합병된 응급 상황, 두통, 발한, 창백, 크롬 친화세포종의 가족력	신경섬유종증의 피부병변(café-au-lait 반점, 신경 섬유종)	부신의 우연히 발견된 종양(일부에서는 부신 외부에서 발견)	24시간 소변 내 메타네프린 및 노르-메타네프린 검사	복부와 골반에 대한 CT 또는 MRI; meta-iodobenzyl-guanidine 스캔
쿠싱증후군	빠른 체중 증가, 다뇨, 다음, 심리적 불안정	중심성 비만, 달덩이 얼굴, 들소형 육봉, 적색 선조, 남성형 다모증	고혈당	24시간 소변 내 코티솔 검사	덱사메타손 억제 검사

출처 : 2022 고혈압 진료지침_ 대한고혈압학회

Hypertensive crisis 고혈압성 위기

- **고혈압성 위기 Hypertensive crisis :** 혈압 **180/120 이상** 상승한 상태(둘 중 하나라도)
  - **특이적 증상**이 있는지 확인 : 두통, 흥분, 신경계 증상(경련, 의식 저하), 혈뇨, 단백뇨, 흉통, 오심 및 구토, 시야 장애, 빈맥, 빈호흡, 어지러움 등
  - **검사 시행** : 청진(심장, 경동맥, 신장동맥), 신경학적 진찰, RFT, electrolyte, urinalysis (hematuria, proteinuria), ECG, CXR, fundoscopy(가이드라인에서는 적극 권고)
    - 추가 검사
      - Troponin I(흉통 시 권고되지만 고령에서는 무증상이 가능하여 루틴 고려), 심초음파, BNP, pro BNP
      - 특이적 증상에 따라 head CT(stroke), chest CT(aortic dissection), smear(MAHA) 등 가능
  - **표적장기손상의 유무**에 따라 hypertensive urgency, hypertensive emergency로 나누는 것이 중요.
    - hypertensive urgency : 증상이 없거나, 증상이 있으나 검사상 end organ damage (-)
    - **hypertensive emergency** : **증상**이 있고 검사상 **end organ damage (+)**
    - **1차 의료기관에서 둘을 구별하기 위한 검사와 입원 치료가 어려운 경우 우선 응급실로 안내.**
- (1) **고혈압성 응급**(Hypertensive emergency)
  - **180/120을 초과**하는 혈압+**표적장기손상**이 진행
    - ex. 심한 두통과 어지러움, 시야 흐림, 가슴 통증 / CXR 상 pul. edema, Cr 상승, hematuria (+)
  - 지나치게 빠르게 조절하지 않도록 함.
    - 입원하여 초기 수분 - **1시간 내로 MAP(평균 동맥 혈압) 25% 이내 감량** → 이후 **2-6시간 내 160/110**까지 조절 → **24-48시간에 걸쳐 평소 혈압까지** 강압. (단, 표적장기손상의 종류에 따라서 사용 약물과 조절 목표치가 다릅니다.)
    - 즉각적인 혈압 감소는 뇌, 콩팥, 심장의 허혈 유발
  - **IV 제형**을 사용 : Nicardipine, nitroprusside, labetalol을 많이 사용. target organ damage에 따라 약제 선택이 달라집니다.
- (2) **고혈압성 긴박**(Hypertensive urgency)
  - **180/120을 초과**하는 혈압+표적장기손상 진행은 없는 경우
    - 가벼운 두통, 어지러움, 코막힘, 코피, 불면 정도의 증상은 가능.
  - 우선 **20-30분 정도 충분히 bed rest**하고 양팔 혈압 재평가.
  - 보다 **천천히 수일 내 강압**. 24시간 내 25% 강압 등으로 목표 설정.
  - IV 제형 사용하지 않고 드시던 **경구 혈압제 증량**한 후 외래 추적관찰 가능
    - nifedipine은 혈압이 너무 떨어질 수 있고 심박수를 올리므로 권고하지 않습니다.
    - 즉각적인 혈압 감소는 뇌 또는 심장의 허혈을 오히려 일으킬 수 있습니다.
  - **불안 등 정신적인 원인**이 있다면 **alprazolam** 등 고려 가능.

고혈압 환자의 생활습관교정

ESH 가이드라인 및 국내 가이드라인

- **생활습관 교정의 효과**
  - 수축기혈압 기준 : 소금 섭취 제한 5mmHg, 체중감량 5kg당 5mmHg, 절주 4mmHg, 운동 5mmHg, 식사조절 11.4mmHg를 감량할 수 있음.
  - **식단**은 **혈압약 한 알**, **저염식-체중감량-절주-운동**은 각각 **혈압약 반 알** 정도의 효과가 있다고 설명해드리면 좀 더 이해하기 쉽고 순응도를 높일 수 있습니다.

(1) 건강한 식단

- **채소와 과일이 풍부하고 지방이 적으며,** 탄수화물-단백질-지방-섬유소-미네랄-비타민 등의 영양소가 적절하게 포함된 식단을 권고.
- **권고하는 식단** :
  - DASH 또는 지중해식 식단
  - 식물 기반 및 저동물성 식단
  - 채소, 과일, 콩류, 견과류, 씨앗, 식물성 기름
  - 저지방 단백질(예 : 생선, 가금류)
- **제한하는 식단**:
  - 지방이 많은 육류, 전지방 유제품
  - 설탕 및 가당 음료

(2) 일상적인 신체 활동 및 규칙적인 운동

- 일주일 5-7회, 한 번에 30분 이상 유산소 운동(뛰기, 자전거타기, 수영 등) 권고
- 근력 운동 병행(주 2-3회)
- 점진적으로 운동량 및 강도를 증가

(3) 체중 감소 : BMI 25kg/m^{2}까지 감량

- 저칼로리 식단과 일상적인 신체 활동 결합
- 체중 및 허리둘레 모니터링
- 필요시 비만 치료

(4) 나트륨 섭취 제한

- 나트륨 섭취를 하루 6g 미만(2g의 나트륨)으로 제한
- 조리 또는 식탁에서 소금 첨가 최소화

(5) 칼륨이 풍부한 음식 섭취

- 칼륨이 풍부한 음식 섭취 권장(예 : 흰강낭콩, 시금치, 아보카도, 바나나 등)
- 고나트륨 식단 섭취 시 NaCl 대신 KCl로 대체 가능

(6) 음주 제한 : 하루 2잔 이상의 음주 제한, 폭음 방지

(7) 금연 : 금연 지원 및 프로그램 참여 권장

Reference

1. 2022 고혈압 진료지침_ 대한고혈압학회
2. 2017 ACC/AHA/AAPA/ABC/ACPM/AGS/APhA/ASH/ASPC/NMA/PCNA Guideline for the Prevention, Detection, Evaluation, and Management of High Blood Pressure in Adults
3. 2024 ESH guidelines
4. J Hum Hypertens. 2023;37:863-879.

CHAPTER 3

고혈압 2편 : 혈압약 선택

혈압약 사용 시 도움이 되는 토막 상식

- **기저 혈압이 높을수록** 같은 약제에 대한 **혈압의 감소 폭이 높습니다.**
- 같은 혈압약의 용량을 높이는 것보다, **여러 혈압약을 저용량으로 사용**하는 것이 보다 혈압 감량 효과가 좋고 부작용이 덜합니다.
- 용량을 반절로 줄인다고 하더라도 50%보다 높은 효과를 보입니다.
- 혈압약 선택에는 **금기**를 **적응증보다 먼저 고려**합니다.

혈압약 선택

1. **처음 치료할 때 약제 선택**

- 3가지 중에서 선택 : ACEi/ARB/CCB/thiazide duretics → 가이드라인상에서는 3가지 중 어떤 것을 선택해도 된다고 권고
    - **특별한 적응증이 없다면** : ACEi/ARB(CCB**를 사용해도 무방**하지만, ACEi/ARB는 동반질환에 따른 추천이 가장 많고 신장 및 심혈관 보호효과가 우수하기 때문)
        - 대부분의 복합제는 ARB, CCB를 포함한 경우가 많아, 추후 약물 복용 순응도 측면에서도 유리.
    - **노인에서는 CCB를 사용**(노인은 절대적 나이보다는 노쇠 정도로 판단)
    - **당뇨 환자는 ACEi/ARB 사용**
        - 처음 단백뇨 검사가 되어 있지 않은 경우가 많으며, 추후에 당뇨병성 신증으로 진행할 수 있기 때문
    - **이뇨제** : 초치료로 이뇨제를 잘 사용하지는 않음, 초기에 소변을 자주 보게 되면 불편함을 느낄 수 있음.

  ▪ ACCOMPLISH trial : CCB(amlodipine)+ACEi(benazepril)이 Hydrochlorothiazide+ACEi(benazepril)보다 심혈관 사건 발생 감소 효과가 우수
- ◦ BB : 혈당 및 지질대사 장애를 초래할 수 있어 초기 약제로 잘 사용하지는 않음.

2. 동반 질환에 따른 혈압약 처방

- 혈압약 처방 위한 체크 항목 : GFR, electrolyte, uric acid, CXR, EKG, asthma/COPD 확인
  - ◦ 필요시 경동맥초음파, ABI 등 도움 → 항혈전제 처방에 도움

표 1 고혈압약의 적응증과 금기

	적극적 적응	적응 가능	주의 요망	금기
ACE억제제/ 안지오텐신차단제	심부전 당뇨병신장병증 만성콩팥병		양측성 콩팥동맥협착증 고칼륨혈증	임신 혈관부종
베타차단제	협심증 심근경색증	빈맥성 부정맥	혈당 이상 증가 말초혈관질환	천식 심한 서맥
칼슘차단제	노인 고혈압 수축기단독고혈압 협심증		심부전	서맥 (non-DHP*)
이뇨제	심부전 수축기단독고혈압		혈당 이상 증가	통풍 저칼륨혈증

*Non-DHP, non-dihydropirydines.

출처 : 2022 고혈압 진료지침_ 대한고혈압학회

표 2 질환에 따른 추천 고혈압약

동반질환	ACE억제제 또는 안지오텐신차단제	베타차단제	칼슘차단제	이뇨제
심부전	○	○		○
좌심실비대	○		○	
관상동맥질환	○	○	○	
만성콩팥병	○			
뇌졸중	○		○	○
노인 수축기단독고혈압	○		○	○
심근경색 후	○	○		
심방세동 예방	○			
당뇨병	○	○	○	○

출처 : 2022 고혈압 진료지침_ 대한고혈압학회

- ACEi/ARB
  - **당뇨병 환자, 만성콩팥병** 환자에서 다른 약제보다 콩팥의 fibrosis 억제를 위해 ACEi/ARB를 사용합니다.
  - **ACEi vs ARB :** 국내에서는 ACEi의 기침 부작용이 없는 **ARB**를 **대부분의 경우 사용**
    - ACEi 기침 부작용 : 여성, 비흡연자에서 흔함
  - **ARB vs CCB :** 젊은 연령에서 ARB 더 선호 → 젊은 연령부터 ARB의 심혈관 및 신장 보호 효과를 누릴 수 있으며, 노인 환자보다 젊은 환자에서 CCB의 말초 부작용 호소가 많기(발생률은 노인에서 많음) 때문.
  - **부작용** : 고칼륨혈증, 혈관부종, 발진, 양측 콩팥동맥협착증에서 급성 콩팥손상. 초기 GFR 감소(장기적으로는 GFR 감소를 막음)
  - **금기** : 임신, 혈관부종
- CCB
  - **주로 노인환자의 초치료**로 사용함.
    - NICE(영국) 가이드라인에서는 55세 이상에서 CCB를 초치료로 권고. → 다른 나라들에서는 근거 수준이 낮다고 보아 연령을 CCB 처방의 기준으로 보지는 않았음.
    - 노인 환자에서 동맥경화로 인한 **수축기단독고혈압**(ISH)이 흔한데 CCB가 효과적일 수 있습니다.
  - **혈압 변동성**을 낮춰준다는 장점.
  - BP variability가 높을 때, Arterial stiffness, 얼굴이 잘 안 붓는 salt insensitive type에서 효과적입니다.
  - **부작용** : 두통, 홍조, 부종 등의 부작용이 있으나, 다른 혈압약들에 비해 경미하여 무난하게 사용할 수 있습니다.
- **이뇨제**
  - 초기 약제로는 잘 사용하지 않고 3rd, 4th 병합제로 사용합니다.
  - 칼슘을 재흡수하는 기전을 생각하여 **부종, 골다공증, 고칼슘혈증을 동반한 칼슘 신석** 등에서 사용 가능
  - **Volume retention type**의 환자에서 효과적으로 혈압을 강하합니다.
    - **야간 고혈압**(non-dipper, riser), CKD, CHF, salt-sensitivity ↑, salt intake ↑
    - **salt sensitivity**(ex. "라면 먹고 얼굴이 잘 붓는다.")가 높은 사람. 간을 세게 해서 드시는 분.
  - **Thiazide-like diuretics and thiazide diuretics**를 우선 고려
  - **Loop diuretics**[furosemide: **라식스정, 후릭스정**/torsemide: **토렘정**] : CHF, CKD stage 4-5(eGFR < 30)에서 고혈압이 동반될 때 고려
  - **Spironolactone** : 미네랄로코르티코이드 수용체 길항제로서, 저항성 고혈압 환자에서 병용 요법으로 사용. 고칼륨혈증 특히 주의.
  - **주의** : 전해질 불균형, 대사성 장애, 통풍(특히 Thiazide는 주의) → 절대 금기라기보다는 모니터링 필요성!

  - Thiazide는 **발기부전**과 연관이 있어 특히 젊은 분들께는 설명이 필요할 수 있음.
- **Beta-blocker**
  - **초치료로 사용하지 않고** **심부전**, **협심증, 심방세동**, **심근경색증**이 있으면 사용
    - → 일차진료 현장에서는 해당 질환이 있다면 이미 사용 중일 것이며 추가하는 일은 드묾.
  - **심박수가 높고** 비교적 젊은 환자에서 효과적입니다.
    - ex. 별다른 문제 없이 HR 90대 → Nebivolol 1.25mg 추가(혈압은 유지 잘 되는 상황에서 추가한다면 다른 혈압약 하나는 2배 용량에서 1배 용량으로 감량하는 등의 조정 필요)
  - 편두통성 두통이 자주 있는 환자에서 초치료로 사용하기도 함.
  - 내당능 장애, 당뇨병 발생, 지질대사장애를 초래 → 노인, 당뇨병 전단계, 대사증후군 환자에서 주의해서 사용
    - 단, 혈관 확장 효과가 있는 베타차단제인 **carvedilol, nebivolol**은 내당능장애 및 당뇨병 발생과 무관
  - 노인에서 추천× : 뇌졸중 예방 효과가 다른 혈압약에 비해 열등(특히 atenolol)
  - 대부분 3번째, 4번째 약제로 add하여 사용
  - **금기 : 천식, COPD, 2-3 degree AV block/말초혈관질환** 동반 환자에서 주의
  - **부작용** : 성기능장애, 대사성 장애, 피로, 불면, 말초혈관장애 등

약제군별 성분명 선택

- 성분 선택의 기준
  - 보다 **효과적**이고 **이득이 많은** 성분을 선택.
  - 추후 병용 요법으로 넘어갈 때를 고려하여 **복합제 성분이 많은 성분**을 고려함.
  - 각 약제별로 다른 **potency**를 고려하여 환자의 현재 혈압에 맞게 처방.
    - 단, 같은 약제를 사용해도 **혈압이 더 높은 환자**에서 **혈압 감소 폭이 더 큽니다**.

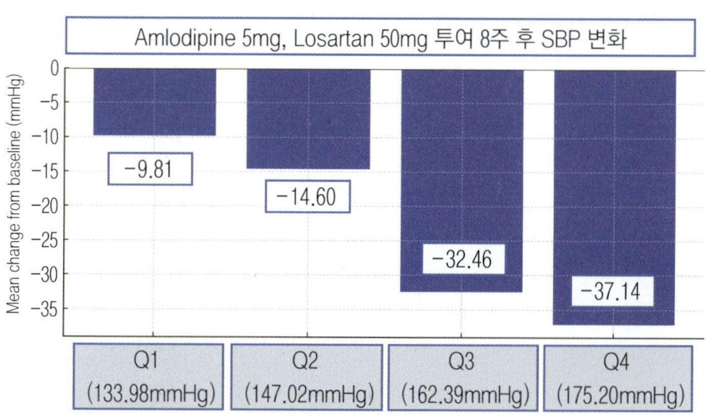

출처 : J Clin Hypertens (Greenwich). 2014;16(9):671-7

 - 예상했던 효과가 바로 나타나지 않으면, **8주**에 걸쳐서 천천히 작용할 수 있으니 우선 기다려 봅니다.
- **약제 순응도를 고려**
 - 적극적으로 복합제 처방, 약제 크기가 작은 것이 바람직(특히 고령 환자)

ACEi/ARB

- **ACEi/ARB의 사용**
 - 국내에서는 ACEi의 기침 부작용 등이 없는 ARB를 **대부분**의 경우 사용
 - 신장의 항섬유화 등 여러 이점이 있어 다른 적응증이 없으면 ARB부터 사용합니다.

- **ARB의 종류**
 - **ARB의 적응증 비교**

	고혈압	심부전	A. fib	심근경색 후 사망률 감소	뇌졸중 예방	심혈관계 위험도 낮춤	당뇨병성 신증에 효과	항당뇨 효과	요산 강하	편두통	대사 증후군
losartan [코자정] **50**, 100	▲	▲	△		▲	△	▲	△	▲		
valsartan [디오반필름코팅정] 40, **80**, 160, 320*	▲	▲	△	▲			△	▲			△
irbesartan [아프로벨정] **150**, 300	▲						▲		△		
eprosartan [테베텐정] **600**	▲										
candesartan [아타칸정] 4, **8**, 16, 32	▲	▲	△				△	△	▽	△	
telmisartan [미카르디스정] **40**, 80	▲		▲	△	△	▲	△	▲			▲
olmesartan [올메텍정] 10, **20**, 40	▲						▽	▽			
azilsartan [이달비정] 20, **40**, 80	▲										
fimasartan [카나브정] 30, **60**, 120	▲						▲				

출처 : Am J Cardiovasc Drugs. 2016;16(4):255-266 / Sci Rep. 202115;11(1):3846의 자료를 바탕으로 작성

- 국내 적응증 획득에는 푸른색으로 칠했습니다.
- ▲ : first choice / △ : potentially beneficial effects / ▽ : potentially negative effect
- Valsartan 320mg는 본태 고혈압에만 허가.

◦ **BBB crossers** : **Telmisartan, Candesartan**은 BBB를 통과하여 뇌혈관 및 인지기능 개선에 도움이 될 가능성이 있습니다.

◦ **ARB 반감기, 약물 상호작용 비교**

약물(ARBs)	반감기(h)		생체이용률	배설 경로	음식 상호작용	약물 상호작용	CYP 대사
	2	1 – 1.5	33%	35% R; 60% H	Yes	Rifampin, fluconazole	2C9, 3A4
	9	2 – 5	42%		No	None	2C9 (negligible)
Eprosartan	5 – 9	1 – 3		7% R; 90% H	Yes	None	No
Irbesartan	11 – 15	1.3 – 3	60 – 80%	20% R; 80% H	No	None	2C9, 3A4 (negligible)
Telmisartan	24	0.5 – 1	43%	< 1% R; > 97% H	No	Digoxin	No
Valsartan	6	2 – 4		13% R; 83% H	Yes (생체이용률 40 – 50% ↓)		2C9(weak)
Olmesartan medoxomil		1.7 – 2.5	26%	35 – 50% R; 50 – 65% H	No	None	No
Azilsartan medoxomil	12	1.5 – 3	60%	42% R; 55% H	No	None	2C9, CYP2B6 (negligible), CYP2C8 (negligible)

출처 : Drug Saf. 2015;38(1):33 – 54

1. Losartan은 EXP – 3174로 전환되며, 해당 대사체의 반감기는 6 – 9시간, Tmax는 4 – 6시간입니다.
2. 음식은 Losartan의 흡수를 지연시키고 Cmax를 감소시키지만, AUC는 크게 영향을 받지 않습니다.
3. Candesartan의 Tmax는 활성 대사체의 값입니다.
4. 고지방 음식은 Valsartan의 생체이용률을 80% 증가시키지만, 흡수 속도는 느려질 수 있습니다.

◦ **Telmisartan**이 **반감기가 24시간**으로 오래 지속(morning surge에 효과적)되며, **신기능에 영향**

이 적고, **인슐린 감수성**을 높이(PPAR-r activation)는 등 다양한 효과가 있어 개인적으로 선호합니다.

- **Compliance 주의** : 다양한 장점이 있지만, 습기에 약해 **개별 PTP 포장**을 해야 한다는 결정적인 단점이 있습니다. **약제 크기도 큰 편**이라, 특히 어르신들 같은 경우에 compliance를 낮출 수 있습니다.
    - 단, 복합제 중에서는 텔미듀오, 텔미누보정은 다른 약과 포장이 가능하도록 되어 있습니다.

- **기타 고려사항**
    - **T/P ratio가 높은 성분**이 바람직하다고 가이드라인에 기술됨 : 강하고 지속적인 효과 → fimasartan 0.75/Azilartan 0.95
    - 신기능장애 : ARB는 초기에 칼륨 수치와 크레아티닌 수치를 높일 수 있어서 모니터링이 필요합니다. 신기능이 초기에 감소하는 듯하여도 장기적으로는 신기능 감소를 막습니다.
- **저용량 사용**
    - ARB 중 표준용량보다 적은 용량이 있는 성분
        - Valsartan(표준용량 80) - 디오반필름코팅정40mg → 40mg도 분할선이 있어 분할하여 20mg도 사용 가능
        - Telmisartan(표준용량 40) - 미르텔정20mg, 텔미트렌정20mg
        - Losartan(표준용량 50) - 코스카정25mg
- **ARB 선택의 간단 정리**
    - **단백뇨 환자** : **Losartan, Irbesartan, Fimasartan**
        - **단백뇨가 없다면**
            - **젊은 환자, 혈압약만 딱 드시는 분 : Telmisartan 등**
            - **고령 환자, 드시는 약이 많으신 분 : Candesartan, Olmesartan 등**

- **ARB의 potency 비교**
    - 같은 줄에서는 오른쪽이 더 효과적일 수 있음
        1. Eprosartan 600
        2. **Losartan 50 Valsartan 80** → 약 **7-10 정도의 강하 효과**
        3. Losartan 100 Valsartan 160 **Irbesartan 150 Candesartan 8 Telmisartan 40** Olmesartan 10 Fimasartan 30 → 약 **10-14 정도의 강하 효과**
        4. Irbesartan 300 Candesartan 16 Telmisartan 80 **Olmesartan 20 Fimasartan 60**
        5. Candesartan 32 Olmesartan 40 Fimasartan 120 Azilsartan 20
        6. **Azilsartan 40**
        7. Azilsartan 80
    - potency 연구들을 종합해 봤을 때 위와 같이 정리해볼 수는 있으나, 개인별로 바꿔봐도 크게 달라지지 않는 분도 있고 드라마틱하게 바뀌는 분도 계시는 등 ARB를 변경했을 때 정확히 예측하기는 쉽지 않습니다.

CCB

- **CCB의 사용**
  - 주로 **노인환자의 초치료**, **수축기 단독 고혈압**에서 사용함.
  - **혈압 변동성**을 낮춰준다는 장점이 있습니다. 들쑥날쑥한 혈압에서 효과가 좋습니다.
  - 부작용 : 하지부종, 잇몸비대, 두통, 홍조

- **CCB 선택**
  - 가장 많은 임상 연구와 데이터가 있는 Amlodipine [노바스크정 **(전문-급여)**]을 주로 사용합니다.
    - 대다수가 Amlodipine, S-amlodipine을 사용할 정도로 타계열 고혈압약보다 다양하게 사용하지는 않습니다.
      - 많은 복합제도 이 두 성분을 포함하고 있습니다.
    - S-amlodipine [로디엔정, 레보텐션 **(전문-급여)**] : Amlodipine은 R-enantiomer와 S-enantiomer로 구성된 라세미 혼합물으로 이 중 S-enantiomer인 S-amlodipine의 약리적 효과는 1,000배 강하고, R-enantiomer는 약리적 활동이 낮아 부종 등의 부작용의 원인이 될 가능성으로 꼽히고 있습니다. 따라서 이 중 S-enantiomer를 사용하여 약물 부담을 줄이고, 부작용을 줄이자는 컨셉으로 출시되었습니다. → **절반의 용량**으로 amlodipine과 동등한 혈압강하 효과를 보입니다.
      - 2021년 메타분석 : 비용효과적이며 말초부작용을 줄였음. (Health Econ Outcome Res Open Access 2021;(7):177)

- **CCB의 종류**
  - DHP (Dihydropiridinic)-CCB, non-DHP CCB로 분류합니다.
    - DHP CCB : 주로 혈관의 L-type 칼슘채널에 작용하여, **혈압 조절**을 위해 사용됩니다.
    - non-DHP CCB : verapamil, diltiazem은 AV node에 작용하여 rate control 목적으로 사용됩니다.
  - **DHP CCB의 세대별 특성**
    - **세대별 차이** : **높은 세대**일수록 **높은 친유성**, **높은 혈관선택성을 가지며 신장보호효과**가 강해집니다.
      - 1세대 Nifedipine은 혈압 강하효과는 세지만, 반동성 고혈압 및 빈맥으로 본태성 고혈압에서는 잘 사용하지 않습니다.
      - 친유성이 높아질수록 체내 분포도가 좋아져 혈압조절이 안정적이며 반사성 빈맥이 줄어들고, BBB를 잘 통과하여 뇌혈류 개선에도 효과적이며, 심근보다 혈관 평활근에 더 작용합니다.
      - 주로 3세대부터 본태성 고혈압에서 사용하며, 새로 출시되는 CCB들은 교감신경 tone 감소, 신장단백뇨 감소를 내세우며 프로모션하고 있습니다.

- 신장보호효과에 대한 논란 : 주로 일본에서 출시된 고세대 CCB에서 신장보호효과에 대한 근거가 없다고 반박하는 교수님들께서도 많이 계십니다.

DHP CCBs	1세대	2세대	3세대	4세대
세대 분류 (문헌마다, 학자마다 상이)	Nifedipine Nicardipine	Felodipine Isradipine Nisoldipine Nimodipine Benidipine Manidipine	**Amlodipine** Barnidipine Efonidipine Lacidipine	Cilnidipine Lecarnidipine
Antihypertensive actions:				
L-type Ca channel block	+ + +	+ + +	+ +	+ +
N-type Ca channel block	–	–	–	+
Onset	Rapid	Gradual	Slow	Slow
Duration	Short-acting	Moderate	Long-lasting	Long-lasting
신장 보호 효과	–	–	+	+ +
Vasodilation	+ + +	+ + +	+ + +	+ + +
교감신경 항진	+ + +	+ +	+	–
혈청 노르에피네프린	↑	↑	–	–
Pharmacokinetics				
Half-life (h)	2	7	10 – 36	7.5 – 10
친유성	+	+	+ +	+ + +
저혈압, 빈맥, 두통, 홍조, 부종	+ + +	+ +	+	–

출처 : J Geriatr Cardiol. 2017;14(1):67 – 72의 표를 참고

- **차단하는 칼슘채널 타입에 따라**
  - **L-type Ca ch** : DHP CCB가 주로 차단하는 채널, glomerular hypertension을 일으킬 가능성
  - **T-type Ca ch** : 수입, 수출세동맥에 모두 분포하여 사구체 압력 감소, 단백뇨 감소효과. cardiac sinus node와 연관이 있어 **심박수 감소**에도 있는 것으로 나타남.
  - **N-type Ca ch** : 신경 말단에서 신경전달물질(특히 Norepinephrine) 방출을 억제하여 교감신경을 억제(**스트레스성 고혈압** 억제에 도움 가능성)하고 사구체 고혈압을 개선할 가능성이 있습니다.
    - **Benidipine : L/T/N type, Cilnidipine : L/N type, Manidipine : L/T type, Efonidipine : L/T type.**
  - P, Q, R type도 있으나 그 중요성에 대해 불명확합니다.

- **임상적인 활용**
  - **부종이 있다면** → **S-amlodipine, lacidipine, lercanidipine, manidipine**
    - **+CCB의 용량을 줄이고 ACEi/ARB를 병용** : ACEi/ARB와 병용하면 부종이 줄어든다는 메타분석이 있음. (N Am J Med Sci. 2013;5(1):47-50 / Am J Cardiovasc Drugs. 2011;11(5):335-46)
  - **단백뇨가 있다면 → Cilnidipine, Manidipine, Benidipine**(상대적으로 약하지만 **Lecarnidipne**도 고려 가능)
    - dual channel blocker가 수입세동맥과 수출세동맥을 모두 확장시켜 사구체 내압을 상승시키지 않는다는 기전적인 측면에서 유리할 수 있습니다.
    - 물론, 초치료 선택할 때는 CCB보다는 ACEi/ARB를 먼저 사용해야겠습니다.
- 반감기 비교(h)
  - Amlodipine 30-50 > felodipine 11-16, Lercanidipine 8-10.5(단, 지질 친화성으로 더 오래 작용) > Cilnidipine 6-8, Manidipine 5-7 > Efonidipine 2-8, Benidipine 0.5-2(단, 조직결합으로 인해 더 긴 지속효과 가짐)

- **CCB 간의 potency 비교**
  - 대체로 CCB 간에 potency 차이가 크지는 않은 것으로 보입니다. amlodipine, lercanidipine, mandipine, nifedipine, and felodipine(모두 하루 1회), nicardipine(하루 2회) 간에 차이는 없었다는 코크란 메타분석이 있습니다. (Cochrane Database Syst Rev. 2014;2014(8):CD010052)
  - 0.5단계 : Amlodipine 2.5mg, S-amlodipine 1.25mg,
  - 1단계 : Amlodipine 5mg, S-amlodipine 2.5mg, Felodipine 5mg, Lercanidipine 10mg, Manidipine 10mg, Cilnidipine 10mg
  - 2단계 : Amlodipine 10mg, S-amlodipine 5mg, Felodipine 10mg, Lercanidipine 20mg, Manidipine 20mg, Cilnidipine 20mg
    - 임상적으로는 Manidipine, Cilnidipine의 potency가 조금 더 강하다는 의견도 있습니다.
  - Amlodipine[**노바스크정**], S-amlodipine[**로디엔정, 레보텐션정**], Felodipine[**무노발정, 유한스프렌딜지속정**], lercarnidipine[**자니딥정**], Manidipine[**마디핀정**], Benidipine[**코디핀정**], Cilnidipine[**시나롱정**]

Diuretics

- **이뇨제의 사용**
  - **주로 CCB나 ARB에 add-on으로 사용**합니다.
  - 염분민감성 고혈압 환자, 소금 섭취량이 많은 환자에서 효과적으로 혈압을 떨어뜨립니다.
  - 부작용 : 고용량에서 저칼륨혈증, 혈당 상승, 요산 상승, 부정맥, 지질대사장애 등이 보고되어 있으나 저용량에서는 드문 편입니다.

- **이뇨제의 선택**
  - Thiazide-like diuretics and thiazide diuretics를 우선 고려
    - 초기 약제로 사용하지는 않지만 칼슘을 재흡수하는 기전을 생각하여 부종, 골다공증, 고칼슘혈증을 동반한 칼슘 신석 등에서 사용 가능
    - Chlorthalidone, indapamide를 hydrochlorothiazide(=HCTZ)에 우선하여 사용[가이드라인]
      - 보다 긴 작용시간 : Chlorthalidone(24-72h), Indapamide(16-36h) → 야간 고혈압에 보다 효과적
      - 티아지드 유사 이뇨제가 HCTZ보다 강력한 혈압 강하, 심혈관계 보호효과가 더 있습니다.
      - Chlorthalidone이 심혈관 질환을 더 잘 예방한다는 후향적 코호트연구(Hypertension. 2011;57:689-94)가 있었으나, 큰 차이가 없으며 저칼륨혈증이 더 발생한다는(N Engl J Med 2022;387:2401-10) RCT 연구도 있습니다.
      - Indapamide도 HCTZ보다 신기능보전, 당뇨 및 지질대사 이상 적음, 전해질 장애 발생 적음 등의 장점이 있습니다. (Future Cardiol. 2015;11(2):203-17)
      - 부작용을 고려하여 HCTZ를 사용하는 것도 합리적입니다.

특성	Chlorthalidone	Indapamide	Hydrochlorothiazide
혈압 강하 효과	강력함(HCTZ보다 우수)	중간 수준	상대적으로 약함
심혈관 보호 효과	심혈관 질환 예방 효과가 입증됨	심혈관 보호 효과 일부 입증됨	심혈관 보호 효과 상대적으로 부족
전해질 장애	상대적으로 높음	상대적으로 낮음	중간 수준
대사 이상(고혈당/고지혈증)	위험성이 다소 있음	대사적 부작용이 적음	대사적 부작용 위험 있음
신장보호효과	신장 보호 효과 일부 있음	신장 보호 효과 일부 있음	없음

    - **추후의 복합제 사용을 고려한다면**
      - HCTZ[다이크로짇정]가 포함된 복합제는 정말 많습니다.
      - Chlorthalidone[하이그로톤정]이 포함된 복합제 : 이달비클로정(+azilsartan), 트루셋(+Telmisartan), 클로잘탄(+losartan), 아모잘탄플러스(+amlodipine, losartan)
        - 클로잘탄정50/6.25 : Chlorthalidone 6.25mg+Losartan 50mg 제형으로 유일하게 Chlorthalidone 6.25mg을 포함
      - Indapamide[다피드정, 후루덱스서방정]는 단일제밖에 없습니다.
    - **사용하는 용량** : 대부분 CCB 또는 ARB의 병용으로 사용하며, 최대한 저용량으로 add
      - thiazide : Hydrochlorothiazide 12.5mg
      - thiazide-like diuretics : Chlorthalidone 12.5mg, Indapamide 1.25mg
    - 반감기 비교 : HCTZ 3-10, Chlorthalidone 24-55, Indapamide
  - Loop diuretics[furosemide : 라식스정, 후릭스정/torsemide : 토렘정] : CHF, CKD stage 4-5(eGFR < 30)에서 고혈압이 동반될 때 고려

- ○ Spironolactone [알닥톤필름코팅정25mg (전문-급여)] : 미네랄로코르티코이드 수용체 길항제로서, 저항성 고혈압 환자에서 병용 요법으로 사용.
    - ▪ 칼륨 보존 이뇨제로서, 다른 이뇨제와 함께 사용했을 때 상호 보완적인 효과가 있습니다.
    - ▪ 고칼륨혈증 주의 : eGFR 45 미만, K 4.5 이상에서 사용하지 않는 것이 좋습니다.
    - ▪ **0.25-0.5 T**부터 사용합니다.

- Diuretics potency 비교
    - ○ Thiazide like diuretics가 thiazide보다 효과적
        - ▪ Chlorthalidone은 Hydrochlorothiazide 1.5-2배 (Hypertension. 2004;43:4-9)
        - ▪ **HCTZ 25mg ≤ Chlorthalildone 12.5mg, Indapamide 1.25mg**
    - ○ Loop diuretics : Torsemide 10 ≒ Furosemide 20-40

Beta-blocker

- BB의 사용
    - ○ 노인에 있어 치료 이득에 대한 논란이 있어 특별한 적응증이 없다면 초치료로 사용하지 않음.
        - ▪ 초치료로 사용했다면 CCB 또는 ARB을 우선 병용: BB와 Thiazide 병용은 당뇨병 위험 높임.
    - ○ **심부전, 협심증, 심근경색증**이 있으면 '사용해야 하는' 약제 → 일차진료 현장에서는 해당 질환이 있다면 이미 사용 중일 것입니다.
    - ○ **심박수가 높고 비교적 젊은 환자**에서 효과적입니다.
        - ▪ Sympathetic tone이 증가되어 있는 경우가 있습니다. resting HR, exercise HR을 확인할 수 있으면 도움이 됩니다.
    - ○ 사용 후 HR가 너무 떨어지지는 않는지 확인합니다.
    - ○ 부작용 : 혈당 및 지질대사장애/금기 : 천식, COPD, 2-3도 AV block 등 심한 서맥, 말초혈관질환, 이형협심증

- BB의 종류
    - ○ **non selective vs β1 selective (cardioselective)**
        - ▪ **β1 selective : Bisoprolol > Metoprolol, Atenolol** → 천식이나 말초혈관질환을 가진 환자에서 보다 안전할 것으로 생각할 수 있으나, real world에서는 충분히 selectivity에 따른 이점을 알 수 없어 BB 자체를 피해야 한다는 의견도 많습니다.
            - ex. A.fib에서 cardioselectivity가 높은 Bisoprolol [콘브락정]이 선호
    - ○ **혈관확장 효과** : Carvedilol [딜라트렌정] (a-antagonist 작용), **nebivolol** [네비레트정] (NO 통한 혈관확장 효과)
        - ▪ **고혈압**에는 혈관확장이 있는 이 둘을 주로 사용. 이 둘은 내당능장애와 당뇨병발생과도 무관.
    - ○ **심근경색** 후 생존율 이득이 있는 BB : Metoprolol, Bisoprolol, Carvedilol
    - ○ **심부전**에서 생존율 이득이 있는 BB : Metoprolol, Bisoprolol, Carvedilol, Nebivolol

- **BB의 선택**
  - carvedilol[딜라트렌정], nebivolol[네비레트정]을 주로 사용 : 혈관확장 효과+내당능장애 및 당뇨병 발생과 무관한 베타차단제
  - 대부분 3번째, 4번째 약제로 add하여 사용
    - 시작 용량 : 저용량으로 사용 carvedilol 12.5mg, nebivolol 2.5mg
  - 편두통성 두통이 있는 환자에서 초치료로 사용하기도 함. (혈압상승이 두통에서 기인한다고 좀 더 보이는 경우)
    - Propranolol : 고혈압과 편두통 초치료 모두 FDA 허가. 고혈압에서 허가 및 급여 처방, 개별 고시상 편두통예방에도 급여 가능.
    - Metoprolol : 고혈압에 허가가 되어 있으면서 편두통 예방에도 효과(50mg에서)가 있음. (Acta Neurol Scand. 1984;70(3):160-8)

초기 병용 요법

그림 1 혈압의 정도와 심뇌혈관 위험도에 따른 단일 또는 병용약의 선택

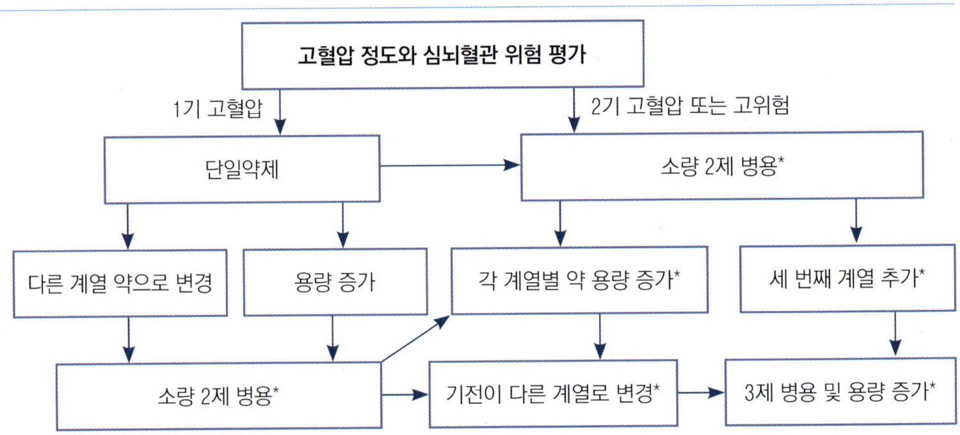

*약제의 용량이 안정되면 순응도를 고려하여 단일제형복합제로 변경.

출처 : 2022 고혈압 진료지침_대한고혈압학회

- 1기 고혈압 : **1제 요법으로 시작 : 단, 노쇠한 고령자**의 경우 half dose로 시작합니다.
- 2기 고혈압(≥160 또는 ≥100) 또는 고위험 고혈압 : **표준용량 2제 병용 요법(고령자에서는 1제 요법) → 급여 처방도 가능!**
  - 여기서 **'소량'은** amlodipine 5mg, losartan 50mg와 같이 **표준용량으로 보는 것**이 바람직합니다.
    - 복합제들은 대부분 표준 용량의 복합제이므로, '약제의 용량이 안정되면 순응도를 고려하여 단일제형복합제로 변경'이라는 멘트를 고려하면 표준용량을 말하며, amlodipine 10mg, losartan 100mg 같은 두 배 용량이 아니라는 것을 강조하고자 소량이라는 멘트가 들어갔다

고 해석할 수 있겠습니다.

- 하지만, 유럽에서 80세 이상 또는 저위험 150mmHg 미만의 고혈압이 아니라면 바로 초치료로 병용 요법을 사용하라 할 정도로, 한 가지 약제를 고용량으로 쓰기보다 저용량으로 여러 가지 약제를 섞어 쓰는 것이 부작용을 줄이고 혈압을 효과적으로 떨어뜨리기이에 **Half dose로 병합요법을 하는 것도 충분히 합리적이고 좋은 선택**입니다.

◦ **개별 환자에 맞게 선택** : 가이드라인에서는 위와 같이 권고하고 있으나 고령자에서는 약물 반응이 크게 나타나고, 급격한 혈압강하는 좋지 않기에 1제 요법으로 시행합니다.

◦ 별다른 적응증이 없다면 개인적으로는 CCB+ARB를 사용하며, 특히 **ARB 중 potency가 낮은 Losartan이나 Valsartan을 사용**하여 지나치게 혈압이 떨어지지는 않도록 하고 있습니다.

특수한 사항

(1) 혈압의 변동성이 너무 큰 경우

◦ **반감기가 긴 약제를 사용**
- 특히 Amlodipine은 BP variation을 크게 낮추는 것으로 알려짐
- ARB를 사용할 때는 반감기가 긴 Telmisartan(24h) 사용을 고려

◦ **저염식을 특히 더 강조!**
- 나트륨 섭취가 혈압 변동성을 더 크게 한다는 연구가 있습니다. (Nefrología 2016;36(6):694–700. https://doi.org/10.1016/j.nefro.2015.12.004)

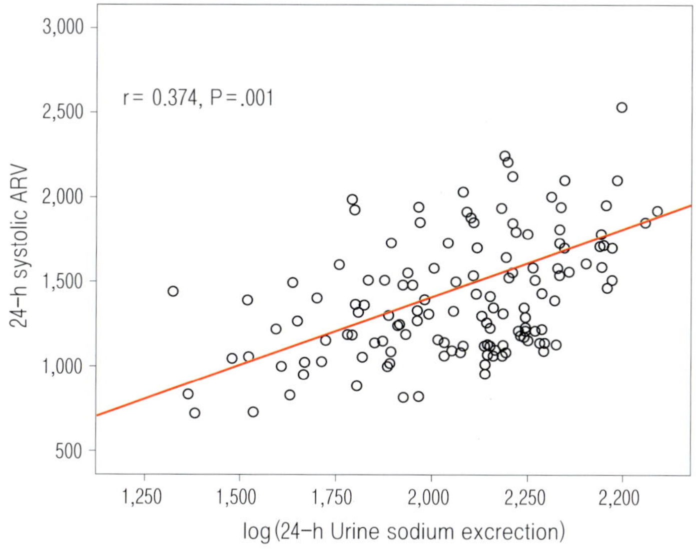

- 위 그래프에서 알 수 있듯이, 소변 나트륨양에 따라서 24시간 혈압의 변동성의 폭이 커지는 경향을 보입니다.

(2) Morning Hypertension이 있는 경우

- **아침에만 특히 혈압이 높은 분들이 있습니다.**
- 치료 방법 :
  - **1. 약제를 야간에 투여 :** 야간에 혈압이 떨어지지 않는 non-dipper, 오히려 상승하는 rising 유형에서 유용
  - 2. long acting **항고혈압제**를 사용 : ex. amlodipine, telmisartan

염분민감성 vs 염분저항성

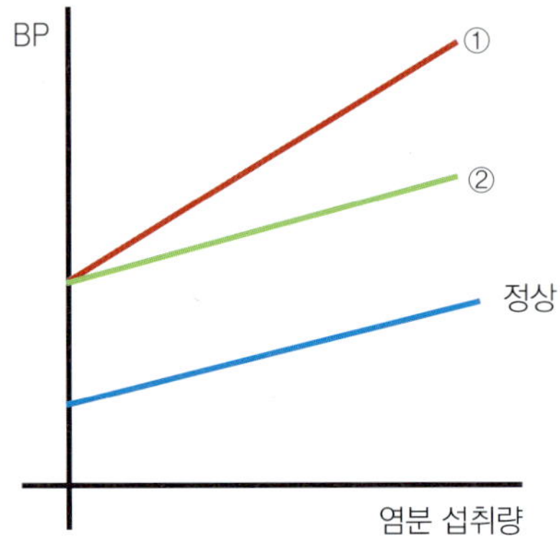

- **염분민감성 고혈압**(①) : 콩팥의 염분 배설 능력이 떨어지면서 염분 섭취량에 따라서 혈압이 잘 오르는 타입
  - 짜게 먹으면 혈압이 잘 올라요, 라면 먹고 얼굴이 잘 부어요, CKD, DM, CHF 등의 동반질환
  - 임상적으로 **저염식**과 **이뇨제** 처방에 효과가 좋을 것임을 유추할 수 있습니다.
- **염분저항성 고혈압**(②) : 비교적 염분 배설 능력이 유지되어 있는 경우로 혈관 저항이 혈압 상승에 더 기여하고 있는 타입
  - 임상적으로 저염식으로 큰 효과가 덜하고(하지 않아도 된다는 뜻은 아닙니다), **CCB**에 효과가 좋을 것임을 유추할 수 있습니다.

혈압의 패턴별 처방

혈압 패턴을 모든 환자에게 체크해야 하는가?

- 진료실 현실상 모두에게 24시간 활동혈압을 권고하긴 어렵습니다.
- 현재 혈압 패턴에 따른 치료에 대해 **정립되어 있지 않고 근거도 부족**하지만, **24시간 활동 혈압**을 쟀거나 **가정혈압을 열심히 재오시는 환자**분들께는 상담해드리기 괜찮은 것 같습니다. 앞으로도 발전하는 웨어러블 디바이스로 측정해오시는 분들이 더 많아질 것으로 예측이 됩니다.

• 실제로 특정 구간에 혈압이 높아지는 것에 불안함을 느끼는 환자분들이 계십니다. 특별히 차이가 많이 나지 않으면 안심시켜드려도 되겠으나 특정 구간에서 반복적으로 160을 넘어가는 혈압이 있다면 조절하는 것이 좋겠습니다.

혈압의 패턴별 처방

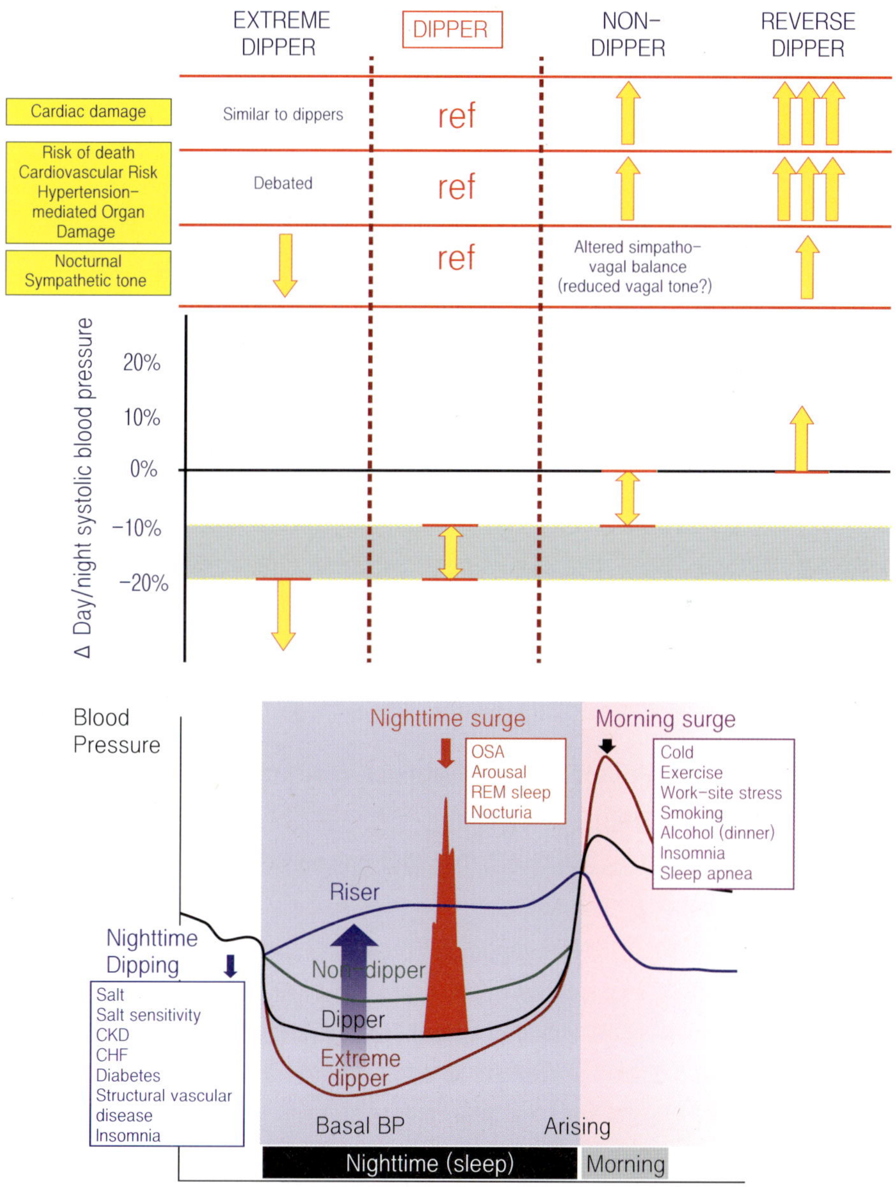

출처 : Hypertens Res. 2020;43:246-8 / Hypertension. 2018;71(6):997-1009

- Dipper : 정상 패턴, 야간 혈압이 주간 혈압에 비해 10-20% 낮다.
- Non-dipper : 야간 혈압이 10% 미만으로 감소→**좌심실비대, 심근허혈, 사망률** 높은 것으로 보고
  - 재현성이 떨어지는 것으로 보고→**반복해서 발생하는지 우선 확인**합니다.
  - **수면무호흡증, 야간뇨** 등으로 **잠에서 깨면** nighttime surge가 발생하면서 야간 평균 혈압이 높아질 수 있습니다.
  - Circardian rhythm과 연관 : 밤/낮 melatonin 비율이 낮다는 연구 있음. (Blood Press Monit. 2000;5:S17-S24)
  - **자율신경계 이상**과 연관 : 규칙적인 유산소 운동도 역시 중요
  - Water and salt retention과 연관 : 나트륨 배설은 밤에 가장 적음
  - **RAAS 활성화**와 연관 : Sodium retention은 일반적으로 RAAS를 억제하지만, 염분민감성 또는 CHF, CKD, LF 등의 동반질환으로 인하여 활성화될 수 있습니다.
    - 혈압약으로 **thiazide 이뇨제, ACEi/ARB**가 효과적일 가능성, **저염식** 권고
  - **야간에 혈압약 투여**로 단백뇨 감소 및 dipper 패턴으로 전환이 이루어졌음. (J Hypertens. 2005;23(10):1913-22), (Clin Exp Hypertens. 2010;32(7):416-22)
  - **긴 반감기의 약물을 사용**하여 야간까지 혈압약의 효과가 지속되도록 함.
    - ex. 아침 losartan(짧은 반감기) → 아침시간에서 저녁시간으로 복용시간 변경/또는 아침 amlodipine으로 변경
    - ex. 아침 amlodipine(긴 반감기) → 저녁 amlodipine으로 변경
  - **OSA**를 확인하고 있다면 치료. non-dipper와 reverse dipper는 **수면의 질이 좋지 않다**는 국내 연구도 있음. (J Sleep Med 2020;17(1):58-65)
    - non-dipper와 reverse dipper에서 **수면의 질에 대해 질문**하고 **수면 위생교육 및 수면 관련 치료**가 도움이 될 수 있습니다. 어르신들의 경우 소변 문제 때문에 자주 깨는지 확인도 합니다.
    - circardian rhythm이 망가져 있음을 고려하여, 불면 치료가 필요한 경우 **멜라토닌**[서카딘서방정(**전문-비급여**)]도 고려합니다.
  - 고혈압 남성에서 멜라토닌 3주 투여로 야간 혈압이 6/4mmHg 낮아졌다는 연구가 있습니다. (Hypertension. 2004;43(2):192-7)
- Reverse dipper (= Riser) : Non-dipper를 넘어 야간 혈압이 주간 혈압에 비해 오히려 상승
  - non-dipper와 유사하게 치료합니다. **예후가 가장 좋지 않습니다.**
- Extreme dipper : 야간 혈압이 20% 이상 심하게 감소→**허혈성 뇌졸중, 동맥경화증** 위험도 상승
  - 예후가 좋은 편이며, 대부분 고혈압약제 사용으로 인한 것으로 나타남.
  - 야간에 복용하고 있었다면 아침으로 전환. 아침에 복용해도 발생하면 반감기를 보다 짧은 약물로 변경.
- cf) Morning surge : 기상 후 2시간 동안의 혈압이 야간의 최저 혈압보다 20 이상 상승 → **심뇌혈관질환, 특히 뇌졸중** 위험도 상승

- Extreme dipper에서 자주 반동성으로 발생.
- **동맥경화, 고령, 아침 고강도 운동, 추위, 흡연, 전날 음주, 수면무호흡 등이 연관**
- **스트레스**와 연관 - 월요일 아침이 특히 혈압이 상승하는 것으로 알려짐. (Blood Press Monit. 2016;21(2):63-8)
- **저염식** : 고염식과 연관이 있다는 연구 있음. (J Hum Hypertens. 2000;14:57-64)
- **반감기가 긴 혈압약** 사용 : Amlodipine(30-55h), Telmisartan(24h), Chlorthalidone(40h) 등
- 반감기가 짧은 약물 → **야간투여** 고려
  - 이미 여러 개의 항고혈압제를 사용한다면 일부를 저녁에 복용하게 할 수도 있습니다.
- 수면문제, OSA를 확인하고 있다면 치료, 흡연자는 금연 권고(적어도 아침에는 조심), 절주, 아침에 따뜻하게 입고 다니기 등 권고.
- **Extreme dipper 여부에 따라**
  - **morning surge만 있다면 :**
    - 반감기가 짧은 약물 → 저녁 복용 / 반감기가 긴 약물로 변경
    - 반감기가 긴 약물 : 아침 복용 중이었다면 저녁 복용 / 저녁 복용이었다면 저녁에 반감기가 짧은 valsartan, losartan 추가
  - **morning surge+Extreme dipper** : 우선 extreme dipper를 해결하여 밤 혈압이 지나치게 떨어지지 않게 하여 반동성으로 morning surge가 발생하지 않도록 합니다.
  - **extreme dipper 여부 알 수 없다면** :
    - 현실적으로 24시간 혈압을 측정하지 않는다면 대부분 야간 수면 도중 혈압을 알 수 없어 extreme dipper가 있는지 여부를 알 수 없습니다.
    - 예후가 비교적 좋은 extreme dipper보다 좋지 않다고 잘 알려진 **morning surge를 중점적**으로 치료합니다.
- 많은 경우 Losartan, Valsartan과 같이 반감기가 짧은 약물을 복용하고 있을 때 발생합니다. 반감기가 긴 amlodipine이나 telmisartan은 potency가 더 크기 때문에 용량을 줄여서 사용하거나, 혈압을 잘 모니터링하면서 조절해야 합니다.

○ **진료실에서 고민 - 혈압약을 굳이 바꾸거나 조절을 할 것인가?**

- 이론으로만 치료를 이끌어나가기에는 어려움이 있습니다. 예를 들어, 이미 잘 드시고 계시는 혈압약을 추가하거나 복용 시간을 변경하기는 쉽지 않습니다. 특히 어르신들은 밤에 혈압약을 드시게 하면 깜빡하는 경우가 많으십니다. 따라서 **약물을 조절하기보다** 저염식과 규칙적인 유산소 운동을 시행해 본다던지 등 **비약물치료를 추가하는 방법도** 충분히 사용할 수 있습니다.
- 또한, morning surge와 non-dipper에서 혈압약을 밤에 투여하자는 의견이 많은데, thiazide를 밤에 투여하면 소변이 보고 싶다고 하실 수 있는 등 라뽀와 compliance도 고려해야 합니다. 또한, 밤에 투여해서 혈압 패턴이 좋아진다고 하더라도 합병증 발생이나 사망률 감소

에 대해서는 debate가 있는 등 치료 전략에 대해 명확하게 정립되지 않았으므로 **개별 환자에 맞추어서 진료**하시면 좋겠습니다.

- 진료실에서는 morning surge에 대한 질문이 가장 많은 편입니다. 아무래도 24시간 혈압을 측정하긴 어렵기 때문에 야간혈압에 대한 정보가 대부분 없기 때문입니다.

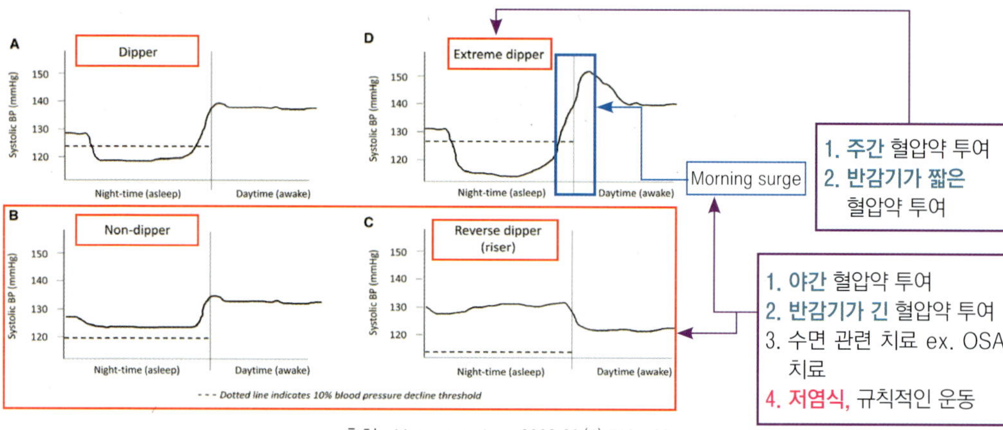

출처 : Hypertension. 2023;80(4):719–29

	반감기 짧은 약물 사용 중	반감기 긴 약물 사용 중	
Extreme dipper	저녁 → 낮	저녁 → 낮 낮 → 반감기 짧은 약물로 변경	
Extreme dipper / Morning surge	우선 extreme dipper를 해결해보고, morning surge가 지속되는지 확인 ex. potency가 상대적으로 강한 약 낮+potency가 약하고 반감기 짧은 약 저녁 추가		
Morning surge	낮 → 저녁 낮 → 반감기 긴 약물로 변경 저녁 → 반감기 짧은 약물 저녁 추가	낮 → 저녁 저녁 → 반감기 짧은 약물 저녁 추가	수면문제 확인 →CPAP(OSA)
Non-dipper, Reverse dipper(=Riser)	낮 → 저녁 낮 → 반감기 긴 약물로 변경 저녁 → 반감기 짧은 약물 저녁 추가	낮 → 저녁 저녁 → 반감기 짧은 약물 저녁 추가	수면문제 →Melatonin →야간뇨 확인 →CPAP(OSA)

녹색 상자 – 그나마 근거가 있는 방식, 회색 상자 – 추가적인 옵션

Potency 관련 자료들

- Amlodipine(Am)/Chlorthalidone(Chl)/Losartan(Lo)의 조합에 따른 추가 혈압 강하

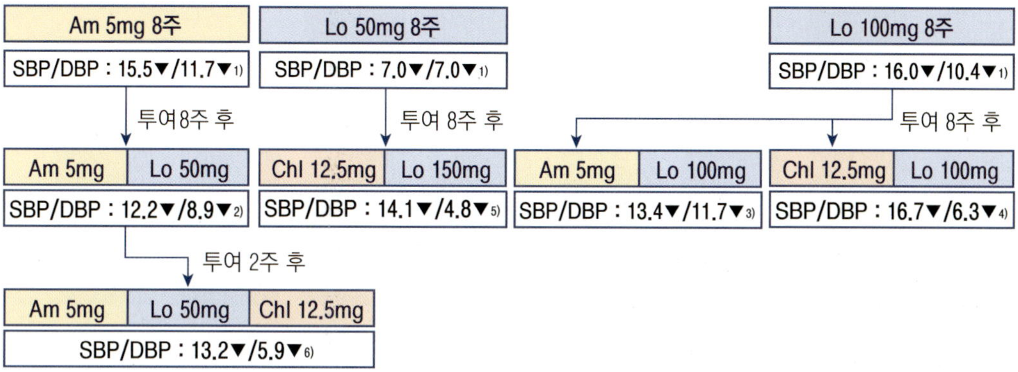

출처 : 1) Am J Cardiovasc Drugs. 2012;12(1):35-47, 2) Clin Ther. 2011;33(12):1953-63, 3) Am J Cardiovasc Drugs. 20121;12(3):189-95, 4) 임상시험[HM-CHORUS-302], 5) 임상시험[HM-CHORUS-301], 6) Clin Ther. 2017;39(10):2049-60.

- **메타분석**

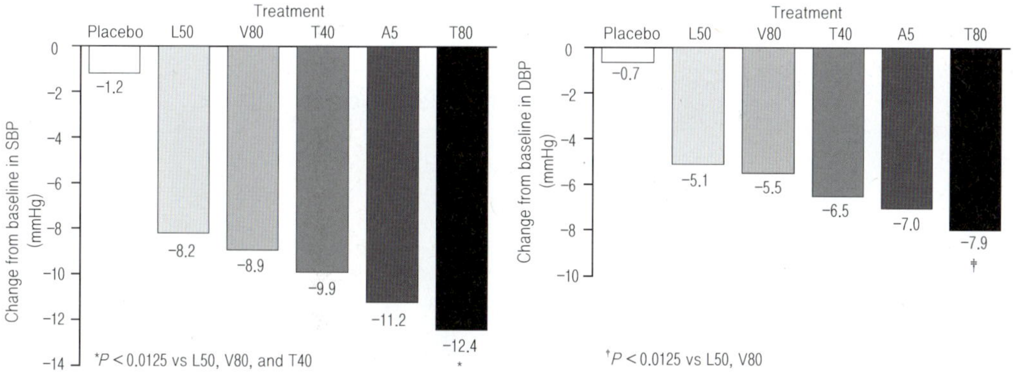

L50 : Losartan 50mg, V80 : Valsartan 80mg, T40 : Telmisartan 40mg, A5 : Amlodipine 5mg, T80 : Telmisartan 80mg

출처 : J Clin Hypertens. 2003;5(1):58

- **ARB의 24시간 혈압 조절의 효과 :** J Hypertens. 2007;25(7):1327-36
  - azilsartan 20mg(7.1일) : 15.3mmHg olmesartan 20mg(9.2일) : 14.7mmHg telmisartan 40mg(8.9일) : 13.7mmHg candesartan 8mg(11.0일) : 12.9mmHg losartan 50mg(22.8일) : 11.9mmHg irbesartan 100mg(4.7일) : 8.2mmHg valsartan 80mg(4.7일) : 8.2mmHg
  - 단, Irbesartan은 150mg를 사용하기에 100mg로 연구되었음을 참고해야 합니다.

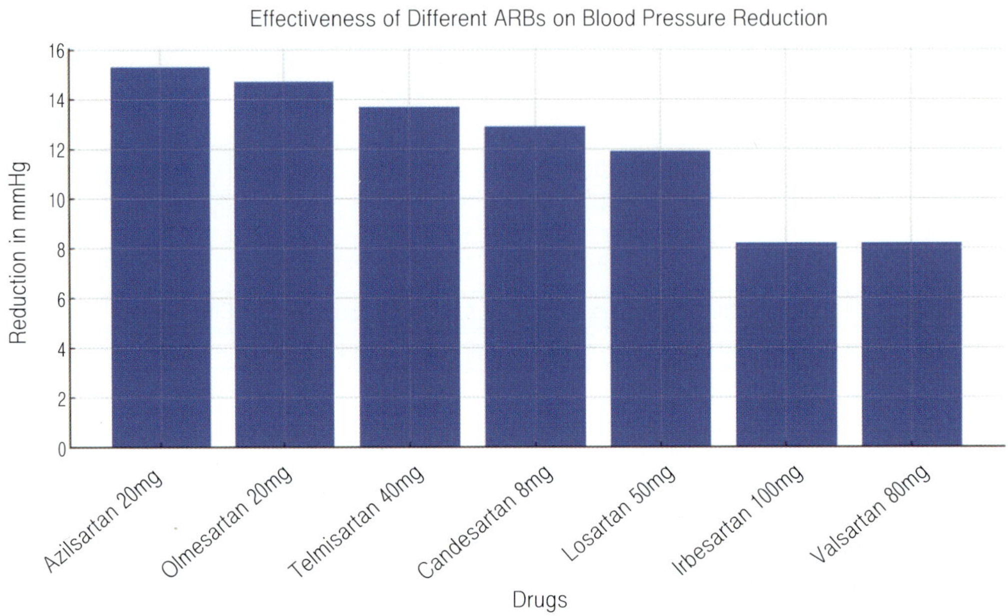

- **amlodipine, HCTZ, olmesartan의 조합에 따른 BP reduction** : Clin Ther 2010;32:1252-69
    - baseline BP가 168.5/100.9mmHg였던 것을 감안하여 참고합니다.

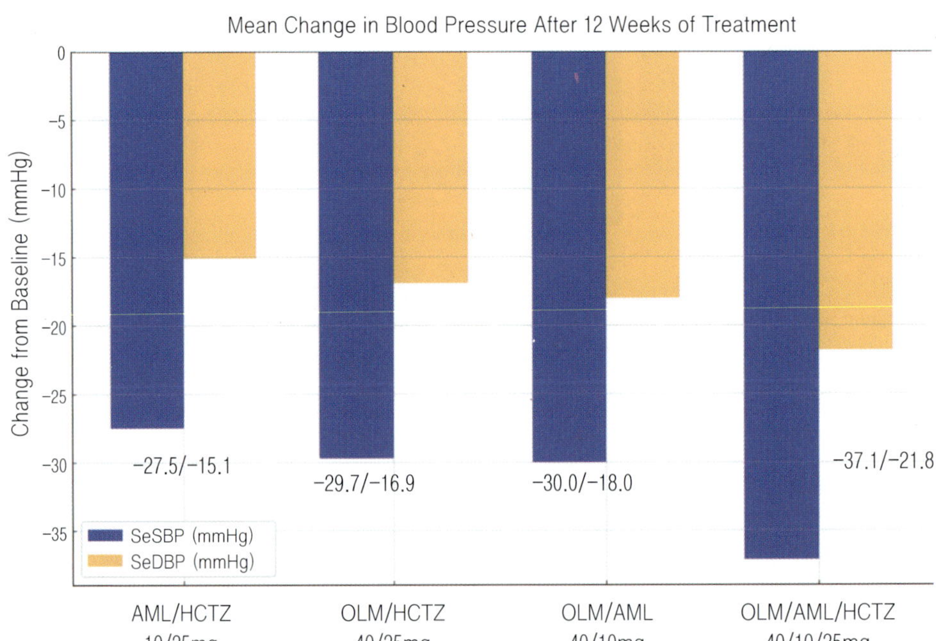

출처 : Oparil et al. Clin Ther 2010;32:1252-69

- fimasartan : Drug Des Devel Ther. 2020:14:347-60.
- **CCB 관련 자료들**
  - Blood Press. 2010;20(1):54 – 59
  - J Adv Pharm Technol Res. 2015;6(2):81-85
  - Cardiol Ther. 2021;10:465 – 480

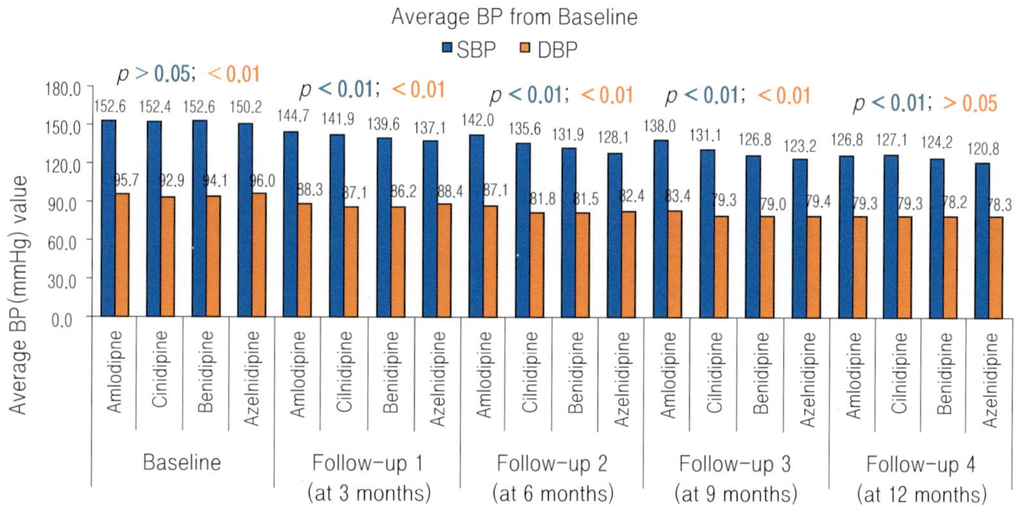

Drug	*Approximate Equivalent Dose*[5]		
• **Amlodipine**	2.5mg	5mg	10mg
• **Felodipine**	2.5mg	5mg	10mg
• **Nifedipine** (extended release)	20mg	30mg	60mg-90mg

출처 : British columbia, Dihydropyridine calcium channel blockers, modernized reference drug program

- Amlodipine 5mg, Manidipine 10mg의 혈압 강하의 차이가 없다는 메타분석 연구가 있으나 많은 선생님들께서 manidipine이 더 강하다는 느낌을 받는다고 합니다. (Blood Press. 2010;20(1):54 – 9)
- Amlodipine 5mg를 cilnidipine 10mg로 바꾸어 부종의 변화를 관찰한 연구에서 혈압의 변화는 관찰되지 않았습니다. 단, Cilnidipine을 사용해보신 선생님들께서는 더 강하다는 느낌을 받는다고 합니다. (Sch J App Med Sci. 2015;3(4A):1680-2)

CHAPTER 4

고혈압 3편 : 혈압약 조절

혈압약 조절의 기준은 가정혈압!

- **가정혈압 측정은 얼마나 해야 하나**
  - 정규분포를 이룰 수 있도록 **최소 표본 30개 정도**는 수첩에 적어 오게 합니다.
    - ex. 진료받기 전 7일간 아침 2회, 저녁 2회/2주간 아침 1회, 저녁 1회
- **가정혈압의 해석**
  - **대응혈압**(2022 고혈압 진료지침)
    - 진료실혈압 140 → 가정혈압 135/진료실혈압 130 → 가정혈압 130
    - **즉, 130 이하의 혈압에서는 진료실혈압과 비슷하고, 140 이상의 혈압에서는 5 정도 차이가 난다고 생각합니다.**
- **혈압의 목표치**
  - (1) **기립성 저혈압이 없으면서** + (2) **가정혈압 110-130 정도로 유지**
  - 단, 가이드라인상 목표 혈압은 **동반질환 별로 차이**가 있습니다.

표 1 고혈압 치료의 목표 혈압

임상상황	수축기혈압(mmHg)	이완기혈압(mmHg)	권고등급/근거수준
합병증이 없는 고혈압			
• 중저위험도 고혈압	<140	<90	I/A
• 노인 고혈압	<140	<90	I/A
• 고위험도 고혈압*	<130	<80	IIa/B
• 당뇨병			
– 중저위험도 당뇨병	<140	<90	I/A
– 고위험도 당뇨병#	<130	<80	IIa/B
합병증이 동반된 고혈압			
• 심혈관질환†	<130	<80	IIa/B
• 만성콩팥병, 알부민뇨 없음	<140	<90	I/A
– 알부민뇨 동반	<130	<80	IIa/B
– 당뇨병 동반	<130	<80	IIa/B
• 뇌졸중	<140	<90	I/B
– 열공성 뇌경색	<130	<80	IIa/B

* 무증상장기손상 또는 심뇌혈관질환 위험인자가 3개 이상 동반된 경우
\# 무증상장기손상 또는 심뇌혈관질환 위험인자가 1개 이상 동반된 경우
† 관상동맥질환, 말초혈관질환, 복부대동맥류, 심부전 또는 좌심실비대

- 하지만 외래 현실상, 처음 치료하는 경우 환자의 work-up이 안 되어 있는 경우가 많으며 처음에 이런 동반질환을 알기 위해 모든 검사를 시행할 수 없기 때문에 가정혈압 110-130을 목표로 하는 것입니다.
- 140보다 더 조절하는 것이 과하다고 생각하실 수도 있으나 SPRINT study 등의 대규모 RCT 연구들에서 고위험군에서 혈압을 적극적으로 조절(140 vs 120)하는 것의 다양한 이점이 밝혀졌습니다. (N Engl J Med. 2015;373:2103-16)
  - 고위험군 : 심혈관질환 병력이 있거나, 만성 신장병(CKD)이 있거나, 고위험 요인이 있는 환자 포함.
  - 집중 치료군(SBP < 120mmHg) : 주요 심혈관 사건(심근경색, 뇌졸중, 심부전 등) 위험이 **25% 감소**.
  - 모든 원인 사망률(all-cause mortality)에서 **27% 감소**.
  - 당뇨병과 뇌졸중은 제외되었으며 명확한 이득으로 조기 종료되어 장기적인 효과를 알 수는 없었음.

  - **120 밑으로 내려가는 경우?**
    - 최적의 혈압은 SBP 120 미만, DBP 80 미만입니다. SBP 120-130도 정의상 주의혈압에 속합니다.
    - 따라서, 기립성 저혈압 등의 증상이 없다면, 지켜볼 수 있습니다.
    - 2024 ESC 가이드라인에서는 SBP 120 미만을 가장 이상적인 목표로 제시하여, Tolerable하면 가능한 혈압을 낮출 것을 권고하고 있기도 합니다.
  - **당뇨병**
    - 2025 당뇨병 진료지침에서 **당뇨병에서 혈압 조절이 위험도**와 무관하게 **130/80으로 변경**되었습니다. 2024년 말 NEJM의 대규모 RCT 연구 결과 등이 반영된 것으로 보입니다. (N Engl J Med 2025;392:1155-116)

혈압약 조절

- **약을 바로 바꿔야 할까?**
  - 목표 혈압에서 벗어난 경우 바로 혈압약을 조절하기보다는 **우선 가정혈압을 확인**합니다.
  - 특히 약제 조절이 잘 되고 있던 경우, 섣부르게 약을 조절했다가 기립성 저혈압이나 반동성 고혈압이 발생할 수 있습니다.
  - 노인 환자에서는 특히 더 천천히 조절하도록 합니다. 혈압이 높아졌다고 하더라도 hypertensive crisis 정도로 올라간 것이 아니라면, 바로 응급 상황이 생기는 것이 아니고 급격한 혈압 강하가 오히려 허혈을 유발할 수 있습니다. 또한, 노인 환자에서는 특히 백의 고혈압 효과와 잘못된 혈압 측정 등의 상황이 더 많을 수 있습니다.

- **수축기 단독 고혈압의 임상적 고민**
  - 수축기 단독 고혈압은 죽상동맥경화로 인해 혈관이 딱딱해져서 맥압(SBP-DBP)이 커지다 보니, 이완기혈압이 낮아질 때가 많습니다.
  - 이완기혈압을 이런 경우 얼마까지 떨어뜨려야 하는지 명확하지는 않습니다.
  - **가이드라인에서는 DBP가 70mmHg 밑으로 떨어지지는 않도록** 권고합니다. 하지만 그렇게 하면 수축기 혈압이 너무 또 높아지는 경우가 많아서 개인적으로 DBP **최소 65mmHg를 기준**으로 하고 있습니다.
  - 또한 SBP가 DBP에 비해 과도하게 높다면, 측정이 정확하지 않았을 가능성을 고려합니다. 특히 급하게 혈압을 측정했거나 이전 측정치보다 SBP만 상승한 경우, 수 분 뒤 재측정하면 혈압이 돌아오는 경우가 많기 때문에 약제 증량보다는 재측정이나 리필 처방을 선호합니다.
  - 기립성 저혈압 등 증상이 있다면 이완기혈압이 너무 낮아졌지는 않은지 확인합니다.

- **계절에 따른 혈압 변화**
  - 혈압은 계절의 영향을 받습니다. 섭씨 1도 상승 시 수축기혈압 1.3mmHg, 이완기혈압 0.6mmHg 상승했다는 연구가 있습니다. (Clin Exp Hypertens. 2010;32(1):8-12)

    - 이런 경향은 **여성**과 **노인**에서 더 흔합니다. (BMJ Open. 2018;8(1):e017351)
  - 여름철 대비 겨울철 혈압 변화에 대한 메타분석 (J Hypertens. 2020;38(5):791-798)
    - 진료실혈압 +5.6/+3.3, 주간 보행 혈압 +3.4/+2.1, 야간 보행 혈압 -1.3/-0.5, 가정혈압 +6.1/+3.1
    - 여름철 야간 혈압이 더 높은 이유 : 야간 체온 상승, 해충 등 수면을 방해하는 요소가 많기 때문
  - 이런 혈압변화가 심뇌혈관질환의 발병도 높이기 때문에 혈압 변화가 있다면 **정상 생리적 반응으로 간주하여 넘어가지 않고**, **약물 조절이 필요**합니다. (World J Hypertens. 2013;3(1):1-8), (Hypertens Res. 2021;44:1363-72)
  - 환자 교육
    - 환절기부터 가정혈압을 조금 더 적극적으로 측정하도록 함.
    - **여름철** : 기립성 어지러움 등이 발생하지 않는지 확인, 충분한 수분 섭취 권장
    - **겨울철** : 머리와 몸을 따듯하게 덮고 외출, 혈압 변동성을 낮추기 위해 나트륨 섭취 조절

혈압약 증량

- 우선적으로 **약물 순응도를 재평가**합니다.
- 목표 혈압보다 높다면 혈압약을 증량합니다.
- 혈압약을 증량하고 너무 조급하게 생각하지 않고, 1달 가량 천천히 기다립니다.
  - 혈압약의 효과는 장기간으로 stacking되며 작용.

- **용량 증가? vs 병용?**
  - **혈압 강하 효과 측면**에서는 **적극적인 병용**을 하는 것이 효율적입니다.
    - 단일제 용량을 두 배로 올릴 때보다 소량씩 병용을 하는 것이 **혈압 강하가 뛰어나고, 부작용을 억제**할 수 있습니다.
      - **CCB** : 2배 용량에서 추가적인 혈압 감량은 대략 30-40% 증가, 부작용 위험이 증가
      - **ARB** : 2배 용량에서 추가적인 혈압 감량은 대략 20-30% 증가하지만, 부작용은 크게 증가하지 않으면서 ARB의 다면효과를 늘릴 수 있습니다.
        - ex. Telmisartan의 '심혈관질환의 위험성 감소' : Telmisartan 80mg(2배 용량)을 사용한 TRANSCEND 연구
        - ex. Candesartan의 편두통 증상 감소 : Candesartan 16mg로 시행한 연구
      - **Diuretics(Thiazide or thiazide-like diuretics)** : 주로 저용량만을 사용합니다. 용량을 늘리면 체액 소실이 늘어나더라도 RAAS가 활성화되어 혈압 강하 효과가 추가로 발생하지 않으면서 부작용은 늘어날 수 있습니다. 물론 절대적인 것은 아닙니다.
      - **BB** : 2배 용량에서 추가적인 혈압 감량은 대략 20% 증가, 부작용 위험이 증가
    - 따라서 2배 용량을 올릴 때는 **ARB를 주로 먼저 올립니다**.
  - **같은 계열 내 변경** : **주로 ARB**에서 적용
    - CCB에 비해 ARB는 성분에 따라서 혈압 강하 효과가 크게 차이가 나기 때문입니다.

- **병합제 추가 알고리즘**
  - **2제 요법 : 주로 CCB+ARB 사용**(또는 ARB+Diuretics)
    - ACCOMPLISH 연구 등 CCB와 ACEi/ARB의 병합의 장점이 많기 때문에 개인적으로는 **CCB와 ARB를 주로 병합**하고 추가적인 혈압 강하 효과가 필요할 때 이뇨제를 병합하고 있습니다.
      - **ARB에 CCB vs thiazide 추가 : ACCOMPLISH trial**에서 ACEi에 amlodipine을 추가한 것이 ACEi에 HCTZ를 추가한 것보다 우수하다는 결과. (N Engl J Med. 2008;359:2417-28)
        - DM, CKD → CCB+ARB 선호 : 특히, 당뇨 환자, 만성콩팥병 환자에서 더 우수한 효과를 보였습니다.
        - 단, 최근 권고되는 이뇨제인 thiazide-like diuretics가 아닌 HCTZ로 연구되었다는 것을 감안해야 합니다.
    - 또한 2배 용량 적용은 ARB 우선, 같은 계열 내 성분 변경도 ARB에서 적용합니다.
  - **3제 요법 : CCB+ARB+Diuretics**
    - 가이드라인상 CCB+ARB에서 Thiazide 이뇨제를 추가하는 것이 권장됩니다.
    - 하지만, 이뇨제를 사용하기 어렵다면 BB를 사용하기도 합니다.
    - **Thiazide나 BB를 추가할 때는 half dose를 주로 추가합니다.**
  - **4제 요법 : CCB+ARB+Diuretics+BB** or **Spironolactone**
    - **저항성 고혈압** : 표준용량으로 3제 요법을 시행해도 조절이 되지 않는 경우.
    - **혈압측정을 올바르게 하였는지와 복용을 제대로 하고 있는지 가장 먼저 확인** 후, **이차적 원인에 대한 추가 평가 또는 전원**을 적극 고려합니다.
      - NSAIDs, 스테로이드, 피임약, 감초 또는 마황 등의 한약제 복용력도 조사합니다.
      - 3제 요법에도 반응이 없을 때 대다수가 수면무호흡증, 일차성 알도스테론 항진증이라는 연구도 있습니다.
    - **Spironolactone** 고려 : 저항성 고혈압부터 가이드라인상 Spironolactone을 사용할 수 있습니다.
      - 유럽 고혈압학회에서는 3제 요법에서 BB를 add-on하기보다 Spironolactone을 선호하고 있습니다.
      - 알닥톤 0.25T-0.5T를 추가합니다.
      - 알닥톤 사용 시 특히 hyperkalemia에 주의합니다. → eGFR 45 미만, K 4.5 이상에서는 피하는 것이 바람직하며, 가이드라인에서는 **1-2주 이내 혈청 칼륨 검사**를 권고합니다.
    - **Spironolactone vs BB** : 가이드라인들에서는 혈압 강하 효과가 더 좋았던 Spironolactone을 추천하지만, 로컬에서는 조금 더 사용하기 용이한 BB를 많이 사용합니다.
    - eGFR < 30 : Chlorthalidone을 추가. (N Engl J Med. 2021;385:2507-19)
      - 30 미만에서는 thiazide 대신 furosemide+CCB+ARB를 사용했을 것 → 여기에 Chlorthalidone을 추가했더니 혈압강하에 효과적이었다는 연구. Spironolactone은 eGFR 30 미만에서 사용하기 어려움.

◦ **5제 요법** : CCB + ARB + Thiazide + BB + Spironolactone

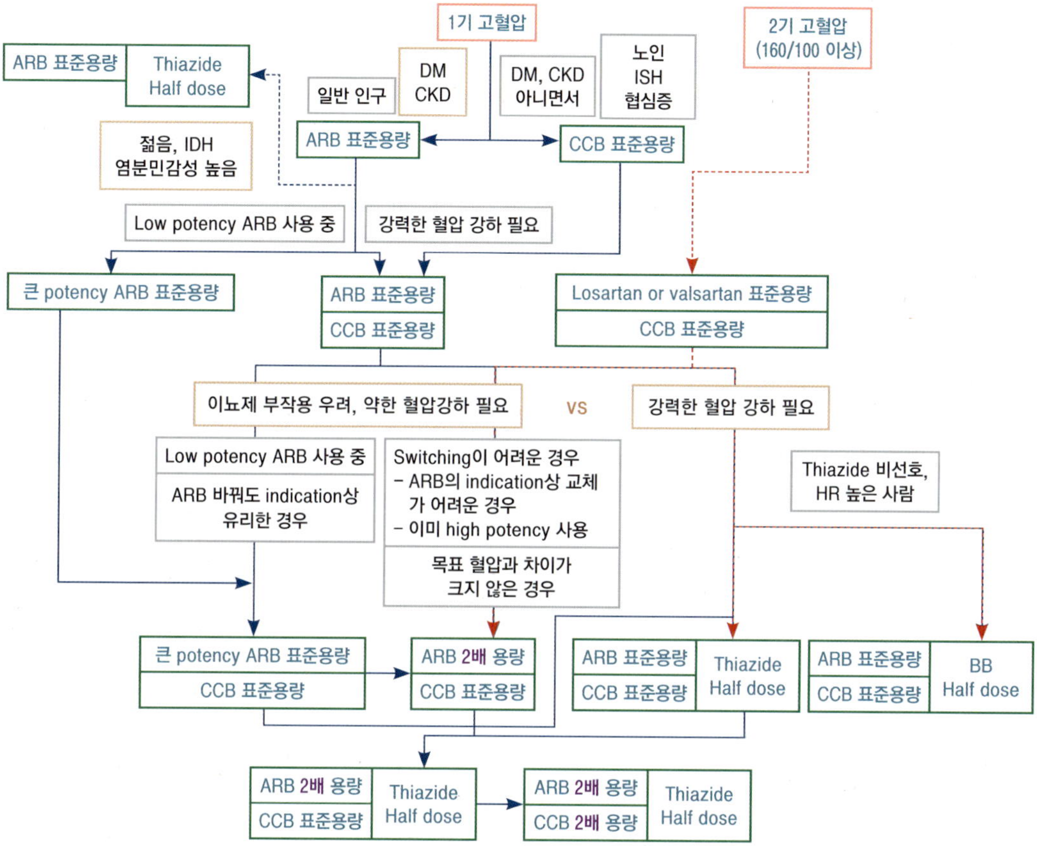

ARB, CCB를 주로 사용하는 flowchart

혈압약 감량

- **가이드라인 : 110/70 미만**으로 떨어지지 않도록 권고(단, 기립성 저혈압이 없고 SBP 130 이상이라면 DBP가 65까지 떨어져도 혈압약 감량 없이 지켜볼 수 있음)
- **If 가정혈압상 120/80 미만 → 기립성 저혈압에 대한 질문** – 앉았다가 일어날 때 핑 돌지는 않나요?
  - **기립성 저혈압 (–)** → 110/70 미만으로 떨어지지 않는다면 치료 지속
  - **기립성 저혈압 (+)** → 기립성 저혈압 조절하기 위해 120/80 이상으로 조절
  - 여러 RCT를 메타분석한 결과 집중치료군에서 기립성 저혈압이 오히려 적게 발생했다는 것을 근거(Ann Intern Med. 2021;174(1))로 가이드라인에서는 적극적인 강압이 오히려 기립성 저혈압 위험을 감소시키기에 기립성 저혈압이 의심된다고 약제를 감량할 필요는 없다고 적혀 있습니다.

- 하지만, 임상적으로 적극적인 혈압조절으로 기립성 저혈압이 생겼다면 혈압약을 살짝 조절해주는 것이 환자 만족도를 크게 올리곤 합니다.
- 따라서 임상적으로는 120 밑으로 내려갔다고 기립성 저혈압 발생을 우려하여 120 위로 올려드리지는 않으나, 기립성 저혈압이 있다면 살짝 혈압약을 조절해드릴 필요는 있다고 생각합니다.

- **감량 순서**
  - (1) 2배 용량을 사용 중인 약제가 있다면 그 약제부터 감량
  - (2) 감량할 약제의 선택
    - (2-1) 사용 중인 약제가 모두 표준 용량이라면 혈압제별 적응증을 고려하여 감량
      - ex. 수축기 단독 고혈압 환자에서 ISH에 효과적인 CCB는 두고 ARB를 감량
    - (2-2) 환자의 히스토리 고려
      - ex. 환자가 혈압이 잘 안 잡히다가 Fimasartan 사용 후 조절되었던 적이 있음
        → Fimasartan이 나중에 추가한 약이라도 세이브해두는 것이 바람직
  - (3) 선택한 약제 감량 or 제거 or 변경
    - (3-1) 감량할 약제를 없애도 혈압 상승 심하지 않을 것 같다면 제거
      - ex. Valsartan 40mg → out
    - (3-1) 감량하기로 한 약제를 아예 빼 버리면 너무 혈압 상승 심할 것 같다면 half로 변경 고려
      - ex. Amlodipine 5mg → 2.5mg
    - (3-2) 감량하기로 한 약제를 아예 빼 버리면 너무 혈압 상승 심할 것 같다면 같은 계열의 low potency drug으로 변경 고려
      - ex. Telmisartan 40mg → Valsartan 80mg

증량 시 복합제(Fixed dose combination) 사용

1. 처음부터 바로 복합제 사용 : Compliance가 떨어질 것으로 예상되는 경우(ex. 젊은 환자)

- 치료에 대한 Motivation이 떨어지는 젊은 환자 또는 인지가 떨어지는 노인, 다약제 복용자의 경우 복합제를 사용하여 순응도를 높입니다.

2. 따로 처방을 선호 : 부작용 우려, 이뇨제, 3제 요법 이상

- 부작용을 더 조심해야 하는 경우(고령, 신부전 등)나 혈압 변동성이 큰 경우 등에서는 초반에 약제를 따로 처방하여 증량하고 안정화되면 복합제로 넘어가는 전략을 택합니다.
- 여름철 혈압 저하 등이 있으면 빼고 드실 수 있도록 이뇨제는 따로 처방하는 것이 좋을 수도 있습니다.
- 3제 요법으로 추가할 때는 용량 조절이 보다 필요한 경우가 많아, 따로 우선 처방하고 안정화되면 복합제를 처방합니다.

f/u 간격

- **처음 시작, 증량 또는 감량 시** : 1-2주 내로 짧게 관찰, 반드시 가정혈압도 측정하도록 교육
- **혈압이 조절된 후** : 치료 시작 1년까지는 1달에 1번 내원 권고, 길면 2달까지 처방
- 너무 길게 텀을 주면 순응도 저하, 혈압 조절 실패 등의 위험이 증가합니다.

알부민뇨가 있는 고혈압 환자(만성콩팥병)

- 고혈압은 CKD의 위험인자로서 최소 연1회 UACR 검사가 필요
- eGFR < 60 또는 UACR ≥ 30mg/g이 3개월 이상 존재하면 CKD 진단
  - 알부민뇨가 존재(UACR ≥ 30mg/g)하면 혈압 목표치가 130/80으로 낮아집니다.
- **ACEi/ARB 적응증 :** 혈압이 tolerable하다면 최대 내약용량으로 ACEi/ARB를 사용'해야' 합니다.
  1. UACR ≥ 300mg/g인 CKD 환자
  2. UACR ≥ 30mg/g인 당뇨병 및 CKD 환자 → [Chapter 12. 당뇨병 5편 : 당뇨병의 동반질환과 합병증 관리]에서 더 자세히 기술
- eGFR < 60부터는 고혈압, 당뇨 여부와 상관없이 ACEi/ARB와 SGLT2i가 만성콩팥병 진행을 늦춰주는 효과가 있어, 개별 상황에 맞게 투여를 고려합니다. (단, ACEi/ARB는 고혈압에 허가가 되어있어 고혈압 상병 없이 처방이 불가하고, SGLT2i는 당뇨가 없으면 만성콩팥병에 전액본인부담으로 투여해야 하는 허들이 있음)

Reference

1. 2022 고혈압 진료지침_대한고혈압학회
2. 2019 NICE guideline : Hypertension in adults: diagnosis and management
3. 2024 ESC guidelines : Eur Heart J. 2024;45(38):3912-4018.
4. 2023 ESH guidelines : J Hypertens. 2023;41(12):1874-2071.
5. ACCOMPLISH trial : N Engl J Med 2008;359:2417-2428.
6. 일차의료용 근거기반 만성콩팥병(CKD) 임상진료지침_대한의학회(2022)

CHAPTER 5

고혈압 4편 : 혈압약 부작용 관리

혈압약 전반적인 부작용

1. 어지러움(저혈압, 기립성 저혈압)

: 혈압약의 가장 주의해야 할 부작용, 가장 흔한 부작용이라고 하면 **저혈압**입니다. 저혈압의 가장 일반적인 증상은 **어지러움**으로, 특히 **기립 시**에, **식후**(주로 탄수화물을 섭취한 후)에 흔하게 **어지러움**이 발생합니다. 식사 후에 위장쪽으로 혈류가 쏠리는 splanchnic circulation pooling이 거의 1L까지도 발생하며, 탄수화물 섭취량과 큰 연관이 있습니다.

- **대처법:**
  - 증상 발생 시에 혈압을 확인해서 저혈압이 발생했는지 확인하는 것이 중요합니다.
  - 혈압약을 계속 복용해야 할 경우 **식후, 기립 전 찬물을 500mL 정도 마시고 일어나는 것**이 효과가 있습니다. 탈수가 이런 증상을 쉽게 일으키기 때문에 물을 충분히 마시면 예방이 가능합니다. 500mL는 미국인 대상의 데이터였기 때문에 우리나라 사람은 조금 덜 드셔도 충분히 예방이 가능할 것으로 기대할 수 있습니다.

2. 발기부전

: 발기부전 호소가 있을 수 있습니다. 발기부전은 혈압을 낮췄기 때문이라기보다는 그만큼 동맥경화가 발생하여 혈관 확장이 원활하지 않기 때문에 발생했다고 이해해야 합니다. 따라서 동맥경화의 지표로서 발기부전은 중요하며, 의사도 고혈압 환자에서 발기부전이 있는지 확인하도록 진료지침상 권고하고 있습니다.

- **대처법:**
  - 혈압 조절이 2-3개월 유지되면 일시적인 경우 대부분 호전.

- ◦ 이뇨제, 베타차단제 → 다른 약제로 변경하는 것이 도움
- ◦ 비아그라, 시알리스 등의 약제를 사용하는 것도 의학적으로 안전하고 좋은 선택일 수 있으니 증상이 있다면 적극적으로 상의하여 처방하는 것도 좋겠습니다.

혈압약으로 인한 기립성 저혈압

- 기립성 저혈압의 정의 : 기립시 SBP 20 또는 DBP 10 이상 떨어지는 경우
- 역학 : 주간 활동혈압으로 확인했을 때 **17%** 정도에서 발생. 특히 **고령, 당뇨병, 파킨슨, 심부전, 뇌졸중, 신질환**이 있는 경우 발병이 높아질 수 있습니다. (Hypertens Res. 2020;43(7):696-704)

- **대처법:**
  1. **알파 차단제, 이뇨제를 복용하고 있다면 중단 또는 다른 약제로 교체 고려**
  2. 비약물적 치료를 먼저 시도합니다.
     - ◦ **급성기에 물 500cc를 마시면 증상 개선 기대 가능(이는 유효 순환량을 늘려주기 때문으로 생각했지만, 최근에는 portal circulation에 hypertonicity가 생겨서 sympathetic pressor reflex가 생기는 것으로 보고 있습니다.)**
     - ◦ 천천히 일어나도록 교육, 충분한 수분 섭취, 압박 스타킹 등
     - ◦ Acarbose는 당뇨병 환자에서 처방 가능하며, 식후 저혈압에 효과적일 수 있음.
  3. **비약물적 치료에 반응하지 않으면 : midodrine (alpha-agonist), fludrocortisone과 같은 약제가 도움이 될 수 있음** : 단, 이 약제들은 혈압을 올릴 수 있습니다. 이런 약제까지 필요한 경우는 자율신경계 검사, 약물 조절 등을 위해 대부분 의뢰합니다.

칼슘채널차단제 CCB

칼슘채널차단제는 주로 동맥을 확장시켜 혈압을 낮춥니다. 이때 정맥에 비해 동맥의 확장이 더 크게 일어나므로, 모세혈관의 output보다 input이 늘어나게 됩니다. 이로 인해 모세혈관 내 정수압이 상승하고, 부종이 생길 수 있습니다.

1. **하지 부종(특히 발목)**
   - ◦ 노바스크 10mg를 복용하는 여성의 10%에서 발생한다는 보고가 있습니다.
   - ◦ 첫 6개월간에 23-24% 정도 발생했다는 보고도 있습니다.
2. **얼굴 홍조**
3. **발기부전**
4. **잇몸증식(3%)**

→ 대체로 약을 끊거나 변경하면 개선이 가능합니다. 그중 가장 흔한 부작용인 말초부종에 대해 먼저 알아보겠습니다.

칼슘채널차단제로 인한 말초 부종

J Clin Hypertens (Greenwich). 2003;5(4):291-4, 297

- **사용 가능한 옵션**
  1. **용량 감량** : 10mg를 사용하고 있었다면 5mg를 사용해봅니다.
  2. **부종이 덜 하다고 알려진 다른 종류의 칼슘채널차단제를 사용 : S-amlodipine, lacidipine, manidipine, lercanidipine**
  3. **ACEi/ARB를 병합** (Am J Med. 2011;124:128-35)
  4. non-DHP CCB(verapamil, diltiazem)로 변경 : 사실상 어려운 옵션. rate나 rhythm 확인 등이 어렵습니다.
  5. **밤에 복용**하는 방법으로 변경.
  6. **amlodipine을 중단**

- **이뇨제 사용?**
  - Volume overload로 발생하지 않기에 이뇨제로 CCB로 인한 부종을 해결할 수 없습니다. ACEi/ARB를 사용하면 정맥쪽에 혈관이 좀 늘어나는 효과가 있어서 혈류역학적으로 개선이 이루어져서 부종이 호전될 수 있습니다.
  - 따라서 **이뇨제로 치료하는 것은 옳지 않**고, 차라리 CCB 용량을 줄이고 ARB를 add하는 것이 바람직합니다.

칼슘채널 차단제로 인한 잇몸 증식

- **보고 빈도**

: 이런 부작용은 남성에서 더 많다고 알려져 있습니다. Nifedipine에서 6.3%, Amlodipine과 diltiazem도 조금 덜하더라도 발생한다고 알려져 있습니다. 그 외에 nitrendipine, felodipine, nicardipine, manidipine, nisoldipine, cilnidipine, diltiazem, verapamil에서도 보고가 있었습니다.

- **대처 방법**
  - **다른 계열의 약제 사용**
  - **Benidipine**과 같은 **다른 CCB로 변경.** (BMJ Case Rep. 2022;15(5):e249879)

ACEi/ARB

1. 마른기침

- ACEi를 사용했을 때 우리나라에서 15-20%까지도 발생할 수 있습니다. 보통 복용 **4주** 이내에 발생하며 **여성, 비흡연자**에서 흔합니다. **약을 끊으면 대부분 호전되기 때문에 증상이 심하다면 끊어볼 수 있습니다.**
- 협심증, 심근경색, 당뇨병성신증 등에서 이 ACEi가 ARB보다 더 효과가 좋다는 연구들이 있어서 처방이 나가는 경우가 있습니다.

2. 태아기형

- 임신을 준비한다면 약제 변경이 필요합니다.

3. 크레아티닌 상승

- 지침에서는 크레아티닌이 기저치 대비 30% 이내로 상승하고 혈중 포타슘이 5.0mEq/L 이상 상승하지 않으면 중단할 필요가 없다고 기술하고 있습니다. 일시적인 상승이 있더라도, ACEi/ARB는 장기적으로 단백뇨 감소 및 신기능 보호 효과를 가집니다.

4. 고칼륨혈증 ★

- 고칼륨혈증도 RAAS 억제제를 사용했을 때 잘 생길 수 있는 부작용입니다.
- 56개 RCT를 메타분석한 논문에서 급성콩팥손상(AKI)은 26%, 고칼륨혈증은 103% 더 잘 발생하는 것으로 나타났습니다. (BMJ. 2021:372:n189) 하지만, 발생률로 따지면 ACEi를 사용했을 때 0.5-0.8%, ARB를 사용했을 때 0.8-2.1%에서 고칼륨혈증이 발생하기에 흔한 상황은 아니라고 할 수 있습니다. (Cardiovasc Ther. 2021;2021:5935149)
- 고칼륨혈증이 잘 생기는 경우
  1. 첫 한 달 내에 주로 발생하며, 그중에서도 **첫 보름 내**에 72.7%가 발생한다고 합니다. (J Clin Pharm Ther. 2014;39:61-8)
  2. 고칼륨혈증은 **만성콩팥병, 심부전, 당뇨병** 등의 질병이 있는 경우 잘 생깁니다. 또한, 칼륨이 많은 음식 섭취, 저알도스테론혈증, 고령, 낮은 체중 등도 연관이 있습니다.
  3. 고칼륨혈증이 잘 생길 수 있는 예측 인자로는 **혈청 BUN, 크레아티닌 수치, 심부전 동반**이 있습니다. 특히 크레아티닌 수치의 수치가 높을수록, 사구체여과율이 낮을수록 고칼륨혈증 빈도가 높습니다.
  4. 고칼륨혈증이 잘 생기지 않을 것으로 생각할 수 있는 예측 인자로는 **루프 이뇨제 사용, 타이아지드 이뇨제 사용**이 있습니다.

- **대처 방법**:
  1. 약제를 **사용하기 전**에 lab 시행
  2. 약제 사용 후 **10-14일 후** lab을 다시 할 것.
  3. 혈중 **칼륨 수치가 5.0 이상**으로 올라갔다면 **용량 조절을 고려**하고, **5.5 이상으로 올라갔다면 중단**을 고려.

4. 혈중 **크레아티닌 수치가 30% 이상 상승**했거나, **사구체여과율(GFR, 신장기능)이 25% 이상 감소**했다면 양측성 신혈관 협착 등의 다른 질환이 있는지 확인하고, 10-14일 후 재검사 시행.
5. 재검사에서도 호전이 없다면 용량을 50% 정도 감량
6. 그래도 호전이 없다면 용량을 더 줄이거나 끊어 볼 수 있음

이뇨제

1. **기운이 없고 쥐가 난다.**
    - 저용량의 이뇨제 단독 사용 시 부작용이 없는 편입니다.
    - 다만, **고령의 환자**거나 **관절염 약제와 같이 복용**을 하는 경우에 일부에서 저용량으로도 나트륨과 포타슘(칼륨)이 과잉 배출되어 저나트륨혈증이 발생하거나 저칼륨혈증이 발생할 수 있습니다. NSAID로 인해 체내의 염분 조절의 이상이 생길 수 있습니다.
    - 저칼륨혈증이 발생하면 기운이 없거나 근육에 힘이 잘 안 들어가고 경련이 생기기도 합니다. **Chlorthalidone 기준으로 6.8%**에서 저칼륨혈증이 발생한다고 합니다.

→ 사용 **2주 후**에 전해질 수치를 확인하는 것이 좋습니다. 개원가에서는 2주 뒤에 피검사를 다시 한다고 하면 환자들이 싫어해서 1달 뒤에 검사하게 되는 경우가 있는데, 한 달 정도 지나면 대부분 적응이 되기 때문에 도움이 되지 않을 가능성이 많다고 합니다.

→ 특히 고령이고 마르고 근육량이 적은 분들은 특히 이런 부작용이 잘 생길 수 있습니다.

- **대처 방법** :
    - 급성기에는 칼륨보충요법을 통해 칼륨을 보충합니다.
    - 혈압약으로 사용했다면 다른 약제로 변경하는 것이 좋겠습니다.

2. **통풍, 고요산혈증**
    - 고혈압 환자에서 요산 수치의 상승은 심혈관계 사건의 위험도를 높입니다. (Hypertension. 1999;34:144-50)
    - 이뇨제는 요산의 배출과 재흡수 과정에 관여하여 요산 수치를 올릴 수 있습니다.
    - 이뇨제로 많이 사용하는 hydrochlorothiazide, Chlorthalidone에서 각각 1.29%, 1.68%에서 통풍이 발생한다는 보고가 있습니다. (Hypertension. 2015;65:1041-6)

- **대처 방법** :
    - **Losartan 병용 : 요산 배출 효과**
        - 그 효과가 크지는 않지만 요산 상승을 줄여줄 수 있습니다.

- **Thiazide 이뇨제 : 다른 계열의 혈압약으로 변경**
  - 이미 병합요법으로 사용 중이라면 용량을 줄이고 다른 계열의 혈압약을 증량하거나, 대사 이상 부작용이 덜하다고 알려진 **Indapamide로의 변경**도 고려할 수 있습니다.

베타차단제

1. 숨이 차다.
   - 심장 기능이 좋지 않은 경우, 일시적으로 고용량을 복용한다면 수축력과 박동 수가 지나치게 낮아지며 숨이 차거나 기운이 없어질 수 있습니다.
2. 천식의 악화
   - 베타차단제에 따라 기관지를 수축시키고 기관지 확장을 억제하는 작용이 있어서 잠재된 천식의 악화가 있을 수 있습니다.
   - 다만 우리나라에서 천식이 있다고 알고 계시는 어르신들이 많은데, 실제로는 천식이 없음에도 의사가 설명을 천식이라고 하는 경우도 있어 정말로 천식을 가지고 있는 것이 맞는지 확인이 필요합니다. (천식과 통풍은 진단받지 않았더라도, 있다고 알고 있는 경우가 많습니다.)
3. 서맥
   - 베타차단제 자체가 심박수를 줄여주는 역할을 합니다.

- **대처 방법**
  - 약제 용량을 줄이거나 다른 계열로 교체
  - 심박수만 떨어지는 경우 증상이 없다면 지켜볼 수도 있으나, 혈압약으로서의 BB는 이득이 약하므로 다른 계열로 적극적으로 변경하는 것이 바람직합니다.

부작용이 생겼을 때 교육

이러한 부작용에도 혈압을 낮추는 것으로 얻을 수 있는 이득이 너무나도 많습니다. 부작용이 나타나지 않는 경우가 훨씬 더 많으며, 부작용이 나타난다 하더라도 잘 대처해서 혈압 조절을 하도록 해야겠습니다.

Reference

1. J R Soc Med. 2013;106(3):87-95.
2. J Clin Hypertens (Greenwich). 2003;5(4):291-4, 297.
3. Hypertens Res. 2020;43(7):696-704.

CHAPTER

6 고혈압 5편 : 심평의학

[일반원칙] 고혈압약제 : 고시 제2023-23호(2023.2.1.)

- 고시에 전액본인부담 고시는 없습니다. 따라서 급여 처방하거나 아예 처방하지 않거나 입니다.
- 고혈압 약제는 대부분 삭감이 잘 되지는 않으나, 심평원이 대대적인 삭감을 예고하고 있는 만큼 잘 대비할 필요는 있다고 생각합니다.

동반질환 및 합병증이 없는 고혈압 환자

동반질환 및 합병증이 없는 고혈압 환자에게 투여하는 혈압강하제는 허가사항 범위 내에서 아래와 같은 기준으로 투여 시 요양급여를 인정함.

\- 아 래 -

가. 약제 치료 시점

1) **수축기혈압 140**mmHg 이상 또는 **이완기혈압 90**mmHg 이상에서 약제 투여를 시작할 수 있음.
2) 심혈관질환 위험인자를 동반하지 않는 환자에서는 우선적으로 생활습관 개선을 권고함.

나. 약제 투여원칙

1) 혈압강하제는 **1종부터 투여**하며, **수축기혈압이 160**mmHg 이상 또는 **이완기혈압이 100**mmHg 이상일 경우 **처음부터 2제 요법** 인정 가능함.
2) 혈압강하제를 투여해도 **수축기혈압이 140**mmHg 이상 또는 **이완기혈압이 90**mmHg 이상이면 다른 기전의 **혈압강하제를 1종씩 추가**할 수 있음. **다만, 4 성분군 이상 투여할 경우 투여소견 기재 시 사례별로 인정**함.
3) **2제 요법 시 다음의 병용 조합은 권장하지 아니**하며, 타당한 사유 기재 시 사례별로 인정함.

\- 다 음 -

가) Diuretic + α Blocker
나) β Blocker + ACE inhibitor
다) β Blocker + Angiotensin II receptor antagonist
라) ACE inhibitor + Angiotensin II receptor antagonist

4) **동일 성분군의 혈압강하제는 1종** 투여하며, 복합제는 복합된 성분수의 약제를 투여한 것으로 인정함.

※ 급여기준의 혈압기준?

: 고혈압약 시작은 1기 고혈압(140/90), 초기 병용은 2기 고혈압(160/100)부터라고 명시하고 있으나 실제로는 혈압과 관계없이 1제 또는 2제 처방이 가능합니다. 추가로 1종씩 추가할 때도 꼭 140/90을 맞추지 않아도 됩니다.

- 따라서 가이드라인에서 **타이트한 혈압조절(130/80)**이 필요할 때도 맞춰서 **급여 처방**할 수 있겠습니다.

※ 동일성분군의 혈압강하제란? → 12종의 혈압강하제 분류

- **ACE inhibitor :** Lisinopril, Ramipril
- ARB : Losartan, Valsartan, Telmisartan, Candesartan, Olmesartan, Fimasartan, Irbesartan, Eprosartan, Azilsartan
- **α-blocker :** Doxazocin, Phenoxybenzamine
- **BB :** Atenolol, Bisoprolol, Carvedilol, Nevibolol, Metoprolol, Propranolol
- **non-DHP CCB :** Verapamil, Diltiazem
- **DHP CCB** : Amlodipine, S-amlodipine, Benidipine, Cilnidipine, Efonidipine, Felodipine, Lercanidipine, Manidipine, Nifedipine, Nicardipine, Azelnidipine, Lacidipine
- **centrally acting** : Moxonidine
- **thiazide 이뇨제 :** Hydrochlorothiazide
- **loop 이뇨제** : furosemide, torasemide, Azosemide
- **K+ sparing 이뇨제** : Amiloride, Spironolactone
- **기타 이뇨제** : Chlorthalidone, Indapamide
- **혈관확장제 :** Minoxidil, Hydralazine

※ 실제로 꼭 지켜야 할 두 가지

1) **2제 병용 요법에서 권장되지 않는 조합법**을 피하기

→ 사용하게 되면 : **JX999**("-치료를 위해 권장되지 않는 병용요법 처방함")에 사유 입력 or **동반질환 및 합병증 코드** 넣기

2) **4제 요법**부터는 투여 사유 입력 → **JX999에 사유 기재**

동반질환 및 합병증이 있는 고혈압 환자

※ 대상환자 : 아래의 동반질환 또는 합병증이 있는 고혈압 환자

- 심혈관계질환: 협심증, 심근경색, **좌심실비대**, 심부전, 허혈성 심질환 : I20-I23, I25.2, **I51.7**, I11.0, I13.0, I13.2, I42, I43, I50, I24, I25
- 뇌혈관질환 : I60-I67, I69
- 만성신질환(단백뇨 포함) : I12, I13.1, N18, N19, Z49 등
- **당뇨병** : **E10, E11, E12, E13, E14**
- **말초혈관질환** : **I739** 등

위의 상병이 있는 경우들은 **앞의 기준에 만족하지 않아도 고혈압약제를 모두 처방**가능합니다.

주의할 점

- α-blocker, Propranolol 등은 다른 병으로 인해 투여되는 경우가 더 많습니다.
- 하지만 전산 로직에 걸릴 수 있어서 권장되지 않는 조합 또는 4제 요법이 될 수 있으니 투여소견을 입력하거나 추가 상병을 기입해야 합니다.

고혈압에서 혈액검사 시 활용 상병

1. 주상병으로 문제 없이 처방 : CBC/LFT(γ-GTP 포함)/BUN/Cr/UA 7종 with microscopy 등 기본검사

2. 다른 상병이 필요한 경우
- HbA1c : R739(상세불명의 고혈당증)를 주상병 설정 + E119를 기준치 미달 시 배제상병으로
- TST : 갑상선 관련 상병(E07.9)을 배제 상병으로
- Lipid lab : 4종 처방 시 삭감(LDL과 HDL 중 하나는 계산값으로 확인), E78 상병을 배제상병으로 입력
- 고혈압 확진 전 혈압약 처방 : R030(고혈압의 진단 없이 혈압 수치 상승)

※ 고혈압 혹은 당뇨 환자에서 urine albumin creatinine ratio(UACR) 급여 처방 시 주의 사항

: 미량알부민(D3002)와 크레아티닌(D2280) 수가만 각각 처방하고, ratio는 계산으로 확인합니다. 따라서 미량알부민(D3002)*1 + 크레아티닌(D2280)*1로 청구합니다.

※미량알부민 검사의 급여기준

: 미량알부민 검사는 다음에 해당되는 환자로서 요일반검사[화학반응-육안검사/화학반응-장비측정]에서 **요단백이 검출되지 아니하여 실시한 경우**에 인정함.

가. 당뇨병성 신증이 의심되는 당뇨병 환자

나. 심혈관계 합병 위험인자(비만, 당뇨, 고지혈증, 뇌졸중 등)가 있는 고혈압 환자

→ 위의 기준에 맞춰서 처방할 수 있습니다. 자세한 기준은 [Chapter 8. 당뇨병 1편: 진단하기]를 참고 부탁드립니다.

CHAPTER

7 이상지질혈증 처방하기

Lower the Better, Earlier the Better

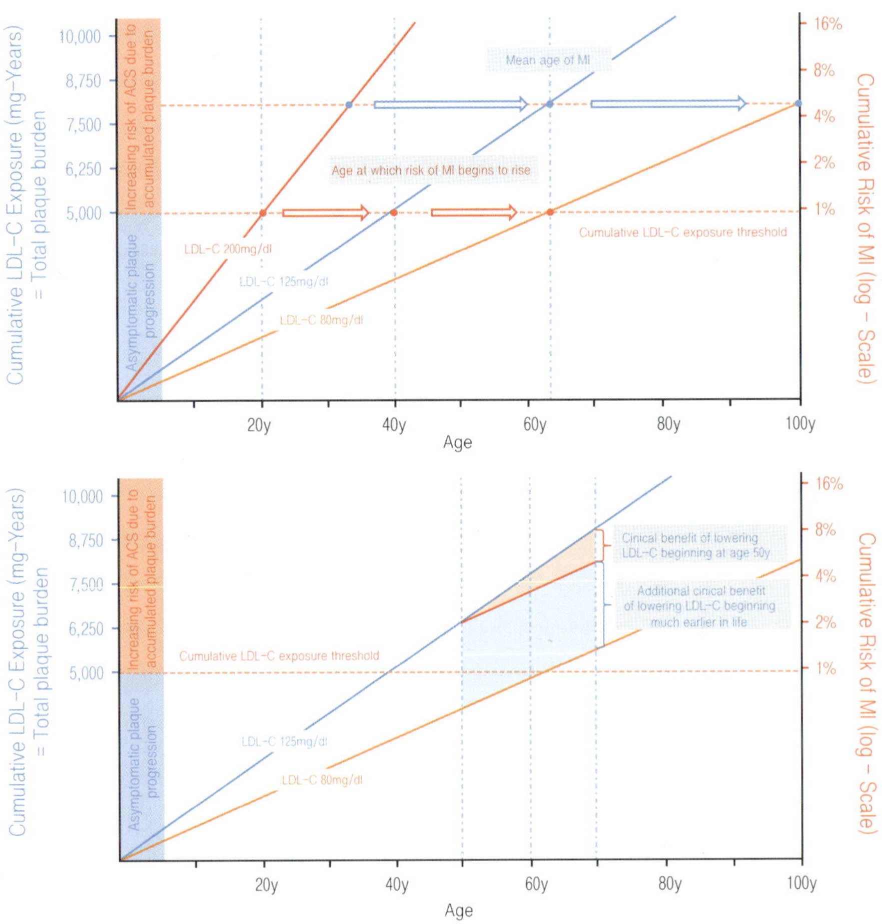

출처 : J Am Coll Cardiol. 2018;72(10):1141-56

- **최근 LDL에 대한 개념** : **LDL 수치가 적분**되면서 심혈관계 위험도가 상승 → 아래쪽 그림에서 알 수 있듯이, 젊은 나이부터 개입하여 리스크를 낮추어 두는 것이 additional clinical benefit을 얻을 수 있는 방법입니다.
- 따라서 **젊은 환자분들에서도 적극적인 관리**가 필요합니다. (단, 스타틴은 임신 중에 먹을 수 없는 약이라 젊은 여성의 경우 임신 준비를 하는지 확인이 필요합니다.)

LDL 처방 알고리즘

심혈관계 위험도와 LDL 수치에 따른 처방

표 1 심혈관질환 위험도에 따른 IDL 콜레스테롤 및 non-HDL 콜레스테롤 목표치

위험도	LDL 콜레스테롤(mg/dL)	non-HDL 콜레스테롤(mg/dL)
관상동맥질환[1)*]	<55	<85
죽상경화성 허혈뇌졸중 및 일과성 뇌허혈발작* 경동맥질환* 말초동맥질환* 복부대동맥류* 당뇨병(유병기간 10년 이상 또는 주요 심혈관질환 위험인자[†] 또는 표적장기손상을 동반한 경우)[2)]	<70	<100
당뇨병(유병기간 10년 미만, 주요 심혈관질환 위험인자[†]가 없는 경우)	<100	<130
중등도 위험군(주요 심혈관질환 위험인자[†] 2개 이상)	<130	<160
저위험군(주요 심혈관질환 위험인자[†] 1개 이하)	<160	<190

*LDL 콜레스테롤 기저치 대비 50% 이상 감소시키는 것을 동시에 권고

[†]연령(남자 ≥ 45세, 여자 ≥ 55세), 조기 심혈관 질환 발생 가족력, 고혈압, 흡연, 낮은 HDL 콜레스테롤 수치(<40 mg/dL)

1) 급성심근경색증은 기저치 LDL 콜레스테롤 농도와 상관없이 스타틴을 투약

2) 표적장기손상(알부민뇨, 만성콩팥병[추정사구체여과율 60 mL/min/1.73 m^2 미만], 망막병증, 신경병증, 좌심실비대) 또는 3개 이상의 주요 심혈관질환 위험인자[†]를 동반한 당뇨병의 경우: LDL 콜레스테롤 목표치 <55 mg/dL 선택적 고려 가능

출처 : 이상지질혈증 진료지침, 제5판, 한국지질동맥경화학회

표 2 위험도 및 LDL 콜레스테롤 농도에 따른 치료

위험도	LDL 콜레스테롤 농도(mg/dL)					
	<55	55-69	70-99	100-129	130-159	≥160
관상동맥질환[1)*]	생활습관 교정 및 투약고려	생활습관 교정 및 투약시작	생활습관 교정 및 투약시작	생활습관 교정 및 투약시작	생활습관 교정 및 투약시작	생활습관 교정 및 투약시작
죽상경화성 허혈뇌졸중 및 일과성 뇌허혈발작* 경동맥질환* 말초동맥질환* 복부대동맥류* 당뇨병(유병기간 10년 이상 또는 주요 심혈관질환 위험인자† 또는 표적장기손상을 동반한 경우)[2)]	생활습관 교정	생활습관 교정 및 투약고려	생활습관 교정 및 투약시작	생활습관 교정 및 투약시작	생활습관 교정 및 투약시작	생활습관 교정 및 투약시작
당뇨병(유병기간 10년 미만, 주요 심혈관질환 위험인자†가 없는 경우)	생활습관 교정	생활습관 교정	생활습관 교정 및 투약고려	생활습관 교정 및 투약시작	생활습관 교정 및 투약시작	생활습관 교정 및 투약시작
중등도 위험군[3)] (주요 심혈관질환 위험인자† 2개 이상)	생활습관 교정	생활습관 교정	생활습관 교정	생활습관 교정 및 투약고려	생활습관 교정 및 투약시작	생활습관 교정 및 투약시작
저위험군[3)] (주요 심혈관질환 위험인자† 1개 이하)	생활습관 교정	생활습관 교정	생활습관 교정	생활습관 교정	생활습관 교정 및 투약고려	생활습관 교정 및 투약시작

* LDL 콜레스테롤 기저치 대비 50% 이상 감소시키는 것을 동시에 권고
† 연령(남자 ≥ 45세, 여자 ≥ 55세), 조기 심혈관 질환 발생 가족력, 고혈압, 흡연, 낮은 HDL 콜레스테롤 수치(<40 mg/dL)
1) 급성심근경색증은 기저치 LDL 콜레스테롤 농도와 상관없이 바로 스타틴을 투약
2) 표적장기손상(알부민뇨, 만성콩팥병[추정사구체여과율 60 mL/min/1.73 m² 미만], 망막병증, 신경병증, 좌심실비대) 또는 3개 이상의 주요 심혈관질환 위험인자†를 동반한 당뇨병의 경우 선택적 고려 가능
3) 중등도 위험군과 저위험군의 경우는 수주 혹은 수개월 동안 생활습관 관리를 시행한 뒤에도 LDL 콜레스테롤 농도가 높을 때 스타틴 투약을 고려

출처 : 이상지질혈증 진료지침, 제5판, 한국지질동맥경화학회

1. 이상지질혈증 진단

- 금식 시간을 정확히 지켰는지 확인 → 최근에는 식사에 따른 차이가 크지 않아 이미 실시한 검사를 다시 실시하지는 않는 경향
- 혈액 검사를 1번 더 재검하여 확인.
- 관련 검사 : CBC, LRFT, GTP, FBS(or A1c), Lipid profile, TSH, CPK, 경동맥 초음파

2. 위험군 분류

- **가장 중요한 단계**로, 관상동맥질환, 초고위험군, 고위험군, 중등도 위험군, 저위험군으로 분류합니다.
- **위험군 분류**는 위의 두 번째 표를 참고합니다.
  - 특히 당뇨가 있으면 100 미만의 적극적인 조절이 필요합니다. **10년 이상 유병** 또는 **주요 심혈관**

질환 위험인자 또는 **표적장기손상 동반**이 있는 경우라면 **70까지 적극적으로 조절**합니다. 대부분 연령 기준이나 고혈압, Carotid plaque 등 해당 기준에 만족하는 경우가 많습니다.

- ◦ 경동맥 질환 정의 : 50% 이상의 stenosis(severe : 70% 이상) → LDL을 70 미만으로 적극적으로 조절(+항혈소판제 처방)해야 합니다. 단, 50% 미만에서도 죽상경화반이 있다면 스타틴 처방 자체는 이루어져야 합니다.

- **가족성 이상지질혈증** 감별 : **신체징후**[눈 주위 또는 아킬레스건, 팔꿈치 등의 **황색종(xanthoma)**, Xanthelasmata, 각막환(Corneal arcus) 등] 또는 **조기 관상동맥질환 가족력**이 있으면서 LDL 수치가 많이 높은 경우 의뢰 고려(특히 소아청소년~젊은 성인)
  - ◦ 가이드라인상 **유전검사 대상** : **LDL > 190**(소아는 160)+다른 이차성 원인 없음+조기 관상동맥질환 또는 심한 고콜레스테롤혈증 가족력
  - ◦ 한국인 대상 연구에서 선별기준을 TC 250, LDL 177 이상으로, 유전자 변이가 발견되는 경우는 Total cholesterol 325, LDL 225 이상으로 제시한 바가 있습니다. (J Atheroscler Thromb. 2022; 29(8):1176-87)
    - ▪ 하지만 177 이상은 너무 흔하기 때문에 고가인 유전자 검사를 모두에게 시행하기는 어렵습니다. 현실적으로는 적어도 225 이상이면 유전자 검사를 위해 의뢰를 고민해본다는 의미로 받아들여야 할 것 같습니다.
    - ▪ 우선 스테로이드 복용력 확인, TFT 확인 등으로 이차성을 감별한 후, Dutch criteria 등의 진단기준을 활용하여 가능성이 높다면 전원을 고려하는 것이 좋겠습니다.
  - ◦ **왜 검사해야 하나?** : **진단 시 적극적인 LDL 조절**이 필요 → 주요 위험인자가 있다면 <55로, 없다면 <70으로 조절이 필요(+기저치 대비 50% 강하)

3. 바로 약물 치료 vs 생활습관 교정을 먼저 시도

- 위험군별 **LDL과 non-LDL 타겟**을 확인 → **만족하지 않는다면**?
  - ◦ **관상동맥질환, 초고위험군, 고위험군** → 약제를 **바로 시작**
  - ◦ 중등도 위험군, 저위험군 → 수주~수개월 동안 생활습관 교정을 시행 → 이후 반응이 없으면 약제 시작
  - ◦ 저~중등도 위험군에서 약물 치료를 시작할지 고민이 되는 경우
    - ▪ **관상동맥 석회화 점수, 경동맥 초음파** 등이 도움(아래 따로 기술)
- **기저치의 50%** 이상 감량이 필요한 군 : 관상동맥질환, 죽상경화성 허혈뇌졸중, 일과성 뇌허혈발작, 경동맥질환, 말초동맥질환, 복부대동맥류는 목표 달성과 함께 기저치 대비 50% 이상 감량이 필요합니다.

4. 약제 선택

- LDL 조절을 위해서는 스타틴을 초치료로 처방
  - ◦ LDL을 조절하기 위한 **초치료로 스타틴**을 처방합니다.

- 가이드라인상으로는 충분한 용량의 스타틴을 사용하지 못함에도 LDL 목표를 도달하지 못할 때 에제티미브를 사용합니다.
- 스타틴의 부작용의 우려가 크지 않은 상황에서 스타틴 용량을 줄이기 위해 에제티미브를 사용하는 것은 현재는 근거가 부족합니다.
  - 하지만, 로컬환경에서 **1차예방 목적으로 투여**하는 경우 **에제티미브**를 사용하지 않을 근거도 없어 **초처방부터 많이 활용**합니다.

- ***1단계 : 스타틴의 종류 선택***
  - 주로 Rosuvastatin[**크레스토**], Atorvastatin[**리피토**], Pitavastatin[**리바로**]을 사용.
  - (1) **위험군, LDL 감량 정도**에 따라
    - 저위험군, LDL 목표치와 차이 적음 : 보다 Pitavastatin, Pravastatin을 선호(대한민국 진료 현실상 부작용이 적은 약제를 선택)
    - 고위험군, 많은 LDL 감량 필요 : Atorvastatin, Rosuvastatin 선호(고위험군일수록 근거 수준이 높은 약제를 선택)
  - (2) **동반 위험도, 동반질환** 고려
    - **당뇨발생 위험 고려**
      - 당뇨병 전단계, 당뇨 가족력 등 당뇨발병 위험 높은 사람 : **Pitavastatin**(주로 선호), Pravastatin 처방 고려
        - Pitavastatin은 유일하게 의약품 설명서에 '당뇨병 위험 징후 없음' 문구 삽입.
    - **약물 상호작용 고려(상호작용 우려가 덜한 순서)**
      - Cytochrome P450에 자유로운 **Pravastatin**(설폰화), **Pitavastatin**(주로 Glucuronidation) > CYP2C9로 대사되는 **Rosuvastatin**, Fluvastatin > CYP3A4로 대사되는 Atorvastatin, Simvastatin, Lovastatin
    - 신기능 저하자
      - **Atorvastatin**이 신배설률이 가장 적기 때문에 선호. 단백뇨 측면에서도 rosuvastatin보다 이득이 있음.
      - 하지만 신기능 저하자에서 다약제 복용자 또한 많으므로 약물 상호작용 측면에서 Rosuvastatin 등을 선택할 수 있음.
    - 가장 적은 부작용 : Pravastatin[**메바로친**]

- ***2단계 : 스타틴 용량 결정(+에제티미브 복합제 고려)***
  - **고강도 스타틴을 사용하기 어려운 경우 → Ezetimibe 적극적 활용**
    - 신기능장애, 간수치 상승, 당뇨병 전단계 등
    - 초치료로 Ezetimibe를 처방해도 삭감이 되지 않고 있습니다.
  - 계산 : **(치료 전 환자의 LDL − 목표치의 차이값) / 치료 전 환자의 LDL = OO%?**
    - 아래의 표를 통해 러프하게 용량 및 복합제 여부 사용을 판단할 수 있습니다.

LDL 감소율(%)	Lova	Prava	Fluva	Pitava	Simva	Atorva	Rosuva	PCSK9i
20%	10	10	20					
26(24-28) %	20	20	40	1	10			
33(30-36) %	40	40	80	2	20	10		
42(39-45) %	80			4	40	20	5-10	
49(46-52) %				1+ E	80 /10+E	40	10-20	
55%(+6%)				2+ E	20+E	80/10+E	20	
61%(+6%)				4+E	40+E	20+E	40/5+E	단독(60%)
67%(+6%)						40+E	10+E	
73%(+6%)						80+E	20+E	with 고강도 스타틴 (75%)
85%								with 고강도 스타틴 +E(85%)

if) **30-50% 감량해야 한다면 중등도 스타틴을 처방**

: Atorvastatin 10-20, Rosuvastatin 5-10mg, Pitavastatin 2-4mg로 시작 가능.

if) **50% 이상 크게 감량해야 한다면 중등도 스타틴+ezetimibe 합제를 처방**

: 목표치 도달을 위해 큰 수치로 감량해야 한다면, 부작용을 고려하여 Ezetimibe 복합제를 사용.

- 흔히 'Rule of 6'라고 불리는 규칙이 있습니다. **스타틴의 용량을 2배로 올리면, 6%의 추가 감량 효과**를 얻는다는 것입니다. 여기서 **Ezetimibe**를 추가하면 **18%(15-20%)의 추가감량**, 즉 **8배**(=2^3) 증량한 효과를 볼 수 있습니다.
  - 위의 표는 '『이상지질혈증 진료지침 5판』 96p'의 표(노란색 칸)르 바탕으로, '스타틴 임상연구의 근거'에 근거하여 rosuvastatin 5mg을 atorvastatin 20mg와 배치했으며, Rule of 6를 반영한 부분은 파란색 글씨(Ezetimibe 복합제는 '+E'로 표시)로, PCSK9i는 ESC 가이드라인 Figure 13(Eur Heart J. 2021;42:3227-37)을 참고하여 추가했습니다.

5. 약제 증량과 감량

- **증량** : 먼저 동반질환 여부를 확인 → 갑상선기능저하증, 신증후군, 담도 폐쇄, 스테로이드 투약, 임신 등
  - f/u 검사를 보고, 위의 표를 참고하여 몇 퍼센트의 추가 감량(이때 처음 검사 수치를 기준으로 퍼센트 계산)이 필요한지 계산
  - ex. 치료 전 LDL 수치가 200이었던 사람에서 24 정도 더 떨어뜨리기 위해서는 12%의 추가 감량이 필요하므로 6+6, 즉 2^2배(=4배) 증량이 필요.
  - **Ezetimibe 추가** : Ezetimibe를 사용하지 않고 있는 경우라면 추가. 특히 고령, 간신기능저하 등 고용량 스타틴 쓰기 부담스러운 경우.

- **Atorvastatin 20mg, Rosuvastatin 10mg 정도까지만 사용하고 Ezetimibe를 적극적으로 add-on하는 추세.**
- Ezetimibe의 pleiotropic effect를 누리기 위함. → 항염증, 항산화, 내피세포 기능 개선 등의 여러 효과가 밝혀지고 있음.

  ◦ **스타틴 종류 변경** : 저강도 스타틴 사용으로 잘 잡히지 않으면 고강도 스타틴으로 변경

  ◦ 고용량 스타틴과 에제티미브 복합제를 사용해도 LDL 수치를 만족시키지 못한다면 PCSK9 inhibitor 사용을 위해 대학병원 의뢰

• **감량** : **2회 연속**으로 **LDL 50 미만**이면 감량(cerebral infarction이나 MI는 제외)

  ◦ 감량에 대한 정립된 가이드라인은 없는 상태.

  ◦ LDL에 대한 Catchphrase는 **"Lower the better, earlier the better"**로 낮으면 낮을수록 좋다고 하지만, 임상적으로는 아직 50 미만으로 낮추는 것은 부담스러움. 너무 낮을 때 뇌출혈의 위험도가 올라간다는 일부 주장이 있음.

6. 스타틴 언제까지?

• 2차 예방 목적 : 평생 유지해야 합니다.

• 1차 예방 목적 : 생활습관교정으로 LDL이 조절이 잘 되고 경동맥 초음파상 깨끗하다면 끊어볼 수 있겠지만, 대부분 2-3개월 내 치료 전으로 되돌아가기 때문에 웬만하면 약물 복용을 유지하는 것이 좋습니다.

• **기타 약제별 고려사항**

  ◦ **Atorvastatin vs Rosuvastatin** : 둘을 비교한 LODESTAR 연구에서는 Atorvastatin보다 Rosuvastatin이 LDL을 더 잘 감량하는 것으로 나타났지만, new-onset DM과 백내장 수술의 빈도, 약제 중단율이 더 높았습니다. (BMJ. 2023;383 doi: https://doi.org/10.1136/bmj-2023-075837)

  ◦ Rosuvastatin은 특히 한국인에서 크게 효과가 있어 5mg만 사용하더라도 atorvastatin 20mg 정도까지도 효과가 있는 것으로 보입니다.

  ◦ Pitavastatin : new-onset DM의 발생이 적은 스타틴으로 알려져 있습니다.

  ◦ Ezetimibe 사용으로 스타틴의 강력한 심혈관계 보호 효과를 놓치게 되는 것이 아닌가 하는 우려가 있음.

- 이차예방 : MI 직후 등에서는 plaque reduction 위해 고용량의 스타틴 dose를 사용하게 됩니다.
- 일차예방 : Ezetimibe의 pleiotropic effect에 대한 연구도 많이 이루어지고 있으며, 부작용이 생기면 전부 의사 책임인 국내 현실상 일차의료현장에서는 ezetimibe를 적극적으로 활용하지 않을 이유는 없을 것으로 생각합니다. 실제로 스타틴과 함께 Ezetimibe를 사용하면 그 보호효과는 유지된다는 연구들도 나오고 있습니다.

관상동맥칼슘CT, 경동맥 초음파 결과가 있다면

2019 ACC/AHA Guideline on the Primary Prevention of Cardiovascular Disease. Circulation. 2019;140(11): e596-e646.

- **CAC** (Coronary artery calcium) score의 임상적 의미
  - 최근 건강검진으로 챙기시는 분들께서도 종종 있어 해석을 알아두면 좋을 것 같습니다.
  - 국내 이상지질혈증 가이드라인에 들어와 있지는 않지만, ACC/AHA에서는 당뇨가 없는 **40**-75세 **10 year ASCVD risk 5-20%**의 환자에서 CAC를 측정하면 **일차 예방목적 스타틴 처방 결정에 도움**이 된다고 하고 있습니다.
    - 의미 : 죽상동맥경화가 진행을 의미. PCI 등의 관상동맥 중재시술을 CAC만으로 판단할 수는 없음.
    - CAC > 100 : 스타틴 시작
      - CAC 101-400 : Functional study가 필요할 수 있음 → 의뢰 고려(당뇨 환자 등에서는 증상이 masking될 수 있음)
      - CAC 401 이상 : Aspirin 고려(이득/위해를 따져서), Functional study위해 의뢰
    - CAC 1-99 : 스타틴 처방 고려(Favors로 표현함, 55세 이상에서 특히 고려)
    - CAC =0 : 당뇨, 조기 심혈관질환 발생의 가족력, 현재 흡연 등 다른 위험인자가 없다면 스타틴을 사용하지 않도록 함. ("Power of Zero") 5-10년 뒤 재평가 권고.
    - **10 year ASCVD risk**(**10년 심혈관계 위험도**)와 함께, 스타틴 사용 결정 시. (J Am Coll Cardiol. 2018;72:434-447)

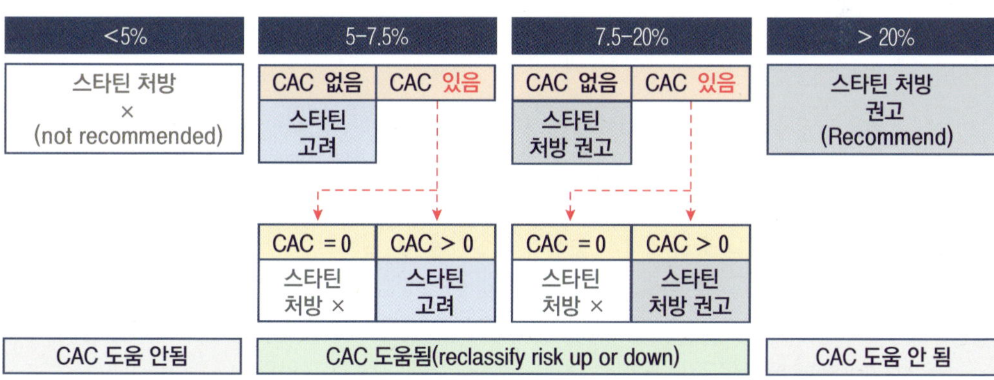

출처 : J Am Coll Cardiol. 2018;72:434-47

  - **현실적인 활용 방안 : 스타틴 사용이 애매한 저위험군-중등도 위험군 환자**에서 스타틴 치료 결정에 도움
    - CAC가 0점이면 risk down하여 평가, CAC가 1점 이상이라면 risk up하여 평가

- **스타틴 처방 시 설명** : 석회화 자체는 안정화된 병변으로, 시간이 지나면서 자연스럽게 **증가할 수 있습니다**.
  - 칼슘 수치는 시간이 지날수록 자연스럽게 증가+스타틴 사용으로 plaque가 안정화되면서 오히려 칼슘은 증가할 수 있습니다.

- **경동맥 초음파** : 역시 **애매한 상황**에서 초음파가 도움이 될 수 있습니다.
  - CAC를 하기 어려운 local 환경에서 보다 선호되는 검사입니다.
  - **Carotid plaque (+)** : 저-중등도 위험도 환자에서 위험도를 재평가하여 스타틴을 고려해야 할 수 있습니다.
    - carotid plaque : 주위 혈관벽보다 50% 이상 두께 혹은 내강으로 **1.5mm 이상** 돌출
    - 적어도 LDL 100 이하로 조절하는 것이 바람직함.
  - Carotid IMT는 현재까지 근거가 부족합니다.

기타 고지혈증 관련 검사

- 대부분 LDL cholesterol, TG, HDL, Total cholesterol로 평가합니다.
- 다음 검사들은 특정 상황에서 도움이 될 수 있습니다.
  - **ApoB** : key structural protein component of all major atherogenic lipoprotein
    - ApoB-동맥경화성 콜레스테롤분자의 수를 평가하여 심혈관 질환 위험 평가에 추가적 도움 제공.
      - 근거가 많지는 않지만, 같은 LDL 수치라도 ApoB 수치가 높다면 이는 입자 크기가 더 작은 small dense LDL(sdLDL)이 많아, 동맥경화 유발 가능성이 더 높다는 주장이 있습니다.
      - 국내 진료지침에서도 IIa 권고등급으로 **당뇨병** 환자에서 non-HDL 또는 ApoB를 측정할 것을 권고.
      - ESC/EAS(2019)에서는 TG가 높고, 당뇨, 대사증후군, 비만, LDL이 낮은 환자에서 도움이 된다고 하며, AHA/ACC(2019)에서는 apoB > 130은 Borderline-Intermediate risk enhancing factor로 기술. (Circulation. 2024;150:62-79)
      - 따라서 높은 **TG 수치로 LDL 수치가 부정확**할 때, **당뇨나 대사증후군에서 LDL 수치가 낮은 경우** 위험도 재평가를 위해 사용해 볼 수 있겠습니다. 하지만, 아직 가이드라인이 명확하지 않고, 얼마나 조절해야 하는지도 불명확한 한계가 있습니다.
    - cf) ApoA1- HDL의 주로 단백질. 높은 경우 심혈관 보호 효과 연관
      - ApoB/ApoA1 - 심혈관 위험 평가의 보조적인 tool로 활용 가능.
  - **Lipoprotein(a)** (= LP(a))
    - EAS의 **high risk 기준** : **>50mg/dL** 또는 100-125nmol/L(더 정확한 기준) → risk enhancing factor로 활용
    - purely genetic하여 일생 한번 측정이 권고.

스타틴 처방 시 고려사항

신기능과 스타틴

표 3 추정사구체여과율(eGFR)에 따른 만성 신장병 성인에서의 스타틴 최대 권장 용량

Statin	eGFR mL/min/1.73 m^2				
	60-89	45-59	30-44	15-29	< 15
Atorvastatin					
Lovastatin				20	20
Pitavastatin		2	2	2	2
Pravastatin		10	10	10	10
Rosuvastatin				10	10
Simvastatin				10	10
Fluvastatin					
Simvastatin/ ezetimibe		20/10	20/10	20/10	20/10

No dose adjustment necessary.
Maximum dose(mg).

출처 : Arch Endocrinol Metab. 2021;64(6):639-53

- **신장기능에 따라 용량 조절이 필요 없는 약제** : Atorvastatin
  - 만성신질환자에서 가급적으로 신장 배설을 적게 하는 atorvastatin(renal clearance < 2%), fluvastatin을 대안으로 생각할 수 있고, 대부분 메타분석 등에서 이득이 더 많은 atorvastatin을 사용하고 있습니다.
  - Atorvastatin이 단백뇨를 줄였으나, Rosuvastatin에서는 단백뇨 감소가 없었다는 한 연구도 있습니다.(Lancet Diabetes Endocrinol. 2015;3(3):181-90)
  - → 하지만 임상적으로, CYP3A4로 대사되어 약제 상호작용 위험성이 더 높은 atorvastatin보다 CYP2C9로 대사되는 rosuvastatin(renal clearance 28%)도 많이 사용합니다.
- **투석 환자 :** 투석 환자의 스타틴을 일차진료의사가 투여를 결정하는 일은 잘 없을 것입니다. 가이드라인상 투석 환자의 경우 이미 투여 중인 환자에서는 사용하고, 투여를 하고 있지 않은 환자에서 투여하지는 않도록 합니다. 다만, 임상적인 판단하에 투여를 하기도 합니다.

※ **KDIGO 지침상 eFGR G3a-G5, 투석을 받는 ESRD 환자**는 다음과 같이 사용 가능.

- Pravastatin 40mg, Simvastatin 40mg, Atorvastatin 20mg, Fluvastatin 80mg, Rosuvastatin 10mg, Pitavastatin 2mg
- Lovastatin은 데이터 없음.

스타틴 비교

- **Rosuvastatin**은 특히 동아시아인에서 LDL 강하효과가 우수(Herz. 2020;45(6):594-602)하여 다른 고려 사항이 없는 일반적인 경우라면 **우선 사용**합니다.
- **Atorvastatin**은 **당뇨** 환자에서 **신기능저하**가 잘 오고, **단백뇨**가 있기에 저는 당뇨 환자에서는 주로 atorvastatin을 사용합니다. (Arch Endocrinol Metab. 2021;64(6):639-53)
- **〈스타틴의 효과를 비교한 메타분석〉** (Cardiovasc Ther. 2020:2020:3987065)
  - LDL 강하효과, apoB 강하 및 ApoA-1 증가 효과 : Rosuvastatin
  - Triglyceride 강하효과 : Lovastatin
  - HDL 증가 효과 : Fluvastatin
- **〈스타틴 선택에 대한 리뷰 논문〉** (Arch Endocrinol Metab. 2021;64(6):639-53)
  - **당뇨 고위험군** : Pitavastatin / CKD : Atorvastatin / HFpEF : Atorvastatin / 고령 : Pravastatin
  - **약물 상호작용 : 항진균제 사용, *H. pylori* 제균요법(Clarithromycin) 시** 주의

표 2 Inhibitors and inducers of enzymatic pathways of statins metabolism

Pathway	Statin	Inhibitor	Inducer
CYP2C8	Fluvastatin; pitavastatin	Fluvoxamine, gemfibrozil, Ketoconazole, trimethoprim	Rifampicin
CYP2C9	Fluvastatin; pitavastatin; rosuvastatin	Amiodarone, cotrimoxazole, fluvoxamine, ketoconazole, metronidazole, oxandrolone, Voriconazole	Carbamazepine, rifampicin, Phenobarbital, phenytoin
CYP3A4	Atorvastatin; lovastatin; Simvastatin	Alprazolam, amiodarone, amlodipine, azithromycin, cilostazol, cimetidine, ciprofloxacin, corticosteroids, clarithromycin, fluoxetine, fluconazole, tamoxifen, warfarin, ranitidine, tacrolimus, cyclosporine, danazol, tricyclic antidepressants	Barbiturates, carbamazepine, cyclophosphamide, dexamethasone, omeprazole, phenobarbital, phenytoin, pioglitazone, prednisone, rifampicin
MDRP	Atorvastatin; lovastatin; Pitavastatin; pravastatin; simvastatin	Cyclosporine, itraconazole, erythromycin, ketoconazole, verapamil, ritonavir	Rifampicin
OATP1B1	All statins	Clarithromycin, cyclosporine, Gemfibrozil, rifampicin, ritonavir	
UGT	Atorvastatin; lovastatin; pravastatin; simvastatin	Cyclosporine, gemfibrozil	Rifampicin

출처 : Arch Endocrinol Metab. 2021;64(6):639-53

스타틴 부작용 대처

스타틴의 처방량이 늘어나면서, 부작용에 대한 사실도 많이 알려져 있습니다. 과학적 근거가 없이 체질의학 등을 다루는 유튜브 채널들에서 스타틴의 부작용이 과장되게 전달되는 경우가 있어, 일부 환자들이 치료를 주저하는 사례도 있습니다. 처방하는 의사도 정확히 알고 대처할 필요가 있습니다.

1. 근육 관련 부작용 : SAMS, Myalgia, Myopathy, rhabdomyolysis

- **스타틴 복용 후 근육통** : 스타틴의 중단으로 이어지는 가장 흔한 원인입니다.
  - 스타틴 또는 파이브레이트를 처방한다면 근육 통증, 근력 약화, 검은 소변 등의 증상이 있으면 반드시 의료기관 내원할 것을 권고합니다.
- Nocebo effect 등 스타틴이 원인이 아닌 경우가 정말 많습니다 .
- **위험인자** : 고령, 저체중, 고용량 스타틴 사용, 여러 약물 병용(피브레이트, 사이클로스포린 등), 간이나 신장 기능 저하 등
  - → 이런 위험인자가 있다면 스타틴의 용량을 낮추고 Ezetimibe 복합제를 적극적으로 사용합니다.
- 가장 심각한 횡문근융해증(rhabdomyolysis)은 1만 명당 2-5명으로 보고되어 있습니다.
  - 근육 증상이 발생한 시점에서 CK를 검사하면 알 수 있고, 생기더라도 수액치료 등으로 충분히 치료할 수 있습니다.
- ***대처 : 알고리즘*** (Eur Heart J. 2015;36:1012-22)
  - 다른 종류의 스타틴으로 바꾸면 90%에서 효과 있음. : **친수성(Rosuvastatin, Pravastatin), 저용량 스타틴으로 변경**
  - 스타틴 용량을 낮추기 위해 Ezetimibe를 적극적으로 사용합니다.

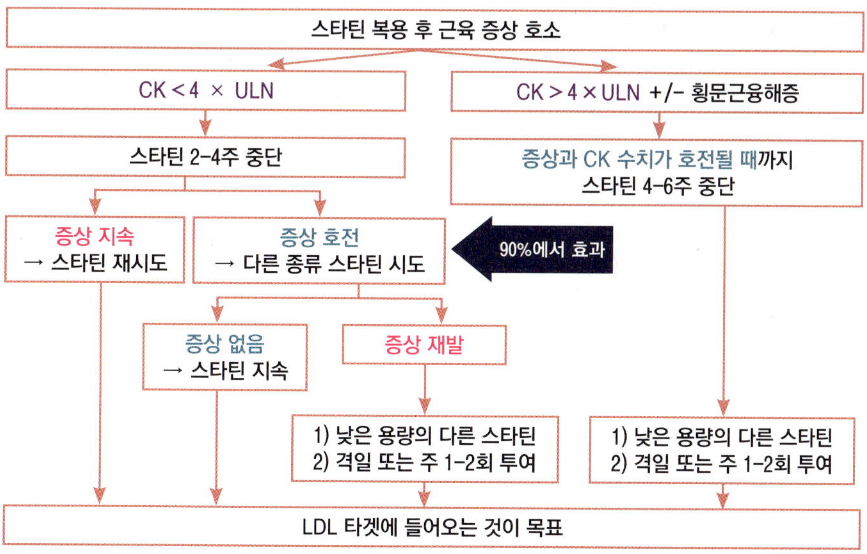

출처 : ESC 논문(Eur Heart J. 2015;36:1012-22)의 표 변형

2. 새로 생긴 당뇨병(new-onset DM)

- 스타틴 복용으로 새로운 당뇨병 발생이 9% 늘어난다는 것이 메타분석으로 밝혀져 있습니다. 하지만 심혈관 예방효과는 44%에 달합니다. (Lancet. 2010;375(9716):735-42)
  - new-onset DM은 **당뇨병 발병의 위험인자가 높은 사람**에서 **주로 발생**했으며, 당뇨병 전단계(Prediabetes)에 해당하는 사람들이 주로 발생했습니다. 이미 당뇨병 발병으로 가고 있던 군에서 1달 정도 빨리 진단받게 되는 것으로 해석됩니다.
- ***대처 : 당뇨병 발병 위험이 높은 경우*** : *Pitavastatin을 처방합니다.*

3. 인지 기능 저하(Brain fog)

- 뇌가 콜레스테롤을 많이 필요로 하기 때문에 치매가 오거나 인지가 떨어질 것이라는 주장이 있습니다. 하지만 혈관성 위험인자들이 치매의 주요 위험인자가 되는 만큼 혈관 건강을 위해 스타틴을 처방하는 것이 기전상으로는 훨씬 치매를 예방할 것으로 생각됩니다.
- 메타분석 결과들을 보면 경도인지장애 또는 치매 발병에 차이가 없거나(J Am Coll Cardiol. 2021;77(25):3145-56), 오히려 예방한다는 연구결과(Eur J Prev Cardiol. 2022;29(5):804-14)도 있습니다.

4. 진료실 교육

- 노세보 효과 : 부작용에 대해 많이 알수록 근육 부작용에 대한 호소가 늘어난다고 알려져 있습니다.
- 스타틴의 효과를 부정하고 스타틴에 대한 공포심을 유발하는 행태에 대한 미국 내과학회 연구도 있습니다. (Ann Intern Med. 2018;168(5):381-2)
- 스타틴을 복용하면서 얻는 이득을 고려하면 여러 가지 부작용은 드물고, 발생하더라도 해결이 가능하기 때문에 스타틴 복용은 높은 수준으로 권고됩니다.

고중성지방혈증 알고리즘

고중성지방혈증 가이드라인

- 중성지방이 높아졌더라도, 가이드라인상 **LDL 콜레스테롤을 목표로 치료**할 것을 권고하고 있습니다.
- 고중성지방혈증에는 고LDL혈증보다 **생활습관교정이 효과적**입니다.
- **TG 200 이상** : 체중 증가, 음주, 탄수화물 섭취 등 **생활습관 관련 요인** 확인 후 **먼저 교정**
  - **이후에도 200-499** : **스타틴**을 먼저 사용(non-HDL 기준으로 용량 조절)
    - Fibrate는 여러 심혈관사건을 줄인다는 일부 보고들이 있으나 사망률을 줄이지는 못합니다.

스타틴의 강력한 심혈관보호효과를 위해 우선 스타틴을 사용합니다. (Lancet. 2010;375:1875-84/ Cochrane Database Syst Rev. 2016;11(11):CD009753)

- Omega-3는 Icosapent Ethyl 4g을 '스타틴과 같이 복용'했을 때 효과가 있습니다(REDUCE-IT trial). EPA+DHA 복합제를 사용한 STRENGTH trial에서는 효과 없었음. 국내 Icosapent Ethyl은 이메가연질캡슐300mg 등의 제품이 있으나 비급여입니다.

- **스타틴 사용 후 LDL, nonLDL 목표 도달했음에도 200-499** : **fibrate(또는 Omega-3)** 처방
  - Statin과 fenofibrate를 같이 사용하면 rhabdomyolysis 증가에 대한 우려가 있었습니다. 하지만, SAFARI Trial과 ACCORD-Lipid trial과 같은 RCT들에서 발생률이 statin과 병용하여도 유의미한 증가가 보이지 않았고 fenofibrate 단독 RCT인 FIELD study에서 횡문근융해증의 발생률 자체도 낮았습니다.
  - 하지만, 고령 환자, 신기능 감소, 고용량 스타틴 사용자에서는 근육부작용 발생이 높아지므로 주의해야 합니다.

- **TG 500 이상** : 2차적인 원인 및 유전적 문제 확인+췌장염 예방을 위해 **fibrate(또는 Omega-3)** 처방
  - Omega-3보다는 fibrate가 효과도 더 세고, 근거가 많습니다.
  - **LDL target 불만족+TG 500 이상** : 이럴 때는 스타틴과 fibrate를 같이 처방합니다. 삭감되지 않습니다.

- **오메가3의 효과 논란**
  - 많은 약사님들 유튜브, 건강 방송에서 Omega-3를 너무 좋다고만 묘사하여, 환자분들이 어느 정도 오해가 있는 약입니다.
  - 효과가 있었다는 연구 : JELIS(스타틴과 함께 복용 시 비안정성 협심증, 비치명적 심혈관사건에 효과, 1,800mg), REDUCE-IT(스타틴과 함께 복용 시 심혈관계 사망 포함한 경색 사건 위험 줄임, EPA 4g)
  - 효과가 없었다는 연구 : Origin trial(900-1,000mg), OMEMI trial(1.8g), STRENGTH trial(스타틴과 함께, 4g)
  - 따라서 효과를 보려면 이미 **심혈관 위험인자가 있는 분**께서 **스타틴과 함께 복용**하고, **고용량을 복용**해야 합니다.
  - **심방세동 발생**에 대한 우려 : 전체적으로 25%, **고용량에서는 49%** 증가. (Circulation. 2021;144(25):1981-90)
    - 효과를 위해서는 고용량 복용이 좋지만, 고용량에서는 심방세동 우려도 더 커짐.
  - 2023 AHA/ACC의 결론 : **만성심혈관질환자에서 오메가3**, 비타민 C, D, E, 베타-카로틴, 칼슘이 급성심혈관사건의 위험을 줄이는 데 **도움이 없다**. (Circulation. 2023;148:e9-e119)

약제별 다른 복용 시간

식사와 관계없이	Atorvastatin, Atorvastatin+Ezetimibe, Rosuvastatin, Rosuvastatin+Ezetimibe, Pitavastatin, Fluvastatin 서방정, Choline fenofibrate 135mg Tablet & capsule, Fenofibric acid, Ezetimibe
저녁 시간	Simvastatin, Simvastatin+Ezetimibie, Pravastatin, Fenofibrate+Simvastatin
저녁식사와 함께	Lovastatin, Fenofibrate+Pravastatin
식후 즉시	Fenofibrate, Micronized fenofibrate, Fenofibrate+Pitavastatin 복합제, Icosapent ethyl, Fenofibrate+Ezetimibe
식사와 함께	Omega-3 FA, Omega-3 포함 복합제

약제별 부작용 체크, 추적검사

1. **스타틴 :** 근육통, 관절통, 소화불량, 속쓰림, 당뇨병 유발 등, eGFR 감소, CPK 상승
2. **에제티미브 :** 설사, 소화불량, 위식도 역류, 관절통, 피로감 등
3. **피브린산 유도체** : 소화장애, 콜레스테롤 담석, 근육관련 부작용(CPK 상승), eGFR 감소
   - fibrate → 담즙 내로 콜레스테롤 배설 증가 → 담즙 내 콜레스테롤 과포화 및 결정화 가능

※ 스타틴, fenofibrate 치료 전후 추적 관찰

항목	내용
1. 스타틴 **치료 전** 검사	- **혈청 ALT 농도**를 측정 • 정상 범위의 **3배 이상**인 경우, 치료 시작을 보류하고 간 상태를 평가 후 치료를 진행. • 간 기능 이상이 호전된 후 스타틴 치료를 권장. - **CK 수치** 측정 • 정상 수치의 **3배 이상** : 원인 규명 후 스타틴 치료 여부를 결정.
2. 스타틴 **치료 후** 추적 검사	- **Lipid 검사** : **4-12주 후 검사→이후 3-12개월마다 반복** **[ex. 3개월→6개월 →1년마다]** - **CK 수치 측정** : 근육병증 증세가 동반된다면 시행 • CK **10배 이상** 상승 : 투약 중단 • CK **4-9배 상승** : 우선 중단, 2-6주 CK 확인 → 다른 스타틴 또는 동일 스타틴의 감량을 고려 - 필요한 경우, 의사의 판단하에 추가 검사 시행 가능.
3. Fenofibrate 투약 전, 후	- **혈중 크레아티닌** 수치 확인 • **투약 전**→투약 **3개월 후**→이후 **6개월**마다

→ 따라서 약제 시작 **1달** 이후 : **CK(의심 시), Lipid, LRFT**를 시행 → **3 개월** 후 → **6개월-1년**마다로 간격을 늘려가면서 f/u합니다.

환자교육

- **약물 복용의 중요성 :**
  - 콜레스테롤은 25%만이 장관에서 흡수되고, 75%가 간에서 합성되므로 생활습관 개선으로 얻을 수 있는 강하효과는 5.3% 정도로 높지는 않아 약물 복용이 상당히 중요합니다.
  - 약을 먹지 않으면 2주 이내 원래 수치로 돌아가기 때문에 약물 복용의 중요성에 대해 먼저 교육해야 합니다.
  - 하지만 생활습관교정이 중요하지 않은 것은 아닙니다. 이상지질혈증 조절의 궁극적인 목표는 수치를 조절하는 것이 아니라 심뇌혈관질환의 발생을 막기 위한 것으로, 부수적인 이득을 얻기 위해서 생활습관교정을 병행해야 합니다.

※ **약을 그만 먹어도 되나요?**

- **꾸준히 복용하는 것이 다양한 측면에서 이득입니다.**
  - 콜레스테롤은 25%만이 장관에서 흡수되고, 75%가 간에서 합성되어, 생활습관 개선으로 얻을 수 있는 강하효과는 5.3% 정도로 낮음.
  - 2-3개월 내에 LDL 콜레스테롤 수치가 치료 전으로 돌아감.
  - 스타틴의 여러 보호효과는 복용 중단 1-2일 후 사라짐. → 꾸준히 복용하는 것이 중요.
  - 복용 중단 후 심혈관질환의 예후가 나빠지는 경우도 보고됨.

생활습관 교육

1. 유산소 운동 매일 30분, 저항성 운동과 유연성 운동 하루씩 번갈아 가면서 하세요.

표 4 이상지질혈증 환자를 위한 운동

	유산소 운동	저항성 운동	유연성 운동
빈도	칼로리 소비를 최대화하기 위해 주 5일 이상	주 2-3일	주 2-3일 이상
강도	중-고강도 여유심박수의 40-75%[1,2]	근력 강화를 위해 중강도(1 RM[3]의 50-69%)에서 고강도(1 RM[3]의 70-85%)	스트레칭하는 부위가 당기거나 약간 불편한 느낌이 들 정도
시간	하루 30-60분(체중 감소를 위해서는 하루 50-60분 이상 권장)	근력 향상: 2-4세트, 8-12회 반복 근지구력 향상: 2세트 이하, 12-20회 반복	10-30초, 2-4회 반복
종류	대근육을 사용하는 지속적이고 리드미컬한 활동 (걷기, 자전거 타기, 수영 등)	저항성 운동 기구를 사용한 운동, 맨몸 운동, 프리웨이트 등	정적 스트레칭, 동적 스트레칭 등

1) 여유 심박수 = 최대 심박수 안정 시 심박수
2) 여유 심박수 40-75% 계산법: (220-나이-안정 시 심박수) × 운동 강도(0.40~0.75) + 안정 시 심박수
3) 1 RM (repetition maximum): 개인의 최대노력으로 1회에 최대로 들어 올릴 수 있는 무게(중량)

출처 : 이상지질혈증 진료지침, 제5판, 한국지질동맥경화학회

2. 식사를 조절하세요.

표 5 식사요법

탄수화물
탄수화물은 적정수준으로 (1일 섭취 에너지의 65% 이내)
총 당류는 1일 섭취 에너지의 10-20% 이내
식이섬유는 1일 25 g 이상
알코올
하루 1-2잔 이내로 제한하며 가급적 금주

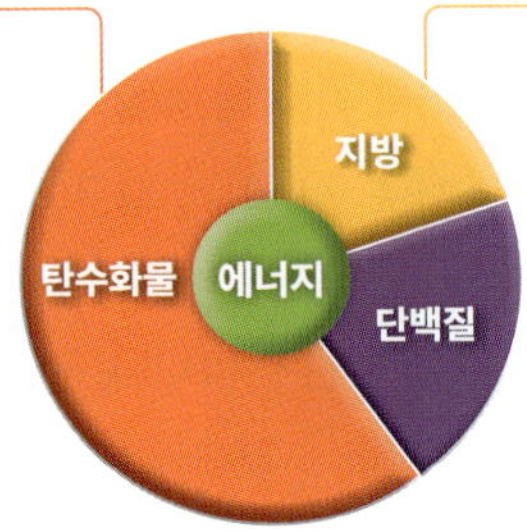

지방
지방은 적정수준으로 (1일 섭취 에너지의 30% 이내)
포화지방산은 1일 섭취 에너지의 7% 이내
포화지방산을 단일 또는 다가 불포화지방산 섭취로 대체
트랜스지방은 최대한 적게
고콜레스테롤혈증인 경우 콜레스테롤 섭취량을 적게

✓ 적정체중을 유지할 수 있는 수준의 에너지를 섭취한다.

통곡물 및 잡곡류, 콩류, 채소류, 생선류가 풍부한 식사를 한다.	주식은 통곡물이나 잡곡으로 섭취	채소류는 충분히 섭취	적색육과 가공육보다는 콩류나 생선류를 섭취	생과일을 적정량 섭취

출처 : 이상지질혈증 진료지침, 제5판, 한국지질동맥경화학회

3. 금연과 절주를 하세요.

이상지질혈증의 조절 목표는 심혈관 위험을 감소시키는 것입니다. 금연 자체가 심혈관 위험을 크게 낮춥니다. 또한, 역콜레스테롤 수송 기전에 문제를 일으켜, 중성지방, LDL, HDL 수치 모두 악화시키는 흡연을 하지 않는 것이 이상지질혈증에도 좋습니다. 특히 HDL 수치가 안 좋으신 분들은 금연을 더욱 더 권장합니다.

심평의학

- 고지혈증은 고혈압치료제와 비슷하게 상병코드만 잘 넣는다면 삭감을 잘 하지 않고 있습니다.
  - Ezetimibe를 사용, 복합제를 사용하는 것 모두 초치료부터 하더라도 삭감하지 않고 있습니다.
  - JX999에 수치를 입력하지 않더라도 삭감되지 않고 있습니다.
- LDL에 스타틴+에제티미브를 초치료로 사용 가능, TG에 Omega-3 또는 fibrate 중 한 가지를 사용 정도로 간단하게 기억해도 무방합니다.

[일반원칙] 고지혈증치료제 : 고시 제2014-34호

허가사항 범위 내에서 아래와 같은 기준으로 투여시 요양급여를 인정하며, 동 인정기준 이외에 투여한 경우에는 약값 전액을 환자가 부담토록 함.

- 아 래 -

가. 순수 고저밀도지단백콜레스테롤(LDL-C)혈증(E78.08)

1) 투여대상

가) 위험요인*이 0-1개인 경우: 혈중 LDL-C ≥ 160mg/dL일 때

나) 위험요인*이 2개 이상인 경우: 혈중 LDL-C ≥ 130mg/dL일 때

다) 관상동맥질환 또는 이에 준하는 위험(말초동맥질환, 복부대동맥류, 증상이 동반된 경동맥질환, 당뇨병)인 경우 : 혈중 LDL-C ≥ 100mg/dL일 때

라) 급성 관동맥 증후군인 경우: 혈중 LDL-C ≥ 70mg/dL일 때

2) 해당 약제 : **HMG-CoA 환원효소억제제, 담즙산제거제, Fibrate계열 약제** 중 1종

나. 순수 고트리글리세라이드(TG)혈증(**TG ≥ 150** → E78.1)

1) 투여대상

가) 혈중 **TG ≥ 500mg/dL**일 때

나) **위험요인*** 또는 **당뇨병**이 있는 경우 : 혈중 **TG ≥ 200mg/dL**일 때

2) 해당 약제 : **Fibrate 계열,** Niacin 계열 중 **1종**

다. 고LDL-C 및 고TG혈증 복합형(TG ≥ 150 → E78.2 **또는 E78.08, E78.1을 같이 기입)**

1) 투여대상

"가. 순수 고LDL-C혈증"과 "나. 순수 고TG혈증"에 해당하는 경우

2) 해당 약제

LDL-C 및 TG에 작용하는 약제별로 각각 **1종씩 인정**

라. 약제투여는 치료적 생활습관 변화(therapeutic lifestyle changes)를 병행하여 실시토록 권장함

* 위험요인

① 흡연

② 고혈압(BP ≥ 140/90mmHg 또는 항고혈압제 복용)

③ 낮은 고밀도지단백콜레스테롤(HDL-C)(< 40mg/dL)

④ 관상동맥질환 조기 발병의 가족력(부모, 형제자매 중 남자 < 55세, 여자 < 65세에서 관상동맥질환이 발병한 경우)

⑤ 연령(남자 ≥ 45세, 여자 ≥ 55세)

※ HDL-C ≥ 60mg/dL은 보호인자로 간주하여 총 위험요인 수에서 하나를 감한다.

1. 고시는 예전의 이상지질혈증 가이드라인을 따르고 있어 위험군 분류가 다릅니다.
2. 하지만, 기준에 맞지 않게 사용하더라도 삭감이 되고 있지 않습니다.
3. Statin ± Ezetimibe 처방 : E78.08 또는 E78.2
4. Fibrate or Omega-3 처방 : E78.1 또는 E78.2
5. Fibrate + Omega-3 동시 처방 : Statin 처방이 없다면 E78.2 상병 하 fibrate를 LDL에 대한 1종으로, Omega-3를 TG에 대한 1종으로 사용할 수 있으나 의학적으로는 스타틴을 사용하는 것이 바람직하겠습니다.
6. Statin ± Ezetimibe + (Fibrate or Omega-3) 처방 : E78.08 + E78.1 또는 E78.2
7. Statin ± Ezetimibe + Fibrate + Omega-3 처방 : E78.08 + E78.1 또는 E78.2, fibrate와 Omega-3 중 저렴한 1종을 전액본인부담

Ezetimibe 경구제(품명 : 이지트롤정 등) : 고시 제2016-66호
[일반원칙] 고지혈증 치료제 "세부사항"에 준하여 인정하되 허가사항 범위 내에서 아래와 같은 기준으로 투여 시 요양급여를 인정하며, 동 인정기준 이외에는 약값 전액을 환자가 부담토록 함. - 아 래 - 가. HMG-CoA reductase inhibitor를 사용하였으나 반응이 충분하지 않은 경우 또는 부작용 등으로 투여할 수 없거나 증량이 어려운 경우 나. 2개 이상의 기존 고지혈증 치료 약물에 불응성 혹은 금기인 경우
스타틴을 사용하여도 충분한 효과가 없었거나, 스타틴을 증량하기 어려운 경우 Ezetimibe를 급여 인정하고, 그 외에는 전액본인부담하는 것이 원칙이나, 실제로 **초치료부터 Ezetimibe를 사용하여도 삭감이 되고 있지는 않습니다.**

Ezetimibe+Atorvastatin 복합경구제(품명 : 아토젯정 등) Ezetimibe+pitavastatin calcium 복합경구제(품명 : 리바로젯정 등) Ezetimibe+Rosuvastatin calcium 복합경구제(품명 : 로수젯정 등) Ezetimibe+Simvastatin 복합경구제(품명 : 바이토린정 등) : 고시 제2021-245호(약제)
허가사항 및 [일반원칙] 고지혈증 치료제 "세부사항" 범위 내에서 인정함.
스타틴과 에제티미브 복합제도 초치료부터 사용하여도 삭감되고 있지 않습니다.

Omega-3-acid ethyl esters 90 경구제(품명: 오마코연질캡슐 등) : 고시 제 2015-18호(약제)
허가사항 범위 내에서 아래와 같은 기준으로 투여 시 요양급여를 인정하며, 동 인정기준 이외에는 약값 전액을 환자가 부담토록 함. - 아 래 - 가. 순수 고트리글리세라이드(TG)혈증 또는 고LDL-C 및 고TG혈증 복합형의 경우로서, 적절한 식이요법을 함에도 불구하고 다음 중 어느 하나에 해당하는 경우 인정함. - 다 음 - 1) 혈중 **TG ≥ 500mg/dL**인 경우 **1일 4g**까지 인정 2) **위험요인* 또는 당뇨병**이 있는 경우 : **혈중 TG ≥ 200mg/dL**일 때 기존 유사 대체 약제(Fibrate 또는 Niacin계열) 사용 시 부작용이 예상되는 경우 **1일 4g**까지 인정 나. 순수 고TG혈증의 경우에는 단독요법으로 인정하며, 복합형의 경우에는 "고지혈증치료제 일반원칙"에 명시한 **LDL-C 및 TG에** 작용하는 약제별로 각각 **1종씩** 인정 * 위험요인 → '[일반원칙] 고지혈증치료제'의 위험요인과 동일
Fibrate 사용 시 부작용이 예상되는 경우에 인정하라는 고시가 있으나 실제로 먼저 처방하여도 삭감되고 있지 않습니다. 스타틴과의 복합제도 각각 고시가 있으나, 크게 다르지 않습니다.

당뇨병용제+고지혈증 복합경구제 : 고시 제2018-174호(약제)
[일반원칙] 당뇨병용제 및 [일반원칙] 고지혈증치료제 "세부사항" 범위 내에서 아래와 같은 기준으로 투여 시 요양급여를 인정함. - 아 래 - ○ 각 성분의 단일제를 병용 복용하고 있는 환자에서 복합제로 전환하는 경우
당뇨병용제와의 복합제는 처음부터 바로 사용할 수 없고, 당뇨약제와 **각각 사용을 먼저 한 뒤 복합제로 넘어가야** 합니다.

고혈압치료제+고지혈증 치료제 복합경구제 : 고시 제2025-15호(약제)
허가사항 범위 및 [일반원칙] 고지혈증 치료제 "세부사항" 범위 내에서 요양급여를 인정함.
당뇨병용제와는 다르게 각 성분을 먼저 복용할 필요가 없이 **바로 사용**할 수 있습니다.

Reference

1. 이상지질혈증 진료지침, 제5판, 한국지질동맥경화학회
2. 스타틴 임상연구의 근거, 한국지질-동맥경화학회 치료지침위원회
3. European Heart J 2015;36:1012-1022.
4. Arch Endocrinol Metab. 2021;64(6):639-653.
5. 2019 ACC/AHA Guideline on the Primary Prevention of Cardiovascular Disease. Circulation. 2019;140(11):e596-e646.
6. Balk EM, Adam GP, Langberg V, et al. Omega-3 fatty acids and cardiovascular disease: an updated systematic review. Evidence Report/Technology Assessment No. 223. Agency for Healthcare Research and Quality; 2016.
7. Cochrane Database of Systematic Reviews 2020, Issue 3. Art. No.: CD003177.

CHAPTER 8

당뇨병 1편 : 진단하기

일차의료기관의 당뇨병 치료

- 일차의료기관에서는 기존에 2형 당뇨병 진단을 받은 환자나, 새롭게 2형 당뇨병을 진단한 환자를 위주로 치료합니다.
  - 기존에 진단을 받은 경우에도 비전형적인 임상양상을 보인다면 다른 타입일 가능성을 생각해 봅니다.
    - 제1형 당뇨병과 2형 당뇨병이 아닌 다른 타입들은 드물기 때문에 일차의료기관에서 흔하게 볼 수는 없지만, 감별 과정과 아형별 특징을 알아두면 약제 선택과 전원 결정에 도움이 될 수 있을 것입니다.
- **전원을 고려**하는 경우
  - **젊은 나이의 당뇨병** : 1형 당뇨병과 다른 유전적 당뇨병 원인 감별 및 치료를 위해 전원(특히 35세 미만)
  - **고령에서 새롭게 발생한 심한 당뇨병** : 췌장 관련 질환 감별을 위해 전원
  - **심한 당뇨병** : DKA 발생, 당뇨병의 증상(목마름, 체중감소, 다뇨)을 동반, A1c 9.0 이상

당뇨병의 진단

당뇨병 선별검사의 대상

- **35세** 이상 성인
- **위험인자**가 있는 19세 이상 모든 성인
  - **과체중 또는 비만** : BMI 23kg/m^2 이상

- 복부 비만 : 허리둘레 남성 90cm, 여성 85cm
- **직계가족 중 당뇨병**이 있는 경우 : 부모, 형제자매 중 당뇨
- 공복혈당장애 또는 내당능장애의 과거력
- 임신당뇨병이나 4kg 이상의 거대아 출산력
- HDL 콜레스테레롤 35mg/dL 미만 또는 **중성지방 250mg/dL 이상**
- 인슐린 저항성 : PCOS(다낭난소증후군, 흑색가시세포증 등)
- **심혈관질환** : 뇌졸중, 관상동맥질환
- 약물 : 글루코코르티코이드, 비정형 항정신병약 등

• 진료지침에는 없지만 검사 대상
  - **고혈압** : 고혈압 진료지침상 기본 검사로 당뇨병 항목이 있고, 기본 검사를 1년마다 시행할 것을 권고하고 있습니다.

당뇨병 진단 기준, 선별검사 지침

당뇨병 진단 기준

1) **당화혈색소(HbA1c) 6.5% 이상** 또는
2) **8시간 이상 금식** 후 **혈장포도당 126mg/dL 이상** 또는
3) **75g** 경구포도당부하 **2시간 후 혈장포도당 200mg/dL** 이상 또는
4) 당뇨병의 **전형적인 증상**(다뇨, 다음, 설명되지 않는 체중감소)이 있으면서 무작위 **혈장포도당 200mg/dL 이상**

• 1)~3) 중 하나에 해당하는 경우 서로 다른 날 검사를 반복해야 하지만, 동시에 시행한 검사들에서 두 가지 이상을 만족한다면 바로 확진할 수 있습니다.
• A1c가 6.5 미만이라고 하더라도 반복적으로 식후 혈당이 250 등으로 높게 나오거나, 반복적으로 공복혈당이 130 등으로 높게 나오면, 당뇨인 것입니다.
• 75g 경구포도당부하 검사(75g OGTT)는 의원급 의료기관에서 시행하기는 어렵습니다.

당뇨병 전단계 진단 기준

1) **공복혈당장애**(IFG) : 공복혈장포도당 **100-125**mg/dL
2) **내당능장애**(IGT) : 75g 경구포도당부하 **2시간 후** 혈장포도당 **140-199**mg/dL
3) **당화혈색소 : 5.7-6.4%**

당뇨병의 선별검사에 대한 진료지침 기준

1. 당뇨병 선별검사는 공복혈장포도당, 당화혈색소, 또는 경구포도당내성검사로 한다.
2. 당뇨병 선별검사는 **35세 이상 성인**과 **위험인자가 있는 19세 이상** 모든 성인에게서 매년 한다. (위에서 서술)

3. 공복혈장포도당 혹은 당화혈색소 수치가 아래에 해당하는 경우 추가검사를 한다.
    - 1) **공복혈장포도당 100-109mg/dL** 또는 **당화혈색소 5.7-6.0%** : **매년** 공복혈장포도당 또는 **당화혈색소를 측정**하며, 체질량지수가 23kg/m^2 이상이라면 경구포도당내성검사를 고려한다.
    - 2) **공복혈장포도당 110-125mg/dL** 또는 **당화혈색소 6.1-6.4%** : 경구포도당내성검사를 한다.
4. 임신 중 임신당뇨병을 진단받았던 여성은 출산 4-12주 후 경구포도당내성검사를 한다.

그림 1 공복혈장포도당과 경구포도당부하 후 2시간 혈당을 기준으로 한 당대사 이상의 분류

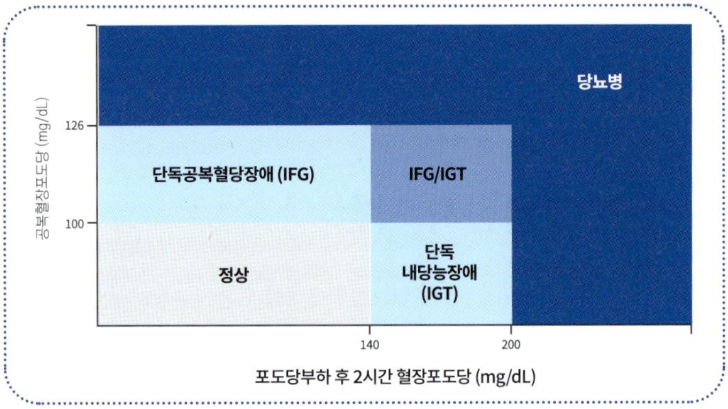

IFG, impaired fasting glucose; IGT, impaired glucose tolerance

출처 : 2023 당뇨병 진료지침

그림 2 당뇨병 전단계에서 당화혈색소와 공복혈당에 따른 추가 검사 시행

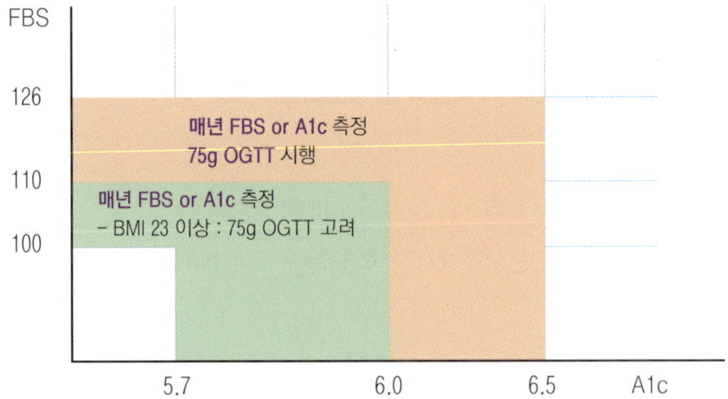

출처 : 2023 당뇨병 진료지침

- 일차 의료기관에서 75g OGTT를 시행하기는 어려우므로, 검사를 위해 의뢰하거나 식후 2시간 혈당이라도 잘 재는 것이 좋겠습니다.

진료실에서의 고민

※ 어떤 검사를 해야 할까?

- 당뇨병 전단계로 처음 결과가 나왔더라도, **반복 검사**를 하면 당뇨병이 발견되기도 합니다.
  - → 따라서 당뇨병 전단계로 바로 진단하기 전에 반복 검사를 시행합니다.
- 고령에서는 식후 고혈당이 공복 고혈당보다 먼저 나타나므로 **식후 혈당을 측정**해봅니다.
  - 공복혈당과 A1c만 검사하면 당뇨병의 다른 기준인 식후혈당을 놓치게 될 수 있습니다.
  - 당뇨가 아닌 **IGT가 있을 때도, 췌장 베타세포의 기능이 50% 이상 감소**했다는 연구가 있습니다. 환자에게 이미 췌장 기능이 정상이 아니라는 것을 알려주고, 적극적인 생활습관 교정을 권유해야 합니다. (Diabetes. 2003;52(1):102 – 10)
- C-peptide를 측정하는 것이 도움(2형 당뇨라도)이 됩니다.
  - 인슐린 분비능이 감소해 있다면 당뇨가 임박했음을 알 수 있고, 환자 교육에 용이합니다.

※ 일시적인 혈당 변화 감별

- 일시적 혈당 상승 : 고식이섬유질 섭취, 스테로이드나 베타차단제와 같은 특정 약물을 복용한 후, 감염, 스트레스 등이 있을 때
- 일시적 혈당 감소 : 신체활동 후, 알코올 섭취(알코올 분해를 위해 포도당이 필요) 후

1형 당뇨병의 감별

- 2025 ADA 진료지침에서 일반적으로 모든 당뇨병에서 선별검사를 할 필요는 없다고 기술하고 있습니다.
  - 하지만, 루틴하게 첫 진단 시에 anti-GAD ab 검사를 하기도 합니다.
- **다음과 같은 상황에서 1형 당뇨 감별**을 고려 :
  - 비만하지 않음, 증상 발현이 급격함, DKA 동반, 전형적인 대사증후군 양상이 없는데도 당뇨병 발생, 젊은 연령에서 발생, 자가면역질환을 동반, 경구혈당강하제에 대한 반응이 심하게 없음 등
- 구체적인 방법은 아래에서 기술

췌장성 당뇨의 감별 (Pancreatogenic Diabetes, Type 3c Diabetes)

- 2025 ADA 진료지침에서는 급성 췌장염에서는 3-6개월 후, 만성 췌장염에서는 매년 당뇨 선별 검사를 시행하도록 합니다.
- 외상, 수술 등으로 췌장의 손상이 있거나 췌장염의 병력 및 위험인자(ex. 흡연력, 음주력)가 있다면 의심해 볼 수 있습니다.
- **췌장성 당뇨의 특징**
  - 50세 이후, 비만과 가족력 없이 당뇨가 새로 발생

- ◦ 소화불량, 지방변 등 췌장 외분비 장애 시사 증상
- ◦ 인슐린의 심한 결핍 양상 : ADA에서도 early insulin therapy를 고려할 것을 권고
- ◦ 고혈당과 저혈당의 반복(글루카곤도 분비가 잘 안되어 저혈당도 발생)

- 검사 : **CA 19-9**(초진 시 루틴하게 검사하기도), C-peptide, 췌장 영상 검사

검사 결과의 해석

검사 시간

※ ***공복 혈당*** : **8시간 이상** 공복 유지. 12시간을 넘는 장기간의 공복 시에는 오히려 부정확할 수 있습니다.

※ ***식후 혈당*** : 식사를 '**시작한 기준**'으로 1-2시간째를 의미합니다. 즉, **"식사 시작을 언제 하셨어요?"**라고 여쭤봐야 정확합니다.

- ◦ ADA 가이드라인에서는 식사를 시작한 지 1-2시간으로 넓게 정의하고 있으나, 당뇨 치료 시 주로 식후 2시간 혈당을 활용합니다.
- ◦ **당뇨 환자**에 있어서 혈당의 피크는 더 늦게, 더 높게 발생합니다. 그래서 **식후 2시간**에서 측정하게 됩니다.
- ◦ 단, **당뇨가 없거나, 당뇨병 전단계**는 **식후 1시간**에서 측정합니다. 당뇨 환자만큼 혈당의 피크가 지연되어 있지 않으며, 식후 1시간 혈당이 높은 경우 T2DM으로 진행할 확률이 높아진다는 연구가 많습니다. 한국인에서 OGTT 검사 **1시간 후** 혈당이 **144mg/dL 이상**이라면 췌장베타세포 기능의 저하와 2.84배 당뇨병 위험도 상승과 연관이 있었습니다. (Clin Endocrinol. 2017;86(4):513-9)

※ C-peptide : 12시간 금식이 필요합니다.

혈당 검사의 해석

- **위음성, 위양성**

▲ **실제 혈당보다 높게 측정되는 경우 : VitaminC(비타민C), Alcohol(술), Acetaminophen(타이레놀)**, Uric acid, galactose, Xylose, L-dopa

▼ **실제 혈당보다 낮게 측정되는 경우 : 손가락을 짜면서 측정**(interstitial fluid로 불리는 간질액이 같이 나오기 때문)

- **검체별 차이** : 동맥혈, 모세혈관혈, 정맥혈 순으로 혈당이 높습니다. 혈액이 조직을 돌면서 당이 소비되기 때문입니다.
  - ◦ 동맥이 정맥보다 공복시 10mg/dL, 식후 20-50mg/dL가량 높습니다.

A1c 결과의 해석

※ 당화혈색소

- 지난 2-3개월의 평균 혈당치를 반영합니다. 단, 최근 1개월을 보다 더 반영합니다.
- 검사 주기
  - 혈당 조절이 잘되지 않을 때, 치료 방법이 변경되었을 때 : 3개월마다 측정(매우 불안정한 경우 간격 더 줄일 수 있음.)
  - 혈당 조절이 잘될 때 : 1년에 최소 2번은 측정
  - 급여 기준상 1년 6회까지 인정

※ 혈당은 높게 나오는데 A1c가 정상이다?

- **최근에 급격히 고혈당**이 발생 : **스테로이드 사용력**(관절주사, 피부과 등)을 확인
  - 이런 경우 짧게 당뇨약을 사용할 수 있습니다. (단, 보험 가입 등 문제가 있을 수 있으니 고혈당의 정도와 환자의 나이 등 상황을 종합적으로 고려하여 처방합니다.)
- A1c의 false decrease를 일으키는 요인들을 고려합니다.

HbA1c 위양성(False Increase)	HbA1c 위음성(False Decrease)
• **철 결핍성 빈혈(Iron Deficiency Anemia)** ◦ 적혈구 생성이 줄어들며, 오래된 적혈구가 많아지고, 혈당과 더 오래 반응하여 HbA1c 수치를 높임 • **알코올 중독(Chronic Alcohol Use)** ◦ 아세트알데하이드가 HbA1c 형성을 촉진하여 높은 값 유도 • **만성 간질환** ◦ 간 질환으로 적혈구 대사가 느려짐 • **고중성지방혈증(Hypertriglyceridemia)** ◦ 높은 중성지방이 HbA1c 분석 과정에 간섭하여 높게 나타남 • **고빌리루빈혈증(Hyperbilirubinemia)**	• **급격한 발병의 당뇨병** • **출혈, 수혈** • **용혈성 빈혈(±비장비대)** ◦ 적혈구의 Turnover가 빨라지면서 HbA1c가 낮아질 수 있음 • **만성 신장 질환 빈혈(CKD Anemia)** ◦ 적혈구 수명 단축으로 당화 진행이 덜 되면서 낮아짐 • **혈액질환(Hemoglobinopathies)** ◦ 혈액질환으로 HbA1c 측정이 왜곡될 수 있음 (예: 겸상적혈구 빈혈) • **빈혈 치료 후(Erythropoietin or Transfusion)** ◦ 새 적혈구의 비율이 높아 HbA1c 수치가 낮아짐 • **비타민 C 및 E 고용량 복용** ◦ 항산화제는 당화 과정을 억제하여 A1c가 낮게 나올 수 있음 • **임신(Pregnancy) 2-3분기, 산욕기**

- 다른 원인을 배제해도 discrepancy가 있다면 당화알부민 검사, 연속혈당측정(CGM)이 도움이 될 수 있습니다.

당화혈색소(HbA1c)와 공복혈당, 식후혈당의 관계: T2DM에서

※ 공복혈당, 평균혈당과 A1c의 상관관계

Fasting glucose (mg/dl)	Alc (%)
100	6
130	7
160	8
190	9
220	10
250	11
280	12
310	13
340	14
370	15

A1c (%)	eAG (mg/dL)
6	126
6.5	140
7	154
7.5	169
8	183
8.5	197
9	212
9.5	226
10	240

출처 : J Diabetes Metab Disord Control. 2018;5(4):113–7. / https://professional.diabetes.org/glucose_calc

- 위 자료를 바탕으로 공복혈당을 가지고 A1c를 어느 정도 예측할 수 있습니다.
- 계산기 활용 : https://professional.diabetes.org/glucose_calc(A1c→eAG, eAG→A1c 모두 가능)

※ 식후 혈당과 공복 혈당의 해석 (Diabetes. 2010;59(11):2697 – 707)

- **식후 혈당** : 식후 **인슐린 분비**를 통해 혈당을 조절.
  - **식후 인슐린 분비능** 저하가 주요 원인 : **초기 베타세포 기능 저하**는 식후 혈당을 조절하는 **1차 인슐린 반응의 저하**로 나타남.
  - **말초 인슐린 저항성** : 식후 혈당이 오르면 근육과 지방이 인슐린을 통해 포도당을 흡수하는데, 저항성이 증가하면서 포도당 흡수가 원활하지 않게 됨. → 특히 운동 부족, 적은 근육량, 비만 등에서 말초 인슐린 저항성이 증가하여 식후혈당 상승이 더 두드러질 수 있음
  - **고령**일수록 췌장 베타세포의 기능 저하가 많고, 근육량도 감소하여 **식후 혈당이 특히 높게 나오는 경우**가 많습니다.
  - 한국인은 특히 마른 당뇨가 많은 편이고, 서양인에 비해 췌장의 크기가 작아 분비능이 문제가 되는 경우가 더 많습니다.
  - **해결 방법**
    - **근력운동**을 하면 식후혈당이 들어갈 수 있는 방을 키워, 식후혈당을 잡는 데 도움이 될 수 있습니다.
    - **저탄수화물식이**를 통해 식후에 혈당의 스파이크를 잡도록 합니다.

- **공복 혈당** : 공복 시에는 간의 gluconeogenesis를 통해 혈당을 유지 ← 인슐린에 의해 조절됨
    - **간의 인슐린 저항성**이 주요 원인 : 인슐린이 있어도 hepatic gluconeogenesis가 과도하게 작용하게 됨
        - 특히 내장지방이 많고 지방간이 있는 복부 비만의 경우 공복혈당이 유난히 높게 나타날 수 있습니다.
    - **기저 인슐린 분비능** 저하 : 베타세포에서 지속적인 인슐린 분비를 통해 포도당 생성을 억제해야 하는데, 당뇨가 오래되면 베타세포에서 지속적인 인슐린 분비도 못 하게 됨.
    - 기타 원인 : 야간뇨 등 수면 중 깸, 수면무호흡증 등 수면장애, 스트레스, **지방간, 간질환**, 인슐린 치료 시 새벽/소모기 현상 등
    - **젊은 당뇨에서 복부 비만**이 심한 경우 공복혈당만 유난히 높게 나타나는 경우, 간의 인슐린 저항성이 높아져 있다고 추측할 수 있습니다.
    - **해결 방법**
        - 체중 감량 : 간의 인슐린 저항성을 줄이는 방법
        - 수면 문제가 있다면 수면장애 치료, 야간뇨 치료
- **T2DM에서의 패턴**
    - 정상인은 췌장 베타세포에서 소량의 인슐린을 지속적으로 분비하여 아주 좁은 범위로 공복혈당을 조절하고, 식사 이후에 인슐린이 빠르게 확 분비되는 1차 인슐린 반응과 이후 비교적 지속적으로 분비되는 2차 인슐린 반응을 통해 식후혈당을 조절합니다.
    - T2DM은 인슐린 저항성을 특징으로 하는 병으로, 당뇨 초기(낮은 A1c)에는 인슐린 저항성이 주로 작용하여 췌장 베타세포가 고인슐린혈증으로 보상하려고 합니다. 하지만, 인슐린 저항성이 있기 때문에 인슐린이 더 많이 나옴에도 불구하고 혈당은 정상인보다 높게 됩니다.
    - 이후 지속되는 고인슐린혈증으로 β-cell exhaustion이 진행되어, 식후 인슐린 분비는 더 이상 보상할 만큼 많이 나오지 못하게 되며 특히 1차 인슐린 반응이 먼저 크게 감소합니다. 단, 소량을 지속적으로 분비할 수는 있기 때문에 공복혈당은 어느 정도 조절되는 편입니다. 따라서 **식후혈당이 먼저 오르게** 되고, 공복혈당은 간의 인슐린 저항성으로 살짝 상승하거나 정상을 유지할 수도 있습니다.
    - 더 진행되면 베타세포가 기능이 더 소진되어 basal insulin 분비도 저하되고, 공복 시에 간의 gluconeogenesis가 억제되지 않아 **공복혈당까지 본격적으로 상승**합니다.

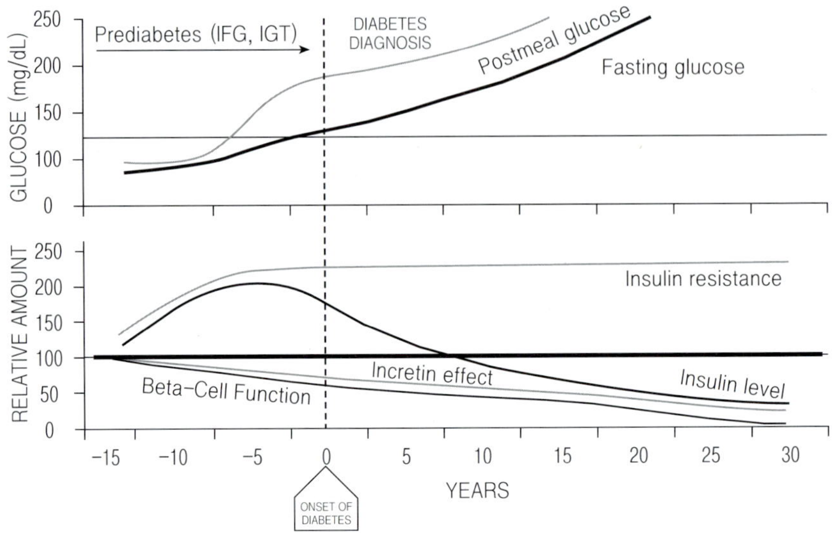

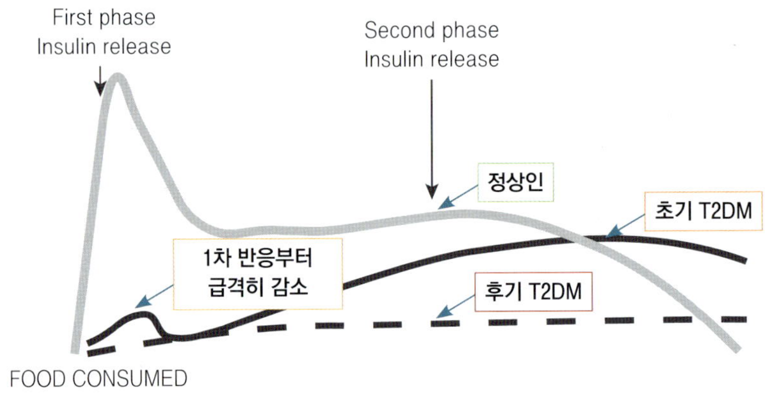

출처 : J Med Univ Santo Tomas. 2022;6(1):868-880. (adapted from Diabetes Educators [Internet]. Pathophysiology of Diabetes Mellitus Type 2. [Updated 2022; cited 2022 April 06])

※ 식후혈당과 공복혈당 중 어느 것이 A1c에 더 기여하나

- **당화혈색소**가 **낮을수록 식후혈당** 기여도가 높고, **당화혈색소**가 **높을수록 공복혈당** 기여도가 높습니다. (Endocr Pract. 2006:12 Suppl 1:42-6)
- **전체적인 기여도**
  - 전반적으로 식후혈당이 당화혈색소와 연관이 있다는 메타분석 결과가 있습니다. (Arch Public Health. 2015:73:43)
  - **한국인** 대상의 국내 연구에서는 **공복혈당이 더 큰 기여**를 하는 것으로 나타났습니다. (Endocrinol Metab (Seoul). 2020;35(2):290-7) 이는 아시아인에서 서양인에 비해 인슐린 저항성이 상대적으로 적지만, 베타세포 기능이 빨리 저하되어 **기저 인슐린 분비능이 더 떨어지는 경우**가 많기 때문입니

다. 아시아인에서 BMI가 낮은데도 당뇨에 걸리는 '마른 당뇨'형이 많다는 것과도 연관지어 이해할 수 있는데, 아시아인에서는 인슐린 저항성보다 베타세포 기능 저하가 더 문제임을 시사하기 때문입니다.

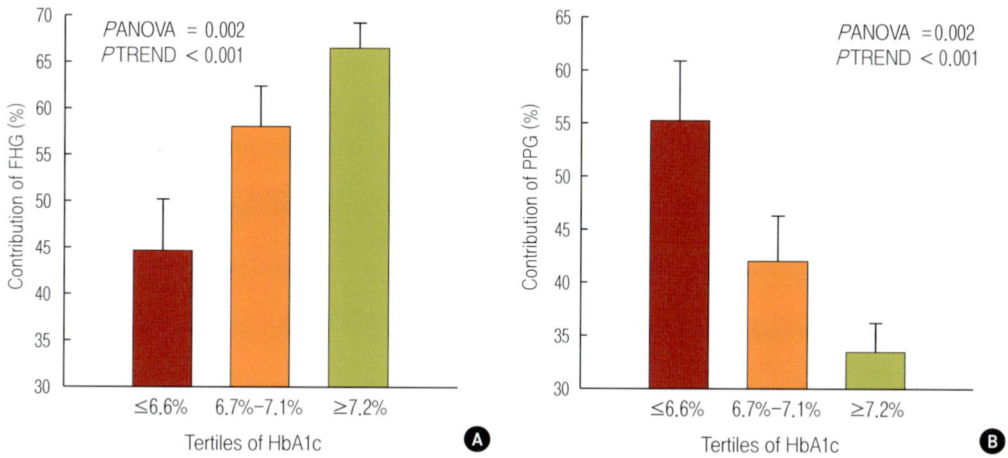

(A) 공복혈당 / (B) 식후 혈당

출처 : Endocrinol Metab (Seoul). 2020;35(2):290-7

초기 검사

- **초기에 활용할 수 있는 진단 검사**들(당뇨 상병 하)
  - **HbA1c, Glucose, C-peptide, anti-GAD ab**, 항인슐린항체(anti-Insulin ab), 항췌도세포항체(ICA ab)
  - 기본 검사들도 같이 시행 : CBC, Electrolyte(Na/K/Cl)(R/O E87.8), LFT, BUN, Cr, uric acid(R/O E79.0), routine urinalysis, Lipid 3종(R/O E78.5) 등
- **인슐린 분비능** : **fasting C-peptide**로 평가(정상치 1.7ng/mL 이상)
  - T2DM에서 insulin resistance가 발생하며 보상성 기전으로 insulin overproduction이 발생하며 초반에는 C-peptide가 증가할 수 있습니다. 이후 T2DM이 오래 진행되면 췌장 베타세포 기능이 떨어지며 **C-peptide**가 감소할 수 있습니다.
  - **수치 해석 :**
    - **1.7ng/mL 미만**이면 **인슐린 분비능이 저하**되었다고 판단합니다.
    - **1.0ng/mL 이하 : 심한 인슐린 분비능의 저하**
    - **0.6ng/mL 미만 : T1DM**
  - **당독성으로 인한 저하** 가능 : 고혈당이 지속되면 인슐린 분비능이 저하됩니다. 초기에 당화혈색소가 많이 높았다면, 당화혈색소가 좋아지면서 인슐린 분비능도 좋아질 수 있어 **재평가가 필요**합니다.

  - 당뇨 상병에서 급여 인정이 되어 6개월에 1번 정도 검사해도 삭감이 없으며, 손쉽게 인슐린 분비능에 대해 평가할 수 있어 1형 당뇨병 감별, 인슐린의 필요성 여부 확인, 환자 교육(인슐린이 몸에서 이제 많이 나오지 않고 있습니다) 등에 활용하기 좋습니다.
- **인슐린 저항성** : HOMA-IR 계산(fasting insulin과 fasting glucose의 결과 필요, 구글 검색하여 여러 계산기를 이용 가능)
  - **HOMA-IR 수치 해석 : ≥ 2.0→인슐린 저항성 의심 / ≥ 3.0 명확한 인슐린 저항성**
  - 굳이 인슐린 저항성을 확인할 목적으로 HOMA-IR 계산을 루틴하게 시행하지는 않습니다.
  - 임상적인 양상으로 파악 : 비만, **복부 비만**, 동반질환(PCOS, 대사증후군 등), TG/HDL ratio > 3-3.5
    - HOMA-IR 2.5 이상인 환자에서 체질량지수와 대사증후군의 비율이 높음. (Diabetes Metab J. 2015;39:387-94)
- **기타**
  - 항인슐린항체 : 인슐린 치료를 2주 이상 시행한 경우 측정하지 않아야 합니다. 인슐린 치료가 인슐린 항체를 만들어내기 때문.
  - 항췌도세포항체
  - 당화 알부민 : 2-4주 동안의 혈당을 반영하여, 혈당의 변동성이 큰 경우 고려할 수 있습니다.

정기 검사

- 연 1회 정도 : Chest PA, EKG, CBC, urinalysis, urine Cr, Microalbumin, C-peptide, Electrolyte(Na/K/Cl)
- 연 2회 정도 : LFT, Cholesterol 3종(+calculated LDL), BUN, Cr
- **내원 시마다** : **HbA1c**, Glucose
- 환자의 상태에 따라서 검사 빈도는 다르게 설정할 수 있으나, HbA1c와 콩팥 검사는 꾸준히 평가받도록 합니다.

당뇨병의 종류 감별

치료가 다르기 때문에 제1형 당뇨병과 제2형 당뇨병의 구분이 중요합니다. 하지만 우리나라 사람에서는 **비전형적 당뇨병이 많아**, **발병 당시에 병형 결정이 어려운 경우가 많은 편**입니다. 병형이 뚜렷하지 않은 경우, 우선 잠정적으로 분류 후 치료를 하고, 이후 임상경과에 따라서 C-peptide와 antibody 측정을 비롯한 재평가 과정을 통해 진단을 할 수 있습니다.

이미 전형적 당뇨병(T1DM, T2DM)으로 진단이 되어 치료를 받고 있는 환자에서도, 임상 양상에서 벗어나는 모습을 보인다면 **비전형적 당뇨병을 의심**하기 위해 **특징을 알아두는 것**이 좋겠습니다.

구분	제1형 당뇨병 (T1DM)	제2형 당뇨병 (T2DM)
병리학적 기전	췌장 베타세포의 파괴 → 인슐린 결핍	인슐린 저항성이 선행 → 점진적인 인슐린 분비 결함
발병 연령	주로 소아 및 청소년(어린 나이에서 발생)	주로 성인에서 발생(40세 이상에서 흔함)
발병 속도	급격한 발병(수주~수개월 내 증상 발생)	서서히 진행(수년간 서서히 진행)
체중	보통 **정상 체중이거나 마름**(BMI 낮음)	**과체중 또는 비만**이 흔함(BMI ≥25kg/m^2) 단, 한국인은 마른 경우에서도 T2DM이 흔함
인슐린 저항성	없음(베타세포 기능이 거의 없음)	존재(**인슐린 저항성**이 주된 기전)
인슐린 분비	**인슐린 분비의 결핍**(주된 기전) fasting C-peptide < 0.6ng/mL	정상 또는 증가되었다가 점차 감소 fasting C-peptide ≥ 1.0ng/mL
자가면역 항체	**양성**(GAD, insulin, IC 등 자가항체 검출 가능)	**음성**(단, 5% 정도에서 양성이라는 보고 있음)
케톤산증(DKA) 위험	높음(발병 초기부터 DKA 발생 가능)	드묾(하지만 심한 스트레스 상황에서 가능)
가족력	비교적 적음(일부 유전적 경향 존재)	강한 가족력(유전적 요인 중요)
치료 반응	인슐린 필수	생활습관 개선, 경구 혈당강하제, 진행 시 인슐린 필요
주요 치료	**인슐린 치료**가 필수적	메트포르민, SGLT2 억제제, GLP-1 작용제, 인슐린 등 **다양한 치료 옵션**

※ T1DM 감별 과정

- T1DM, T2DM 감별 : 자가항체[**anti-GAD ab(우선 검사)**, Insulin ab, ICA 등], Fasting C-peptide(당뇨 상병으로도 인정되어 손쉽게 검사)
    - 둘을 구분하는 single clinical feature는 없다고 ADA 가이드라인에서 서술. 환자의 임상양상을 전반적으로 고려하여 의심하에 검사를 시행해야 합니다.
    - ADA 가이드라인에서는 anti-GAD ab를 먼저 검사하라고 되어 있으나, C-peptide와 anti-GAD ab를 동시에 측정할 수 있습니다. 또한, C-peptide가 보다 흔하게 검사되기 때문에, 낮은 C-peptide 수치를 통해 의심하고 anti-GAD ab 검사를 시행하는 경우도 있습니다.

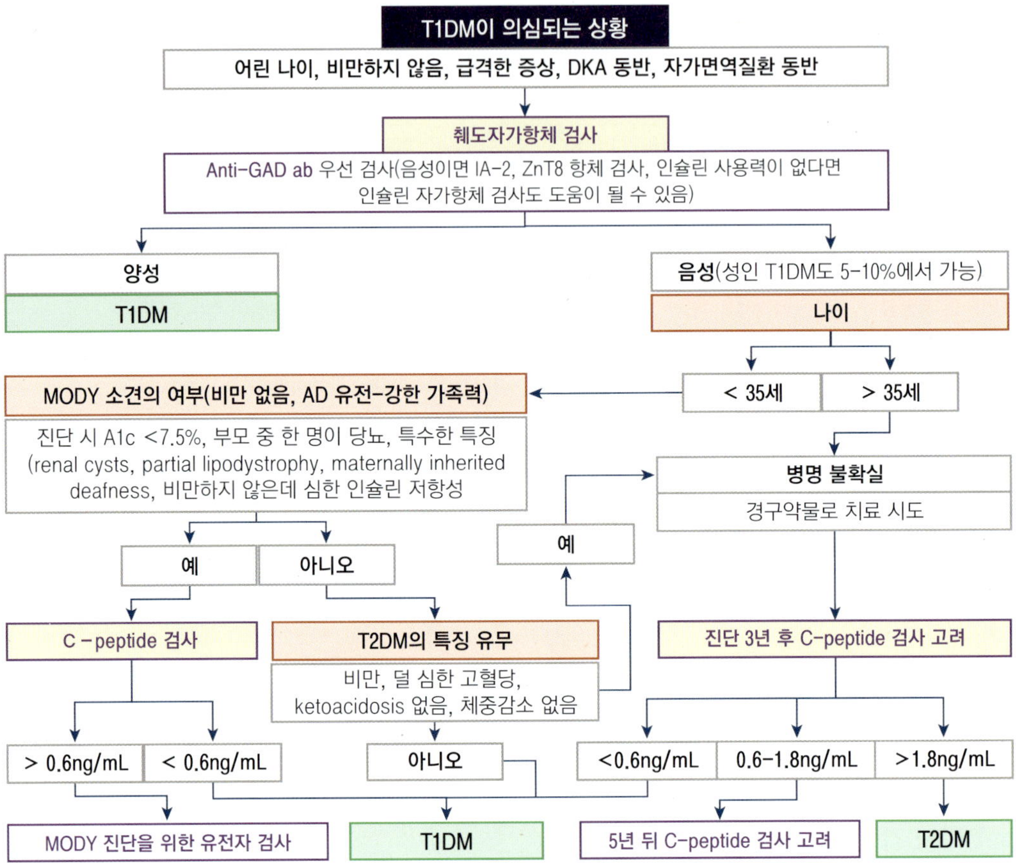

출처 : Diabetes Care. 2025;48(Supplement_1):S27 - S49

제2형 당뇨병(T2DM)

- 상당수의 당뇨병이 제2형 당뇨병이고, 일차의료기관의 주 치료 대상이기도 합니다.
- 특징 : 비만(단, 서양인에 비해 한국인에서는 마른 당뇨가 많은 편), 서서히 진행, 가족력 있음, 대사증후군 동반
- **기준** : **공복 C-peptide 1.0ng/mL 이상은** 2형 당뇨로 분류(0.6ng/mL 미만은 1형 당뇨)
- 자가 항체 : 대부분 음성
  - 하지만, T2DM으로 진단된 우리나라 환자에서 anti-GAD ab가 4-25% 양성이라는 보고도 있음
    - 임상적 의미 : LADA의 가능성, 인슐린 치료를 하게 될 높은 가능성
- 경구약제로 치료 가능 → DM-CKD가 심해지거나 당뇨가 많이 진행되면 인슐린이 필요할 수 있음.

제1형 당뇨병(T1DM)

- 서양에서는 5% 정도로 보고되는 반면, 국내에서는 1% 정도로 적은 편.
- 특징 : 35세 이전에 발병, 비만하지 않은 환자, 급격한 증상, DKA 동반, 자가면역질환 동반 확률이 높음.
- Type :
  - IA : 면역매개형(90-95%) - 주로 백인, 자가항체 양성률 90% 이상
  - IB : 특발형(5-10%) - 아시아 또는 아프리카 인종, 자가항체 음성
- C-peptide : fasting에서 < 0.6ng/mL
- 자가항체 : anti-GAD ab, anti-insulin ab, anti-islet ab
- 치료에 인슐린이 반드시 필요

LADA(Late onset of Autoimmune Diabetes in Adult), 성인잠복자가면역당뇨병

- **"T2DM으로 치료 중, 경구 혈당강하제에 점점 반응을 하지 않고 DKA도 발생하며, 인슐린 치료로 넘어가야 하는 경우"**
- 성인에서 발생(**20-40세**)하지만, **자가 항체가 양성**입니다.
- 젊은 성인이 C-peptide가 낮은 경우 LADA를 의심하거나 추적검사가 필요합니다.
- 자가 항체가 양성이지만 인슐린 치료가 적어도 6개월 정도는 필요하지 않습니다.
- **결국엔 인슐린 치료가 필요**하게 되며, DKA의 발생 위험도 높습니다.
- 천천히 베타세포가 파괴되며 T1DM처럼 되기 때문에, 경구약제를 사용하고 있는 경우 SU는 사용하지 않는 것이 바람직합니다.
- **LADA 의심과 관리의 예 :**
  - 30세 이상에서 당뇨병 진단 당시에는 C-peptide가 양호하여 T2DM 진단 하에 치료하던 중, A1c가 호전되지 않고 계속 상승 → C-peptide 검사를 했더니 감소되어 있음 → anti-GAD ab 검사 시행 → 양성이면 LADA 진단 → 인슐린 치료
  - T2DM인 줄 알았으나, DKA가 발생하고 결국 인슐린 치료까지 사용하게 되는 경우 → C-peptide, anti-GAD ab 검사 시행

Fulminant T1DM, 전격성 1형 당뇨병

- 90% 이상이 성인에서 발생하며, 주로 아시아인에서 발생합니다.
- 감기 유사증상 또는 위장관 증상이 선행된다는 특징이 있습니다.
- 고혈당 증상 이후 약 1주일 이내 DKA 또는 ketoacidosis의 발생(=일반적인 외래 환경에서 감별한 필요는 떨어집니다.)

- 심한 고혈당(>288mg/dL)에도 A1c는 높지 않음(<8.5%)
- C-peptide <0.3ng/mL로 매우 저하
- 췌도특이 자가항체 음성(T1DM type IB의 subtype으로 간주), 췌장 효소 상승
- 인슐린 치료받기까지 유병기간이 1-2주 이내로 극도로 짧음.

MODY (Maturity-onset diabetes of the young)

- MODY의 특징
  - **유전성** : MODY는 특정 유전자 돌연변이(현재까지 14가지 이상 발견됨)에 의해 발생하며, **상염색체 우성으로 부모 중 한 명이 MODY이면 자녀에게 약 50% 확률로 유전**되며, 일반적으로 **3대 이상 가족력**이 있는 경우가 많습니다.
  - **젊은 나이에 발병(보통 25세 이전)** : 보통 **소아 · 청소년기 또는 20대 초반**에 진단되지만, 드물게 30-40대 이후까지 진단되지 않는 경우도 있습니다.
  - **비만이 아닌 경우가 많음** : MODY 환자는 2형 당뇨병과 달리 **비만이 아니며, 대사증후군을 동반하지 않는 경우가 많음.**
  - **인슐린 저항성이 아니라 인슐린 분비 장애가 원인** : 인슐린이 잘 작용하지 않는 2형 당뇨병과는 달리, **MODY는 췌장 베타세포의 인슐린 분비가 유전적으로 부족**하여 발생합니다. 하지만 초기에는 인슐린 치료가 필요하지 않고, 일부 경우에는 **설폰요소제(SU 계열) 경구약**만으로도 혈당 조절이 가능합니다.
  - **자가면역 항체(ICA, GAD Ab 등) 음성** : 1형 당뇨병과 다르게 단일 유전자 이상으로 발생하는 MODY는 **자가항체가 음성**입니다.
- **MODY를 의심해야 하는 경우**
  - **25세 이전**에 당뇨병이 발생했으나 **자가항체**(GAD, ICA 등)**가 음성**이며 비만하지 않고, 대사증후군이 없음
  - **3대 이상 가족력**이 있으며, 유사한 당뇨병 양상을 보이는 가족 구성원이 존재
  - 초기부터 인슐린 없이 혈당이 잘 조절됨
  - 경구약(특히 설폰요소제)에 매우 잘 반응하는 경우
- **MODY의 type → 확진은 유전자 검사**
  - **MODY 2(GCK 변이)**
    - 당뇨병이 경증이며, 합병증 위험이 거의 없어 치료가 필요 없는 경우 많고 적절한 생활습관 교정으로 조절 가능
    - 불필요한 약물 치료를 피하기 위해 MODY 진단이 중요
  - **MODY 1, 3(HNF4A, HNF1A 변이) → MODY3가 가장 흔한 유형**
    - 설폰요소제(SU)가 매우 효과적이며, 초기 인슐린 치료가 불필요한 경우 많음
    - 젊은 나이에 발병하여 T1DM으로 잘못 생각할 수 있으나, 인슐린 투여를 하지 않도록 함.

- MODY 5(HNF1B 변이)
  - 신장 질환 동반 가능 → 신장 기능 모니터링 필요
  - 인슐린 치료가 필요한 경우가 많음
- MODY 6(NEUROD1 변이) : 매우 드문 유형

Ketosis-prone DM

- T1DM이지만, 초기에 DKA로 진행하다가 추후 인슐린 분비능이 회복되고 T2DM 같은 경과를 보이는 타입입니다.
- T1DM인데도 비만할 수 있음.
- 소변/혈중 케톤(+)
- 자가항체 음성 가능 : 자가항체 여부와 베타세포 기능에 따라 4가지 아형으로 분류
  - $A^-\beta^+$ 유형(KPD의 가장 전형적인 형태)은 시간이 지나면서 인슐린 없이도 혈당 조절이 가능

심평의학

상병코드

※ 당뇨병 상병

E11.9 합병증을 동반하지 않은 II형 당뇨병

E10.9 합병증을 동반하지 않은 I형 당뇨병

E13.9 합병증을 동반하지 않은 기타명시된 당뇨병

E14.9 합병증을 동반하지 않은 상세불명의 당뇨병

※ 당뇨병성 신경병증 (신경병증약까지 주고 싶으면)

E11.41 당뇨병성 다발성 신경병증을 동반한 II형 당뇨병

E10.41 당뇨병성 다발성 신경병증을 동반한 I형 당뇨병

E13.41 당뇨병성 다발성 신경병증을 동반한 기타명시된 당뇨병

E14.41 당뇨병성 다발성 신경병증을 동반한 상세불명의 당뇨병

G63.2 당뇨병성 다발신경병증

※ 그냥 혈당만 측정한 경우

R73.9 상세불명의 과혈당

검사

- 일반적으로 **당뇨병 상병시 HbA1c, C-peptide, Insulin 검사가 인정**이 되고 있습니다.
- Glucose : 정량 - 기본검사로 활용 가능 / 반정량 - 당뇨 코드 또는 R73.9 상세불명의 과혈당을 활용
- HbA1c : 고시 제2019-175호(행위)
  - **1년 6회**로 인정
  - 회계연도 기준 - 매월 1월 1일부터 12월 31일 기준으로 6회
  - 당뇨 확인을 위해 검사하는 경우 : R73.9를 주상병으로 넣고, 검사 결과가 미달이면 E119를 배제상병으로 넣어 청구
- anti-GAD ab : 고시 제2023-293호(행위) - "감별진단을 목적으로 실시하는 경우 요양급여 인정"
  - 삭감이 잘 되며, **평생 1회 급여**로 간주가 됩니다. (물론, T2DM 치료 중 LADA가 의심될 때 검사해 볼 수 있음. 루틴하게 하지 않아야 함)

> - 가. 급여대상
>   - 1) 자가면역성 신경계 질환(소뇌실조, 강직인간증후군, 뇌염, 뇌전증 등)
>   - 2) 당뇨병 진단 시 제1형 또는 제2형으로 구분하기 어려운 경우
> - 나. 산정방법 위 1)의 경우 혈청 및 뇌척수액 검체로 동시 실시 시 주된 1종만 인정함.

- **당화알부민** : 고시 제2020-120호(행위) → 당뇨병 상병+JX999 기재가 중요(ex. "최근 급격한 혈당 변화")

> - 1. 당뇨병 환자에게 시행하는 누309 당화알부민[화학반응-장비측정] 검사의 급여기준은 다음과 같이 함.
>
> \- 다 음 -
>
> 가. 급여대상
>   1) 최근 급격한 혈당 변화가 있는 경우
>   - **3개월** 이내 당화혈색소 **변화가 1%** 이상인 경우
>   2) 단기간에 약물 반응평가가 필요한 경우
>   - **3개월 이내** 측정된 당화혈색소가 **9%** 이상인 경우
>   3) 식전/식후 혈당변동이 크다고 판단되는 경우
>   - 공복과 식후 2시간 **혈당 차이**가 **100mg/dL 이상**인 경우이거나
>   - 식후 혈당 값 사이의 **변동폭**이 **50mg/dL 이상**인 경우
>   4) 만성신질환 및 투석환자
>   5) 임신성당뇨병
>   6) 적혈구 수명이 비정상적인 혈액학적 질환(용혈성빈혈, 이상헤모글로빈혈증 등)
>   7) 만성간질환
>   8) 혈당과 당화혈색소 수치의 상관도가 낮은 경우
>   9) 인슐린 주사요법을 시행하는 제1형 및 제2형 당뇨병 환자
>
> 나. 누309 당화알부민[화학반응-장비측정] 검사는 헤모글로빈 A1c검사로 정확한 혈당조절 상태를 파악하기 어려운 경우에 실시하며, **1년에 2회 이내**로 인정함.
>
> - 2. 상기 나.의 횟수를 초과하는 경우에는 「선별급여 지정 및 실시 등에 관한 기준」에 따라 본인부담률을 90%로 적용함.

• **microalbumin** : 고시 제2018-105호(행위) - JX999에 "요단백 미검출" 기재해야 삭감되지 않음

> • 누300 미량알부민 검사는 다음에 해당되는 환자로서 누225 요 일반검사[화학반응-육안검사/화학반응-장비측정]에서 요단백이 검출되지 아니하여 실시한 경우에 인정함.
>
> \- 다 음 -
>
> 가. 당뇨병성 신증이 의심되는 당뇨병환자
> 나. 심혈관계 합병 위험인자(비만, 당뇨, 고지혈증, 뇌졸중 등)가 있는 고혈압환자

- ○ 요단백이 없는 경우에 급여 → 요단백이 검출되면 원칙적으로 급여 불가
  - ▪ 원칙적으로 일반 소변 검사를 시행해서 단백뇨가 없을 때 2차로 시행해야 하지만, 같이 시행해도 삭감을 하고 있지는 않다고 합니다. 다만, 원칙에 위배되므로 앞으로 삭감이 될 가능성은 있겠습니다.
- ○ 정성 검사를 먼저 시행해야 한다는 고시가 없어져 정량 검사를 바로 실시 가능
- ○ **1년 1회**는 급여가 되고 있음 → 1년에 1회를 초과하면 의학적 사유를 JX999에 기재하면 급여 인정
  - ▪ 정상이면 1년에 1회, 비정상 소견에서는 수개월 후에 다시 검사해도 삭감이 되고 있지는 않다고 합니다.
  - ▪ 합병증 관련 상병이 없더라도 단순 당뇨, 고혈압에서 인정되고 있다고 합니다. 안전하게 당뇨병성 신증(E1120), 비만, 당뇨, 고지혈증, 뇌졸중 상병 등을 배제상병으로 입력하고 청구할 수도 있습니다.

Reference

1. 당뇨병진료지침 제8판, 2023, 대한당뇨병학회
2. Diabetes Care. 2024;47(Suppl. 1):S20-S42.
3. Diabetes Care. 2024;47(Supplement_1):S5-S10.
4. Diabetes. 2010;59(11):2697-2707.
5. Diabetes Care. 2025;48(Supplement_1):S27-S49.
6. Diabetes Care. 2025;48(Supplement_1):S128-S145.

CHAPTER 9

당뇨병 2편 : T2DM의 경구혈당 강하제 조절

당뇨병은 고혈압, 고지혈증과는 비교가 되지 않을 정도로 관리하기가 까다롭습니다. 심지어 **보험기준은 근거 중심적인 측면에서도, 실용적인 측면에서도 전 세계를 통틀어 가장 최악**이라고 단언할 수 있습니다. 도대체 **현실성이란 없는 기준**을 가지고 있으면서도 자주 바뀌기도 합니다. 이런 상황에서 국내 가이드라인, 신 외국 가이드라인, 심평의학이 섞여 뒤죽박죽이 되기 쉽습니다. 이런 국내 현실상 보험기준을 주축으로 치료를 할 수밖에 없기 때문에, 다른 챕터들과 다르게 심평의학을 주축으로 하면서 가이드라인을 최대한 반영할 수 있도록 구성했습니다.

최근 모든 가이드라인들이 환자 개별 상황에 맞게 치료하도록 하고 있습니다. 당뇨병은 많은 당뇨병 약제가 개발됨에 따라 옵션이 다양해졌고, 개인별 치료가 더 강조가 되고 있습니다. 이렇게 옵션이 많다 보니, 당뇨병 치료에는 조금 더 **의사의 개인적 주관**이 많이 들어가게 되는 것 같습니다.

이번 챕터에서는 SGLT2i의 조합을 따질 때, 많이 사용하는 empagliflozin, dapagliflozin의 조합을 고려했으며 ipragliflozin, ertugliflozin, enavogliflozin은 고려하지 않았음을 밝힙니다.

경구약제 심평의학

우선적으로 심평의학을 먼저 이해하고, 구체적인 치료 방법에 대해 살펴보는 것이 좋습니다. 당뇨 약제의 급여기준만큼 까다로운 기준이 없기 때문입니다. 개정도 잦은 편으로 급여 기준을 꾸준히 업데이트까지 하셔야 합니다.

심평의학적 A1c의 의미

1. A1c **6.5** : 당뇨 진단
2. A1c **7.0** : 당뇨 약제 추가의 기준(+ 공복혈당 130 이상, 식후혈당 180 이상 중 하나에 해당해도 2차 약제 추가 가능)

3. A1c **7.5** : 당뇨 초치료 시 처음부터 2제 요법이 가능한 수치

당뇨병용제 급여 기준 : 고시 제2025-51호(약제)

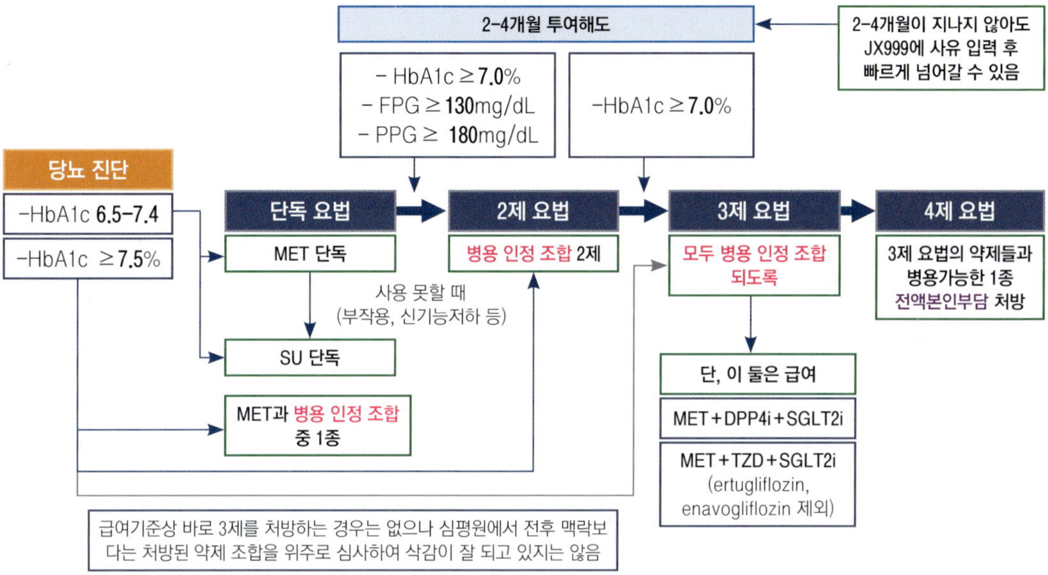

1. 단독 요법 → 일반적인 당뇨 진단 기준에 만족하면 metformin 급여 → 부작용 또는 금기로 투여 못하면 SU 인정

인슐린 비의존성 당뇨병(**제2형 당뇨병**) 환자에게 **아래와 같은 기준으로 투여 시 요양급여를 인정**하며, 허가사항 범위이지만 동 인정기준 이외에는 **약값 전액을 환자가 부담**함.

- 아 래 -

가. 경구용 당뇨병치료제

1) **단독요법**

다음의 하나에 해당하는 경우 Metformin 단독투여를 인정하고, Metformin 투여 금기 환자 또는 부작용으로 Metformin을 투여할 수 없는 경우에는 Sulfonylurea계 약제의 단독 투여를 인정하며, 이 경우 투여소견을 첨부하여야 함.

- 다 음 -

가) 헤모글로빈A1C(HbA1C) ≥ 6.5%
나) 공복혈장혈당 ≥ 126mg/dL
다) 당뇨의 전형적인 증상과 임의혈장혈당 ≥ 200mg/dL
라) 75g 경구당부하검사 후 2시간 혈장혈당 ≥ 200mg/dL

1. 우선 기준에 맞게 처방했을 때, 급여 인정이 되고, 기준에 맞지 않을 때는 전액본인부담 처리를 할 수 있습니다.
2. 단독 요법의 시작 기준은 당뇨병 진단기준과 같습니다. 다만, 두 가지 기준을 동시에 만족해야 한다거나, 다른 날 한 번 더 검사하여 확진해야 한다는 가이드라인의 기준은 없으므로, 심평의학적으로는 한 번의 검사만으로도 진단 후 처방할 수 있습니다.
3. Metformin의 금기(신기능 저하), 부작용(ex. 위장관 부작용)에 해당 → JX999에 사유를 입력하고 SU를 급여 처방 가능

2. 병용 요법 → 2-4개월 투여해도 7.0 이상이면 약제 추가 가능(단, 인정 가능 2제 요법에 한하여)

2) 병용요법

가) 2제요법

(1) 단독요법으로 **2-4개월** 이상 투약해도 다음의 하나에 해당하는 경우 **다른 기전**의 당뇨병 치료제 1종을 추가한 병용요법을 인정함.

\- 다 음 -

(가) HbA1C ≥7.0%

(나) 공복혈당 ≥130mg/dl

(다) 식후혈당 ≥180mg/dl

(2) **HbA1C ≥7.5% 경우**에는 Metformin을 포함한 **2제 요법을 처음부터 인정**함.

○ Metformin 투여 금기 환자 또는 부작용으로 Metformin을 투여할 수 없는 경우에는 Sulfonylurea계 약제를 포함한 2제 요법을 처음부터 인정하며, 이 경우 투여소견을 첨부하여야 함.

(3) 인정 가능 2제 요법 → 아래에서 따로 설명

(4) **2제요법 투여대상**으로 2제요법 인정 가능 성분 중 **1종만 투여한 경우도 인정**함.

나) 3제요법

○ 2제 요법을 **2-4개월** 이상 투여해도 HbA1C가 7% 이상인 경우에는 **다른 기전**의 당뇨병 치료제 1종을 추가한 병용요법을 인정함. 단, **2제 요법에서 인정되지 않는 약제의 조합이 포함되어서는 아니되나**, 다음의 **3제요법은 인정**함.

\- 다 음 -

(1) metformin+SGLT-2 inhibitor+DPP-IV inhibitor

(2) metformin+SGLT-2 inhibitor(ertugliflozin, enavogliflozin 제외)+Thiazolidinedione

\+

라. 각 단계에서 명시한 기간에 해당하지 않더라도 **신속한 변경을 요하는 경우**에는 투여소견 첨부 시 **사례별로 인정**함.

1. **2-4개월까지 투여하지 않았어도** 기준에 맞지 않는다면 **JX999에 사유를 입력**하고 2제 요법/3제 요법으로 **빠르게 넘어갈 수도 있습니다.**
   ○ **1제→2제 요법**은 3가지 기준(A1c, 공복혈당, 식후혈당)을, **2제→3제 요법**은 A1c 1가지 기준을 제시하고 있습니다.
2. 병용 요법을 할 때는 2제요법으로 인정되지 않는 약제의 조합이 포함되어서는 안 됩니다. 이 경우들은 아래에서 작성했습니다.
   ○ 서로 다른 기전의 약제를 추가하라는 말이 있어, GLP-1RA와 DPP4i를 같이 사용할 수 없습니다.
3. 인정되지 않는 약제 조합이 있을 때는, 허가사항 내에서 전액본인부담을 인정하고 있으므로 허가사항에는 해당하는지 확인해야 합니다.
   ○ 허가사항에도 없는 조합이라면 처방이 불가능합니다.
4. A1c가 7.5 이상이면 처음부터 2제 요법을 시작할 수 있습니다.
5. 2제 요법이 가능할 때, 인정 가능 조합 중 1가지 약제만 사용해도 급여 처방이 가능합니다.

3. 4제 요법?

4제 요법에 대한 내용은 급여 고시에 나오지 않습니다. 하지만, 심평원에서는 질의응답을 통해 **"추가하는 약제가 기존의 3제와 각각 허가 범위 내에서 병용이 가능한 조합이라면, 추가하는 약제를 전액본인부담 처리하여 처방할 수 있다"** 고 하였습니다.

→ 따라서 다음의 기준을 따라서 처방합니다.

- 추가하는 약제가 나머지 3가지 약제와 병용인정 불가 조합이 있는지 확인
- 병용인정 불가 조합이 있다면 허가사항에는 해당하는지 확인
  ○ 허가사항에 있는 조합 : 인정불가 조합 중에서 한 가지를 전액본인부담 처리할 수 있습니다.
  ○ 허가사항에도 없는 조합 : 처방이 불가능한 조합입니다.

- **인정가능 2제 요법 : 붉은 칸은 '병용인정불가 조합'**
  - **인정되지 않은 방법**이 있는지 항상 확인해야 합니다.

구 분		Metformin	Sulfony-lurea	Megli-tinide	α-gluco-sidase inhibitor	Thiazoli-dinedione	DPP-IV inhibitor	SGLT-2 inhibitor				
								dapagli-flozin	ipragli-flozin	empagli-flozin	ertugli-flozin	enavogli-flozin
Metformin			인정	인정	인정	인정	인정	인정	인정	인정	인정	인정
Sulfonylurea		인정			인정	인정	인정	인정	인정	인정	인정	
Meglitinide		인정			인정	인정						
α-glucosidase inhibitor		인정	인정	인정								
Thiazolidinedione		인정	인정	인정			인정					
DPP-IV inhibitor		인정	인정			인정						
SGLT-2 inhibitor	dapagliflozin	인정	인정									
	ipragliflozin	인정	인정									
	empagliflozin	인정	인정									
	ertugliflozin	인정	인정									
	enavogliflozin	인정										

  - ▪ **SGLT2i : TZD 또는 DPP4i와 병용 불가**(TZD와 DPP4i는 인정되는 조합)
    - **단, 3제 요법으로 (1) metformin+DPP4i+SGLT2i** / (2) **metformin+SGLT2i+TZD는 가능한 조합입니다.**
    - (2)조합에서 SGLT2i에는 ertugliflozin, enavogliflozin은 인정되지 않으나, SGLT2i는 dapagliflozin, empagliflozin을 주로 사용하므로 크게 생각하지 않으셔도 됩니다
  - ▪ α-glucosidase inhibitor : TZD, DPP4i, SGLT2i와 병용 불가(하지만, 잘 사용하는 약제가 아니라 크게 생각하지 않아도 됩니다.)
  - ▪ Meglitinide : SU, DPP4i, SGLT2i와 병용 불가(하지만, 잘 사용하는 약제가 아니라 크게 생각하지 않아도 됩니다.)
- ○ **병용 인정 불가 조합**이 있다면 **허가사항에는 병용 요법에 대한 내용이 있는지 확인**해야 합니다.
  - ▪ '의약품 안전나라'에 검색하여 약제를 검색하면 병용에 대한 언급이 있는 경우가 있습니다. 다만, 모든 경우를 다 살펴보기는 어렵기 때문에 가장 흔하게 고민하게 되는 SGLT2i와 TZD, DPP4i를 찾아보았습니다.
    - **Dapagliflozin** : metformin, SU, metformin+saxaglitpin, insulin, **Pioglitazone**, **Sitagliptin**에 대한 병용 언급
    - **Empagliflozin** : metformin, metformin+SU, metformin+pioglitazone, metformin+Linagliptin, MDI insulin, basal insulin과 병용 언급
    - Pioglitazone : Insulin, SU, Metformin에 대한 언급

- **Sitagliptin** : metformin, **pioglitazone**, SU (Glimepride), insulin에 대한 언급
- 사용 가능한 조합: **한 가지 약제를 전액본인부담처리**하여 처방(환자를 생각해서 좀 더 저렴한 한 약제를 선택)할 수 있겠습니다. 타 SGLT2i에 대한 조합도 있으나 잘 사용하지 않으므로 제외하였습니다.
  - SGLT2i+TZD는 **dapagliflozin+pioglitazone**의 조합을 이용
  - SGTL2i+DPP4i는 **dapagliflozin+sitagliptin**의 조합을 이용

○ **3제 요법**을 처방할 때도 **병용인정 불가 조합**을 찾아야 합니다.

▪ 단, 위에서도 언급한 **metformin+SGLT2i+DPP4i / metformin+SGLT2i+TZD 조합**은 특별히 따로 인정하고 있으므로 **병용인정 불가 조합을 따질 필요는 없습니다.**

- 이로 인해 SGLT2i+TZD, SGTL2i+DPP4i가 병용 인정 불가 조합인데, metformin과 사용하면 인정이 되는 웃지 못할 아이러니가 발생합니다. 이때 **dapagliflozin+Pioglitazone, dapagliflozin+sitagliptin의 조합을 사용하지 않아도 됩니다.** 따라서 metformin을 버리라고 하고 처방하게 되는 경우까지 등장하게 되고 있습니다. 말도 안 되는 급여기준을 개선해야 이런 해프닝이 발생하지 않을 것입니다.

▪ 예를 들어 Pioglitazone+teneligliptin+dapagliflozin을 처방한다고 했을 때, teneligliptin과 dapagliflozin이 인정불가 조합입니다. 인정 불가 조합일 때는 허가사항 내 처방인지 확인해야 하는데, 허가사항에도 없는 조합이라 아예 처방이 불가능한 조합입니다. 이럴 때는 DPP4i 간의 효능효과의 차이가 크지 않으므로, teneligliptin을 허가사항상 dapagliflozin과 병용이 가능한 sitagliptin으로 변경하면 처방은 가능해집니다. 하지만 SGLT2i+DPP4i는 인정 불가 조합이므로 dapagliflozin과 sitagliptin 중 한 가지를 전액본인부담처리를 해야 하고, pioglitazone은 전액본인부담 대상이 아닌 것입니다.

○ **전액본인부담 처리 시 주의**

▪ 조합을 만들고 아무 약제나 전액본인부담을 처리하는 것이 아닙니다. 한 가지 약제를 전액본인부담 처리를 하고, 나머지 약제들은 급여 기준에 만족하는 조합일 때 가능한 것입니다.

▪ 예를 들어, MET+SU+DPP4i+SGLT2i를 처방할 때, SU를 전액본인부담 처리를 한다고 가정하겠습니다. 나머지 MET+DPP4i+SGLT2i가 급여기준에 만족하기 때문에 올바른 처방입니다. 여기서 MET을 전액본인부담 처리한다고 하면, SU+DPP4i+SGLT2i 중 DPP4i+SGLT2i가 병용인정 불가 조합이므로 급여 기준에 만족하지 않기에 처방이 되지 않습니다. SU+DPP4i+SGLT2i가 올바른 처방이 되기 위해서는 DPP4i, SGLT2i 둘 중의 하나가 또 전액본인부담이 되어야 하는 문제가 생깁니다. DPP4i 또는 SGLT2i를 전액본인부담 처리하면 역시 나머지 3가지가 급여기준에 만족하여 가능한 조합이 됩니다.

최대 용량

급여 인정용량 → 인정 용량 내에서 급여, 넘어가면 전액본인부담 처리(실제로는 이 용량을 넘어서 처방할 필요는 없습니다.)

바. 급여 인정용량
각 **약제별 용법 · 용량 범위 내에서 급여**하며, 다음의 인정용량을 초과한 경우에는 약값 전액을 환자가 부담토록 함.

\- 다 음 -

1) Repaglinide 경구제(복합제 포함) : 1일 최대 6mg
2) **Pioglitazone** 경구제(복합제 포함) : 1일 최대 **30mg**
3) **Metformin** 성분이 포함된 복합제에 Metformin 단일제 추가 투여 시(복합제 용량 포함)
   가) **일반형** : 1일 최대 **2,550mg(=850mg TID)**
   나) **서방형** : 1일 최대 **2,000mg(=1,000mg BID)**
   다) 일반형과 서방형 병용 : 1일 최대 2,550mg까지 인정하나, 서방형을 2,000mg까지 투여 시에는 추가투여할 수 없음
4) **Glimepiride** 성분이 포함된 복합제에 Glimepiride 단일제 추가투여 시: 복합제 내 함량을 포함하여 1일 최대 **8mg**

- 위에서 언급되지 않은 약제라도, 용법용량 범위 내에서 급여라는 조건이 있으므로 약제별 용량을 지켜서 처방합니다.
  - Dapagliflozin 10mg, empagliflozin 25mg, Gliclazide 120mg 등

혈당조절 목표치

- 최근 연구결과들은 적극적인 혈당조절의 이점을 강조하고 있습니다. 특히, 최근에 나온 경구혈당강하제들은 저혈당 위험이 낮기 때문에 미세혈관 및 대혈관 합병증 예방 및 예후를 개선하기 위해 혈당을 적극적으로 조절합니다.
- 혈당 조절의 목표 :
  - **HbA1c** : T1DM은 **7.0% 미만**, T2DM은 **6.5% 미만**
  - **공복혈당** : 80-130mg/dL / **식후혈당** : < 180mg/dL
  - **고령 환자**에 대해서의 혈당 조절 목표치 : 노쇠 정도를 반영하여 조절

	국내 가이드라인		ADA professional practice committee		IDF global guideline	
	저혈당 위험 높은 약물 사용					
	○	×				
K-FRAIL 정상 (1-3점)	7.0-8.0%	<7.0%	건강한 노인 인지 및 기능 좋음 적은 동반질환	7.0-7.5%	독립적으로 생활 가능	7.0-7.5%
K-FRAIL 노쇠 전단계 (4-6점)	7.0-8.0%	<7.5%	많은 동반질환 2개 이상 iADL 장애 MCI 이상 인지장애	<8.0%	의존적인 생활	7.0-8.0%
K-FRAIL 노쇠 (7-9점)	7.5-8.5%	<8.0%	말기 질환자 심한 인지장애 2개 이상 ADL 장애	A1c보다는 저혈당, 고혈당 증상 기반	노쇠, 치매	<8.5%

출처 : American Diabetes Association Professional Practice Committee; 13. Older Adults: Standards of Care in Diabetes—2024. Diabetes Care 1 January 2024; 47 (Supplement_1): S244-S257. International Diabetes Federation (IDF). Global Guideline for Managing Older People with Type 2 Diabetes.

○ **여러 가지 상황을 반영한 목표치(2024 ADA)**

조금 더 타이트하게 조절	조금 더 여유롭게 조절
• 저혈당 위험 낮음 • 질병 기간 짧음 • 긴 기대 여명 • 중요한 동반질환 수 적음	• 저혈당 위험 높음 • 질병 기간 오래됨 • 기대 여명 짧음 • 중요한 동반질환 수 많음
• 순응도 높음 • 자원과 지원체계 풍부	• 낮은 순응도 • 자원과 지원체계 제한적

○ 이렇게 개인에 맞추어 혈당 목표치를 정합니다. 다만, 정리할 때마다 목표치를 반복하여 언급할 수는 없어, 책의 내용은 일괄적으로 A1c 6.5%를 혈당 조절 목표 기준으로 했음을 밝힙니다.

T2DM의 경구혈당강하제 조절 방법

- 아래부터는 당뇨병이 진단된 경우로 생각하고 접근하셔야 합니다.
  - ○ 예를 들어 A1c가 한번 6.7 정도로 나온 경우, 재검을 하거나 다른 기준과 같이 만족하는 등 확진 조건에 만족해야 합니다.
  - ○ 아래 사례들은 당뇨병이 확진된 경우로 간주하고 판단해주시면 좋겠습니다.
- 경구혈당 강하제의 선택과, 개별약제의 조절 방법은 [Chapter 10. 당뇨병 3편 : 경구 혈당강하제의 비교, 선택]에서 다루겠습니다.

당뇨병 치료 시작 시

※ 이화작용 증상(체중 감소, 다음, 다뇨 등의 증상)과 동반된 고혈당

→ 이화작용 증상이 있다면 인슐린을 우선 사용해야 합니다. 일차의료기관에서는 이런 경우 의뢰하는 것이 안전하겠습니다.

: 2023년 가이드라인까지는 9% 이상의 당화혈색소와 함께 고혈당으로 인한 증상(다음, 다뇨, 체중감소)이 있을 때 인슐린 치료를 권고하였으나, 2025년도 지침에서 '이화작용 증상'에서 인슐린 치료를 우선 권고하는 것으로 간소화되었습니다.

※ 심한 고혈당(A1c>9.0%) 또는 빠른 혈당 강하 필요

→ 2형 당뇨에서의 주사제 치료는 GLP-1RA를 인슐린보다 우선 권고합니다.

※ initial HbA1c 7.5% 이상이라면?

→ 일반 성인 : 7.5 이상 시 **바로 2제로** 스타트!! (급여기준으로도 가능한 처방)

→ 고령 환자 : 7.5 이상일 경우에도 1제로 스타트(최근에는 노인이라도 2제로 시작하자는 의견도 다수)

- 7.5 이상에서 1제로 시작할 시 MET를 꼭 사용하지 않아도 됩니다. MET와 병용요법이 인정되는 약물 중 1가지를 사용하여도 됩니다.

(1) 7.0–8.0% : MET + a

- DPP4i, SGLT2i, TZD를 **적응증에 맞게 선택하여 추가로 처방**합니다.(DPP4i, SGLT2i가 선호됨)
  - **SGLT2i : 죽상동맥경화증, 심부전, 만성콩팥병**, 비만(밑줄은 가이드라인상 반드시 SGLT2i를 우선 고려)
    - SGLT2i의 적응증에 해당하고 금기가 없다면 강력한 심혈관계 보호효과가 있는 SGLT2i를 먼저 고려합니다.
      - GLP-1도 위 적응증에서 권고가 되고 있으나, 급여 기준이 까다롭고 주사제라 사용하기가 어렵습니다.
    - 국내 지침을 비롯한 많은 국외 가이드라인상 해당 적응증이 있다면 metformin보다도 우선 고려해야 합니다. 하지만, 우리나라 보험 기준상 metformin을 어쩔 수 없이 먼저 사용해야 하는 것입니다.(단, 처음부터 7.5 이상이면 SGLT2i 단독 요법이 가능)
    - 만성 콩팥병의 기준 : eGFR < 60 or UACR ≥ 30mg/g
  - **DPP4i : 고령, 저혈당 위험도 높은 사람,** 식후혈당이 주로 높은 사람, 혈당 변동성이 높은 사람
  - **TZD : 인슐린 저항성, 복부 비만,** 저체중(금기 : 심부전)

(2) 8.0%–9.0%

- **SGLT2i보다는 다른 약제**를 처방합니다. SGLT2i는 혈당이 높을 때 사용하면 탈수, euglycemic DKA 등의 위험이 있습니다.
  - 이후 SGLT2i의 적응증에 해당하는 경우라면, SGLT2i의 강력한 심혈관계 보호효과를 얻기 위해 **혈당이 조절된 후 MET + SGLT2i로 변경**하는 것이 바람직합니다.
- SU : **빠른 혈당 강하효과**가 필요할 때 사용합니다.
  - 단, SU는 낮은 durability, 췌장 베타세포 기능 보전에 악영향 등의 단점으로, 혈당이 어느 정도 조절되면 타 약제로 바꿔주는 것이 좋을 수 있습니다.

(3) 9.0% 이상

- **인슐린 등 주사제를 우선 고려**해야겠지만, 당뇨병으로 인한 증상이 없는 경우에 Metformin + SU로 처방해볼 수는 있습니다. 다른 약제들보다는 SU의 강력한 혈당강하 효과를 기대해야겠습니다.
  - 조절이 되지 않으면 약제를 빠르게 추가합니다. 급여기준상 2–4개월은 기다려야 하지만, JX999에 사유를 입력하고 빠르게 약제를 추가할 수 있습니다.
  - 추후 조절이 되면 SU는 다른 약제로 변경합니다.

- **3제 요법을 바로 시작**할 수도 있습니다. 급여기준상 바로 3제로 시작할 수 없지만 심평원에서 전후 맥락을 살피기보다는 처방된 약제 조합만을 확인하고 있기 때문에, 인정 가능 조합이라면 3제를 급여 처방해도 삭감이 되고 있지는 않다고 합니다.(다만 언제든지 삭감의 리스크는 있음)

※ initial HbA1c 6.5-7.5%라면?

→ Metformin으로 시작(보통 500mg QD or BID)
: 2025년 당뇨병 진료지침에서 metformin을 1차 약제로 권고한다는 내용이 삭제되었습니다. 이는 꼭 metformin을 1차 약제로 사용하지 말고, 환자의 특성에 맞게 약제를 선택하라는 의미입니다. 하지만 급여기준상 아직도 metformin, SU만 1차 약제로 허용이 되고 있습니다.
→ Metformin에 부작용이 있다면 SU로 급여 처방이 가능(JX999에 사유 기재)

- 단, 환자가 A1c 7.0을 넘지 않으면서 강력한 체중감량 의지를 보이는 경우 처방 없이 한 번 정도 지켜볼 수 있습니다.
  - 단, 빠르게 혈당을 감량하지 못하면 장기적으로 췌장 기능에 좋지 않다는 사실을 교육합니다.

1제 요법 - MET 또는 SU

1. MET(메트포민)로 시작 ← 가장 일반적

- 체중증가와 저혈당 발생이 적다는 장점. UKPDS 연구에서 심혈관 발생 및 전체 사망률 감소, 저렴한 가격, 여러 대규모 연구 확보 등 이점이 많아 1차 약제로 널리 사용되고 있습니다.

1. **1제 처방 시 MET 500mg '서방정'으로 시작**
   - 젊고 Obese하다면 처음부터 1,000mg도 가능하지만, 시작할 때는 500mg BID와 같이 소량을 나눠서 투여하는 것이 바람직합니다.
2. 혈당과 소화기계 합병증 확인하면서 1-2주 간격으로 **MET 750 서방정→MET 1,000 서방정으로 서서히 증량 가능**
3. Metformin을 증량하는 대신, A1c 7.0 이상(또는 식후 180 이상, 공복 130 이상)이라면 **2제 요법을 바로 적용할 수도 있음**
   - Metformin을 증량하기보다 적극적으로 2제로 넘어가는 방법의 장점
     - DPP4i를 병용 : 식후 혈당을 주로 떨어뜨리기에, 식전 혈당을 주로 떨어뜨리는 metformin과 시너지 효과를 낼 수 있음
     - SGLT2i를 병용 : 수많은 심혈관계 이점이 있는 약으로 가이드라인상 죽상경화성심질환, 만성콩팥병, 심부전이 있다면 SGLT2i를 metformin보다도 먼저 사용해야 합니다. 하지만 급여기준에서 metformin을 초치료로 규정하고 있기 때문에, metformin 저용량을 우선 사용하고 빠르게 SGLT2i를 병용하는 전략을 취할 수 있습니다.

2. SU로 시작 ← 부작용 등으로 MET을 사용할 수 없을 때

- 신기능 저하(< 45) 등으로 MET 처방이 어려운 경우 SU를 처방 가능. **저혈당, 체중증가** 등의 부작용

이 있기 때문에 주의하면서 사용해야 합니다.

- ◦ JX999에 metformin을 처방할 수 없는 사유를 입력하고 SU를 처방해야 합니다.

- 신기능에 따른 용량조절이 필요 없으면서도 저혈당 risk가 상대적으로 덜한 **gliclazide MR**를 1차 약제로 고려.
  - ◦ **→ 조절이 안 된다면, 증량보다는 바로 다른 약제를 추가합니다. (SU보다는 더 좋은 약을 조기에 사용하기 위해)**

1. **일반적인 경우, 특히 65세 이상 고령이라면 SU를 최소 용량으로 시작**
   - ◦ 공복혈당이 130 이하가 될 때까지 1-2주 간격 용량 증량
2. 초기 공복혈당 200 이상 : 조금 더 높은 용량부터 시작 가능. 단, 65세 이상이라면 최소 용량부터 사용.
3. 고혈당 관련 증상이 있다면 최대 용량부터 바로 시작할 수 있으나 주의하여 사용해야 합니다.

3. A1c 7.5 미만이지만 DPP4i, SGLT2i, TZD를 사용하고 싶을 때

- Metformin또는 SU를 사용할 수 없거나 metformin을 처방하고 심한 위장장애가 발생하는 등 다른 경구 혈당강하제를 사용해야 하는 때가 있습니다. 하지만 급여상 Metformin, SU를 일차약제로 인정하고 있습니다.
  - ◦ (1) **증량 혈당 기준 만족하는 경우** – A1c 7.0 이상, 공복혈당 130 이상, 식후혈당 180 이상 중 한 가지에 해당
    - ▪ 조금이라도 metformin을 처방한 뒤 JX999에 빠른 혈당강하가 필요하다는 사유를 입력하고 2제 요법으로 넘어갈 수 있습니다. 보험기준상 2제 요법으로 넘어갈 때는 2-4개월 후 혈당 기준을 만족하지 않아야 하지만, '라. 각 단계에서 명시한 기간에 해당하지 않더라도 신속한 변경을 요하는 경우에는 투여소견 첨부 시 사례별로 인정함.'이라는 고시가 있어 이를 활용하는 것입니다. 다만, 심평원이 작정하고 삭감한다면 어쩔 수 없을 것 같습니다.
    - ▪ 위와 같이 metformin을 처방할 때, 바람직하지 않지만 metformin을 먹지 말고 버리라고도 합니다…. 말도 안 되는 당뇨병 급여 기준이 개선되어야 이런 의료자원의 낭비 없이도 자유롭게 처방이 될 수 있을 것 같습니다.
  - ◦ (2) **증량 혈당 기준에 만족하지 않음**
    - ▪ 위 기준에 만족하지 않는 당뇨에서 DPP4i, SGLT2i, TZD를 처방하려면 '허가사항 내+급여기준 만족 하지 않음'의 경우는 전액본인부담하라는 고시가 있으므로, DPP4i, SGLT2i, TZD 1제를 **전액본인부담**으로 처리하여 처방합니다.

4. A1c 7.5 이상이면 DPP4i, SGLT2i, TZD 단독 가능(보험 인정)

- 처음부터 A1c가 7.5 이상이라면 **2제 병용요법**이 처음부터 인정이 됩니다. 이 2제 병용요법 중 보험기준상 가능한 조합 중 1가지를 사용해도 급여가 인정되기 때문에 metformin 없이도 DPP4 inhibitor, SGLT2i를 사용할 수 있습니다.
- 고령환자에서는 7.5 이상이라도 1제 요법으로 천천히 시작합니다.

초기 병용 요법

- 초기 병용 요법을 통해 초기 치료 실패의 확률을 낮추고, 고혈당 노출을 단축시켜 당독성으로 인한 합병증 발생 위험을 낮추며, 췌장 베타세포기능을 조금 더 보전할 수 있습니다.
- 초기 병용 요법의 적응증
  - **1. 당뇨병이 진단된 지 5년 미만**
  - **2. 70세 미만**
  - **3. 당화혈색소 7.5% 미만**
  - **4. BMI 22 초과**
  - **5. 심혈관질환이나 당뇨병 합병증이 없으면서 저혈당 위험이 적은 2형 당뇨병 환자**
- Metformin+**DPP4 inhibitor**를 사용 : vildagliptin을 사용하여 초기 병용 요법의 이득을 밝힌 VERIFY trial을 근거로, 6.5–7.5%에서의 초기 병용 요법은 MET+DPP4i를 우선 고려할 수 있습니다.
- 급여기준상 A1c 7.5% 이상일 때만 바로 병용 요법이 인정 → metformin 단독으로 사용하다가 A1c 7.0%, 공복혈당 130, 식후혈당 180 이상이 넘을 때 2제로 넘어갈 수밖에 없습니다.

기존의 약을 증량 vs 새로운 약제 추가

※ HbA1c ≥9.0%라면?

→ **주사제 치료 고려(인슐린, GLP-1RA)**

- **고혈당으로 인한 증상(다음, 다뇨, 체중감소)가 있다면 인슐린을 강력하게 권고합니다.** 증상이 없다면 GLP-1RA가 우선 권고됩니다만, 급여기준이 까다롭다는 한계가 있습니다.
- 일차의료기관에서는 내과로 전원을 고려합니다.

→ 주사제를 거부하는 경우 SU를 사용하여 빠른 혈당 강하가 필요.

※ HbA1c 7.0 이상이라면?

→ **약제 추가**

(1) 7.0–8.5%

- DPP4i, SGLT2i, TZD를 적응증에 맞게 선택하여 추가로 처방합니다.(DPP4i, SGLT2i가 선호됨)
  - SGLT2i : 죽상동맥경화증, 심부전, 만성콩팥병, 비만
    - SGLT2i를 사용할 수 없는 경우가 아니라면 우선적으로 심혈관계 보호효과가 뛰어난 SGLT2i를 우선 고려합니다.
  - DPP4i : 고령, 저혈당 위험도 높은 사람, 식후혈당이 높은 사람, 혈당 변동성이 높은 사람
  - TZD : 인슐린 저항성, 복부 비만, 저체중

(2) 8.5% 이상

- SGLT2i보다는 다른 약제를 처방합니다. SGLT2i는 혈당이 높을 때 사용하면 탈수, euglycemic DKA 등의 위험이 있습니다.
- SU : 빠른 혈당 강하효과가 필요할 때 사용. 특히 9.0% 이상이라면 SU를 활용하여 혈당을 빠르게 감량하는 것이 바람직합니다.
  - 단, SU는 낮은 durability, 췌장 베타세포 기능 보전에 악영향 등의 단점으로, 혈당이 어느 정도 조절되면 타 약제로 바꿔주는 것이 좋을 수 있습니다.

※ HbA1c 6.5-7.0%라면?

(1) 약제 추가보다는 **기존의 약을 증량**하여 해결해 볼 수 있습니다.

- 환자들은 새로운 약을 추가하는 것에 대해 거부감이 심하기 때문에 최대용량을 사용하지 않고 있는 약제가 있다면 우선 증량해 볼 수 있습니다.
- 증량할 수 있는 경우 :
  - Metformin은 2,000mg까지 증량해 볼 수 있습니다. (속방정은 850mg TID인 2,550mg까지 증량 가능)
  - TZD는 15 → 30mg, Empagliflozin 10 → 25mg
  - SU도 증량할 수 있지만, 더 좋은 기전의 약제를 사용하기 위해서 증량보다는 병용을 고려합니다.

(2) 1제 → 2제로 넘어갈 때는 경우에 따라 **공복혈당 130 이상, 식후혈당 180 이상**이라면 새로운 약제를 추가할 수도 있습니다.

- 기존 약들을 이미 최대 용량으로 사용하고 있는 경우, 신기능 저하로 증량이 어려운 경우 등
- 단, 1제 → 2제에서 가능합니다. 2제 → 3제의 경우 A1c 7.0 기준만 언급하고 있습니다.

(3) **한 가지 약제를 조금 더 potency가 좋을 것으로 예상되는 약제로 변경**하는 방법도 있습니다.

※ 추가하는 약제 선택 결정

(1) 개인별 적응증을 고려하기

(2) 기전이 다른 약제를 선택하기

- 인슐린과 무관 : SGLT2i, α-glucosidase inhibitor
- 인슐린 감수성 개선 : TZD, Metformin
- 식후 인슐린 분비 촉진 : SU, DPP4i, GLP-1RA, Meglitinide

• 더 자세한 내용은 [Chapter 10. 당뇨병 3편 : 경구혈당강하제의 비교, 선택]에서 다루겠습니다.

2제 약제 선택하기

1. Metformin에 2차 약제 추가

Metformin에 추가할 약제	장점	단점	Indication
DPP4i	부작용이 거의 없음	상기도 감염, 만성 기침 췌장염	고령, 신기능 저하 부작용 없이 사용하고 싶을 때
SGLT2i	여러 가지 부가적 이득 (심장, 콩팥 이득, 체중감소)	생식기 진균 감염, 체액량 감소, Euglycemic ketoacidosis, 노쇠한 경우 체중감소는 부작용	젊고 컨디션이 좋은 환자 심부전, 만성콩팥병 환자
SU	혈당 감소 효과 좋음 공복, 식후 혈당 감소 효과	체중증가, 저혈당	급성 고혈당
TZD	혈당 강소 효과 좋음 인슐린 저항성 개선 지방간 개선, 뇌졸중 예방	**체중증가, 부종** 심부전 악화(NYHA III/IV서 금기) 골절 발생, **방광암**	대사증후군, **복부비만** 환자 공복혈당이 높은 경우

- **SGLT2i, DPP4i를 우선 사용 :** 심혈관계 위험도를 크게 낮춰주는 SGLT2i와 부작용이 덜하여 사용하기가 좋은 DPP4i를 우선적으로 사용합니다.
  - SGLT2i의 강력한 심장과 콩팥 보호효과를 누리기 위해서 우선적으로 SGLT2i를 고려합니다.
  - 단, euglycemic DKA, genital infection에 대한 우려가 있어, 충분한 수분 섭취와 생식기 위생(여성 환자, circumcision을 하지 않은 남성)을 교육하기 어려운 고령에서는 사용하기 어렵기 때문에, 부작용에서 보다 자유로운 **DPP4i를 사용**합니다.
  - 또한, 우리나라는 마른 당뇨 환자가 많은 편으로 SGLT2i로 인한 체중감소가 우려되는 경우 사용할 수 없습니다.

	MET +SGLT2i	MET +DPP4i
나이	젊은 환자(고령에서 사용이 어렵지만, 충분히 교육이 가능한 환자라면 고려)	고령(부작용이 적고, 고령에서 높아지는 혈당 변동성을 줄여줄 가능성)
체형	비만한 환자	마른 당뇨
공복 vs 식후	좀 더 **공복혈당**을 타겟	좀 더 **식후혈당**을 타겟
	A1c가 높을수록 공복혈당이 미치는 영향이, A1c가 낮을수록 식후혈당에 미치는 영향이 큰 편입니다. 따라서 A1c가 낮을 때 이론적으로 DPP4i를, A1c가 높을 때 SGTL2i를 사용하면 기전적으로 유리할 수 있습니다. 단, A1c가 너무 높은 경우에 SGLT2i를 사용 시 euglycemic ketoacidosis 위험으로 다시 DPP4i를 사용합니다. 한국인 대상의 연구는 A1c 7.2 정도만 넘어가도 공복혈당이 기여하는 정도가 큰 편입니다. (Endocrinol Metab(Seoul). 2020;35(2):290-7)	
혈당 강하효과	**SGLT2i가 혈당 강하효과가 살짝 더 우수**한 것으로 받아들여지고 있습니다. 하지만, 마른 당뇨가 많은 국내 상황에서는 인슐린분비능이 더 문제가 되어 **국내에서는 DPP4i도 비슷**하다는 연구도 있음. Metformin에 추가했을 때 **A1c가 높다면(≥8.5)** SGLT2i가 더 효과적이고, **A1c가 낮다면(<8.5)** DPP4i가 효과적이었다는 연구도 있음.	

History	높은 혈압(SGLT2i 부가이득) 죽상경화성 관상동맥질환 울혈성 심부전 만성콩팥병, 당뇨병성 신증	SGLT2i의 부작용이 우려되는 경우 • 요로생식기 감염 병력, 위생상태가 불량한 환자, 와상 환자 • 체중감소 or 빈뇨/다뇨/야뇨 호소 • eGFR 60 미만 • 75세 이상이면서 노쇠한 환자(컨디션이 좋다면 75세 이상에서 투여가 가능하긴 함)

2. SU+2차 약제 추가

- 콩팥기능의 저하가 있거나 위장장애 발생 등으로 Metformin을 1차로 투여하지 못한 경우 SU에 DPP4억제제, SGLT2i, TZD 등 다른 약제를 추가하여 사용할 수 있습니다.

3. DPP4 억제제+2차약제 추가 / TZD+2차 약제 추가

- **DPP4i + TZD 병용** : 인정가능한 조합으로 급여로 처방이 가능합니다.
- **SGTL2i + DPP4i, SGLT2i + TZD 조합**이 병용 인정 불가 조합입니다. **둘 중 저렴한 약을 100/100** (전액본인부담, 비급여 아님)으로 처방합니다. 허가사항에는 있는 dapagliflozin + sitagliptin, dapagliflozin + pioglitazone 조합을 사용합니다.
  - 차라리 metformin + DPP4i + SGLT2i / metformin + SGLT2i + TZD를 처방하면 보험이 됩니다.
  - 따라서 다음과 같은 편법이 가능합니다.
    - metformin을 먼저 2제로 처방한 뒤 실제론 metformin은 복용하지 않게 합니다.
    - 빠르게 f/u하여, JX999에 빠르게 혈당 강하효과가 필요한 사유를 기재하고 기준에 맞게 3제로 넘어갑니다.
    - 값싼 metformin은 처방은 받고 복용하지 않게 합니다.

3제 약제 선택하기

- **주사제 고려 :** 목표 당화혈색소 수치와 크게 차이나는 경우
  - 급여기준상 인슐린과 경구용 당뇨병 치료제 2종까지 병용 요법을 인정하고 있어 2제 → 인슐린을 포함한 3제로 자연스럽게 넘어갈 수 있습니다. GLP-1RA는 MET + SU의 2제를 사용하고 있던 경우에 추가할 수 있습니다.
  - 하지만 국내 많은 환자분들이 주사제에 큰 거부감이 있기 때문에 대부분 경구약제를 추가하여 3제 요법으로 넘어갑니다.

Metformin을 사용하는 경우

1. Metformin + DPP4억제제 + α
   - 급여 기준에서 '다른 기전의 약제를 추가'하라고 명시되어 있기 때문에, Incretin 기반의 같은 기전인 GLP-1RA**는 사용할 수 없습니다.**
   - SGLT2i, SU, TZD, Insulin**을 3제 요법으로 병용할 수 있습니다.** (급여 인정)

2. Metformin+SGLT2i+α
   - 같은 기전이 아니더라도 급여 기준에 만족하지 않기 때문에 **GLP-1RA는 사용할 수 없습니다.** GLP-1RA는 metformin+SU에서만 추가하는 것이 인정되고 있습니다. 급여 기준이 대폭 완화되면 좋겠습니다.
   - **DPP4i, SU, TZD, Insulin을 3제 요법으로 병용할 수 있습니다.** (급여 인정)

3. Metformin+SU+α
   - SU는 췌장에서 인슐린 분비를 촉진시키기 때문에, **SU와 Insulin은 기전이 겹친다고도 볼 수 있으나 병용이 가능합니다.** 하지만 이론적으로는 기전이 겹치지 않게 처방하는 것이 바람직할 것입니다.
   - **DPP4i, SGLT2i, TZD, GLP-1RA를 3제 요법으로 병용할 수 있습니다.** (급여 인정)

Metformin을 사용하지 않는 경우

1. SU+DPP4i+α
   - **같은 기전인 GLP-1RA를 사용할 수 없습니다.** Insulin은 보험 기준상 가능하지만 기전이 SU와 겹치므로 바람직하지는 않습니다.
   - SGLT2i는 DPP4i와 2제 요법이 불가능한 조합이므로 사용할 수 없습니다.
   - **TZD를 추가할 수 있습니다.** (급여 인정)
2. SU+SGLT2i+α
   - Insulin은 사용할 수 있으나 기전상 겹치므로 바람직하지 않고, GLP-1RA는 보험기준상 metformin+SU를 처방해도 조절이 되지 않을 때 처방할 수 있으므로 사용할 수 없습니다.
   - **TZD를 추가할 수 있습니다.** 단, SGLT2i+TZD가 병용 인정 불가 조합이므로, 허가사항에는 있는 **pioglitazone+dapagliflozin 조합**을 사용해야 하고, 이 둘 중 하나를 전액본인부담 처리합니다.

3. DPP4i+SGLT2i+α
   - **DPP4i+SGLT2i 조합부터 한 가지가 전액본인부담이었습니다.** (dapagliflozin+sitagliptin 조합만 가능)
   - SU를 추가하여 SGLT2i, DPP4i 중 하나를 전액본인부담 처리하게 할 수 있습니다.
   - TZD를 추가하여 SGLT2i를 전액본인부담 처리하는 방법도 있습니다만, 이렇게 사용하게 되는 경우는 거의 없을 것입니다.
     - **dapagliflozin+Pioglitazone+Sitagliptin 조합**을 사용합니다.

4. TZD+DPP4i+α
   - SU를 추가할 수 있습니다. (급여 인정)
   - SGLT2i를 추가하여 SGLT2i를 전액본인부담 처리할 수 있습니다만, 이렇게 사용하게 되는 경우는 거의 없을 것입니다.

    - **dapagliflozin+Pioglitazone+Sitagliptin 조합**을 사용합니다.

4제 요법

- **4제 요법 시작하기 전 고려 사항**
  - 이때부터는 주사제 치료를 적극적으로 고려할 때입니다. 하지만 4제로도 조절이 잘 되는 경우가 있어, 개별 환자에 따라 판단합니다.
    - 특히, 당뇨병이 오래되어 인슐린 분비가 저하된 환자 또는 고혈당 증상을 동반한 경우 강력히 인슐린 치료를 권유합니다.
  - 기본으로 돌아가, 약물 순응도는 어떤지, 생활습관 교정은 잘하고 있는지 확인합니다.
  - 환자의 적응증에 맞는 약을 사용하고 있는지 확인합니다. 예를 들어 C-peptide가 감소해 있는데, SU를 처방하고 있다면 TZD 등으로 바꾸어서 처방합니다.
  - 뚜렷한 이유가 없이 혈당이 조절이 안 된다면 췌장의 이상(췌장암, 만성췌장염)이 있는지 확인합니다.

4제 병용 조합의 예시

- SGLT2i는 dapagliflozin, empagliflozin만을 고려했습니다.
- (1) 전액본인부담을 처리하는 약제가 나머지 약제들과 병용이 가능한지, (2) 나머지 3가지 약제 중 2가지를 묶었을 때 병용 인정 불가 조합이 있는지 확인하는 과정이 필요합니다.
- MET+DPP4i+SGLT2i+SU 처방
  - SU 전액본인부담 처리→(1) 나머지 약제들과 병용 가능 / (2) 나머지 3가지 약제는 병용 인정 조합으로 사용 가능
  - DPP4i 전액본인부담 처리 → (1) 나머지 약제 중 SGLT2i와 조합을 위해 **dapagliflozin+sitaglitpin 조합**으로 강제됨 / (2) 나머지 3가지 약제는 병용 인정 조합으로 사용 가능.
  - SGLT2i 전액본인부담 처리 → (1) 나머지 약제 중 DPP4i와의 조합을 위해 **dapagliflozin+sitaglitpin 조합**으로 강제됨 / (2) 나머지 3가지 약제는 병용 인정 조합으로 사용 가능.
- MET+DPP4i+SGLT2i+TZD 처방
  - TZD 전액본인부담 처리 → (1) 나머지 약제 중 SGLT2i와 조합을 위해 **dapagliflozin+Pioglitazone 조합**으로 강제됨 / (2) 나머지 3가지 약제는 병용 인정 조합으로 사용 가능.
  - DPP4i 전액본인부담 처리 → (1) 나머지 약제 중 SGLT2i와 조합을 위해 **dapagliflozin+sitaglitpin 조합**으로 강제됨 / (2) 나머지 3가지 약제는 병용 인정 조합으로 사용 가능.
  - SGLT2i 전액본인부담 처리 → (1) 나머지 약제 중 DPP4i와의 조합을 위해 **dapagliflozin+sitaglitpin 조합**으로 강제됨 / (2) 나머지 3가지 약제는 병용 인정 조합으로 사용 가능.
- MET+DPP4i+SU+TZD 처방
  - **4가지 중 모두 선택 가능** → (1) 전액본인부담 처리한 약제가 나머지 3가지 약제와 병용이 인정되는 약제이며 / (2) 나머지 3가지 약제끼리도 모두 병용 인정 조합에 속하므로 사용 가능.

- SU + DPP4i + SGLT2i + TZD 처방
  - SGLT2i 전액본인부담 처리 → (1) 나머지 약제 중 DPP4i, TZD와의 조합을 위해 **dapagliflozin + sitagliptin + Pioglitazone 조합**으로 강제됨 / (2) 나머지 3가지 약제는 병용 인정 조합으로 사용 가능
  - DPP4i, SU, TZD 중 한 가지를 전액본인부담 처리 → 나머지 3가지 약제 중 SGLT2i + TZD, SGLT + DPP4i의 병용 인정 불가 조합이 발생하므로, 사용이 불가능합니다.

약제를 감량하는 전략

1. A1c가 목표치보다 낮을 때 감량 필요성을 언급합니다.
2. 개개인별로 저혈당 위험 등을 평가하여 감량하기로 결정했다면 감량할 약제를 골라야 합니다.
3. 어떤 약제를 사용해서 혈당 조절이 잘 된 약이 있다면 그 약은 건드리지 않습니다.
4. 부작용이 많은 약제가 있다면 그 약제부터 감량하거나 조합에서 뺍니다.
5. 마지막으로 급여기준을 만족하는지 확인합니다.

Reference

1. 2023 당뇨병 진료지침_대한당뇨병학회
2. Diabetes Care. 2024;47(Supplement_1):S111-S125.
3. Diabetes Care. 2025;48(Supplement_1):S128-S145.
4. Diabetes Care. 2025;48(Supplement_1):S181-S206.

CHAPTER 10

당뇨병 3편 : 경구 혈당 강하제의 비교, 선택

경구혈당제의 종류가 다양해지면서 환자에 맞춘 개별화된 치료가 강조되고 있습니다. 환자의 **동반질환을 우선 고려**하고, 체중, 저혈당 위험도, 당화혈색소 수치 등을 종합적으로 판단하여 처방합니다. 책은 각각에 대해 따로 서술되어 있다 보니 각 고려사항의 중요도가 비슷하다고 느껴질 수 있으나, 가이드라인상 동반질환에 대한 고려가 가장 우선입니다.

T2DM 치료제 선택 간단 정리

심부전	SGLT2i (TZD는 금기)	지방간	TZD, GLP-1RA, SGLT2i
단백뇨, CKD	SGLT2i, GLP-1RA	죽상경화심혈관질환	SGLT2i, GLP-1RA
Stroke 병력	TZD, GLP-1RA	인슐린저항성 개선	TZD > SGLT2i (체중감소, 내장지방 감소)
효과의 지속성	TZD	비만, 과체중	GLP-1RA > SGLT2i > metformin (중립)
인슐린 분비능 저하	SGLT2i (인슐린과 무관한 기전)	노쇠한 노인	DPP4i
저혈당 위험 높음	DPP4i > SGLT2i, TZD, MET	식욕이 많은 환자	GLP-1RA (SGLT2i는 식욕이 늘 수 있음)
공복혈당이 높음	Metformin, SGLT2i	식후 혈당이 높음	DPP4i (+αGI, meglitinide)
고혈당 증상(+)	인슐린 처방	고혈당 증상 없는 고혈당	GLP-1RA

국내 진료지침의 알고리즘

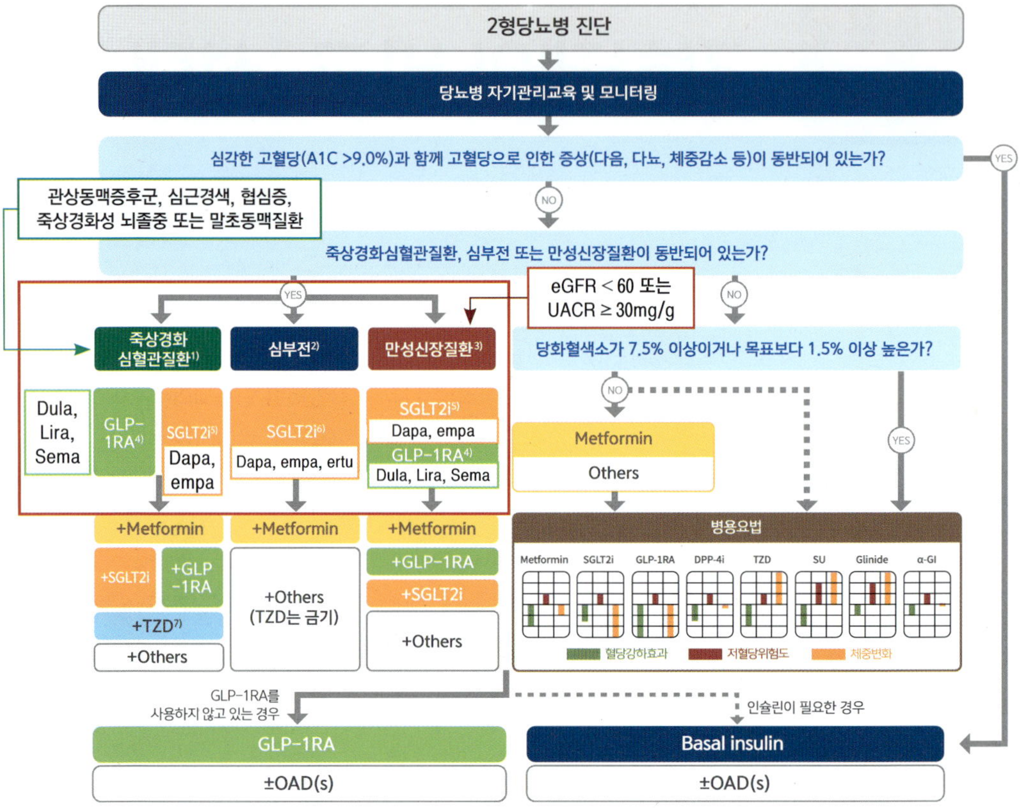

출처 : 2023 당뇨병진료지침_대한당뇨병학회

- **죽상경화심혈관질환, 심부전, 만성신장질환** : SGLT2i를 **우선적으로 사용'해야'** 합니다.
  - 단, 국내 보험 현실상 metformin을 반드시 거쳐서 사용해야 합니다. A1c 7.5% 이상이라면 SGLT2i를 단독으로 사용할 수 있습니다.
  - GLP-1RA가 정말 다양하고 강력한 효과를 보이지만, 국내 보험 기준이 까다롭고 품절이 잦아 사용이 어렵기에 우선적으로 SGLT2i를 사용해 볼 수 있습니다.
- **뇌경색, 일과성허혈발작(TIA)** : 국내 가이드라인에서 따로 언급하고 있지는 않아 2023 AACE 가이드라인을 참고
  - **GLP-1RA** (Semaglutide, Dulaglutide), **TZD** (Pioglitazone)를 추천
  - SGLT2i? : EMPA-REG OUTCOME 연구에서 empagliflozin을 사용한 환자에서 뇌졸중 위험이 약간 증가했으나 통계적으로 유의하지는 않았고, 다른 연구들에서 뇌졸중 위험 변화가 관찰되지 않아 명확한 결론을 내리기 어려움.

- **해당 적응증이 없다면 저혈당 위험도, 혈당강하효과, 체중변화를 비교하여 약제를 선택**

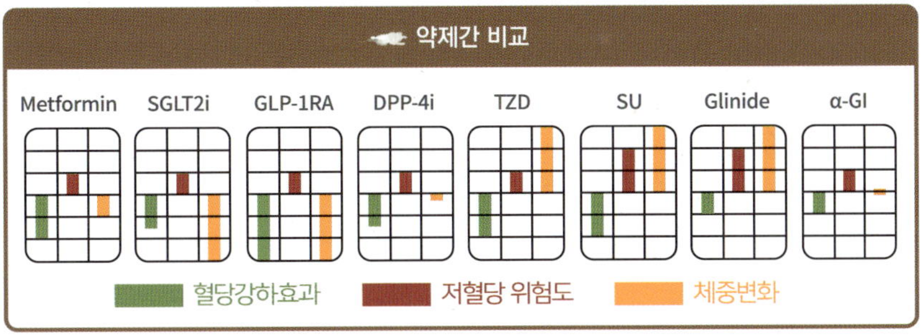

출처 : 2023 당뇨병진료지침 중 발췌

- **혈당 강하효과, 체중변화, 저혈당을 비교한 메타분석**

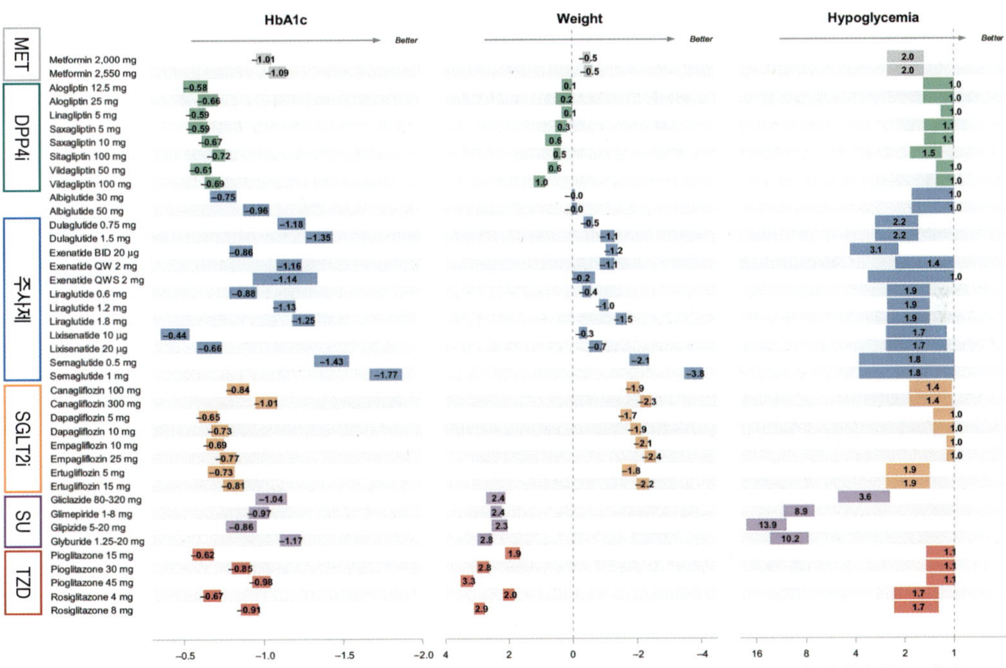

출처 : Clin Pharmacol Ther. 2019;105(5):1213-23

당화혈색소 강하 정도

- **단독 약제 :** 1.0-1.5% 감소 → 2제 병합 요법으로 2.0-2.5% 감소 기대
- **생활 요법 :** 0.5-1.0%(순응도가 높고 동기부여가 잘 되는 경우라면 1.5-2.0%까지도 가능)
- 국내 가이드라인에서 제시하는 약제별 효과
  - MET, SU : 1.0-2.0% 감소
  - α-glucosidase inhibitor, **DPP4i, SGLT2i** : 0.5-1.0%
  - Meglitinides, TZD : 0.5-1.5%
- 2025 ADA 가이드라인
  - very high : Dulaglutide, Semaglutide, Trizepatide, Insulin
  - high : 위에서 제시되지 않은 GLP-1RA, metformin, Pioglitazone, Sulfonylurea
  - Intermediate to high : **SGLT2i**, Intermediate : **DPP4i**
- 같은 약제를 사용하더라도 A1c가 높은 환자에서 A1c 강하 정도는 더 큽니다.

식후혈당, 공복혈당에 따른 처방

- **식후 혈당** 감량에 더 효과적 : **DPP4i, SU**, meglitidine, α-glucosidase
  - **DPP4i** : 식후 인슐린 분비를 촉진하는 GLP-1분해를 억제 ← 안정적인 효과, 효과는 크지 않은 편
  - **SU** : 췌장 베타세포를 자극하여 인슐린 분비 촉진 ← 강한 효과, 낮은 durability, 췌장 베타세포의 기능 보전에 악영향
    - SU는 장기적으로 작용하여 공복혈당도 크게 떨어뜨리기 때문에 주의 필요.
- **공복 혈당** 감량에 더 효과적 : **Metformin, SGLT2i, TZD**
  - **Metformin** : 간의 인슐린 저항성을 개선 → 공복혈당 개선
    - Metformin 중에서 속방정 vs 서방정을 비교한다면
      - 속방정 : 식후 혈당에 조금 더 효과적
      - 서방정 : 조금 더 공복혈당에 작용. 원래 저녁 복용이 추천되나, 식후 혈당을 더 잡아야 한다면 저녁 → 아침으로 복용법 변경 또는 분복하는 방법을 사용할 수 있습니다.
  - **SGLT2i** : 신장에서 포도당 재흡수를 차단하여 baseline 혈당인 공복 혈당을 주로 감소시킵니다. 또한, 간의 인슐린 저항성도 개선하는 것으로 연구되고 있습니다.
  - **TZD** : 인슐린 감수성을 개선하여 주로 공복혈당을 주로 감소시킵니다.

	MET	SU	TZD	Meglitinide	DPP4i	SGLT2i	α-GI
공복혈당 강하 효과	+++	++	+++	+	+	++	-
식후혈당 강하 효과	++	+++	+	+++	++	+	++

인슐린 분비능에 따른 처방

인슐린 분비능이 떨어져 있으면 SU, Meglitinide의 효과가 떨어진다고 생각해야 합니다. 기전상 췌장에서 인슐린 분비를 촉진시키기 때문에 인슐린 분비능에 의존할 수밖에 없으며, 심지어 beta cell exhaustion을 가속화시킬 수도 있습니다.

- **DPP4i, GLP-1RA?** : DPP4i는 GLP-1의 분해를 억제하고, GLP-1은 베타세포에서 인슐린 분비를 촉진시킵니다. 그래서 인슐린 분비능이 떨어져 있으면 효과가 줄어들 수는 있으나, 알파세포에서 글루카곤을 억제하는 효과도 있으므로 여전히 효과는 있습니다.
- 또한, GLP-1RA는 혈당 강하 효과 외에도 체중 감소, 심혈관 보호, 위 배출 지연 등의 *pleiotropic effects*를 가지고 있어, 인슐린 분비 능력이 저하된 환자에서도 다양한 추가적인 이점을 제공할 수 있습니다.

인슐린 분비능을 확인하는 방법 :

(1) C-peptide

: 국내 평균은 공복 2ng/dL, 식후 2시간 4ng/dL

- **보통 1 이하일 경우 인슐린 분비능의 심한 저하가 있다고 해석** → 경구 혈당 강하제에 반응이 좋지 않을 것을 예상할 수 있으며, 인슐린에 비의존적인 SGLT2i 또는 주사제 치료를 고려합니다.

(2) HOMA-beta (%) = [360 × Insulin] / [Glucose-63] × %(잘 이용하지는 않습니다.)

: 정상 수치 < 70, 인슐린 분비능이 저하되었다면 > 100

(3) **유병기간 :** 당뇨병 유병이 오래되었거나, 치료하지 않고 방치한 기간이 길다면 인슐린 분비능이 좋지 않을 것으로 예측할 수 있습니다.

인슐린 저항성

인슐린 저항성이 있다면 이를 개선할 수 있는 metformin, TZD를 고려합니다.

인슐린 저항성을 확인하는 방법 :

(1) HOMA-IR : **fasting Glucose (mg/dL) × fasting Insulin (uIU/mL)/405** → T2DM에서는 이미 인슐린 저항성이 있는 경우로 검사가 큰 의미가 없는 경우가 많고, 정상인에서 T2DM 이행 확률에 대한 검진 목적으로 보다 활용됩니다.

: **정상 수치 ≤ 1.6, 인슐린 저항성 의심 > 2.5, 명확한 인슐린 저항성 확실 ≥ 3.0**(명확하게 정립되어 있지 않음)

- 공복혈당 140mg/dL 이하에서 상관성이 높고, 140mg/dL 이상인 경우 주의

(2) **대사증후군 확인** → HOMA-IR보다 간편하게 환자의 인슐린 저항성을 가늠할 수 있습니다.

: 진단기준 - 아래의 기준 중 3가지 이상에 해당

- 허리둘레(**복부비만**) : 남성 90cm 이상, 여성 85cm 이상

  - 중성지방 : ≥ 150mg/dL
  - HDL : 남성 < 40mg/dL, 여성 < 50mg/dL
  - 혈압 : ≥ 130/85mg/dL
  - 공복혈당 : ≥ 100mg/dL

마른 당뇨와 비만 당뇨

- **마른 당뇨(Lean T2DM)**
  - **베타세포 기능 저하** : 비만당뇨보다 인슐린 분비능의 저하가 있는 경우 많음.
    - 인슐린의 anabolic effect가 부족. → 마른 형태로 나타남.
    - 단, 마르지만 복부비만(내장지방, 지방간이 있는 올챙이 배 체형)이 있는 경우 인슐린 저항성이 높은 경우입니다.
  - **동아시아인**에서 더 많은 타입 : 'Diabetes fact sheet in Korea 2024'에 따르면 당뇨병 26.4%에서 저체중 또는 정상 체중.
    - 서양인에 비해 췌장 크기가 작고, 근육량이 적은 것이 원인으로 추정
  - **큰 혈당 변동성** : 탄수화물 섭취 시 혈당이 쉽게 치솟습니다.
    - 하지만, 탄수화물을 너무 적게 먹으면 근육량을 늘릴 수 있는 인슐린 분비마저도 안 되기 때문에 균형 잡힌 식단이 중요합니다.
  - **치료시 고려사항** :
    - 알코올 중독 등 췌장성 당뇨가 의심되면 추가 검사 고려
    - beta cell exhaustion을 줄여줄 수 있는 치료를 고려, 인슐린 치료가 더 빠르게 필요할 수 있음
    - 예민한 환자가 많은 편 : 혈당을 자주 체크하고 식사 조절을 열심히 하는 편
    - 저혈당이 쉽게 발생하고, 발생하면 심하게 발생
    - ESRD 위험도가 높음. (Diabetes Care. 2020;43(5):1118-25)
    - 근력운동을 강력히 권고(특히 우리 몸에서 가장 큰 근육인 허벅지 근육을 키워주는 스쿼트)
- **비만 당뇨(Obese T2DM)**
  - **인슐린 저항성** : 과도한 지방 조직 축적으로 인슐린 저항성이 발생하는 것이 메인 기전입니다.
    - 초기 단계에서 이를 보상하기 위해 고인슐린혈증이 발생 → 인슐린의 동화효과 → 체중증가의 vicious cycle
  - **대사증후군 동반** : 고혈압, 이상지질혈증 등을 동반
  - 치료 시 고려사항
    - 체중을 줄여줄 수 있는 SGLT2i, GLP-1RA 등을 적극 고려
    - 체중 감량을 통해 인슐린 저항성을 개선하도록 함

체중에 따른 처방

- **체중 증가** : SU, Meglitinide, TZD
  - 마르면서 내장지방은 많은 올챙이 배 체형에서 TZD가 인슐린 저항성을 개선하면서도 체중 증가 부작용에 대해서도 환자가 잘 받아들일 수 있어 효과적일 수 있음.
- **체중에 대해 중립** : DPP4i, Metformin(중립이거나 살짝 체중 감소)
- **체중 감소** : SGLT2i, GLP-1RA

신장 기능에 따른 약물 조절

- 당뇨병은 미세혈관합병증으로 당뇨병성콩팥병을 일으키기 때문에 주기적인 신기능 관찰이 필요합니다.
- 신기능이 저하되어 있다면 경구 약제의 용량 조절이 필요합니다.

Metformin

CKD stage	1	2	3a	3b	4b	5b
eGFR (mL/min/1.73 m²)	≥ 90	89-60	59-45	44-30	29-15	< 15
Metformin				최대용량 1,000mg/dl 이하, 새로 시작하지 않음	금기	
요오드 조영제 – 정맥 투여 시	중단 필요 없음		요오드조영제 사용 당일부터 48시간까지 중단하고, 신장기능 평가 후 재개		금기	
요오드 조영제 – 동맥 투여 시	요오드조영제 사용 당일부터 48시간까지 중단하고, 신장기능 평가 후 재개				금기	

출처 : 2023 당뇨병 진료지침_대한당뇨병학회

- **용량 조절 필요** : metformin은 eGFR 45 미만이 될 때부터 주의해야 합니다. 45-30까지는 1,000mg 범위 내에서 사용하고 새로 시작하지 않습니다. 30 미만에서는 더 이상 사용하지 않는 것이 원칙입니다.
- **CT 조영제 사용시 주의** : metformin은 신기능에 따라서 CT 조영제 사용도 주의해야 합니다. eGFR이 30 미만이라면 애초에 사용하고 있지 않았을 것이고, eGFR이 60-30 구간에서 촬영 후 48시간 중단이 필요합니다.

Metformin 외 약제

eGFR (mL/min/1.73 m²)	CKD1-2 ≥ 60	CKD3a 59-45	CKD3b 44-30	CKD4 29-15	ESKD < 15
DPP-4 inhibitors					
Sitagliptin	100 mg QD		50 mg QD	25 mg QD	
Vildagliptin	50mg BID	50 mg QD			
Saxagliptin	5 mg[2] QD		2.5 mg QD		
Linagliptin	5 mg QD				
Gemigliptin	50 mg QD				
Teneligliptin	20 mg QD				
Alogliptin	25 mg[1] QD	12.5 mg QD		6.25 mg QD	
Evogliptin	5 mg				
Anagliptin	200 mg 100mg BID			100 mg QD	자료 없음
SGLT2 inhibitors					
Dapagliflozin	10 mg		심부전 및 신장이득(≥ 25)[3]		새로 시작하지 않음
Empagliflozin	10 mg/25 mg		심부전 및 신장이득(≥ 20)[3),4)] 10mg		새로 시작하지 않음
Ertugliflozin	5 mg	자료 없음			
Ipragliflozin	50 mg	자료 없음			
Sulfonylureas					
Gliclazide			주의		
Glimepiride			주의		
Glipizide			주의		
Alpha-glucosidase inhibitors					
Acarbose				금기	
Voglibose				자료 없음	
Thiazolidinediones					
Pioglitazone					
Lobeglitazone					
GLP-1 receptor agonists					
Liraglutide					자료 없음
Dulaglutide					

출처 : 2023 당뇨병 진료지침_대한당뇨병학회

- **DPP4i** : Linagliptin, Gemigliptin, Teneligliptin, Evogliptin이 신기능에 따라 용량 조절이 필요 없어 선호될 수 있습니다.
- **SGLT2i** : 기전상 소변으로 당을 내보내기 때문에, eGFR이 45 미만인 구간부터는 혈당 강하효과를 기대하여 사용하지 않습니다. 다만, dapagliflozin은 eGFR 25 이상, empagliflozin은 eGFR 20 이상에서 콩팥과 심장 이득을 기대하고 사용을 시작할 수 있습니다.
- **SU** : 신기능 저하자에서 저혈당 위험도가 더 높아지므로 주의합니다.
- **TZD** : 신기능 저하자에서 투여할 수 있도록 되어 있으나, 부종이 발생하는 약제로 주의가 필요합니다.
- Meglitinide : eGFR 15 이상에서 사용가능. Repaglinide, Mitiglinide는 eGFR < 15에서도 주의하여 사용 가능

경구 혈당 강하제의 선택과 조절

혈당 강하제의 기전 비교

Organ 측면에서 비교

- **간** : MET(hepatic gluconeogenesis 감소), TZD(인슐린 민감성 증가)
- **근육** : MET(포도당 흡수 증가), TZD(포도당 흡수 증가)
- **췌장** : SU/Meglitinides(인슐린 분비 증가), DPP4i/GPLP-1RA(인슐린 분비 증가, 글루카곤 분비 감소)
- **지방세포 :** TZD(세포내 포도당 흡수)
- **위장관 :** GLP-1RA(위 배출 지연), DPP4i(GLP-1의 분해 억제), MET(GLP-1 분비 증가, 포도당 흡수 저하), α-GI(포도당 흡수 저하)
- **콩팥 :** SGLT2i(포도당 재흡수 억제)

Insulin 측면에서 비교

- **인슐린 저항성 개선** : MET, TZD
- **인슐린 분비와 연관 :** SU, meglitinides, DPP4i, GLP-1RA
- **인슐린과 무관** : SGLT2i, α-GI

Metformin(MET)

- 다이아벡스, 글루코파지가 대조약으로 **2형 당뇨 치료의 기본이 되는 약**입니다.
- 기전 : hepatic gluconeogenesis 억제, 말초 조직의 인슐린 저항성 개선
- 용량 조절 : 500mg QD 또는 BID로 시작 → 혈당과 소화기계 부작용을 확인하며 1-2주 간격으로 750mg → 1,000mg으로 서서히 증량
  - **혈당 강하 효과 : 용량의존적으로 증가**. 단, 2,000mg 이상에서 추가적인 혈당 강하 효과는 미미해집니다.
  - 1,000mg를 넘어가면 BID로 처방, 2,000mg를 넘어가면 TID로 처방.
  - 적어도 1,000mg 정도에서 온전한 효과를 보여서 1,000mg까지는 증량 권고. (임상적으로는 더 적게도 흔하게 사용)
- **장점** : 저렴하면서 심혈관 발생 및 사망률 감소, 많은 임상 데이터 확보, 체중증가와 저혈당 발생이 적음
- **단점 :**
  - 위장장애가 30%까지에서도 발생
    - 대처 : 용량을 감량하거나 서방정으로 교체하면 위장장애를 줄일 수 있습니다.
      - 심평의학 때문에 다른 약제를 사용하기 위해 250mg로 소량 처방 후 빨리 넘어가기도 합니다.

      ▪ 고령에서 처음 처방할 때, 1회 용량을 500mg 이하로 하는 것이 위장장애 예방에 도움이 됩니다.
    ◦ **vitamin B 12 deficiency 유발** : 장기적으로 사용하면 결핍을 유발하여 **주기적으로 검사**하는 것이 바람직합니다. 만약 결핍이 발견되면 1,000μg QD로 보충을 할 수 있으나, metformin 복용으로 빈혈까지 발생하는 경우는 드뭅니다.
    ◦ lactic acidosis 위험 : 신기능저하자, 급·만성 대사산증 환자에서 금기
- **서방정 VS 속방정**
    ◦ **속방정** : 빠른 방출로 인해 위장관 내 약물 농도가 급격히 상승할 수 있어, 메스꺼움, 설사, 복통 등 **위장관 부작용**이 더 자주 발생
      ▪ 식사와 함께 또는 직후에 복용 → 짧게 작용하여 매 식사마다 대응이 된다는 장점
      ▪ 2,550mg(850mg TID)까지 처방 가능
    ◦ **서방정** : 천천히 방출하도록 되어 있어 **위장관 부작용이 적다**는 장점
      ▪ 저녁식사와 함께 복용 → 밤중 간의 인슐린 저항성을 개선하여 공복혈당을 효과적으로 조절
      ▪ 천천히 방출되기 때문에 선호에 따라 아침에 복용하여도 무방합니다.
      ▪ 2,000mg(1,000mg BID)까지 처방 가능

SGLT2i (Sodium-Glucose CoTransporter 2 inhibitor)

- **기전** : 신장의 근위 세뇨관에 위치한 SGLT2(나트륨-포도당 공동수송체) 단백질을 차단하여, 포도당의 재흡수를 방해합니다.
- **장점** : *21세기 스타틴*으로 불릴 정도로 다양한 효과가 있어 많은 가이드라인에서 SGLT2i를 metformin에 우선하여 권고하기도 합니다.
    ◦ **인슐린과 무관하게 혈당을 낮출 수 있다**는 장점이 있어 인슐린 분비능이 떨어진 환자에서도 효과적입니다.
    ◦ 삼투성 이뇨작용을 일으켜 **혈압도 5mmHg 정도 낮추고**, 여러 **대사성 profile도 개선**하는 것으로 알려져 있습니다.
    ◦ **심혈관질환과 심부전, 만성콩팥병을 개선**하는 것으로 알려져 있습니다.
      ▪ EMPA-KIDNEY study : 신부전으로 진행하는 시간을 지연하는 효과 입증. eGFR 85에서 신부전까지 26.6년 늦춰주는 효과.
    ◦ 하루 70-80g의 포도당이 소변으로 빠져나가기 때문에 280-320kcal의 칼로리 손실이 발생하며, **체중도 2-3kg 정도 감량**됩니다.
      ▪ 이를 예민하게 받아들이는 환자들도 있고, 고지를 했음에도 기억하지 못하고 체중 감소에 대한 공포로 cancer screening을 하는 환자도 있기에 교육이 중요하겠습니다.
- **종류** :
    ◦ Empagliflozin **10mg/25mg [자디앙정(전문-급여)]** : 여러 가지 심장, 콩팥이득에 대해서도 대부분 10mg에서 근거가 있고, 25mg로 증량해도 추가적인 혈당 강하효과는 0.2% 내외로 적기 때

문에 대부분 10mg으로 처방. eGFR 60 이상일 때만 25mg으로 증량할 수 있음.
  - SGLT2i 중 가장 큰 심혈관계 보호효과가 있다고 평가됨
- Dapagliflozin **10mg [포시가정(전문-급여)] :** 오리지널인 포시가정이 한국의 약가 인하로 인해 철수하여 제네릭을 사용해야 합니다.
- enavogliflozin, ertugliflozin, Ipragliflozin - 포시가와 자디앙에 비해 다른 부가적 이득에 대한 근거가 부족하고, 급여 기준에 많은 제한이 있어 잘 사용하지 않습니다.

- **단점 및 주의사항** : 장점이 정말 많으나 교육할 것도 많아 처방의 허들이 있다고 느껴지기도 합니다.
  - initial dip : ACEi/ARB와 마찬가지로 사용 초기에 eGFR이 감소할 수 있으나, 결과적으로는 신기능을 보전하는 쪽으로 작용합니다.
  - 식욕 증가 : 당뇨환자에서 체중 감량을 목적으로 처방했는데, 포도당 재흡수가 줄어들면서 공복감을 느끼는 경우가 종종 발생합니다. 따라서 식이 섬유 등 포만감을 줄 수 있는 식단을 추천합니다.
  - 생식기 감염 : 여성, circumcision이 되지 않은 남성에서 포도당을 배출하면서 생식기 진균 감염(칸디다질염 등)의 위험이 증가합니다.
    - **대처 : DPP4i와 병용**하면 기전은 불명확하나 생식기 감염이 통계적으로 줄어듦.
    - **치료 :** 대부분 외음부 쪽에 발생 → **[카네스텐], [더모픽스]** 등 항진균제 연고 처방 → 증상 지속 시 산부인과 의뢰
  - **당뇨가 심해진다?** : 초기 당뇨 증상을 경험한 환자는 체중감소, 다음, 다뇨의 증상을 다시 겪으며 당뇨가 심해졌다고 생각할 수도 있음.
  - Euglycemic ketoacidosis : SGLT2i의 가장 우려되는 부작용입니다. 소변으로 포도당이 배출되어 탄수화물 부족 상태가 만들어지고, 이로 인해 euglycemic한 상태에서도 글루카곤/인슐린 비율이 높아져 lipolysis가 일어나고 beta-hydroxybutyrate와 acetoacetate가 쌓이며 ketoacidosis가 발생하게 합니다. beta cell function이 저하되어 있는 경우 위험도가 상승합니다. (Diabetes Care. 2015;38(9):1638-42)
    - euglycemic ketoacidosis 위험이 높아지는 **수술, 감염, 금식, 구토** 등의 상황에서 SGLT2i를 **중단**(가능하면 **2-3일 전**부터)함.
    - 발생했다면 DKA에 준하여 치료하도록 합니다. (단, 혈당이 비교적 정상치므로 5DW를 처음부터 고려)
  - **목마름, 야간뇨, 변비** : SGLT2i의 이뇨작용 → 소변량이 늘어나면서 체내 수분량이 부족 → 야간뇨, 구갈, 변비 발생 가능
  - **고령 환자(>75세)** : 고령 환자에서 탈수 위험이 높으며, 생식기 위생이 잘 지켜지지 않고, 요실금 등으로 물을 잘 드시지 않는 경우가 많아 사용하기가 SGLT2i를 사용하기가 어렵습니다. 또한 체중이 빠지면서 Sarcopenia가 심해질 수도 있습니다. 하지만, 평균 연령이 74.1세였던 EMPA-ELDERLY study가 발표되는 등, compliance가 좋은 환자에서라면 충분히 사용해 볼 수 있다고 많은 교수님들께서 말씀하십니다.

- **환자 교육**
  - **충분한 수분 섭취** : 하루 1.5L 이상 충분히 물을 섭취하도록 합니다. ("평소보다 물 2-3컵 더 드세요.")
  - **부작용 교육 및 대처방법 교육** – 생식기감염, 야간뇨, 변비, 구갈 등
    - **여성 – 생식기 위생 교육 :** 생식기 가려움, 작열감 등 증상이 발생하면 산부인과 내원
    - **남성 –** 특히 전립선 비대증이 있거나, 중년 이상의 남성에서 **야간뇨와 빈뇨**가 심해질 수 있음을 고지

심평의학

- dapagliflozin, empagliflozin은 고시상 당뇨가 없는 심부전에도 요양급여가 인정됩니다. (고시 제2025-15호)
  - NYHA class II–IV 만성 심부전 : LVEF 40% 미만인 환자에서 표준치료(ACEi/ARB 또는 ARNI를 BB, aldosterone antagonist 등과 병용)로 투여 중인 경우 또는 LVEF 40%를 초과하는 경우에서는 NT-proBNP 125pg/mL 또는 BNP ≥ 35pg/mL 등의 좌심실 이상의 증거가 있는 경우에 요양급여가 인정됩니다.
    - 만성심부전에서도 이제 SGLT2i는 반드시 투여하도록 되어 있는 약제입니다.
  - 만성콩팥병 : 아쉽게도 고시상 요양급여 인정은 아직 되지 않고 있어, 허가사항 내 전액본인부담하라는 고시를 따라 **전액본인부담으로 처방**할 수 있습니다. 단, empagliflozin의 오리지널 약제인 자디앙정의 CKD에 대한 급여 확대가 검토되고 있어, 급여기준의 f/u이 필요합니다.

DPP4i (Dipeptidyl Peptidase-4 inhibitor)

- **기전** : 소장에서 분비되는 GLP-1는 DPP-4에 의해 빠르게 분해되어 반감기가 2분 채 되지 않음. DPP-4를 억제하여 GLP-1을 증가시킴.
  - GLP-1은 식후에 주로 작용하여 인슐린 분비를 촉진하기 때문에 **식후 고혈당**에 효과적
- **장점 : 두드러지는 부작용이 없어** 외래에서 널리 사용되고 있음
  - **혈당의 변동성을 줄여준다**는 장점. (Sci Rep. 2019;9(1):13296)
  - **낮은 저혈당 위험도** : SU처럼 단순히 인슐린 분비를 늘리는 것이 아닌, 고혈당에 반응하는 인슐린 분비를 돕기 때문.
  - **베타세포 보호** : 당뇨 초기 1차 인슐린 반응이 저하되면서, 빠르고 효율적인 인슐린 분비가 나타나지 않게 되어 늦고 비효율적으로 인슐린이 분비되다 보니 고인슐린혈증이 발생하며 beta cell exhaustion이 발생 → DPP4i와 GLP-1RA는 incretin effect를 통해 초기 인슐린 반응을 개선하여 인슐린이 효율적으로 분비되게 하여 췌장의 기능 악화와 베타세포 기능 저하를 방지하는 효과(SU가 단순히 인슐린 분비를 늘리는 것과 차이 있음)
    - VERIFY trial에서 vildagliptin+Metformin 조기 병용요법의 이득으로 증명 → 부작용도 많지 않은 편으로, 베타세포 기능 보호를 위해서 초기부터 적극적으로 DPP4i를 활용합니다.

- **단점 및 부작용** : DPP4가 면역세포, 혈관 내피세포를 비롯하여 신체 여러 군데에 분포하고 있기에, DPP4i에 대한 부작용이 발생하는 것으로 추측되고 있습니다. 하지만, 인과관계가 불명확하고 임상적으로는 정말 흔하지 않아 대체로 안전하게 사용하는 약제입니다.
  - 낮은 혈당 강하효과 : 다른 약제들에 비해 약한 A1c 감소
  - 췌장염 보고(**췌장염 병력**이 있다면 사용하지 않도록 함), 두드러기, 혈관부종 등에 대한 부작용이 보고된 바 있음.
  - **심부전 : saxagliptin, alogliptin**은 금기(입원일수 증가) → Sitagliptin(TECOS trial), Linagliptin(CARMELINA trial)이 바람직.
  - 경미한 URI, 만성 기침 : 최근 만성 기침 가이드라인에서 ACEi와 함께 우선 감별할 것이 권고되기도 함.
  - Vildagliptin : 간수치 상승, 중증 관절통 보고
  - bullous pemphigoid 보고 : vildagltipin, linagliptin-한국 보험 데이터상 vildagliptin이 가장 연관 있었으며 낮은 DPP4 selectivity 때문인 것으로 파악됨. (JAMA Dermatol. 2019;155(2): 172-7)
- **종류 :**

	성분명								
	Gemigliptin [제미글로]	Sitagliptin [자누비아]	Vildagliptin [가브스]	Saxagliptin [온글라이자]	Linagliptin [트라젠타]	Alogliptin [네시나]	Anagliptin [가드렛]	Evogliptin [슈가논]	Teneligliptin [테넬리아]
용량(mg)	50	100	100 (50 BID)	5	5	25	200 (100 BID)	5mg	20
Potency (IC50)*	6.3nmol/L	19nmol/L	62nmol/L	50nmol/L	1nmol/L	24nmol/L	3.8nmol/L	1nmol/L	1.8nmol/L
선택성(fold)	High	High	Moderate	Moderate	Moderate	High	High	High	High
DPP-8	> 27,000	> 2,600	270	390	40,000	> 14,000	10,000	6,000	700
DPP-9	> 23,000	> 5,500	32	77	> 10,000	> 14,000	10,000	6,000	1,500
FAP-α	> 41,000	> 5,500	280	> 4,000	89	> 14,000	72,700	20,000	> 11,000
t1/2, hr	17.1	8-14	1.5-4.5	2-4, 3-7 (metabolite)	97-260	12-21	4.3	33-40	18.9-20
배설경로 (renal/feces)	63%/27%	87%/13%	85.4%/14.8%	74.9%/22.1%	5.5%/81.5%	75.6%/12.9%	87%/13%	34%/46%	45.4%/46.5%
Use with other drugs	-	-	-	CYP3A4/5 억제제 병용 시 용량 감량	-	-			-

출처 : 'Diabetes Metab J. 2016;40(5):339-53'의 Table1을 'Life Sci. 2012;90(1-2):2-9', 'Bioorg Med Chem. 2011;19(22):7221-7'의 데이터를 추가하여 만듦.

* 약물이 얼마나 낮은 농도에서 효과를 보이는지를 나타내는 지표로, 낮을수록 더 potent하다고 판단할 수 있으나, 절대적인 efficacy를 의미하진 않습니다.

- ◦ **신기능에 따라 용량조절이 필요 없는 Linagliptin, Teneligliptin, Gemigliptin, Evogliptin**을 선호
- ◦ BID : Vildagliptin, Anagliptin은 BID로 복용해야 합니다. **순응도 측면에서 QD 용법**이 더 좋을 수 있습니다.
  - ▪ **BID를 처방**하면 **혈당변동성 감소 측면에서는 더 효과적** → MET 등을 BID로 이미 처방하고 있다면 DPP4i도 복합제 등을 활용하여 BID로 처방합니다. (J Diabetes Complications. 2010;24(2):79-83)
- **효과의 차이 : 일반적으로 DPP4i 간의 차이는 크지 않다고 받아들여집니다.**
  - ◦ 오랜 임상 경험과 근거 : Sitagliptin, Vildagliptin
  - ◦ **Potency가 더 클지도 모르는 약제** : **Teneligliptin, Gemigliptin**
    - ▪ 일부 연구 결과가 있으나, 실제로는 느껴지는 차이가 크지 않으며, 차이가 있더라도 0.2% 내외일 것으로 보입니다.
    - ▪ **Gemigliptin** : head to head로 비교한 것은 아니지만 A1c 강하효과가 가장 크게 나타난 review article이 다수 있습니다. (Diabetes Metab J. 2016;40(5):339-53)
    - ▪ **Teneligliptin** : 타 DPP4i에서 Teneligliptin으로 변경했을 때 추가적인 A1c 감소 효과가 있었다는 연구 있음. (Diabetes Ther. 2021;12(11):2907-20)
    - ▪ **Vildagliptin** : metformin과 병용 시 A1c 감소 효과가 조금 더 크게 나타났지만, 타 DPP4i 그룹보다 vildagliptin 병용군의 기저 A1c가 높았다는 것을 고려해야 함. (Korean Diabetes J. 2013;14(3):111-9)

SU (Sulfonylurea)

- **기전 :** 췌장 베타 세포를 자극하여 인슐린 분비를 유도
- **장점 :** 경구혈당 강하제 중에서는 가장 **혈당 강하효과가 빠르고 강력**한 편으로 초기에 혈당을 잡을 때 효과적으로 사용될 수 있습니다.
- **단점 및 부작용 :**
  - ◦ 약물 기전 상 췌장 베타세포의 exhaustion을 가속화할 수 있습니다.
  - ◦ **저혈당**과 **체중증가 위험도**가 높습니다.
    - ▪ 체중증가는 BMI가 낮은 환자에서 더 두드러짐 : Gliclazide MR로 연구된 EASYDia trial에서 6개월간 BMI 18.5~ $<$25 그룹에서 0.5kg 증가하였고, 25~ $<$30인 그룹에서는 0.9kg 감소, $\geq$30인 그룹에서 2.2kg 감소하였음. (Diabetol Metab Syndr. 2018:10:30)
  - ◦ 낮은 durability : 시간이 지날수록 더 큰 용량 사용이 요구됨
  - ◦ 약물 상호작용 : 아스피린과 와파린은 단백결합 경쟁으로 SU의 유리형이 높아져 저혈당 위험이 높아질 가능성.

- **췌장 베타세포 기능 보전 측면** :
    - **당뇨 초기** : C-peptide가 낮더라도 당독성이 해소되면 좋아질 수 있어, 단기간만 사용하여 빠른 혈당 강하를 이루어낸 뒤에 다른 약제로 바꿔준다면 췌장 베타세포 보존 측면에서 더 긍정적인 영향을 끼칠 수 있습니다.
    - 단, 오래 치료 중인 환자에서 C-peptide가 저하되어 있다면 베타 세포의 기능이 이미 많이 저하된 것으로, SU보다는 다른 약제를 선택.
- **SU를 적용할 환자 선택**
    - SU의 효과가 좋을 것으로 예상되는 상황 : 베타세포 기능이 좋을 때
        - 진단 5년 이내, 자가항체 음성, 인슐린 치료를 받은 적 없음, 높은 C-peptide 수치
    - SU의 효과가 나쁠 것으로 예상되는 상황 : 베타세포 기능이 좋지 않을 때
        - C-peptide 저하, 췌장성 당뇨, 진단이 오래된 당뇨 등
        - 공복혈당은 비교적 정상적이나 식후 혈당이 많이 높음 : 식후 인슐린 반응의 저하가 의심되는 상황인데, SU는 DPP4i처럼 1차 인슐린 반응을 재현하지 못하고, 남은 췌장베타세포 기능을 더 고갈시킬 수 있음.
- **약제 선택 :** 2nd generation SU를 사용
    - Gliclazide MR [디아미크롱서방정(**전문-급여**)]을 선호 : 천천히 작용하여 SU의 저혈당 부작용 위험도가 적음
    - Glimepiride [아마릴정(**전문-급여**)]도 많이 사용 : linagliptin과 비교한 CAROLINA trial : 주요 심혈관 사건 발생에서 비열등
    - Tmax/ $T_{1/2}$: Gliclazide IR 4-6h/10.4h, Gliclazide MR 6h/12-20h, Glimepiride 2-3h/5-9h
        - 2nd generation SU는 생각보다 길게 작용한다는 것을 알 수 있습니다. → 식후혈당을 잡기 위해 무리하게 증량한다면 공복시 저혈당이 발생할 수 있어 주의가 필요합니다.
- Equivalent dose
    - Glimepiride 2mg = Gliclazide MR 30mg = Gliclazide IR 80mg
- **용량 선택** : 저혈당 위험으로 천천히 증량하는 것이 권고됨
    - 용량의존적이지 않음 : Glimepiride 1mg, 4mg 사용 시→A1c가 각각 1.2%, 1.8% 감소. (Diabetes Care August 1996;19:857-63)
    - **Gliclazide MR, Gliclazide IR, Glimepiride**를 최대 120mg, 320mg, 8mg까지 처방가능하지만, 각각 **60mg, 160mg, 4mg**를 넘을 때 추가적으로 얻는 혈당 강하효과가 없습니다.
    - 65세 이상 고령 : 저용량부터 최대한 천천히 증량

TZD (Thiazolidinedione)

Diabetes Metab J. 2021;45(3):326-36

- **기전 :** PPAR-γ 활성화를 통해 근육과 지방조직의 인슐린 감수성 증가, hepatic gluconeogenesis 감소, 항염증 효과
- **장점 :**
  - **인슐린 저항성**과 **지방간** 개선→특히 **복부비만이 있는 환자**에서 사용하면 상당히 효과적
  - **심혈관계 위험도(PROACTIVE study), 뇌경색 위험와 심근경색 발생을 낮춤(IRIS study)**
  - 상대적으로 high potency를 가지는 경구 혈당 강하제면서도, 저혈당 위험도는 낮음
  - 높은 durability로 오랜 기간 혈당을 효과적으로 강하, 지질 수치 개선(TG 40% 감소, HDL 5% 증가)
- **단점 & 부작용→우선 선택되는 약제는 아니며, CKD 등에서 사용할 약제가 없거나 다른 약제 사용에도 효과가 없을 때 주로 고려합니다.**
  - **흔한 부작용으로 부종, 체중증가** :
    - **부종** : PPAR-γ 활성화로 collecting duct의 ENaC 발현이 늘어나 체액량 증가가 발생합니다.
      - **주의 :** 체액량을 증가시키기 때문에 **심부전(치명적임)**에서 금기. **심방세동**에서도 숨겨진 심부전의 존재 가능성이 높아 주의.
        - 당뇨 환자는 숨겨진 HFpEF이 있을 가능성이 높아(특히 비만, 고령, 여성) 아무래도 TZD 사용은 부담스럽습니다.
      - **대처 : (1) SGLT2i와 병용**(이뇨작용, 체중감량 효과), **(2) 저용량으로 사용**
      - **교육 : 저염식이 권유, 체중 증가 및 부종에 대한 경고**(췌장 기능을 보존하는 좋은 약이라고 설득)
    - **체중증가** : 부종+PPAR-γ가 활성화되면 지방세포(adipocyte)의 분화가 촉진. 주로 피하지방이 늘어나며 **내장지방은 줄어든다**고 알려져 있으며, 지방이 늘어도 metabolic하게 healthy한 fat이 증가합니다.
  - **방광암 위험 :** Pioglitazone에서 보고되어 있으나 연구마다 엇갈리는 상태로, 위험을 배제할 수 없어 FDA 경고가 있음. lobeglitazone은 보고된 바 없으나 사용된 지 얼마 되지 않아 충분히 평가되지 않았을 수 있음.
  - **골다공증**(PPAR-γ 활성화 → Osteoblast 분화 감소), 골절 위험, 황반 부종, 간수치 상승
  - **느린 효과** : 효과가 수개월간 천천히 나타남
- **TZD를 적용할 환자 선택** : TZD는 부작용 때문에 손이 잘 가지 않는 약이지만, 때로는 효과적으로 사용될 수 있는 경우가 있음.
  - TZD 효과가 좋을 것으로 예상되는 경우
    - **심한 복부 비만** : 인슐린 저항성이 예상되므로 효과적일 수 있으나, 체중증가에 대한 불만도 예상됩니다. 다른 약제들을 사용해도 효과가 부족한 경우 SGLT2i와 함께 저용량으로 시작해 볼 수 있습니다.

- **마른 당뇨**에서 C-peptide가 낮지 않은 경우 : 인슐린 저항성이 매우 심하면 adipogenesis도 일어나지 않아 마른 당뇨가 발생할 수 있습니다. 마른 당뇨 환자분들은 체중 증가 및 부종 부작용에 대해서도 얼굴 주름살이 좋아졌다며 좋게 받아들이시기도 합니다.
- **C-peptide가 높은데 혈당조절이 되지 않음** : 인슐린 분비능은 좋고 인슐린 저항성이 문제가 되는 것으로 추측 가능.

◦ TZD에 불만을 표시할 가능성이 높은 경우
  - 과체중 또는 비만(T2DM 병리상 다수에서 거부감), 여성 환자(부종에 예민하게 반응)

• **종류 :** pioglitazone 15mg = lobeglitazone 0.5mg
  ◦ Pioglitazone [액토스정(전문-급여)] : stroke prevention 등 TZD의 **심혈관계 관련 이득**은 pioglitazone이 확보.
  ◦ Lobeglitazone [듀비에정(전문-급여)] : 국산 약제로 pioglitazone보다 PPAR-γ에 대한 친화도가 12배.
    - **albuminuria 측면**에서 lobeglitazone은 효과적이었으나, pioglitazone은 그렇지 않았다는 연구 있음. (Diabetes Ther. 2020;12(1):171-81)
    - lobeglitazone 0.5mg 사용시 **BMD 변화가 없었다**는 RCT 연구 있음. (Diabetes Metab J. 2017;41(5):377-85)
  ◦ Tmax/$T_{1/2}$: Pioglitazone 2h/3-7h(활성 대사체는 24h까지도), Lobeglitazone 1h/8h

• **용량 : 주로 표준 용량**을 사용(pioglitazone 15mg, lobeglitazone 0.5mg), Pioglitazone은 30mg까지 증량 가능
  ◦ 용량의존적이지 않은 혈당 강하 효과에 비해 부작용은 용량비례하게 증가하는 경향
  ◦ **저용량도 활용 가능** : Lobeglitazone 0.25mg을 사용했을 때 0.5mg보다 혈당 강하효과는 조금(-1.01% → -0.76%) 줄어드는 반면, 체중 증가와 부종 부작용은 크게(체중증가 : +1.36kg → +0.5kg, 63% 감소/ 부종 : 12.4% → 3.9%, 69% 감소) 줄일 수 있었고, HOMA-IR과 지질 개선 효과는 통계적 차이가 없었습니다. (Diabetes Obes Metab. 2022;24(9):1800-9)
    - 시작용량으로 저용량으로 시작하면 부작용을 줄이면서 순응도를 높일 수 있겠습니다.

잘 사용하지 않는 약제들

Meglitinide

• **기전 :** SU와 마찬가지로 인슐린 분비를 촉진(=SU와 병용불가 조합)

• **SU와 다른 점**
  ◦ 약효가 매우 빨라 1시간 이내 효과를 보입니다. → 식후 혈당 조절에 더 유리, SU보다 낮은 저혈당 위험

- ◦ 신속히 제거되어, ESRD에서도 사용 가능
- **사용 :** 식사가 불규칙하거나 식후 혈당이 빠르게 오르는 환자+베타세포 기능이 보존되어 있는 환자
- **단점 :** 식사마다 식사 직전에 복용해야 하는 단점, SU와 마찬가지로 저혈당 및 체중증가 위험
- **약제 종류**(Nateglinide는 유통 중단)
  - ◦ Repaglinide[노보넘정(전문-급여)] : **Tmax 1h, $T_{1/2}$ 1h, 식전 15분 내 복용, 0.5mg부터 증량**
    - ▪ CYP2C8 : Clopidogrel, Gemfibrozil는 CYP2C8을 억제 → 저혈당 위험
    - ▪ CYP3A4 : Ketoconazole, Erythromycin 등 → 저혈당 위험 증가/ Rifampin, Carbamazepine 등 → 혈당 조절 실패 위험
  - ◦ Mitiglinide[글루패스트정(전문-급여)] : **Tmax 0.25h, $T_{1/2}$ 1.7h, 식사 직전 복용, 5mg부터 증량**

α-GI (α-glucosidase inhibitor)

- **기전 :** 이당류를 단당류로 분해하는 α-Glucosidase를 억제하여 포도당의 흡수를 차단 → **식후 혈당 조절**
- **α-GI를 적용**하는 환자 : **탄수화물 위주로 식사**+식후 고혈당이 주로 문제
- 장점 : 인슐린과 연관되지 않은 기전, 저혈당 위험도 낮음, 체중 증가가 없고 포도당의 흡수를 낮추어 살짝 감소할 수도 있음
- 부작용 : **위장관 부작용**이 흔함(복부팽만감, 설사, 방귀 등)←사용을 잘 하지 않는 이유
- 약제 사용 :
  - ◦ 위장관 부작용 때문에 저용량으로 시작하고, 4-8주에 걸쳐 천천히 증량
  - ◦ Acarbose[글루코바이정(전문-급여)] : **Tmax 1h, $T_{1/2}$** 2h, 50mg TID 식전투여로 시작 → 최대 100mg TID
    - ▪ **α-GI의 대표약제,** 탄수화물을 이당류로 분해하는 α-amylase도 억제
  - ◦ Voglibose[베이슨정(전문-급여)] : **Tmax 1-1.5h, $T_{1/2}$** 4h, 0.2mg TID 식전투여로 시작 → 최대 0.3mg TID
    - ▪ acarbose보다 소화기 관련 부작용이 덜함
  - ◦ Miglitol[미그보스필름코팅정(전문-비급여)] : Tmax 2-3h, $T_{1/2}$ 2h
- 금기 : 만성 장관질환자, 간기능 장애, 장내가스 발생을 통한 증상 악화 위험(염증성 장질환, 장폐색 등), eGFR < 30

병용 요법의 이득

SGLT2i+DPP4i

- **병용의 장점** (Diabetes Obes Metab. 2018;20(8):1972-6)
  - **시너지 효과** :
    - 서로 다른 장기(콩팥, 위장관)에 작용.
    - SGLT2i는 주로 공복혈당을, DPP4i는 주로 식후혈당을 낮춤.
  - SGLT2i의 **생식기감염 부작용 감소** : 메타분석 결과상 DPP4i를 병용하면 49%가량 감소. (Diabetes Obes Metab. 2018;20(3):740-4)
  - SGLT2i의 혈압감소, 체중감소 효과는 지속

SGLT2i+TZD

- **병용의 장점**
  - **베타세포를 보존**하는 시너지 효과 : 인슐린 감수성을 개선하는 TZD+당 배설을 통해 인슐린 분비를 줄이는 SGLT2i
  - 지방간 개선의 시너지 효과 : TZD가 실제 대사적인 측면은 개선하여 지방간은 좋게 하지만, 지방의 총량이 증가할 수 있습니다. 이 지방의 총량이 증가하는 문제까지 SGLT2i로 커버할 수 있을 것입니다.
  - TZD의 체중증가, 체액량 증가 부작용 상쇄 : SGLT2i는 체중 감소와 이뇨작용을 일으키기 때문에 TZD의 부작용을 상쇄합니다.
    - Pioglitazone에 empagliflozin을 add-on했을 때 10mg에서 2.0kg, 25mg에서 1.7kg의 유의미한 체중 감소를 보임. (Clin Ther. 2015;37(8):1773-88.e1)
    - SGLT2i를 오래 사용한 환자에서 TZD를 추가한 경우 : 기전상 SGLT2i가 어느 정도 도와주더라도, SGLT2i로 인한 체중감소는 수개월 지나면 없어지므로 체중은 늘 수 있습니다.
  - SGLT2i의 혈압 강하효과도 지속 (Endocrinol Diabetes Metab. 2018;2(1):e00050)
  - TZD는 뇌졸중 위험도 낮춤 : EMPA-REG OUTCOME에서 empagliflozin 사용 환자에서 뇌졸중 위험도가 약간 증가했으나 통계적으로 유의하지는 않았습니다. 후속 연구들에서도 뇌졸중 위험은 관찰되고 있지 않으나, TZD를 병용하면 이런 우려를 조금 더 덜 수 있을 것입니다.
- **병용으로 해결되지 않는 문제**
  - TZD에 SGLT2i를 병용하여도 **심부전 발생**률의 차이는 없음 (Endocrinol Diabetes Metab. 2018;2(1):e00050)
  - SGLT2i에 TZD를 병용하여도 생식기계 감염 위험도를 낮추지 않음.

Reference

1. 2023 당뇨병 진료지침_대한당뇨병학회
2. Diabetes Metab J. 2021;45(3):326-336.
3. Diabetes Care. 2025;48(Suppl. 1):S181-S206.
4. Lancet. 2005;366(9493):1279-89.
5. Diabetes fact sheet in Korea 2024_대한당뇨병학회
6. Lancet. 2019;394(10208):1519-1529.
7. Diabetes Obes Metab. 2018;20(8):1972-1976.
8. Clin Diabetes. 2015;33(4):175-180.
9. 이대호, Dipeptidyl Peptidase-4 억제제, Korean J Med. 2014;87:1-8.
10. 류혜진, 식후 고혈당의 약물요법 : J Korean Diabetes. 2012;13:39-43.

CHAPTER 11

당뇨병 4편 : 당뇨병의 주사 치료

일차의료기관에서는 비교적 안정적인 T2DM 환자에 대한 주사치료를 시행합니다. T1DM이나, LADA, 고혈당의 증상을 동반한 T2DM의 경우 내과 전문의 선생님께 전원하는 것이 좋겠습니다. 혈당이 많이 높은 경우 metformin을 500mg 주면서 천천히 시작하기보다는 인슐린 치료를 통해 빠르게 혈당을 강하시키는 것이 당독성을 해소하여 환자의 예후에 좋습니다.(주사 치료를 극구 거부하면 적어도 SU를 사용한 3제를 도입)

2형 당뇨병의 주사제 치료 결정

2형 당뇨병에서 주사제 사용의 flow

1. GLP-1수용체작용제를 사용하지 못하는 경우

: ± 경구혈당강하제 사용(사용 중이지 않으면 A1c 9 이상, 사용 중이면 A1c 7 이상에서 인슐린 추가 가능)

→ 기저인슐린 추가(기전이 유사한 경구혈당강하제 조절)

→ 식사인슐린 추가(기저인슐린 일부 감량)

2. GLP-1수용체작용제를 사용 가능한 경우

: 경구혈당강하제 사용(급여상 MET+SU 사용 중인 경우 GLP-1RA 추가 가능)

→ GLP-1수용체 작용제 추가(기전이 유사한 경구혈당강하제 조절)

→ 기저인슐린 추가(기전이 유사한 경구혈당강하제 조절)

+ 규칙적 패턴을 가진 환자에서 식사인슐린을 바로 추가하기 전에 혼합형인슐린을 사용할 수도 있습니다.

제2형 당뇨병에서 '치료 시작'을 인슐린으로 하는 경우 → 대사이상과 심한 고혈당엔 인슐린으로 시작(전원 및 입원 필요)

권고 3 : 이화 작용 증상(체중감소, 다음, 다뇨 등의 증상)과 동반된 고혈당의 경우는 인슐린 치료를 시행한다.

인슐린 치료 중 다회인슐린주사요법을 하는 경우 처방 :

1일 인슐린용량 kg당 0.4-0.5U를 준다.

→ 이 중 절반을 기저 인슐린으로 일정 시간에 주사

→ 나머지 절반은 3분의 1씩 매 식사 전 식사인슐린 주사

경구혈당강하제 사용 중인 제2형 당뇨병에서 '주사제' 시작 → GLP-1수용체작용제 우선

권고 9-1 : 주사제 기반의 병용요법을 고려할 때 기저인슐린보다 GLP-1수용체작용제를 우선한다.

*인슐린 기반으로 한 병용요법보다, 인크레틴을 기반으로 한 병용요법에서 전반적으로 저혈당 발생이 **50% 낮았다**. 인슐린을 사용할 때 체중이 증가하는 반면, GLP-1수용체작용제에서는 4.6kg 정도의 체중감소를 보였다. GIP/GLP-1수용체작용제 병용요법은 12.0kg의 체중감소가 나타났다. 당화혈색소 강하효과도 인크레틴기반 주사제가 인슐린보다 평균 0.5 정도 더 감소했다.*

권고 9-2 : GLP-1수용체작용제 또는 기저인슐린 단독으로 목표혈당에 도달하지 못할 경우 두 약물을 병용한다.

권고 9-3 : GLP-1수용체작용제 또는 기저인슐린 치료에도 목표혈당에 도달하지 못할 경우 인슐린강화요법을 한다.

Basal insulin 추가 시 확인사항

- **우선 2형 당뇨병이 맞는지 확인**
  - **C-peptide 측정(필요시 GAD-Ab도)**
    - C-peptide는 혈당과 함께 해석 필요.
      - BST 61.7mg/dL 이하로 떨어져 있으면 C-peptide가 크게 suppression될 수 있음.
      - BST 180 이상일 때는 반대로 Stimulaterd C-peptide로 간주.

인슐린 vs GLP-1RA의 장단점

	인슐린	GLP-1RA
장점	• Ceiling effect가 없음 • Rapid onset • Mortality를 증가시키지 않음 • 강한 혈당 강하효과	• basal insulin에 맞먹는 강한 혈당 강하 • 체중 감소 • CV benefit • 저혈당 위험도 적음
단점	• Dose Titration이 필요 • 체중증가, 저혈당 위험도 높음	• 당뇨병치료용 GLP-1RA의 품절이 잦음 • 고가의 약제 • 급여 기준이 까다로움(Metformin+SU를 사용한 환자)
적합한 환자	• 당뇨가 **오래**되어 **인슐린 분비능이 저하**된 T2DM • T1DM • 급성 고혈당 증상이 있는 당뇨	• 비교적 **인슐린 분비능이 유지**되어 있는 제2형 당뇨 **초기** 환자 • 식후 고혈당이 심한 환자 • 비만, 지방간, 심뇌혈관질환, 콩팥질환이 있어 GLP-1RA 사용으로 긍정적인 효과가 기대되는 환자 • 저혈당 위험이 있는 환자

인슐린 치료

• 인슐린 치료 시 CGM을 활용하여 인슐린을 조절할 것이 권고됩니다.

인슐린의 종류

표 1 인슐린 종류와 작용시간

인슐린 종류(제품명)	작용시작시간	최고작용시간	작용지속시간
식사인슐린			
초단기작용인슐린			
인슐린 리스프로(Lyumjev®)	2분	1-2시간	-4.6시간
인슐린 아스파트(Fiasp®)	4분	1-3시간	3-5시간
인슐린 아스파트(NovoRapid®)	10-15분	1-3시간	3-5시간
인슐린 리스프로(Humalog®)		1-2시간	3-5시간
인슐린 글루리진(Apidra®)		1-2시간	2-4시간
단기작용인슐린			
레귤러인슐린(Humulin R®)	30분	2-3시간	6.5시간

기저인슐린			
중기작용인슐린			
NPH인슐린(Humulin N®)	1-3시간	5-8시간	18시간까지
장기작용인슐린			
인슐린 디터머(Levemir®)	3-4시간	6-8시간	24시간까지
인슐린 글라진(Lantus®)	1.5시간	없음	24시간까지
인슐린 데글루덱(Tresiba®)	1시간		42시간 이상
인슐린 글라진 U-300(Toujeo®)	6시간		24-36시간

출처 : 2023 당뇨병 진료지침_대한당뇨병학회

1. 기저인슐린

- ◦ 저혈당 발생 및 체중증가면에서 유리함.
- ◦ 비교적 높은 당화혈색소에서 기저 인슐린만으로는 목표치 달성 어려운 단점
- ◦ 식후 혈당 조절을 위해 경구혈당강하제 복용을 고려
- ◦ **아침 식전에 주사. 단, 환자에 따라서 가장 꾸준하게 같은 시간에 맞을 수 있는 시간으로 하기도 함.**

• Intermediate acting : NPH(휴물린엔)

• Long acting : Glargine(란투스), Detemir(레버미어) < Glargine recombinant(투제오 ★), Degludec(트레시바 ★)

- ◦ NPH보다 지속형인 란투스나 레버미어는 저혈당 확률이 적음. 그중 란투스가 주사부위 통증이 덜하고 요구량이 적다고 함.
- ◦ 지속형 중에 투제오는 1펜에 1.5mL 450U이고, 나머지는 1펜에 3mL 300U, 즉 투제오가 3배 농축된 것이기 때문에 용량이 적고 주사 부위 부작용이 적으며, 체중증가도 적은 편. 다만, 인슐린 요구량은 다소 증가함.(> 10%)
- ◦ 트레시바는 긴 작용시간으로 인해 주사시간이 비교적 자유로움(약전상 최소 8시간 간격만 보장하면 투여 시간을 탄력적으로 조절할 수 있음)
- ◦ Detemir보다 Glargine, Degludec이 더 긴 반감기를 가짐. ultra-long acting!
- ◦ 초기 개발된 레베미어, 란투스는 peak가 어느 정도 있고, 데글루덱이나 투제오는 peak도 없고 24시간 이상으로 작용하는 장점이 있음.

2. 식사인슐린 : 주로 식사직전 사용

- ◦ 식후 고혈당 조절에서 기저인슐린보다 유리, 혼합형 투여법보다 체중증가 적음
- ◦ 기저 인슐린에 비해 잦은 주사와 저혈당 빈도 잦음.
- ◦ 삶의 질이 떨어짐

- short acting : RI(휴물린알)
- rapid acting : Lispro(휴마로그, 룸제브), Aspart(노보래피드, 피아스프), Glulisine(애피드라)
  - RI보다 초속효성 인슐린이 야간 및 식후저혈당 발생 위험이 상대적으로 감소.
  - RI는 IV로 주었을 때는 초속효성으로 작용함.
  - Lyumjev, Fiasp는 거의 식사랑 같이 주사해도 괜찮을 정도로 작용 시간이 2분, 4분으로 매우 짧음. → 다음 식전 저혈당 ↓

3. 혼합형 인슐린

- 비교적 당화혈색소 높은(> 8.5) 경우 효과적
- 기저인슐린에 비해 저혈당 빈도가 높으며 체중증가가 많다. 많은 용량이 요구됨.
- 용량 조절이 어려움
- 식습관 및 생활습관이 규칙적인 환자에서 투여해야 함.

- NPH+RI : 휴물린 70/30
- NPH+rapid acting : Lispro(휴마로그믹스 75/25, 50/50), Aspart(노보믹스 70/30, 50/50)
- Long acting+Rapid acting : Degludec+Aspart(리조덱 70/30)
  - 역시 RI가 붙어 있는 것보다 초속효성이 붙어 있는 것이 저혈당 위험이 낮음.

급여 기준

인슐린은 초기에 A1c 9% 이상이거나, 경구용 치료제 치료에도 7% 이상이면 급여가 인정됩니다. 경구혈당강하제 2종과 병용이 가능합니다.

인슐린 치료 시작 용량과 용량의 조절

표 2 인슐린 치료 시작과 용량조절

	시작용량	용량조절	저혈당 발생
기저인슐린	10단위/day 또는 0.1-0.2단위/kg/day	목표 공복혈당을 기준으로 3일 간격으로 2단위씩 증량(입증된 다른 조절방법 사용 가능)	원인을 분석하고 특별한 원인이 없으면 10-20% 감량
식사인슐린	4단위/day 또는 기저인슐린의 10%로 시작하고 당화혈색소 < 8%일 경우 기저인슐린을 4단위/day 또는 10% 감량 고려	주 2회 1-2단위 또는 10-15% 증량	원인을 분석하고 특별한 원인이 없으면 10-20% 감량
혼합인슐린	인슐린 초치료인 경우 10-12단위/day 또는 0.3단위/kg/day	주 1-2회 1-2단위 또는 10-15% 증량	원인을 분석하고 특별한 원인이 없으면 2-4단위 또는 10-20% 감량
	기저인슐린용량의 2/3를 오전, 1/3을 오후에 또는 1/2을 오전, 1/2을 오후에 분할 투여		

출처 : American Diabetes Association. Standards of Medical Care in Diabetes, Wu T, et al. Diabetes Ther 2015;6:273-87. 2023 당뇨병 진료지침_대한당뇨병학회

- 위 기준은 외래에서의 기준으로 보수적인 기준입니다. 입원하여 조절하는 경우에는 조금 더 적극적으로 용량을 올려서 시작합니다.

인슐린 시작

혈당 조절 목표

1. 공복 및 식전 혈당 : 80-130mg/dL
2. 식후 2시간 혈당 : 180mg/dL 미만
3. 당화혈색소 : 6.5-7.0% 미만

추가 순서

- **기저인슐린** 먼저 사용
- **식사인슐린** 또는 **GLP-1RA 추가**

1. **기저인슐린(식전 혈당 조절)**
   - **하루 10단위 또는 kg당 0.1-0.2단위로 시작**
   - 당화혈색소 **8% 이상**인 경우는 kg당 **0.2-0.3단위**도 고려 가능
2. **식사인슐린(식후 혈당 조절)**
   - **GLP-1RA 고려** : 인슐린 분비능이 어느 정도 보존된 환자라면 저혈당 위험이 높은 식사인슐린

보다 식후혈당을 잡기 위해 insulin과 GLP-1RA의 복합제인 줄토피 등을 사용하는 것이 더 바람직할 수 있음.

- 하루 **4단위** 또는 **기저인슐린의 10**% 또는 **0.1IU/kg**로 시작
    - **당화혈색소 8% 미만일 경우 기저인슐린을 하루 4단위 또는** 기저인슐린의 10% 감량 고려
- 처음 시작할 때는 식사량 가장 많은 식사 전 1번→하루 3번으로 늘려나갈 수 있음.
- 환자에 따라 여러 식사에 나누어서 시작도 가능.

3. 혼합인슐린

- **인슐린 초치료의 경우 하루 10-12단위 또는 kg당 0.3단위**
- **기저인슐린 용량의 2/3을 오전, 1/3을 오후 분할 투여 또는 1/2을 오전, 1/2을 오후 분할 투여**

용량 조절

1. 기저인슐린

- **방법 1 : 목표 공복혈당을 기준으로 3일 간격으로 2단위씩 증량**(입증된 다른 조절방법 사용 가능)
    - 우선 목표 공복혈당 90-130으로 조정 → 익숙해지면 90-110으로 조정
    - 80 미만으로 떨어진다면 2단위씩 감량
    - 방법 1-1 : 130-180이면 2단위를 증량, 180 이상이면 4단위 증량도 고려(방법 1-2보다 조금 더 보수적)
    - 방법 1-2 : 180 이상 → 6-8단위 증량, 140-180 → 4-6단위 증량, 120-140 → 2-4 단위 증량, 100-120 → 0-2단위 증량
    - 주사가 익숙한 사람은 110-140이면 2단위 증량 고려, 140 이상이면 4단위 증량도 고려할 수 있음.
- **방법 2 : 타겟에 도달할 때까지 1일 1단위씩 증량하는 방법도 있음**
    - 목표치 하한선(ex. 90-100)에 가깝다면 2단위를 선제적으로 줄여 저혈당을 예방하는 방법도 고려할 수 있음.

2. 식사인슐린

- **주 2회 1-2단위 또는 10-15% 증량**
    - 증량 기준 : 다음 식전 혈당 > 140
    - 감량 기준 : 다음 식전 혈당 < 80
    - 식전 혈당으로 조절하는 슬라이딩 스케일이 있으나 조절하기 어려움.

3. 혼합인슐린

- **주 1-2회 1-2단위 또는 10-15% 증량**
    - 목표 공복혈당 90-110으로 조정
    - 80 미만으로 떨어진다면 2단위씩 감량
    - 110-140이면 2단위 증량 고려, 140 이상이면 4단위 증량도 고려할 수 있음.

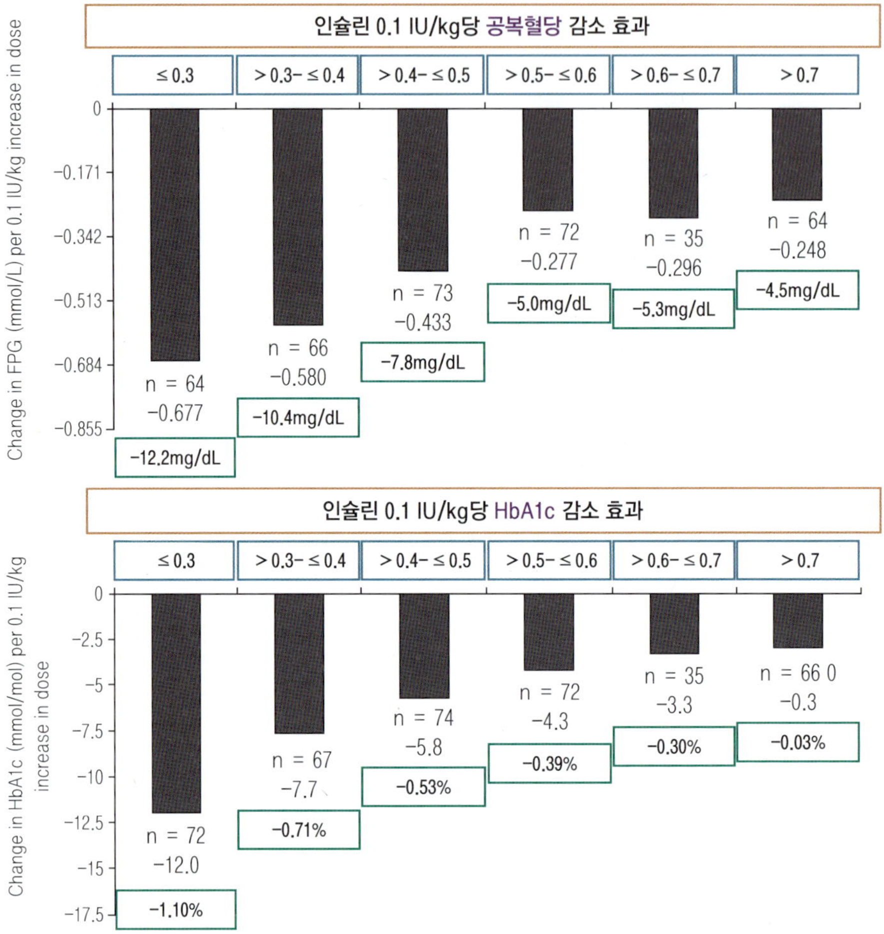

출처 : Diabetes Obes Metab. 2019;21(6):1305-10

Basal insulin의 혈당강하 효과 예상

- 인슐린의 Ceiling effect는 없습니다만, 임상적으로는 인슐린 사용량이 많아질수록 처음과 같은 드라마틱한 혈당 강하효과를 기대할 수 없습니다.
- Basal insulin인 Glargine 사용을 kg당 0.3IU 이하로 했을 때는 인슐린 0.1IU/kg당 무려 1.10%의 A1c 감소효과를 보이지만, 사용하는 인슐린양이 늘어나면서 그 정도가 계속 감소하는 것을 알 수 있습니다.

저혈당 발생

1. 기저인슐린
- 원인을 분석하고 특별한 원인이 없으면
  - 혈당 < 70 : **10-20% 감량**
  - 혈당 < 40 : **20-40% 감량**

2. 식사인슐린
- 원인을 분석하고 특별한 원인이 없으면 **10-20% 감량**

3. 혼합인슐린
- 원인을 분석하고 특별한 원인이 없으면 **2-4단위 또는 10-20% 감량**

Overbasalization

Overbasalization은 Basal insulin의 용량증가로 더 이상 혈당 강하효과를 기대할 수 없는 상태를 의미합니다. 기저인슐린 용량이 너무 많은 경우 저혈당 등의 위험이 있을 수 있어, 기저인슐린 용량이 너무 많지는 않은지 체크해야 합니다.

1) 기저인슐린 용량이 kg당 0.5단위를 넘거나 2) 취침 전과 아침 공복혈당의 차이가 50mg 이상 3) 아침 공복혈당이 70mg 미만인 경우	▶	**이런 경우 1) 경구혈당강하제를 추가하거나 GLP-1RA와 병용하는 방법을 고려. 2) 식전 인슐린을 사용하는 방법을 고려.**

경구혈당강하제와의 병용

- 인슐린과 경구혈당강하제 **2종까지 병용이 가능합니다.**
  - 인슐린 단독 또는 경구용 당뇨병 치료제 투여에도 HbA1c **7.0% 이상**인 경우 insulin과 경구용 당뇨병치료제의 병용요법인정.
  - 2제 요법은 : 인정 가능한 조합이면 인정, Enavogliflozin은 insulin과 병용인정하지 않음.
- **Metformin, SGLT2i**가 병용 시 효과가 좋은 편으로 적극적으로 사용합니다.
  - Metformin은 인슐린 저항성을 개선하므로 인슐린 사용량을 줄일 수 있으며, 인슐린으로 인한 체중증가와 저혈당 위험을 낮출 수 있습니다. SGLT2i는 기전상 인슐린과 무관하게 혈당을 낮출 수 있으며 심장 및 콩팥보호효과를 얻을 수 있습니다.
- Basal insulin을 사용하는 경우 식후 혈당을 잡기 위해 DPP4 억제제도 좋은 선택.
- SU는 인슐린과 함께 사용 시 저혈당 위험도가 올라가므로, 기저인슐린 추가 시 50% 정도 감량하거나 다른 약제로 변경합니다.
- TZD도 저혈당 위험도가 올라가서 용량을 줄이거나 다른 약제 사용을 고려합니다.

당뇨병 소모성 재료 처방전

- 당뇨환자에게 필요한 혈당측정지, 인슐린 바늘, 채혈침 등도 요양비를 통해 지원이 되고 있습니다.
    - 단, 모든 환자는 아니고 **인슐린을 사용하는 경우 지원**이 됩니다.
- 약국이나 의료기기점에서 환자들에게 처방전을 받아오라고 하면, 환자는 의사에게 처방전을 요구합니다.
- T2DM의 경우 **모든 의사가 가능**하며, T1DM의 경우 내과, 가정의학과, 소아청소년과 전문의만, 임신 중 당뇨병은 내과, 가정의학과, 산부인과, 소아청소년과 전문의만 가능합니다.
- **환자에게 필요한 과정**
    - **당뇨병환자 등록(처음인 경우) :** 등록이 되어 있지 않은 환자는 '요양기관정보마당(http://medicare.nhis.or.kr)'에 접속하여 의료기관 인증서로 로그인한 후 '요양비'-'요양비급여대상자'-'당뇨병요양비대상자등록/조회'에서 등록을 먼저 해야 합니다.

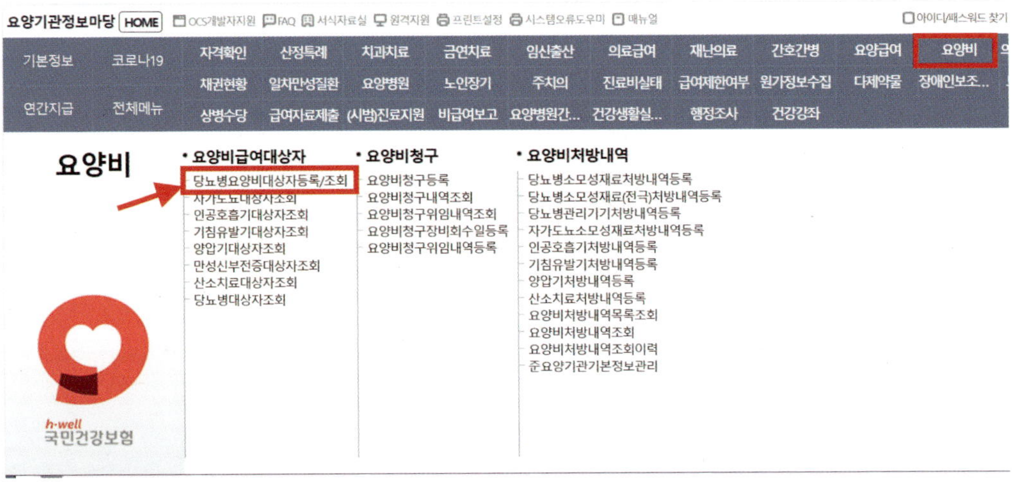

-
    - **당뇨병환자 소모성 재료 처방전** : 요양기관 포털이 아닌 사용하시는 EMR에서 작성합니다.
        - '구분'과 '확인사항'은 보통 '제2형 당뇨, 19세 이상, 인슐린 투여'에 체크하게 됩니다.
        - '총 처방기간'과 '1일 평균 횟수'는 의사 판단으로 작성합니다. (ex. 90일, 2회 검사/일)
        - '처방품목'은 환자가 필요한 것에 따라 선택하여 발급하면, 환자가 약국이나 의료기기점에 제출합니다. (ex. 혈당측정 검사기, 채혈침, 인슐린주사바늘에 체크)

GLP-1RA 처방

GLP-1RA 사용 시 처방팁

1. 병용약물 중 DPP-4 inhibitor는 중단합니다.
- GLP-1RA와 같은 기전이기 때문입니다.

2. GLP-1RA는 강력한 혈당조절을 보이므로 Sulfonylurea, Insulin은 용량 조절을 고려합니다.
- 인슐린 : 10%-20% 정도 감량 후 GLP-1RA를 추가합니다.

3. 위장관계 부작용이 잘 발생하므로, 증량법에 따라 천천히 증량합니다.
- Liraglutide는 12시간, Dulaglutide는 48시간 후에 혈중농도가 가장 높기에 이때 부작용이 심하게 올 수 있다고 교육합니다. (Mol Metab. 2021:46:101102)

GLP-1RA의 다양한 장점

GLP-1 수용체 작용제(GLP-1 receptor agonists, GLP-1RA)의 주요 장점은 다음과 같습니다.

1. **강력한 혈당 조절**
   - **인슐린 분비 촉진 :** GLP-1RA는 포도당 농도에 의존적으로 인슐린 분비를 촉진합니다. 이는 고혈당 상태에서만 인슐린 분비를 증가시켜, 저혈당 위험을 줄이는 데 도움이 됩니다.
   - **글루카곤 분비 억제 :** 췌장의 알파 세포에서 글루카곤의 분비를 억제하여 간에서 포도당 생성을 감소를 통한 추가적인 혈당 조절
2. **체중 감소**
   - GLP-1RA는 식욕을 억제하고 포만감을 증가시키는 효과가 있어, 체중 감소에 도움이 됩니다.
3. **심혈관 보호 효과**
   - 여러 연구에서 GLP-1RA는 심혈관계 질환(ASCVD)에 대한 보호 효과를 입증받았습니다.
4. **위 배출 지연**
   - GLP-1RA는 위에서 음식이 소화되는 속도를 늦추어 식사 후 혈당 상승을 완화합니다. 이는 혈당의 급격한 변동을 줄이는 데 도움이 됩니다.
5. **저혈당 위험 감소**
   - GLP-1RA는 혈당 의존적으로 인슐린 분비를 촉진하므로, 저혈당을 유발할 가능성이 낮습니다.
6. **신장 보호 효과**
   - 일부 GLP-1RA는 신장 보호 효과도 나타내며, CKD 진행을 억제하는 데 도움이 될 수 있습니다.

하지만, 현실에서 가장 도움이 되는 것은 **강력한 혈당조절을 하면서도 주 1회 제형이 있어 주사제로의 전환에 용이**하다는 점입니다. 환자한테 인슐린이 아님을 강조하고, 매일 맞을 필요 없이 주 1회 맞으면 된다고 설득하면 강력한 혈당 조절이 필요한 환자에서 빠르게 주사치료로 넘어가는 데 도움이 될 수 있겠습니다.

GLP-1RA의 부작용

1. **위장관계 부작용**
    - 위 배출을 지연하는 약물이다 보니, 가장 흔하게 겪는 부작용. 오심, 구토, 변비, 설사, 복통 등이 나타날 수 있습니다.
    - 환자에게 꼭 잘 안내를 하고, **시간이 지나면서 많은 경우 호전**된다는 사실을 알려 드립니다.
2. **동물실험에서 갑상선 수질암 발생이 보고**
    - MTC의 개인 또는 가족력 환자 MEN2(2형 다발성 내분비선종) 환자에서 사용 금기
3. **췌장염**
    - 췌장력 병력이 있으면 다른 치료 고려, 사용 후 지속적인 **중증의 복통을 보이면 췌장염 확인** 필요
4. **저혈당**
    - 혈당강하 효과가 좋다 보니, 저혈당 가능. SU 등의 약물을 같이 사용한다면 용량의 조절 필요.
5. **당뇨병성 망막병증**
    - 당뇨병성 망막병증이 **병력이 '있는' 군에서 망막병증 합병증**이 발생.
        - : liraglutide, semaglutide, dulaglutide로 메타분석한 결과 확실히 당뇨병성망막병증을 악화. (J Diabetes Complications. 2022;36(8):108255) 하지만, 이런 위험에 비해 이득이 상회하기 때문에 망막병증이 있더라도 사용할 수 있습니다. 망막병증의 발생은 그 기전이 정확히 밝혀져 있지 않지만, 인슐린이나 GLP-1RA 사용으로 초기 급격한 혈당 강하가 일어난다면 당뇨병성 망막병증이 초기에 악화된다고 합니다.
    - 따라서 망막병증이 있는 환자라면 **사용 후 안과 검진**을 받도록 하고, 조금 **더 천천히 혈당을 조절**하도록 합니다.
6. **급성 신장 손상**
    - 오심, 구토, 설사 등 탈수를 일으킨 환자들에서 보고. **중증의 위장관계 부작용**이 나타나면 **신기능도 같이 평가**
7. 담석증, 담낭염
    - 임상 및 시판 후 조사에서 보고.
8. 과민 반응

Dulaglutide[트루리시티(전문-급여)] 사용법

- **주 1회** 피하주사
- **투여방법**
    - **시작 용량 :** 주 1회 0.75mg → 2-4주 **후** 주 1회 1.5mg**으로 증량**
    - **부가적인 혈당 조절이 필요하다면 4주간 1.5mg 투여 후 주 1회 3mg로 투여할 수 있고, 최대 4.5mg까지도 할 수 있음.**
    - 권장 유지 용량 : 주 1회 1.5mg

- 식사와 관계없이 주 1회 투여.
- **투여를 깜빡한 경우** : 다음 투여일까지 3일 이상 남았다면 가능한 빠르게 투여
- 체중 감량 효과 : AWARD-11 trial에서 평균 체중이 95.7kg(BMI 34.2)인 **T2DM 환자들을 대상**으로 52주간 투여 시, 4.5mg에서 4.9kg, 3.0mg에서 4.0kg, 1.5mg에서 3.4kg / 36주 투여 시 4.5mg에서 4.6kg, 3.0mg에서 3.8kg, 1.5mg에서 3.0kg 감량. (Diabetes Care. 2021;44(3):765-73)

Liraglutide[빅토자(전문-비급여)] 사용법

- **투여방법**
  - **시작 용량** : 1일 0.6mg을 피하 주사합니다. → 1주 후 1일 1.2mg → 1주 후 1일 1.8mg
  - **증량** : 1주일 후, **1일 1.2mg**으로 증량합니다. 만약 혈당 조절이 충분하지 않다면, **1일 1.8mg**으로 추가 증량할 수 있습니다.
  - 권장 최대 용량 : 1일 1.8mg
  - **투여 주기** : Liraglutide는 매일 일정한 시간에 1회 피하 주사로 투여하며, 식사와 관계없이 사용할 수 있습니다.
  - **투여를 깜빡한 경우** : 가능한 한 빨리 주사를 맞도록 하되, 다음 예정된 투여 시간과 너무 가까운 경우에는 건너뛰고 다음 용량을 정상적으로 투여합니다. 절대 2회분의 용량을 한꺼번에 주사하지 않도록 주의합니다.
- **삭센다와의 차이**
  - 삭센다도 동일하게 liraglutide이지만 비만치료를 목적으로 나온 상품입니다.
  - 완전히 동일한 성분이며 두 약제 다 우리나라에서는 비급여라, 잘 없는 빅토자 대신 삭센다를 사용할 수 있습니다. 급여 약제인 트루리시티 공급 부족 등의 상황에서 삭센다를 당뇨조절 목적으로 사용하기도 합니다.
  - 비만 치료를 위해서는 3.0mg까지 증량할 수 있지만, 1.8mg를 넘어서면 추가적인 혈당조절의 이점은 사라지므로, 혈당 조절을 위해서라면 1.8mg까지만 사용합니다.
  - 체중감량 효과 : SCALE trial에서 liraglutide 3.0mg 56주에 8% 감량. (N Engl J Med. 2015;373:11-22)

FRC(Fixed-ratio combination) 사용법 - 솔리쿠아(전문-급여), 줄토피(전문-급여)

FRC의 단위는 인슐린의 1유닛과 고정된 비율에 따른 GLP-1RA가 있다고 보시면 됩니다.
즉, **FRC 1 단위에 인슐린 1유닛**이 들어 있습니다.

- **Degludec/Liraglutide** [줄토피]
  - 한 가지 제형이 있습니다. : 50유닛당 Liraglutide 1.8mg

- **경구 혈당 강하제에 추가할 때 시작용량**
  - **권장 시작 용량 : 10단위**
- **GLP-1RA 또는 기저 인슐린 사용자에서 시작용량**
  - 사용하던 인슐린과 GLP-1RA은 중단
  - **권장 시작 용량 : 16단위**
  - 많은 단위의 기저 인슐린을 사용 중이었다면 : 인슐린 단위 수 80% 정도로 하여 사용 고려 가능. (ex. 트레시바 30단위 → 줄토피 24단위)
  - Dulaglutide 주 1회 주사를 하고 있던 경우 : 다음 투여 시점에 줄토피 투여 시작

• Glargine/Lixisenatide [솔리쿠아]
- 3:1 제형과 2:1제형이 있습니다.
  - **솔리쿠아펜주(30-60)** : Glargine U100 3유닛 - Lixisenatide 1μg : 최대용량→60유닛당 20μg
  - **솔리쿠아펜주(10-40)** : Glargine U100 3유닛 - Lixisenatide 1μg : 최대용량→40유닛당 20μg
- 시작하는 법
  - **솔리쿠아펜주(10-40)**
    - 경구혈당강하제, GLP-1RA, 20유닛 미만의 기저인슐린(Glargine)을 사용 중인 환자 → 10유닛으로 시작
    - 20유닛 이상, 30 미만의 기저인슐린을 사용 중인 환자 → 20유닛으로 시작
  - **솔리쿠아펜주(30-60)**
    - 경구혈당강하제, GLP-1RA, 30유닛 미만의 기저인슐린을 사용 중인 환자 → 15유닛으로 시작
    - 30유닛 이상의 기저인슐린을 사용 중인 환자 → 30유닛으로 시작

이전 치료		인슐린 미경험 환자 (경구 당뇨 치료제 또는 GLP-1 수용체 효능제)	인슐린 글라진 (100 단위/mL) < 20 단위	인슐린 글라진 (100 단위/mL) 20 단위 이상 - 30 단위 미만	인슐린 글라진 (100 단위/mL) 30 단위 이상 - 60 단위 이하
시작용량 및 펜	(10-40)펜	10 단위 (10 단위/5μg)		20 단위 (20 단위/10μg)	
	(30-60)펜				30 단위 (30 단위/10μg)

- 다른 기저 인슐린 투여한 경우
  - 1일 2회 기저인슐린 또는 인슐린 글라진(300단위/mL) 투여 환자 → 이전 복용 용량 1일 총량에서 20%를 감량하여 이 약의 시작용량으로 합니다.
  - 그 외의 다른 기저 인슐린의 경우 인슐린 글라진(100단위/mL)과 동일하게 시작합니다.
- **첫 끼 식사 전 1시간 이내 피하주사**(복부, 삼각근, 대퇴부)
  - **실수로 제때 주사하지 못한 경우, 다음 식사 전 1시간 이내 투여**

Semaglutide 주사제 [위고비프리필드펜(전문-비급여)]

- 당뇨병과 비만 치료에 허가되어 있습니다.
- 정말 큰 체중감량 효과로 국내에서도 많은 분들이 이미 알고 계셨고, 2024년도에 국내 도입이 되었습니다.
    - 비만 환자에서 68주 사용으로 14.9%의 체중감량. (N Engl J Med. 2021;384:989-1002)
- **식사와 관계없이, 주 1회** 피하주사(복부, 대퇴부, 상완부)합니다. → 주 1회라는 큰 장점
    - 투여를 잊은 경우 5일 이내인 경우 가능한 한 빨리 투여, 5일 초과 시 다음 용량을 예정일에 투여
    - 요일 변경 원한다면 직전 투여 후 다음 투여 간격이 최소 3일 이상 되도록 함.
- 용량 : **4주**마다 증량
    - 비만치료 : 0.25mg → 0.5mg → 1mg → 1.7mg → 2.4mg → 이후 2.4mg로 유지
    - 당뇨치료 : 0.25mg → 0.5mg → 1mg

GLP-1RA의 급여기준

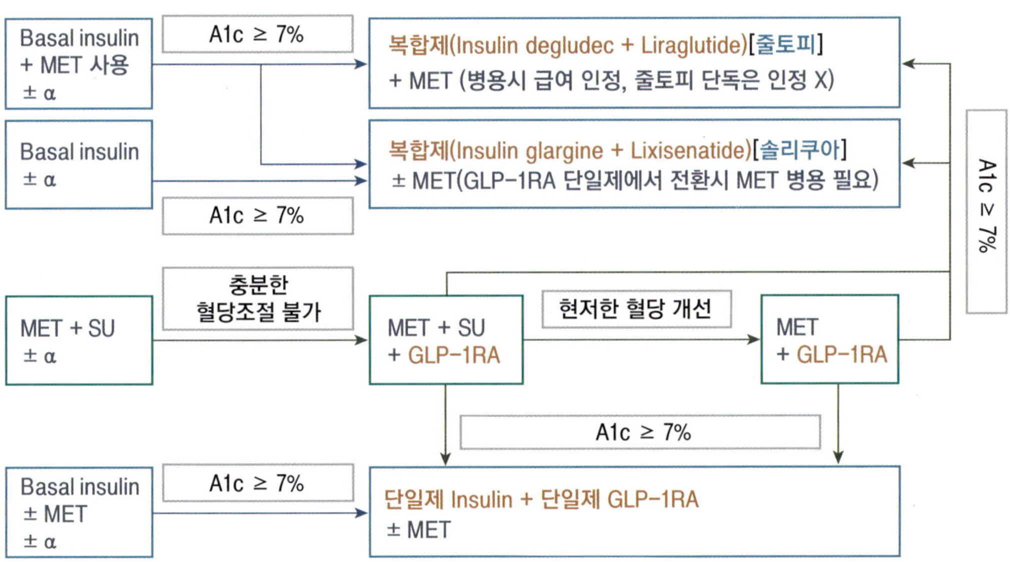

- GLP-1RA는 metformin과 SU를 병용하고 있던 환자에서 BMI 25 이상이거나 인슐린을 사용하기 어려울 때 급여가 됩니다.
    - 하지만 인슐린 사용이 어렵다는 것을 넓게 해석하여 metformin과 SU를 사용하고 있었다면 GLP-1RA를 사용할 수 있습니다.
- Insulin+GLP1RA의 병용
    - 복합제 사용 : 줄토피는 metformin과 기저인슐린을 병용하고 있던 경우, 솔리쿠아는 기저인슐린을 사용하고 있던 경우에 사용이 가능합니다. 줄토피는 metformin과 병용 시 급여가 인정됩니다.

경구혈당강하제와 병용

1. 인슐린과의 복합제

- **솔리쿠아는 단독 또는 metformin과의 병용이 인정되고, 줄토피는 metformin과 병용이 인정됩니다.**
- 솔리쿠아 : **MET ± Pioglitazone ± SGLT2i에 대한 병용**이 의약품안전나라에서 의약품 상세정보로 검색이 됩니다.
  - 병용시 전액본인부담 활용 조합 : MET + Pioglitazone (100/100), MET + SGLT2i (100/100), MET + Pioglitazone (100/100) + SGLT2i (100/100)
- **줄토피 : MET ± Pioglitazone ± SU에 대한 병용**이 의약품안전나라에서 의약품 상세정보로 검색이 됩니다.
  - 병용시 전액본인부담 활용 조합 : MET + Pioglitazone (100/100), MET + SU (100/100), MET + Pioglitazone (100/100) + SU (100/100)
- 하지만 전액부담을 활용한 처방은 예가 적다 보니, 삭감이 될 가능성도 크다고 생각됩니다.

2. GLP-1RA 단독제

- **초기 metformin + SU와의 병용이 강제되고, 혈당 조절이 되면 metformin과 병용**해야 합니다.
- 트루리시티 : MET, SU, **MET + Pioglitazone, SGLT2i ± MET에 대한 병용**이 의약품안전나라에서 의약품 상세정보로 검색이 됩니다.
  - 병용시 전액본인부담을 활용한 조합 : MET + Pioglitazone (100/100), MET + SGLT2i (100/100)
    - 이렇게 처방해도 삭감이 되어 이의 신청한 선생님들께서도 계십니다.
  - Metformin 없이 트루리시티 처방 : 급여 기준에서 MET을 포함한 병용 요법을 인정한다고 하여, 올바른 처방이 아니지 않을까 싶습니다만, SU나 SGLT2i를 전액본인부담으로 처방이 된다는 선생님들께서도 계십니다.

신기능 저하자

- 인슐린 : 신기능저하자에서 사용 가능합니다.
- GLP-1RA :
  - Dulaglutide는 콩팥기능이 저하되어 있는 환자와 ESRD 환자에서도 용량조절 없이 사용할 수 있다고 합니다. 다만, 신기능 저하자에서 중증의 위장관이상이 나타나면 탈수가 발생할 수 있기에 신장기능을 모니터링하는 것이 좋습니다.
  - Liraglutide는 ESRD에 치료 데이터가 없어 사용하지 않을 것을 권고.

eGFR (mL/min/1.73 m²)	CKD1-2 ≥ 60	CKD3a 59-45	CKD3b 44-30	CKD4 29-15	ESKD < 15
GLP-1 receptor agonists					
Liraglutide	■	■	■	■	자료 없음
Dulaglutide	■	■	■	■	■

출처 : 2023 당뇨병 진료지침

심평의학

[일반원칙] 당뇨병용제 (고시 제2025-51호) 중 나, 다

나. Insulin 요법

1) 단독요법

가) **초기 HbA1C가 9%** 이상인 경우, 성인의 지연형 자가면역당뇨병(LADA), 제1형 당뇨병과 감별이 어려운 경우, 고혈당과 관련된 급성합병증, 신장 · 간손상, 심근경색증, 뇌졸중, 급성질환 발병 시, 수술 및 임신한 경우 등에는 Insulin 주사제 투여를 인정함.

나) 경구용 당뇨병 치료제 병용투여에도 **HbA1C가 7% 이상인** 경우 Insulin요법을 인정함.

2) 경구제와 병용요법

Insulin 단독요법 또는 경구용 당뇨병치료제 투여에도 **HbA1C가 7% 이상**인 경우 **Insulin과 경구용 당뇨병치료제의 병용요법을 인정**함.

가) Insulin과 경구용 당뇨병치료제 **2종까지 병용요법을 인정**함. 단, 경구용 당뇨병 치료제 2제 요법에서 인정되지 않는 약제의 조합이 포함되어서는 아니 됨.

나) Enavogliflozin은 Insulin 주사제와 병용 시 인정하지 아니함.

다. GLP-1수용체작용제

1) 경구제와 병용요법

가) 투여대상

Metformin+Sulfonylurea계 약제 병용투여로 충분한 혈당조절을 할 수 없는 환자 중

(1) 체질량지수(**BMI** : Body mass index) **≥ 25kg**/m^2 또는

(2) **Insulin 요법을 할 수 없는 환자*(→ 조금 더 넓게 해석해서 MET+SU 사용 후 모든 환자에서 적용 가능)***

나) 투여방법

(1) **3종 병용요법**(Metformin +Sulfonylurea+GLP-1수용체작용제)을 **인정**

(2) 3종 병용요법으로 현저한 **혈당개선이 이루어진 경우 2종 병용요법**(Metformin+GLP-1수용체작용제)을 **인정**

2) Insulin과 병용요법(단일제)

가) 투여대상

(1) 기저 Insulin(Insulin 단독 또는 Metformin 병용) 투여에도 HbA1C가 7% 이상인 경우

(2) GLP-1수용체작용제(단일제)와 Metformin(+Sulfonylurea) 투여에도 HbA1c가 7% 이상인 경우

나) 투여방법

기저 Insulin+GLP-1수용체작용제(+Metformin)를 인정

3) Insulin과 병용요법(복합제)

가) 투여대상

(1) 기저 Insulin(Insulin 단독 또는 Metformin 병용) 투여에도 HbA1C가 7% 이상인 경우
(다만, Insulin degludec+Liraglutide의 경우에는 기저 Insulin과 Metformin 병용 시만 인정)

(2) GLP-1수용체작용제(단일제)와 Metformin(+Sulfonylurea) 투여에도 HbA1C가 7% 이상인 경우

나) 투여방법

(1) Insulin glargine+Lixisenatide: 단독 또는 Metformin 병용 시 인정
(단, 투여대상(2)는 Metformin과 병용 시 인정)

(2) Insulin degludec+Liraglutide: Metformin과 병용 시 인정

• 비급여 제품은 당연히 급여기준과 상관없이 비급여로 처방이 가능합니다.

Reference

1. 2023 당뇨병 진료지침_대한당뇨병학회
2. Diabetes Obes Metab. 2019;21(6):1305-1310.
3. Diabetes Care. 2025;48(Supplement_1):S128-S145.

CHAPTER 12

당뇨병 5편 : 당뇨병의 동반질환과 합병증 관리

당뇨병의 동반질환 관리

당뇨병 치료의 궁극적인 목표는 심뇌혈관질환의 발생을 줄이고 합병증을 예방하는 것입니다. 이를 위해 다양한 동반 질환을 조기에 발견하고 함께 치료하는 것이 중요합니다.

동반질환 관리

1. **비만 관리** : 가이드라인상 체중 5% 이상 감량 권고
   - 당뇨약제 선택 : 체중 감량을 기대할 수 있는 GLP-1RA, SGLT2i를 사용
   - 비만치료제 사용 : GLP-1RA를 사용할 수 있다면 사용, 어렵다면 다른 약제로도 처방.
2. **고혈압 관리**
   - 고혈압이 없는 경우 : **올 때마다** 혈압 측정하여 스크리닝 필요(30세 이상 당뇨에서 **59.6%**가 고혈압 동반)
   - 고혈압이 있는 경우(고혈압 파트 참조)
     - 혈압 목표치 : 130/80
       - 기존에는 심혈관질환, 표적장기손상(알부민뇨, 만성신장질환, 망막병증, 좌심실비대), 심혈관질환 위험인자를 동반한 경우에 130/80을 목표로 하고 그렇지 않은 경우 140/90으로 했으나 2025년 지침부터 혈압 목표치를 130/80으로 일괄 설정했습니다.
3. **이상지질혈증 관리**
   - 30세 이상 당뇨병 유병자의 **74.2%**에서 고지혈증 치료 중이거나, LDL > 100mg/dL
   - **매년** 루틴하게 스크리닝하고 LDL < 100으로 관리합니다.
     - **LDL < 70** : 10년 이상 유병 기간 / 주요 심혈관 위험인자 또는 표적장기손상 동반(상당수에서 위험인자 동반 ○)

- **LDL < 55** : 표적장기 손상 / 3개 이상의 주요 심혈관 위험인자 동반 → 선택적으로 고려
- LDL < 55 + 기저치에서 50% 감소 : 심혈관질환 동반
- 표적장기 손상 : 알부민뇨, eGFR 60 미만, 망막병증, 좌심실비대
- 주요 심혈관 위험인자 : 연령(남 ≥ 45, 여 ≥ 55), 관상동맥질환의 조기발병가족력, 고혈압, 흡연, HDL < 40

- **항혈소판제 사용**
  - 심혈관질환 이차예방 : 항혈소판제 사용
  - 심혈관질환 일차예방 : 이득과 위해를 따져서 처방

당뇨병의 합병증 관리

저혈당

- 혈당이 70mg/dL 미만으로 확인 + 의식 있는 환자 : 15-20g 포도당 섭취 → 15분 후에 재평가하여 반복
  - 음식 : 설탕 또는 꿀 한 숟가락, 요구르트 1개, 주스 또는 청량음료 3/4컵, 사탕 3-4개에 해당
  - 의식이 없다면 먹이지 않음. 초콜릿 등 지방이 함유된 간식은 흡수 속도가 느려서 권고하지 않음.
  - 회복 후 : 간식이나 식사를 추가 섭취하여 저혈당 예방하도록 교육
- 의식 없거나, 환자 스스로 처치가 안 되는 중증 저혈당 : 15-20g의 포도당 1-3분 걸쳐 정주.
- 인슐린, 인슐린 분비촉진제(SU, meglitinide) 사용 환자 : 주기적으로 자가혈당을 측정하고 필요시 간식 추가 섭취 교육

당뇨병콩팥병

대한신장학회 당뇨병콩팥병 진료지침 (2023) : ⓐ
2023 당뇨병 진료지침_대한당뇨병학회 : ⓑ

1. **선별검사 시행** : T1DM 5년 후, T2DM 진단 시부터 선별검사 / DM 진단 시 적어도 1년에 1번 알부민뇨, eGFR 측정 권고
2. **당뇨병콩팥병 진단** : **전형적인 임상 양상을 보이면 생검 없이 진단**
   - **진단 기준 : 1) 또는 2)** → 대한신장학회의 의뢰기준과 동일
     - **1) 알부민뇨 : UACR ≥ 30mg/g**
       - 예전의 분류 기준은 더 이상 사용하지 않음(UACR 30-299mg/g : 중등도 알부민뇨, UACR 300mg/g 이상 : 중증 알부민뇨)
     - **2) CKD-EPI eGFR < 60**
   - **콩팥생검을 위한 의뢰 적응증 :** 단백뇨의 급격한 증가 / 신증후군 발생 / 현저한 신기능 저하 또는 급격한 사구체여과율 감소 / 혈뇨 또는 활성 요침전물 존재 / 짧은 당뇨병 유병기간 / 당뇨병

망막병증이 없는 경우(당뇨병망막병증이 당뇨병콩팥병에 선행하기 때문)

3. 신장내과 의뢰 시기

- **대한신장학회 기준** ⓐ : 당뇨병 환자에서 **알부민뇨**가 있거나 **eGFR 60 미만**인 경우 권고 → 콩팥 손상 원인 감별과 관리를 위해
  - \+ 임상적인 기준 : 빠르게 진행하는 콩팥기능 저하, 요독 증상, 전해질 장애, 빈혈, 뼈무기질 대사장애 등
- 2023 KDA 기준 ⓑ : 원인이 불명확한 신장질환 또는 진행한 신장병증(eGFR < 30)의 경우 신장 전문의에게 의뢰 권고

4. 비약물적 치료

- 금연 치료
- 하루 소금 섭취량 제한 : 소금 5g (Na 2g)
- 단백질 섭취 : 0.8g/kg(투석 중이라면 1.0-1.2g/kg) → 과도하지도 적지도 않도록 함

5. 약물 치료

- **SGLT2i 우선 사용** → 사용 못하거나 알부민뇨 지속 시 **ACEi/ARB 투여** → 알부민뇨 지속 시 **Finerernone 투여**
- SGLT2i **사용 :** empagliflozin은 **eGFR 20 이상**, dapagliflozin은 eGFR 25 이상에서 시작 가능
  - 투석을 시작할 때까지 유지하고, 투석을 시작하면서 중단 ⓐ
  - 혈당 강하가 부족하면 GLP-1RA도 신장이득이 입증되어 있기에, 사용할 수 있다면 고려
- ACEi/ARB : **고혈압+알부민뇨 동반 시 처방을 권고** ⓑ
  - 알부민뇨 예방 목적 : 고혈압이 없을 때는 권고 X. ⓑ
  - **알부민뇨가 있을 때 : 고혈압이 없어도 ACEi/ARB 투여 고려 가능** ⓐ (대한신장학회에서는 SBP 120 미만을 목표치로 제시)
    - 혈압이 Tolerable하다면 ARB를 최대용량까지 늘립니다. (DKD 진행 방지에 근거가 있는 Losartan 선호)
    - 고혈압 상병코드 없이 ARB가 처방이 되지 않으므로, 고혈압이 없을 때는 환자에게 설명하고 I109코드를 넣어야 합니다.
- Finerenone[**케렌디아(전문-급여)] :**
  - 알부민뇨가 있고, 추정사구체여과율이 감소되어 있고, 혈중 칼륨이 정상인 T2DM에서 고려 ⓑ
  - **eGFR 25 이상**인 **T2DM에서 ACEi/ARB를 최대 내약용량으로 복용함**에도 **알부민뇨가 지속** 시 투여 권고 ⓐ
  - 급여 기준 : T2DM이 있는 만성신장병 성인에서 ACEi/ARB를 최대허용(내약)용량으로 4주 이상 안정적으로 투여 중에도 불구하고, 다음 조건을 모두 만족하는 경우 표준요법(ACEi or ARB)과 병용하여 투여함. 다만, 지속적인 증상을 보이는 만성심부전 환자(NYHA class II-IV)는 제외함. eGFR이 15 미만으로 감소하면 투여 중단 필요.
    - 다음 조건 : UACR > 300mg/g 또는 urine dipstick 1+ 이상. / eGFR 25 이상, 75 미만

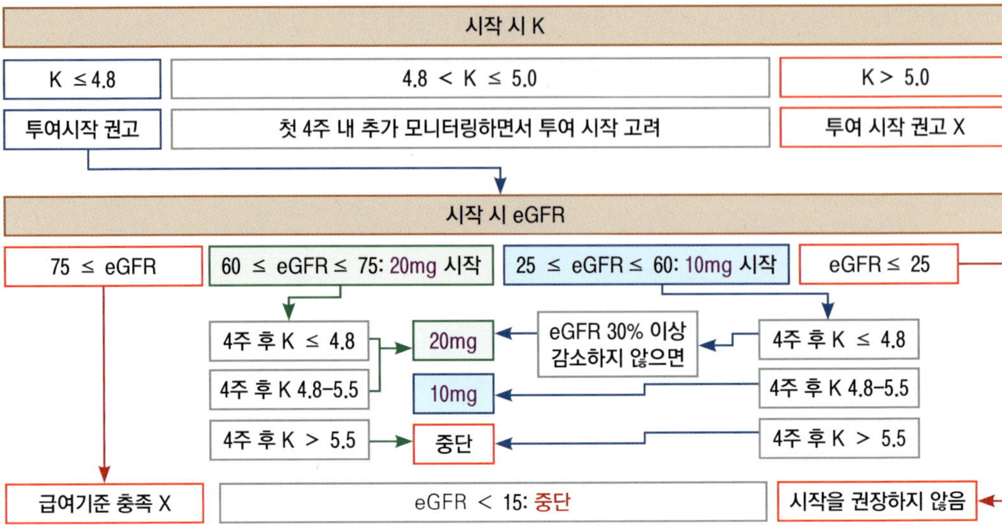

- **모니터링** ⓐ
  - ACEi/ARB - 증량 후 2-4주 이내 BP, Cr, K 확인 → serum Cr이 **30% 이상 상승하지 않으면 치료 지속**
  - Finerenone - K 모니터링 필요

6. 기타 약물 치료

- **이뇨제** : 부종을 줄이기 위해 사용 가능
- **구형흡착탄[레나메진캡슐(전문-급여)]** : 콩팥기능 저하 속도를 지연시키고자 사용 고려 가능
  - 위장관 내에서 indoxyl sulfate, p-cresyl sulfate 등의 요독소 전구체 및 기타 유해 물질을 물리적으로 흡착, 대변으로 배설.
  - 신장기능 저하 개선, 투석 도입의 지연(Ren Fail. 2019;41(1):47-56)
  - 투석 전 CKD 환자의 LV concentric change를 예방하는 효과(Am J Nephrol. 2011;33(3):218-23)
  - 급여기준 : 진행성 만성신부전으로 판정받은 투석 전 환자중 혈청 크레아티닌 2-5.0mg/dL인 환자에서 투여 시 급여 인정, 인정기준 외 허가사항(만성신부전증에 대한 요독증 증상 개선 및 투석도입의 지연)에 대해서는 전액본인부담

당뇨병신경병증, 당뇨병발

1. 선별검사 :

- **당뇨병말초신경병증 :** 설문(MNSIQ), 신경계진찰(진동감각검사, 발목반사검사, 10g 모노필라멘트검사 및 바늘찌름 검사, 온도감각검사)
    - 시기 : T1DM 진단 5년 후, T2DM 진단 시부터
- **당뇨발** : 매년 포괄적인 발평가, 발관리 교육

2. 의뢰

- 자율신경계 검사를 위한 의뢰 : 안정빈맥, 기립저혈압, 위마비, 변비, 설사, 대변실금, 발기장애, 배뇨장애, 요실금, 체간부와 안면부에 발한 또는 하지무한증 등의 당뇨병자율신경병증 증상이 있을 때
- 말초혈관병증 의심 : 심하게 파행, dorsalis pedis artery 맥박이 약함, ABI 0.9 이하 → 말초혈관조영검사 필요
- 당뇨발 : 족부 궤양이 있을 때 → 다학제 접근이 필요

3. 치료 : [기타 근골격계 약제 처방 : 근이완제, 신경통약(+심평의학)]을 참고

당뇨병망막병증

1. 선별검사 - 안과검진

- T1DM : 진단 후 5년 이내, T2DM : 진단과 동시에 망막 주변부를 포함한 안저검사 및 포괄적 안과 검진
    - 이후 매년 안과검진을 실시.(망막병증이 없고 혈당조절이 잘되면 1-2년 간격으로 검사 가능)
- 당뇨병 여성이 임신 계획 시 안과검진 미리 받아야 함

2. 아스피린 사용이 망막출혈 위험을 높이지 않음.

Reference

1. 대한신장학회 당뇨병콩팥병 진료지침 (2023)
2. 2023 당뇨병진료지침_대한당뇨병학회
3. DIABETES FACT SHEET IN KOREA 2024.
4. Diabetes Care. 2025;48(Supplement_1):S239-S251.
5. Diabetes Care. 2025;48(Supplement_1):S252-S265.

CHAPTER 13

당뇨병 6편 : 당뇨병 전단계 치료

당뇨병 전단계

당뇨병 전단계는 당뇨가 아니기 때문에 안심해도 되는 것이 아닙니다. 열심히 노력해서 당뇨로 이행되지 않도록 해야 하는 단계입니다.

당뇨병 전단계의 임상적인 의미

1. **당뇨병으로의 진행 위험**
   - 약 5-10%가 매년 당뇨병으로 진행합니다.
2. **심혈관계 질환 위험 증가**
   - 당뇨병 전단계에서도 인슐린 저항성이 발생하여, 동맥경화, 고혈압, 이상지질혈증 등 심혈관계 위험인자가 조기에 나타날 가능성이 높고 심혈관계 질환의 발생 위험도 정상 혈당을 가진 사람들에 비해 높습니다.
3. **신장과 신경 합병증의 초기 단계**
   - 당뇨병 전단계에서도 신장에 미세한 손상이 나타날 수 있습니다. 소변에서 미세알부민이 검출되는 경우가 있으며, 신경병증의 유병률도 높아집니다.
4. **조기 개입의 효과가 큰 단계**
   - 생활 습관 개선이 당뇨병 전단계에서 매우 효과적입니다. 여러 임상 연구에 따르면, 당뇨병 전단계에서 체중 감소, 운동, 식이 조절 등을 통해 당뇨병으로의 진행을 약 58%까지 낮출 수 있습니다. 특히, 생활 습관 개선은 약물 치료보다 부작용이 적고 장기적인 건강 개선 효과가 큽니다.

당뇨병 전단계의 원인

- **공복혈당장애**(IFG) : **간의 인슐린 저항성**이 원인이 되어 포도당을 glycogen으로 저장-흡수하지 못하는 경우입니다.
- **내당능장애**(IGT) : **말초의 인슐린 저항성**과 **인슐린 분비감소**가 원인이 되어 근육 등으로 흡수하지 못하는 경우입니다.

당뇨병 전단계 치료

당뇨병 전단계 성인에 대한 국내 가이드라인

1. 식습관을 고려한 개별화한 **식사요법** 시행
2. 주 150분 이상, **중강도 이상의 신체활동** 시행
3. 과체중/비만인 경우 체중의 **5% 이상을 감량**하여 유지
4. 과체중/비만인 경우 Metformin 사용을 고려

- **생활습관 교정은 반드시 시행**
  - 당뇨병 전단계의 임상적 의의에 대해서 자세히 교육 : 당뇨병으로 이미 진행 중이며, 췌장 기능이 이미 50% 이상 나빠져 있음을 알려드립니다. 따라서 췌장 기능이 어느 정도는 보존되어 있을 때 정상으로 돌아갈 수 있는 기회로 생각해야 합니다.
  - **구체적인 체중을 kg 단위로 설정해 주어 적극적으로 체중을 감량하도록 교육하고** 다음 내원일에 체중을 같이 확인합니다.
  - 걷기 운동이 아닌, 중강도 이상의 신체활동을 꾸준히 하도록 교육합니다.
- **약물 치료 시작에 대한 결정**
  - 가족력, 동반질환, BMI, 인슐린 분비능 등을 종합적으로 고려하여 판단
- 약물 : Metformin, Acarbose, Orlistat, Pioglitazone, Liraglutide, Phentermine/topiramate 서방형, Valsartan
  - 특히, Pioglitazone, Liraglutide, Phentermine/topiramate 서방형은 50% 이상의 큰 예방 효과
  - DPP study에서 Metformin은 고위험 당뇨병 전단계에서 당뇨 진행을 2.8년간 31% 줄이는 것으로 나타났습니다. (Lancet. 2009;374(9702):1677-86)
    - **다른 약제들보다 당뇨병의 병태생리를 개선하는 metformin이 좋을 것으로 생각하지만, 국내에서는 보험 문제가 있습니다.**
  - 약물 치료의 효과 : 생활습관 교정보다는 낮은 편. 약물 중단 시 전단계로 회귀 경향.

당뇨병 전단계 종류에 따른 치료

- **공복혈당장애**(IFG) : 간의 인슐린 저항성을 개선하기 위해 **체중감량**을 통한 복부 비만 개선이 도움이 될 것입니다. 규칙적인 운동도 **인슐린을 저항성을 개선**하는 데 도움이 됩니다.
- **내당능장애**(IGT) : 혈당이 급격하게 오르지 않도록 **혈당지수가 낮은 음식 위주의 식단** 구성, 포도당이 근육으로 잘 흡수될 수 있도록 근육량을 늘릴 수 있도록 **근력운동**을 병행합니다.

비타민D 보충

- 전당뇨 환자에서 당뇨병 진행 예방을 위해 **비타민D 보충**이 권고되고 있습니다. (J Clin Endocrinol Metab. 2024;109(8):1907-47)

보험기준

- 당뇨병치료제는 급여 기준상 당뇨병이 진단되어야 사용할 수 있습니다.
- 따라서 metformin 등을 사용하기 위해서는 당뇨병 상병을 넣고 처방을 할 수는 있겠지만, 보험 가입 및 부정 청구 문제가 있습니다.
  - 따라서, **BMI가 높은 환자들을 대상**으로 **비만치료를 적극적**으로 하는 것이 현실적이면서도 큰 도움이 되는 치료가 되겠습니다.

Reference

1. 2023 당뇨병 진료지침 _ 대한당뇨병학회
2. Diabetes fact sheet in Korea 2024_대한당뇨병학회

CHAPTER 14

소화기 약제 기본 심평의학

기본 원칙

1. 같은 계열은 병용 처방하지 않습니다.

1. **Prokinetics 1종**만 처방 - 단 [**모티리톤정**]과 다른 약제는 **병용이 되고** 있음.
   - Trimebutine은 진경제로 분류되기 때문에 병용하여도 무방
2. **H2RA, PPI, P-CAB** 중 **1종**만 처방
   - 단 PPI에 H2RA를 처방 가능 : EMR과 JX999에 '야간 산 과다분비' 또는 'PPI로 증상 호전이 없음' 기입
3. **제산제** 중 **1종**만 처방
4. 방어인자 증강제(기타 궤양치료제) 중 1종만 처방
   - 단, 병용을 하여도 삭감은 하지 않고 있다고 합니다.
   - Sodium alginate[**라미나지액**]는 제산제가 아닌 기타 궤양치료제로 분류됩니다.
5. **진경제** : **다른 계열**을 **병용 가능**
   - 단, 삭감은 디세텔, 메녹틸을 병용했을 때만 되고 있다고 합니다.
6. 간장용제 : 간질환에 투여한다면, 급여기준을 확인하여 이담제 포함 2종을 처방.

2. 소화제 - 비급여 약제 사용 → 제한 없이 사용

CHAPTER 15

PPI, P-CAB, H2RA 처방하기

H2RA의 비교

H2RA (H_2 antihistamine)

- **효과 : Famotidine ≒ lafutidine** > Cimetidine
- **약물 상호작용 측면 유리 :** lafutidine, famotidine
  - 위의 이유로 파모티딘을 선호합니다.
- **대사** :
  - Famotidine, cimetidine은 요배설 → 신기능 저하자에서 약물 용량 조절.
  - lafutidine은 간으로 대사되어 콩팥기능 저하자에서 반감기 변화가 덜함.

H2RA **약물 비교표**

약물 이름	상대적 강도	반감기(T1/2)	CYP 억제	주요 특징 및 특성
Cimetidine [타가메트정]	약함	2-3시간	CYP450 억제 강함	• CYP450 효소 억제 → 약물 상호작용 위험 높음 • 항안드로겐 효과(남성 유방 비대 등)
Famotidine [동아가스터정]	강함	2.5-3.5시간	거의 없음	• 가장 강력한 위산 억제 • 약물 상호작용 거의 없음
Nizatidine [액시드캡슐]	중간	1-2시간	거의 없음	• Ranitidine과 유사한 효과 • 부작용 적음
Lafutidine [스토가정]	강함	1.5-3시간	거의 없음	• **점막 보호 효과** 추가(프로스타글란딘, 산화질소 증가) • 야간 위산 분비 억제에 강점

- Ranitidine은 발암물질 이슈로 퇴출되었습니다.

약물 이름	십이지장 궤양 재발 방지	활동성 위-십이지장 궤양	위식도역류질환	위점막병변 개선(K297)
Cimetidine [타가메트정]		400mg BID / 800mg QD / 300mg QID 400mg QID까지 증량 가능		200mg BID 400mg QD
Famotidine [동아가스터정]		20mg BID 40mg QD		10mg BID 20mg QD
Nizatidine [액시드캡슐]	150mg QD(HS)(1년)	300mg QD(HS)(-8주) 150mg BID(-8주)	내시경으로 진단된 경우 150mg BID (12주)	150mg BID(2주) 75mg BID <75mg제형>
Lafutidine [스토가정]		10mg BID(위-8주, 십이지장-6주, 환자에 따라 더 길게 가능)	10mg BID	10mg QD(HS)

- TID로 나갈 때 GERD 코드를 넣고 10mg TID로도 사용이 가능합니다. (용법에 대한 전산심사는 없기 때문)

PPI와 비교

- **PPI에 비해 장점**
    - **분복이 편리함** : 짧게 사용할 때 **허가 사항상 분복이 보다 자유로워** NSAID와 함께 들어가는 약으로 사용하기 좋습니다.
        - PPI는 1일 1회 용법을 주로 사용하고 분할이 불가한 반면, H2RA는 분할과 분복이 간편합니다.
        - TID로 NSAID로 처방한 경우, 환자 분들은 약을 다 먹지 않고 놔두었다가 위장보호제가 들어있지 않은 약봉지를 하나씩 꺼내먹기도 합니다. 이런 경우 분복이 간편한 H2RA가 좋을 수 있습니다. (단, NSAID를 BID로 처방하고 BID가 가능한 PPI를 처방하는 것이 위장 보호에는 더 효과적일 수 있으며, 장기 처방 시에는 H2RA보다 PPI가 훨씬더 evidence가 높습니다.)
    - **소장의 Dysbiosis가 덜함** (Gut. 2023;73(7):1087-97)
- **PPI에 비해 단점**
    - **속성내성(Tachyphylaxis)** : H2RA는 **빠르게 약물 효과가 감소**합니다. H_2 receptor의 down-regulation, gastrin과 acetylcholine pathway의 활성화 등으로 **48시간 이내 발생**합니다.
    - **위산 저하 효과 덜함** : Potency 측면에서 PPI에 비해 상당히 약하다고 할 수 있습니다.

PPI의 비교

PPI(Proton pump inhibitor, 양성자 펌프 억제제)란?

- 생리학 : 위산 분비는 히스타민, 아세틸콜린, 가스트린에 의해 유도. 이 세 가지 매개체는 각각의 수용체에 작용하여 위의 벽세포 표면의 양성자펌프를 활성화 → 양성자펌프는 수소이온을 방출하여 위내의 산성도를 높임.
- **PPI는 주간과 야간 산분비를 모두 억제할 수 있고, H2RA는 주로 야간 산분비를 억제시킵니다.** 다만, PPI 투여 후에 산 억제가 불충분하여 pH가 4 이하로 1시간 이상 유지되는 야간 위산분비돌파(nocturnal acid breakthrough, NAB)가 발생할 수 있습니다.
- 히스타민을 억제하는 H_2수용체 억제제에 비해 PPI는 세 가지 수용체의 자극으로 활성화된 양성자펌프 자체에 공유결합을 하여 산 분비를 강력하게 억제합니다.

PPI 비교 요약

약물 상호작용

- CYP2C19에 영향을 덜 받는 PPI→ Rabeprazole(1st), Pantoprazole : Acid break가 자주 생긴다면 이런 약제로 변경 고려.
- 이 중에서도 clopidogrel 복용 중이라면 Rabeprazole을 사용.

지속시간

- Dexlansoprazole : DDR 제형 → 1시간 후 방출 + 4-5시간 후 방출(야간 산분비 억제에 보다 효과적)
- Pantoprazole, Esomeprazole도 지속시간이 긴 편

식전투여, 음식에 영향

- PPI는 prodrug 형태로, 산성환경에서 활성되기 때문에 이론적으로 **아침 식전에 복용**하는 것이 가장 좋습니다. 이로 인해 환자 순응도가 떨어지는 일이 자주 생깁니다. (특히 다른 약과 같이 처방 시)
- **식전복용 PPI** : lansoprazole, omeprazole, pantoprazole
- **식전, 식후와 관계없이 복용 가능** : Dexlansoprazole(용법용량에 '식사와 상관없이'로 명시) > Esomeprazole, Rabeprazole

강력한 위산억제 효과

- Esomeprazole > Rabeprazole

PPI의 효과 비교

PPI	Omeprazole equivalent dose
Pantoprazole 40mg	9mg
Omeprazole 20mg	20mg(기준)
Lansoprazole 30mg	27mg
Rabeprazole 20mg	36mg
Esomeprazole 40mg	64mg

- Relative potency를 비교한 동용량을 연구한 결과의 표(Clin Gastroenterol Hepatol. 2017;16(6):800-8. e7.)를 변형하여 국내 full dose의 기준으로 정리한 표입니다.
- full dose를 비교해보면 **Esomeprazole이 가장 강력**합니다.

약물 상호작용 비교

대부분의 PPI는 간내 cytochrome P450 동위효소인 CYP2C19에 의해 주로 대사되며, 일부는 CYP3A4에 의해 대사됩니다. CYP2C19는 사람마다 **유전형이 다르고 PPI의 효과에 대한 차이**를 만들어내기 때문에, **야간 위산 돌파** 또는 **PPI 불응성 위식도역류질환과 관련**이 있을 것으로 받아들여지고 있습니다.

- **PPI의 대사경로, Clopidogrel과 약물 상호작용** potential 비교(Expert Opin Drug Metab Toxicol. 2014;10(2):175-89)

PPI	Cytochrome P450 Metabolism	Interaction Potential
Omeprazole	Major : CYP2C19(가장 높은 의존도) Minor : CYP3A4	High
Esomeprazole	Major : CYP2C19 Minor : CYP3A4	Moderate
Pantoprazole	Major : CYP2C19(억제 정도가 약함) Minor : CYP3A4	Low
Lansoprazole	CYP2C19 CYP3A4	Moderate
Rabeprazole	Major : Non-enzymatic(가장 적은 영향) Minor : CYP2C19, CYP3A4	Low

- **CYP2C19의 영향을 받는 PPI**
  - Omeprazole을 복용 중이라면 **Clopidogrel의 효과가 떨어집니다.** 특히 Asian에서 CYP2C19 genetic polymorphism이 있어 효과가 다양하게 나타날 수있습니다.
  - **Omeprazole, Lansoprazole** : 주로 CYP2C19에 대사 → 특히 Omeprazole은 가장 높은 의존도 : Clopidogrel 처방 시 주의
  - **Esomeprazole** : CYP2C19로 대사되어 interaction 가능성 있음.
- **CYP2C19에 영향을 덜 받는 PPI→Rabeprazole, Pantoprazole** : Acid break가 자주 생긴다면 이 약제들로 변경 고려.
  - 이 중에서도 clopidogrel 복용 중이라면 Rabeprazole을 사용.
  - Pantoprazole : CYP2C19 경로로 대사가 되긴 하지만 억제 정도가 약해 상호작용이 상당히 적은 편.
  - Rabeprazole : Non-enzymatic 경로로 대부분 대사되어 약제 상호작용이 상당히 적습니다.
- ***H. pylori* 제균 치료 시 주의** : Clarithromycin은 강력한 CYP3A4 억제제(일부 CYP2C19 억제)이므로 병용 시 주의합니다.

허가사항 및 용법용량 비교

용도	Rabe [파리에트]	Esome [넥시움]	Ome [오메타졸]	Lanso [란스톤]	Dexlanso [덱실란트]	Panto [판토록]	S-panto [레토프라]
Quarter dose	5mg [파리에트5mg]	10mg [에스코텐정]	×	×	×	×	×
Half dose	10mg	20mg	10mg [오메드정]	15mg	30mg	20mg	10mg
Full dose	**20mg**	**40mg**	**20mg**	**30mg**	**60mg**	**40mg**	**20mg**
double dose	×	×	40mg	×	×	80mg	40mg
위궤양의 단기치료	10-20mg 1일 1회, 8주	×	20mg 1일 1회, 4-8주	30mg 1일 1회, 8주	×	40mg 1일 1회, 4-8주	20mg 1일 1회, 4-8주
• 2배 증량 가능 여부	-	×	○(if 다른 제제로 효과×)	×	×	○(치료에 반응 없으면)	○(치료에 반응 없으면)
위궤양의 유지치료	×	×	×	×	×	40mg 1일 1회	×
십이지장궤양의 단기치료	10-20mg 1일 1회, 6주	×	20mg 1일 1회, 2-4주	15mg 1일 1회, 4주	×	40mg 1일 1회, 2-4주	×
• 2배 증량 가능 여부	-	×	○(if 다른 제제로 효과×)	×	×	○(치료에 반응 없으면)	×
십이지장궤양의 유지치료	×	×	×	15mg 1일 1회	×	40mg 1일 1회	×

식도염, GERD의 치료	• ERD : 1일 10mg, 4-8주 → 추가 8주간 10-20mg BID • GERD : 10mg 1일 1회, 4주 • 장기 유지 : 1일 10-20mg (BID 가능)	• ERD : 40mg 1일 1회, 4주 → 유지 : 20mg 1일 1회 • NERD : 20mg 1일 1회, 4주 → 유지 : 20mg 1일 1회	• GERD : 20mg 1일 1회, 4-8주 → 재발방지 10mg 1일 1회	• ERD : 30mg 1일 1회, 8주 → 유지 : 15mg 1일 1회 • **증상 단기 치료 :** 15mg 1일 1회, 8주	• ERD: 60mg 1일 1회, 8주 → 유지: 30mg, 6개월 • NERD : 30mg 1일 1회, 4주	• GERD : **20-40mg** 1일 1회, **2-4**/4-8주 **→ 유지 : 20mg 1일 1회(재발 시 40mg 증량 후 재감량)**	• NERD :**10-**20mg 1일 1회, **2-4**/4-8주 **→ 유지 : 10mg 1일 1회(재발 시 20mg 증량 후 재감량)**
• **2배 증량 가능 여부**	O(중증 점막 손상 확인(**내시경**) 시 **20mg** BID 가능)	-	○ (재발, 다른 제제 효과 X)	×	×	○ (치료에 반응 없으면)	○ (치료에 반응 없으면)
NSAIDs 유발성 위궤양 예방 및 치료	×	• NSAID 관련 불편감 치료 : 20mg 1일 1회, 4주[NSAID 위궤양] • 치료 : 20mg 1일 1회, 4-8주 • 예방 : 20mg 1일 1회	• 치료 및 예방 유지 : 20mg 1일 1회	• 치료 : 30mg 1일 1회, 8주 • 예방 : 15mg 1일 1회, 12주	×	• **예방 : 20mg 1일 1회**	×

- Pantoprazole, S-pantoprazole은 half와 full dose의 허가사항이 다릅니다. **half dose 제형**을 **녹색으로 표시하여 구분**했습니다.
- 허가 사항 중 *H. pylori* 제균치료는 일차진료의보다는 내과에서 시행될 것이라 제외했습니다. **급여 기준과 용법용량에 대해 약제별**로 크게 차이가 있습니다.
- GERD에서 처방
  - PPI 처방을 위해 위궤양 코드를 넣기는 부담스럽기 때문에 GERD를 주로 넣습니다.
  - 약제마다 용법용량에 따라 다르지만, 주로 다음과 같습니다.
    - 미란성 역류성 질환(ERD) : K210 코드를 사용 → 주로 full dose 처방이 가능 → 유지요법으로는 half dose 처방

        - 비미란성 역류성질환(NERD) : K219 코드 → 주로 half dose 처방 가능 → 유지요법이 없음 (단, **Rabeprazole은 유지요법 있음**. Esomeprazole은 허가사항에 NERD 유지치료가 없고, 용법용량에도 관련 내용이 있기는 하나 '증상치료'로 애매하게 기술되어 있음)
        - 따라서 오래 처방할 것이라면 K210을 사용하는 것이 합당하며, NERD로 코드를 넣는다면 Rabeprazole을 사용합니다.
    - 두 상병을 위해 내시경 검사 없이 처방이 가능합니다. 단, Rabeprazole 20mg BID 용법은 '중증의 점막 손상이 확인된' 경우에 가능하다는 언급이 있어 내시경 검사 없이 처방하지 않는 것이 바람직할 것 같습니다.
    - 실제로는 장기 사용에 대해서 잘 삭감은 안 되는 것 같습니다.
- Quarter dose PPI
    - 위장관 출혈 예방 등 장기 투여가 필요한 상황에서, 장기 사용에 따른 부작용 위험을 줄이기 위해 사용됩니다. 해당 제형의 허가사항은 다음과 같이 일반 용량과 다릅니다.
    - 파리에트 5mg : 위-십이지장 궤양 과거력이 있는 환자에 있어서, 1일 100mg 이하의 저용량 아스피린 투여에 의한 위-십이지장 궤양 예방
    - 에스코텐정 : 급성위염 및 만성위염의 위점막 병변 개선

PPI+제산제

- PPI는 작용하는데 시간이 많이 걸리는 편이라 먹자마자 증상 해소를 느끼기를 원하는 환자들에게 약간 답답할 수도 있습니다. 심지어 4-5일 복용해야 최대 효과를 볼 수 있다 보니 빠른 효과를 위해 제산제와의 복합제가 많이 출시되었습니다.
- 제산제와 복합제는 허가사항이 또 달라지니, 개별 허가사항을 확인 후 처방해야 합니다.
- 복합제 예시
    - 라베듀오정 : Rabeprazole 10/20mg+Sodium bicarbonate 800mg
        - 위/십이지장 궤양, ERD, GERD의 증상완화, GERD 유지 요법
    - 에소카정 : Esomepraozle 20/40mg+Calcium carbonate 600mg
        - ERD, 식도염 유지, NERD 증상 치료
    - 에소듀오정 : Esomeprazole 20/40mg+Sodium bicarbonate 800mg / Esomeprazole 20mg+Sodium bicarbonate 800mg
        - ERD, 식도염 유지, NERD 증상 치료
    - 에소메졸플러스정 : Esomeprazole 20/40mg+Magnesium hydroxide 350mg
        - ERD, 식도염 유지, NERD 증상 치료
- **제산제에 따른 주의 사항**
    - Calcium carbonate : LES의 긴장도 증가 효과가 있어 GERD 치료에 유리하지만, 변비 부작용이 있습니다.

◦ Magnesium hydroxide : 마그밀 1T가 500mg라는 것을 고려하면 설사를 일으킬 가능성이 있습니다.

◦ Sodium bicarbonate : Systeimc antiacid로 위산과 중화되며 생성된 물질이 전신 순환으로 흡수됩니다. 이 과정에서 나트륨이 흡수되기 때문에, **고혈압, 신장질환자, 부종, 심부전** 등에서 사용하지 않는 것이 바람직합니다.

PPI 장기 복용의 부작용

Chonnam Med J. 2023;59(2):115-27.

- PPI는 대체로 안전하고 효과적이지만, 장기 복용했을 때 몇 가지 우려사항이 있습니다.

1. 미네랄 및 비타민 흡수 장애

◦ **칼슘 흡수** : 골다공증 및 골절 위험 증가(특히 척추, 고관절 골절)

◦ **마그네슘 :** 근육 경련, 부정맥 등의 위험

◦ **비타민 B12** : 위산 감소로 인해 흡수 장애가 발생하여, 빈혈 및 말초신경병 발생 가능

2. 위장관 감염

◦ 위산 분비 억제로 인해 ***Clostridium difficile*** **감염 및 설사** 위험 증가.

◦ 위산 감소로 인한 **장내 세균총 변화**(Dysbiosis)로 인해 위장관 감염 위험 증가(이 측면에서는 H2RA가 더 안전)

3. 신장 관련 부작용

◦ 급성 간질성 신염(Acute Interstitial Nephritis) : 드물지만 심각할 수 있음. → 추후 CKD, ESRD로 진행 가능성

4. 위산 과다 분비(Rebound Acid Hypersecretion)

◦ PPI를 갑자기 중단하면 **반동성 위산 분비 증가**로 증상이 악화될 수 있음.

5. 위암 위험

◦ 장기간 위산 억제가 위 점막 위축(Atrophi

◦

◦ stritis)을 유발하여 *Helicobacter pylori* 감염이 있는 경우 위암 위험 증가 가능성.

- 대처 방법 :

◦ 그래서 어느 정도 증상이 조절되고 나면 장기 복용 시에 발생할 수 있는 부작용을 설명해 드린 뒤, 격일요법 또는 on-demand 요법으로 넘어가도록 권고하고 있습니다.

◦ on-demand 요법에서는 P-CAB이 더 효과적입니다. PPI를 사용한다면 식전 복용이 필요 없는

dexlansoprazole도 고려합니다.

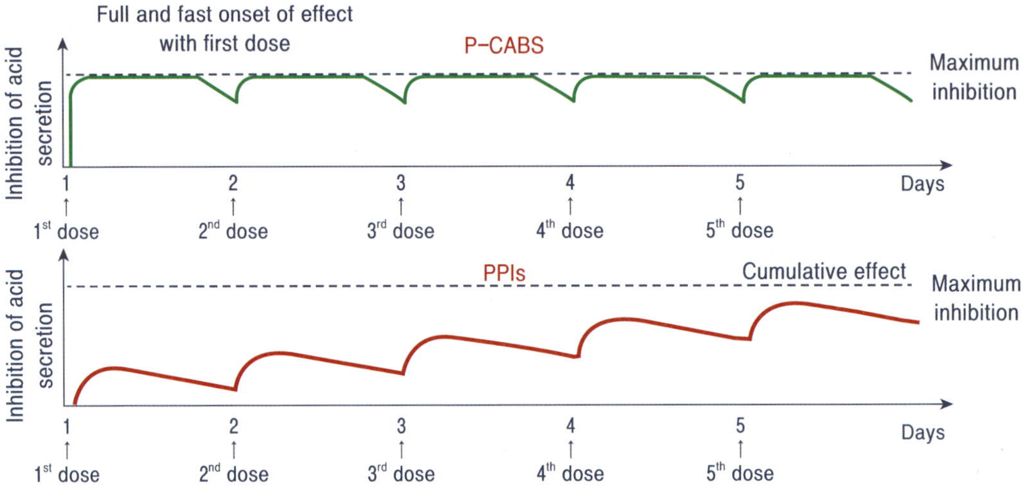

출처 : Curr Treat Options Gastro enterol 2018;16,:570 – 90

P-CAB

PPI vs P-CAB

- P-CAB의 장점 (vs PPI)
  - **식사와 무관하게 복용**할 수 있습니다. (식전에 꾸준하게 복용하는 것이 상당히 순응도 측면에서 어렵습니다.)
  - PPI는 4-5일간 연속으로 복용해야 cumulative한 효과를 얻는 반면, P-CAB은 복용 시 1st dose부터 full 효과를 볼 수 있습니다.
  - prodrug인 PPI와 다르게 활성화 과정이 필요 없어, 빠른 효과를 보입니다.
  - 반감기가 더 길며, 야간 산 돌파가 덜합니다.
  - CYP2C19 대사 경로에 영향을 덜 받습니다.
  - L-tube 이용 환자 등에서 Powder 형태로 조제가 가능합니다. PPI는 장용코팅이 되어 있거나, 캡슐 안의 과립 형태로 되어 있어 powder로 만들 수 없고 만든다고 하면 현탁액 등으로 만들어야 하는데 병동에서 시간이 많이 걸립니다. 이에 비해 정제인 P-CAB은 powder로 간단하게 만들 수 있다는 장점이 있습니다.

- PPI의 장점
  - 오랜 기간 사용되어 장기 사용 데이터가 더 풍부합니다.
  - 가격이 보다 저렴합니다.

P-CAB 허가사항 및 용량용법 비교

P-CAB	급여 처방	전액본인부담 처방
Tegoprazan [케이캡]	• 미란성 위식도역류질환의 치료 : 50mg QD 4-8주 • 비미란성 위식도역류질환의 치료 : 50mg QD 4주 • 위궤양의 치료 : 50mg QD 8주 • 소화성 궤양 환자에서의 *H. pylori* 제균을 위한 항생제 병용요법(중략) • 미란성 위식도역류질환 치료 후 유지요법 **< 25mg에 한함 >**	• 만성 위축성 위염 환자에서의 헬리코박터파일로리 제균을 위한 항생제 병용요법 • 급여처방 기준 중 허가 기간을 넘어가는 경우
Zastaprazan [자큐보정]	• 미란성 위식도역류질환의 치료 : 20mg QD 4-8주	• 급여처방 기준 중 허가 기간을 넘어가는 경우
Fexuprazan [펙스클루]	• 미란성 위식도역류질환의 치료 : 40mg QD 4-8주, 10mg도 처방 가능 • **급성위염 및 만성위염**의 위점막 병변 개선**〈10mg에 한함〉** : 10mg BID 2주	• 급여처방 기준 중 허가 기간을 넘어가는 경우
Revaprazan [레바넥스]	• 십이지장궤양의 단기치료 : 200mg QD 기간 언급 × • **급성위염 및 만성위염**의 위점막 병변의 개선 : 200mg QD 기간 언급 × • 위궤양의 단기치료 : 200mg QD 기간 언급 ×	• 급여처방 기준 중 허가 기간을 넘어가는 경우

- Vonoprazan[보신티정]은 비급여제품이며, 현재 유통되고 있지 않아 제외했습니다.

심평의학

기본원칙

- **H2Ra, PPI, P-CAB 중 1종**만 처방이 가능합니다.
  - 단, **PPI에 H2RA를 병용 처방할 수**는 있습니다.
    - JX999에 "PPI 투여에도 야간 산 과다분비 증상" 또는 "PPI제제 투여로 증상호전이 없음"을 적고 처방합니다.
  - **제산제**는 같은 계열로 분류되지 않으므로 같이 사용해도 무방합니다.
- H2RA와 PPI/P-CAB는 **검사 소견 없이 처방이 가능합니다.**
- **H2RA와 PPI/P-CAB의** 처방 용량과 기간

- 용법/용량 심사 : Cimetidine(모든 용량), Nizatidine(75mg 제형만)만 포함되어 있습니다. 이 둘은 DUR 모니터링 대상이기도 합니다.
  - 이 둘에 해당하지 않으면 full dose를 사용하여도 삭감은 되고 있지 않습니다.
- 투여 기간 심사 : 모두 없음
  - 유지 요법이라는 말이 허가사항에 없어도 지속 처방해도 삭감은 되고 있지 않습니다.
- 다만, 심평원에서 언제든지 삭감을 할 수 있으니 허가 사항과 투여 기간에 맞게 처방하는 것이 바람직합니다.

BID 처방이 가능한 PPI

- **허가사항에 BID를 사용할 수 있는 표현** : "1일 -mg"(→ 임의로 나눠서 처방이 가능) 또는 "1일 2회" 라는 표현

1) GERD 치료요법에 BID 처방 가능

- Pantoprazole 40mg bid("특별히 다른 치료법에 반응이 없었을 경우 용량을 두 배로 증량, 1일 80mg")
- S-Pantoprazole 20mg bid("특별히 다른 치료법에 반응이 없었을 경우 용량을 두 배로 증량, 1일 40mg")
- Rabeprazole 10mg BID or 20mg BID("8주간 투여 후에도 치료되지 않은 경우, 추가로 8주간 10mg 또는 20mg을 1일 2회 경구 투여할 수 있다. 단, 20mg 1일 2회 투여는 중증의 점막 손상이 확인된 환자에 한한다.") - 20mg BID는 내시경했던 환자만 가능

2) GERD 유지요법 BID 처방 가능

- Rabeprazole 10mg BID(1일 10mg 또는 20mg)

- 하지만, 이 기준에 만족하지 않아도 최대용량만 맞다면 삭감이 되고 있지는 않다고 합니다. 하지만, 심평원이 대대적인 삭감을 경고하고 있는 만큼 안전하게 처방하는 것이 좋을 것 같습니다.

Reference

1. Eur J Clin Pharmacol. 2009;65(1):19-31.
2. Boltin D et al. Comparative Effect of Proton-Pump Inhibitors on the Success of Triple and Quadruple Therapy for Helicobacter pylori Infection. Dig Dis. 2020;38(5):408-414.
3. Pilotto A et al. Comparison of four proton pump inhibitors for the short-term treatment of esophagitis in elderly patients, World J Gastroenterol. 2007;13(33):4467-4472.
4. Medicine (Baltimore). 2017;96(39):e8120.
5. Clin Gastroenterol Hepatol. 2017;16(6):800-808.e7.
6. Curr Treat Options Gastroenterol. 2018;16(4):570-590.

CHAPTER 16

Prokinetics, 진경제 처방하기

위장관 운동 촉진제 (Prokinetics agents)

- Functional dyspepsia, gastroparesis에서 주로 처방됩니다.
- **기능성 소화불량증의 임상진료지침 개정안 2020에 따르면**
  - 1. **기능성 소화불량 환자**에서 위장관 운동촉진제는 증상 호전에 효과적이므로 권고한다. (권고수준 : 강함 / 증거수준 : 중등도)
  - 2. 기능성 소화불량증 아형 중 **식후고통증후군 환자**에서 위장관 운동촉진제를 1차 치료약제로 우선적으로 권고한다. (권고수준 : 강함 / 증거수준 : 낮음)
  - functional dyspepsia 중 특히 PDS 환자에서 위장관운동 촉진제가 효과가 좋습니다.

Prokinetics agents 종류

1. 도파민 수용체 길항제 : **Metoclopamide, Domperidone, Levosulpiride,** ~~Itopride~~
2. 5-HT_4 수용체 작용제 : **Mosapride, Prucalopride**
3. 모틸린 수용체 작용제 : Erythromycin → 현재 유통 중인 약제 없음.
4. Muscarinic receptor antagonist : Acotiamide → 현재 유통 중인 약제 없음.
5. 생약 제제 : **Motilitone**

Dopamine antagonist

〈효과 비교〉

- **Metoclopramide [맥페란정] > Levosulpiride [레보프라이드] ≒ Domperidone [돔페리움엠정]**

〈부작용 비교〉

- **Levosulpiride > Metoclopramide > Domperidone** (> 5-HT_4 receptor agonist)

5-HT4 receptor agonist

- **Mosapride** – Moderate potency, **대장에 대한 효과**가 Prokinetics 중 가장 좋을 것으로 받아들여짐
- **Prucalopride** – 만성 **변비** 치료제. 자발성장운동 증가. 보고된 부작용은 경미한 수준

기타

- **Trimebutine[포리부틴정]** – 이중작용조절제로, 설사뿐만 아니라 변비에서도 위장관 운동 정상화.
- Aclatonium – 부작용이 가장 적음. 천식, 갑상선기능항진, 파킨슨에서 금기. 현재 유통 중단.

⇒ 따라서,

1) 증상이 심한 경우에는 Dopamine antagonist를 사용하고, 호전이 보이면 Mosapride로 넘어갑니다.

2) 노인과 여성에서는 Mosapride를 사용하고, 효과가 부족하면 Dopamine antagonist를 사용합니다.

D2 receptor antagonist

- Dopamine은 위장관 운동을 억제하므로, 도파민 수용체를 차단하면 위장관 운동이 촉진됩니다.
- BBB통과 여부에 따라서 중추성과 말초성으로 나눌 수 있습니다.
  - **중추성 : Levosulpiride, Metoclopramide**는 BBB를 통과하여 구토중추에도 작용하여 **항구토 효과**도 가지지만 **EPS 부작용**이 나타날 수 있습니다. 뇌하수체에도 작용하여 hyperprolactinemia를 일으키기도 합니다.
    - **추체외로증상 (EPS)**
      - (1) 약제 유발 운동 장애(Drug induced movement disorders) : 불수의적이고 조절되지 않는 운동, 떨림, 근육 수축
      - (2) Akathisia 좌불안석, dystonia 근육긴장이상, parkinsonism 파킨슨증후군, tardive dyskinesia 지연성운동장애
  - **말초성 : Domperidone**, Itopride는 주로 말초에 작용합니다. 하지만 뇌하수체는 BBB 밖에 존재하여 Hyperprolactinemia 등의 부작용은 발생할 수 있습니다.
  - BBB를 통과하는 Levosulpiride, Metoclopramide는 Nigrostriatal dopamine pathway에 작용하여 EPS 발생 가능.
  - Tuberoinfundibular dopamine pathway에 작용하여 Pituitary에 작용하는 것은 모든 약제가 가능. BBB 밖에 뇌하수체가 위치함.

	D2 antagonism	5-HT_4 agonism	5-HT_3 antagonism	BBB 통과	허가사항
Butyrophenone 유래체					
Domperidone	++	-	-		**7일**까지 사용제한
Benzamide 유래체					
Levosulpiride	++	+	+-	O	단기간만 사용
Metoclopramide	++	+	+	O	**5일**까지 사용제한
~~Itopride *~~	+	* Itopride는 D2 receptor antagonist이기도 하지만, AchE inhibitor이기도 함			

★ **기능성 소화불량증의 임상진료지침개정안 2020**

- "**장기간 도파민수용체 길항제 복용은 비가역적인 약제 부작용**을 야기할 수 있으므로 **단기간의 최소사용**을 고려한다. (권고수준 : 강함 / 증거수준 : 낮음)" 의 권고 사항이 있습니다.

★ 약제 부작용

※ **Levosulpiride [레보프라이드정(전문-급여)]** - 월경불순, 유즙분비(← 좀 있는 편), 약제유발파킨슨증후군

: **Levosulpiride induced movement disorder**

- 아산병원 연구에 따르면 약제유발 운동 장애 90%가 levosulpiride에 의한 것. 그중 90%가 파킨슨증후군(50% 비가역적), 10%가 지연성운동장애(3분의 2가 비가역적) 복용 후 평균 10개월 정도 후에 발생함.
  - Levosulpiride-induced movement disorder : parkinsonism(93.4), tardive dyskinesia (9.9) - 때로는 약제 중단에도 비가역적 (Mov Disord. 2009:15:2249-53)
- 신기능저하자에서 사용 주의
- 고령이나 여성, 당뇨 환자에서 피하는 것이 바람직. 부작용이 많지만 효과는 좋아 끊어 내기가 쉽지 않을 수 있음.

※ **Metoclopramide [맥페란정(전문-급여)]** - 추체외로증상, 여성형유방, 유즙분비, 월경불순, 졸음, 초조, 피곤, 급성 근육긴장이상 등

- Tardive dyskinesia가 1% 미만에서 발생. 주로 **만성 사용**자에서 보고. 가역적인 경우가 드물며 치료방법이 알려져 있지 않음.
  - 위험인자 → 70세 이상, 긴 치료 기간, 당뇨, 간부전, 신부전, 정신과 약제 사용과 동반.
- **Akathisia : IV bolus**로 투여했을 때 발생 위험이 높습니다. slow 10mg MCP IV+100m NS를 15분에서 줬을 때 5.8%, 2분 만에 준 경우는 24.7%로 발생한다는 연구가 있음. 젊은 여성, 고령의 여성에서 잘 발생하며 비행기에서 몸을 꼬듯 증상. 금방 없어지긴 한다고 함. (Parklak. Emerg Med J 2005)

- 신기능저하자에서 사용 주의
- 2024년 기왕력이 파악되지 않은 파킨슨 환자에서 IV metoclopramide 1amp을 사용한 후 파킨슨증이 악화되었다며 금고 10개월에 집행유예 2년이 그대로 2심에서 선고된 충격의 판결이 있습니다….
- 미국에서는 당뇨병성 위마비에 12주까지도 사용하지만, 국내에서는 **5일** 이내 **처방 제한**이 걸려 있습니다. 또한 의약품 안전성 서한에 따르면 성인 및 소아에서 **24**시간 이내 최대 용량을 **0.5mg/kg**로 권고하고 있습니다.

※ Domperidone [돔페린정 **(전문-급여)**]- 여성형유방, 유즙분비, 월경불순, 부정맥 발생

- 신경학적인 증상은 Metoclopramide보다 안전하지만, 심장 부정맥의 위험 증가. QTc 연장, TdT, 돌연 심장사의 부작용이 있음.
  - → CYP3A4 억제제와 병용 금기, **QT연장**시키는 약과 병용 금기, 최대 치료기간 1주 초과하지 않을 것.
- 부정맥 약제를 복용하고 있다면 Domperidone은 사용하지 않는 것이 바람직. (J Clin Gastoenterol 2017;51-6)
  - 특히 60세 이상이라면 하루 30mg를 넘기지 않도록 함.
- 국내에서 **7일 처방 제한**이 걸려 있습니다. 또한 의약품 안전성 서한에 따르면 성인 1회 10mg, 1일 3회, 소아 0.75mg/kg 1일 3회 분할 용량으로 제한할 것을 권고하고 있습니다.

~~※ Itopride – 발진, 설사, 어지러움~~

- 5-HT$_4$ receptor agonist와 Dopamine agonist의 중간 정도 효과를 보이며, QT 연장이 없는 Dopamine agonist로 많이 사용되었음.
- 2024년 급여 적정성에서 탈락되면서 사용할 수 없습니다.

5-HT$_4$ receptor agonist (serotinergics)

위의 연동작용 촉진, 구토 억제의 효과가 있습니다. Dopamine antagonist보다 부작용이 덜하다고 알려져 있습니다.

표 1 Receptor binding profile of 5-HT_4 agonists for GI disorders, at therapeutic concentrations

Drug	Receptor binding profile at therapeutic concentrations					
	5-HT_4	5-HT_3	5-HT_2	5-HT_1	D_2	hERG
Cisapride (퇴출)	+	+	+			+
Tegaserod	+	+	+	+		
Renzapride	+	+				
Clebopride	+	+			+	
Mosapride	+	+				
Prucalopride	+					
Velusetrag	+					
Naronapride	+					

출처 : Aliment Pharmacol Ther. 2012;35(7):745-67

Cisapride는 TdP, QT 연장, 급성심장사 등의 부작용이 보고되어 퇴출

Tegaserod는 시장에서 퇴출되었다가 부분적 승인 나있음. 허혈대장염, 복부 수술, 심장사건이 보고. 국내에서는 사용 불가.

※ **Mosapride [가스모틴정(전문-급여)]**

- 무난하게 많이 사용하는 Prokinetics로 Dopamine antagonist보다는 효과가 덜하지만, 중등도의 효과를 보임.
- Prokinetics 중에서 **가장 대장에도 잘 작용**할 것으로 생각됨.
- Cisaprade의 QT 연장 부작용 등의 보고는 현재까지 없음.

※ **Prucalopride [레졸로정(전문-비급여)] - 루칼로정 등 급여제품도 있음.**

- 완화제 투여로 증상 완화에 실패한 **만성변비**에 허가 : 하부위장관, 특히 **변비**에 대한 데이터를 많이 확보. 자발성 장운동의 증가.
- 부작용은 경미한 편 : 두통, 구역 등
- 만성 변비에 허가.
- 최근에 **gastroparesis**에서도 연구가 이루어지고 있음. 4주간 사용했을 때 GCSI score 호전, N/V, fullness, Bloating, reflux 호전. Pain, lower abdominal pain은 통계적 유의성 ×. (Am J Gastronetrol. 2019;114:1265)

Motilitone[모티리톤정(전문-급여)] (DA-9701)

- **현호색, 견우자**의 식물 추출물로 여러 가지 수용체에 복합적으로 작용한다고 알려짐.
- 위배출 지연, visceral hypersensitivity, impaired gastric accommodation의 호전을 기대. 국내 연구가 대부분.

기타 약제

※ Trimebutine[포리부틴정(전문-급여)]

- 진경제 종류로 구분되기도 하지만, 대장에서 이중 조절 작용을 통해 변비형에서도 위장관 운동을 항진시키는 데 효과적으로 알려짐.

※ Aclatonium - 유통 X

- 부작용이 가장 적은 편
- 천식, 갑상선기능항진증, 파킨슨병에서는 금기

※ Acotiamide - 유통 X

- AChE 억제+무스카린 수용체 작용 → 아세틸콜린 분비 촉진
- 일본에서 사용 가능.

심평의학

※ Prokinetics

- K30을 사용.
- Metoclopramide, domperidone은 각각 5일, 7일 안으로만 사용. R11의 구역 코드가 추가로 필요함.

※ Prokinetics의 병용

- 두 가지 이상 Prokinetics를 병용하는 것은 의학적인 근거도 없고 삭감 위험이 있습니다. (전액본인부담, 비급여 처리도 불가)
  - **동일 효능** 위장관운동촉진제 중 **1종만 처방**하도록 함 : Metoclopramide, Domperidone, Levosulpride, Mosapride
- **병용 가능** 약제 : Motilitone(동일 효능으로 분류 X), Trimebutine(진경제로 분류)

※ Prucalopride

- **급여 약제 사용 :** 만성변비 상병에서 다음 기준에 만족하면 급여, 동 인정기준 외는 전액본인부담 (고시 제2020-79호)
  - 2종 이상의 경구 완하제(부피형성 완하제, 삼투성 완하제 등)를 6개월 이상 투여함에도 불구하고 증상완화에 실패한 만성변비 환자에게 투여함. 단, 4주간 투여 후 증상 호전을 고려하여 지속 여부를 결정토록 함.
- **비급여 약제 사용** : 비급여 처방

진경제

- 진경제(Antispasmodics)는 **평활근의 과도한 수축(경련)을 완화**하여 통증을 줄이고 기능을 정상화하는 약물입니다.
- 일반적으로 진경제는 하부 위장관(특히 대장)의 경련성 통증, 과민성대장증후군 등에서 주로 사용됩니다. 상부 위장관의 통증에는 심한 경우에서 다른 기전의 약물(제산제, PPI 등)에 추가하여 사용하기도 합니다.
- **주로 사용하는 상황**
  - **소화기 질환 :** 과민성대장증후군(IBS), 소화기 경련 및 복통, 기능성 소화불량
  - **요로 및 생식기 질환 :** 방광통, 요로 결석
  - **담도 및 간 질환 :** 간담도 산통, 담석으로 인한 통증
- **사용하지 않아야 하는 상황**
  - 위장관 폐쇄(장폐색 등) : 복통을 호소하여 진경제를 주었는데, 장폐색이었다면 증상을 더 악화시켰을 것입니다.
  - 세균성 장염 : 이질, 살모넬라, EHEC, ETEC 등에서 독소 배출을 막을 수 있어 주의해야 합니다.
  - 항콜린 부작용 고려 : 녹내장, BPH, 고령 환자에서는 주의해야 합니다.

진경제의 기전

- **진경제 : 장벽을 둘러싼 평활근의 Spasm을 억제하는 약제**
  - 진경제의 종류와 허가사항 : 기전은 겹치는 경우도 있어 딱 잘라 구분하기 쉽지 않을 수 있습니다.

Anticholinergics	평활근세포의 수축을 일으키는 Acetylcholine을 억제 • 항콜린 부작용 주의 : 입마름, 어지러움, 시야 흐려짐, 배뇨장애, 변비, 급성 요폐, 안압 상승 → **고령, BPH, 녹내장**에서 주의	
• Scopolamine[부스코판]	**위장관계** 질환의 발작성 동통 또는 **담도계**, **비뇨기계**, **월경곤란증** 등 여성생식기계의 기능장애 및 경련성 동통	
• Cimetropium[알피움]	**위장관계**의 경련 및 기능적 운동장애	
평활근 이완제	대장평활근에 직접 작용하여 정상적으로 회복	
• Papaverine[파베린]	**위통, 복통**(배 아픔), 산통, 위산과다, 속쓰림	
칼슘통로 차단제	항콜린제에 비해 상대적으로 부작용이 적을 수 있으나, 드물게 두통, 어지러움, 위장장애 등이 나타날 수 있음	
• Alverine[가베스판]	**위장관계 경련**의 진경 및 **장내 가스 제거**, 복부팽만으로 인한 소화기계 통증의 경감	• Simethicone이 있어 팽만감 (bloating)에도 효과
• Pinaverirum[디세텔]	**과민성대장증후군**(복통, 복부팽만감, 복부경련, 변비, 설사, 변비와 설사의 반복, 구역, 구토), **담관운동부전**	
• Fenoverine[펙사딘]	**과민성대장염**, **월경통**	

• Octylonium [메녹틸]	위장관 경련 및 과민성대장증후군	• 항콜린 효과도 있음 • 높은 위장관 선택성
기타	Trimebutine : 엔케팔린수용체 조절 / Tiropramide : c-AMP 증가시켜 세포내 칼슘 유입 차단 / Phloroglucinol : COMT 억제를 통해 카테콜아민 농도를 높여 Ach에 항진된 평활근 운동을 정상화	
• Trimebutine [포리부틴]	1) 식도역류 및 열공(구멍)헤르니아(탈장), 위 · 십이지장염, 위 · 십이지장궤양에 있어서의 소화기능이상(복통(배아픔), 소화불량, 구역, 구토) 2) 과민성대장증후군 및 경련성 결장 3) 소아 질환 : 습관성 구토, 비감염성 장관(창자) 통과장애(변비, 설사)	• 위장관 항진/저하 모두 적용 가능
• Tiropramide [티로파]	1. 다음 질환에서의 급성 경련성 동통 : 간담도산통, 여러 원인에 의한 복부산통, 신장 · 요관의 산통 2. 다음 질환에서의 복부 경련 및 동통 : 위장관 이상운동증, 담석증, 담낭염, 수술 후 유착	
• Phloroglucinol [후로스판]	- 비뇨기계의 경련 및 통증 : 신염성 산통 - 소화관 및 담도계의 기능장애에 의한 통증 - 부인과의 경련성 통증 - 임신 중 수축의 보조치료	• 칼슘채널 차단 효과도 일부 있음 • 빠른 흡수와 효과

항콜린성 약제 - Scopolamine[부스코판당의정(일반-급여)], Cimetropium[알피움정(전문-급여)]

항콜린제는 부교감신경의 작용을 억제하여 평활근을 이완시키고, 위장관 및 비뇨기계의 운동성을 감소시키는 등의 효과를 발휘합니다.

1. Scopolamine Butylbromide [부스코판]
    - **기전 :** 부스코판은 스코폴라민의 구조에 부틸기를 첨가하여 중추신경계로의 침투를 억제합니다. 이로 인해 항콜린 작용은 말초에서만 발생하며, 중추성 부작용을 최소화할 수 있습니다.
    - **허가 사항 :** 위십이지장궤양, 식도경련, 유문연축, 위염, 장염, 장산통, 경련성 변비, 기능성설사, 담낭염, 담관염, 담석증, 담도이상운동증, 담낭절제 후의 후유증, 요로결석, 방광염, 월경곤란
2. Cimetropium Bromide [알피움]
    - **기전 :** 알피움은 4급 암모늄 구조를 가지고 있어 이온화된 상태로 존재합니다. 이로 인해 혈액-뇌장벽(BBB)을 통과하지 못해 중추신경계에 미치는 영향을 줄였습니다.
    - **허가 및 사용 :** 위장관계의 경련 및 기능적 운동장애

- **공통 주의사항 :** 부스코판과 알피움은 BBB는 통과하지 않더라도, 전신 순환을 통해 체내에 곳곳에 퍼지기 때문에 다음과 같은 항콜린 부작용에 항상 주의해야 합니다.
    - **항콜린 부작용 :** 구강건조, 변비, 시야 흐림, 빈번한 배뇨 등
    - 녹내장, 중증 근무력증, 위장관 협착, 전립선비대증 환자에게는 사용을 피해야 합니다.

Trimebutine[포리부틴정(일반-급여)]

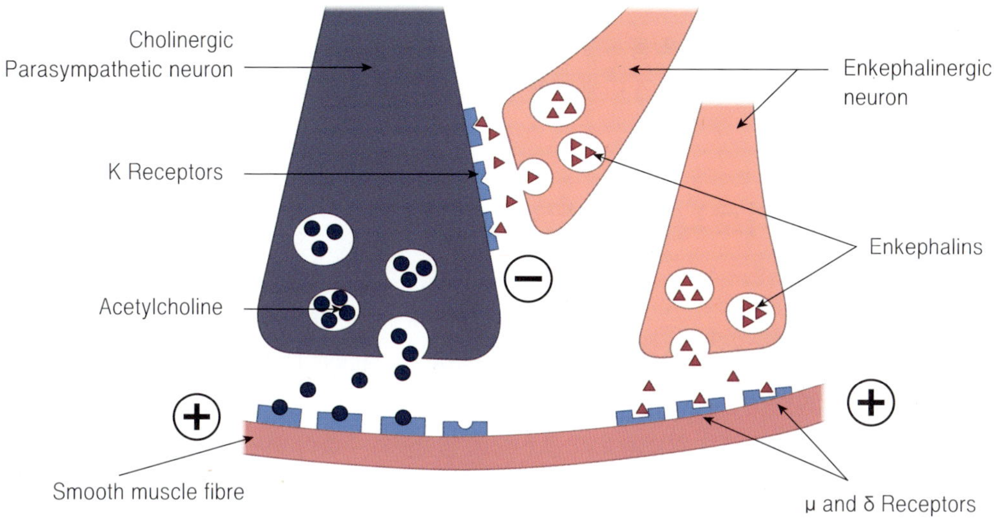

출처 : 2020년 11월 5일(목) Samil Polybutine E-Symposium

- **Enkephalin 수용체에 작용하는 유일한 진경제**
- 기존의 진경제와 달리, Trimebutine은 **Enkephalin 수용체**(mu, delta, kappa)에 작용하여 **위장관운동을 상황에 따라 조절**합니다.
  1. **위장관 운동 항진 시**
     - mu, delta 수용체가 포화 상태이고, kappa 수용체는 비어 있습니다.
     - Trimebutine은 비어 있는 kappa 수용체에 결합하여 위장관 **운동 억제 효과**를 발휘합니다.
  2. **위장관 운동 저하 시**
     - kappa 수용체가 포화 상태이고, mu, delta 수용체는 비어 있습니다.
     - Trimebutine은 비어 있는 mu, delta 수용체에 결합하여 위장관 **운동 항진 효과**를 나타냅니다.
- **포리부틴의 장점**
  1. **위장관 운동 항진/저하 모두 상황에 맞게 작용**
     - Trimebutine은 **mu, delta, kappa 수용체**에 모두 결합 가능하며, 각 수용체에 대해 **동등한 친화성**을 가집니다.
     - **위, 소장, 대장**에 Enkephalin 수용체가 고르게 분포되어 있어, **전반적인 위장관 운동을 조화롭게 조절**할 수 있습니다.
     - **설사형, 변비형 IBS**에 모두 효과적입니다.
     - **Functional dyspepsia**에서도 증상 개선이 있었다는 연구가 있습니다.

2. 항콜린성 작용 없음

- Trimebutine은 **항콜린성 작용이 없기 때문에** 부작용이 적고, 녹내장 환자 등에서도 비교적 안전하게 사용 가능

3. 높은 안전성, 적은 약물 상호작용

- 항콜린제나 도파민 작용제에 비해 **약물 상호작용**이 적어, **고령자 및 유소아**에서도 안전하게 사용할 수 있음

Tiropamide[티로파정(전문-급여)]

1. 주요 약리 기전

- PDE(Phosphodiesterase) 억제 작용을 통해 세포 내 cAMP **농도가 증가**하게 됩니다.
- cAMP는 평활근 세포 내에서 칼슘 이온(Ca^{2+})을 Sarcoplasmic Reticulum으로 이동시키는 작용을 촉진합니다.
- 결과적으로, 세포 내 자유 칼슘 농도가 감소하고, 평활근의 수축이 억제되어 이완 효과를 나타냅니다.

2. 장점

- **광범위한 평활근 이완 효과 :** 위장관뿐만 아니라 **평활근이 관여하는 간담도, 콩팥, 요관 등의 경련성 통증**에도 효과적입니다.

3. 부작용 및 주의사항

1. **항콜린성 약물? :** 구강건조, 구역, 변비 등 항콜린성 작용과 유사한 부작용이 보고되어, 항콜린성 의심을 받는 약물로 분류됩니다.
2. **주의해야 할 환자군 : 녹내장 및 BPH 환자**에서는 항콜린성 작용이 의심되므로 사용을 조심
3. **금기** : 위장관 협착, 거대결장 허탈, 중증 간부전, 약의 과민증

Octylonium bromide[메녹틸정(전문-급여)]

- **약물 작용 기전**: LTCC 억제가 주 기전
  - L-타입 칼슘 채널 억제 : 평활근 세포막에 존재하는 LTCC를 억제하여 칼슘 이온(Ca^{2+})이 세포 내로 유입되는 것을 막아 평활근 수축을 억제
  - 항콜린 작용 : 부스코판이나 알피움보다는 약한 항콜린작용
  - Calcium mobilization 억제 : 세포 내에서도 Sarcoplasmic reticulum의 칼슘 방출을 막아 추가적인 평활근 수축 억제 작용
- **약물의 장점**
  - **위장관 선택성 :** Octylonium bromide는 사차 암모니아 화합물로 위장관에서 거의 흡수가 되지 않고, 장벽에 축적되고 전신 흡수는 거의 없어 부작용이 덜할 수 있습니다.
  - **다중 기전 작용** : L-타입 칼슘 채널 억제와 세포 내 칼슘 동원 억제 기전을 결합하여 강력하고 지속적인 항경련 효과를 나타냅니다.

◦ **안전성** : 항콜린 작용이 약하기 때문에 고위험군(녹내장, 전립선 비대증 등)에서도 비교적 안전하게 사용될 수 있습니다.
  ▪ 녹내장 환자에서 금기가 아닌 '신중 투여'로 되어 있습니다. BPH 등에서도 주의는 여전히 필요합니다.

칼슘채널 억제 - Pinaverium[일양디세텔정(전문-급여)], Fenovenine[펙사딘캡슐(전문-급여)]

1. Pinaverium[디세텔정]
   ◦ **작용 기전 : 칼슘 채널을 차단**하여 평활근으로 칼슘 유입을 억제하고 평활근을 이완
     ▪ 사차 암모니아 화합물이어서 거의 흡수가 되지 않고 심혈관 작용보다는 위장관에서의 약리 작용이 두드러짐.
   ◦ **장점 :**
     ▪ 체내 흡수율이 낮아, 전신 부작용이 적습니다.
     ▪ 고령 환자나 동반 질환이 있는 환자에게 비교적 안전하게 사용됩니다.
   ◦ **부작용 :** 경미한 소화기 장애(메스꺼움, 복부 팽만 등)
2. Fenoverine[펙사딘]
   ◦ **작용 기전 :** 평활근 내 **칼슘 유입 억제**+Sarcoplasmic reticulum에서 **칼슘 방출도 차단**
   ◦ **장점 :** 경련성 통증 완화에 특히 효과적
   ◦ **부작용 : CK 증가**(크레아틴키나아제 상승), **횡문근융해증**(Rhabdomyolysis): 드물지만 심각한 부작용으로, 고령자나 **스타틴 사용자**, 간기능 저하 환자에서 주의 필요
   ◦ **금기사항 :** 신부전 및 간부전, 마취 중 및 마취 후, 운동 후 고열, 악성 고열(Malignant hyper-thermia), 미토콘드리아성 근장애, 만성 간질환(간염, 간경변, 알코올성 간염), 12세 미만 소아
   ◦ **신중투여 :** 60세 이상의 고령자, 다약제 복용 환자

Phloroglucinol [후로스판정, 후로스판액(전문-급여)]

• **작용 기전(Mechanism of Action)**
  1. **COMT 억제(Catechol-O-Methyltransferase Inhibition)** → 교감신경활성 우세 효과
     ▪ COMT는 카테콜아민(에피네프린, 노르에피네프린, 도파민)을 분해하는 효소로, 이를 억제하여 카테콜아민 농도를 증가시킴.
  2. Voltage-Gated Calcium Channel 억제 → 평활근 수축 억제(위장관, 요관, 담관, 약하지만 혈관에도 작용)

• **약제의 장점**
  ◦ **빠른 흡수 및 작용 발현 :** 분자 구조상 **-OH기가 3개**나 있어 약물 흡수 속도가 빠름.
    ▪ **경구 제형**은 약 15-20분 내에 효과 발현. **액상 제형**으로도 제공되어 더 빠른 효과 발휘 가능.

- ◦ **약한 항콜린성 작용 : 항콜린성 부작용(변비, 구강건조, 안구 조절 이상 등)은 거의 나타나지 않음**

- **부작용**
  1. AGEP(급성 전신성 농포증, Acute Generalized Exanthematous Pustulosis)
     - 드물지만 심각한 부작용으로 보고된 바 있음.
     - 피부 발진, 농포, 발열 증상이 나타날 수 있으므로 사용 중 주의 필요.
  2. 교감신경 우세로 인한 부작용 가능성

Alverine/Simethicone[가베스판연질캡슐(전문-급여)]

- Alverine의 작용
  - ◦ 칼슘채널 차단 & Desensitization : 초기에는 칼슘채널을 차단하는 것을 주기전으로 생각했으나, 최근에는 세포 내 칼슘이 평활근 수축 단백질(Calmodulin 및 LCK)에 작용하는 민감도를 감소시키는 기전이 주요하다는 사실이 밝혀졌습니다. ($Ca2^+$ dependent)
  - ◦ 5-HT_4A(serotonin) receptor antagonist 역할도 있어서 장관의 과민성을 줄임. ($Ca2^+$ independent)
- Simethicone과 병용
  - ◦ simethicone은 **기포제거제**로 표면장력을 낮춰서 **장내 가스를 제거**하는데, 같이 사용하면 유독 효과가 좋고 Alverine을 보다 저용량으로 사용할 수 있어서 아예 복합제로만 나오고 있습니다.
- 부작용 : 과량 투여 시 **저혈압** 및 **아트로핀 유사 독성** 가능

Papaverine[파베린정], Mebeverine(유통중단)

- Papaverine의 기전은 잘 알려져 있지 않지만 Tiropramide처럼 PDE를 억제하는 것으로 추측. 주로 항콜린작용을 하는 dicyclomine과 복합제 약제로 **일반-비급여** 약제들.
- Mebeverine의 기전은 Papaverine보다 더 알려져 있지 않고 여러 가지 추측만 있을 뿐. 현재 유통되는 약제 없음.

위장관 외 질환에서 진경제 처방

담도질환	Scopolamine / Pinaverium / Tiropramide / Phloroglucinol
비뇨기 질환	Scopolamine / Tiropramide / Phloroglucinol
월경통(부인과)	Scopolamine / Fenoverine / Phloroglucinol

- 약제별로 허가사항이 크게 다르기 때문에 상병코드 입력에 주의합니다.

진경제의 보험 기준

1. 진경제의 중복 처방

- 병용의 이득에 대한 Evidence는 없지만, 이론적으로 **다른 기전의 진경제**를 처방하면 추가적인 효과를 얻을 수는 있을 것으로 생각.
  - ex. Octylonium + Tiropramide
- 같은 계열을 처방하더라도 심평원에서 점검 및 삭감을 하고 있지는 않습니다. 다만, 같은 ATC코드를 가진 약제는 삭감이됩니다.
  - 디세텔(**A03AX**04)과 가베스판(**A03AX**58)의 병용처방 시 가베스판이 삭감. 둘 다 분류 번호가 239이고 ATC코드가 A03AX이기 때문.

2. Prokinetics와 병용

- **D2 antagonist와 5-HT Receptor agonist**는 결과적으로 **acetylcholine의 농도를 높여** 위장관 운동을 촉진시킵니다.
  - 따라서 Prokinetics와 항콜린기전이 있는 진경제는 병용을 피하는 것이 바람직합니다.

Reference

1. J Korean Med Assoc. 2009;52(9):920-927.
2. 기능성 소화불량증의 임상 진료 지침 개정안 2020, 대한내과학회지: 제 96권 제 2호 2021.
3. 과민성 장증후군 치료에서 진경제의 효과 : J Korean Med Assoc. 2018 July; 61(7):428-434.

CHAPTER 17

설사의 감별진단과 처방

소화기질환에서 환자 접근

- 일차진료의는 Red flag sign을 항상 숙지하고 언제 전원을 할지 기준을 정해두어야 합니다.
- 항상 대장암, 염증성 장질환 등의 기질적인 원인을 생각하며, 내시경 검사를 꾸준히 잘하고 있는지 체크합니다.
- 환자 교육 시 Red flag sign에 대해서 설명하고 호전이 없거나 "-"의 증상이 나타난다면 추가적인 '검사'가 필요하다는 말씀을 해드리고 차팅을 해 놓으면 '환자와 의사 모두'에게 안전할 수 있습니다.

설사

- **설사** : 비정상적으로 묽거나 **형태가 없는 변**을 배출하며, 그 **빈도도 증가**하는 것으로 하루 200g을 넘는 경우로 정의
  - 급성(acute) : < 2주, 지속성(persistent) : 2-4주, 만성(chronic) : > 4주
  - DDx :
    - 변실금 : 신경계 질환, 당뇨병성 신경병증, 척추 손상, 치매 등
    - 과배변 또는 가성설사 → 대변량 증가 없이 대변 횟수가 증가 : 과민성장증후군, 직장염, 갑상선 기능항진증 등
  - Bristol stool form scale : Type 6-7
  - **분비성 설사** vs **삼투성 설사**

Type 1	Type 2	Type 3	Type 4	Type 5	Type 6	Type 7
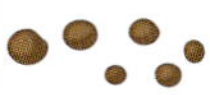	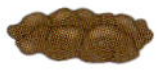	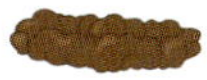	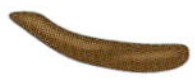	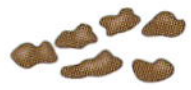	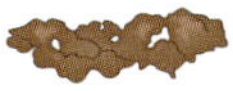	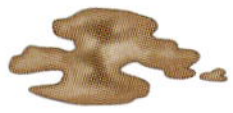
Separate hard lumps, like nuts	Sausage-shaped but lumpy	Like a sausage or snake but with cracks on its surface	Like a sausage or snake, smooth and soft	Soft blobs with clear-cut edge	Fluffy pieces with ragged edges, a mushy stool	Watery, no solid pieces
토끼 똥	포도송이	껍질 벗기지 않은 옥수수	소시지	치킨 너겟	죽 같은	소스 같은

adapted from National Institute of Diabetes and Digestive and Kidney Disease (Text reproduced with permission from Lewis SJ, Heaton KW, Scand J Gastroenterol. 1997;32(9):920–4)

특징	분비성 설사 (Secretory Diarrhea)	삼투성 설사 (Osmotic Diarrhea)
설사 양상	대량의 수양성 설사(>1L)	음식 또는 물 섭취 시 악화, <1L
병리 기전	소장 또는 대장의 상피 세포가 과도한 전해질과 물을 내보내면서 발생	흡수되지 않은 삼투성 물질이 장 내로 물을 끌어들여 발생
대변 삼투 차이(Osmotic gap)	정상 또는 감소(<50mOsm/kg)	증가(>125mOsm/kg)
금식 시 설사 변화	금식해도 **설사 지속**	금식 시 설사 감소
대변 성상	물과 전해질이 주성분. 혈액이나 고형물이 거의 없음.	장 내 삼투성 물질 포함(유당, 당 알코올 등).
주요 원인	- **감염성 원인** : 콜레라균, 장독소 대장균(ETEC), 로타바이러스, 노로바이러스 등. - **호르몬 이상** : VIPoma, Carcinoid, Gastrinoma - **약물** : 자극성 완하제, 특정 항생제.	- **흡수 장애** : 유당 불내증, 과당 흡수 장애, 췌장 기능 부전, 담즙 산 흡수 장애. - **식이 요인** : 과도한 당 알코올(소르비톨, 만니톨) 섭취, 인공 감미료. - **약물** : 마그네슘이 포함된 제산제.

- **염증성 설사** : 대변 백혈구(+), 발열, 복부 압통 등 발생
  - 염증, 궤양 등으로 장점막의 손상 → 비정상적인 세포막 투과성, 흡수장애, 혈청 단백이나 혈액 점액 등의 삼출액이 증가되어 발생
  - 감염성 원인 : 살모넬라, 이질 등
  - 염증성 장질환 : 염증성 장질환, 베체트 증후군, 호산구성 위장관염 등
- **대장운동 변화에 의한 설사** :
  - 대장 운동의 증가 : 과민성 장 증후군(대표적), 갑상선중독증
  - 소장의 운동이상 - 소장 통과 시간의 단축 : 위절제 증후군
  - 소장의 운동이상 - 소장 통과 시간의 연장으로 소장내 세균 증식(SIBO) → 세균이 담즙산을

deconjugation시켜 설사 유발
- : 위장관 협착, 당뇨병, Scleroderma

▪ 인위적 설사 : 여성에서 많음

급성 설사

급성 설사의 원인

- **원인 : 90% 이상 감염성**
  - 다른 원인 : 약물 부작용, 독성 물질 복용, 허혈성 장질환 등
  - **최근 위장관 감염 동향의 파악**
    - '**감염병포털**(https://dportal.kdca.go.kr/)'에 접속하셔서 '감염병소식'-'간행물-소식지'-'주간소식지'를 들어가시면 **표본감시 주간소식지**를 열람하실 수 있습니다.
      - 장관 감염증을 일으키는 세균, 바이러스에 대한 유행 정보를 확인할 수 있습니다.

급성 설사의 진단 접근

- **문진** : 임상양상, 노출력, 집단 발생 유무 조사
  - **전원을 위한 Red flag** : 분출성 구토, 황달, 혈변, 토혈, V/S unstable, rebound tenderness, muscle guarding, 고열, 잠에서 깰 정도의 심한 복통, 등으로 방사되는 통증, 명치나 배꼽 등 전형적 부위가 아닌 복통 등
    - 설사 또는 구토가 없는 복통은 다른 질환에 대해 항상 감별 필요
      - ex. 상복부 통증+식은땀+지속적인 통증+기저질환이 많거나 고령 : **심근 경색 반드시 감별**
      - ex. 상복부 통증으로 내원했지만 신체진찰상 옆구리 통증 : 요로 결석 가능성
      - ex. 우상복부 통증 : 간이나 담도계 질환 의심
      - ex. 상복부 통증이 등으로 방사되는 양상 : 췌장 또는 대동맥 박리 등 감별
  - 섭취한 음식(덜 익힌 육류, 회, 달걀, 어패류, 우유, 햄버거, 김밥, 볶음밥 등), 소독처리하지 않은 물 섭취, 애완동물과의 접촉력, 다른 감염자와의 접촉력, 집단시설 거주력, 여행력, 환자의 기저질환, 성교력, 직업 등
  - **변의 성상**에 따라 원인 추정
    - 염증성 설사(발열, 소량-자주, 뒤무직 등) : Salmonella, Shigella, Campylobacter, EHEC, EIEC 등
    - 비염증성 설사(물설사) : Norovirus(연령에 관계없이), Rotavirus(소아에서만), *S. aureus*, *B. cereus*, *Vibrio cholerae*, ETEC 등
  - **잠복기**에 따른 원인 추정

- 짧은 잠복기(1-6h) : 독소를 생산하는 *S. aureus*, *B. cereus*(구토형)
- 8-16시간 : *Clostridium perfringens*, *B. cereus*(설사형)
- 16-72시간 : enterotoxigenic *E. coli*(ETEC), *Salmonella*, *Shigella*, *Vibrio cholerae*

◦ **바이러스성** vs **세균성 추정**

- 바이러스성 : 오심 구토 등의 상복부 증상과 물설사와 같은 하복부 증상이 같이 나타나며, 복통은 경미하거나 산발적인 양상을 보입니다. 발열(주로 mild to moderate), 두통, 근육통 등의 전신 증상 동반됩니다.
- 세균성 : 설사(혈변, 점액성)와 심한 복통으로 나타나며, 상복부 증상, 근육통은 덜합니다. 보다 중등도에서 고열의 발열이 가능합니다.
- 단, 독소를 생성하는 ETEC, *S. aureus* 등은 독소로 인한 구토 증상 있고, 발열이 없거나 경미(침습적 병원체와 다르게 장점막 침범 없이 독소 분비로 증상이 나타나기 때문)할 수 있습니다.

◦ **계절에 따른 원인** 추정

- 여름철 : 수인성 급성위장염이 흔함, 고온 다습환 환경에서 세균이 증식하기 좋은 환경
- 겨울철 : 낮은 온도에서 더 안정적이고 전염력이 큰 노로바이러스가 흔함

• **급성 장관 감염증의 원인별 특징 :**

◦ EHEC(STEC) 의심 : **발열 없이**(특징적) 혈성 설사, 복통(특히 우측), **덜 익은 햄버거 섭취** → **항생제를 사용하지 않아야 함**

- Stool PCR : *E.coli* O157, *E. coli* H7, VTEC 모두 양성인 경우 병원성(하나라도 아니라면 병원성 크게 떨어짐)
- 합병증으로 2-14일 후 용혈성요독증후군(Hemolytic Uremic Syndrome, HUS)을 일으킬 수 있음

◦ *S. aureus, B. cerues* : **김밥(*S. aureus*), 볶음밥(*B. cereus*)**, 짧은 잠복기, 구역, 구토(24시간 미만으로 지속)+비염증설사 양상

◦ Campylobacter : **덜 익힌 닭고기**(삼계탕), 우유, 염증성 설사, 항생제(고열, 혈성 설사, 심한 증상, 고령 등에서)

- 최근 국내에서 증가하고 있는 추세

◦ Shigellosis(이질) : 대부분의 장관 감염은 우측 대장인 것에 비해, **좌측 대장**에 병변을 만들고 뒤무직 등의 증상을 발생.

- 동남아시아 등 여행력(이주노동자) 확인 필요, 최근에는 국내 매년 100명 내외로 흔하지 않음
- Non-typhoidal salmonellosis : 2급 감염병인 *S. typhi*, *S. parartyphi* 외 모든 *Salmonella*에 의한 감염
- **닭, 달걀**, 우유, 거북이, 이구아나 등으로 전파 → 구역/구토, 설사(잠복기 12-46h), 복통, 발열(38-39도)
- 대증치료로 대부분 호전, 면역저하자, 어린이, 고령자에서는 항생제가 필요할 수 있음.

- ◦ **Enteric fever** : 발열과 설사 또는 발열만 있으면서+유행지역으로의 해외여행력 또는 유행지역에서 최근 균에 노출된 사람이 만든 음식을 먹었을 때 고려
- ◦ **Norovirus** : **굴**, 조개 섭취, 겨울철에 유행하는 특징(최근에는 계절을 딱히 타지는 않는 경향), 감염력이 매우 높음(한 반 전체, 부대 전체 등)
  - ▪ 1-3일간 지속되는 낮은 발열, 설사, 구역/구토, 복통, 비염증성 설사(혈변, 점액변 없음)
- ◦ *C. difficile* : 8-12주 이내 항생제 복용력
- ◦ 기생충 : 여행자에서 14일 이상 설사 지속(Gardia가 m/c)
- ◦ *V. cholerae* : 다량의 쌀뜨물 설사
- ◦ Vibrio parahaemolyticus : 간질환, 면역저하자, 여름 어패류, 하지 수포, 출혈성 수포, 괴사성 병변→의뢰

• **검사의 적응증** : **탈수** / **38.5도 이상 발열** / **혈성 설사** / **대변 WBC 검출** / 48시간 이상 호전 없음 / 최근 항생제 사용/ 50세 이상에서 심한 복통 동반 / 70세 이상의 노인 / 면역저하자

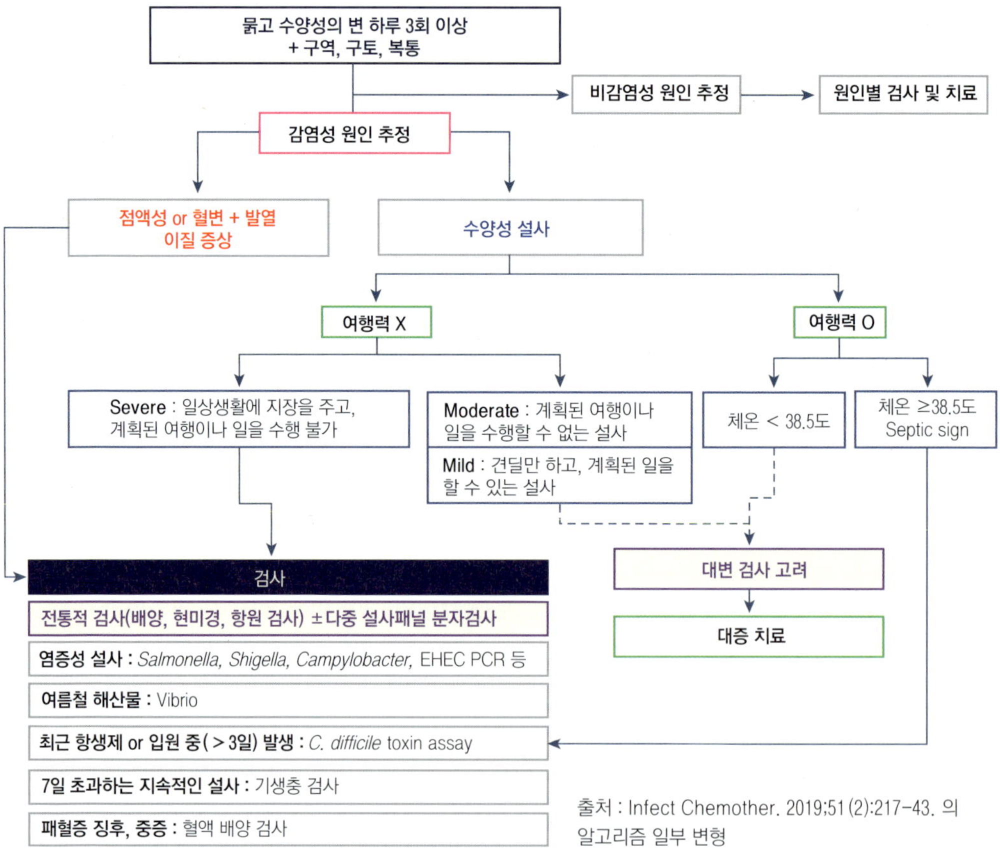

출처 : Infect Chemother. 2019;51(2):217-43. 의 알고리즘 일부 변형

- (1) Stool WBC : 낮은 민감도, 양성이면 염증성 원인 시사→경험적 항생제 처방 고려
  - WBC(+) : 염증성 설사 → 급성에서는 감염성 설사로 생각 : Salmonella, Shigella, Campylobacter, Yersinia, *C. difficile*, STEC PCR 등을 시행+경험적 항생제 고려
  - WBC(-) : 비염증성 설사 → 비감염성 원인 : 수분 보충 및 대증 치료
- (2) Stool culture & toxin assay, EHEC PCR
  - + 증상, 역학 연관성 고려하여 vibrio, norovirus, rotavirus 대변검사 시행
  - 다중 설사패널 분자검사 : 우수한 검출률, 민감도. 단, 병원체의 생존여부와 상관없이 핵산을 검출하여 임상상황을 고려하여 진단 필요
- (3) 대장내시경, CT : 위 검사들에서 원인이 명확하지 않고, 비감염성 원인 감별이 필요한 경우 (염증성장질환, 허혈성 대장염)
- (4) 기타 : 기생충 감염 검사(증상이 10일 이상 지속한다면 추가 고려), 영상 검사, ELISA 등
- (5) 기본 lab : CBC, BUN/Cr, electrolyte(설사가 심하거나 오래된 경우 고려)
  - 대변의 수분은 K+이 90mEq로 매우 높아 많은 양의 설사는 저칼륨혈증을 동반 가능

급성 설사의 치료

- **수분 및 전해질 보충**이 기본적 치료

탈수 정도	임상 소견		수액 요법
경증 (< 체중의 5%)	- 약간 건조한 점막 - 갈증 증가	- 소변량 약간 감소	- 경구 수액 요법(ORT) 50mL/kg을 4-6시간 동안 투여 - 지속적인 대변 및 구토 손실 보충
중등도 (체중의 5-9%)	- 혈압 감소 - 건조한 점막 - 함몰된 눈 및 천문	- 피부 긴장도 감소 - 갈증 중등도 증가 - 소변량 감소	- 경구 수액 요법(ORT) 100mL/kg을 4-6시간 동안 투여 - 지속적인 대변 및 구토 손실 보충
중증 (> 체중의 10%)	- 혈압 심하게 감소 - 빠르고 약한 맥박 - 무기력	- 얕은 호흡 - 혼수, 차가운 사지, 청색증	- 의학적 **응급 상황**으로 치료 - 링거액, 생리식염수 또는 유사한 수액으로 20-40mL/kg을 투여하며 쇼크 해소까지 유지

- 콜라, 과일주스 → 고장액으로 탈수 악화 가능, 피하도록 권고
- ORS 집에서 만들기 : 찻숟가락으로 소금 1스푼, 설탕 8스푼, 오렌지주스 1컵+물 1리터
- 스포츠 음료 : 탈수 증상을 개선시킬 수 있으나 저칼륨혈증이 높게 나타남(JPEN J Parenter Enteral Nutr. 2006;30(5):433-9)+고장액이라 중증 설사 환자에서 탈수를 오히려 조장할 수 있음
  - 이온음료는 경구 수액 요법을 실시하기 어려운 경우 복용하고, 당분 함량을 낮추기 위해 물을 타는 것이 바람직함. 칼륨 보충을 위해 칼륨 보충을 위해 바나나 섭취(금식 대상 아니라면)가 도움이 될 수 있음.
  - 제로이온음료는 당이 없어 설사 측면에는 더 좋을 수 있으나, 당이 없으므로 나트륨-포도

당 공동흡수 기전을 활용하지 못해 수분 보충이 덜할 가능성이 있음.

- ◦ **국내 현실상 정주 수액 고려** : 경구 수액 요법으로 사용했던 페디라는 생산 중단, 현재 유통되는 링거라이트도 잘 구해지지 않습니다. 국내 의료 현실상 정주 수액 치료를 의료기관에서 실시하는 것이 수익이나 환자 순응도 면에서 좋다고 생각합니다.
- ◦ **입원 치료 적응증** :
  - ▪ 증상 : 심각한 탈수 / 신경학적 이상 / 혈변 / 설사의 양과 횟수가 과다 / 지속적인 구토와 발열
  - ▪ 치료에 반응 없음 : 경구 수액 보충에도 탈수 지속 / 48시간 이내 증상 호전이 없음
  - ▪ 연령 : 6개월 미만 / 몸무게 8kg 미만
  - ▪ 발열 : 3개월 미만이면서 38℃ 이상 / 3세 미만의 39℃ 이상
  - ▪ 만성질환자
- ◦ **식사 관리** : **금식→물→미음→죽→밥→단백질→지방 순서**(증상 호전을 보면서 다음 단계로)
  - ▪ **금식** : 구토가 있다면 금식 하루, 구역감이 있다면 미음(간도 하지 않은)으로 하루 드시기. 위장염에서는 금식해도 물은 드시도록 함.
  - ▪ **증상이 심하지 않으면 금식은 필요 없으나**, 1주일 정도는 차갑고, 달고, 맵고, 기름기 있는 음식, 유제품, 식이섬유(야채, 과일)가 많은 음식들은 피하도록 합니다.
    - • 먹을 때는 수액 4시간 후 시작, 소량씩 자주 먹도록 함
    - • 금식이 필요 없다고만 하면 아무거나 먹어도 괜찮다고 받아들이기에 루틴하게 미음으로 하루 드시라고 하기도 합니다.
    - • 바나나 : 그나마 먹을만한 과일. 삼투성 설사를 일으키는 sorbitol 함량이 낮고, 과당과 포도당의 비율이 좋아 흡수에도 유리(과당만 많으면 흡수가 어려움 - 포도당으로 인한 GLUT2 활성화, 수동확산 방식의 GLUT5가 쉽게 과포화됨)합니다. 칼륨이 풍부해 전해질 교정에 유리.
  - ▪ 초기에는 쌀과 같은 탄수화물 위주 식사 → 호전되면서 단백질, 지방 순으로 보충.

- **약물 치료**
  - ◦ **지사제** : 비염증성 설사에서 사용, 발열 등이 있는 염증성 설사에서는 금기
    - ▪ Loperamide[로프민캡슐(**일반-급여**)] : 효과적이지만, 발열 환자, 혈성 설사나 감염성 설사(*C. diificile* 포함)에서 독성거대결장 등의 위험으로 세균성 원인이 완벽하게 감별되지 않았다면 사용하지 않는 것이 바람직합니다.
    - ▪ Dioctahedral Smectite[포타겔현탁액(**일반-급여**), 스타빅현탁액(**일반-급여**)]
      - • 다른 약제와 1-2시간 간격 두고 복용,
      - • 독성 물질 흡착하여 GI tract 보호하는 기전으로, 급성 설사에 사용하여도 보다 안전
    - ▪ Racecadotril[라세카캡슐(**전문-비급여/ 성인**), 하이드라섹산(**전문-비급여/ 소아**)] - 주로 소아에 근거가 많음

- 기전 : 장운동 자체를 크게 늦추지 않고 수분과 전해질 분비를 조절 → 장내 Enkephalinase를 억제하여, **나트륨과 물**이 장관으로 **과도하게 분비되는 것을 줄여** 설사를 완화시킵니다.
- 주로 급성 설사에 사용하지만, 급성 설사에서 콜레라와 EHEC는 사용 금기입니다.

◦ **경험적 항생제** : **대부분의 급성 물설사는 항생제 권장하지 않음**

▪ **적응증 : 항생제는 대부분 필요 없으나**, 필요한 경우를 가이드라인에서 제시하고 있습니다.
- 발열과 함께 혈변 또는 점액변, 이질증상(자주 피가 묻어나오는 설사, 발열, 경련성 복통, 뒤무직)이 있는 경우
- 38.5℃ 이상 고열 동반 또는 패혈증 징후가 있는 여행자 설사
- 혈변이 있는 면역저하자
- 다른 논문들의 적응증 : 일주일 이상 지속, 입원 필요, 면역저하자

▪ **권고되는 경험적 항생제** : fluoroquinolone / Azithromycin(Campylobacter 타겟)
- Ciprofloxacin[사이톱신정, 씨프로바이정(**전문-급여**)] : 500mg BID 3일
  - ◦ Fluoroquinolone : 인대염, 인대파열, 말초신경병증, 중추신경계 부작용 등의 중증 부작용의 위험성
- Azithromycin[지스로맥스정(**전문-급여**)] : **500mg QD 3일**
- Rifaximin : 혈성 설사가 아니고 비침습적 원인균이 의심될 때 사용
- **STEC 의심 환자는 항생제 금기** → 용혈성요독증후군 발생 위험 증가

▪ **원인균이 밝혀진 후 항생제 선택** :

Organism	**성인 치료 권고사항** ('J Korean Med Assoc 2007; 50(7):600-605.'의 표 일부 변형)
Shigella	Fluoroquinolones(ex. **ciprofloxacin**, 500mg 하루 2회, norfloxacin, 400mg 하루 2회, levofloxacin, 500mg 하루 1회), 감수성 확인 시 trimethoprim-sulfamethoxazole, 160mg과 800mg, 하루 2회, 3일간 사용 가능.
E. coli	Fluoroquinolones(ex. **ciprofloxacin**, 500mg 하루 2회, norfloxacin, 400mg 하루 2회, levofloxacin, 500mg 하루 1회). 감수성 확인 시 trimethoprim-sulfamethoxazole, 160mg과 800mg, 하루 2회, 3일간 사용 가능.
Vibrio cholerae O1 or O139	**Doxycycline** 단회 투여(300mg). **Tetracycline** 500mg 하루 4회 또는 **fluoroquinolone** 단회 투여.
Giardia	**Metronidazole** 250-750mg 하루 3회, 7-10일간 치료.
Nontyphoid species of *Salmonella*	건강한 성인 환자에서 경도 또는 중등도 감염의 경우 **항생제 권장되지 않음.** 그러나 12세 미만 또는 50세 이상 환자, 인공판막, 심장 질환, 암, 요독증 등의 위험 요소가 있는 경우 **trimethoprim-sulfamethoxazole 또는 fluoroquinolone**, 5-7일간 사용.
E. coli Shiga toxin-producing(O157:H7)	**항운동제와 항생제는 피해야 하며**, 특히 trimethoprim-sulfamethoxazole 및 fluoroquinolone은 권장되지 않음.
Yersinia	**항생제는 일반적으로 필요하지 않음**. 중증 감염의 경우 doxycycline 및 aminoglycoside(병용 치료), trimethoprim-sulfamethoxazole, 또는 fluoroquinolone 치료 고려.

Cryptosporidium	중증 질환이거나 면역저하 환자의 경우 paromomycin+azithromycin 사용 고려. 면역력 회복이 중요하며, AIDS 환자에서는 고효율 항레트로바이러스 치료가 효과적.
Isospora	Trimethoprim-sulfamethoxazole 160mg 및 800mg, 하루 2회, 7-10일간 치료.
Cyclospora	Trimethoprim-sulfamethoxazole 160mg 및 800mg, 하루 2회, 7-10일간 치료.
Microsporidia	Albendazole 400mg 하루 2회, AIDS 환자의 경우 고효율 항레트로바이러스 치료 병행.
E. histolytica	Metronidazole 750mg 하루 3회, 5-10일간 치료. 추가적으로 iodoquinol 650mg 하루 3회 또는 paromomycin 500mg 하루 3회, 7일간 치료.
• Fluoroquinolones : 소아에서 관절 연골 손상 주의 필요. • Doxycycline 및 tetracycline : 치아 발육기(8세 미만 소아)에서는 치아 변색 가능성이 있으므로 사용 권장되지 않음.	

- **Probiotics** : 정상 소아와 성인에서 효과적 → *Lactobacillus* GG, *Saccharomyces boulardi*[비오플]가 포함된 연구가 많아 우선 사용
  - 단, 여행자 설사에서는 근거 부족.
- **진경제** : 많은 경우 사용하고 있지만, 독소 배출을 저해할 가능성이 있어 주의 필요.
- 항구토제 : 오심, 구토 증상에 대해 사용(ex. metoclopramide)
- 해열제 : 발열이 있는 경우(acetaminophen)

- **기타 고려사항**
  - Red flag sign 교육 : 설사나 구토가 3일 이상 지속, 고열의 발생, 복통으로 밤에 깰 정도, 서기도 어려울 정도, 통증의 이동 양상 등이 있으면 검사가 필요할 수 있으니 응급실을 내원하시도록 교육.
  - short term f/u : 수액까지 맞을 정도로 심한 경우라면 1일 뒤 빠른 f/u
  - 전파 방지 : 병원체별 격리 권고 사항을 지키도록 교육합니다. 단순 위장염의 경우 손을 잘 씻어야 가족에게 전파하지 않을 수 있습니다.
  - 보건소에 신고 : 법정감염병에 대해서는 보건소 신고가 필요합니다.

식중독 아닌가요? 에 대한 답변

- 식중독을 함부로 진단해서는 안 됩니다. "식중독은 식품과 환자의 대변에서 배양된 균주에 대해 인과관계가 성립되어야 하며 진단적으로 발생한 경우 보건소 역학조사에 따라 진단하는 것입니다. 현재 상황에서는 음식으로 인한 급성위장관염이 맞는 진단입니다."고 설명해드립니다. 섣부르게 식중독이라고 말했다가 식당에 피해를 끼칠 수 있으며, 신고의무를 다하지 않은 것이 될 수 있습니다.
- 법정감염병이 정말로 의심이 되는 경우 신고의무가 있기에 보건소에 신고를 해야 합니다. 의사환자에 대해서도 신고해야 하기 때문에 의증으로 상병코드를 넣더라도 필요합니다.

항생제 관련 설사

- *Klebsiella Oxytoca* : 출혈성 장염 – 혈변, 복통 등 증상(항생제 연관 설사가 반드시 *C. difficile*는 아님!)
  - 특징 : EHEC와 비슷하게 우측 장의 출혈성 장염을 일으킴
  - 원인 항생제 : 페니실린, 퀴놀론, 세팔로스포린 등
  - 진단 : 대변 배양
  - 항생제 중단하면 빠르게 호전
- *C. difficile* infection : 위막섬 대장염(설사가 가장 흔한 증상, 발열, 복통 등)
  - 일반 인구의 15%에서 상재균으로 가지고 있는데, 항생제 사용으로 dysbiosis가 발생하여 발생
  - 원인 항생제 : Clindamycin, ampicillin, cephalosporin, fluoroquinolones 등
  - 진단 : ELISA(GDH, Toxin A and B) – 둘 중 하나만 양성이면 PCR 검사로 확인 / 바로 PCR을 시행하기도(가격이 비싼 단점)
    - Toxin A(enterotoxin – 보다 경한 증상), Toxin B(cyotototoxin – 보다 위험, 심각한 합병증 가능)

C. difficile **치료**	• 가능하다면 유발 약물을 중단. • 경증–중등도 　○ Metronidazole PO 500mg 하루 3회, 10–14일 　　▪ 부작용으로 인한 중단이 vancomycin보다 높음. 　○ Vancomycin PO 125mg 하루 4회, 10–14일 　　▪ metronidazole보다 nephrotoxicity 높음. 　　(Agency for Healthcare Research and Quality (US); 2016 Mar. Report No.: 16-EHC012-EF) • 중증 감염 & 합병증 동반 : 의뢰 • Fidaxomicin – 미국에서 1st로 사용되고 재발성에도 상당히 효과적이지만 국내에 없음.

만성 설사

만성 설사의 원인

- **대부분 비감염성**(vs 급성 설사는 대부분 감염성) : 특히 **과민성 장증후군**이 가장 흔한 원인
  - 약제 부작용, 내분비 질환, 삼투압 등의 문제 또는 운동성 문제
    - 약제 원인 감별 필요
      - 소화기 : 마그네슘 포함 제산제(최근에 PPI와 복합제로도 있어 주의), 완화제, Misoprostol, Olsalazine

- 순환기 : *Digitalis*, Quinidine, Procainamide, Hydralazine, BB, ACEi, Diuretics
- 항생제 : Clindamycin, Ampicillin 등
- 정신과 약제 : Lithium, Fluoxetine, alprazolam, valproic acid, L-dopa 등
- 기타 : 항암제, theophylline, 갑상선 호르몬 등

◦ 가성설사 또는 과배변 : 대변량이 증가되지 않고, 배변 횟수가 증가
  ▪ 과민성장증후군, 직장염, 갑상선기능항진증

◦ 담즙산에 의한 설사 : 갑작스러운 시작, 밤중 설사 → 담낭절제술, 소장세균 이상 등과 연관

- 대변실금을 설사로 호소하는 경우도 있어 구분이 필요.

진단적 접근

- **간단 정리**
  ◦ if red flag sign (+)(**혈성 설사**, **체중 감소**, **빈혈**, **암 가족력**, 최근 항생제 사용, **고령**, 극심한 설사)→대장내시경, lab 고려
    ▪ red flag 없음 : 원인이 있다면 원인에 따른 치료
      - **특별한 원인이 없는 기능성 질환 → 대증적 치료**

- **하루 설사의 양을 통한 원인 추정**
  ◦ **소장 이상 추정 :** > 1L (정상인은 1L의 내용물이 소장에 들어가 80%가 흡수되기 때문)
    ▪ **분비성 설사 :** > 2L vs **삼투성 설사 :** 1-2L
  ◦ **우측대장 병변 : 보통** 1L 내외
  ◦ **좌측대장 병변 :** 200mL 내외 + 대변 횟수는 잦음(reservoir capacity가 적기 때문)
    ▪ 염증성 원인이 좌측을 주로 침범 : 뒤무직, 혈변, 점액변 등과 함께 나타날 수 있음.
  ◦ 과민성 장증후군 : 250mL를 초과하는 배변은 드묾.

• **진단의 알고리즘**

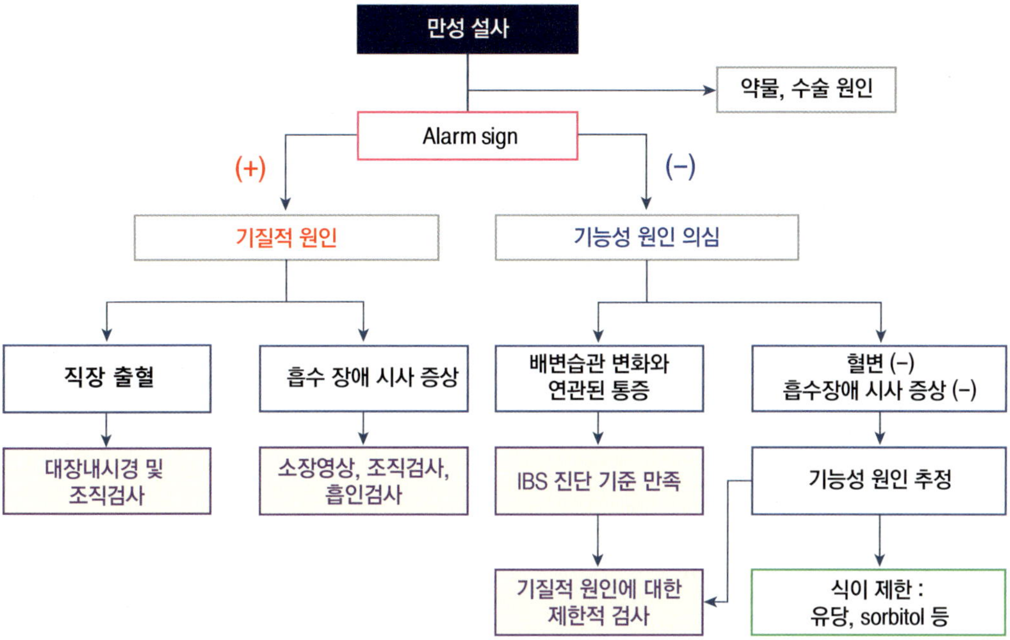

출처 : Korean J Med 2012;83:585-90의 알고리즘 일부 변형

◦ 기질성 설사와 기능성 설사의 감별 진단

특징	기질성 설사(Organic diarrhea)	기능성 설사(Functional diarrhea)
체중 감소	자주 동반됨	없음
질병 지속 기간	다양함(수주에서 수년)	보통 장기적(> 6개월)
대변 양	다양하지만 보통 많음(> 200g/일)	보통 적음(< 200g/일)
대변에 혈액 존재	있을 수 있음	없음(치질 제외)
설사의 발생 시간	특정 패턴 없음	주로 아침에 발생하지만 환자를 깨우는 경우는 드묾
발열, 관절염, 피부 병변	있을 수 있음	없음
정서적 스트레스	증상과 연관 없음	보통 증상에 선행하거나 증상과 동반됨
복부 경련성 통증	자주 동반됨	없을 수 있음

출처 : Korean J Med 2012;83:585-90

◦ 기본 검사 : 설사 우세형 과민성 장증후군(IBS-D)가 의심될 때 CBC, electrolyte, albumin, 대변 WBC, 잠혈 검사 등 최소한의 선별 검사를 시행하여 기질적인 원인 감별합니다.

◦ 내시경 적응증 : 발열을 동반한 복통, 장관 외 증상, 혈변 등의 염증성 장질환 증상

- 흡수장애 원인 검사 : 지방변, 영양장애, 흡수장애 의심 시
- 만성 수양성 설사 : 설사의 양, 금식 후 설사의 감소 여부로 감별

● 약제

(1) GI opioid agonist

- Motility와 secretion 억제 → 장운동을 억제하여 빠르고 큰 효과
- Loperamide[로프민캡슐(**일반-급여**)]
  - 급성 설사에 허가는 되어 있지만, 감염과 같은 기질적 요인이 배제된 **만성 설사에 주로 투여**
  - **급성** 감염성 설사에 잘못 투여하다 **Toxic megacolon, 장폐색** 등의 위험이 높습니다.

(2) Absorbent

- 독성 물질 흡착하여 GI tract 보호 → 기전상 더 안전성이 높음
- 중간 정도 지사 효과, 부작용 덜한 편
- 급성에서는 효과가 그다지 좋은 편은 아니나, 기전상 장운동을 멈추는 것이 아닌, 장내 독소나 세균을 흡착하는 것으로, 비교적 안전하게 사용할 수 있다는 장점이 있습니다.
- Dioctahedral Smectite[포타겔현탁액(**일반-급여**), 스타빅현탁액(**일반-급여**)]
  - 다른 약제와 1-2시간 간격 두고 복용

(3) Probiotics

- 중간 정도 지사 효과를 보이면서 부작용은 없는 편
- **급성 감염성 설사**의 증상과 기간을 줄여줌. (성인 & 소아 모두 효과)
  - 소아의 지속성 설사(≥14일) 효과 : *Lactobacillus rhamnosus* GG (LGG) / *Saccharomyces boulardii* / *Lactobacillus casei*+*Lactobacillus acidophilus* (Cochrane Database Syst Rev. 2013;2013(8):CD007401)
- **항생제 유발 설사**에 효과.
- IBS : 가이드라인 따라 권고는 다르지만 국내 가이드라인 권고상 고려할 수 있음 (Korean J Gastroenterol. 2018;72:252-7)

(4) 5-$HT_{3/4}$ Receptor related agent

- Octreotide[산도스타틴주사]
  - 조절되지 않는 약제나 암으로 인한 설사
- Ramosetron[이리콜정(**전문-급여**)]
  - 설사형 과민성대장증후군(IBS-D, K58.1)에 급여 인정
  - 구심성 및 원심성 5-HT_3 수용체를 차단하여 대장 통각/과민 및 대변 항진/설사를 억제
  - [나제아오디정]은 같은 ramosetron이지만 '항암제 투여로 인한 구역 및 구토의 방지'에 허가되어 있는 다른 약제.

(5) Antisecretory (Enkephalinase Inhibitor)

- Racecadotril [라세카캡슐(**전문-비급여/성인**), 하이드라섹산(**전문-비급여/소아**)] - 주로 소아에 근거가 많음
  - 주로 급성 설사에 사용

(6) 기타

- Rifaximin [노르믹스정(전문-급여)] : SIBO, IBS-D의 전반적 증상 개선. 급여 기준상 장염 코드가 필요하며 7일까지만 사용.
- Cholestyramine [퀘스트란] : 담즙산에 의한 설사(회장절제술 연관)에 도움. 현재 유통 중단.
- TCA : IBS에서 증상 완화를 위해 고려할 수 있음. IBS에서 급여도 가능.
- SSRI : IBS에서 행복 향상을 위해 고려할 수 있음. F코드가 필요.
- low FODMAP 식이 : IBS의 전반적 증상 개선.

심평의학

- **활용 상병코드** : K52.9(상세불명의 비감염성 위장염 및 대장염)
  - Ramosetron의 처방 : K58.1(설사를 동반한 과민대장증후군)
  - 항생제 처방이 필요 : A09.0(감염성 기원의 기타 및 상세불명의 위장염 및 대장염)
    - 단 fluoroquinolone은 삭감 주의
  - A09.9 상세불명 기원의 감염성 위장염 및 결장염 → 세균성 장염을 제외해야 하는 코드로 사용에 주의
  - 바이러스성 장염은 A08- 코드 사용
  - 지사제(Loperamide, Diotahedral smectitie) : A09.0, K58.1[IBS-D]
- Ciprofloxacin : 상병 코드에 주의

요양급여 기준(고시 제2017 -77호)
허가사항 범위 내에서 **1차 약제 투여로 증상이 호전되지 않는 환자**에게 투여하는 것을 원칙으로 하며, 아래와 같은 경우에는 1차 약제로 투여 시에도 요양급여를 인정함. - 아 래 - 가. 타 항생제에 내성이 있는 환자, 면역기능이 저하된 환자, 중증감염환자, 심부장기감염환자(예: **폐렴**, **급성신우신염**), **위장관감염증** 나. **중증 폐렴 환자**의 경우는 **β-Lactam과 병용**하여 투여 시에도 인정함.
※ 위장관 감염증이란? : 세균성 장감영 상병코드에서 급여 인정이 됩니다. 흔히 사용하는 **A090(급성 위장관 감염증에 의한 설사)**에서는 삭감된 사례가 있습니다. A090을 사용한다면 JX999에 세균성 장감염을 확인할 수 있도록 하고 있습니다.

• Rfaximin[노르믹스정(전문-급여)] :

요양급여 기준(고시 제2017 -77호)	
1. 그람양성균 및 그람음성균에 의한 **급성장내감염**에 의한 설사 증후군 2. **장내세균총의 이상**으로 인한 설사 (여름철 설사, 여행자 설사, 소장결장염) 3. **위장관 수술전후 장내 감염의 예방** 4. **고암모니아혈증** 치료의 보조요법	허가사항 범위 내에서 **아래와 같은 기준**으로 투여 시 **요양급여를 인정**하며, 동 인정기준 이외에는 **약값 전액을 환자가 부담**토록 함. - 아 래 - 가. 그람양성 및 그람음성균에 의한 **급성장염** 혹은 장내세균상의 이상으로 인한 설사(여름철 설사, 여행자설사, 소장결장염)에 사용 시에는 동일 효능 **타 약제 투여로 증상이 호전되지 않는 환자**에게 투여하는 것을 원칙으로 함. 나. **고암모니아혈증 치료**의 보조요법 혹은 위장관 수술 전후 투여 시 요양급여를 인정
용법 용량상 멘트 : 별다른 처방이 없는 한 치료는 **7일을 넘지 않도록** 한다. 단, 의사의 지시에 따라 투여량 및 횟수를 증감할 수 있다.	
7일을 반복 처방하는 것은 삭감되고 있지는 않으나, 7일을 넘으면 삭감이 되고 있다고 합니다. 타약제에 호전이 없는 급성 설사에 허가 → ex. A090+JX999에 '타약제에 호전 없음'을 기입.	

Reference

1. Korean J Med. 2012;83:585-590.
2. 김윤정 외, 급성위장관계 감염 항생제 사용지침, Infect Chemother. 2019;51(2):217-243.
3. 이진수, 급성 감염성 설사의 치료, J Korean Med Assoc 2007;50(7):600-605.
4. Infect Chemother. 2010;42(6):323-361.
5. 김정환, 과민성 장 증후군의 치료 가이드라인
6. Korean J Gastroenterol. 2018;72:252-257.

CHAPTER 18

변비 처방하기

소화기질환에서 환자 접근

- 일차진료의는 Red flag sign을 항상 숙지하고 언제 전원을 할지 기준을 정해두어야 합니다.
- 항상 대장암 등의 기질적인 원인을 생각하며, 내시경 검사를 꾸준히 잘하고 있는지 체크합니다.
- 설사는 급성 증상으로 더 많이 의료기관을 찾는 반면, 변비는 만성적인 경과를 보이는 경우가 많아 감별진단이 더욱 중요합니다.
    - 체중감소, 혈변, 빈혈, 가족력, 가늘어진 변, 배변습관의 급격한 변화, 지속적인 통증 → 적극 의뢰
- 환자 교육 시 Red flag sign에 대해서 설명하고 호전이 없거나 추가적인 증상이 나타난다면 추가적인 '검사'가 필요하다는 말씀을 해드리고 차팅을 해 놓으면 '환자와 의사 모두'에게 안전할 수 있습니다.

변비의 처방

변비의 진단

변비는 전 세계적으로 16%의 유병률을 보이며, 치료에 불만족하는 경우가 많습니다.

- 위험인자 – 고령, 여성
    - 고령 : 고령 자체, comorbidity, 식사, 다약제 복용 등이 영향
    - 여성 : 황체기에 colon transit time 증가 → 가임기에서 변비 빈도가 높고, 폐경 이후 오히려 감소(Kor J Intern Med. 2003;18:181–6, J Gastroenterol Hepatol. 2021;36:2157–64)

● **변비의 진단**

- Brit stool score : **colonic transit time과 연관**
  - <3점**일 때 : delayed transit time 예측** (Am J Gastroenterol. 2010;105(2):403-11)

Type 1	Type 2	Type 3	Type 4	Type 5	Type 6	Type 7
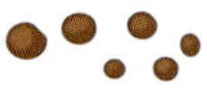	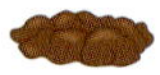	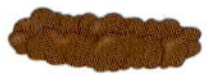	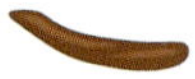	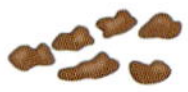	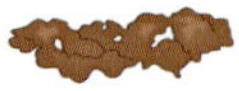	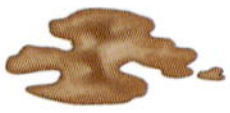
Separate hard lumps, like nuts	Sausage-shaped but lumpy	Like a sausage or snake but with cracks on its surface	Like a sausage or snake, smooth and soft	Soft blobs with clear-cut edge	Fluffy pieces with ragged edges, a mushy stool	Watery, no solid pieces
토끼 똥	포도송이	껍질 벗기지 않은 옥수수	소시지	치킨 너겟	죽 같은	소스 같은

출처 : Scand J Gastroenterol. 1997;32(9):920-4

- 검사-DRE : 항문에 힘을 줘보세요+(다른 손을 복부에 대고) 배변 보듯이 힘줘보세요
  - **dyssynergia 소견** (Am J Gastroenterol. 2018;113(5):635-8) **: 상급 기관에 의뢰**
    - 주는 힘이 느껴지지 않음
    - 손가락이 밀려 나오지 않음
    - 손가락이 오히려 올라감(Puborectalis의 역설적 수축)
    - 항문 괄약근이 오히려 수축
    - 항문 점막의 탈출(rectal prolapse)

● **의뢰할 때**

1) red flag sign : **빈혈, 혈변, 대장잠혈검사 양성, 체중 감소** → 대장암 선별을 위해 대장내시경이 필요
2) 치료 불응성 변비 : **12주 이상 치료에 반응 없을 때**도 상급기관에 의뢰합니다.

● **변비의 분류**

- **이차성 변비** : 타 질환으로 인한 변비(당뇨, 파킨슨병), 약제로 인한 변비(오피오이드, CCB, NSAIDs) 등을 감별
- **일차성 변비** : 이차성 변비보다 훨씬 높은 유병률을 보입니다.
  - 1) normal transit constipation, 2) Slow transit constipation, 3) functional defecation disorder
  - → 과거에는 이 3가지를 구분을 했다면 최근에는 overlapping되어 발생하는 것으로 생각.

● **만성 변비의 정의**

- ROME criteria가 있지만, 진료실에서는 간단히 변의 형태와 대변 보는 횟수(주 3회 미만)를 주로 질문
- 환자들은 주로 힘을 주는 것을 변비로 인식하기 때문에 횟수로만 변비를 판단하지 않아야 합니다. (AM J Gastroenterol 2019;114:1116-29)

기능성 변비의 진단 기준(Rome IV 기준) :
이 기준은 진단하기 최소 6개월 전에 시작된 증상으로, 최근 3개월 동안 충족되어야 함.
1. 다음 중 2개 이상을 포함해야 함:
   ○ 배변 중 1/4 이상(25%)에서 **힘을 줌**
   ○ **딱딱하거나 덩어리진 변**(BSFS 1-2)이 1/4 이상(25%)에서 나타남
   ○ 배변 후 1/4 이상(25%)에서 **불완전한 배변감**
   ○ 1/4 이상(25%)에서 **항문 직장 폐쇄감**/막힘감 느낌
   ○ 배변의 1/4 이상(25%)에서 배변을 돕기 위한 **수동적 조작**이 필요(예: 손가락을 이용한 배변, 골반 저근 지지)
   ○ **주 3회 미만**의 자발적인 배변 횟수
2. 설사가 완하제 없이 거의 발생하지 않음
3. 과민성 대장증후군의 기준에 미달함

변비의 치료

● **치료 과정**

: 생활습관 변화 → 완화제(Bulking → Osmotic → Stimulant) → Enterokinetics → 관장 → 수술

- 이론적으로는 bulking agent를 먼저 사용하는 것이 생리적으로 바람직할 수 있지만, 오히려 대장압을 높일 수 있는 분변 매복 등의 상황이 문진만으로는 감별이 어려울 수 있습니다. 식사량이 부족한 경우 주로 처방하고, 식사량이 비교적 괜찮은 경우라면 bulking agent는 자제하고 마그밀 등을 처방하는 것이 좋을 수 있습니다.

(0) 생활습관 변화

- **일반적인 식이 권고**
  - 좋은 음식 : 섬유질이 풍부한 음식(브로콜리, 시금치, 양배추, 고구마 등), 과일(사과, 배, 키위, 자두, 딸기, 블루베리 - **과일을 껍질채 복용**), 통곡물, 수분 함량이 높은 음식(수박, 오이, 셀러리 등), 씨앗류와 견과류, 건자두(프룬) 및 말린 과일(건대추)
    - 단, 과일을 너무 과다하게 먹으면 bulking agent 같이 복부 팽만을 유발 가능
  - 나쁜 음식 : 떫은맛의 과일(감, 푸른바나나 등 - 탄닌 포함), 카페인/알코올(장의 탈수 유발), 가공식, 섬유질이 적은 식단
- **섬유질 하루 20-35g 섭취** : **경도-중등도 변비**, Normal transit constipation 대상으로 시행
  - 오히려 **증상 악화 가능**한 경우 : **심한 변비**(Slow transit constipation, 배변출구 폐쇄, 분변 매복, 약물 유발)

- 대변이 장에 많이 남아 있는 경우 복통과 복부 팽만이 오히려 유발될 수 있습니다.
  - →갑자기 많이 먹으면 복통, 복부팽만감 유발 가능하여, **1주일간 천천히 양을 늘려가도록 교육**

(1) Bulking agent

- 대장 내 수분을 흡수 → 대변 부피 증가 → 부드럽게 하여 쉽게 배출
- 추천 : **식이섬유 섭취 부족한 사람**
- 금기 : **심한 서행성 변비, 배변출구폐쇄, 분변매복, 약인성변비** → 대변의 부피를 증가시키다 보니, 대변이 잘 통과하지 못하거나 협착이 있는 환자에서는 증상을 오히려 악화할 수 있음 : Osmotic agent 사용을 고려
- **많은 물과 같이 복용**
- 부작용 : 가스 형성, 복부 팽만, 대장 폐쇄 → **복부 팽만** 불편감 warning하고 복용
  - 1-2주 간격으로 **서서히 증량**
  - 복용 후 12~72시간에 효과가 나타나므로, 효과가 천천히 온다는 설명이 순응도 향상에 도움됨
- Psyllium [아기오과립(**일반-급여**)] ←Soluble fiber인 아기오를 타약제보다 추천
- Calcium polycarbophil [실콘정(**전문-급여**)] : 중증 심부전에서 금기

(2) Osmotic laxatives

- 변을 부드럽게 해줌
- Magnesium [마그밀정(**일반-급여**)] - CKD, 소아 주의
  - 장점 : 저가 약제, 빠른 효과(30분-3시간)
  - 배변 consistency와 frequency 증가, 국내 지침상 만성 변비 strong recommendation
  - **금기 : 신장애 환자**에서 사용하면 hypermagnesemia → PEG 또는 Lactulose를 처방 / 근신경계 질환자에서 근쇠약 유발 / 분변매복(fecal impaction) / 임부, 수유부
- Nonabsorbable carbohydrate : 비흡수 이당류
  - 달아도 흡수가 안 되기에 당뇨에서도 사용 가능. 대장에서 대사 되며 가스 찰 수 있음.
  - 1-2일에 거쳐 효과 천천히 나타남
  - 심각한 부작용 없고, 전신으로 흡수되지 않음 → **노인, 임산부, 간기능 및 신기능 저하자**에서도 안전하게 **장기 사용** 가능
  - 비흡수성 다당류 완화제라 대장에서 세균에 의해 대사되어 가스 발생 → **복부 팽만, 방귀 호소** : 복통 시 주의해 사용
  - 맛이 좋지 않아 순응도가 떨어지기도 함.
  - Lactulose [듀락칸이지시럽(**일반-급여**)] - Lactitol보다 흔히 사용, 간성혼수에서도 사용.
    - 일반의약품 → 변비에서 급여 가능 / 전문의약품 → 간성혼수에서 급여 가능(고시 제2013-127호)
  - Lactitol [포탈락시럽(**일반-비급여**)] - 더 부드럽고 순한 맛

- PEG [폴락스산(**일반-비급여**)] - 가스차는 불편감 적음
  - 대장내시경 전처치로 많이 사용
  - 심각한 부작용 없고, 전신으로 흡수되지 않음 → **노인, 당뇨, 간기능 및 신기능 저하자**에서도 안전하게 **장기 사용** 가능
    - 비흡수성 다당류 완화제와 다르게 대장내 세균 대사 과정 없음 → **가스 발생 없음** ★
  - 즉, 복부 팽만, 가스를 호소하는 환자는 Lactulose보다 PEG가 효과적일 수 있음.
  - 노인에서 여러 가지 완화제의 효과를 비교한 메타분석에서 가장 안전하고 효과적이었다는 연구가 있습니다. **Lactulose보다 PEG가 변비 완화 효과와 복통에 더 효과적**이었습니다. (J Neurogastroenterol Motil. 2021;27(4):495-512, Cochrane Database Syst Rev 2010;7:CD007570)

(3) Stimulant laxatives

Antraquinone - Senna	아락실과립(**일반-비급여**)	Senna+Plantago seed
Bisacodyl	듀오락스정(**일반-비급여**)	Bisacodyl+Docusate
	메이킨큐장용정(**일반-비급여**)	Bisacodyl+Docusate+Casanthranol+UDCA
	센코딜에프정(**일반-비급여**)	Bisacodyl+Docusate+Senna+others
Sodium Picosulfate	지엘피코락정(유통 중단)	Sodium Picosulfate

- 장기 안정성 확보 X → Bulking agent, osmotic agent를 사용해도 호전이 없을 때 **단기간만 사용 (rescue therapy)**
- 부작용 : 흡수장애, 전해질 장애(저칼륨혈증 등), dose-dependent cramping, 설사, **남용**, melanosis coli, salt overload, abuse, protein-losing enteropathy 등
- Bisacodyl [듀오락스정(**일반-비급여**)] - 최대 1주, 장폐색 및 급성복부질환 환자 금기
  - 대사되면서 BHPM이 만들어져, Prokinetic effect를 보입니다.
- Psyllium+Senna [아락실과립(**일반-비급여**)] - 장폐색 및 급성복부질환 환자 금기

(4) 기타

- Prucalopride [레졸로정(전문-비급여, **전문-급여** 제약사별로 상이)]
  - Highly selective 5-HT_4 receptor agonist : 저항성 변비에 대해서 사용하며, 빠른 효과(fast onset)를 보이는 약제.
  - 배변 빈도와 지속성에 긍정적인 효과. 24개월까지 안정성 확보
  - 하루 최대 2mg 사용 - 65세 이상, 중증 간장애, 중증 신장애는 1mg로 감량하여 사용
  - 부작용 : **두통**(26.6%), 구역(22.2%), 복통(19.3%), 설사
    - Cisapride처럼 heart 부작용은 없다고 하지만, 심장질환이나 부정맥 환자에서 조심히 처방하고 모니터링(ECG) 필요.

- 금기 : 임부 및 수유부, 투석환자, 장벽의 기능적 구조적 이상, 장폐색증, 염증성 장질환 등

• **Probiotics** : short chain fatty acid 생성, colonic pH 감소, 담즙산 대사 활성화 등으로 변비 개선 가능성

- 유효 균종 : *Bifidobaterium lactis* BB-12, *Bifidobacterium lactis* HN019, *Bifidobacterium lactis* DN-173 010, *Lactobacillus rhamnosus* GG(LGG). (가이드라인에서 언급된 균주는 처방약으로 가능한 것은 없습니다.)
- → *Lactobacillus rhamnosus* LCR35[**람노스캡슐**(**일반-비급여**), **람노스산**(**일반-급여**), **람노스과립**(**일반-급여**)]은 LGG와 다른 균주로, **소아 변비에 효과**가 있었다는 RCT 결과가 있습니다. (Pediatr Int. 2007;49(4):485-90)
- 심평의학 : 급성감염성 설사, 항생제 연관 설사를 보이는 6세 미만인 경우에서 급여, 이외 허가사항(장내균총의 정상화에 의한 정장 및 설사증상의 개선)에 해당하면 전액본인부담 처방합니다. → 변비에서 사용한다면 비급여제품을 활용하는 것이 안전하겠습니다.

(5) 환자의 특성별 고려 (J Korean Med Assoc 2018;61(1):57-61의 표를 일부 변형)

Condition	Bulking Laxatives	Osmotic Laxatives			Stimulant Laxatives	Prucalopride	Local Therapy (enema)
		Magnesium Salts	Nonabsorbable Carbohydrate	Polyethylene Glycol			
효과	slow	fast	slow	slow-moderate	fast	fast	fast
고령	△	△	○	●	▲	△ (1mg로 줄여 사용)	
임신	△	×	●	○	▲	×	
수유	●	×	●	○	▲	×	
신기능 장애	△	×	○	△	▲	×	
간기능 장애	△	△	○	○	▲	×	
Overlap syndrome	×	△	△	●	×	○	
Fecal impaction	×	×	×	×	×	×	○
수술 후 장폐색	×	×	×	○	×	△	
척수 손상	×	△	△	○	▲	○	○

• ○ Most favorable ● Useful △ Occasional ▲ Short-term use × No use

Reference

1. Shin. J Korean Med Assoc. 2018;61(1):57-61.

2. Korean J Gastroenterol. 2019;73:92-98.

CHAPTER 19

위식도역류질환 치료하기

GERD란?

- GERD의 정의 : 위식도 역류 질환은 **위 내용물이 식도나 구강으로 역류하여 불편한 증상이나 합병증을 유발하는 질환**

GERD의 진단과 치료의 schema

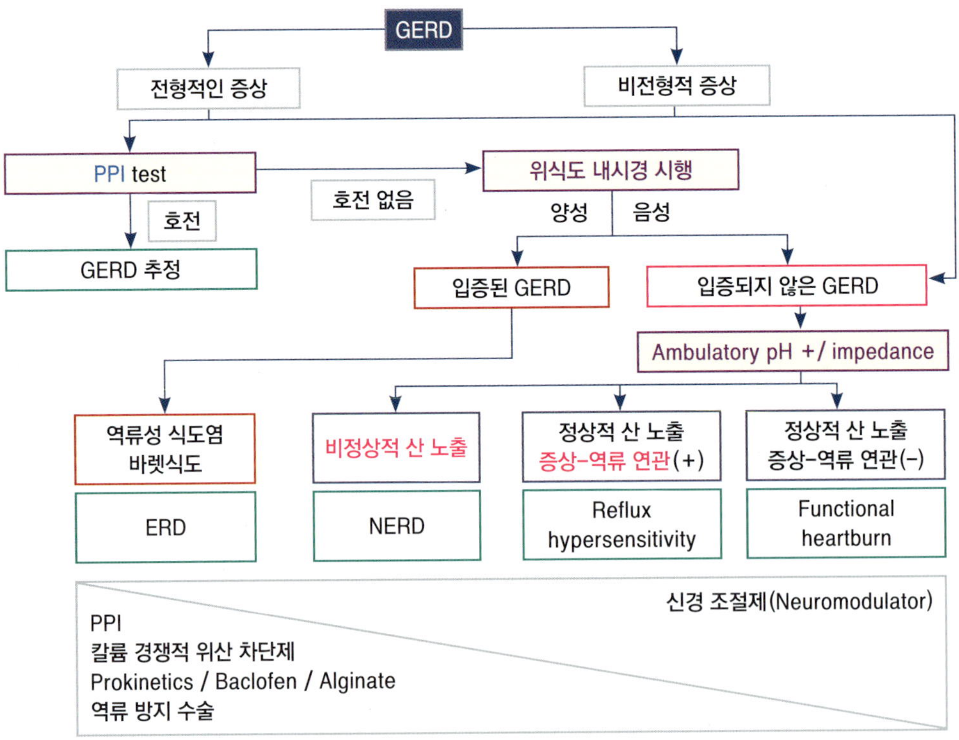

출처 : Korean J Med. 2022;97(2):70-92

1. GERD가 의심되는 증상이 있는 경우 : 전형적인 증상 - 가슴쓰림, 위산 역류

: **PPI를 시험적으로 사용**해서 증상의 호전을 보고 진단할 수 있습니다.

→ 단, 경고증상(**삼킴곤란, 출혈, 체중감소**)가 있다면 악성 종양 등의 다른 질환 감별을 위해 **내시경검사**를 시행합니다.

→ **비전형적인 증상**인 경우에도 다른 질환 감별을 위해 **'가능한' 내시경검사**를 시행합니다.

- **PPI 시험적 투여 : 표준 용량으로 적절히 사용해 보는 것.**
  - : 서울 컨센서스에서는 **2주간 PPI를 투여**해도 큰 차이가 없어 2주간을 권고하고 있으나, 실제 임상에서는 대개 8주까지도 투여하고 있습니다. (single dose와 double dose도 차이가 없다고 합니다.)
    - → 증상이 호전된 경우 **GERD**로 보고 PPI로 치료.
    - → 내시경상에서 **식도염**이 확인된 경우에도 **ERD**로 보고 PPI로 치료.

2. 내시경을 시행한 경우

- 내시경 검사상에서 식도염의 증거 확인 : GERD로 진단
- **내시경 검사상에서 식도염의 증거가 없음 : 24시간 식도 산도 검사 시행**(24h esophageal pH monitoring)

: 식도에 실제로 산이 올라오는지 알아보기 위해 식도 산도 검사를 시행합니다.

- **증상+식도 역류 존재** → NERD
- **증상+생리적 수준 역류** → Reflux hypersensitivity
- **타는 듯한 불편감, 통증+식도검사상 역류 소견 없음+PPI에 반응 X** → functional heartburn

- NERD(non-erosive reflux disease) : **비미란성 역류 질환**
  - 내시경 검사에서 식도 점막 손상이 관찰되지 않지만, **24시간 보행성 식도-임피던스 검사에서 비정상적으로 증가된 위식도 역류**를 보이면서 불편한 **역류 증상**이 있는 경우로 정의
- Reflux hypersensitivity : **역류과민성**
  - 병적으로 증가된 위식도 역류는 없으나 **생리적 역류**로 인해 가슴쓰림이나 흉통이 발생하는 경우로 정의.
- Functional heartburn : **기능성 가슴쓰림**
  - 흉골 뒤쪽으로 타는 듯한 불편감이나 통증이 있으나 **위식도 역류 질환이 없고 위산분비억제제에도 증상이 완화되지 않는 경우**로 정의.

3. PPI에 반응하지 않는 경우 : 불응성 위식도 역류 질환

- **불응성 위식도 역류질환**은 표준용량의 위산분비억제제를 **8주 이상 투여하였음에도 증상이 지속**되는 경우로 정의합니다.

- 아직까지 이를 진단하기 위해 정확한 합의된 기준은 없으나, 서울 컨센서스(아시아 기준)에서는 8주로 정의했습니다.

PPI에 반응하지 않는 경우

0. 생활습관 교정

- 생활습관 개선 및 환자 교육이 제대로 시행되었는지 확인합니다.
- 2020 서울 컨센서스에서는 단 한 가지 확실한 생활습관 교정으로 **체중감량**을 채택했습니다. 하지만, **식후 눕지 않기, 카페인 및 알코올 섭취 줄이기, 잘 때 머리쪽을 높여서 자기** 등 생활습관 교정을 다방면으로 하는 것이 환자의 증상 완화를 최대한 이끌어 낼 수 있습니다.

1. GERD만 있는 게 맞을까?

GERD가 맞을까?

- 실제 GERD가 맞는지 다시 한번 자세히 **병력청취**를 할 필요가 있습니다.
- **식도산도검사도 도움**이 될 수 있습니다. 이전에 내시경으로 GERD과 확실히 확인된 경우라면 PPI를 복용한 상태에서 검사를 시행할 수 있고, 확인된 적이 없다면, PPI를 1주간 복용 중단하고 식도산도검사를 시행하거나 시행을 위해 의뢰할 수 있습니다.
  - → 산의 역류가 약하거나, 생리적인 수준이라면 **역류 과민성**으로 진단합니다.
  - → 산역류가 없는데 증상이 유발된다면 **기능성 가슴쓰림, 호산구성 식도염, 정신과적 문제** 등을 고려합니다.
- **인후두역류질환**(LPRD, laryngo-pharyngeal reflux disease)일 가능성
  - LPRD에서는 **음성변화, 만성기침, 인두이물감, 목 가다듬기, 삼킴곤란 증상이 발생하며, 속쓰림이 없는 경우가 50% 이상**입니다.
  - 이 경우에도 PPI를 사용하지만, GERD보다 PPI에 대한 반응이 떨어지는 것으로 보고되어 있습니다.
  - LPR에서는 PPI를 bid로 복용하거나, PPI에 H2RA를 병용하는 것이 PPI QD보다 우수
  - 또한 PPI를 8주 사용하는 것보다 16주 이상 오래 사용해야 효과가 좋습니다.

다른 질환이 원인인 경우

- 호산구성 식도염, 이완불능증, 위배출 지연, 위마비, 식도경피증 등의 다른 질환이 원인인 경우도 있습니다. GERD가 있더라도 동반되어 있다면 이 질환들에 대한 치료를 해야 증상이 좋아질 수 있습니다.
- **이완불능증**은 **삼킴곤란**(dysphagia) 증상을 동반하게 됩니다. 식도내압검사가 진단에 필요하기 때문에 이러한 검사가 가능한 의료기관에서 진료를 받는 것이 좋겠습니다.
- **호산구성 식도염**도 역시 **삼킴곤란**이 있으면서 PPI에 반응이 좋지 않은데, 내시경 조직검사가 진단에 필요하기 때문에 역시 이러한 검사가 가능한 의료기관에서 진료를 받는 것이 좋겠습니다.
- **위배출 지연**, **위 마비**는 특히 당뇨병을 앓고 계신 분들에서 자주 나타납니다. 이런 경우 **위장관운동촉진제 병용**이 필요합니다. 식도 경피증의 경우, 전신경화증(systemic sclerosis)을 감별해야 하며 역시 위장관운동촉진제가 도움이 될 수 있다고 합니다.

2. PPI 복용에 관련한 문제는 없을까?

1. 충분한 투여하지 않은 경우

- 충분한 기간을 투여하지 않아 증상 호전이 잘되지 않는 경우도 많습니다.
- 특히 **비전형적 증상의 GERD** 환자, **LPRD**와 같은 경우는 **8주** 이상으로 **장기간 사용**하는 것이 추천됩니다.

2. 복약 순응도가 떨어지는 경우

- PPI는 최대 효과를 보기 위해서, **아침 식전 30-60분에 복용**하는 것이 바람직
- 식전 복용의 순응도가 떨어지는 경우가 많고, 흔히 증상이 있을 때만 복용하기도 함.
- 복약 순응도가 떨어지는 분들은 **복약법에 대해 재교육**을 하거나, 식전에 복용하지 않아도 되는 **Esomeprazole 서방정, Dexlansoprazole, P-CAB 등의 약제로 변경**하는 방법이 있습니다.

3. 유전적으로 PPI 대사가 빠른 경우

- CYP2C19의 영향 : 특정 PPI는 CYP2C19에 대사가 되는데, 빠른 대사형의 CYP2C19를 가진 환자는 PPI에 반응이 나쁠 수 있습니다.
- 이런 경우 **용량을 두 번 나누어 BID로 복용**하는 방법, CYP2C19의 영향을 덜 받는 PPI인 **Rabeprazole을 사용**하는 방법이 있습니다.

3. 다른 역류증 유형이 아닐까?

GERD를 경험적으로 의심하에 PPI로 치료했으나 개선이 덜한 경우라면 NERD/Reflux hypersensitivity/Functional heartburn 등을 의심

NERD

- NERD의 경우 내시경상 미란성의 병변이 없습니다. 이런 경우 **PPI에 반응하는 비율이 더 적습니다**.
- NERD의 경우 대략적으로 PPI 요법에 40-50% 불응하고, ERD의 경우 6-15%, 바렛 식도의 경우 20% 정도 PPI에 불응한다는 연구가 있을 정도로 NERD의 PPI 반응이 떨어집니다.

식도 과민성(Reflux hypersensitivity), 기능성 가슴쓰림(Functional heartburn)

- 내시경 소견상 미란성 병변이 없으면서, 식도산도검사에서 병적인 역류가 없는 경우 두 질환일 수 있습니다. 역류와 증상과의 관계가 있다면 식도과민성으로 보고, 역류가 없으면서 타는 듯한 증상이면 기능성가슴쓰림으로 볼 수 있습니다 .
- **식도과민성**의 경우 **PPI를 고용량**으로 사용하면 산에 대한 과민성을 커버할 수 있습니다. 하지만, **산이 아닌 성분에 대한 과민성은 커버할 수 없습니다.**
- **역류는 있는데 산이 올라오지 않는 경우**에서는 Baclofen이 효과적일 수 있습니다. 하부식도괄약근(LES)의 이완을 억제하는 약물입니다. 다만, 피로, 졸음, 어지러움, 미식거리는 등의 부작용이 있을 수 있어 이런 부작용을 잘 모니터링하면서 사용해야 하고, 노인주의 의약품입니다. 서울 컨센서스에서는 하루 2회 PPI 투여에도 반응이 없는 위식도 역류 질환 환자에서 baclofen 5-20mg 하루 3회 투여를 고려해 볼 수 있다고 명시하고 있습니다.
  - Baclofen이 도움이 되는 경우 : 신물이 아니라 음식물이 넘어온다, 일한다고 숙이니까 음식물이 올라온다.
  - 하지만 중추신경계 질환들에 허가가 나 있어서 상병코드 넣기가 까다롭습니다.
- **기능성 가슴쓰림**은 PPI에 반응이 잘 없고, **저용량 TCA 항우울제, SSRI 항우울제, SNRI** 등의 신경조절제가 도움이 될 수 있습니다.

야간 산 분비 돌파(Nocturnal acid breakthrough)

- **PPI**는 GERD에 상당히 효과적인 약제지만, **야간의 위산 분비가 잘 억제되지 않는다는 단점**이 있습니다. 이런 현상은 **GERD 환자의 약 40%에서 발생**한다고 알려져 있습니다. 야간에 1시간 이상 **위 내 pH가 4 미만**으로 내려가는 것을 야간 산 분비 돌파가 있다고 봅니다.
- 이런 경우, 아침과 저녁 **두 번 나누어 BID로 복용**하는 것이 효과적입니다. (Adachi K et al. J Gastroenterol 2003;38:830-5)

- 다른 방법으로 **작용 시간이 상대적으로 긴 PPI**가 도움이 될 수 있습니다.
  - *→ 예로, 지연방출형 제제인 [**에소메졸디알**]과 같이 이중지연방출 효과로 두 번의 peak를 보이게 하는 PPI가 효과적일 수 있습니다.*

- **H_2 blocker**(히스타민2 수용체 차단제)의 사용
  - H_2 blocker는 간헐적인 GERD 증상의 완화에 도움이 되지만, 장기간 사용하면 빠른 내성(Tachyphylaxis)를 보이는 단점이 있습니다.
    - **H2RA의 tachyphylaxis :** 고가스트린혈증이 발생하여 2주 이내 약물 효과가 반감되며, 중단 후 9일간 반동성으로 산 분비가 많아질 수 있습니다.
  - H_2 blocker는 신속하게 흡수되고 작용시간이 빠르며, 야간 산 분비 억제 효과는 PPI보다 뛰어납니다.
  - 따라서, PPI에도 야간 산 분비가 있는 경우 간헐적으로 H_2 blocker를 복용하는 방법을 고려합니다.
    - 단 심평의학적으로 PPI와 동시 처방은 불가하고, 동시 처방을 한다면 JX999에 '야간 산 증상' 등의 comment가 필요합니다.
- **P-CAB**을 사용
  - PPI보다 약효가 빠르면서도 더 큰 야간 산 분비 억제 효과
  - 다만 아직까지 근거는 GERD의 초치료에 PPI와 비열등하다는 증거가 많고, 유지요법에 대한 데이터가 더 필요한 상황입니다.

산 포켓(위산 주머니) Acid pocket

- **산 포켓? :** 야간 산 분비 돌파 기전보다 최근에 등장한 개념입니다. **식후 위 음식물들이 위쪽으로 붕붕 뜨면서 위산 층을 형성하는 것을 '산 포켓'**이라고 봅니다. 특히 횡격막 위쪽으로 열공탈장이 있는 경우에 산 포켓에 의한 역류 기전이 주요한 역할을 하는 것으로 추정되고 있습니다.
- 이런 경우, **식후에 역류 증상**이 많이 나타나게 되며 **alginate**가 효과적일 수 있습니다. alginate는 위산 주머니를 제거하거나 감소할 수 있다고 보고되었습니다. 역류에 관련한 증상에 효과적이며, 다른 제산제와 비교해도 더 좋은 효과를 보인다고 입증되었습니다.

식도 통감 과민성 Esophageal visceral hypersensitivity

- 통증감각이 지나치게 활성화된 경우, PPI를 조절하기보다는 항우울제를 사용하면 도움이 되기도 합니다.
- **TCA, SSRI, SNRI** 등을 사용하는데, 환자가 약국에서 설명을 듣고 왜 항우울제를 처방했냐는 질문을 할 수 있기에 "최근에는 신경조절제로 자주 사용되는 약입니다."라고 환자에게 알려주는 것이 좋겠습니다.
- 심평의학적으로 위장관외 상병코드가 필요합니다.

열공탈장 hiatal hernia

- 열공탈장으로 인한 GERD인 경우라도, PPI는 여전히 효과적일 수 있습니다. 하지만, 구조적인 문제로 발생한 경우기 때문에 PPI에 불응할 가능성이 많으며 이런 경우 **위저부성형술(fundoplication)**을 통해 증상을 완화할 수 있습니다.

느린 작용 효과가 불만족스러운 경우

- **PPI는 복용 1-2시간 뒤에 약효가 발현되기 때문에 효과가 느릴 수 있습니다.**
  → 이때 고려할 수 있는 것은 **P-CAB**, **제산제와의 복합제**입니다.
  - P-CAB은 체내 흡수가 된 뒤에 작용하는 PPI와 다르게 바로 작용하는 형태로, 빠른 효과를 나타냅니다.
  - PPI와 Magnesium hydroxide 복합제(ex. **에소메졸플러스**)를 이용하면 약효가 20분 내로 빠르게 작용합니다.

요약

※ 8주 이상 PPI 처방에 불응하는 경우
- GERD가 맞는지 재확인
- 복약 순응도 체크(+PPI 성분, 용법 변경)
- PPI BID, 고용량 PPI*(BID 용법이 가능한 PPI가 따로 있으므로 심평의학을 잘 살펴야 합니다)*
- *prokinetics,* alginate, baclofen, 신경조절제 등의 사용 고려

PPI 장기 치료의 전략

초치료

1. **GERD PPI 1차치료 : 표준용량 PPI를 1회 4-8주간 투여**
2. **표준용량 PPI에 반응하지 않으면 : 두 배 용량(double dose)을 사용(BID로 사용 가능)**

유지 요법

1. **지속 요법 Continous maintenance therapy : PPI를 끊지 않고 계속 복용하는 방법**
   - **심하고, 자주 attack이 발생**하는 경우 지속적 복용을 권고
   - 최근에는 Quarter dose PPI도 출시되어 부작용을 줄이면서 지속적인 치료를 시도해 볼 수 있음

2. 비지속 요법 Non-Continous therapy : PPI를 지속적으로 복용하지 않는 방법

(1) 간헐적 요법 Intermittent therapy

- PPI를 증상이 재발하면 2-3일간 복용

(2) 필요시 복용 요법 On-demand therapy

- 매일 복용하다가 2일에 한 번, 3일에 한 번으로 주기를 늘려 나가는 방식. 증상이 재발한다면 주기를 다시 좁힘.
- 경한 ERD, NERD에서 continous와 비열등하다고 합니다.
- on-demand로 복용할 때는 P-CAB이 유리.

Reference

1. 2020 Seoul Consensus on the Diagnosis and Management of Gastroesophageal Reflux Disease : J Neurogastroenterol Motil. 2021 Oct 30;27(4):453-481.

CHAPTER 20

기능성 소화기 질환 감별진단과 처방

복부 통증의 진단접근 - 위장관 외 질환, 기질성 질환을 배제한 후 기능성 질환을 생각

- 항상 기질적인 원인에 대해서 의심하고 확인하는 과정이 필요합니다.
  - 급성 상복부 통증 → 간담췌 질환, upper GI disease, **angina/MI** ★
  - 등으로 퍼지는 증상 → Pancreas 질환, 대동맥 박리
  - 기름진 음식, 과식+밤에 통증 → Biliary colic pain, PUD
  - 상복부 통증이나 소화불량에서 검사(위내시경, 복부초음파, 복부 CT 등)상 특별한 이상이 없는 경우?

    : NERD, Gastritis, Functional dyspepsia, gastroparesis 등의 기능성 질환을 의심.
- 고령의 경우 위장관 외 질환에 대해서도 항상 의심하고 확인합니다. 특히 고령일수록 증상을 축소하려는 경향이 있기도 합니다.
  - 특히 급성 증상 또는 응급실 방문에서는 기능성 질환보다는 기질적인 원인 또는 위장관 외 원인을 우선 생각하고 접근합니다.
- 중요한 감별질환들의 예시
  - **대동맥/심장** 질환과 감별 :
    - 고령의 경우 aortic dissection, aneurysm, Angina/MI 등의 순환기계 질환이 상복부 통증 양상으로 나타나기도 합니다.
    - 감별을 위해 chest PA, SBP, EKG 등의 검사가 필요할 수 있습니다. 흡연력도 문진에 포함합니다.
  - **급성담낭염** :
    - 고령 환자는 전형적인 **우상복부 통증 · Murphy's sign**이 불분명할 수 있음
    - 발열, 구역 · 구토, 검사상 백혈구 증가, 복부초음파에서 담낭벽 비후 · 담낭비대 · 결석 등 확인

- ◦ **장폐색** : 특히 수술력이 있는 환자의 급성 복통에서 반드시 생각.
  - ▪ Diffuse · colicky pain, nausea, vomiting, 장음 변화(Hyperactive 'tinkling' sounds, 완전 폐색 시 소실), 복부 팽만감이 있다면 반드시 의심. 가스가 잘 나왔는지 질문하는 것도 감별에 도움이 될 수 있음.
  - ▪ 장폐색에서 진경제를 함부로 사용해서는 안 됩니다.
- ◦ **Acute mesenteric ischemia** :
  - ▪ 신체 검사상(ex. 복부 촉진)보다 심하고 localization되지 않는 diffuse한 통증이 특징적.
  - ▪ 고령 · 심방세동 · 심부전 · 죽상동맥경화 등의 위험인자를 가진 환자에서 반드시 고려합니다.
- ◦ **췌장암**으로 인한 상복부 통증 :
  - ▪ 식사와 관계없는 명치-배꼽 중간 부위 꽉 누르는 듯한 양상의 통증. 등으로 뻗치기도 하며, 누우면 악화 웅크리면 완화되는 양상.
  - ▪ 40세 이상, 위장약에 반응이 없으면서, new onset DM(이미 있는 경우 갑자기 혈당 상승), 체중 감소, 황달이 있으면 보다 위험
  - ▪ 검사 없이는 초기에 췌장암을 감별하기 쉽지 않음.

기능성 복통들의 감별진단

※ 기능성 질환들의 감별

- **배변 후 복통이 호전** : IBS 의심(주로 하복부 증상)
- **상복부의 식사 후 통증** : FD 의심
- **식후 반복되는 오심/구토, 당뇨 병력** : Gastroparesis 의심
- **식후 가슴/속쓰림, 잦은 트림, 신물이 올라오는 느낌** : GERD 의심
  - ◦ 속이 더부룩함, 소화불량 등의 증상도 가능
  - ◦ 속쓰림 : 식사 후(특히 자극적/기름진 음식, 과식)에 발생, 물을 마시면 좋아지는 양상
  - ◦ 비전형적 증상 : 목의 이물감("목에 뭐가 걸린 것 같다"), 입냄새, 만성적인 기침/쉰 목소리(LPRD로 진행한 경우)
  - ◦ 흉통과 비교 : 심장 기원 통증 – 운동 시 악화, 휴식 시 호전
GERD – 누우면 악화, 음식이나 제산제에 쉽게 완화
- **배변 및 식사와 관련이 없는 복통** : Chronic abdominal wall pain 의심
  - ◦ Carnett test를 통해 감별 : 압통 부위를 가리키라고 한 후, 복벽을 굽히거나 자극(두 다리 들어올리세요, 윗몸 일으키기)하면 통증이 악화
  - ◦ 원인 : Abdominal cutaneous nerve entrapment syndrome, Myofascial pain syndrome
  - ◦ 일반적인 진통제와 진경제는 큰 도움이 안 되며, TCA나 gabapentin이 도움이 될 가능성. TENS도 도움.
  - ◦ 효과적인 방법 : 1% lidocaine 4mL+40mg Triamcinolone 1mL를 작은 바늘로 주사.

- **overlap syndrome** : 기능성 질환들이 중복된 경우가 상당히 많으며, 상당수에서 불안증과 우울증이 동반되어 있기도 합니다.
- **Gastroparesis** vs **functional dyspepsia** : 둘 다 내시경 등에서 기질적인 원인이 없어야 함.
  - Gastroparesis : 오심/구토가 주 증상(신경과, 이비인후과 질환 등의 원인이 감별되어야 함 – 어지러움/이명이 있나요?)
  - functional dyspepsia : 지속되는 식후 포만감, 조기 포만감, 상복부 통증, 상복부 작열감
  - 실제로는 두 질환이 overlap되는 경우가 많습니다.

상복부 불편감 : "위염 증상이 있어요."

- 위염 증상? : 대부분은 **속이 쓰리다거나**, **소화불량**이 있다거나 하는 증상을 환자분들께서는 흔히 위염 증상이라고 말합니다.
- 다양한 원인들이 있을 수 있으므로 위식도역류질환(Gastroesophageal reflux disease, GERD), 소화성 궤양, 기능성 소화불량(Functional dyspepsia, FD), 기질성(Oraganic) 원인 등을 모두 고려해야 합니다.

1. 상복부 통증/속쓰림

- 위치를 통한 감별 :
  - **상복부 통증이라면 기능성 소화불량**에 가깝고, **가슴이 쓰린 경우**(heartburn)는 **GERD**에 가깝습니다.
  - 속이 쓰린 경우 항상 organic한 기질성 원인을 항상 감별해야 합니다. 특히 고령자라면, 위암 가족력이 있다면 반드시 감별합니다.
- 상복부 통증에서 항상 심장, 폐, 간담췌, 콩팥, musculoskeletal pain인지 감별합니다.

2. 소화불량이 있어요

- **기질성 원인의 감별 : 항상 기질성 원인을 감별**합니다.
- 특히 **40세 이상**이거나 '**경고 증상(alarm sign)**'이 있다면 기질성 원인을 반드시 감별한 후 기능성 소화불량 치료를 시작합니다.

경고 증상 alarm sign (2017 미국/캐나다 진료지침)	1. **나이 ≥ 60세, 새로 발생한 소화 불량** 2. 지속적인 구토 3. **의미 있는 체중의 감소** 4. 진행성 연하통 및 연하곤란	5. 철결핍성 **빈혈** 6. **위장관 출혈** 7. 촉진되는 복부 **종괴** 8. 상부위장관**암의 가족력**

- 국내에서는 **40세 이상**, **NSAID/항응고제/항혈소판제** 복용 중까지 포함하여 **더 적극적으로 위내시경을 실시**할 것을 권고합니다.

  - 2014년 우리나라 국가암등록사업 연례 보고서에서 따르면 전체 위암 환자 29,854명 중 35세 미만이 1.2%(353명), 40세 미만이 3.1%(932명), 45세 미만이 7.5%(2,230명)로, 우리나라 40세 이상의 소화불량 환자는 위암이 내재되어 있을 가능성이 높기 때문에 적극적인 내시경 검사가 필요합니다.
- 일차의료기관에서의 전략
  - 내시경과 복부초음파 정도 시행.
    - 시행이 불가능한 경우 : 1년 이내 검사 기록이 있고, alarm sign이 없다면 **단기간** 치료.
  - 흔한 Epigastric pain인 경우 NERD, FD-EPS인 경우가 많아 이를 의심하에 경험적인 치료 시도.
  - Alarm sign이 있는데도 기질성 원인 감별을 위한 검사를 거부하는 경우, 반드시 워닝과 차팅을 통해 방어합니다.

Functional dyspepsia의 치료

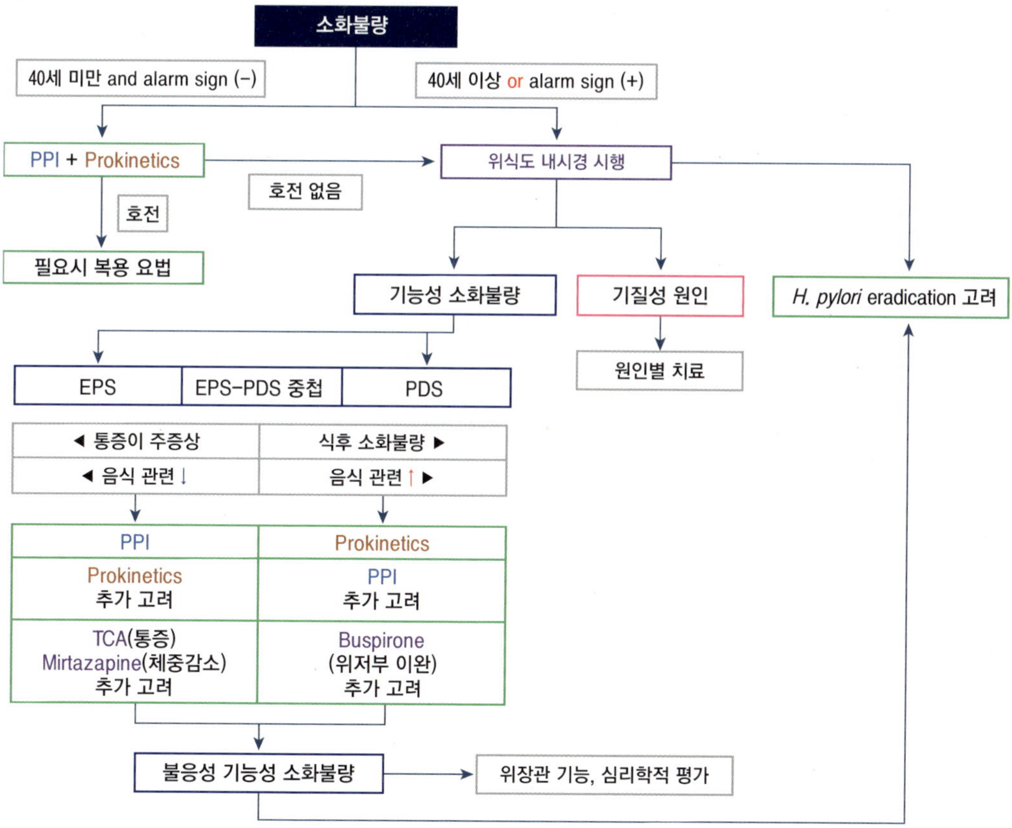

출처 : Korean J Gastroenterol 2019;73(2):77-83의 알고리즘을 일부 변형

1. **항상 위장관 증상에서는 기질성 원인을 감별**해야 합니다. 특히 40세 이상이거나 alarm sign이 있다면 기질성 원인을 배제하기 위해 단순 소화불량일지라도 **위식도내시경**을 시행하는 것이 원칙입니다.

2. 40세 미만에서는 우선적으로 **PPI**와 **위장관촉진제(Prokinetics)를 병용**하여 증상 호전을 기대해 볼 수 있습니다. 이후 증상이 호전되고 나서는 필요시에만 복용하는 방법으로 넘어갈 수 있습니다. (Korean J Gastroenterol. 2018;4:149-50)

3. 기질적 원인이 배제된 **기능성 소화불량**에 대해서는 크게 두 그룹으로 나누어 치료합니다.

- **EPS(Epigastic Pain Syndrome) 상복부 통증 증후군** : 식사와 연관이 적으며 주로 통증이 주된 증상입니다.
  - (1) **상복부 통증(Epigastric pain)**
  - (2) **+상복부 속쓰림(Epigastric burning)** - 가슴 쪽의 Heartburn(GERD를 먼저 의심)과 다르게 상복부의 쓰림
  - 치료 : **PPI를 우선**적으로 사용합니다. **prokinetics**도 병용을 할 수도 있습니다.
    - 치료에 반응이 없다면 **TCA** 또는 **멀타자핀**을 고려할 수 있습니다.
    - **TCA**는 주로 통증에 효과가 있습니다. 고시상 TCA는 과민성 장증후군(**K581/K582/K588**)에서도 허가사항외로 급여 인정이 됩니다.
      - **Nortriptyline**[**센시발(전문-급여)**]이 항콜린성 부작용이 좀 덜하여 선호될 수 있습니다. (품절이 잦은 단점)
      - **Amitriptyline**[**에트라빌정(전문-급여)**] - TCA 중에서 근거 수준은 가장 높지만 부작용이 많아 사용이 꺼려집니다.
        - 폐쇄성 녹내장 등 항콜린 부작용, 부정맥, 어지러움, 기립성 저혈압 등
      - TCA는 정신과 사용량보다 훨씬 적게 사용 : 에트라빌 10mg, 센시발 10mg 등
      - 고령에서 TCA 사용 시 EKG 촬영 권고 - QT 연장 여부 확인
      - TCA에 부작용 → SNRI도 고려 가능
    - **Mirtazapine**은 소화불량으로 체중감소가 있다면 고려할 수 있다고 합니다. 하지만 체중감소가 있다면 기질적인 원인을 보다 더 의심해야 할 것입니다.
- **PDS(Postprandial Distress Syndrome) 식후 불편감 증후군** : 식사와 연관이 많으며 불편감이 주된 증상입니다.
  - (1) **식후 포만감(Postprandial heaviness or fullness)** - 밥 한 공기 다 먹을 수는 있는데 먹고 나서 불편한 증상
  - (2) **조기 만복감(Early Satiation)** - 식사하다가 답답한 듯 포만감이 일찍 발생해서 밥을 다 못 먹게 되는 증상
  - 치료 : **우선 Prokinetics**를 사용합니다. PPI를 병용할 수도 있습니다.
    - 치료에 반응이 없다면 위저부확장 효과가 있는 **부스피론**을 고려할 수 있습니다. (**F41.9** 불안장애 상병코드를 사용)

• **EPS-PDS overlap** : 실제 임상에서는 두 증후군을 구별하기 쉽지 않으며 중첩되어 있는 경우가 많습니다.
• 장기간 치료 시 고려 사항 : PPI 장기 사용의 부작용을 줄이기 위해 저용량(quarter dose)을 사용해 보는 것도 방법일 수 있습니다.

4. 치료 불응성 기능성 소화불량

• 위장관 기능의 문제를 확인하기 위한 gastric emptying scan 등의 검사와 정신심리학적인 접근 방법이 필요합니다.
• 또한, **헬리코박터균 제균 치료**를 고려해야 합니다. 우리나라를 제외한 주요 선진국들에서는 소화불량이 있다면 헬리코박터균을 치료할 것을 강력하게 권고하고 있습니다. 우리나라에서는 그 효용성에 대해 크게 인정하고 있지는 않습니다. 치료를 먼저 하기보다, 일단 검사부터 해두고 소화불량에 대한 치료를 한 후, 안정되면 위암 예방, 위축과 장상피화생을 개선할 수 있는 헬리코박터 제균 치료를 고려해 볼 수 있겠습니다.

ROME IV criteria(진단기준)

진단 전 **6개월** 이전에 증상이 있었으며, 최근 **3개월 이내**에 증상이 진단 기준에 부합하여야 합니다. 증상 : 1) 불쾌한 식후 포만감 2) 불쾌한 조기 만복감 3) 불쾌한 상복부 통증 4) 불쾌한 상복부 속쓰림 단, **기질적 질환의 증거는 없어야** 합니다.
ROME 기준에 따르면 너무 오랜 기간 증상이 있었어야 한다는 단점이 있습니다. 하지만, British Society of gastroenterology guidelines on the management of FD(2022)에서 8주 이상의 증상이 지속된다면 진단할 수 있다고 권고(Recommendation: Strong, quality of evidence: very low)하고 있으므로 **2개월 정도 증상**이 있었다고 하더라도 적극적으로 치료할 수 있겠습니다.

처방의 방법

• PPI와 Prokinetics를 **우선적**으로 사용합니다.
  ◦ 효과가 부족하면 상황에 맞게 다음 약제를 추가 처방
  ◦ PPI는 8주 이상 사용하는 것이 바람직합니다. 가이드라인에 따르면 치료 기간에 따른 분석에서 8주 동안 PPI를 투여하였을 때 증상 호전이 뚜렷한 반면 4주 미만으로 투여하였을 때는 위약군과 증상 호전에 차이를 보이지 않았습니다.

1. **쓰린 증상이 심함** : **위장관점막보호제** 또는 PRN으로 사용하는 **제산제**를 사용할 수 있습니다.
2. **경련성 통증** : **진경제**를 추가해볼 수 있습니다.
3. **복합적인 증상** : 포리부틴(Trimebutine maleate)을 추가할 수 있습니다. 포리부틴은 위장관운동조절제로 역할합니다.

4. **설사**가 동반 : **Probiotics**를 고려할 수 있습니다. 물론 감염성 원인을 당연히 배제해야 합니다.
5. **심한 스트레스**가 원인이라면 : **Etizolam**, alprazolam 처방도 고려할 수 있습니다.
6. **소화가 잘 안된다**면 경험적으로 **소화효소제(비급여)**도 처방해 볼 수 있습니다.

비약물치료

- 환자를 안심시키고, 소식하고 고지방식이는 피하는 식단을 추천합니다.
- 커피, NSAID 진통소염제, 흡연 및 음주를 피하도록 생활습관 교정을 권유합니다.
- 식사 일기, 식사 관련 어플 사용

장기간 치료가 지속되면 고려할 것

- PPI를 장기간으로 사용하면 Intestinal dysbiosis가 발생할 수 있습니다. (NSAID에 PPI를 병용하는 경우에도, PPI는 상부위장관을 보호하는 만큼 하부위장관을 보호하지는 못하며 오히려 악화시킨다는 보고도 있습니다.)
- 호전이 없는 경우
  - 치료 시작 1-2개월 뒤에도 전혀 호전이 없다면 다른 진단 고려
  - 3개월 뒤에도 확실한 호전이 없다면 다른 진단을 고려

위염

- PPI : 저용량 PPI(Quarter dose도 효과적. ex. Esomeprazole 10mg)
  - **사용 기한 : 4주-8주**로 단기간 사용하는 것이 위해보다 이득이 큽니다.
- 산통이 있다면 진경제 활용, Mucoprotective agent, antacid 등도 활용 가능.

Gastroparesis의 치료

- ESNM consensus : gastroparesis의 schematic representation (United European Gastroenterol J. 2021;9:287 – 306)

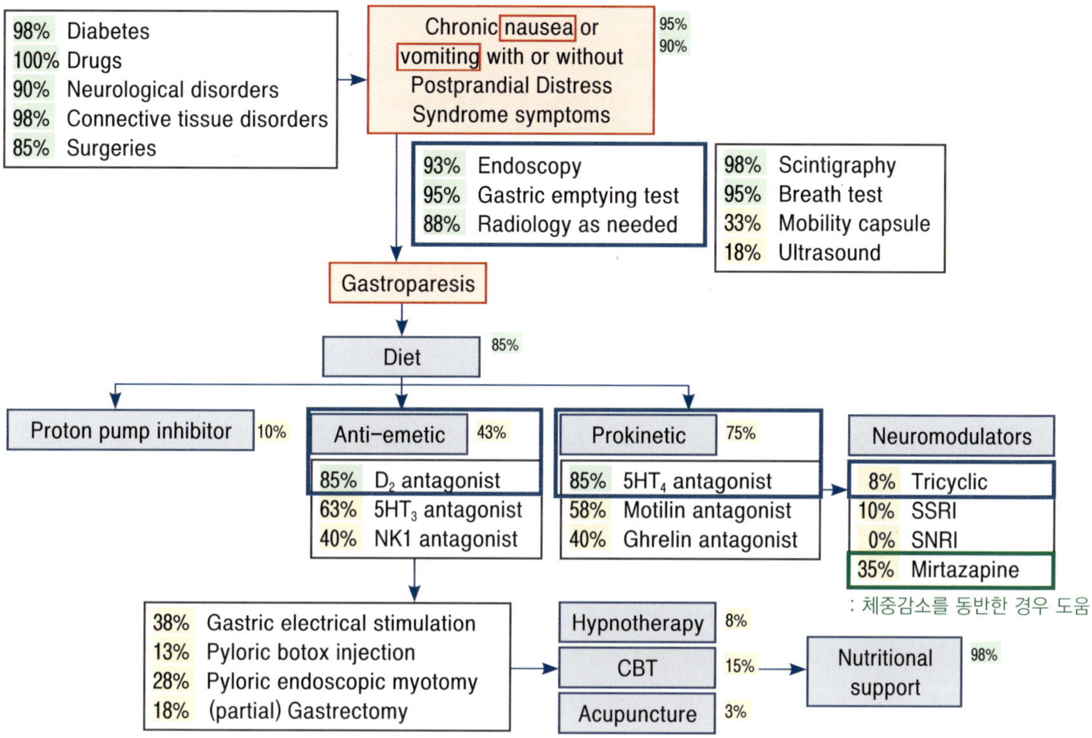

- **Diet** : 기름기가 덜한 음식, 저섬유식, 탄수화물 base의 입자가 작은 죽과 같은 음식 추천.
- **Prokinetics** : Prokinetics에 대해 가장 합의가 많이 이루어졌으며, 항구토제에 대해서도 많은 합의가 있었습니다. 항구토제 중에서도 D_2 antagonist의 비중이 높은데, Levosulpiride, Metoclopramide, Domperidone, Itopride와 같은 약제로 역시 Prokinetics로 분류할 수 있는 약제입니다. $5HT_3$ antagonist는 setron 계열의 항구토제들입니다.
  - 증상이 심하다면 D_2 antagonist를 사용하다가 $5HT_4$ antagonist로 넘어가는 전략.
  - D_2 antagonist는 장기로 사용하지 않아야 합니다.
- Prokinetics와 항구토제에 반응이 없으면 **Neuromodulator**를 사용할 수 있습니다.
  - 가장 많이 **TCA**를 사용합니다.

과민성 장증후군 치료 Irritable bowel syndrome

- 진단 기준 (ROME IV)
  - 복통은 **6개월 전**부터 시작되었고, **지난 3개월 동안** 최소 **1주일에 1일 이상** 복통이 반복되며,
  - **① 배변과 연관, ② 배변 횟수 변화와 연관, ③ 대변 형태 변화**와 연관 중 적어도 **2가지 이상**이 동반될 때 진단
  - 대변 형태에 따라 설사형(IBS-D, m/c), 변비형(IBS-C), 혼합형(IBS-M), 비특이형의 4가지 subtype으로 분류.
- **Alarm sign :** 50세 이상, 염증성 장질환 또는 대장/직장암 가족력, 철결핍성 빈혈, 설명할 수 없는 체중 감소, 혈변, 밤 중에 설사 등
  - 이런 증상이 없더라도 적극적으로 대장내시경은 권고합니다.
- 치료 : 대증 치료의 원칙 – 변비는 변비 치료, 설사는 설사 치료
  - 약물 치료 : 약물 치료의 효과가 바로바로 나타나지 않는다고 설명
    - **설사 : Loperamide, Rifaximin, 5-HT$_3$ antagonists (Ramosetron),** Cholestyramine
      - → 이 중 cholestyramine은 유통중단
      - Rifaximin : 소화관에서 흡수되지 않는 항생제로 과민성 장증후군에 동반될 수 있는 소장 세균 과증식(SIBO)에 효과적일 수 있습니다. IBS-D에서 복통, 팽만감, 대변 성상 정상화에 효과적. 내성 위험성을 고려하여 다른 약제로도 호전되지 않거나 자주 재발하는 환자에서 처방합니다. H_2 & CH4 Breath test 등을 검사하여 처방하기도 합니다.
    - **변비 :** fiber, osmotic agent, Prokinetics, 5-HT$_4$ agonist (Prucalopride)
    - **복통 :** 진경제 → 반응 없으면 TCA/SSRI 추가
      - TCA는 항콜린 효과가 있어 IBS-D에서 더 효과적. 항콜린 효과가 강한 amitriptyline 같은 경우는 IBS-C 악화 가능.
      - Nortriptyline은 항콜린효과가 덜하여 IBS-C, IBS-M에서도 사용해 볼 수 있음.
      - amitriptyline/Nortriptyline 10mg 정도로 적은 용량을 사용 → 적은 용량으로도 충분히 효과적 (Lancet. 2023;402(10414):1773-85)
    - **Probiotics :** 전반적인 증세 및 관련 증상 등의 호전을 위해 보조적 투여 가능. 가이드라인에서는 특정 균주나 용량을 추천할 수 없고 4주 이상 투약하여 효과를 확인할 것을 권고. 급여제품은 급여기준상 만족하지 않으므로 비급여 제품을 활용.
    - IBS에 효과적이라고 알려져 있고, 외국의 가이드라인들에 등재된 많은 eluxadoline, alosetron, linaclotide 등의 약이 약가 문제로 들어오지를 못하고 있습니다.

- ◦ **생활습관 교정**
  - ▪ **Low FODMAP 식이** : FODMAP은 장내 세균에 의해 발효되는 저분자 탄수화물의 총칭. 장관내 삼투압을 증가시켜 배변의 양상을 변화시키거나 가스를 생성하여 과민성 장증후군 환자의 증상 악화를 초래.
  - ▪ 신체활동 권고. 잘 씹어 먹기. NSAID 피하기.

심평의학

- 상병코드 : K30 기능성소화불량, R10.19 속쓰림
- Amitriptyline, Nortriptyline : K588/589
- 기타 상병 활용 : **K21.0 역류식도염** / **K29.7 위염** / **G47.0 수면장애**
  - ◦ → Etizolam(G47.0), Buspirone(F41.9), PPI(K21.0)
  - ◦ Etizolam은 향정신성약물로 1회 30일 처방 제한.
- Prokinetics : 2종 병용은 불가능. 생약 성분인 모티리톤과 병용하면 삭감되지는 않음.
- 진경제 : 2종 병용 원칙상 가능. Tiropramide+메녹틸 등. (단 ATC 코드가 같은 진경제를 사용할 수 없음)
- Rifaximin : 고시 제2013-127호에 따라 '그람양성 및 그람음성균에 의한 급성장염 혹은 장내세균상의 이상으로 인한 설사(여름철 설사, 여행자설사, 소장결장염)에서 동일 효능 타 약제에 반응이 없는 경우 사용이 가능합니다.
  - ◦ ex. A090+JX999에 '타 약제에 호전 없음'을 기입.
- Ramosetron[이리콜정(전문-급여)] : IBS-D(K58.1)에 급여 인정

Reference

1. ROME criteria IV
2. KDDW 2023, Korean and ACG guideline for functional dyspepsia, what is the difference(Korean J Gastroenterol 2019;73(2):77-83.
3. 기능성 소화불량증의 임상 진료 지침 개정안 2020 : Korean J Med. 2021;96(2):116-138.
4. Korean J Gastroenterol. 2021;77:171-178.
5. United European Gastroenterol J. 2021;9:287-306.
6. 김정환, 과민성 장 증후군의 치료 가이드라인, 2019.
7. Gastroenterology. 2014;147:1146-8.
8. Korean J Gastroenterol 2018;72:252-257.

CHAPTER 21

기타 소화기 약제 처방

기타 소화기 증상의 치료

입마름

- 수분 보충을 잘하고 있는지, 항콜린 효과가 있는 항히스타민제, 항우울제 등 복용력, 당뇨 등 체크
- 드라이문트겔(일반-비급여), 제로바액(일반-비급여) 등 활용 가능.

입냄새

- 원인이 GERD인 경우가 있어 확인 후 치료해 볼 수 있습니다.
- Chlorhexidine 가글[헥사메딘액(일반-급여)] : 치은염(K05), 인두염(J02), 아프타성 구내염(K120) 등에 허가

트림이 너무 많은 경우?

- 식사를 너무 빠르게 하는 경우가 있으니 생활습관 교정을 유도해 봅니다.
- 가스가 많이 발생하는 FODMAP 식단과 탄산음료 등을 피하도록 합니다.
- 기포제거제인 Simethicone을 처방하면 도움이 되기도 합니다.
    - 기타 : PPI, Baclofen

복부 팽만감

- Functional dyspepsia의 PDS가 가장 근접한 진단명이고, IBS에서도 발생이 가능합니다.
- FD-PDS에 대해서 우선적으로 Prokinetics를 사용해 볼 수 있고, PPI를 추가할 수 있습니다.
- 역시 가스가 많이 발생하는 FODMAP 식단과 탄산음료를 피하도록 하고, Simethicone도 효과가 있을 수 있습니다.

딸꾹질

1. 비약물적 치료

- 예방 : 식이 섬유가 많은 음식 또는 탄산음료 등 가스 유발 음식 피하기
- 미주신경 자극 : Valsalva, 숨 참기, 안구 압박 등
- 구인두 자극 : 혀를 잡아당기기, 찬물 마시기, 설탕 한 스푼 삼키기
- 횡격막 자극 완화 : knee-chest position, 몸을 숙이기

2. 약물 치료

- Metoclopramide [맥페란정, 맥페란주사액] : 위장관 운동 촉진제, 경험적으로 사용
- **PPI** : 역류성 식도염, 위산 과다와 연관이 있는 경우 경험적으로 사용
- Baclofen : GABA agonist로써, 횡문근의 긴장을 완화, 중추성/난치성인 경우 사용. (중추성 신경질환 코드를 넣어야 하기 때문에 사실상 처방하기는 쉽지 않습니다.)
- Gabapentin : 난치성에서 사용
- Chlorpromazine : world wide하게 가장 알려진 약이지만 항정신병약이라 부담스러움.

치질

- 베니톨정**(일반-급여) : 정맥압 및 림프 순환 개선**
  - 정맥임파부전(I87.2) : 하지부종, 통증, 초기욕창 / 치질에 허가
  - 정맥질환에는 1일 1T BID, 급성 치질에는 처음 4일 3T BID, 이후 3일간 2T BID
- 엔테론정**(전문-급여)** : 50mg, 150mg
  - **치질에는 허가 ×** / 정맥림프기능부전(I87.2 급여 인정), 유방암 치료로 인한 림프부종의 보조요법제(전액본인부담)로 물리치료 시 병용에 허가 / 50mg은 T2DM의 황반부종을 동반하지 않은 중등도 이하의 비증식성 당뇨망막병증에 당뇨 원인요법과 병용하여 보조제로 허가
  - 치질은 정맥압 상승이나 정맥벽 약화로 생기기 때문에, 정맥을 강화하는 포도씨 추출물이 증상 완화에 도움이 될 수 있습니다. 혈관 투과성을 낮추고, 모세혈관과 정맥벽을 강화하여 혈액순환을 개선하기도 합니다.
- **치센[(일반-비급여)]** : Diosmin 300mg
  - 치질, 정맥류, 정맥부전, 정맥염후증후군, 자반증에 허가
- **헤모렉신크림(일반-급여) : Pramoxine 국소제** – 치질로 인한 불쾌감, 작열감, 가려움
- **푸레파인좌제(일반-비급여), 푸레파인연고(일반-비급여) : 국소제**
  - 치열-치핵의 아픔-가려움-부종-출혈의 일시적 완화 및 소독에 허가
- 기타
  - 통증 → 진통소염제 / 변비 → 마그밀 등 약제
  - 좌욕 2-3회 10분간 권고, 변기에 오래 앉아 있지 마세요

기타 소화기 질환 치료제

Antacid/Coating agent

제산제

특성	Systemic Antacid	Non-systemic Antacid
작용 위치	전신(흡수 후 작용)	위장 내 국소 작용
흡수 여부	흡수되어 혈액으로 이동	흡수되지 않음
작용 속도	빠름	비교적 느림
지속 시간	짧음	길음
부작용	대사성 알칼리증, 고나트륨혈증	변비(Al, Ca), 설사(Mg)
대표 제제	Sodium bicarbonate	Calcium carbonate, Magnesium hydroxide, Aluminum hydroxide

(1) Al/Mg hydroxide[**알마겔에프현탁액(일반-급여), 겔포스(일반-비급여)**]

- 알마겔에프현탁액 : Almagate 1.5g
- **신장기능 이상 시 주의**
- 트리겔(일반-비급여) **: Al+Mg+Oxethazaine**(위벽 신경자극 전달 차단 → gastrin, 위산 분비를 억제+국소 진통/진경 효과)

(2) Sodium bicarbonate[**타스나정(일반-비급여)**], [esomeprazole과 복합제인 **에소듀오** 등에 포함]

- **빠른 효과**를 보이는 장점이 있으나, 부작용에 주의
- Systemic Antacid로 Sodium 축적 → **고나트륨혈증 주의 :** 고혈압, 심부전, CKD 등에서 주의하며 제산제 목적으로 장기 사용은 하지 않는 것이 바람직합니다.

(3) Calcium carbonate[**씨씨본정(일반-급여)**]

- CKD 환자에서 위 두 약제를 사용하기 어렵기 때문에 사용합니다. P-binder로써 고인산혈증에 대한 치료로 사용되기도 합니다.
- 하지만, 반동성 위산 분비 증가, 변비, 고칼슘혈증, 신결석 발생 등을 주의해야 하기에 장기간 사용은 적합하지 않습니다. 장기간 처방한다면 라미나지액과 같은 물리적 코팅 기전의 약물을 활용할 수 있습니다.

위점막보호제

- 무코스타와 스티렌은 흔히 '깔아주는 위장약'으로도 많이 활용합니다.

(1) Rabemipide[**무코스타정(전문-급여), 무코스타서방정(전문-급여)**]

- 위점막의 프로스타그란딘의 생성 증가+위점액 분비 활성

- ◦ 무코스타는 TID로 복용하는 반면, 무코스타서방정은 BID로 복용
- ◦ 스티렌보다 무코스타가 임상 데이터는 풍부한 편. 특히 소장에서는 스티렌의 연구는 많이 부족.

(2) Artemisia asiatica [스티렌정(전문-급여)]

- ◦ 항염증 작용, 항산화 작용, 위산 분비를 조절, 점막 보호 인자의 생성을 증가, 점막 세포의 재생
- ◦ 급성위염, 만성위염, NSAID 투여로 인한 위염 예방에 허가(단, 예방 목적 투여는 고시상 전액본인부담)

(3) Sucralfate [아루사민정(전문-비급여)]

- ◦ 약물 상호작용 : 퀴놀론계 항생제, 와파린과 결합하여 흡수 억제
- ◦ 식전 1시간에 투여
- ◦ 위십이지장궤양, 위염, 역류성 식도염에 허가
- ◦ 신장기능 이상 환자에서 장기간 사용 시 알루미늄 뇌증, 알루미늄 골증 가능.

기타

(1) Sodium alginate [라미나지액(전문-급여), 라미나지츄어블정(전문-급여)]-분류는 기타궤양용제

- ◦ **공복에 복용**해야 효과
- ◦ 위 내용물 표면에서 pH가 높은 alginate foam의 부유물을 형성 → 물리적인 장벽으로 작용하여 직접 식도 벽에 닿지 않도록 함
- ◦ 미란성위염, 위십이지장궤양, 역류성식도염, 위생검 시 출혈 지혈에 허가
- ◦ **라미나지액 :** 현탁액/시럽제 중 동일 성분의 정제가 있지만, 개별 고시가 있어 '**역류성식도염**'에 **급여 처방**이 가능하고, 미란성 위염, 위십이지장궤양, 위생검 시 출혈-지혈에서는 전액본인부담 처방해야 합니다.

심평의학

- 제산제는 별도의 분류로 1종을 급여 처방 가능합니다.
- 위점막보호제, sodium alginate는 방어인자증강제로 1종을 급여 처방 가능합니다. 하지만 2종을 처방하여도 삭감이 되고 있지는 않다고 합니다.

소화효소제

췌장효소제

- 췌장효소는 필요량보다 많이 분비되어, 10% 미만으로 떨어져야 흡수 장애가 발생합니다.
  - ◦ 즉, 일반적인 소화불량에서는 크게 도움이 되지 않을 수 있습니다.
- 단백질과 탄수화물 소화는 관련이 없으며 지방 흡수가 췌장 lipase 분비 변화에 가장 영향을 많이 받습니다.

※ **Exocrine pancreatic insufficiney에서 사용** (J Gastrointestin Liver Dis. 2015;24(1):117-23)

- **췌장효소제 사용의 적응증**
  - 만성췌장염 – 지방변, pancreatic function test 이상 소견과 함께 흡수 장애의 증상(체중감소, 복부팽만감 등)
  - 수술 불가한 췌장암
  - Celiac disease – gluten free diet에도 만성 설사가 있는 경우
  - Cystic fibrosis
- 가이드라인상 Enteric coated pH sensitive mini-microspheres 제형을 권고.
  - 크레온캡슐(일반-비급여), 노자임캡슐(일반-비급여)이 mini-microspheres 제형
  - 식사마다 40,000IU, 간식에는 10,000-25,000IU 보충을 권고

※ **Gastrectomy 이후 보충** (Gastric Cancer. 2017;21(3):542-51)

- 위와 십이지장에서 췌장 효소 분비를 자극하는 pathway의 손상으로 흡수장애가 발생할 수 있습니다.
- 소규모 RCT에서 Total gastrectomy 한 환자에서 pancreatic enzyme 보충은 첫 3개월 동안 효과 있음

※ **Functional dyspepsia에서 활용** (J Med Food. 2018;21(11):1120-128)

- **Multienzyme(amylase, protease, cellulase, lactate, lipase) 보충**이 효과가 있었다는 RCT가 있습니다.

• 영양결핍, 지방변이 동반된 췌장기능부전에서 근거가 있고 그 외는 근거가 부족합니다만 경험적으로 투여해볼 수 있습니다.

※ **소화제 종류**

• **췌장효소제 단독**
  - 크레온캡슐(일반-비급여) : Pancrease powder
  - 노자임캡슐(일반-비급여) : Pancreatin enteric coated tablet

• Multienzyme
  - **베아제정(일반-비급여) :** Biodiastase 2,000 50mg, Lipase 100 15mg, Pancellase 30mg, Pancreatin enteric coated granule 78.6mg, Panprosin ss 20mg, **Simethicone 40mg**, ursodeoxycholic acid 10mg
  - **베스자임(일반-비급여)** : Bromelain 30mg, Dimethicone 40mg, Pancreatin 400mg
  - **판크론정(일반-비급여)** : Dimethicone 25mg, Hemicellulase 50mg, Ox bile extract 25mg, Pancreatin 175mg
  - **훼스탈플러스정(일반-비급여)** : Cellulase AP3 10mg, Pancreatin 315mg, **Simethicone 30mg,** ursodeoxycholic acid 10mg
  - **훼스탈골드정(일반-비급여)** : Biodiastase 2,000 10mg, Cellulase AP3 9mg, Lipase 100 15mg, Pancreatin 150mg, Prozyme 6 10mg, **Simethicone 60mg,** ursodeoxycholic acid 20mg
  - **다제스캡슐(일반-비급여) :** Cellulase 15mg Diastase 15mg Pancreatin 50mg Pancrelipase 13mg Papain 50mg **Pepsin F.U. 25mg** ursodeoxycholic acid 25mg → **Pepsin이 포함**되어, **육류 섭취 후 더부룩함 등 증상**이 있다면 처방

◦ 일반적인 소화불량에서 사용할 때는 위장관 내 기포를 제거하여 더부룩함을 줄여주는 **Simethicone이 들어간 제품**을 주로 사용

Probiotics(정장제, Digestive)

- 다양한 효과 : 항생제 관련 설사, 소화기 질환, 알레르기 질환, 체중감량, 우울증(Gut-Brain axis) 등 다양한 분야에 효과가 있다는 연구가 나오고 있는 핫한 분야로 환자들도 관심이 많은 분야입니다.
- Probiotics의 한계
  - 균주별 효과의 차이 : 같은 종이라도 균주에 따라 효과가 다를 수 있음.
  - 예를 들어, 같은 *Lactobacillus rhamnosus*라도 *Lactobacillus rhamnosus GG*와 *Lactobacillus rhamnosus* HN001은 기능적 차이를 보입니다.
    - 균주별 효과 검색 : WGO Global Guideline – 'Probiotics and prebiotics'에 균주별 효과에 대해 정리가 잘 되어 있습니다.
  - 낮은 장관 정착성 : 대부분 위산과 담즙에 노출되면서 사멸→장관에 도달하더라도 빠르게 배설
    - 최소 4주는 복용해야 효과를 기대할 수 있음 : 4주 넘게 복용하여도 호전이 없다면, 효과를 기대하기 어렵다고도 생각할 수 있음.
- 금기 : 면역저하자, 면역억제제 복용자, 암치료 환자, 구조적 심장질환자 (Clin Infect Dis. 2015;60(S2):S129-34)
  - → 패혈증 유발 보고가 있어 사용하지 않는 것이 바람직

- **Probiotics의 효과**
  - 균주에 따라, 연구에 따라 다양한 연구 결과가 있다 보니 가이드라인에 따라 권고 사항이 많은 차이를 보이고 있습니다.
    - 그중에서도 대부분 항생제 치료 중 설사와 *C. difficile* 감염 예방에 대한 효과는 consensus가 이루어져 있습니다.
  - **AGA clinical practice guidelines**(2020) (Gastroenterology. 2020;159(2):697-705)
    - 참고할만한 가이드라인 중 가장 권위 있는 학회의 가이드라인
    - **항생제 치료, *C. difficile* 감염 예방**(Conditional, low) – 다음의 상황에서 권고
      - *S. boulardii*[비오플(**일반-비급여**)]
      - 2-strain combination of *L. acidophilus* CL1285 and *L. casei* LBC80R
      - 3-strain combination of *L. acidophilus*, *L. delbrueckii* subsp *bulgaricus*, and *B. bifidum*
      - 4-strain combination of *L. acidophilus*, *L. delbrueckii* subsp *bulgaricus*, *B. bifidum*, and *S. salivarius* subsp *thermophilus* over no or other probiotics for prevention of *C. difficile* infection.
    - IBS에서 권장하지 않음. (No recommendation, knowledge gap)
    - **소아의 급성 감염성 설사**에서 사용하지 않도록 권고(Conditional, Moderate)

- **국내 급성위장관계 감염 항생제 사용 지침** (Infect Chemother. 2019;5(2):217-43)
  - Probiotics가 정상 **소아와 성인의 감염성 설사**의 증상과 기간을 줄여준다는 권고 → *Lactobacillus GG*, *Saccharomyces boulardi*가 많이 포함된 2015년 코크란 메타분석을 근거로 함.
- ESPCG practical reference guide, 2013 (Aliment Pharmacol Ther. 2013;38(8):864-86)
  - Probiotics에 우호적인 학회, 학회만에서 자체적으로 정한 권고 수준을 사용하며, IBS의 하위 증상들에 대한 권고는 권고 수준이 낮은데 overall에서는 효과가 있다고 높은 수준으로 권고하는 등 해석에 주의
  - IBS의 전반적 증상과 복통에 효과, 항생제 복용 시 설사의 예방(*H. pylori* 제균요법을 포함)
- 2017년 체계적 문헌 고찰에서 다음의 효과가 있다고 함. (Gut Microbes. 2017;8(6):521-43)

적응증	효과 유무	효과가 있는 균주	추가 설명
대사질환 (당뇨, 이상지질혈증, 비만 등)	추가 연구 필요	*Lactobacillus acidophilus* (총콜레스테롤, LDL 감소 효과)	*Lactobacillus acidophilus*(LDL 및 총콜레스테롤 감소 효과, 2개 메타분석 일치된 결과)
헬리코박터 파일로리 (*H. pylori*) 박멸	**효과 있음**	*Lactobacillus acidophilus*, *Bifidobacterium animalis*	*Lactobacillus acidophilus* + *Bifidobacterium animalis*(2개 메타분석에서 조합이 단독 균주보다 효과적임)
항생제 관련 설사(AAD)	**효과 있음**	*Lactobacillus rhamnosus*, *Saccharomyces boulardii*	*Lactobacillus rhamnosus*, *Saccharomyces boulardii*(2015 Cochrane 분석에서 효과 확인)
***Clostridium difficile* 관련 설사(CDAD)**	**효과 있음**	다양한 균주	효과적인 균주 미확정(64% 감소 효과, 추가 연구 필요)
변비	**효과 있음**	*Bifidobacterium lactis*	*Bifidobacterium lactis*(변비 개선, 장운동 촉진 및 변비 완화 효과)

- **Probiotics의 처방**
  - **항생제 유발 설사를 예방 – 정장제**
    - **소아와 성인에서 항생제 관련 설사에 효과있는 균주(메타분석 입증)**
    - *Saccharomyces Boulardii*[비오플(**일반-비급여**)] : (Aliment Pharmacol Ther. 2015;42(7):793-801)
      - yeast라 항생제에 영향을 받지 않음
    - ***Lactobacillus rhamnosus GG*(LGG)** : (Aliment Pharmacol Ther. 2015;42(10):1149-57)
      - 항생제에 영향을 받지만 베타락탐, 마크로라이드 항생제와 투여 시 장내 정착이 가능하다는 연구가 있음.
    - **소아**에서는 **항생제 유발 설사가 흔해서 보다 루틴하게** 사용.
    - **성인**은 항생제 먹고 설사했다는 **히스토리가 있는 경우** 처방.

- Clavulanate를 처방하는 경우 설사 가능성이 높아, 고용량 Amoxicillin 또는 세파로 바꿔 처방하는 것이 우선입니다. 하지만 이런 항생제에서도 설사는 발생할 수 있어서 정장제가 필요한 경우들이 있습니다.

◦ **급성 감염성 설사**

▪ 정상 소아와 성인에서 효과적(국내 가이드라인) → *Lactobacillus GG*, *Saccharomyces boulardi*가 많은 연구결과 확보, 학회에 따라 권고하지 않는 가이드라인도 있음.

◦ **국내 사용 가능한 정장제의 예시**

▪ *Saccharomyces Boulardii* [**비오플**(**일반-비급여**)] - **임상적 근거는 가장 높다고 할 수 있음.**

▪ *Lactobacillus rhamnosus* LCR35 [**람노스산**(**일반-급여**), **람노스캡슐**(**일반-비급여**)]

- 제품설명서에 정확한 균주가 나와 있지 않아 한화제약에 문의하니, **LGG와 다른 균주**인 *L. rhamnosus* LCR35라고 합니다. 소아 변비에 대한 RCT가 있는 균주로, 설사에 대한 논문을 찾기는 어려웠습니다.
- 임상적으로는 설사 개선과 항생제 설사 예방에 많이 사용하고 있습니다.

▪ *Lactobacillus Acidophilus* [**아시토바캡슐**(**일반-급여**)] - 연구가 많이 된 균주 중 하나

▪ *Lactobacillus rhamnosus* R0011+*Lactobacillus helveticus* R0052[**라시도필캡슐**(**일반-급여**)]

▪ *Enterococcus faecium*이 포함된 경우 내성 유전자를 전달할 가능성에 주의

▪ 균주가 많을수록 유리 → 100억 개 이상 포함하는 제형을 복용해야 효과를 보지만 연구에 따라 더 적게도 효과를 본 경우도 있음.

▪ 대부분의 냉장 보관이 선호되지만, 제조사의 설명에 따라 실온 보관이 가능한 제품도 있음.

- 정장제의 심평의학

요양급여 기준(고시 제2017 -77호)
1. **균주의 특이성(Strain specific)**이 있으므로 인정 가능한 상병 및 그에 따른 유효한 균주를 선택하여 쓰는 것이 바람직함. 2. 허가사항 범위 내에서 아래와 같은 기준으로 투여 시 **요양급여로 인정**하며, 동 인정기준 이외에는 **약값 전액을 환자가 부담**토록 함. - 아 래- 가. **6세 미만**의 **급성감염성설사**(Acute infectious diarrhea) 나. **6세 미만**의 **항생제에 의한 설사**(Antibiotic-associated diarrhea: 항생제 연관설사) 다. **괴사성 장염**(Necrotizing enterocolitis)
• **급여 제품** 사용 시 : 우선 허가사항에 맞게 '위장염' 또는 '설사'코드가 있어야 합니다. 그리고 급여기준상 6세 미만의 급성감염성 설사, 6세 미만의 항생제 유발 설사, 괴사성 장염에만 급여인정되며 인정기준외 허가사항(성인 등)에 대해서는 전액본인부담처방을 해야 합니다. • **비급여 제품** 사용 시 : 자유롭게 사용 가능

간장용제, 이담제

[일반원칙] 간장용제
1. **허가사항 범위 내에서 투여 시 요양급여를 인정**함 2. 허가사항 중 **간질환에 투여**하는 경우에는 **아래와 같은 기준**으로 투여시 **요양급여를 인정**하며, 동 인정기준 이외에는 **약값 전액을 환자가 부담**토록 함. - 아 래 - 가. 대상환자 1) 투여개시 **AST**(Aspartate Transaminase) 또는 **ALT**(AlanineTransaminase) **수치가 60U/L 이상**인 경우 또는 **AST 또는 ALT 수치가 40-60U/L**인 경우는 **3개월 이상 40U/L 이상**으로 지속되는 경우 2) 투여 중 AST 또는 ALT 수치가 **40U/L 미만이라 할지라도** 환자의 상태나 투여소견에 따라 **지속투여 인정** ※ 간암, 간경변 환자가 간염을 동반한 경우에도 동일한 기준 적용 나. 투여방법 1) **이담제를 포함**하여 **경구제 2종 이내 인정** 2) "국민건강보험 요양급여의 기준에 관한 규칙 [별표1] 요양급여의 적용기준 및 방법 제3호 나목. 주사"의 조건에 적합한 경우에 한하여 비경구제 1종과 경구제 1종 인정 3. **항바이러스제**(Lamivudine, Clevudine, Telbivudine, Entecavir, Adefovir, Tenofovir disoproxil, Tenofovir alafenamide, Besifovir, Sofosbuvir, Ledipasvir+Sofosbuvir, Elbasvir+Grazoprevir, Glecaprevir+Pibrentasvir 경구제, Sofosbuvir+ Velpatasvir 경구제, Sofosbuvir+Velpatasvir +Voxilaparevir 경구제, 인터페론제제, 페그인터페론제제)와 **병용투여** 시 **1종은 약값 전액을 환자가 부담**토록 함
• **간질환에 처방 시 급여 처방을 위해 피검사가 필요**→수치가 만족하지 않거나, 검사하지 않았다면 전액본인부담 • **지속투여 인정 :** 한번 급여 처방이 되면 이후에는 수치 상관없이 급여 처방 • **담석증에 허가사항이 있는 제품 :** 일반원칙 '2.'의 간질환이 아니기 때문에, '1.'으로 급여 처방 가능 → 간수치 상관없이 초음파 소견 등으로 처방 가능 • **간질환에 투여 시 이담제와 2종 이내 병용 인정**

• 간장질환용제의 허가사항

상품명	성분명	허가 사항
우루사정100mg (일반-급여)	ursodeoxycholic acid 100mg	○ 담즙분비 부전으로 오는 간질환, **담도(담관, 담낭)계 질환** ○ 만성 간질환의 간기능 개선 ○ 소장절제 후유증 및 염증성 소장 질환의 소화불량
고덱스캡슐(전문-급여)	Carnitine orotate 등	트란스아미나제(SGPT)가 상승된 간질환
닛셀정(전문-급여)	Biphenyl Dimethyl Dicarboxylate	지속적으로 ALT가 상승되어 있는 만성간염
레가론캡슐(일반-급여)	밀크 시슬(Silymarin)	다음 질환의 보조 치료 : 독성 간질환, 만성 간염, 간경변
유디비캡슐(전문-급여)	Biphenyl Dimethyl Dicarboxylate ursodeoxycholic acid 50mg	지속적으로 SGPT가 상승되어 있는 만성 지속성 간염

○ **상병코드 : K73을 이용**[K73.8(달리 분류되지 않은 기타 **만성간염**)]. K70(알코올성 간질환), K71(독성 간질환) 등도 허가사항에 따라 사용 가능. 밀크 시슬 제품은 허가 사항에 맞게 독성간질환, 만성 간염, 간경변 코드를 넣도록 하며, K76.0(분류 안 된 지방간)과 K76.9(상세불명의 간질환)는 사용하지 않음.

- γ-GTP가 상승되어 간장용제를 처방할 때도 급여기준에 따라 AST, ALT를 기준으로 처방해야 합니다.
- ALT(=SGPT)가 상승된 간질환에 허가된 고덱스, 닛셀, 유디비와 같은 간장용제는 ALT가 상승된 경우에 처방해야 삭감으로부터 안전합니다.

• **이담제의 허가사항**

상품명	허가 사항
우루사정100mg(일반-급여)	◦ 담즙분비 부전으로 오는 간질환, 담도(담관, 담낭)계 질환
우루사정200mg(전문-급여)	◦ 콜레스테롤 담석증 ◦ 원발 쓸개관 간경화증(Primary Biliary Cirrhosis: PBC)의 간기능 개선 ◦ 만성 C형 간염 환자의 간기능 개선
우루사캡슐250mg(전문-급여)	콜레스테롤 담석증
우루사정300mg(전문-급여)	◦ 원발 쓸개관 간경화증(Primary Biliary Cirrhosis: PBC)의 간기능 개선 ◦ 급격한 체중 감소를 겪은 비만 환자에서의 담석예방 ◦ 위 절제술을 시행한 위암 환자에서의 담석예방

- 우루사 100mg가 간장용제로 TID로 복용하도록 되어 있는데, 복약 순응도를 생각해서 200mg를 QD로 줘야겠다고 생각할 수 있습니다. 하지만, 우루사 200mg는 분류 자체가 '이담제'로 다르고 허가사항도 달라 처방에 주의해야 합니다.
- 우루사 100mg은 간장질환용제로 분류되어 있으나 담도질환에 허가사항이 있고, '일반원칙-간장용제'의 1번에 따라 담도질환에 처방하여도 급여 처방이 가능합니다.
- 담석질환에 처방 시에 일반원칙과 상관없이 처방이 가능 → 초음파 등의 검사로 진단하고 혈액검사는 급여 처방에 필요하지 않음.
- 상병코드 : K80.80(기타 담석증, 폐색의 언급이 없는), B18.2(만성 바이러스 C형 간염), K74.39(원발성 담즙성 경변증, 상세불명) 등을 허가사항에 맞게 처방
  - 우루사정 300mg : E668(병적 비만) + JX999("주 1.5kg 이상 체중감소로 담석 예방") 기입으로 처방 가능, 비급여 목적의 비만 치료에서는 진료 자체가 비급여기 때문에 비급여 처방.

소화기약제가 아닌 약을 처방하는 경우

신경조절제 사용

- **Amitriptyline**[에나폰정], **Nortriptyline**[센시발정] : IBS(K588/589) 상병에서도 허가사항외로 급여 인정
  - TCA는 여러 기능성 소화기 질환에서 증상 개선에 evidence가 많습니다. 특히 pain 경감에 효과적입니다.

- 부작용에 주의 : 입마름, 시야 흐려짐, 변비, 배뇨장애, 인지저하, 부정맥
- Amitriptyline은 각종 소화기 질환에 가장 근거가 많지만, 항콜린효과가 크기 때문에 IBS-C와 같이 변비가 증상인 환자에서 사용하지 않습니다. 또한, 부정맥 유발 등의 부작용이 있어 EKG 스크리닝이 권고됩니다.
- Nortriptyline은 amitriptyline보다 항콜린효과가 적어 노인에서 사용할 때 등에서 선호되지만, 자주 품절됩니다.

◦ **Mirtazapine**[**레메론정**] : 우울증 상병이 반드시 있어야 함. 비정신과의사가 투여 시 60일까지 처방 가능하고 반복처방도 가능.

◦ 소화기 질환에서는 에나폰, 센시발 10mg와 같이 low dose를 사용.

◦ 4주 이상 사용해야 천천히 효과가 나타납니다.

기타 약제 사용

- **Baclofen** : 뇌, 신경계 장애 코드가 있어야 해서 사실상 사용하기 어려움.

Reference

1 Gheorge C, et al. Romanian guidelines on the diagnosis and treatment of exocrine pancreatic insufficiency, J Gastrointestin Liver Dis. 2015 Mar;24(1):117-23.

2. Gut Microbes. 2017 Jul 21;8(6):521-543.

3. Infect Chemother. 2019 Jun;51(2):217-243.

CHAPTER 22

노인 식욕부진의 원인과 치료

역학

1. 역학

- 지역사회 고령인구 20%가량, 병원이나 요양시설 입원 노인인구의 30-40%까지 동반
- 노쇠한 노인의 50% 이상이 영양불량
- 여성이 남성보다 많은 유병을 보인다고 알려져 있습니다.

2. 국내연구 (J Korean Soc Food Sci Nutr 2014;43(9):1431-8)

- 지역사회 노인 419명 중 35.1%가 식욕부진
- **질병, 우울감, 신체장애**와 강한 연관관계를 보임
- 가장 흔한 원인 : 남성 - 중추신경계 질환 / 여성 - 내분비계 질환

식욕 감소의 원인

1. 생리적 원인 : 후각소실, 시력감퇴, 미각 변화, 조기 포만감, 호르몬으로 인한 식욕 감소

- 신배설능 감소로 인한 CCK 농도 증가, 노르에피네프린과 테스토스테론의 감소 등

2. 사회적, 심리적, 문화적 원인 : 경제적 문제, 식재료 준비나 구입의 어려움, 우울증

- 특히 우울증 - 장기 요양시설에서 체중 감소가 있는 거주자 36%를 차지하기도

3. 급만성질환

- 급성 질환으로 입원 시 매일 1%의 근감소가 일어난다는 보고도 있음. 에너지 요구량은 증가하는 반면, 음식 섭취는 감소.

4. 약물 복용 : 식욕을 직접적으로 떨어뜨리거나, 맛이나 후각에 영향을 주는 약물

- 혈압약, 항생제, 오피오이드 등

체중 감소의 치료 가능한 원인(MEALS-ON-WHEELS)

1. Medications : 디곡신, 테오필린, 시메티딘 등
2. Emotional : 우울증 등
3. Alcoholism 및 기타 : 노인 학대, 신경성 식욕부진 등
4. Late-life paranoia(만기 편집증)
5. Swallowing problems(삼킴 장애)
6. Oral factors(구강 문제)
7. Nosocomial infections, No money : *C. difficile*, *H. pylori*, 결핵, 경제적 원인 등
8. Wandering and dementia-related factors(치매 관련 요인 및 방황)
9. Hyperthyroidism, Hypercalcemia, Hypoadrenalism(내분비 질환)
10. Enteral problems : 글루텐 장병 등
11. Eating problems(식사 문제)
12. Low salt, low cholesterol, and other therapeutic diets(저염 및 저지방 식단 등 치료적 식단)
13. Stones : 담낭염 등

식욕저하 및 체중감소 노인의 평가

1. **신체 평가** : 키, 체중(BMI), 허리둘레
2. **생활 양식 조사** : 식사 준비가 어려워 대충 식사를 해결하시는 어르신들이 많기에 여쭤봐야겠습니다.
    - 식사는 누가 준비하고 어떻게 먹고 있는지
    - 식사 패턴은 어떠하고 다양한 식사를 하고 있는지
3. **설문 평가**
    - MNA
    - DETERMINE : 미국 영양학회 자가 설문지 → 번역하여 외래에서 이용 가능
        - 0-2 : good / 3-5 moderate risk / 6 이상 high risk
    - SNAQ : 한국어로 된 자가 설문지
        - A=1 ~ E=5점으로 계산 → 14점 미만 시 체중감소 위험 높음.
    - ACOVE-3
    - GDS(노인 우울척도)
4. **신체조성 평가(인바디)**
    - 노화에 따라 체지방 증가, 체내 수분 감소, 단백질 감소, 골밀도 감소
5. **혈액검사** : CBC, serum albumin, lipid profile, LRFT, TFT
    - Albumin - 3.5g/dL 이하면 의미가 있음. 입원 환자, 재가 환자 모두에게 유용
    - Prealbumin - 반감기가 48시간으로 빠른 반응을 평가할 수 있음.

6. **미량 영양소** : vitamin B12, Zinc, Magnesium, folate, selenium

- vitamin B12 : 위절제술 외에도 metformin 장기 복용자에서 결핍 가능. 당뇨병성신경병증과 증상이 유사할 수 있어 감별이 쉽지 않으며, 장복한 경우 한번씩 검사하는 것이 도움이 될 수 있음.

표 노인에서 체중감소를 예측하기 위한 식욕 설문지-SNAQ Simplified nutritional appetite questionnaire

1. 나의 식욕(입맛)은	2. 나는 식사할 때
A : 매우 나쁘다. B : 나쁘다. C : 보통이다. D : 좋다. E : 매우 좋다.	A : 몇 숟가락을 먹은 후 배부름을 느낀다. B : 한 끼 식사의 1/3 정도 먹은 후 배부름을 느낀다. C : 한 끼 식사의 1/2 이상 먹은 후 배부름을 느낀다. D : 한 끼 식사 대부분을 먹은 후 배부름을 느낀다. E : 한 끼 식사를 다 먹은 후에도 배부름을 느낀 적이 거의 없다.
3. 음식 맛이	**4. 나는 보통 하루에**
A : 매우 나쁘다. B : 나쁘다. C : 보통이다. D : 좋다. E : 매우 좋다.	A : 한 끼 미만의 식사를 한다. B : 한 끼 식사를 한다. C : 두 끼 식사를 한다. D : 세 끼 식사를 한다. E : 네 끼 이상의 식사를 한다

출처 : Curr Pharm Des. 2007;13(35):3637-47.
14점 이하 : 영양결핍 위험과 불수의적 체중 감소의 위험 증가(Cancer Res Treat. 2019;51(4):1612-9)

환자의 약물 복용력 확인

약물	결핍 가능 영양소	약물	결핍 가능 영양소
Alcohol	Zinc, vitamins A, B1, B2, B6, B12, folate	Isoniazid	Vitamin B6, niacin
Antacids	Vitamin B12, folate, iron	Metformin	Vitamin B12
Aspirin	Vitamin C	Phenytoin	folate, Vitamin B1, D, K
Colchicine	Vitamin B12	Proton-pump inhibitors	Calcium, iron, vitamin B12
Loop Diuretics	Magnesium, vitamin B1, potassium	Thiazide diuretics	Calcium, Magnesium, potassium, Zinc

식욕 부진의 치료

1. 가장 중요한 것은 **가역적 원인을 찾아서 교정**하는 것!
    - 섭취량, 복용 약물 조절, 우울증 치료, 기저질환 치료, 암 치료
2. **약물 치료**는 **일시적인 효과**이며, 근본적인 해결이 되지 않을 수 있습니다.

비약물적 치료

일반적인 권고 사항

1. 여러 명이 함께 식사를 한다.
2. 충분한 휴식을 취한다.
3. 세 끼 중 가장 잘 먹는 식사 때의 먹는 양을 늘리고 고칼로리 음식을 제공한다.
4. 음식 종류를 다양화한다.
5. 식간 간식과 소량의 잦은 식사를 한다.
6. 변비와 설사를 조절한다.
7. 정기적인 **운동프로그램**에 참여한다.
8. 씹기 쉽고 잘 넘어가는 음식을 제공한다.

비약물적 치료 권고

- **영양 중재** : 고열량 식이, 작지만 여러 번 드시도록, 금기가 없다면 **입맛을 돋우는 양념 사용(MSG, 소금 등)**
    - **경구영양 보충제** 사용 고려 : 당뇨환자의 경우 당류가 많이 포함되어 있는지 확인 필요.
        - 칼로리 보충 : 뉴케어, 에너지바 등 기존 식사를 방해하지 않도록 2시간 간격을 두고 복용
        - 단백질 보충제 : BCAA, 유청 단백, 대두 단백 등.
        - 미세 영양소 보충제 : 영양 불균형이 있는 경우 고려
- **신체 활동 권고** : 적절한 운동은 식욕 향상과 전반적 건강에 도움
- **정신적 지원** : 우울증 상담, 불안 해소 등
- **지역사회 지원** : 식사를 위해 식재료를 구입하고 조리하는 데 어려움을 겪는 경우가 많습니다.
    - 65세 이상의 거동 불편자 또는 치매 환자의 경우 노인장기요양 서비스 신청을 권유하는 것도 도움이 될 수 있을 것 같습니다. 주간 보호센터 등에서 식사를 챙겨줄 수 있기 때문입니다. 의사소견서 작성도 수가가 6만원 정도로 괜찮은 편입니다.

약물 치료

1. **식욕촉진제** : 상병코드 R63.4 abnormal weight loss, R63.0 Loss of appetitie

- **Mirtazapine** : 부작용으로 체중증가가 있는 항우울제. **우울증과 연관된 식욕 저하**에 효과적. (우울증 관련 상병코드 필요)
  - alpha-2 NE antagonist로도 작용
  - **레메론정(전문-급여)** → 항우울제로서 비정신과 의사 처방 시에 **60일 범위 내**에서 인정. 1회 처방 시 60일 이내만 지키면 **반복 처방도 가능**하다는 질의 응답 있음.
  - 수면제로도 사용하는 약이므로 주간 졸림이 심할 수 있습니다.
- **Megestrol** : Synthetic progestin
  - 스테로이드 성분이라 장기 복용 시 부신기능저하 등 부작용이 많으며, DVT와 연관되어 있다는 보고도 있습니다.
  - 암환자에서 허가가 나 있지만, 임상적으로 많은 환자에서 사용되기는 합니다.
  - **메게이스내복현탁액(전문-급여)** : 암 또는 AIDS 환자의 식욕부진, 악액질 또는 원인불명의 현저한 체중감소의 치료
    - 급여 제품은 급여 기준이 까다롭습니다.
    - 일반 노인 환자에서 사용하려면 비급여 제품을 이용. ex. **메게시아현탁액(전문-비급여)**
- **Cyproheptadine** : serotonin & histamine antagonist
  - **트레스탄캡슐(일반-비급여)** : Cyanocobalamin 1mg, Cyproheptadine 1.5mg, Dl-carnitine 150mg, L-lysine 150mg
  - 항콜린 효과로 인해 노인에서 인지저하, 졸림, 어지러움, 소변 정체, 입마름, 변비, 추체외로증상 등의 부작용을 주의해야 합니다.
  - Tachyphylaxis : 빠르게 내성이 발생합니다.

2. **호르몬 치료** : 아직 연구 중이며, 임상적으로 사용하기 어려움
  - Ghrelin Agonist, Leptin Analogues
  - 테스토스테론, 성장호르몬 : 결핍 환자에서 도움이 될 수 있음

3. **Micronutrient supplements**
  - **Calcium, vit D**가 우선적으로 권고됨.
  - **Folic acid, vit B6, vit B12** : 임상적으로 의심이 되거나, 흡수 저하를 일으킬 수 있는 약물을 사용하는 경우 검사 후 보충 권고. 일률적인 보충은 필요하지 않음.
    - 특히 혈압약으로 이뇨제 사용, 당뇨병 환자의 metformin 사용, 위장약으로 PPI 사용
  - **Vit E, Zinc** : 면역력을 증가시킨다는 근거는 부족. 항산화제는 특정 상황에서 심혈관계 위험도를 증가시킬 수 있어 주의
  - vit E : 치매나 심혈관질환 예방 효과 없음. 출혈성 뇌졸중, 심부전 악화의 보고가 있음.

Reference

1. J Korean Soc Food Sci Nutr. 2014;43(9):1431-1438.

2. 김재규, 식욕부진과 체중감소, 2012년 대한내과학회 춘계학술대회

3. 박경채 외, 노인 식욕부진의 치료, 2010 대한임상노인의학회 춘계학술대회

CHAPTER 23

호흡기 대증치료 처방하기

감기/대증치료 처방

비약물 요법

- 감기는 치료제가 따로 있지 않고 처방약은 불편한 증상을 줄여줄 뿐이며, **휴식**과 **충분한 수면** 및 **수분 섭취**가 가장 중요
    - 따뜻한 차, 꿀 또는 레몬차를 마시기, 평소보다 물을 2-3잔 더 많이 마시기
- **습도 50-60%→코 점막이 건조하면 바이러스에 더 취약해짐**
- **실내온도 18-22도 :** 살짝 시원하게 실내온도를 유지해야 코 점막 울혈을 줄일 수 있음.
- **헛기침하지 않기** : 점막 손상을 유도하고 성대 주변을 자극하여 기침을 오히려 악화시킴. 가래가 잘 뱉어지지 않으면 너무 무리하지 말고 차라리 삼키도록 하는 것이 좋음. 가래를 뱉는 허프 기침을 교육하는 것이 도움이 되기도 합니다.
    - **허프 기침(Huff coughing)** : 기침은 기도에 강한 압력을 가하는 반면, 허프 기침은 기도내 압력이 갑자기 올라가지 않도록 합니다.
        - 숨을 깊게 들이쉰 뒤, 유리창에 입김을 불듯이 '하–'하며 공기를 내쉬되, 빠르고 강하게 내쉽니다.
- 겨울철에 목 따뜻하게 하기 : 목도리, 스카프 등
- **코세척 :** 코점막에 남아 있는 바이러스나 세균을 씻어내어 염증을 완화하는 효과+코점막이 건조해지지 않도록 함.
    - 코크란 메타분석에서 급성 상기도 감염에서 효과 있다는 결과 (Cochrane Database Syst Rev. 2015;2015(4):CD006821)
        - 효과가 있더라도 일반적인 감기에서 코세척까지 교육하면 오히려 거부감이 생기므로 기저에 알레르기 비염이 있는 경우에 주로 시행.

- 150mL 이상 large volume이 효과적.
- **중이염**에서는 금기

감기 대증치료 약물 처방

1. 발열 및 통증 : 진통소염제, 해열진통제
2. 콧물, 코막힘 : 항히스타민제, 비충혈완화제
3. 기침 및 가래 : 진해거담제
4. 인후통 : 탄툼 가글
5. 항생제
6. 스테로이드
7. 스테로이드 나잘 스프레이
8. 위장약

- **감기 진료의 명확하게 정립된 가이드라인은 없습니다.** 상황에 맞게 경험적으로 처방해야 합니다.
- 감기에서 항생제는 대부분 필요하지 않음. 일부 심하고 농성 가래 또는 농성 콧물이 있는 경우에서도 소수가 도움이 됩니다.
- 감기는 상기도 감염으로 주로 코증상에 대한 치료가 주가 됩니다.
- **모든 증상을 조절하려다가 약이 지나치게 늘어나면서 부작용만 늘리기도 합니다.**

환자에게 교육할 내용

- 감기 치료에서 결국에 나 스스로 잘 싸워내는 것이 중요하며 약은 불편한 증상을 도와드리는 것뿐입니다.
  - 충분한 휴식과 수분 섭취를 하면 호전이 될 수 있으나, 그럼에도 들어온 바이러스나 균에 따라서 심해지거나 2차적인 감염이 올 수 있습니다. 그럴 때는 다시 오셔서 관리를 받으셔야/항생제 처방이 들어가야 합니다.
- 가래, 기침이 **2주 이상** 오래가면 **흉부 X선 촬영이 필요**합니다. : 의학적 & 방어적 목적으로 설명합니다.
- **항생제 처방의 적응증**과 **2차 감염의 징후**에 대해 설명 :
  - 항생제를 주지 않는 경우라도 항생제 처방의 적응증에 대해 교육하면 좋습니다. (그럴 때 의사가 세균 감염을 놓쳤다고 생각하기보다, 2차 감염이 온 것이라고 환자 스스로 납득할 수 있도록 합니다.)
  - 또한 2차적으로 세균 감염이 왔을 때의 증상들에 대해 간단히 교육하면 좋습니다.
  - 설명을 잘 해드린 경우라면, 증상이 심해져서 오더라도 "왜 약 먹어도 안 나았나요?"보다 "선생님께서 말씀하신 증상이 생겼어요."하고 오시기에 라뽀 유지에 좋은 것 같습니다.

- **Short-term f/u이 필요한 경우**
  - **심한 증상**(수액까지 맞는 경우 등)
  - **일반적인 감기의 양상에서 다른 경우**(인두편도염 또는 부비동염에 해당하여 항생제를 투여한 경우 등)
- **다시 내원해야 하는 적응증**에 대한 설명
  - 호전 후 다시 심해지는 양상
  - 고열 발생
  - 항생제 적응증에 해당하는 증상 발생

1. 발열 및 통증 조절 → 진통소염제, 해열진통제 처방

※ 처방

- 두통, 근육통 : acetaminophen or NSAID
- **처방 시 고려사항**
  - 1. Acetaminophen vs NSAID → **NSAID를 사용할 수 있다면 NSAID를 우선 처방**
    - **해열 효과** : common cold에서는 큰 차이가 없음. 다만 경험적으로 NSAID가 빠른 느낌.
    - **진통 효과** : 감기로 인한 통증은 염증에서 기인하기 때문에 **항염효과가 있는 NSAID가 효과적**
    - Acetaminophen 처방 : 경미한 증상, NSAID 부작용이 우려되는 경우(고령, 위장장애, 위장출혈, 신기능 저하자, 심부전, 간경변 등)
    - NSAID 처방 : 심한 인후통, 몸살, 두통 등이 심하면 NSAID를 우선 고려
      - Dexibuprofen, Pelubiprofen → 빠른 약물 효과 발현
      - 일차진료 환경에서 NSAID를 처방할 때 진통소염제 먹고 속 쓰린 적이 있는지 물어보고 위장약을 추가해 주면 환자 만족도 상승
  - 2. **효과가 부족하다면**
    - 우선 감기가 맞는지 재차 확인
    - Step-up 1 : **NSAID+Acetaminophen 교차 투여**
    - Step-up 2 : 통증 코드(M1399 or M2550) **하 acetaminophen+Tramadol 복합제 처방**
      - 단, Tramadol 복용력이 있는 환자에서 고려. 처음 복용하면 구역, 어지러움 등 부작용
  - 3. **주사제 처방**?
    - 상하기도 감염에 허가사항은 없지만 통증 코드 넣고 NSAID나 Tramadol을 IM으로 투여하기도 함.
      - Diclofenac은 효과가 좋으나 쇼크 위험으로 일차의료기관에서는 주의. Ketorolac은 덜하다고 알려져 있지만, 역시 아나필라시스 쇼크가 보고되어 있음.
      - Tramadol은 구역 · 구토가 심한 경우가 있음.
      - NSAID 주사시 PO NSAID를 처방하면 DUR 효능군 중복으로 걸려 사유를 입력해야 하

고, 약국에서도 전화가 올 수 있음.

- 4. **스테로이드 처방**?
  - 스테로이드는 효과는 매우 좋으나 일반 감기에서는 부작용 우려로 정말 심한 경우가 아니라면 처방하지 않습니다.
  - 효과는 매우 좋습니다.
  - methylprednisolone[피디정]이 mineralocorticoid potency가 적어 Prednisolone[소론도정]보다 선호됩니다.

※ 심평의학

- **감기로 주로 사용하는 상병** : **상기도**[J00, J069], **하기도**[J209]
  - **상기도**, **하기도** **상병 : acetaminophen, ibuprofen, dexibuprofen, morniflumate** 급여 처방 가능.
  - **상기도 상병 : pelubiprofen**(일반형 30mg → 급성상기도염에도 허가 ○, 서방정은 감기에 사용 ×) 급여 처방 가능
  - Diclofenac도 J069, J010로 처방 가능. J00은 검색되지 않음. (이비인후 영역의 염증 및 동통에 허가)
  - Loxoprofen도 급성상기도염에 허가가 나 있으나, 고시 기준에는 포함되지 않아 전액본인부담으로 처방해야 함.
- **다른 NSAID 처방** : 통증 관련 상병인 M1399(상세불명의 관절염), M2550(관절통증, 다발부위), M79108(기타 근통, 다발 부분) 등을 허가 사항에 맞게 넣고 처방 가능. (단, 골관절염에만 허가가 있는 NSAID는 골관절염 코드가 필요)

2. 코막힘, 콧물 : 비염약 처방

※ 처방

- **코막힘 vs 콧물에 따라 처방**
- 코막힘 : **비충혈억제제 사용**
  - 처방 단계
    - 코막힘 : **Pseudoephedrine 처방**(→ **슈도에페드린 사용하기 어려운 경우 : LTRA 또는 국소 비충혈억제제)**
    - step-up **: Pseudoephedrine + LTRA**
- 콧물 : **항히스타민제 사용**
  - **처방 적응증** : **물처럼 줄줄 나오는 콧물** / **알레르기 비염이 동반**
    - 항히스타민제 처방 시 분비물을 끈끈하게 만들어 점액배출을 어렵게 할 수 있어 주의
    - 물처럼 줄줄 나오는 콧물이 주로 불편하신 분이 아니라면 처방하지 않습니다.

- 처방 단계
  - 콧물 : 1세대 중 Chlorpheniramine(→ 1세대 쓰기 어려운 경우 : 2세대 항히스타민제)
  - Step-up : **1세대+2세대 병용**
- 콧물+코막힘 : **Pseudoephedrine+항히스타민제**가 포함되도록 약제 조합 또는 복합제 사용
- **처방시 고려 사항**
  - **항히스타민제**
    - **증상 지속 기간에 따른 사용 : 5일 이내 콧물이 심할 때 사용 / 지속적인 증상**에는 **사용하지 않음 / 만성 기침**에 1세대 항히스타민제 **사용**
      - 가이드라인 : **5일 이내의 '성인' 감기**에 단기간 사용은 효과 있으나(**소아는 권고 ×**), 5일 후 더 악화되거나 10일 이상 지속되는 acute post-viral rhinosinusitis에서는 근거가 없음.
      - (코크란 메타분석도 뒷받침 : Cochrane Database Syst Rev. 2015;2015(11):CD009345)
    - **항콜린 효과를 이용**하기 때문에 2세대보다 **1세대 항히스타민제**가 상기도 감염의 비증상에 더 효과적이며 일부 근거도 있음.
      - 항히스타민 효과는 알레르기성 반응이 일어날 때 효과가 있는 것입니다.
    - 항히스타민제는 여러 가지 부작용이 많고 효과가 없거나 크지 않은 편으로, **알레르기 비염**을 동반한 경우에 효과가 있습니다.
    - 항히스타민제를 처방할 때는 항상 **졸림, 요폐 부작용과 입마름, 변비** 등의 부작용에 대해서 설명합니다. 특히 1세대 항히스타민제는 **열성경련의 병력**의 소아, **경련 환자, 폐쇄각 녹내장, BPH**에서 처방하지 않습니다.
    - 항히스타민제는 콧물 양을 줄여주지만, **점도를 높여 오히려 배출을 어렵게 하기도** 합니다. 섬모 운동도 감소시킴. **가래도 같이 배출이 어려워지기도** 함.
    - 감기 증상으로 수면이 어려운 환자분께 일부로 처방하기도 하지만, 수면의 질은 감소(REM 수면 장애)합니다.
  - **슈도에페드린제**
    - 부작용 : 항콜린성 부작용(**입마름, 배뇨장애**), **두근거림**, **두통**, 혈압상승 가능, 당뇨 환자에서 혈당 올릴 수 있음.
      - 전립선비대증, 심혈관질환, 당뇨병, 항콜린 부작용이 우려되는 경우 처방을 피해야 합니다.
    - **불면**이 오기도 하고, 반대로 졸리다고 하는 분들도 있음. → **수험생** 등에서는 **국소 비충혈 억제제**를 사용
  - **국소 비충혈 억제제**
    - 가이드라인에서 acute viral rhinosinusitis, acute post-viral rhinosinusitis에서 사용할 수 있다고 기술.
    - 오래 사용하게 되면 **반동성 비염**이 발생 → **3-7일간 사용으로 제한**할 것을 설명.
    - **시험을 앞두고 있거나 면접이 있는 등 중요한 일**이 있다면 항히스타민제나, 슈도에페드린제의 부작용이 없는 국소 제형을 사용.
    - 아주 예민한 분들은 국소 제형에도 불면, 빈맥 등의 교감신경 항진 작용이 나타날 수도 있습니다.

※ 소아에서 코막힘, 코딱지

- 스스로 코를 풀지 못하는 소아는 입을 벌리고 있고 그로 인해 후두염 등 더 심한 증상으로 발전할 수 있습니다.
- **생리식염수 스프레이** : 코세척처럼 효과적이지 않고, 근거 없음. 경험적으로 **소아에서 코딱지 제거**를 위해서 사용, **성인 코 건조감**에도 사용
  - **엔클비액**(**일반-비급여**) : 40mL, 7,000-8,000원가량. 건조증상 완화.
  - **코나프레쉬나잘스프레이액**(**일반-비급여**) : 100mL, 10,000원가량. 비강 세척 또는 비점막 건조증상 완화에 허가.
  - **피지오머비강세척액스프레이노즐**(**일반-비급여**) : 115mL, 13,000원가량. 비강 세척에 허가
  - **하벤프레쉬나잘스프레이**(**일반-비급여**) : 15mL 8,000-10,000원가량. Dexpanthenol, sodium hyaluronate 포함. 코점막의 보습 및 보호에 허가. 하벤프레쉬는 주로 코 건조감 개선 또는 딱딱해진 코딱지를 불려서 제거하는 용도로 사용.

※ 심평의학

- 상병명 J069, J209, J303[기타 알레르기 비염], L509, J459 등 사용.
  - **항히스타민제** – J303 알레르기 비염 상병코드 사용
    - 2제까지 알레르기질환에서 인정. 3제 사용 시에는 JX999에 꼭 필요한 사유를 작성하면 사례별로 인정.
    - **페니라민정**(chlorpheniramine)은 J00, J069(상기도)도 가능.
  - Pseudoephedrine[**슈다페드정**]은 J00, J069에서도 처방 가능. 상당히 저렴(32원)
    - 용량 : 1T BID-TID, 고령에서는 0.5T BID 정도로 감량하여 사용.
  - **Pseudoephedrine+항히스타민제 복합제**는 J303 등 알레르기비염에서 처방 가능.
    - **코싹엘정**[levocetirizine 2.5mg+Pseudoephedrine 120mg(**전문-급여**)] : BID로 처방, **3주 처방 제한** 있음. 서방형 형태.
    - **리노에바스텔캡슐**[Ebastine 10mg+Pseudoephedrine 120mg(**전문-급여**)] : QD-BID로 처방, 허가사항에 알러지 비염 10일, 감기 관련 비염에 3일. 서방형 형태.
    - **액티피드정**[Triprolidine 2.5mg+Pseudoephedrine 60mg(**일반-비급여**)] : 비급여라 처방 자유로움. 1세대 항히스타민제.
  - **병합하여 사용**하는 방법도 있음.
    - ex. pseudoephedrine 120mg 서방형(코싹엘정, 리노에바스텔) 오전+액티피드 0.5T : 저녁 불면증을 예방하기 위해 슈도에페드린의 양을 조절.
- **LTRA 사용** : J303+JX999("비폐색이 주증상인 알레르기 비염" 기입)
  - 싱귤레어정[Montelukast 10.4mg(**전문-급여**)]
  - 몬테리진캡슐 : 천식과 알레르기 비염이 동반된 경우 급여 가능

- **국소 비충혈억제제** : **비급여**
  - **오트리빈**[Xylometazoline HCl 1mg(**일반-비급여**)], **코앤쿨나잘스프레이**[Chlorpheniramine+Xylometazoline(**일반-비급여**)]

참고 : **페닐에프린**은 FDA에서 만장일치로 감기에서 퇴출

3. 기침, 가래 → 진해거담제 처방

※ 처방

- **상병명 J209/J40/J402 사용 : 급성 기관지염**
- **기침** : **말초성 진해제(Levodropropizine[드로피진]) 우선 고려**(단, levodropropizine은 하기도 상병 필요)
  - 심한 증상은 처음부터 중추성 진해제도 고려 가능
    - 코데날정 등의 복합 중추성 진해제 → 심한 경우 2T까지도 처방이 가능(용법용량상 2T가 원래 용법)
  - **진해제 처방 적응증 :**
    - **마른기침**
    - **가래 기침 중 기침이 너무 심해서 일생생활이 불편**한 경우(갈비뼈통증, 수면장애)
    - **기침이 주호소**(감염 후 기침, 만성 기침)
  - **→ 증량** : 중추성과 말초성 진해제를 병용(+Theobromine or 코푸정/코푸시럽)
  - **→ 목이 간질간질한 기침** : **시럽제**가 간지러운 느낌을 덜어줄 수 있어 도움이 될 수 있습니다.
- **가래** : **거담(Ambroxol or Erdosteine)**
  - **가래를 뱉기가 어렵다면 Ambroxol같은 mucokinetics, 가래가 찐득하다면 Erdosteine 같은 mucolytics를 사용하는 것이 효과적**
  - **→ 뱉기 어려운 가래** : 거담(Ambroxol)
  - **→ 끈끈한 가래** : 거담(Erdosteine)
  - **→ 가래가 뱉기 어렵고 끈끈함** : **거담(Erdosteine+Ambroxol)**
    - **가래에 부비동염이 동반**된 경우 : 부비동염에도 허가가 있는 성분을 고려할 수 있음(단, 부비동염을 치료하기 위해 항생제에 추가하는 것은 효과가 없다는 논문이 다수)
      - L-carbocysteine[리나치올캡슐(일반-급여), 인두염 J02, 만성부비동염의 배농 J31 가능]
      - acetylcysteine[뮤테란캡슐(일반-급여)], 후두염 J040, 부비동염 J010/J320, 낭성섬유증
- **오래 지속되는 기침** : 상기도 기침 증후군, 감염 후 기침, GERD 등
  - **상기도 기침 증후군** : 1세대 항히스타민제 고려
  - **GERD** : PPI[부담스러우면 H_2 antagonist(ex. famotidine)] 고려

※ 처방 시 고려사항 :

- 진해제는 언제 처방하나?
  - **마른기침에는 도움이 되지만, 가래가 끈적하고 심한 경우 배출을 오히려 방해할 수 있음.**
  - **하기도 감염**에서는 기침을 억제하면 가래가 몸에 남아 안 좋은 영향을 미칠 가능성이 있지만, **상기도 감염**에서는 **콧물 등으로 인한 자극성 기침**이다 보니 쉽게 진해제에 손이 가는 것 같습니다.
    - 물론 하기도 감염에서 기침이 주증상인 환자에서 진해제를 처방할 수도 있습니다.
  - **후두염**에서 가래가 있는 느낌이 들어 헛기침 또는 목을 긁거나("음- 음-") 가래를 뱉어내려고 노력하지 않도록 교육합니다.
- **항히스타민제도 기관지 분비물을 dry하게 하여 배출을 어렵게 하는 경향이 있어 주의.**
- 기침은 생리적인 과정으로 세균이나 바이러스를 제거하는 기전이기도 합니다. 무조건 억제하기보다는 몸의 방어 과정이라는 점을 교육할 수도 있습니다. 다만, 기침으로 인해 갈비뼈 통증, 수면장애 등 일상생활의 불편함이 있다면 조절합니다.
- **진해제(antitussives) 약제별 효과 : 중추성 진해제가 말초성인 levodropropizine보다 효과가 크다고 느껴집니다.**
  - **중추성 진해제**(한외마약, 마약유도체 진해제) : Codeine, Hydrocodone, Dextropethophan
    → 근거가 일정하지 않음. 적정용량에서도 졸음, 변비, 구토, 변비, 소화장애, **남용, 의존** 가능.
    (chlorpheniramie이 포함되어 있어 배뇨장애 등도 가능)
    - Dihydrocodeine : 한외마약. 12세 미만 사용 금지. 중추 호흡억제 감수성 큼. 12세 이상이라도 비만, obstructive sleep apnea, 중증 폐질환을 가진 18세 미만에서도 투여 피하라는 경고 메세지 있음.
    - Dextromethophan, Ziperol은 과량복용 시 환각작용 때문에 젊은 층과 청소년에서 남용 문제가 있기도 함.
    - Benzonatate는 미국에서 남용으로 인한 심각한 부정맥 및 경련 발생 위험이 보고됨.
  - **말초성 진해제**
    - **Theobromine**[**애니코프캡슐**(**전문-급여**)] : 말초작용(TPRV-1을 차단하여 미주신경 구심신경 활성도 억제). 동물실험과 기침유도유발검사에서 효과. 임상에서 충분한 효과 검증 ×.
      - 카페인과 유사한 메틸잔틴계열의 약물. **후비루로 인한 기침**과 **급만성기관지염**으로 인한 기침에 허가.
      - 아데노신 수용체를 차단하여 추가적인 약한 **기관지확장효과**가 있어 급성기관지염에서 선호될 수 있습니다.
    - **Levodropropizine**[**드로피진**] : 말초작용(기침의 구심성 경로에서 C-섬유 억제). 임상 근거 있음.
      - 부작용 : 피로, 두통, 어지러움, 오심, 구토, 설사 / 금기 : 2세 이하 어린이, 중증 신부전, 의식장애
      - 2024년 급여적정성 재평가에서 의학적 사용에 대한 권고가 충분하지만, 임상연구문헌에서

임상 효과성을 입증하지 못해 임상적 유용성이 불분명하며 대체약제보다는 비싸 비용 효과성이 없다는 결론. 약가 인하를 하면서 급여는 유지할 수 있을 것으로 전망

- Levocloperastine : Levodropropizine, codeine과 비슷하거나 좋은 효과. 25년부터 개별 포장 제형이 유통 중단.

◦ 항히스타민제 : 항콜린 작용을 통해 효과는 있을 것으로 예상됨. 급성 기침뿐만 아니라 상기도기침 증후군 관련 만성기침에도 효과.

- **거담제 약제 효과**
  - **분비촉진제(expectorants)** : 기도 분비물의 수분을 증가시켜 객담 배출 능력 향상
    - **Guafenesin**(복합제 성분으로 많이 활용, 객담 표면 장력 감소, 콜린성 경로 자극하여 기도 내 점액 분비 촉진, RCT에서 임상적 효과 확인 못 함), 고장성 식염수, 요오드 포함 복합물, 이온통로조절제
  - **점액용해제(Mucolytics)** : 폐의 점액을 분해하여 호흡기 분비물을 묽게 함.
    - Cysteine 계열 : 점액을 용해**시켜 객담 배출을 도움 /** 항생제 사용 **시 효과를 증대**
      - **N-Acetylcysteine(NAC)** : 점액내 S-S기(Disulfide bond)를 분해하여 점액을 용해시켜 객담 배출이 용이하게 함. 기침도 호전. 항생제 병용 시 항생제 세균 억제 농도가 낮아짐. 글루타치온의 전구체로, 강력한 항산화제이기도 함.
        - 위, 십이지장 궤양에서는 금기, 소화장애 부작용
        - 흡입제로 사용 시 기도 자극으로 인한 기도 수축이 나타날 수 있어 천식 환자에서는 기관지 확장제와 같이 사용하는 것이 도움.
      - **Erdosteine** : 간에서 대사되어 MET-I로 전환, amoxicillin의 조직 내 농도를 높여주는 효과, 항산화 효과, 다른 약제보다 효과가 좋았다는 일부 연구 있음.
  - **점액조절제(Mucoregulators)** : 점액 분비를 조절하거나, 점액 구성 그물망 형성 방해
    - Carbocysteine : silomucin, fucomucin의 비율을 조절하여 점도를 낮추고 정상적인 점액 분비 유도. 섬모운동 개선. 항염증 효과, 항산화 효과도 보고. COPD 급성 악화 빈도 감소. 점액 구조에는 직접적인 작용을 하지 않음.
    - 항콜린제 : 기도 내의 점액선에서 분비 감소
    - 스테로이드 : 점액 섬모 청소능에 영향, 천식에서 일부 연구 있으나, 일반적으로 효과는 제한적
  - **점액활성제(Mucokinetics)** : 점액섬모 **청소능을 증가**
    - Ambroxol 계열 : 점액섬모운동**을 활발하게** 가래 배출**을 도움.** 단, 가래 양이 증가할 수 있어 설명이 필요.
      - **Ambroxol** : 점액섬모운동 효율성 개선, 항염증 효과, surfactant 분비 촉진
      - Bromhexin : 이황 결합을 끊어 점액을 묽게 하기도 하고, 미주신경을 자극하여 기도 내 점액 분비를 증가시켜 객담 분비를 용이하게 하며, 간에서 ambroxol로 대사되어 surfactant 분비를 통해 섬모 활동을 활발하게 함. 기침 호전 효과는 없었음.

- Acebrophylline[설포라제캡슐(**전문-급여**)] : amobroxol+theophylline-7-acetate 복합제. **기관지확장 효과**가 같이 있음.
  - theophylline은 CYP1A2를 통해 대사되어 약물 상호작용 있음
  - LC, CHF 등에서 혈중 농도 증가 가능
  - theophylline은 중추신경 자극 효과가 있어 불면, 불안, 호흡수 증가 등 가능.
- **Ivy-leaf 추출물** : 진해 및 거담 효과, 항염증가 있다고 알려져 있으나 충분한 임상 연구 결과는 부족. 외국에서는 사용 잘 안 함.
- **Pelargonium** : 항염증 및 항바이러스, 항균 효과가 있으나 충분한 근거는 부족. 생약 성분 중에서는 근거가 있는 편.
  - **[움카민정(전문-급여)]** : 급성기관지염에서 허가.

- 소염효소제로 많이 사용했던 바리다제정(streptokinase/streptodornase)은 임상재평가 과정에서 퇴출

※ 심평의학

- 감기로 주로 사용하는 상병 : **상기도**[J00, J069], **하기도**[J209]
  - **상기도 상병** : 시럽제 포함하여 진해거담제 **2종 사용**
  - **하기도 상병** : 시럽제 포함하여 진해거담제 **3종 사용**
  - 천식, COPD : 4종 이상도 가능
  - 주사제 : 신속한 치료효과가 필요한 경우에 인정
- 진해제 상하기도별 약제 선택
  - **상하기도 모두 사용** : 중추성진해제복합제(**코대원에스시럽, 코데날정, 네오메디코푸정**), **시네츄라시럽**, ivy leaf[**광동푸로스판시럽**(일반-급여), **헤브론에프정**(일반-급여)], theobromine[**애니코프캡슐**(전문-급여)]
  - **하기도에서 사용 가능** : Levodropropizine[**드로피진정**(전문-급여)]
  - 비급여 : Zipeprol[**레스피렌시럽**]
- 거담제 상하기도별 약제 선택
  - 상하기도 모두 사용 : Erdosteine[**엘도스캡슐**(일반-급여)], Sobrerol[**소부날캡슐**(일반-급여)]
  - 하기도에서 사용 가능 : L-carbocysteine[**리나치올캡슐**(일반-급여), 인두염 J02, 만성부비동염의 배농 J31도 가능], acetlycysteine[**뮤테란캡슐**], Ambroxol[**뮤코펙트정**(일반-급여)], pelargonium[**움카민정**(전문-급여), **21일** 제한(DUR)], Bromhexine[**뮤코졸정**(일반-급여)]
- **Erdosteine**[**엘도스캡슐**(**일반-급여**)] : 용법용량상 **급성 호흡기질환에 10일 이내** 처방(만성은 제한 없음)
  - 단, 급성 호흡기질환에 10일 이상 사용하여도 삭감하고 있지는 않다고 합니다. 하지만 심평원이 대대적인 삭감을 예고한 만큼 모든 고시를 지키는 것이 안전할 것 같습니다.
- 같은 계열 병용 처방은 주의 : 같은 cysteine 계열인 N-acetylcysteine과 Erdosteine 병용 시 삭감 사례 있음

4. 인후통 → 탄툼 가글, 스테로이드 Inj.

※ 탄툼가글

- 탄툼 가글(Tantum Gargle) : 주로 **구강 및 인후 통증**을 완화하는 데 사용되는 **항염증성 진통 가글액**
  - 성분 : 벤지다민 염산염(Benzydamine Hydrochloride) - NSAID : 소염 및 진통 효과
  - 인후통이 심한 경우 주로 처방
- **주의사항**
  - **알레르기**가 있는 경우 사용을 피해야 하며, 장기간 사용하지 않도록 주의합니다.
  - 벤지다민에 민감한 경우 자극이나 과민 반응이 나타날 수 있습니다.
  - **점막이 손상**된 부위에 사용 시 자극이 발생할 수 있습니다.

※ 심평의학

- 삼아탄툼액(일반-급여) : 가글 용제는 입원환자 암환자에서는 요양급여 인정, 외래환자의 경우 100mL까지 인정. 100mL를 넘어가면 전액본인부담처리해야 함.
  - 효능 효과 : 치은염, 구내염, 아구창, 발치전 · 후, **인두염, 편도염**, 방사선요법 및 삽관법 등의 물리적 원인에 의한 구강점막염
  - J00(비인두염 NOS), J02(급성 인두염), J03(급성 편도염), J040(화농성 후두염), J069(상기도 감염 NOS) 등. **J209는 ×**

+ 덱사메타손 Injection도 고려 가능

- 6번 항목에서 서술

5. 항생제 사용

- 바이러스 감염인 감기에서 항생제 사용은 필요가 없으나, 임상에서는 그 경계가 애매한 경우가 있으므로 항생제 사용에 대한 갑론을박이 있습니다.
- 증상이 심하거나, 오래 지속될 때 항생제를 고려합니다만, 과다한 항생제 사용은 지역사회 항생제 내성률을 높이기 때문에 자제해야 합니다.
  - 합병증을 예방하는 목적으로 처방하는 것은 권고하지 않습니다.
  - Cochrane 메타분석에서 화농성 콧물에 효과는 없고 부작용만 높았습니다. (Cochrane Database Syst Rev. 2013;2013(6):CD000247)
  - 따라서 단순히 누런 콧물보다는 **부비동 통증, 심한 전신 증상, 이봉성 양상, 감별이 어려운 경우** 등에서 항생제 사용을 고려합니다.

- 가이드라인 : 38도 이상 발열 / '**편측**' 농성 비루 / **이봉성** / 심한 **통증** / CRP-ESR 상승 중 3개 이상이면 세균 감염 의심.

    - 세균 감염이 의심되면 **성인**에서 **Amoxicillin/clavulanate 사용**
    - 소아에서는 이마저도 권고되지 않음.
    - (Curr Allergy Asthma Rep. 2020;20(7):28)
- **항생제 선택** : S.pyogenes 인두편도염, 급성세균성비부비동염 모두 **Amoxicillin/Clavulanate**를 사용.
    - 일차의료기관에서는 Amoxicillin/Clavulanate가 설사 부작용이 흔하고, 신기능 평가도 안되어 있는 경우가 많다 보니 감기에서 사용하는 경우라면 **Cefaclor**를 많이 처방합니다.
- **항생제 기간** : 최근 감염병에서 항생제 사용의 트렌드는 "Shorter is better" (JAMA Intern Med. 2016;176(9):1254-5)
    - 급성 부비동염에서 5일과 10일이 효과가 비슷했다는 메타분석 연구(Br J Clin Pharmacol. 2008;67(2):161 - 71)
    - 외래에서도 10일까지 항생제 복용을 끌고 가기 어렵기에 5일간 고용량으로 짧고 굵게 사용하는 전략 가능.
- **상병활용 필요**
    - amoxicillin : J209 급성기관지염 J189 상세불명의 폐렴 J0390 급성 편도염
    - amoxicillin/clavulanate : J209 급성기관지염 J189 상세불명의 폐렴 **J0190** 급성부비동염
    - Ciprofloxacin, Levofloxacin, Moxifloxacin, Gemifloxacin : 폐렴(J189 상세불명의 폐렴), 급성신우신염의 경우에만 1차 약제 가능.
    - macrolide : J209 급성기관지염 J189 상세불명의 폐렴
    - Tantum 가글 - J0390 급성 편도염 acute pharyngeal Tonsilitis
    - 3세대 세파(ex. cefpodoxime[바난정]) : 1차로 투여하면 삭감될 수 있습니다. 1일이라도 1차항생제를 사용하다가 2차로 JX999에 사유를 기재하고 투여해야 안전합니다. 폐렴에서 삭감여부는 선생님들마다 경험이 다르신 것 같습니다. JX999에 CXR 소견을 넣으면 삭감이 되지 않았다는 선생님들께서도 계십니다.

- **항생제 유발 설사를 예방 - 정장제**
    - **소아와 성인에서 항생제 관련 설사에 효과 있는 균주(메타분석 입증)**
        - *Lactobacillus rhamnosus GG*
        - *Saccharomyces Boulardii*[**비오플**(**일반-비급여**)]
        - 급여 기준과 근거에 대한 자세한 설명은 [기타 소화기 약제 처방]을 참고
        - **소아**에서는 **항생제 유발 설사가 흔해서 보다 루틴하게** 사용.
        - **성인**은 항생제 먹고 설사했다는 **히스토리가 있는 경우** 처방.
            - Clavulanate를 처방하는 경우 설사 가능성이 높아, 고용량 Amoxicillin 또는 세파로 처방하기도 합니다. 하지만 이런 항생제에서도 설사는 발생할 수 있어서 정장제가 필요한 경우들이 있습니다.

6. 경구 및 주사제 스테로이드

- **인후통이 심한 경우 고려** : 단회 스테로이드 사용(IM/PO)으로 빠른 증상 완화 가능. (BMJ. 2017;358:j4090)
    - 단, 스테로이드 부작용에 대해서 항상 생각합니다.
    - 위 BMJ Rapid Recommendation에서 Dexamethasone 10mg(2앰플)을 사용했으므로 다른 경구약으로 처방하려면 prednisolone 13알(66.7mg), methylprednisolone 14알(53.3mg) 정도나 처방해야 합니다.
    - 외래에서는 Dexa 1amp 정도만 처방해도 효과를 볼 수 있습니다.
    - **감염성 단핵구증**, 면역저하자 등에서 스테로이드 투여는 금기입니다.

- **부비동염이 심한 경우**
    - 가이드라인상 스테로이드는 acute post-viral, acute bacterial rhinosinusitis 모두 사용하지 않도록 되어 있음.
    - 하지만 임상적으로 비점막의 빠른 호전을 통한 pus의 배출이 중요한 경우에 단기간으로 사용되고 있습니다.
        - 비내시경등으로 비점막이 부어 농이 배출되고 있지 않는 것을 관찰하거나 임상적으로 의심되면 : **피디정 1T** 정도 아침 복용.
        - **심평의학** : 스테로이드 사용 시에 알레르기 상병 필요. ex. J303

7. 나잘 스프레이

스테로이드 나잘 스프레이

- 감기에서는 효과가 없음, **급성 부비동염에서는 효과 일부 있음.**
    - mometasone을 **알레르기 비염 용량보다 2배로 사용(각 비공 2번씩 하루 2회)**했을 때 더 큰 증상 호전. (Cochrane Database Syst Rev. 2013;2013(12):CD005149)
- 단순감기에서 처방하기보다 **이미 알레르기 비염, 부비동염이 있는 환자에게 주로 고려.**
    - 알레르기 비부비동염의 콧물, 코막힘, 재채기, 눈증상에 효과
    - 감기가 오래 지속되는 환자의 증상 개선을 위해 사용할수도 있음. (10일 이상 증상이 지속 → acute viral rhinosinusitis 의심 → 비점막의 울혈을 개선하여 증상 호전을 기대) (Curr Allergy Asthma Rep. 2020;20(7):28)
    - 만성부비동염에서 오래 사용해도 감염 위험도가 올라가지 않고 오히려 2차 세균성 부비동염을 예방. 사용 중에 **감염이 발생해도 끊지 않고 평소 용량보다 높여 사용**
- **심평의학** : J303 알레르기 비염, J010 급성부비동염
    - [나조넥스나잘스프레이(전문-급여)] : Mometasone furoate-수가 10,638원
    - 알레르기비염(2세 이상), 비용종, **중증의 세균 감염이 없는 급성 비부비동염(12세 이상)에 허가.**

항콜린제 나잘 스프레이 : Ipratropium bromide

- 혈관운동성 비염(찬바람, 뜨거운 음식 노출 시 콧물), Old man's drip에 효과
- 감기 초반에 수양성 콧물이 줄줄 흐르는 경우에 증상 조절을 위해 사용할 수는 있음. 지속되는 감기에는 권고하지 않음.
- 리노벤트비액(**전문-급여**) : J30 혈관운동성 및 알레르기성 비염

8. 위장약

- 감기약 처방에 반드시 위장약 처방이 필요한 것은 아님
- 단, 속이 잘 쓰린 사람들에서 위장약 처방하기도 함
  - 스테로이드 또는 NSAID 처방 시 PPI, H2RA(Famotidine[가스터정(**전문-급여**)]) 등을 투여하기도 함.
  - 위 약제를 처방하지 않는다면 : 위점막 보호제-Rebamidipe[무스코타정(**전문-급여**)], artemisia[스티렌정(**전문-급여**)]
    - 위점막 보호제는 로컬에서 약이 3-4개 넘어가면 루틴하게 처방되기도 합니다.

9. 복합제/시럽제 처방 고려

- 바이러스 감염은 여러 군데에서 여러 가지 증상이 나타나는 것이 특징이라, 증상에 대해 1대1로 매치하여 처방하다 보면 약 개수가 너무 많아질 수 있습니다.
- 일반 감기에서 너무 많은 처방은 오히려 부작용의 빈도를 높이므로 감기에 주로 처방하는 복합제도 고려할 수 있습니다.
  - 다만, 대부분이 한외마약인 dihydrocodeine을 포함하고 있습니다. 용량이 크지 않기에 의존성 등에서 안전한 편이기는 하지만 장기간 사용하는 것은 바람직하지 않습니다. 또한 1세대 항히스타민인 chlorpheniramine과 methylephedrine이 있어 배뇨 장애 등도 주의합니다.
  - Dihydrocodeine : 12세 미만, 18세 미만의 비만, 폐쇄성 수면무호흡증, 중증 폐질환에서 금기.
  - 슈도에페드린이 들어 있는 종합감기약이 영아 돌연사를 일으킨다는 보고가 있음.
- 코데날정(**전문-급여**) :
  - Chlorpheniramine Maleate 1.5mg Dihydrocodeine Tartrate 5mg Dl-methylephedrine HCl 17.5mg Guaifenesin 50mg
- 네오메디코푸정(**전문-급여**) : Caffeine anhydrous 10mg, Chlorpheniramine Maleate 1.5mg, Dihydrocodeine Tartrate 5mg, Dl-methylephedrine HCl 17.5mg
  - 1세대 항히스타민제의 진정 작용을 카페인으로 상쇄한다는 컨셉.

시럽제의 급여 사용

※ 사용 조건 : 일반적인 경우 급여가 되는 시럽제를 성인에서 사용했을 때, 동일 성분 및 구성의 정제

가 없어야 가능.

→ 정제와 다른 성분이 하나라도 있으면 시럽제 처방 가능.

→ 코데날정과 코푸시럽의 성분 중 chlorpheniramine이 겹치지만, 급여로 동시 처방 가능.

[일반원칙]내용액제(시럽 및 현탁액)

1. **동일성분의 정제 또는 캡슐제가 있는 내용액제**(시럽 및 현탁액 등)는 허가사항 범위 내에서 아래와 같은 기준으로 투여 시 요양급여로 인정하며, 동 인정기준 이외에는 약값 전액을 환자가 부담토록 함.(개별 고시가 있는 내용액제는 해당 고시 기준을 따름)

- 아 래 -

가. 만 **12세 미만 소아**에게 투여한 경우

나. 고령, 치매 및 연하곤란 등으로 정제 또는 **캡슐제를 삼킬 수 없는 경우**

2. 제산제, Sucralfate 제제는 허가사항 범위 내에서 투여 시 요양급여를 인정함.

※ **급여 인정 시럽제** : 급여 등재된 시럽제 중 동일한 성분이나 조합이 포함된 정제가 없음.

- **코푸시럽, 코대원포르테시럽** : Dihydrocodeine+Dl-methylephedrine+Chlorpheniramine+Ammonium – **달달한 딸기맛**
- **코대원에스시럽** : Dihydrocodeine+Dl-methylephedrine+Chlorpheniramine+Ammonium+Pelagonium – **달달한 딸기맛**
- **시네츄라시럽** : Ivy leaf+Coptis rhizome – 아이비엽 황련뿌리줄기 : **사과향** 뒤에 **쓴맛** 있음.
- **프리비투스현탁액** : Levo-cloperastine fendizoate – **달달한 바나나 맛**
- **옴카민플러스시럽** : Pelagonium sidoides+Ivy leaf – **체리 맛**
- **로민콤프시럽** : Pelagonium sidoides+Coptis rhizome – **체리향의 단맛**
- **푸로스판시럽** : Ivy leaf(동일 성분 정제가 있으나 개별 고시가 있어 사용 가능)
- 프리비투스현탁액, 푸로스판시럽은 개별 포장 제형이 현재 유통 안 됨

※ **급여가 인정이 안되는 시럽제**

- Pelgonium sidoides[움카민시럽(**전문-급여**)] : 같은 성분인 움카민정 있음

※ **시럽제 중 한외마약 성분인 Dihydrocodeine이 포함된 경우 12세 미만 소아에서 처방이 불가.**

- Dextromethorphan이 함유된 시럽은 소아에서 사용가능하나 비급여 제품. (코프시럽에스, 모드코프시럽)

10. 기타 - 환자가 "뭘 먹어야 하나요?"라고 묻는다면

- **아연 :** 감기 초반에 75mg 이상 고용량을 복용하는 것이 도움이 될 수 있다고 권고하는 가이드라인 있음. (Curr Allergy Asthma Rep. 2020;20(7):28)
- **꿀 :** 서양에서 민간요법으로 많이 사용하다 보니 관련 연구들이 많이 있음.
- 2.5mL를 자기 전에 복용하면 기침과 수면에 대해 Dextromethorphan과 견줄만한 효과가 있다는 연구 있음. (J Altern Complement Med. 2010;16(7):787-93)
- **비타민C :** '정기적으로' 복용하면 감기의 이환기간을 줄인다는 연구 있으나 근거 수준은 낮다고 코크란 메타분석에서 밝힘. (Cochrane Database Syst Rev. 2013;2013(1))
- **Probiotics :** 코크란 메타분석에 따르면 유산균 특정 균종은 급성상기도감염의 발병과, 이환기간을 줄여준다는 낮은 근거수준이 있음. (Cochrane Database Syst Rev. 2022;8(8):CD006895)

BID로 처방하기 좋은 약제들

- 감기약제는 대부분 빠른 효과를 원하기에 속방정 위주로 TID 처방함.
- BID를 선호하는 경우 고려할 수 있는 약제들
    - 슈도에페드린 - 코싹엘, 리노에바스텔 : 서방형 제형
    - Levodropropizine - 드로피진씨알서방정
    - 소염진통제 : pelubiprofen - 펠루비서방정45mg(단, 통증 관련 상병이 있어야 함)
    - 1세대 항히스타민제 : mequitazine - 프리마란정

Reference

1. 쉽게 처방하는 감기약물 다시 보기 : Antitussives, Expectorants, and Mucolytics 분류와 기전을 중심으로, Korean J Fam Pract. 2012;2:289-295.
2. 윤영경 외, 성인 급성 상기도 감염 항생제 사용지침 권고안, 대한감염학회
3. Common Cold and Acute Rhinosinusitis: Up-to-Date Management in 2020, Curr Allergy Asthma Rep. 2020 Jun 3;20(7):28.
4. 2020 개정 기침진료지침_대한결핵 및 호흡기학회

CHAPTER 24

호흡기 질환의 감별과 치료

호흡기 감염병의 Up-to-Date

- 현재 유행하는 감염병의 종류를 알면 감별하는 데 도움이 될 수 있습니다.
- '감염병포털(https://dportal.kdca.go.kr/)'에 접속하셔서 '감염병소식'–'간행물–소식지'–'주간소식지'를 들어가시면 **표본감시 주간소식지**를 열람하실 수 있습니다.
  - 외래, 입원, 중증급성호흡기감염증 입원 감시로 나누어서 유행하는 감염증을 확인할 수 있습니다.
  - 인플루엔자 유행 아형도 알 수 있어 환자의 증상과 correlation 시키기 좋습니다.

감기와 기타 호흡기감염질환의 감별

1단계 : 호흡기 증상의 유무

- 호흡기 증상보다는 **발열, 피로만** 있거나 **다른 증상**이 있다면 **호흡기질환 외 질환**을 고려
  - ex. 가을철 쯔쯔가무시 : 호흡기 증상 없이 고열+피로+두통/몸살 → 잔디/풀밭/성묘 갔는지+가피 확인

2단계 : 호흡기 증상의 세분화

- 물론 하기도라도 비증상이 있을 수 있는 등 칼로 자르듯이 증상이 나타나지 않을 수 있습니다. 특히 바이러스 감염은 airway의 여러 곳을 광범위하게 침범하기에 어느 한 곳에 국한된 양상으로 나타나지 않습니다.
- **기침–가래 :** 기침과 가래의 양상은 상기도인지 하기도인지 감별하는 데 도움이 되기도 합니다.
  - **기침** : 상기도와 하기도 원인의 기침 양상이 조금 다릅니다.
    - **상기도 원인의 기침** : 목이나 코 뒤로 분비물이 흘러서 자극이 생기는 경우가 많아, 목의 찝찝함, 이물감, 불편감을 호소하는 경우가 많습니다. '아, 목이 간질간질하거나 답답하네' → '기침해서 해소하자' 같은 **상대적으로 덜 반사적**이고 어느 정도 의지로 억제 · 조절이

되는 양상을 보이는 경우가 많습니다. 기침을 하면 일시적으로 **시원해지는 느낌**이 있으며, **콧물이나 재채기** 등 비증상을 동반하는 경우가 많습니다.

- **하기도 원인의 기침** : 기관지의 염증 또는 점액의 자극으로 인한 '반사작용'으로 발생하기에 기침이 **반사적-발작적**으로 나옵니다. 가슴 깊숙히 기침이 치밀어 오르는 느낌이 있기도 합니다. 기침과 함께 자극을 일으킨 **객담을 뱉어** 냅니다.
- **질문** : **상기도** : "재채기하듯이? 목이 간질간질하며 기침이 나오나요?"
  하기도 : "가슴에서 기침이 나오는 느낌이 있나요?"
- **특징적인 기침 양상들**
  - 크루프 : 개 짖는 듯 컹컹거리는 기침
  - 천식 : 쌕쌕거리는 천명음과 함께 숨을 내쉬면서 기침하는 양상
  - COPD : 천명음이 역시 동반되지만 더 심한 호흡곤란과 함께 화농성 가래가 동반
  - 폐렴 : 기침할 때 가래 끓는 소리
  - 백일해 : 발작적 기침 후 '흡' 소리(inspiratory whoop)
- 이런 **경향은 절대적이진 않으며, 다른 소견들과 종합적으로 판단**해야 합니다.
  - 예를 들어 상기도라도 후두의 염증이 있다면 발작적인 기침이 있을 수 있고, 하기도라도 초기에는 그다지 발작적이지 않을 수 있습니다. 증상에 대한 개인차도 정말 큽니다.

▪ **가래** : 환자가 가래로 표현해도 후비루인 경우가 있어 감별이 필요합니다.

- 감별 : 구강진찰상 후비루를 확인, 청진, 필요시 X선/객담 검사 등
- **하기도** : 기침을 하는 동시에 가래소리가 들림. 청진상 rhonchi 소견 → 기침을 해서 뱉어내면 호전되기도.
- 질문 : **상기도(코가래)** : "혹시 코 뒤로 뭔가 넘어오는 거 같아요?, 가래가 목에 붙은 듯한 느낌인가요?"
  하기도(기관지가래) : "기침이랑 같이 나오는 것 같아요? 기침할 때 가래 끓는 소리가 그렁그렁 나고, 기침하면 좋아지나요?"
- **가래 색에 따른 의심 질환 → 단, 가래의 양상을 항생제 투여 기준으로 삼을 수 없습니다.** 다른 소견과 종합하여 판단합니다.
  - 노랗고 탁함 : 세균성 폐렴, 폐농양, 기관지확장증
  - 녹색을 띠는 가래 : 녹농균 폐렴, 기관지확장증, 세균성 폐렴, 폐농양 등
  - 피가 섞여 나오는 가래 : 급성기관지염, 기관지확장증, 폐렴, 결핵, 폐암 등
  - 끈적이는 침 같은 가래 : 만성 기관지염, 기관지천식, 흡연자

(1) **비질환 의심 : 콧물, 코막힘, 후비루** : 급성비부비동염 등

- 주된 비증상 : 콧물, 코막힘, 재채기, 후비루
- 콧물의 양상+기타 증상
  - ▪ **감염성 비염(감기)** : 맑은 콧물에서 점차 진해지고 누런 콧물+인후통, 코막힘, 재채기, 인후통, 기침 등
  - ▪ **알레르기 비염** : 맑은 콧물+재채기, 코막힘, 코가려움

- **부비동염** : 점도가 높은 누렇거나 **녹색의 콧물**이 지속적으로 흐름. +후비루, 안면통/두통, 얼굴 압통
- 한쪽만 코막힘/콧물이 있다 : 구조적 원인 가능성(비중격만곡, 비용종)

◦ 기타 질환
- 혈관운동성비염 : 매운음식, 찬공기, 온도변화 등에 수양성 콧물+코막힘은 드묾.
- 노인성 비루(Old man's drip) : "시도 때도 없이 콧물이 흘러요."와 같이 양쪽 코에서 맑은 콧물이 뚝뚝 떨어지는 형태. 코 점막의 기능이 떨어진 것으로 알레르기성 원인이 아니라 가려움/재채기는 없고, 코막힘도 없습니다. 겨울철 온도변화 때문에 생길 수 있으며 특별한 치료가 있지는 않습니다. 불편하면 **리노벤트** 처방.
- 비강내 이물질 : 어린아이들에서 편측성 코막힘/통증이 있다면 의심합니다.

(2) 편도 및 인후두 질환 의심 : 인후통, 목소리 변화 : 세균성인두염, 편도주위농양, 급성후두개염 등

◦ **"목이 아파요"** : 인두, 후두, 편도 통증을 의심
- **후두 병변** : **발성** 시 통증, **목소리** 변화, Adam's apple 주변을 누르면 통증이 발생
  - 후두 쪽의 병변은 임상적으로 조금 더 중하고 항생제나 스테로이드를 처방하는 예가 더 많습니다.
- **인두 병변** : **연하 시 통증 (+)** → 없다면 후두, 편도 등 다른 곳의 원인 의심 / 목을 눌러도 통증이 발생하지 않음
- **편도 병변** : **구강 진찰**로 확인
- 하지만 호흡기 질환은 one-airway disease로 overlap되는 경우가 많아 딱 잘라서 구분하기 쉽지 않을 수 있습니다.
- cf) **자고일어나니 목이 붓고 아파요** : (1) 건조한 환경에서 입을 벌리고 자는 경우(코막힘으로) (2) 야식/GERD
  - 감기 진료 중 호소한다면 (1)일 가능성 → PND, 비염 확인 후 비염약 사용

◦ **주의해야 하는 소견** : 급성후두개염, 편도주의농양, 후인두농양, Lemierre syndrome, Ludwig angina 의심
- **상기도 폐쇄 시사 증상** : 심한 인후통, 침을 흘림, 연하시 극심한 통증, 입을 벌리기 어렵다. Stridor.
- **"hot potato" 소견** : 뜨거운 감자를 입에 물고 말하는 듯한 어눌하고 둔탁한 음성. *(YouTube에 많은 예시 영상 참고)*
- 반드시 상급기관 전원 필요.

◦ 다른 심각한 질환 : 대동맥 박리, 심근경색의 방사통, 지주막하 출혈
- 급격히 발생한 인후통이 있으면서 호흡기 증상이 없는 경우 의심

◦ cf) 아급성 갑상선염 : 인후통+귀 아래 방사통+호흡기 증상이 없음

(3) 기관지/폐 질환 의심 : 가래 동반 기침 : 기관지염, 폐렴, 결핵, 백일해 등

◦ **가슴에서 기침이 나오는 느낌** → 급성기관지염, 폐렴 의심

◦ **폐렴 의심 소견**(vs 성인 급성 기관지염)
- **38도 이상의 발열+오한(chill) :** 급성 기관지염에서 오한전율 발생하지 않음, 오한전율은

bacteremia 의심 소견.
- 증상의 재악화 : 상기도 호흡기 증상이 좋아지다가 오한을 동반하며 38도 이상으로 발열이 심해지는 경우
- night sweating : 폐렴, 결핵 등을 의심합니다.
- 고령에서는 발열 없이도 폐렴을 충분히 의심할 수 있어야 합니다.

◦ **초록색 가래** → 녹농균 감염 또는 다른 세균성 감염에서도 호중구에서 분비하는 myeloperoxidase의 영향으로 녹색을 띨 수 있음.

◦ **붉은색 가래** → 객혈, *K. pneumoniae*의 currant jelly sputum, *S. pneumoniae*의 rusty-colored sputum, 면역저하자에서 주로 발생하는 붉은 색소를 만드는 Serratia marcescens 감염 등 의심(혈담은 red flag sign으로 반드시 X선 촬영이 필요. 객혈의 양이 많거나 지속적이라면 즉시 큰 병원에 의뢰)

◦ **거품 낀 가래** → CHF, Pulmonary edema 등 의심

(4) 감기 등의 바이러스 질환 → 폐증상과 코증상이 뚜렷하기보다 혼재되어 있음

3단계 : 감기의 양상에 부합하는지 확인

- 감기의 전형적 course와 **다른 경과를 보이면** 감기 외 다른 질환을 의심합니다.

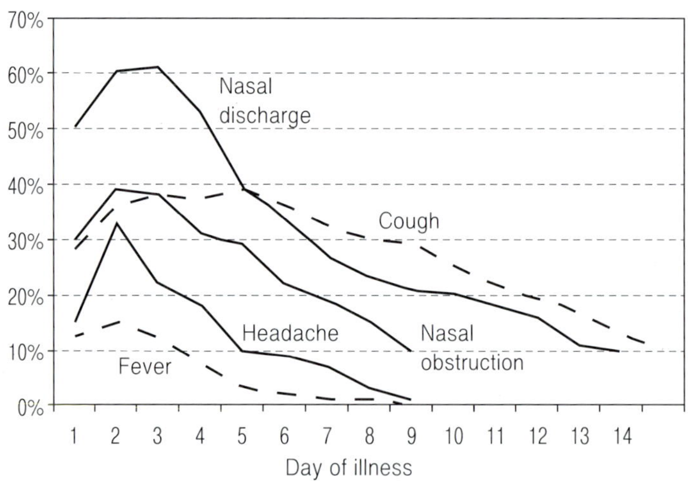

Rhinovirus 감염 증상의 경과
출처 : Otolaryngol Head Neck Surg. 2007;137(3 Suppl):S1-31

◦ **감기** : 1-2일 간의 짧은 잠복기를 가진 후부터 코막힘, 콧물, 인후통 등의 증상이 첫 1-3일간 심하고 3-4일 이후 좋아지면서 7일 정도 보통 호전됩니다. 기침과 콧물은 2주 정도 길게 가기도 합니다.

◦ **호전이 되어야 하는 시기에 다시 증상이 악화되거나, 일반적인 감기의 경과를 보이지 않는다면 2차 세균성 감염 및 폐렴으로의 이행 등을 고려합니다.**

- post-viral acute rhinosinusitis : **10일**이 지났는데 **증상이 남아** 지속적 or **5일 이후**에 **증상이 심해지는** 경우

- 그중에서도 2% 정도만 세균감염 : 38도 이상 발열 / **'편측'** 농성 비루 / **이봉성** / 심한 **통증** / CRP-ESR 상승 중 3개 이상이면 세균 감염 의심.
- 즉, 감기 후 발생한 부비동염에서도 대부분 바이러스 감염으로 항생제가 필요하지 않은 경우가 대부분.

- **세균성 감염** vs **바이러스 감염**
  - **세균**을 보다 시사 : 모든 경우라고 할 순 없겠지만, 세균성 감염은 하나의 장기에 하나의 세균이 감염증을 일으키기에 증상이 보다 국한적으로 나타납니다.
  - **바이러스**를 보다 시사 : 바이러스의 경우 다양한 장기에 다양한 증상을 일으키게 됩니다.
  - 코 증상에서 비교 : 모든 경우라고 할 수 없지만 바이러스 감염은 보다 양측성, 세균 감염은 보다 편측성.
    - (영유아에서 편측 코증상은 비강 내 이물질도 고려)
  - 근육통 : 바이러스 질환에서 더 흔한 편. 바이러스 감염은 **전신 면역 반응**을 활성화하고 cytokine을 통해 **중추신경계와 말초 신경계에 영향을 미쳐 근육통, 관절통, 전신 피로**를 유발. 세균성 감은 전신 면역 반응보다는 국소 면역 반응을 일으킴(단, 발열에 수반되는 근육통은 가능하고, atypical pneumonia같이 전신 근육통을 유발하는 질환도 있음)
- **내원 빈도를 고려**
  - 감기는 성인에서 연 2-4회, 소아 연 8-10회 정도 발생한다고 알려짐.

< 호흡기질환 외 질환의 감별진단 >

질환명	감기로 오해될 수 있는 이유	감별 포인트
신우신염	**초기 증상이 발열과 피로로 시작** 젊은 여성에서 꽤 흔함	고열, 옆구리 통증, 소변 시 통증, 소변의 혼탁함 CVAT(+)
급성 간염	초기 피로와 몸살 증상이 감기와 비슷	황달, **피로**, 구역질, 어두운 소변
간 농양	초기에는 복부 증상보다 발열과 피로, 전신 쇠약이 있어 감기의 전형적인 증상으로 오인	지속적인 발열, 우상복부 통증, 오한, 피로
성인 수두	초기 발열과 몸살이 감기 증상과 유사	발열, **발진**, 수포 서로 **다른 단계의 병변(홍반, 구진, 수포, 가피)이 동시에** 관찰
봉와직염	발열이 동반될 수 있음	발적, 부기, 피부의 열감, 압통 **통증이 심하지 않을 수 있어 감별에 주의**
심근염	피로와 발열이 감기 증상으로 오인 가능	흉통, 불규칙한 심장 박동, 피로, 호흡 곤란 **가슴도 아프고 피로하다 하면 특히 주의**
열대열 말라리아	발열과 두통이 감기의 증상과 비슷함	**해외여행력, 주기적인 발열**, 오한, 두통, 근육통
뇌수막염	발열과 두통이 감기의 증상으로 오인될 수 있음	심한 두통, 고열, **목 경직**, 빛에 민감
감염성 심내막염	발열과 피로가 감기 증상과 유사	발열, 피로, 심장 잡음, 출혈성 발진 **초기에 발열로 내원할 수 있어 주의**

신체 진찰

1. 비경 또는 비내시경 진찰
2. 구강진찰 – 편도비대, 인두 발적 등 확인
3. 청진 – rale, wheezing 등 확인
4. 비내시경이 있다면 가벼운 감기라도 확인하는 것이 감별 효과적
    - 환자들은 루틴하게 코에 뿌려주는 phenylephrine을 기대하고 내원하기도 함

감기의 감별진단

※ 타질환을 의심해야 할 때

- 감기의 **natural course와 부합하지 않는 양상**일 때
    - **(1) 초기부터 감기의 증상과 중증도에서 벗어남**
        - 기본적으로 **38도 이상의 발열** 또는 **오한, 근육통**과 같은 발열 외 전신증상이 있다면 감기 외 질환 의심
            - **38도 이상 발열**+심한 **전신증상**+호흡기 증상 ○ → 우선적으로 **COVID-19, 인플루엔자** 검사 → 음성이면 다른 원인도 평가
            - 고열+**기침, 비증상 없음+심한 인후통** → **급성인두편도염** 의심
            - 발열+**처음부터 화농성 콧물**로 3-4일 지속+**안면통** → **급성비부비동염** 의심
            - **덜 심한 임상 양상+가슴에서 나오는 가래** → **급성기관지염** 의심
            - **고열+화농성 가래+심한 임상 양상**(호흡곤란, 흉통, 오한 전율) → **폐렴** 의심
            - 38도 이상 발열+기타 전신증상+호흡기 증상 × → 호흡기 외 감염 고려
        - 노인+밥을 잘 못 먹거나 기력이 떨어지고 인지가 떨어지는 등 비특이적 증상 : 발열 없이도 폐렴도 의심
    - **(2) 감기가 7일이 지나도 호전되지 않음**
        - **비 증상**을 주로 호소 → post-viral acute rhinosinusitis
        - **가래 기침을 비롯한 하기도 증상**을 호소
            - **호전 경향은 있음(self-limiting)+경향 중증도 : 급성 기관지염 의심**
            - **호전이 없음+심한 중등도** : **폐렴 의심**
- **아급성(3-8주), 만성기침(8주 이상)**
    - **아급성 :** 감염 후 기침
        - **감염후 기침** → 안심시키기, 진해제 처방 / 더 지속되면 X선 촬영
            - 호흡기 감염을 앓고 유독 기침만 오래가는 경우
            - → 반대로 호흡기 증상이 심할 때도 미리 설명하는 것이 유리할 수 있습니다. 2-3주까지도 기침이 지속될 수 있고 이것이 '감염후기침'이라는 것을 알려만 드려도 라뽀와 Compliance를 높일 수 있습니다. 원인은 심한 염증이 발생해서 기도가 민감해지기 때문이라고 설

명해 드립니다. 환자 입장에서 기침이 지속되지 않으면 치료가 잘 되었다는 것으로, 기침이 지속된다면 기침 관리를 하러 또 내원을 하면 된다는 것으로 받아들일 수 있습니다.

- **만성기침 :** 상기도기침증후군(후비루), GERD, 기침이형천식, 호산구성 기관염, 흡연, ACE inhibitor/DPP-4 inhibitor 복용 중
  - **CXR을 먼저 촬영 - 폐암, 결핵 등 감별**
- 자세한 내용은 [오래가는 기침 감별하기]를 참고.

상기도 질환의 감별과 치료

감기 Common cold = actue viral rhinopharyngitis

- **흔한 증상** : rhinovirus가 흔한 원인이며 이름부터가 rhinopharyngitis로, 코 증상과 인후통이 흔합니다.
- **감기 증상의 특징** - **콧물/코막힘, 기침, 인후통이** 흔한 증상
  - 2-3일에 증상이 가장 심하고 이후 두통, 인후통, 발열 등은 줄어듭니다.
  - **기침, 콧물, 코막힘** : 일주일까지도 지속되며, 기침과 콧물은 더 오래도 지속될 수 있습니다.
    - 기침 : 목에 붙은 것 같은 느낌, 간질간질한 느낌으로 시작되는 기침
    - 콧물 : 처음에는 수양성 콧물로 시작하여 누렇고 끈적한 화농성 콧물로 넘어가기도 합니다. 콧물이 나오면서 코막힘, 재채기가 동반되기도 합니다. 부비동염 등에서 좀 더 누렇고 끈끈한 콧물이 발생하는 것은 맞지만, 감기에서도 가능하기에 여러 가이드라인에서 콧물 양상으로 항생제 투여를 결정하지 않도록 권고하고 있습니다.
  - **인후통** : 목이 **간질간질**, 따끔따끔하고 **뭔가 붙은 것 같다**는 호소. 침을 삼키면 통증을 느낌. 흔히 말하는 목감기.
  - **가래** : 일반적으로 **감기에서는 발생하지 않고**, 가래가 있다면 하기도 질환을 생각합니다.
    - 단, 후비루를 가래로 생각하는 경우는 있을 수 있어 감별이 필요합니다.
  - **발열** : 성인에서 **발열은 흔하지 않고**, 있어도 경합니다. 단, 소아에서는 좀 더 흔하며 생겼다면 더 고열입니다.
- **감기보다 급성 부비동염을 의심해야 하는 소견들(=Natural course에 부합하지 않은 소견)**
  - **발병 초기** : **39도 이상 발열,** 발병 당시 심한 증상들(**화농성 콧물**과 **안면 통증**)이 최소 3-4일 연속으로 발생
    - 감기는 수양성 콧물이 있다가 누런 콧물로 넘어가기 때문에 초기에 바로 화농성 콧물이 나타나는 것은 보다 급성 부비동염을 시사합니다. 다만, 콧물 한 가지로 항생제 투여 결정을 하지 않아야 합니다.

- 녹색 콧물은 보다 부비동염을 시사.
  - **증상 호전이 없음** : 콧물, 낮에도 하는 기침 또는 두 증상 모두 **10일 이상 지속**되면서 임상적으로 호전을 보이지 않음
  - **이봉성 경과** : 4-6일 동안 호전되다가 **새로 발열, 두통, 기침, 콧물**이 발생

※ **재내원을 해야 하는 indication → 환자에게 교육 필요(이런 경우 항생제 투여가 필요하니 다시 내원하세요)**

1. 열이 없다가 새로 발생하거나 없어졌다가 다시 생기는 경우 → 2차 세균 감염 소견
2. 누런 콧물이 10일 이상 지속 → 부비동염 가능성
3. 숨이 차고 빠른 호흡 → 2차적 폐렴 합병 가능성
4. 기침이 점점 심해지고 발작적인 기침 → 백일해, 폐렴 가능성
5. 귀가 멍멍하고 분비물이 나오는 경우 → 중이염 합병 가능성

알레르기 비염과 감기(감염성 비염)의 감별

- **의심 : 비슷한 증상이 계속 반복적 + 계절 영향 + 알레르기 병력 + 재채기**
  - 감기의 발병빈도보다 지나치게 자주 반복적으로 내원하는 환자들에게 의심하여 찾아내주면 환자도 알맞은 치료를 받을 수 있고, 의료기관 입장에서도 꾸준히 내원하게 될 것이라 좋겠습니다.
- **감별** : **병력청취** 및 **신체진찰**
  - 알레르기 비염의 4대 증상 : 코막힘, 콧물, 코가려움, 재채기의 4대 증상은 감기에서도 가능하여 구분이 쉽지는 않습니다.
  - **알레르기 비염의 신체진찰**
    - Allergic shiners(눈 주변의 혈관 울혈), Allergic salute-Transverse nasal crease(코를 긁다 보니 코의 주름이 형성), Adenoid face(구강 호흡을 하다 보니 턱이 길어짐)
    - 구강 검사 및 비내시경 - **비점막의 창백**(정상 비점막은 핑크빛)**/종창, 비용종, 후비루,** Cobblestone appearance 등 확인
  - **병력청취**
    - 급성 vs 만성, 진행성 vs 일중 변동
    - 특정 계절(봄, 가을)이나 상황에서 콧물이 반복됨.
    - 병력 및 가족력 : 아토피피부염, 기관지천식, 알레르기 비염

- **감기와 알레르기 비염의 구분되는 양상 :** 절대적이라고 할 수 없지만 여러 가지 상황을 종합하여 감별

	감기	알레르기비염
콧물	• 초기 수양성 → 오래 지속되면 화농성으로 바뀌기도	• 맑은 콧물
좀 더 흔한 증상	• **몸살, 발열** : 감기에서도 흔하지 않지만 알레르기 비염보다 높은 가능성	• **재채기** : 감기에서도 가능하지만 좀 더 흔하고, **'발작적'인 양상**이 특징적 • **눈증상, 코가려움**
증상의 시작과 지속	• **천천히 시작**하여 **4-7일간** 지속 • 초기 증상은 **진행성** • 코 증상은 10-11일까지도 지속 가능	• 증상은 **발작적으로 갑자기 발생** • **수주간** 지속 • 일중 변동이 있음
발병 시기	• 주로 겨울철, 여름철 냉방병 등	• 매년 발생 시기가 비슷(통년성도 있음)
치료 반응	• 비충혈완화제 및 항히스타민제에는 반응 떨어짐 • 치료를 하지 않아도 자연스럽게 호전	• 비충혈완화제 및 항히스타민제에 반응이 좋음 • 치료에는 반응은 좋지만, 만성화 경향

- **감기 진료에서 의미**
  - 급성 증상으로 찾아온 환자에게 비염을 '구별'하기보다는 비염이 내재되어 있는 경우를 '찾아내는 것'이 중요
  - 코막힘/재채기가 있는경우, 비내시경상 cobblestone, 가족력 등이 있다면 알레르기 비염 가능성을 설명. 감염성으로도 비염이 올 수 있고 알레르기 비염이 있는 경우 악화 요인으로 작용할 수 있음을 설명하여 꾸준한 내원 및 관리를 유도.

- **만성부비동염과 감별**
  - **만성부비동염에 더 특징적인 증상 : 안면통, 얼굴 압통, 꽉 차 있는 느낌, 화농성 콧물, 후각 저하, 코막힘**
    - 4대 증상 : 화농성 콧물, 코막힘, 안면통, 후각 저하
  - **정의상 12주 이상의 만성 경과**
  - 비내시경이나 CT가 있으면 확실하게 감별 가능 : 부비동에 농이 찬 소견, nasal polyp.

급성 비부비동염

- 급성 : 4주 미만 / 아급성 : 4주-3개월 / 만성 : 3개월 이상
- **감별되는 증상과 양상**
  - **증상 :** 안면 통증, 단측 또는 양측성 화농성 콧물(URI의 경우 누런 코가 나올 수는 있지만 부비동염보다는 맑을 것)
    - 단, 감기에서도 건조한 환경에서 자고 일어났을 때 농축되어 점성이 있고 노랗게 나올수도 있습니다.

- ◦ 감염성 부비동염의 2-10%가 세균성 원인
- ◦ **세균성 감염을 의심**할 수 있는 경우들
  - ▪ 상기도 감염 증상이 **10일 이상이 지나도 지속**
  - ▪ **급성 부비동염 증상이 10일 이내에 치료를 하는데도 증상 또는 징후가 악화**
  - ▪ **농성 비루가 찐득하게** 나오고 후비루로도 관찰. 특히 **초록 빛**이 나는 코

- **세균성 비부비동염의 치료**
  - ◦ **배농** : 비부비동염에서는 **★코 세척★**을 시행하여 배농을 해야 합니다. (농성 질환은 배농이 중요!!)
  - ◦ **항생제 치료 결정** : X선이나 CT는 항생제 치료 결정에 필요 없음
    - ▪ **초진 시점의 결정** : 중등도 이상의 증상
      - 가이드라인 적응증 : 발병 후 3-4일 이상 39도 이상 발열 / 화농성 비루 / 얼굴 부위 압통 / 증세 호전 후 발열-두통-비루 증가의 악화 소견 → 해당 사항이 있다면 항생제 치료
        - ◦ 이런 해당사항이 없어도 외래 추적관찰이 어렵다면 항생제 처방을 할 수 있다고 권고.
      - 임상적으로는 **발열**이 있거나 **중등도 이상의 증상**이 있으면 **항생제 치료**를 하게 됩니다.
        - ◦ 중증도 평가 tool : (Nihon Jibiinkoka Gakkai Kaiho. 2010;113(8):687-98)

	없음	경증	중등도 이상	점수 해석	
콧물	0	1	2	1-3	Mild
안면통	0	1	2	4-6	Moderate → 항생제 고려
콧물의 화농성 정도	0	2 (점액성)	4 (점액성+중등도 이상의 양)	7-8	Severe → 항생제 고려

      - **항생제 사용 안 한 경우 : 7일** 후에도 증상이 호전되지 않거나 악화되면 **항생제 치료**(발열, 안면통 등)
    - ▪ 항생제 치료 기간
      - 일반적 권고 : 총 10-14일(증상 호전 후 4-7일 더 투여)

1차 항생제		성인 용량
Preferred	Amoxicillin	500-875mg을 하루 2번
	Amoxicillin/clavulanate	500mg 하루 세 번 또는 875mg 하루 두 번
Alternative	Cefpodoxime proxetil	200mg을 하루 2번
	Cefdinir	300mg을 하루 2번 또는 600mg을 하루 한 번
	Cefuroxime	250-500mg을 하루 2번
	Levofloxacin	500mg을 하루 한번
	Moxifloxacin	400mg을 하루 한번

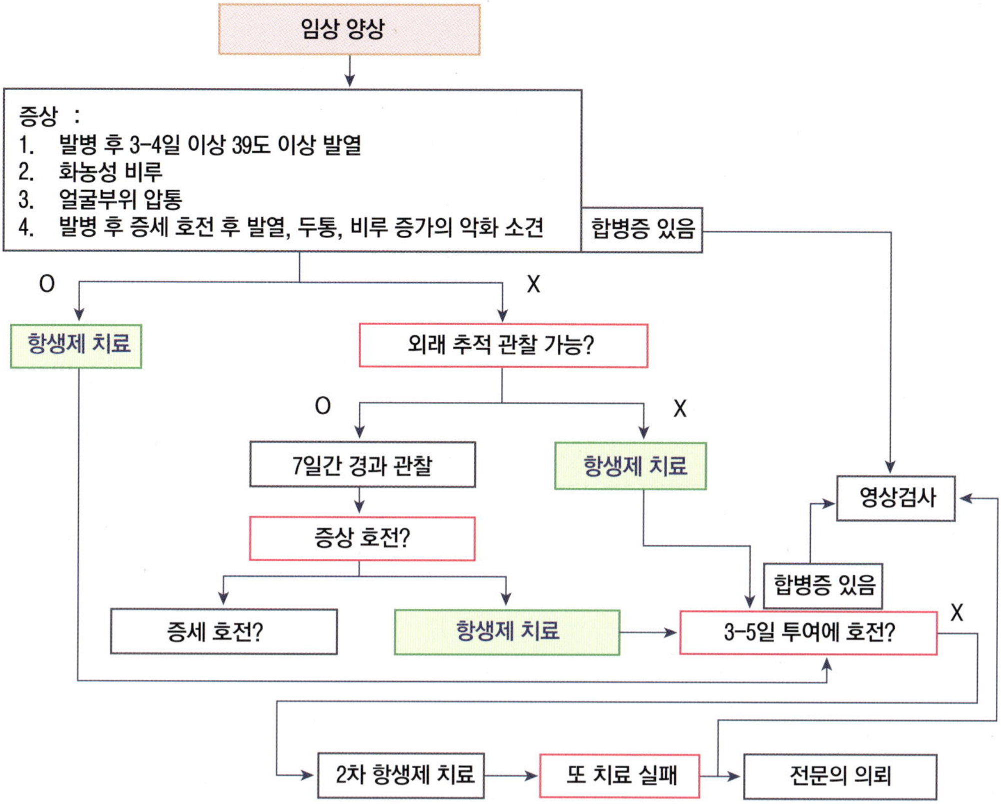

- 최근 경향 : Shorter is better! 3-7일 vs 6-10일 차이가 없었음. → 주로 **5-7일간** 투여

▪ **항생제 선택** : Amoxicillin 또는 **Amoxicillin/Clavulanate** 우선 사용.
  - **Amoxicillin/Clavulanate** 우선(Amoxicillin보다) : **고령, 만성질환, 면역 관련 질환, 중등도-중증 감염 소견**
    - Clavulanate로 인한 설사가 우려된다면 치료율이 낮은 Cefaclor(67-68%)보다는 고용량 Amoxicillin을 사용
  - **고용량 사용 indication : 1차 치료에 실패한 경우** / 페니실린 저항 폐렴구균 10% 이상 지역 / 65세 이상/ 최근 1개월 내 항생제 사용 / 최근 입원 / 39도 이상 고열과 화농성 합병증 발생 가능성이 있는 심한 증상 / 면역 저하자
    - 국내 내성률은 50-80%로 보고(Korean J Med. 2011;81:690-698)되나 저용량에서도 치료는 잘 되며, 고용량 요법은 허가사항을 초과하여 2g BID까지 높여서 사용해야 해서 부담스럽습니다.

▪ **INCS** : 단독 또는 항생제와 같이 사용 모두 효과적. 표준용량보다 2배 용량이 증상 개선에 보다 효과적. (Cochrane Database Syst Rev. 2009(4):CD005149)
  - INCS를 사용 중인 경우 평소보다 2배 용량을 사용(ex. 급성기 감염 때 나조넥스의 경우 1일 2회 각 비공에 2번씩)

급성인두편도염(*S. pyogenes* infection)

- 감별 포인트
  - 주로 소아에서 발생
  - **의심 : 발열+콧물, 기침 등의 감기 증상이 없고 목이 아프다+진찰상 편도 비대 및 삼출물**
  - **인두염에서 바이러스와 세균 감염의 비교**

	보다 세균감염 가능성	보다 바이러스 가능성
흔한 증상	감기보다 38.5도 이상 발열이 흔함 편도의 비대/발적/화농성 삼출	감기 증상(기침, 콧물, 코막힘), 결막염, 구강 궤양, 쉰목소리
흔하지 않은 증상	기침/콧물이 거의 없음 쉰목소리 없음	발열(있어도 덜 심함)
대처	항생제 사용 ○	항생제 사용 ×

  - 소아청소년의 편도는 성인보다 평소에도 뚜렷하게 보이는 편이라 편도 비대 구분이 어려울 수 있습니다.
- **편도 삼출물의 감별**
  - **편도 삼출물**이 있는 편도염 3가지 : *S. pyogenes* pharyngitis, Infectious mononucleosis, Adenovirus infection 고려
    - 특히 소아청소년에서는 주의해야 합니다.
  - **구분이 필요한 이유 : Infectious Mononucleosis에서 항생제 사용 주의해야 함.** → 특히 암피실린이나 **아목시실린 같은 항생제를 사용할 때 특이한 발진이 발생**

특징	Infectious Mononucleosis	*S. pyogenes* Pharyngitis	Adenovirus Infection
원인 병원체	Epstein-Barr virus(EBV)	*Streptococcus pyogenes* (Group A *Streptococcus*)	Adenovirus(다양한 혈청형)
공통 증상	발열, 피로, 인후통, 편도 삼출물		
주요 증상	**림프절 비대**, 간 및 비장 비대 가능	급성 인후통, 인후 발적, 고열 기침, 가래는 없거나 덜한 편	기침, 림프절 비대 가능, **결막염** 및 위장관 증상(일부 혈청형에서)
편도 삼출물 특징	- 삼출물이 두꺼운 **회백색** 또는 노란색을 띠며, 편도와 인두 후벽에 고루 퍼져 있음 - 편도가 붓고, 삼출물이 넓게 분포되어 있거나 판 모양으로 나타나는 경우도 있음	- 삼출물이 편도에 국한되어 있으며, 대개 **희거나 노란색**을 띔 - 삼출물이 **점 모양**으로 보이거나 선명하게 편도 위에만 위치함 - 편도 부종 및 발적이 뚜렷	- 삼출물이 **물처럼 맑거나 희미**하며, 편도에 소량 존재할 수 있음 - 삼출물이 항상 나타나지는 않으며, 인두와 결막염이 함께 동반되는 경우가 많음
대상 연령	청소년 및 젊은 성인에게 흔함	어린이와 청소년에게 흔함	모든 연령층
진단 검사	Monospot 검사, **혈청 항체 검사**, 말초 혈액 도말 검사(비정형 림프구)	**Rapid antigen test**, Throat culture	**PCR 검사** 또는 혈청 검사

- Palateal petechia : 특히 Infectious mononucleosis. (다른 원인으로 *S. pyogenes*, 물리적 자극도 가능)

- ***S. pyogenes* 인두편도염의 치료**
  - 인두염에서 항생제를 처방하는 유일한 경우. 원칙적으로는 신속항원검사(RADT)를 시행하고 처방.
  - 항생제 치료 여부 결정 – Modified Centor criteria
    - 가이드라인상 합병증이 있거나 Modified Centor criteria 3점 이상인 경우 항생제 치료 권고

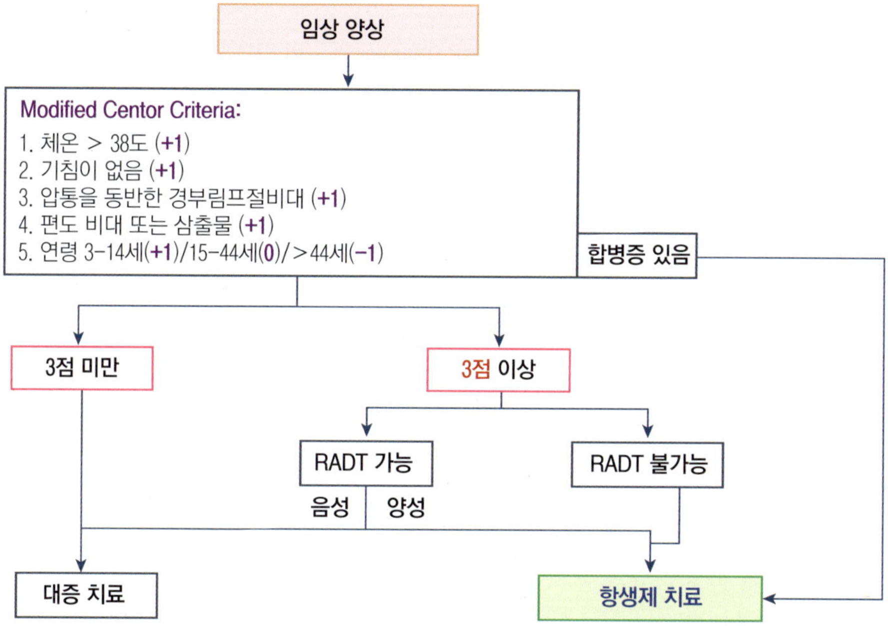

점수에 따른 *S. pyogenes* 감염 위험도 (Mcisaac WJ. JAMA 2004;291:1587-95)	
≥ 4	**51-53%**
3	**28-35%**
2	11-17%
1	5-10%
≤ 0	1-2.5%

1차 항생제		성인 용량	
Preferred	**Amoxicillin**	50mg/kg을 1일 1회(최대 1,000mg) 25mg/kg을 1일 2회	**10일**
Alternative	Amoxicillin/clavulanate	1회 500/125mg 하루 3회	10일
	Ampicillin/sulbactam	1회 500/250mg 하루 3회	10일
Penicillin 알레르기(Type4)	Cephalexin	1회 500mg을 하루 2회	10일
	Cefadroxil	1회 1,000mg을 하루 1회	10일
-alternative	**Cefpodoxime**	100mg을 하루 2번	**5일**
	Cefdinir	300mg을 하루 2번	5일
(Type1)	Clindamycin(10일), Azithromycin(5일), Clarithromycin(10일)		

- **항생제 선택**
  - *S. pyogenes*의 macrolide 내성률은 국내 40-50%로 보고. Penicillin 내성은 드문 편.
  - 현실적으로 국내 외래환경에서 10일 이상 끌고 가기 어렵기 때문에 Cefpodoxime[바난정] **5일 요법**도 선호
    - 2차로 제시하는 이유는 효과가 덜하기보다 비싸고 넓은 항생제 스펙트럼 때문. 3세대 세파라 사용시 삭감에 주의.
  - 영아에서 cefditoren[메이액트], Cefcapene[후로목스] 사용 시 저혈당 주의
    - 피복실기가 영유아에서 부족한 카르니틴을 소모시켜 저혈당 위험 → 주의해서 사용하거나 카르니틴 보충.
- 치료 실패 : 48-72시간 내 호전이 없으면
- 즉시 의뢰 적응증 → 편도주의 농양 등 Deep neck infection 가능성
  - 매우 심하고, 침을 삼키기 어려우며, 목소리가 hot potato 양상
  - 입벌림 장애, 삼킴 곤란, 호흡곤란, 경부강직, 인두 또는 귀에 피, 과도한 침흘림, 편측 안면 부종 등

급성 후두염 (Acute laryngitis)

- 급성 후두염의 특징
  - 일차진료의도 자주 접하는 흔한 질환으로 모든 연령에서 발생합니다.
  - 애성(Hoarseness)을 주 증상으로 하며, 바이러스 상기도 감염이 원인이 되는 경우가 많습니다. (=감기와 같이 올 수 있음)
  - **특징 : 목소리 변화**(**쉰 목소리**)가 심하며, 상기도지만 발작적인 **기침**도 발생 가능, **가래** 동반
  - 급격한 기도 폐쇄가 일어나는 Deep neck infection과 후두개염을 감별해야 함
    - **입에 사탕을 문 듯한 발성, 호흡곤란**(기도 폐쇄 증상은 50% 이하로 좁아질 때부터 발생 → 해당 증상이 있다면 이미 심한 것!) 등이 있으면 바로 전원합니다. 이런 증상이 나타나면 빠르게 응급 진료를 보도록 교육도 필요합니다.
- **소아에서 주요 감별 질환**→전문의 진료 필요, 특히 급성후두개염은 치명적인 기도폐쇄로 빠르게 진행 가능
  - 크룹 : 흡기성 천명, Barking cough, 쉰 목소리를 보임
  - 급성후두개염 : 고열, 급작스러운 호흡곤란, 흡기성 천명, 연하 곤란 및 쉰 목소리
  - 소아 후두염은 감별이 쉽지 않아 전문의 진료를 의뢰하는 것이 안전합니다.
- **후두염의 치료**
  - **교육이 중요** : 음성 휴식, 물을 자주 마시고 가습기 이용 또는 젖은 수건 걸어두기, 이물감이 있어도 목을 긁지 않기("음~ 음~"하지 마세요)
    - 금연의 중요성 → 금연 치료로 연결

- ◦ **항생제** : 대부분의 원인은 바이러스며, 세균성이라도 항생제 사용이 질병 경과에 영향을 미치지는 않아 일반적으로 권고되지 않지만 임상적으로는 스테로이드를 많이 사용하기도 하고, 감별이 어려운 경우도 많은 등의 원인으로 항생제도 후두염에서 많이 사용되고 있습니다.
- ◦ **스테로이드 사용**도 흔함 : 심한 목소리 변화, 목소리의 빠른 회복이 필요 등
- ◦ 2주 이상 지속되면 이비인후과 전문의에게 의뢰 : 후두경에서 후두결절 등이 발견되기도 합니다.
  - ▪ 환자가 이전에도 후두염이 지속적으로 있었을 수 있고, 후두결절이 만성적인 후두염의 합병증으로 발생할 수 있기 때문.

하기도 질환 감별과 치료

- 임상적으로 **'농성 가래'**가 있으면 하기도 질환 감별
  - ◦ 단, 후비루로 인한 가래는 상기도 질환
- **폐렴과 기관지염의 정의상 차이**
  - ◦ **기관지염** : **하기도 증상**(+) CXR에서 폐렴 소견(-)
  - ◦ **폐렴** : **하기도 증상(+)+CXR에서 폐렴 소견(+, GGO or Consolidation)**
- **노인에서는 폐렴의 증상이 모호할 수 있으니 항상 의심해야 합니다.**
  - ◦ COVID-19, 인플루엔자에서도 폐렴 합병 가능성을 항상 의심합니다.

급성 기관지염(Chest Cold, Acute bronchitis)

- **정의(AAFP)** : 기관과 기관지의 급성 염증으로 기침이 발생하나, **폐렴의 증거는 없는 상태**
  - ◦ 해부학적으로는 하기도지만, 임상적으로는 self-limiting하기에 상기도로 간주
  - ◦ 주 증상은 **기침**!
- **급성기관지염의 증상 특징**
  - ◦ 가래의 양상으로 폐렴을 구분할 수는 없습니다.
  - ◦ 청진상 Rhonchi, 수포음, Crackles/Rales가 들릴 수 있음.
    - ▪ → 수차례 기침을 시키고 다시 청진하면 같은 부위에서 소실되는 양상
    - ▪ → 이때 지속적으로 수포음이 들린다면 폐렴 의심
  - ◦ 기침이 2-3주까지 지속될 수 있기 때문에 환자에게 설명이 필요.
  - ◦ 발열 : 38도 이상은 흔하지 않음. (38도 이상이면 인플루엔자나 폐렴을 의심)
- **급성기관지염의 치료**
  - ◦ 대부분 self-limiting하기에 대증치료를 기본으로 하고 항생제는 불필요함.
  - ◦ **항생제 적응증** : 학문적으로는 필요 없지만 임상적으로는 처방하는 경우도 있습니다.
    - ▪ **심한 증상** : 기침이 너무 심해서 일상생활 또는 수면에 지장, 심한 농성 가래

- **폐렴을 배제하기 어려운** 환자 또는 진료실 환경
- 코크란 메타분석 : 항생제는 효과 없음. 단, **여러 가지 동반질환이 있고 노쇠한 노인**은 trial에 포함되지 못해 효과가 있을 가능성 언급.
- 항생제의 선택
  - 농성 가래 : Amoxicillin or Amoxicillin/Clavulanate 500mg TID(*S. pneumoniae* 등 전형적 폐렴증상을 일으키는 균을 타겟)
  - 마른기침 : Clarithromycin 500mg BID, **Azithromycin 500mg QD**, Doxycycline 100mg BID(비정형 폐렴균 타겟)
- 기관지확장제 : 코크란 분석에서 근거는 없었지만, 임상적으로 사용되기도 합니다. (Cochrane Database Syst Rev. 2015;(9):CD001726)

폐렴 pneumonia(J189)

- **폐렴** : 세균, 진균, 기생충에 의해 폐실질의 염증으로 발열, 기침과 함께 흉부방사선 병변을 보이는 급성 감염
- **폐렴의 진단 조건 - 3가지를 모두 만족**
  - **(1) 감염의 증거 존재 -** 발열, 오한, 백혈구 증가 등
  - **(2) 감염은 호흡기 원인임을 나타내는 증상 및 징후 -** 기침, 객담, 청진상 이상 소견 등
  - **(3) 흉부 X선상 이상 소견**
- **증상** : 오한, 호흡기 증상(기침, 가래, 호흡곤란, 흉통, 객혈 등)
  - **진찰 소견** : 발열, 빈맥, 빈호흡, 청색증, 청진상 수포음/기관지호흡음 등
    - **정상 소견(폐포호흡음)** : 흡기 5-호기 2, 호기 시 조금 더 짧고 약한 청진음
    - **기관지호흡음** : 흡기 5-호기 6, 호기 시 더 길고 크며 뚜렷함. 폐포호흡음보다 고음이고 더 큼.
    - **수포음** : 흡기 시 들리는 빠글거리는 소리. (폐렴이 가장 흔한 원인, 폐부종 등도 가능)
  - **흉막성 흉통(pleuritic chest pain)** : 흉막염으로 진행된 경우 흡기 시, 기침, 재채기 등을 하면 악화되는 날카롭고 찌르는 듯한 통증이 발생할 수 있습니다.
- **외래에서 폐렴을 특히 더 의심하는 경우** : **심한 임상 양상** 또는 **체온조절 중추의 이상까지 발생**
  - **심한 임상 증상** : 39도 이상 고열, 흉통, 호흡곤란
  - **오한전율(shaking chill, Rigor)** : 오한은 으슬으슬 추운 느낌이 들며, 가벼운 떨림이 있을 수 있고, 쉽게 참을 수 있으며, 옷을 껴입으면 완화됩니다. 이에 반해 오한전율은 '덜덜 떨리며' 보다 고열이 동반되고, 참기가 어렵고 옷을 껴입어도 발생합니다.
    - 오한은 감기 등 바이러스 감염으로도 발생하지만, 오한전율은 Bacteremia 등 심한 감염에서 발생합니다.
  - **야간발한(Night sweating) :** 밤에 옷을 갈아입어야 할 정도로 발한이 생깁니다. 결핵, 림프종 등도 감별해야 합니다.

- **화농성 객담 :** 누렇거나, 녹색, 혈성 객담
- **노인** : 밥을 잘 못 먹거나 기력이 떨어지고 인지가 떨어지는 등 **비특이적 증상** : 발열 없이도 폐렴도 의심

- **임상적 고려 사항**
  - risk factor에 따라 MRSA나 pseudomonas를 커버해야 하는지에 대한 유무가 달라지고, 그에 따라 항생제 치료가 달라지며 **전원 필요성**이 커집니다. 따라서 최근 입원력(hospital acquired pneumonia), 항생제 사용력, risk factor 등에 대해 확인해야 합니다.
- **인플루엔자 검사** : 인플루엔자의 합병으로 폐렴이 온 것일 수도 있기에, 유행 중일 때 루틴으로 검사되기도 합니다.
- PCR 검사 : 호흡기 바이러스 PCR, Mycoplasma PCR, Chlamydophila PCR, Legionella PCR
- **흉부 X선 촬영의 적응증**
  - 모든 호흡기 감염 환자에서 X선 촬영을 할 수는 없습니다. 다음의 가이드라인들을 참고하면 도움이 될 수 있겠습니다.
  - **(1) AFFP 가이드라인**(Am Fam Physician. 2007;76(4):560-2)
    - 다음 중 **1개**라도 해당 : **37.8**도 이상 발열, **HR > 100**, **RR > 20**
    - 다음 중 **2개** 이상 해당 : **호흡음 감소**, **Crackles(Rales)**, **천식의 부재**
  - **(2) ERS 가이드라인**(Eur Respir J. 2005 26(6):1138-1180)
    - 다음의 증상 및 징후가 있다면 폐렴 의심(CXR 촬영) : **새로운 focal chest sign**, **호흡곤란**, **빈호흡**, **4일 초과 발열**
    - (focal chest sign : 수포음, 기관지호흡음, 호흡음 감소, 타진상 둔탁음 등)
  - **(3) 일본의 가이드라인**
    - 급성호흡기감염증(특히 기침 호소) 중 다음중 하나에 해당하면 CXR 촬영
      - : **38도 이상 발열**, **HR 100회/분**, **RR 24회/분**, **$SpO_2 \leq 94$**, **흉부청진소견 이상**
  - **(4) Diehr Rule** (J Chronic Dis. 1984;37(3):215-25)- 비증상, 인후통을 반영할 수 있다는 장점
    - **급성 기침**이 있는 환자에서 다음을 계산 : 콧물(**-2점**), 인후통(**-1점**), 근육통(+1점), 야간 발한(+1점), 하루 종일 지속되는 가래(+1점), RR > 25(+2점), 37.8도 이상 발열(+2점)
    - **-3점 :** 0.0%, **-2점 :** 0.7%, **-1점 :** 1.6%, **0점 :** 2.2%, **1점 :** 8.8%, **2점 :** 10.3%, **3점 :** 25%, **> 3점 :** 29.4%
  - **(5) AFRI rule** - 인후통을 반영할 수 있다는 장점
    - 나이≥65(+1점), 24시간 내 최고 체온≥40℃(+2점), 발열 기간 ≥3일(+2점), 인후통(**-2점**), 비정상호흡음(+1점), 폐렴 병력(+1점), $SpO_2 \leq 96\%$(+1)
    - **0점** 이상이면 폐렴 의심하여 CXR 촬영
  - **Type별로 다른 CXR 소견, 증상**
    - **Typical Pneumonia :** leukocytosis(shift to left), CRP/ESR 증가
      - CXR 소견: Lobar consolidation, 폐의 한 엽 또는 segment가 균일하게 침윤된 모습,

Air bronchogram(병변 부위에 공기 함유 기관지가 관찰되는 특징적 소견)

- 임상 증상: '**갑자기 발생**하는' 증상 → 고열, 오한, **화농성 가래**, 흉통, 급성 발병.(근육통/두통은 덜함)

▪ **Atypical Pneumonia :** lymphodominant leukocytosis, Gram/Culture 음성

- CXR 소견 : interstitial pattern, Diffuse patchy opacities(병변이 여러 군데 흩어져 있음, 임상 증상에 비해 병변이 넓음)
- 임상 증상 : '**서서히 진행되는**' 증상 → **마른기침**, 발열(고열은 흔지 않음), **근육통/두통이 현저**, 피부 발진이 있기도.

▪ **Viral Pneumonia :** Lymphocytosis

- CXR 소견 : interstitial pattern 또는 Bilateral GGO
- 임상 증상 : 미열, 마른기침, 점진적 발병, 상기도 감염 증상 동반 가능.

- **입원의 적응증**
  - CURB-65 : **폐렴 환자**의 중증도를 평가하고 **입원 여부를 결정**하는 데 사용(**혈액검사 없으면 U를 빼고** CRB-65)
    - **C : 혼돈 (Confusion)**
    - **U : 혈중 요소 질소(BUN) > 7mmol/L(또는 > 19mg/dL)**
    - **R : 호흡수 ≥ 30회/분**
    - **B : 수축기혈압 < 90mmHg 또는 이완기혈압 ≤ 60mmHg**
    - **65 : 나이 ≥ 65세**
    - **CURB-65 점수 해석 :**
      - **0-1점 :** 저위험군, **외래** 치료 고려
      - **2점 :** 중등도 위험군, **입원** 고려
      - **3점 이상 :** 고위험군, **중환자실 입원** 고려
    - CRB-65 점수 해석 : 0점이 아니면 입원을 위해 전원
      - (단, 65세 이상만 만족하고 다른 생리학적 지표가 안정적이면 외래진료 고려 가능)
  - PSI : 조금 더 다양한 항목을 반영 가능합니다.
    - 70 이하 : 외래 / 71-90 : 외래 치료 또는 단기 입원 / 91-130 : 입원치료 / > 130 : 중환자실 입원 고려

- **폐렴의 치료** - 일차진료의는 경증 환자 위주로 치료하다, 호전이 없으면 적극적으로 의뢰를 하는 것이 안전
  - **외래에서 경험적 항생제 :** (1) β-Lactam ± Macrolide 또는 (2) Respiratory quinolone
    - **(1) β-Lactam ± Macrolide**(Macrolide는 중증 또는 atypical pattern이면 추가, 단독으로 사용하지는 않음)

- **amoxicillin**(500mg q8h) or **amoxicillin-clavulanate**(625mg q8h), **cefpodoxime**(100mg 2T bid), cefidotren(100mg 4T bid, 허가사항 외로 사용해야 해서 삭감 가능성) → 5일 이상, 48-72시간 이상 발열이 없고 임상 징후 1개 이상(과호흡, 심박수 100 이상, 저혈압, 저산소증, 백혈구 상승) 남아 있지 않아야 치료 종료가 가능합니다. (중증, 폐농양, legionella 등은 더 길게)
- ±**Azithromycin**(500mg QD), Clarthromycin, Erythromycin, Roxithromycin(반감기가 길어 주로 3일간 사용, 허가상 5일까지도 가능)
- amoxicillin/clavulanate는 설사 등 위장관 부작용이 매우 흔한 편으로 cefpodoxime [바난정] 선호

▪ (2) Resipratoty quinolone

- Levofloxacin(750mg QD), Moxifloxacin(400mg QD)
- 결핵과 감별을 어렵게 하여 퀴놀론 사용은 꺼려졌습니다. 다만, 최근에는 NTM의 발생이 많아지면서 Macrolide 사용도 꺼려지고 있다고 합니다.

○ **마이코플라즈마 폐렴의 치료** : 소아부터 20대 초반까지도 발생, 천명을 잘 동반한다는 특징.

▪ 최근에는 거의 다 PCR에서 Macrolide resistant gene이 확인

▪ **1차 치료(3일) : Clarithromycin, Azithromycin,** Roxithromycin(잘 사용하지 않음)

- 마크로라이드 치료 시작 후 48시간 이내 임상적 호전이 없다.(발열 지속, 전신 상태 악화, 흉부 영상 소견 악화)면 2차 치료제 사용

▪ **2차 치료(7-14일)** : **Doxycycline** → 사용이 어렵다면 Minocycline / **Levofloxacin,** tosufloxacin

- Doxycycline은 12세 미만에서 치아착색, Levofloxacin은 18세 미만에서 근골격계 이상반응 위험으로 처방이 불가하였으나 마이코플라즈마에서 항생제 내성이 증가하여 급여 기준의 세부사항을 변경하여 처방할 수 있도록 바뀌었습니다.
- 급여기준 : 1차치료제 **3일 이상** 투여해도 호전이 없을 때 사용 가능

인플루엔자(Influenza, 독감)

- **인플루엔자의 증상**

○ **아형별 증상**

▪ **A형독감**(H3N2 > H1N1 pdm09)

- **'갑자기 치솟는 고열 발생'+'심한 전신 증상(인두통, 두통, 관절통, 근육통, 피로)'+독감 유행 시기**
- 갑자기 치솟는 고열이 특징적입니다. 이때 급격하게 열이 올라 이 시간대를 기억하기도 합니다.
- 전신증상이 심하며, 심한 두통과 함께 온몸을 얻어맞은 듯한 통증, 오한이 동반

- A(H1N1)pdm09 : 조금 더 가벼운 증상. 2-3일이 지나면 발열은 없어지고 기침, 콧물 등의 호흡기 증상이 두드러짐
- B형독감(B형 > A(H1N1)pdm09)
  - 위장관 증상이 두드러짐 : 구토, 설사 등(소아에서 더 흔함)
- 표본감시 주간소식지에 아형별 검출현황도 확인할 수 있어, 확인하시면 감별에 더 용이할 것입니다.

◦ **증상의 경과**
- 전신 증상 : 발열, 두통, 근육통 등은 3-4일 정도 지나면 호전되는 양상
- 호흡기 증상 : 조금 더 오래 지속되어 1-2주까지 지속될 수 있음. (더 길게 '감염 후 기침' 발생 가능)
  - 기침은 더 오래 지속될 수 있다고 설명하고 관리하러 내원하라고 말씀드리면 라뽀를 유지하면서 만족도를 높일 수 있습니다.
- B형은 특히 무증상-경증인 경우도 많습니다.
- 노인 : 고열이 나타나지 않을 수 있습니다.
- 합병증 발생 : 노인, 기저질환자는 세균성 폐렴이 2차적으로 발생할 수 있습니다.

◦ **소아 인플루엔자의 양상**
- 어릴수록 인플루엔자에 특이적인 전신증상보다는 호흡기 증상으로 나타나 감기와 RSV를 감별하기 어려울 수 있습니다.
- 위장관 증상이 흔하게 발생. 중복감염도 흔함

• **인플루엔자의 진찰** 소견 (Postgrad Med J. 2016;92(1091): 560 – 1)

◦ posterior pharynx에 '**influenza follicle**' : 일정한 2-4mm 크기의 작고 반구형태의 모양
- 다른 바이러스 감염병에서도 follicle은 발견될 수 있으나, polymorphic하고 보다 크며 일정하지 않습니다.

• **진단**

◦ Rapid Antigen test(RAT) : 외국에서는 민감도가 떨어진다는 말이 있으나, 인플루엔자 발병 후 초기에 검사를 못하는 것이 원인으로 추정. 48시간 내에 검사하면 높은 민감도를 보이며, 우리나라는 증상 발생 후 오히려 너무 빨리 검사하다 보니 위음성 우려가 있습니다.
- 검체는 증상 시작 1-2일 이내 바이러스 농도가 가장 높음.
- 임상적으로 의심되는데 너무 초기에 와서 음성이 나왔다면 : 하루 뒤에 증상이 지속 또는 악화되면 다시 내원하게 하여 재검사하거나, PCR 검사를 시행할 수 있습니다.

◦ **multiplex PCR** : 민감도와 특이도가 높아 인플루엔자 진단의 gold standard이며 다른 호흡기 바이러스도 확인할 수 있습니다.
- 하지만, 고가이며 4시간 정도 소요되어 RAT를 우선적으로 사용합니다.

◦ lab : lymphopenia, CRP mild elevation / 세균성 폐렴이 발생하면 CRP와 Procalcitonin 상승으로 확인 가능

- **치료**
  - 학문적으로는 건강한 경우 자연치료가 되지만, 우리나라에서는 **보통 인구에서도 항바이러스제 치료**를 합니다.
    - 증상 발생 **48시간 이내 사용** 시 효과가 있습니다. (Infect Chemother 2012;44(4):233-49)
      - 가능한 빨리 투여될수록 좋습니다. 처음 약은 식사와 상관없이 우선 바로 드시라고 안내합니다.
      - 48시간이 지난 경우 : 입원 환자, 중증이거나 합병증을 동반한 환자, 임상경과가 계속 악화되는 환자는 투여
    - **약제의 선택**
      - **고위험군, 입원환자 : Oseltamivir** > Peramivir
      - **경구 섭취가 어려운 환자 : Peramivir**, Zanamivir
      - **B형 인플루엔자 : Baloxavir**
      - **소아** : 위장관 증상이 있다면 **Peramivir**, 현탁액이 있는 **Oseltamivir**
      - **임신부 : Oseltamivir**, Zanamivir(1분기를 제외하고 사용 가능)
    - Neuraminidase inhibitor(NAI) - 감염 세포에서 바이러스 방출을 억제
      - Oseltamivir[**타미플루캡슐**(**전문-급여**)][**한미플루현탁용분말**(**전문-급여**)]
        - **PO**, 생후 2주 이상에서 사용. **임신부, 수유부**에서도 사용 가능. **현탁액**으로도 나와 있음
        - 전통적으로 오랜 기간 사용되어 Evidence가 많아 **입원환자, 중증**인 경우에서 먼저 선택합니다.
        - **면역저하자**에서도 우선 추천
        - 성인 : 75mg BID, 5days / 소아는 체중에 따라 다름
        - 부작용 : 위장관 부작용(구역, 구토-m/c), 두통 등
      - Zanamivir[**리렌자로타디스크**(**전문-급여**)]
        - **흡입제.** 7세 이상에서 사용. 사용법 교육의 어려움 등으로 잘 사용하지 않음
        - 유당 알레르기에서 사용하지 않아야 함
        - 부작용 : 호흡기 질환이 있다면 기관지경련, 호흡기능저하를 우려하여 속효성 흡입용기관지 확장제를 소지하도록 함
      - Peramivir[**페라미플루주**(**전문-비급여**)][**코미플루원스주**(**전문-비급여**)]
        - IV제형으로 **단회로 사용**. 생후 6개월 이상에서 사용, 최근에는 바이알이 아닌 프리믹스로도 나와 있습니다.
        - 정맥주사로 수액치료 등과 함께 병의원에서 직접 치료할 수 있다는 장점
        - 부작용 : 설사, 호중구감소, 단백뇨
    - Cap-dependent endonuclease inhibitor - 바이러스 단백질 합성과 바이러스 복제 차단
      - Baloxavir[**조플루자정**(전문-**비급여**)][**조플루자현탁용과립**(전문-**비급여**)]

- ◦ PO, 1세 이상에서 **단회로 사용** 가능
- ◦ NAI의 반응이 떨어지는 **B형**에서 Oseltamivir에 비해 증상개선 시간을 단축
- ◦ 단점 : 비싼 가격, 내성변이주 PA 138T/M/F 출현

▪ **항바이러스제 치료 시 주의 사항**

- **이상행동** : 약전에 경련, 발작, 섬망, 환각, 이상행동(특히 추락 사고)의 신경정신계 이상반응을 경고하고 있습니다.
  - ◦ 정확히는 항바이러스제 치료로 인한 것이 아니라 인플루엔자 감염으로 인한 것으로 연구되고 있으나, 국내에서 페라미플루 주사제 사용 후 이상행동 발생 사례에 대해 부작용을 고지하지 않았다며 5억 7,000여만 원을 배상하라는 판결이 있었습니다.
  - ◦ 10대, 남성, 발열 후 2일 이내, 자다 깬 후에 발생 위험이 높다고 알려져 있습니다.
  - ◦ 타미플루, 리렌자, 페라미플루에 적혀 있고 조플루자에는 이런 내용이 적혀 있지는 않습니다. 다만 인플루엔자 자체가 원인이라는 설이 우세하기에 모든 소아청소년의 경우 부모님이 잘 돌보고 있어야 한다고 교육을 합니다.

◦ **폭로후 예방 요법(PEP, Post-Exposure-prophylaxis)**

- ▪ 대상 : 가이드라인상 고위험군 노출자에 국한하여 사용
- ▪ 접촉의 정의 : 정확히 정의되지는 않았으나, 인플루엔자는 1m 이내 긴밀한 접촉에서 전파되고, 논문들에서 가족간의 긴밀한 접촉 수준 정도로 기술하고 있습니다. 노출 시간에 대해서는 연구된 바가 없습니다.
- ▪ **Baloxavir :** 단회 투여라는 장점(1세 이상)
- ▪ **Oseltamivir :** 1일 1회 10일(1세 이상)
- ▪ **Zanamivir :** 1일 1회 2번 10일(7세 이상)
- ▪ Peramivir : PEP로는 사용하지 않음(허가 없음)

◦ **등교는 언제부터 할까요?** ('인플루엔자 관리지침'상 권고 격리 기간)

- ▪ **발병 후 '해열제 없이' 정상 체온 회복 후 24시간이 경과할 때까지**

◦ **심평의학**

- ▪ J10.1(바이러스가 확인되지 않은 인플루엔자) : 유행주의보 발령 시 검사 없이도 고위험군에서 항바이러스제 급여 처방 가능
  - 고위험군이 아니라면, 전액본인부담으로 항바이러스제 처방이 가능합니다. 다만, 고위험군이 아닌데 바이러스가 확인이 되지 않는데도 처방을 할 근거는 떨어집니다.
- ▪ J11.1(바이러스가 확인된 인플루엔자) : 항바이러스제 급여 처방 가능
- ▪ 항바이러스치료제 급여 기준 대상자
  - 1. 인플루엔자 감염이 확인 - RAT 또는 PCR 양성
  - 2. 유행주의보 발령 시 고위험군 의사환자에서 검사 없이 처방 가능
    - ◦ 만 9세 이하 또는 만 7세 이상 12세 이하 소아
    - ◦ 임신 또는 출산 2주 이내 산모

        - 만 65세 이상
        - 면역저하자
        - 대사장애, 심장질환, 폐질환, 신장기능장애, 혈액질환, 신경계 질환 등 기저질환자
    - 폭로 후 예방 요법은 비급여로 처리. (전액본인부담 아님, 진료 자체가 비급여)

COVID-19

- **코로나-19의 증상**
    - 발열, 기침(**주로 마른기침**), 콧물, 인후통, 근육통, 두통, 소화기 증상 등 다양한 증상을 보입니다.
        - 개인적인 경험으로 마른기침과 함께 인후통이 심했고, 기침이 정말 오래간다는 느낌을 받았습니다.
    - **후각 저하** 및 **미각 저하**가 더 발생한다고 하나 증상만으로 감기, 인플루엔자와 감별하기는 쉽지 않습니다.
        - 특히, 최근 변이주들은 후각 저하 및 미각 저하는 잘 보고되지 않는다고 합니다.
        - 또한, 코로나-19는 끊임없이 변이하고 있고, 인구집단에서 접종력이 있다 보니 **증상이 전형적이지 않을 가능성이 큽니다.**
    - **vs 인플루엔자** : 인플루엔자는 갑자기, 빠르게 증상이 발현되어 1-2일 내 심한 증상에 도달하는 데 비해, COIVD-19는 바이러스 노출 후 2-14일 내에 나타납니다. 또한 3일 정도 지나면 증상이 급격하게 줄어드는 경향을 보이는 인플루엔자와 다르게 COVID-19는 2주까지 지속적입니다.
        - 인플루엔자와 동시에 유행하기도 하니, 인플루엔자와 감별에 집중하기보다는 검사를 적극적으로 하는 것이 좋겠습니다.
    - **vs 감기** : COVID-19보다 가벼운 증상을 보이는 감기와 다르게 COVID-19는 후각/미각 저하를 보이며, 발열과 전신증상이 더 심하게 나타날 수 있습니다.
- **진단**
    - **코로나19 RAT, 코로나-19 PCR** : 급여기준이 자주 바뀌고 있어 확인하여 시행
        - 최근 먹는 치료제를 구하기 어려워 검사 자체가 꺼려지는 경향이 있습니다.
- **코로나-19의 진단과 치료**
    - 검사와 처방 기준이 몇 개월마다 계속 바뀌고 있어, '질병관리청 사이트(www.kdca.go.kr)'에서 '알림-자료' → '법령-지침-서식' → **'코로나19지침'에서 최신판을 항상 확인**해야 합니다. 팍스로비드와 베클루리주가 급여등재되면서 급여기준도 같이 꼭 확인하셔야 합니다.
    - **중증** 환자는 입원 치료 권고 - **호흡곤란, 저산소증, 쇼크, 장기부전** 등이 있다면 전문 치료와 베클리루리주 사용을 위해 **전원**합니다.
    - **외래에서는 주로 '먹는 치료제'를 사용 → 우선 팍스로비드 처방 → 처방하지 못하면 라게브리오 처방**
        - 처방 기준과 방법(본인부담률 약제별, 적응증별 다양)이 까다롭고, 상당히 고가라 잘못 처방했을 때 환수 리스크가 큽니다.

- **환자에게 자가 검진표를 작성하게 합니다.** ('코로나19지침'에 포함되어 있음)
- 처방가능기간, 병용 금기 약물과 중단 가능 여부, 약물 금기 등을 확인하여 처방
- 약가가 워낙 고가라 약국이나 2차 병원 등에서 구비가 어려워, 재고 자체가 잘 없는 상황
  → 약 자체가 없으니 검사 자체를 잘 안 하게 되는 추세

COPD의 급성 악화

- 일중 변동을 넘어서는 호흡곤란, 기침, 가래 등 증상 악화가 있으면 의심
  - 평소보다 가래의 양이 확 많아졌다, 호흡곤란이 평소보다 심하다 등
- **항생제 처방** 고려 : 가벼운 급성 기관지염에서도 세균 감염이 흔한 편
- 폐렴 동반 가능성 : 빈맥, 빈호흡 등이 있으면 폐렴 의심하여 검사를 고려
- **숨겨진 COPD를 의심하는 경우**
  - **장기간 흡연력**이 있다면 진단이 내려져 있지 않을 가능성도 고려합니다.

Reference

1. 윤영경 외, 성인 급성 상기도 감염 항생제 사용지침 권고안, 대한감염학회
2. 소아 급성 상기도감염의 항생제 사용지침_질병관리본부
3. Am Fam Physician. 2016;94(7):560-565.
4. 이현종, 소아 및 성인의 급성 상기도감염에서 항생제 사용지침(요약), J Clinical Otolaryngol 2018; 29:133-138.
5. Am Fam Physician. 2007;76(4):560-562.
6. 2024-2025절기 인플루엔자 관리지침, 질병관리청
7. Therapeutic Management of Nonhospitalized Adults With COVID-19, Last Updated: February 29, 2024, NIH
8. 코로나바이러스감염증-19 치료제 사용 안내 제 13-1판 (2024. 11. 27)
9. 성인 지역사회획득 폐렴 항생제 사용지침(2017)_질병관리본부
10. 최원석 외, 계절 인플루엔자의 항바이러스제 사용 지침, Infect Chemother 2012;44(4):233-249.
11. 소아 마크로라이드 불응성 마이코플라스마 폐렴 항생제 치료 지침 2024_질병관리청

CHAPTER 25

알레르기 비염, 부비동염 처방

알레르기 비염의 증상과 진단

알레르기 비염의 4대 증상

- 4대 증상 : **콧물**, **재채기**, **코막힘**, **코와 눈 가려움**
    - 가이드라인에 따르면 이 중 **2개 이상이 지속적으로 반복**되는 경우 알레르기 비염을 의심할 수 있다고 기술
    - 여기서 눈가려움증은 눈이 가렵다고 말하는 것일 수도 있고, 코 안쪽의 비루관(nasolacrimal duct)쪽이 가려운지 잘 구별합니다. 후자는 비증상에 가깝기 때문입니다.
    - 눈가려움증과 충혈 등 눈증상은 양측성으로 흔하게 동반(알레르기 결막염)됩니다.
- 알레르기 비염 가능성이 떨어지는 경우 : 다른 증상을 동반하지 않는 지속적인 코막힘, 점액농성 비루 및 후비루, 코피 등의 증상이 일측성으로 지속됨.

외래에서 흔한 증상들

알레르기 비염을 가진 성인에서 외래 방문을 일으키는 증상들의 흔한 순서는 다음과 같습니다.

1. 코막힘 54% > **2. 눈 가려움 10%** > 3. 콧물 7% > 4. 입천장 가려움 7% > 5. 재채기 7% > 6. 눈물 4% > 7. 코 가려움 2% (Treat Respir Med. 2005;4(6):439-46)

분류

- **간헐성** vs **지속성**
  - 간헐성(Intermittent) : <4일/주 또는 <연속 4주/년
  - 지속성(Persistent) : ≥4일/주 그리고 ≥연속 4주/년
- **경증**(mild) : 다음의 증상이 모두 없음 vs 중등증/중증(moderate/severe) : 다음의 증상이 하나 이상 있음
  - 수면장애, 일상생활-여가-스포츠 활동의 장애, 학교나 직장생활의 어려움, 불편한 증상이 없음.

알레르기 비염의 진단

일반적으로 알레르기비염은 **증상과 병력청취** 및 **비내시경**을 통해 **의심**할 수 있고, 원인 알레르겐은 병력과 피부단자시험 또는 혈청 특이 IgE 항체검사를 통해 확인하여 부합하면 원인으로 판정할 수 있습니다.

- **병력청취** : 알레르기 병력(알레르기비염, 천식, 아토피피부염), 가족력, 환경 요인(반려동물, 카펫, 가족 중 흡연자 유무 등)
- **신체 진찰** : allergic shiner(코막힘으로 비강 내 정맥 저류 → 눈꺼풀의 울혈 → 착색), allergic salute/allergic crease(코를 긁다 보니 가로 주름이 발생), adenoid face(만성적인 구강호흡으로 얼굴이 길어짐)
- **비경 검사** : 맑은 콧물 및 창백하게 부어 있는 하비갑개 소견, 후비루, 후인두의 cobblestone appearance
  - 증상이 없을 때 등에서는 정상적으로 분홍색 빛을 띠기도 함
  - 급성기 : 비점막이 창백하고 수양성 비루가 많음→후기 반응 : 염증반응 때문에 오히려 붉은 색조
  - 즉, 알레르기 비염으로 확정할 수 있는 소견은 없음
- Lab
  - **Serum total IgE** : 알레르기 비염의 30-40%에서 증가, 정상인에서도 증가될 수 있음. 단독으로 진단적 가치 낮음.
  - **알레르기 검사** : 일반 로컬 환경에서는 혈청 특이 IgE 항체검사 중 **MAST 검사**, **uni CAP (immuno CAP) 검사** 등을 많이 활용하고 있습니다. MAST 검사는 한번 채혈해서 100개 이상의 알레르기 항체들을 밝혀내는 검사라는 장점이 있지만, 증상과 일치하지 않는 경우도 있고 세상의 모든 물질을 검사하는 것은 아니라는 한계가 있기에 이런 내용을 미리 환자에게 고지하는 것이 라포트 형성에 도움이 됩니다.
    - Immuno CAP 검사는 다른 방법들보다 민감도와 특이도를 높인 검사라는 장점이 있지만, 보험 문제가 있어 알레르겐 개수가 한정적이라는 단점이 있습니다.
- VAS score : 10cm 중 환자가 체크하게 하여, 0-3.0cm는 경증, 3.1-7.0cm는 중등증, 7.1cm 이상은 중증으로 평가

- **감별진단** :
  - 국소 알레르기 비염 : 알레르기비염의 합당한 병력과 진찰소견이지만, 피부단자시험과 특이 IgE 항체검사에서 음성반응으로 전신 감작이 없고, 비유발검사 또는 비즙 특이 IgE 항체 검사에서 양성반응인 경우 진단.
  - 비알레르기 비염
    - **호산구 비알레르기비염증후군(NARES)** : 알레르기 비염에 특징적인 증상이 있으나, 알레르기 검사에서 음성, 비즙도말검사에서 호산구 20% 이상 증가 → INCS에 반응 좋음
    - **혈관 운동성 비염** : 특별한 면역학적 이상이나 호르몬 이상, 감염 등 원인 없이 온도나 습도 변화 등 자극에 노출되었을 때 증상이 발현
      - 알레르기 비염과 차이 : 비계절성, 눈증상 없고, 코 점막은 붉게 보이며, 알레르기 검사상 음성 → 국소항콜린제로 치료
    - 비후성 비염 : 만성적인 염증으로 주로 하비갑개가 커져 있는 상태로 코막힘, 콧물, 후각저하 발생.
      - 다양한 원인 : 만성비염의 장기 지속, 비중격만곡, 만성부비동염, 작업 환경 등
    - 감염성 비염 : 감기 등에서 발생. [호흡기 질환의 감별과 치료]에서 상세 설명

알레르기 비염 가이드라인(2019 ARIA guidelines)

치료 시작의 옵션

<table>
<tr><th colspan="2">치료 시작의 옵션</th><th colspan="2">간헐성 비염(IAR) 치료 시작</th><th colspan="2">통년성 비염(PER) 치료 시작</th></tr>
<tr><td>1단계(T1)</td><td>2세대(nonsedating) H_1 항히스타민제 (경구, 비강, 점안)
류코트리엔 수용체 차단제 또는 Cromones(비강, 점안)</td><td rowspan="3">VAS < 5
or
VAS ≥ 5</td><td></td><td rowspan="3">VAS < 5</td><td></td></tr>
<tr><td>2단계(T2)</td><td>INCS(비강내 스테로이드)</td><td rowspan="2">코막힘(+)</td><td rowspan="2">VAS ≥ 5
or
코막힘(+)</td></tr>
<tr><td>3단계(T3)</td><td>INCS + 비강내 azelastine(항히스타민제)</td></tr>
<tr><td>4단계(T4)</td><td>짧은 기간 경구 스테로이드</td><td></td><td></td><td></td><td></td></tr>
<tr><td>5단계(T5)</td><td>면역 치료를 위해 전문의 의뢰</td><td></td><td></td><td></td><td></td></tr>
</table>

- 초치료 : 항히스타민제, 류코트리엔차단제, INCS 모두 사용 가능
  - 경증 : INCS가 알레르기 비염 치료의 핵심이지만, 경증 환자에서는 순응도가 많이 떨어질 수 있기에 경구약제 위주로 처방할 수 있습니다.
  - 단, **코막힘**이 있거나 **증상이 심하다면 초치료로 INCS**를 사용

step down & step up

– 3–7일간 치료 후 VAS 5점 이상이면 Step up, 5점 미만이면 Step down

현재치료	Step-up (VAS ≥ 5)		Step-down (VAS < 5)	
T1	T2 or T3		**중단**	알레르겐 노출 없다면
			치료 지속	알레르겐 노출이 지속
T2	T3		T1	
T3	T3+T4(3–7일)	T5 고려 (VAS가 5점 이상으로 지속된다면)	T2 or T1	알레르겐 노출이 있다면 T2
T1+T2	T3		T1 or T2	코막힘 있다면 T2
T1+T3	T3+T4(3–7일)		T1 or T3	코막힘 있다면 T3
T2+T3	T3+T4		T2 or T3	
T5+VAS ≥ 5	T5+T > 2 or T3		T5	
T5+2 ≤ VAS < 5	T5+T2,T1 or T3	코막힘이 있다면 T5+T2 or T3	T5	
T5+T1	T5+T2 or T3		T5	알레르겐 노출이 없다면
			T5+T1	알레르겐 노출이 지속
T5+T2	T5+T3		T5+T1	코막힘 있다면 T5+T2 지속
T5+T3	지속	의뢰 고려	T5+T1 or T2	코막힘 있다면 T5+T2

그림 A : 치료 전 알고리즘 / B : 치료 중인 환자 알고리즘

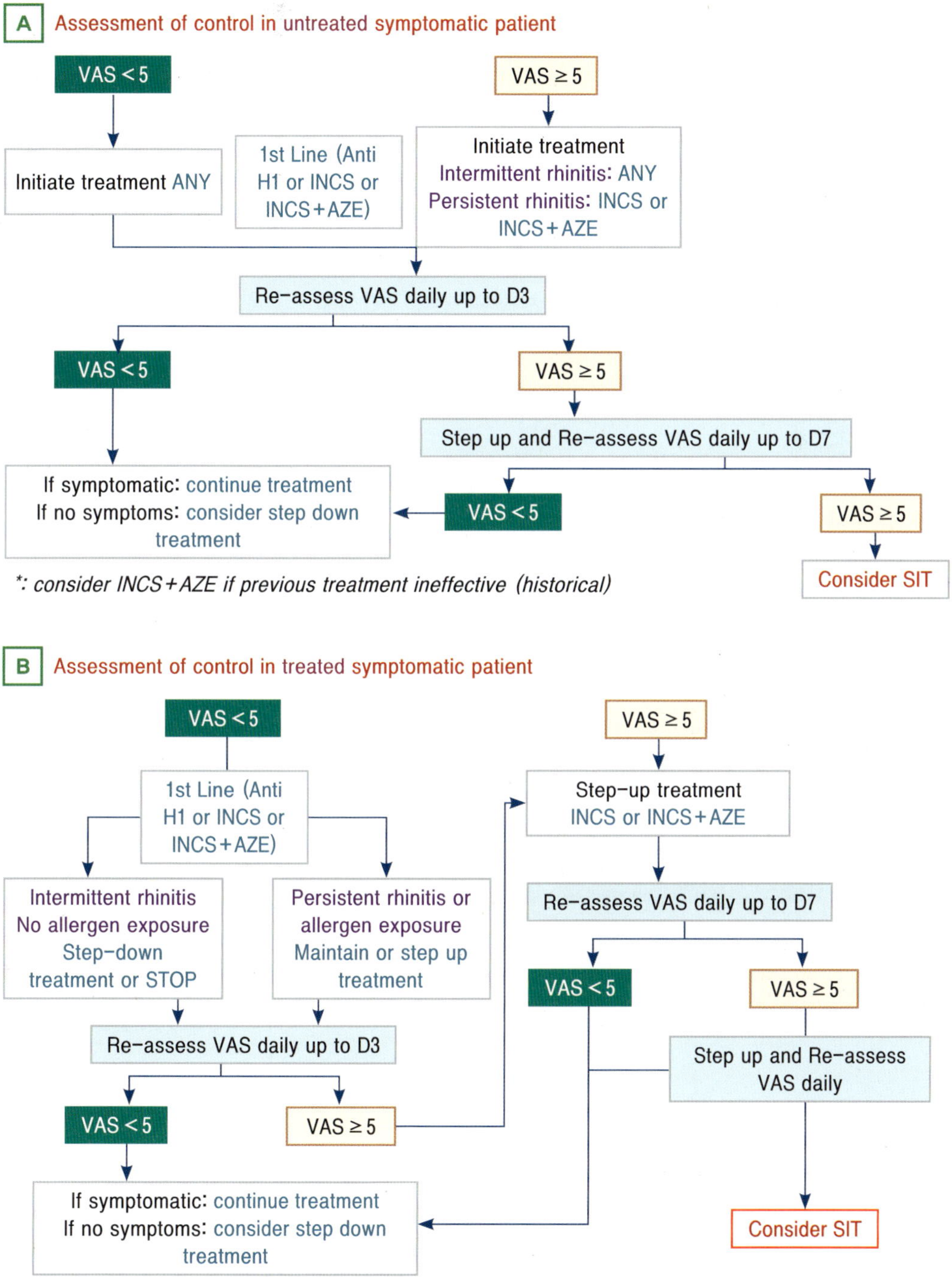

권고사항
• 경구용 또는 비강 내 H_1-항히스타민제는 모든 비염 증상을 조절하는 데 있어 INCS(비강 내 코르티코스테로이드)보다 덜 효과적입니다. 하지만 경미하거나 중등도의 질환이 있는 많은 환자에게는 효과적이며, 많은 사람들이 경구용 약물을 선호합니다. • 비강 내 H_1-항히스타민제는 INCS보다 덜 효과적입니다. 비강내 H_1-항히스타민제는 수 분 내 효과를 발휘합니다. • 중증 비염 환자의 경우 INCS가 치료의 첫 선택입니다. 효과 발현은 며칠 후에 나타납니다. • 경구용 H_1-항히스타민제와 INCS를 함께 사용하는 것이 INCS 단독 사용보다 더 나은 효과를 제공하지는 않지만, 이는 전 세계적으로 흔한 관행입니다. • 비강 내 Fluticasone Propionate와 아젤라스틴(Aze)을 포함한 고정 조합제인 MPAzeFlu는 INCS나 H_1-항히스타민제 단독 요법보다 더 효과적이며, INCS 단독 요법이 불충분한 환자나 중증 알레르기 비염 환자, 또는 빠른 증상 완화를 원하는 환자에게 적합합니다. 꽃가루 노출 챔버 연구에서 이 조합의 빠른 효과 발현이 확인되었습니다. • 권장되는 모든 약물은 일반적인 용량에서 안전한 것으로 간주됩니다. 1세대 경구용 H_1-항히스타민제는 진정 작용이 있으므로 피해야 하며, 혈관수축성 비강 스프레이에서 나오는 비강 알파-교감신경 흥분제의 장기간 사용도 피해야 합니다. • Depot 코르티코스테로이드의 근육 주사는 알레르기 비염에서 권장되지 않습니다.

즉, 요약한다면 :

- **효과** → **2세대 항히스타민제** < INCS < **비강내 스테로이드+항히스타민제 복합제**(Fluticasone propionate+Azelastine)
    - ⇒ **중등도 이상으로 심한 경우 : INCS부터 시작**
    - 계절성 비염에서는 INCS+AH 복합제가 더 좋을 수 있음
- **사용하지 말 것** → 1세대 항히스타민제, 비강 알파-교감신경흥분제(**오트리빈, 코마키텐** 등) 장기간 사용, depot 스테로이드 근주

알레르기 비염의 처방

그림 처방의 예시

<table>
<tr><th></th><th>계절성, mild</th><th>지속성, mild</th><th>지속성, severe</th></tr>
<tr><td rowspan="2">질병조절제</td><td>INCS < INCS(+AH) 복합제</td><td colspan="2">INCS or INCS(+AH) → 증상 심할 때는 두 배 용량을 사용</td></tr>
<tr><td>항류코트리엔제(HS)</td><td colspan="2">항류코트리엔제(HS)</td></tr>
<tr><td rowspan="5">증상개선제</td><td colspan="2">2세대 항히스타민제</td><td>2세대 항히스타민제</td></tr>
<tr><td></td><td></td><td>중요한 날 > 아침 PO steroid</td></tr>
<tr><td></td><td></td><td>수양성 콧물 > 리노벤트</td></tr>
<tr><td></td><td colspan="2">코막힘 > 비충혈억제제</td></tr>
<tr><td></td><td colspan="2">눈 가려움 > 항히스타민 안약</td></tr>
<tr><td>코세척</td><td>코세척→알레르겐 제거</td><td colspan="2">코세척</td></tr>
</table>

(노란 테두리) : PRN 처방 (검은 테두리) : 처방 (빨간 테두리) : 항상 사용

〈비강내 스테로이드(INCS)〉

- **꾸준히 사용해야 효과가 있다고 반드시 교육해야 합니다.**
  - 부비동의 orifice를 넓혀 물리적으로 농이 배출될 수 있도록 하는 좋은 치료입니다.
  - 정말 좋은 치료로 근거가 많이 확보되었으나, 적어도 5일 정도는 사용해야 효과가 있기 때문에 꾸준히 사용해야 효과가 있다고 교육해야 합니다.
  - 스테로이드이지만, 국소적으로 작용하며 미량이라 성장 등 전신 부작용에 전혀 영향이 없다는 것을 교육합니다.
  - 일차의료기관 현실에서 빠른 증상 호전은 없어 compliance가 걱정된다면 초반에 **항히스타민제, 비충혈억제제 등을 적절히 사용**하는 것도, 순응도를 높여 결국에 INCS 사용을 도울 수 있다면 좋은 옵션이라고 생각합니다.
  - INCS는 수일간 사용해야 효과가 나타나지만, **INCS + 비강내 항히스타민제를 사용하면 조금 더 빠른 효과**를 보입니다.
  - **〈통년성, 계절성 비염에 따른 권고(ARIA 2016)〉**
    - 계절성 : **INCS + 경구 항히스타민제** or **INCS 단독(± 비강내 항히스타민제)**
    - 통년성 : INCS(± 비강내 항히스타민제) 단독을 더 권고
- **부작용 : 코피, 건조증, 작열감**
  - 코피 : 사용시에 코 바깥쪽으로 뿌릴 수 있도록 교육
  - 상처와 함께 코딱지가 들러붙어 숨쉬기 어려운 경우(이 경우 건조감이 심하게 느껴짐, 코가 막힌 것처럼 느껴지기도 함)
    - INCS 1주간 중단(+증상이 있다면 증상 경감을 위한 PO 약제 처방)
    - **에스로반 연고** 또는 **타리비드안연고**를 면봉에 발라 코 중격 주위로 3-5일간 구석구석 바르도록 교육. **바세린**을 바를 수도 있음.
      - 안연고가 자극이 덜하여 많이 사용 → 안연고 사용 시 H010 안검염, H10 결막염 등 상병 코드 필요, 수술 후 등 상처감염 예방인 경우 전액본인부담 고시가 있어 100/100으로 처방하시기도 하지만 삭감되는 예도 있습니다.
      - 에스로반 등 Mupirocin을 선호하시는 선생님들도 많은 것 같습니다. L01.1 기타 피부병의 농가진화 등 코드 이용.
  - 건조증, 작열감 : 자극 성분이 덜한 제품으로 교체. 하지만, 환자마다 반응이 다양할 수 있으므로 꼭 아래 표의 성분대로만 불편감이 나타나는 것은 아니므로 다른 제품으로 바꿔보는 것이 도움이 될 수 있습니다.

표 스프레이별 구성 성분

INS	Tonicity	BKC (Benzalkonium Chloride)	Potassium Sorbate	Alcohol	Polysorbate	Propylene Glycol	CMC (Carboxymethyl cellulose)
Ciclesonide [옴나리스]	Hypotonic	−	+	−	−	−	+
Fluticasone propionate [아바미스]	Isotonic	+	−	+ (phenylethyl alcohol)	+	−	+
Triamcinolone acetonide [나자코트]	Isotonic	+	−	−	+	−	−
Flunisolide	Isotonic	+	−	+ (Sorbitol)	+	+	+
Mometasone furoate [나조넥스]	Isotonic	+	−	−	+	−	+
Budesonide [데소나비액]	Isotonic	−	+	−	+	+	+
Fluticasone furoate	Isotonic	+	−	−	+	+	+

- Isotonic : 등장성은 세포내외 수분 이동을 최소화하여 비강 점막을 자극하지 않습니다.
- Benzalkonium Chloride(BKC) : 점막 자극 및 비강 건조를 유발할 수 있습니다. 장기간 사용 시 비강 점막의 손상을 유발할 수 있습니다.
- Potassium Sorbate : 일반적으로 부작용이 적지만, 일부 사람에게는 자극을 줄 수 있습니다.
- Alcohol : 비강 스프레이에 포함된 알코올은 **비강 건조와 자극**을 일으킬 수 있습니다. 특히 민감한 환자에게 불편을 줄 수 있습니다.
- Polysorbate : 보통 안정화제로 사용됩니다.
- Propylene Glycol : **보습제**로 작용하며, 비강 점막을 부드럽게 합니다.
- Carboxymethylcellulose(CMC) : 점도를 증가시켜 약물이 비강에 더 오래 머무르도록 도와주며, 보습 효과가 있습니다.

출처 : 나조넥스 Web symposium에서 발췌 – reference : Meltzer EO. Ann Allergy Asthma Immunol. 2007;98:12-21. / VER-AMYST(fluticasone furoate) Prescribing information. 2007, GlaxoSmithKline

- **감기 걸렸을 때 INCS를 사용해야 하나**
  - 국소적으로 작용하기 때문에 INCS를 사용하더라도 면역체계에 큰 영향이 없으므로, 세균 감염이 더 잘 생기거나 하지 않습니다.
  - **오히려 급성기에 평소 용량의 두 배를 사용하여 비폐색 증상을 예방합니다.**

〈비강내 스테로이드+비강내 항히스타민제〉

- 상품명 : **딜라스틴나잘스프레이**[Fluticasone+azelastine], **모테손플러스나잘스프레이**[Mometasone+azelastine], **나자플렉스나잘스프레이**[Mometasone+azelastine] : azelastine 때문에 쓴맛이 납니다.

- 우리나라에서는 **리알트리스**(intranasal mometasone furoate+olopatidine hydrochloride)라는 제품도 있습니다. Azelastine의 쓴맛이 없기 때문에 환자 compliance에 더 좋을 수 있습니다.
- 복합제는 항히스타민제의 반감기 때문에 **BID 용법을 권고하고 있는 경우**가 많습니다. 그렇다 보니 단일제의 스테로이드보다 절반 용량이 분무되는 경우도 있으니 변경 시에 주의합니다.

〈비충혈억제제〉

- 가이드라인과 다르게 임상에서는 코막힘을 해결하기 위해 비충혈억제제를 많이 사용합니다.
- 불면증, 배뇨장애를 일으킬 수 있어 **수면장애 환자**와 **고령환자(전립선비대증)**에서 주의하여 사용합니다.
  - ex1. 불면증을 일으킬 수 있어 아침 처방 → **리노에바스텔캡슐** [pseudoephedrine 120mg+ebastine 10mg(서방정)]
  - ex2. 자기 전에 주로 심하다면 HS로 소량 처방 → 페니라민+**슈다페드**[pseudoephedrine 60mg] 1/2T or **액티피드**[pseudoephedrine 60mg+triprolidine 2.5mg] 1/2T
  - 남성 노인에서 처방할 때 선제적으로 소변에 대해 언급을 해주는 것이 좋겠습니다.

〈항히스타민제〉

- **2세대 항히스타민제**를 사용하며, 2제까지도 사용해 볼 수 있습니다.
  - 단, 임상적으론 1세대 항히스타민제를 단기간 사용하여 항콜린 부작용을 이용하여 콧물과 후비루를 줄이기도 합니다.
- 씨잘 등의 QD 약제도 있지만, BID로 복용하는 것이 지속적인 효과를 보였다는 연구들이 있어 개인적으론 Bepotastine에 손이 갑니다.
- 환자마다 항히스타민제에 대한 효과가 다를 수 있으므로(대사 능력 차이, H_1 수용체 유전적 변이), 2세대 항히스타민제를 바꿔가면서 효과가 좋은 약물을 찾습니다.
- 콧물을 줄여줄 수 있으나, **양이 줄면서 지나치게 끈적해져 오히려 배출이 어렵게 하기도** 합니다.

〈항류코트리엔제〉

- 경구약을 처방한다면 같이 처방합니다.
- ex. **싱귤레어정**[montelukast 10mg], **씨투스정**[pranlukast 50mg] HS → 졸릴 수 있어 자기 전 처방
  - 알레르기 비염에서 사용 시 JX999에 "비폐색이 주증상인 알레르기비염"을 입력해야 급여 처방이 가능합니다.
  - montelukast에 대해 FDA에서 정신건강 부작용 우려를 고시
- 항류코트리엔제+항히스타민 복합제(ex. 몬테리진)는 천식과 알레르기 비염 상병이 같이 필요합니다.

〈Ipratropium bromide 스프레이〉

- 항콜린 효과로 다량의 수양성 콧물에 도움이 됩니다. 원래는 혈관운동성비염 환자에서 사용하지만, 너무 심한 콧물을 동반하는 알레르기 비염 환자에서도 경험적으로 사용할 수 있습니다.
- **리노벤트** 등의 상품이 있습니다.

〈단기간 경구 스테로이드〉

- 시험 등 중요한 일정이 있다면 아침에 **메치론**(methylprednisolone 4mg) 2T **복용**이 큰 도움이 됩니다.
- 효과가 아주 좋기 때문에 환자가 너무 자주 요구할 수 있으므로, 특별한 경우에만 처방합니다.

〈생리식염수 코세척〉

- 계절성 비염에서 알러겐 제거에 효과적 → 외출 후 돌아와서 코세척
- 부비동염으로 발전한 경우라면 생리식염수 코세척이 더 중요합니다.
- 건조하거나 콧물이 찐득하여 배출이 어려운 경우 등에서도 활용할 수 있습니다.
- large volume이 추천되지만, 건조감만을 해소하기 위해 **엔클비액**(일반-비급여)과 같은 생리식염수 스프레이를 이용하기도 합니다.

〈항울혈제 스프레이〉

- 오트리빈, 화이투벤, 나리스타, 코마키텐 등의 OTC 약제 등은 반동성 코막힘 예방을 위해 장기간 사용하지 않도록 교육합니다.
- 민감한 환자들은 전신적인 영향으로 불면, 두통 등이 발생할 수 있습니다.

〈심평의학〉

- 대부분 J303 코드로 처방 가능합니다.

증상별 처방

1. 코막힘, 콧물 : INCS가 가장 효과적입니다.

- 조금 크고 빠른 효과를 위해 INCS에 **비강내항히스타민제 또는 경구항히스타민제**를 병용할 수도 있습니다.
- **코막힘** → 가이드라인에서 권고하진 않지만, 임상에서는 **비충혈제거제**인 **슈다페드** 등을 단기간 사용하기도 합니다.
- **다량의 수양성 콧물 → 리노벤트 등의 Ipratropium bromide 스프레이**를 사용합니다.

2. 안증상(가려움, 충혈) : INCS(**비강내스테로이드분무**)가 가장 효과적, **항히스타민 안약(HS)**

- 안증상에 INCS가 항히스타민제보다 효과적인 이유 :

- 항히스타민제는 빠르게 증상을 호전시킬 수는 있으나 효과가 일시적입니다. 또한, 히스타민의 작용만 차단하는 데 비해 스테로이드는 염증의 여러 단계를 차단합니다. 그리고 비염으로 인한 눈 가려움증인데 비염 자체를 호전시키지 못합니다.
- 하지만 정말 눈에 국한되어 있는 알레르기 결막염이거나, 빠른 증상 호전을 위해서 항히스타민제 안약을 사용하는 것도 여전히 합리적입니다.

3. **비루관쪽 가려움** : INCS(이미 쓰고 있다면 **2배 증량**)

< Treatment Options for Allergic Rhinitis > (Clin Exp Allergy. 2017;47(7):856-889의 표 변형)

Treatment	Rhinorrhea	Sneezing	Nasal Itch	Nasal Obstruction	Ocular Symptoms	Onset of Action
Oral H1-antihistamine	++	++	+	+	+	1-3 hours
Intranasal H1-antihistamine	++	++	+	+	0	<30 minutes
Ocular H1-antihistamine	0	0	0	0	+++	15 minutes
Intranasal corticosteroid	+++	+++	+++	+++	++	6-48 hours
Intranasal corticosteroid plus intranasal H1-antihistamine	++++	++++	++++	++++	+++	10-60 minutes
Nasal decongestant	0	0	0	++++	0	15 minutes
Intranasal chromone	+	0	0	0	0	15 minutes
Ocular chromone	0	0	0	0	++	15 minutes
Leukotriene receptor antagonist	+	+	+	+	0	1 hour
Intranasal anticholinergic agent	++	0	0	0	0	1 hour

계절성 비염에서 예방 요법

- **대상** : 꽃가루 유행 시기에 명확한 증상의 악화가 있었던 환자 → 유행시기 1-2주 전에 항히스타민제, 항류코트리엔제, INCS 중 처방 고려
  - 국내 가이드라인에서 봄철 꽃가루 유행시기 **2주 전**부터 치료약제를 투약하면 유행 3-4주 후 꽃가루 농도가 최고가 될 때 증상 경감에 도움이 되기에 선택적으로 권고하고 있습니다.

난치성 비염

- 구조적인 문제가 동반되어 있을 수 있습니다.
- 수술적 교정 필요 여부를 확인하기 위해 이비인후과 전원을 고려합니다.
  - 구조적인 문제가 아니라면 → 면역치료 고려

알레르기 면역 치료

- 적응증
  - 약물 치료로 반응이 없는 중증 알레르기 비염
  - 장기적인 약물 치료보다 면역치료를 원하는 환자
- 장기간 지속(최소 3-5년)해야 하고, 길게 시행할수록 재발률은 낮아집니다.
- 치료 효과 판정 : 1년 뒤
- **SLIT(sublingual immunotherapy)** : 액트에어설하정(전문-비급여), 스타로랄(전문-비급여), 라이스정(전문-비급여)
  - 단점 : 집먼지진드기에서 사용 가능, 가격이 비쌈
  - 장점 : 집에서 쉽게 활용 가능
- **SCIT(subcutaneous immunotherapy)**
  - 단점 : 병원에서 시행, 아나필락시스 위험(병원에 오래 머물다 가야 함)
  - 장점 : 저렴하고 비교적 여러 항원을 동시에 사용 가능함

만성 비부비동염 치료

- 비부비동염도 농성 질환으로 배농이 치료의 핵심입니다.
- 염증을 조절하여 배농을 쉽게 하고, **생리식염수 세척**을 통해 농을 제거해 주는 것이 중요합니다.
- 기간에 따른 분류 : acute(≤4주), subacute(>4주, <12주), **Chronic**(≥**12주**)
  - **12주 이상** : nasal polyp 유무에 따라→없다면 CRSsNP(chronic rhinosinusitis without nasal polyp), 있다면 CRSwNP(chronic rhinosinusitis with nasal polyp)

• **비염 vs 비부비동염**

구분	비염(Rhinitis)	비부비동염(Rhinosinusitis)
염증 부위	코 점막(비강)	코 점막+부비동(이마, 광대, 코 주변 부비동 공간)
주요 원인	알레르기, 바이러스, 자극 물질	세균 감염, 감기 합병증, 만성 염증
증상	재채기, 맑은 콧물, 가려움, 코막힘	**화농성 콧물**, **얼굴 압통**, **충만감**, 두통, 코막힘
치료법	항히스타민제, 비강 스프레이, 원인 회피	항생제(세균성), 스테로이드, 비강 세척 보다 전문적인 치료 필요(의뢰 고려)

• **폴립 동반 여부에 따른 차이**

구분	**폴립 동반**(CRSwNP)	폴립 비동반(CRSsNP)
병태생리	Th2 염증(호산구 침윤, 부종 중심)	Th1/Th17 염증(섬유화와 국소 염증 중심)
주요 증상	- 코막힘, 후각 상실, 두통 - **후각 상실**이 주요 증상	- 화농성 콧물, 얼굴 압통, 코막힘 - 세균 감염 흔함
관련 질환	- 천식, 아스피린 과민증, 알레르기	- 감염 중심의 염증, 국소적인 문제
약물 반응	- **스테로이드**에 반응 좋음(INCS/경구) - 생물학적 제제 필요 시 사용	- **항생제**(장기 Macrolide 복용)에 대한 근거 있음 - 비강 세척, INCS로 조절 가능
수술 치료	- 수술(ESS) 후 **재발 가능성 높음** - 지속적 약물 관리 필수	- 수술 후 재발 가능성 낮음
재발 가능성	높음(특히 천식, 아스피린 과민증 동반 시)	낮음
장기 관리	정기적인 약물 치료와 추적 관찰 필요	약물 치료로 대부분 충분히 관리 가능
예후	복잡하며 관리 난이도가 높음	비교적 간단하며 치료가 쉬움

만성 비부비동염의 진단

• 비내시경 : 비강 용종(**nasal polyp**), middle turbinate의 염증과 부종, meatus에서 흘러나오는 pus

• CT 촬영 : sinus에 pus가 차 있는 소견을 확인. 구조적인 문제도 더 쉽게 확인 가능

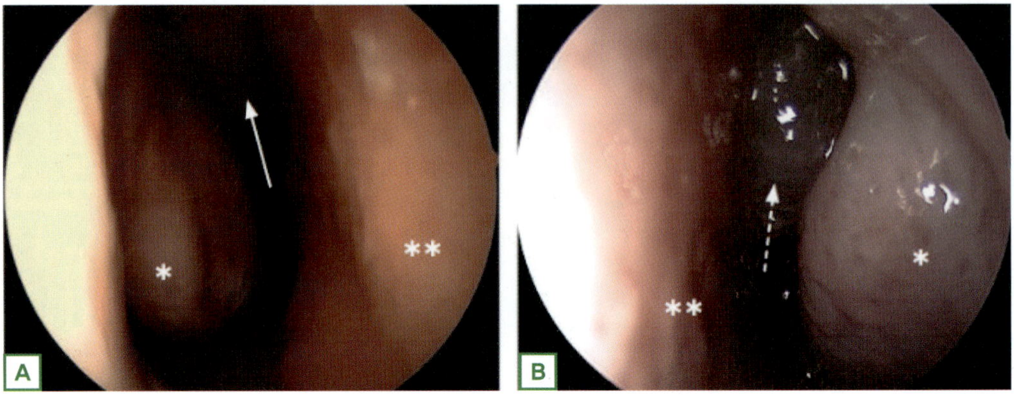

A : 정상 소견, B : nasal polyp
출처 : Am Fam Physician. 2017;96(8):500-506

만성 비부비동염의 치료

- **코세척의 중요성** 교육
    - 일반적으로 low pressure, large volume(200mL 이상)의 코세척이 권고됩니다.
    - Xylitol irrigation이 효과적이라는 연구도 많습니다. 자일리톨 분말을 1-2 티스푼 넣어서 시행하면 더 효과적일 수 있습니다.
    - 가이드라인상 항생제의 국소 적용은 권고되지 않으나, 임상적으로는 증상이 심한 시기에 에스로반연고를 생리식염수 200mL에 녹여 사용하기도 합니다.
- **INCS 사용**이 가장 높은 근거 확보
- **진통제 :** 통증이 있다면 진통제 추가
    - 폴립이 있는 경우 천식을 동반했다면 NSAID 과민반응(NSAID-Exacerbated Respiratory Disease)에 주의
- **알레르기 비염의 대증치료** : 적절하게 비충혈억제제 등을 활용
- **항생제** : 루틴하게 사용하는 것의 근거는 부족함. 세균 감염이 의심되는 증상(**급성악화, 비내시경 소견** 등)이 있을 때 투여
    - 1차 : amoxicillin, amoxicillin/clavulanate
    - 2차 : cefpodoxime[바난], cefdinir[옴니세프], levofloxacin[제일크라비트정(전문-급여)]
        - 3세대 세파나, fluoroquinolone을 사용할 때는 1일이라도 다른 항생제를 사용하고 2차로 넘어가야 삭감되지 않습니다. JX999에 이전 항생제에 효과가 없었다고 적어두는 것이 안전합니다.
    - 만성에서 항생제 사용의 효과에 대한 근거는 제각각. / 만성 비부비동염에서 Macrolide를 권고하는 가이드라인도 다수 있음.

- 만성 비부비동염에서는 항생제 내성이 더 많으므로 culture와 항생제 감수성 결과를 통해 항생제를 선택하는 것을 고려해야 합니다.
- AFFP에서 만성 비부비동염의 급성 악화기에 3주까지 항생제를 사용하는 것을 권고. 다른 가이드라인에서도 수술을 시도하기 전 2-4주의 항생제를 사용해 볼 수 있다고 권고하기도 함.

- **점액 용해제** : 효과가 입증되어 있지 않으나, 경험적으로 사용
- **항히스타민제** : 세균감염이 발생하여 점성도가 높은 농성 비루가 있을 때는 오히려 끈적하게 만들어 배출을 어렵게 할 수 있으므로 주의.
- 단기간 경구 스테로이드 : 심한 증상이 있을 때 단기간 사용. 특히 CRSwNP에서 스테로이드를 보다 고려.
- **면역 증강제 - 브롱코박솜(전문-급여)** : '상-하기도 **재발성 감염** 특히 **만성 호흡기질환**(기관지염, 부비동염 등)'에 허가, 아침 공복에 투여
    - **J32** 만성부비동염, **J0101** 재발성 급성 부비동염 등 상병코드 활용
    - 반복적으로 감염이 발생하는 환자에서 세균 감염 치료가 완료된 경우 예방적 목적으로 투여 : 불활성화된 박테리아 항원 → 면역 활성화
    - 단기 치료 1개월, 장기 치료 3개월 / 급성 감염 시 30일 투여 후 2개월간 10일씩 투여-20일 휴약기, 무감염 시 3개월간 월 10일씩
    - 높은 수준의 연구는 부족한 상태
        - 소아에서 만성 비부비동염의 재발 방지에 효과적이었다는 RCT 있음. (J Laryngol Otol. 2017;131(6):523-8)
        - 알레르기 비염에서 치료 시작 2-6주 후부터, 적어도 치료 종료 3개월 후까지도 효과적이라는 메타분석 연구가 있습니다. (J Asthma Allergy. 2022;15:839-50)
- 약물 치료에 호전 없을 때 : ESS(Endoscopic sinus surgery)를 위해 전원 고려

Reference

1. KAAACI Allergic Rhinitis Guidelines. The Korean Academy of Asthma, Allergy and Clinical Immunology. 2022.
2. ARIA guideline 2019: treatment of allergic rhinitis in the German health system : Allergol Select. 2019 Dec 30;3(1):22-50.
3. Next-generation Allergic Rhinitis and Its Impact on Asthma (ARIA) guidelines for allergic rhinitis based on Grading of Recommendations Assessment, Development and Evaluation (GRADE) and real-world evidence. J Allergy Clin Immunol. 2020 Jan;145(1):70-80.e3.
4. Melzer EO. Ann Allergy asthma Immunol. 2007;98:12-21.

5. VERAMYST(fluticasone furoate) Prescribing information. 2007, GlaxoSmithKline
6. Clin Exp Allergy. 2017 Jul;47(7):856-889.
7. Am Fam Physician. 2017;96(8):500-506.
8. IDSA Clinical Practice Guideline for Acute Bacterial Rhinosinusitis in Children and Adults. Clin Infect Dis. 2012;54(8)e72-e112.
9. International consensus statement on allergy and rhinology: rhinosinusitis 2021 : Int Forum Allergy Rhinol. 2021 Mar;11(3):213-739.

CHAPTER 26

오래가는 기침 감별하기

기침의 지속시간에 따른 감별진단

분류	주요 원인
급성기침(3주 미만)	- 급성 호흡기 감염(바이러스 및 세균 감염) - 독성 가스 흡입 - 이물질 흡인
아급성기침(3-8주)	- 감염후 기침 또는 호흡기 감염
만성기침(8주 이상)	- 천식, 기침형천식 - 호산구성기관지염 - 위식도역류질환, 인후두역류 - 상기도기침증후군 - 약물: 안지오텐신전환효소 억제제(ACEi), DPP4 억제제(DPP4i) - 기타: 폐종양, 심부전, 만성폐쇄성폐질환(COPD)

아급성 기침 감별하기

그림 아급성 기침의 진단 알고리즘

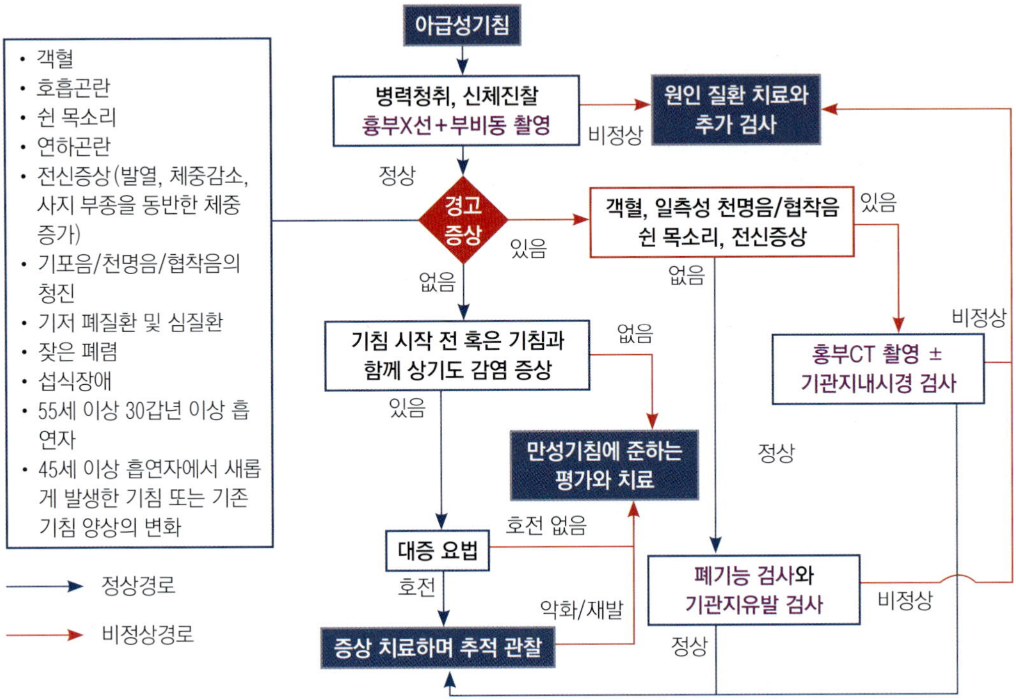

출처 : 2020개정 기침 진료지침_대한결핵 및 호흡기학회

- 아급성 기침은 **감염후 기침**이 가장 흔합니다.
  - 기도에 염증이 발생하며 기도의 과민증, 객담 증가, 점액섬모기능 장애 등으로 인한 원인으로 발생합니다.
  - **원인 : 바이러스**에 의한 상기도 감염 후에 가장 흔히 발생. Mycoplasma, Chlamydia, B. pertussis 등도 원인.
  - 뚜렷한 원인이 없이 2주 이상 발작적 기침, 기침 후 구토, 흡기 시 Whooping cough → 백일해 감염(B. pertussis) 의심
  - **항생제는 불필요 :** 세균성 부비동염 합병, 백일해의 초기를 제외하면 대부분 바이러스 감염에 의한 감염후 기침은 자연 호전되므로, 항생제가 필요하지 않습니다.
- 핵심은 **경고 증상 확인**, **흉부X선 촬영** 등을 통해 이상이 없다면 감염후 기침으로 간주하고 대증치료를 하는 것입니다.

- 가이드라인에서는 흉부X선 촬영을 우선하라고 되어 있으나 임상적으로는 병력상 감염 후 기침이 강력하게 의심되면 우선 증상조절을 계속해 보고 호전이 없으면 X선 촬영을 하기도 합니다.
- 기침에 대한 **진해제**를 사용합니다.
- 가이드라인 추천 : ipratropium bromide 흡입치료(이에 호전 없으면 흡입스테로이드제 사용 고려)
- **짧은 스테로이드 사용이 효과 있다는 일부 연구 존재**

만성 기침 감별하기

그림 만성기침의 진단적 접근

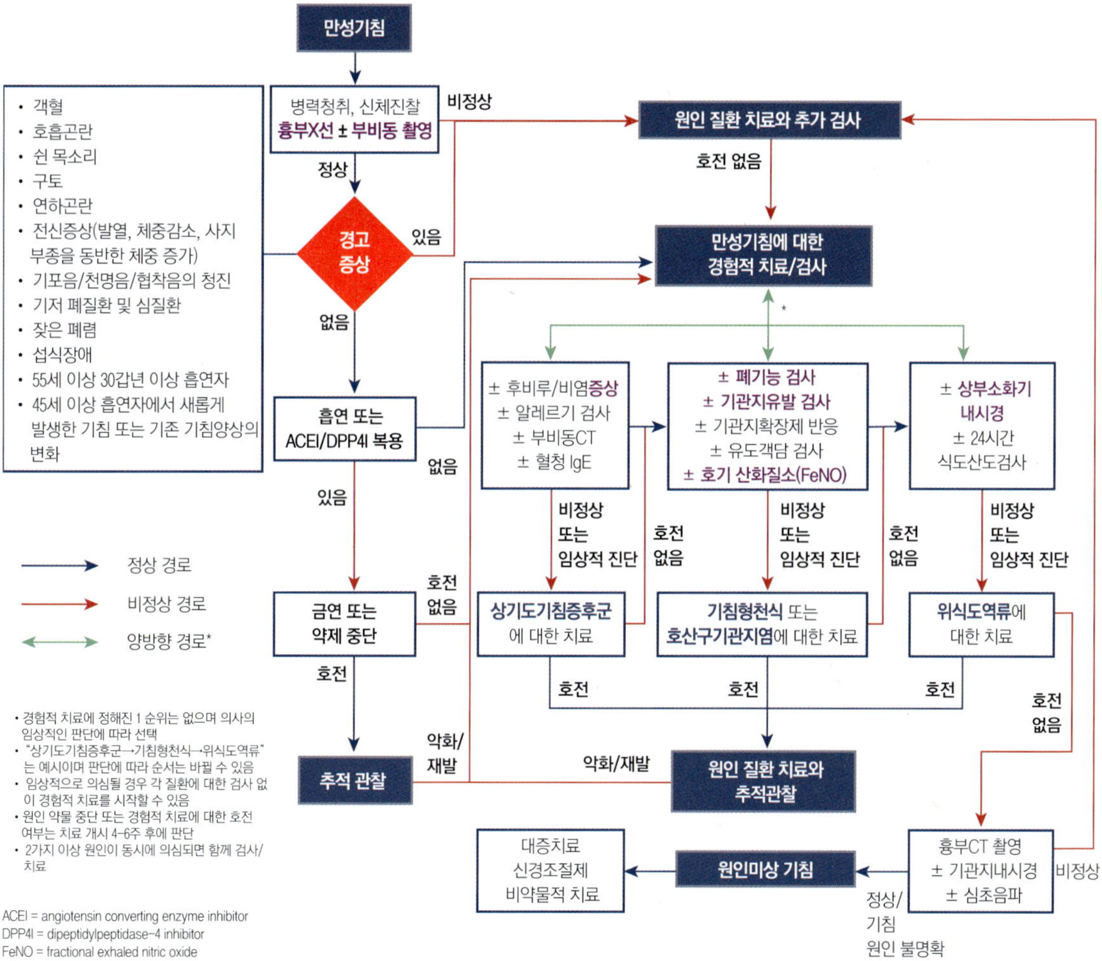

출처 : 2020 개정 기침 진료지침_대한결핵 및 호흡기학회

- **만성기침** : 만성기침에서는 **기본적으로 X선 촬영**이 필요
  - 가장 흔한 원인 : 상기도기침증후군(후비루), GERD, 기침이형천식, 호산구성 기관지염
    - 여러 원인이 combined 된 경우도 많습니다. 특히 호산구성 기관지염은 놓치기 쉽습니다.
  - 기타 원인 : 흡연, ACE inhibitor/DPP-4 inhibitor 복용 등
    - 약제 원인 : 약제를 중단하면 1-4주 내 기침이 소실. 단, 일부에서는 3개월 이상 지속될 수 있음.
  - 기질적인 원인 : 폐암, 간질성폐렴, 기관지확장증, 호산구성 폐렴 등
- **기침의 양상에 따른 의심 질환**
  - 야간에 악화되는 기침 : 기침이형천식, 심장질환
  - 운동후 악화되는 기침 : 천식
  - 다량의 객담 동반 : 만성기관지염(특히 흡연력 있다면), 기관지확장증, 폐렴
  - 객혈 : 결핵, 기관지확장증, 폐암 등

병명	의심할 수 있는 증상 & 처방
상기도기침증후군	비염 병력, 코가 뒤로 넘어가는 느낌, 목에 무언가 걸린 듯한 느낌(인후부 이물감 및 가려움증), 비염 소견들(인두 점막 Cobblestone appearance, 코점막의 창백 및 부종, 하비갑개 비대 등)
	1세대 항히스타민제 처방 → 대부분 1-2주 안에 호전 • 알레르기 비염 가능성이 높으면 2세대 항히스타민제 사용 가능(+비강분무 항히스타민제, 비충혈억제제, 항류코트리엔제 추가 가능) **비강 스테로이드**(비염/부비동염에 대해) 항생제 - 세균성 부비동염이 의심될 때
GERD	누웠을 때 심한 증상, 신물 올라오는 느낌, 식후에 증상 발생, 목에 걸린 느낌, 구취 등
	PPI 또는 H2RA 처방(속쓰림 또는 역류증상이 있다면 처방, 없으면 기침 호전 가능성 낮아 제한적 권고) 생활습관 교육 - 수면 시 높은 베개, 체중 감량, 취침 3시간 전까지 음식 섭취 제한, 피할 음식 교육(카페인, 탄산음료, 초콜릿, 민트, 감귤류, 토마토, 과량의 지방 섭취), 금연
기침이형 천식	마른기침, 발작적으로 밤이나 새벽에 주로 발생, 흡기 시 천명, 운동 후 찬 공기나 담배 연기에 악화되기도 • **기관지유발검사상 양성**
	흡입 스테로이드 호전 없으면 증량 또는 류코트리엔조절제/지속성 기관지 확장제 추가 가능
호산구 기관지염	천식과 유사한 증상을 보이나, 천식과 다르게 **가역적 기도폐쇄와 기도과민성이 없으면**서 **객담에서 호산구 증가**(> 3%)를 보임. 호흡곤란, 천명, 야간 발작적 기침은 없음. 맑고 점액성의 가래가 있음.
	흡입 스테로이드 → 호전 없으면 경구 스테로이드 • 호산구기관지염에서는 항류코트리엔제를 사용하지 않을 것을 권고.

만성기관지염	**정의** : 3개월 이상의 객담을 동반하는 기침이 **2년 이상 지속**되는 경우 흡연력, 다량의 객담 동반
	금연(가장 중요 : 90%에서 호전), **거담제** 사용 • 추가로 흡입속효성베타작용제, 테오필린, ICS/LABA, 코데인 등을 폐기능 감소가 있는 만성기관지염에서 처방 • 안정적인 만성기관지염에서 경구 스테로이드는 근거 없음.
기관지확장증	만성기침과 화농성객담이 주증상으로 반복적인 호흡기계 감염이 발생하는 경우 의심 결핵, NTM 병력
	의심이 되면 X선이 정상이라도 HRCT 촬영을 위해 **의뢰** • 이미 병력이 있고 일차의료기관에서 관리받는 경우라면 감염으로 증상 악화가 있다면 항생제(2주가량 길게) 등을 처방해볼 수 있으나 항생제 내성 등을 고려하며 신중히 사용

- **습관성, 심인성 기침**
  - 뚜렷한 원인을 찾을 수 없거나, 기존 치료에 반응하지 않는 경우 의심합니다.
    - 의심되는 특징 : 스트레스, 사회 활동 시 악화, 수면 시 소실
  - 주로 소아-청소년기에 발생하며 성인에서는 정신과적인 문제를 동반한 경우가 아니라면 드뭅니다.
  - 성인은 여성에서 더 흔하며, 정신과적인 문제와 동반될 수 있습니다.
  - 진단 : 다른 원인이 배제된 경우에만 진단.
  - 치료 : 정신과적 상담 및 안정제 투여 등

Reference

1. 2020 개정 기침 진료지침_대한결핵 및 호흡기학회

CHAPTER 27

요로감염 처방하기

'요로감염 항생제 사용지침 2018_질병관리본부'를 참고하여 작성되었습니다.

요로감염의 분류

1. **급성 vs 만성**
    1. **급성** : 짧은 기간 내 발생, 치료로 완전히 회복
    2. **만성** : 지속적이고 반복적. 증상이 완전히 사라지지 않거나, 재발하는 경우
        - **재발성 요로감염**의 기준 : **6개월간 2회** 이상의 요로감염, **1년간 3회 이상**의 요로감염.
2. **증상의 유무** : 유증상 vs 무증상(Asymptomatic)
3. **감염의 위치**
    1. **하부요로감염(Lower UTI)** – 요도염(Urethritis), 방광염(Cystitis)
    2. **상부요로감염(Upper UTI)** – 신우신염(Pyelonephritis)
4. **균의 기원**
    1. Catheter associated(nosocomial)
    2. Non-catheter associated(community-acquired)
5. **단순 vs 복잡** : Uncomplicated vs complicated
    - Complicated UTI : 당뇨, 요로계 이상, 고령, 면역저하자

진단

1. **진단에 필요한 정의들**
    - 농뇨(pyuria) : WBC ≥ 10/HPF
    - 세균뇨(Bacteriuria) : Urine culture (+)+요로증상 (+)
    - 무증상 세균뇨(Asymptomatic bacteriuria) : 요로증상이 없으면서 Urine culture (+)

- 균혈증(Bacteremia) : Blood culture (+)

2. urine dipstick 해석

- Leukocyte esterase, nitrite 모두 양성 → UTI 80%

3. 배양 검사 적응증

- 불확실한 증상, 신우신염 의심 증상, 임신부, 남성, 재발 또는 호전이 없는 요로감염
- 배양 양성(Culture positive) : **증상 있는 여성**에서 **10^3CFU/mL 이상** 시 진단

4. 영상 검사

- CT : 신우신염, 재발성 요로감염, 해부학적 이상이 의심될 때 고려

5. 남성

- 복부초음파 : 남성의 방광염(남성은 잔뇨검사, 방광경 검사 등도 고려)
- 전립선염을 고려. 배뇨지연, 성기 끝으로 퍼지는 양상의 통증 등은 세균성 전립선염 의심 증상. 여성의 재발성 방광염 같은 증상이 남성에게 나타난다면 만성 전립선염이 있을 수 있음
- 성관계가 활발한 남성에서 요도염 증상이 있다면 클라미디아, 임질 감별 필요

요로 감염 치료의 포인트

1. 원인균 : 다양한 내성균주의 증가로 과거처럼 fluoroquinolone을 단순히 처방할 수 없습니다.
2. 무증상 세균뇨, 재발성 요로감염, 방광요관역류 환자
3. 고령, 당뇨, 요로기계 이상 환자
4. 단순 방광염에 권고되는 nitrofurantoin, fosfomycin은 upper UTI에 효과가 없음.

무증상 세균뇨

무증상 세균뇨는 일반적으로 치료하지 않습니다. 따라서, 다음의 치료 적응증에 해당하는 경우가 아니라면, 굳이 소변검사를 할 이유도 없습니다.

※ 치료 적응증

1. **임신부**
2. **요로계 수술 및 시술 예정자 – 점막 출혈이 예상되는 경우**
3. 면역저하자
4. 신장이식을 받은 환자

→ 가이드라인에서는 임신부, 요로계 수술 및 시술 예정자는 무증상 세균뇨를 '선별'하도록 되어 있습니다. 따라서 **증상이 없더라도 소변검사가 필요**하겠습니다.

동정균별 특성

- *Escherichia coli (E. coli)*
  - **가장 흔한 요로감염 원인균**으로, 지역사회획득 요로감염(community-acquired UTI)에서 중요한 병원체입니다. 최근 **다제내성(MDR, multi-drug resistant)** 균주가 증가하고 있어 항생제 선택이 어려워지고 있습니다.
- *Klebsiella pneumoniae*
  - **당뇨병** 환자에서 흔하게 발견되며, 카바페넴내성 균주로 인해 치료가 복잡해질 수 있습니다. 폐렴, 패혈증, 요로감염, 간 농양 등 다양한 감염을 일으킬 수 있습니다.
- *Proteus mirabilis*
  - **요로결석과 요로 폐쇄**에서 흔히 발견되며, 요소분해효소(urease)를 생산하여 알칼리성 소변을 만들고, **struvite stone** 형성을 촉진합니다. 요로결석 환자에서 재발성 감염의 주요 원인이 됩니다.
- *Streptococcus agalactiae* (Group B Streptococcus, GBS)
  - **신생아 패혈증 및 수막염**의 주요 원인균으로, 임신부에서 산전 스크리닝을 통해 예방이 중요합니다. 또한, 면역저하 성인 및 노인에서 요로감염을 일으킬 수 있습니다.
- *Staphylococcus saprophyticus*
  - 그람 양성균으로, 특히 젊은 여성에서 지역사회획득 요로감염의 중요한 원인균입니다. 성생활이 활발한 여성에서 요로감염의 발생 빈도가 높습니다.
- *Enterococcus* spp.
  - 주로 **무증상 세균뇨**에서 자주 발견되며, 병원 및 요양시설에서 감염이 발생하는 경우가 많습니다. **내성균의 출현이 증가**하고 있어 치료가 복잡할 수 있습니다.
- *Pseudomonas aeruginosa*
  - **의료기관 연관 감염**에서 흔히 발생하며, 특히 면역저하 환자에서 기회감염(opportunistic infection)을 일으킵니다. **다제내성**을 가진 경우가 많아 항생제 선택이 제한적일 수 있습니다. 카테터 연관 요로감염과 같은 병원 내 감염이 특징적입니다.

- **중간뇨 배양 검사상 양성일 때 단순 방광염을 정말로 시사하는가?** (N Engl J Med 2013;369:1883-91)
  - 신뢰도가 높은 균주 : *E. coli* (94.4%), *Klebsiella pneumoniae* (99.9%), *Staphylococcus saprophyticus* (99.9%)
  - 신뢰도가 낮은 균주 : *Enterococci* (32.2%), Group B *streptococci* (27.2%)

단순 방광염

흔히 아랫배가 찌릿하면서 소변볼 때 불편한 느낌이 있고, 자주 보거나 급하게 보는 등의 증상이 있으면 방광염을 의심할 수 있습니다. 가끔 혈뇨가 동반되거나 요실금이 동반될 수 있습니다. 하지만, 고령에 있어서는 인지기능의 저하로 증상 호소를 못 하거나 하복부통증 등의 비특이적인 증상으로도 나타날 수 있으니 진단에 주의해야 합니다.

1. 진단 및 검사

- 환자의 병력(m.i.) :
  - 질분비물이나 통증이 없는 상태에서, 새로 생긴 빈뇨, 배뇨통, 긴박뇨 등이 있을 때 급성방광염 진단의 양성예측률은 90%
  - 혈뇨, 요실금, 하복부 통증 등 다양한 양상
  - 고령 – 인지저하로 증상을 알아차리지 못하거나 호소하지 못할 수 있어 주의
- 검사실 진단 : **병력이 전형적이면 검사실 검사 없이 진단 가능, 전형적이지 않다면 소변검사 시행**
  - **전형적인 증상이 있다면 검사실 검사 없이 바로 진단 후 치료할 수 있습니다.**
  - 임상 증상+농뇨(WBC ≥ 10/HPF) – dipstick test or microscopic urine test 등
  - 소변 배양 : 신우신염이 의심, 비전형적 증상, 임신부, 남성 요로감염, 치료 종료 2-4주 이내 증상이 호전되지 않거나 재발한 경우 실시
    - 하지만, 의료비가 비싼 나라의 연구들이 주로 반영되었다는 점과 국내 항생제 내성률이 증가한다는 점을 고려하여, 국내 진료지침에서는 단순방광염이라도 적극적인 검사를 권고하고 있습니다.

2. 처방

- **가이드라인상 Fosfomycin trometamol 3g single dose(HS), Nitrofurantoin 100mg BID 5days가 1차 치료제**
- Fluoroquinolone은 3일 이상 투여할 수 있음. 단, 미국에서는 다른 serious한 질병에 사용하기 위해 reserve할 것을 권고.
  - Ciprofloxacin 고려할 때 : 증상이 심하고 재발성인 경우, 신우신염 병력 잦거나 감별이 어려운 경우
    - → 급여 기준상 **신우신염을 의증으로 하여 처방**
  - 감수성 : 국내 연구상 *E. coli*에 대해 **Fosfomycin, Nitrofurantoin**은 각각 100%, 99.4%의 높은 감수성을 보여주며, **Ciprofloxacin**(fluoroquinolone)과 **Trimethoprim-Sulfamethoxazole**(TMP-SMX)의 감수성은 각각 78%와 70.8%로 상대적으로 낮았고, **Cefepime**은 98.5%의 감수성을 유지했습니다. (J Korean Med Sci. 2014;29(8):1178-81)
  - 정상 세균총에 영향을 많이 미치는 Fluoroquinolone과 TMP-SMX, ampicillin의 사용은 줄이자는 추세입니다.

권고 사항	근거 수준	권고 수준
KQ 8. 단순 방광염 환자의 경험적 치료 시 항생제 종류와 사용기간에 따라 경과에 차이가 있는가?		
외래에서 단순 방광염 환자를 치료할 때 다음의 항생제를 사용하는 것이 좋은 치료 성적과 예후를 위해 적절하다.		
8-1 Nitrofurantoin monohydrate/macrocrystals 100mg 하루 2회씩 5일 이상 투여할 것을 권고한다.	높음	강함
8-2 Fosfomycin trometamol 3g 단회 사용을 권고한다.	높음	강함
8-3 Pivmecillinam 400mg을 하루 3회씩, 3일 이상 투여할 것을 권고한다.	높음	강함
8-4 경구용 fluoroquinolone 계열 항생제를 3일 이상 투여할 것을 권고한다.	낮음	강함
8-5 Beta-lactam 계열로는 2, 3세대 경구 세팔로스포린을 5일 이상 투여하도록 권고한다.	매우 낮음	강함
KQ 9. 단순 방광염 환자에서 소변배양 검사는 필요한가?		
9-1 신우신염이 의심되는 경우, 비전형적인 증상이 있는 경우, 임신부인 경우, 남성의 요로감염이 의심되는 경우, 치료 종료 후 2-4주 이내에 증상이 호전되지 않거나 재발한 경우에는 소변배양 검사가 필요하다.	낮음	강함
9-2 국내의 경우, 요로감염 원인균의 항생제 내성률 증가로 인해 소변배양 검사를 시행하는 것이 적절하다.	매우 낮음	강함

출처 : 요로감염 항생제 사용지침 2018_질병관리본부

항생제 종류

(1) 포스포마이신(Fosfomycin trometamol)

: 단순 방광염 치료로서 fosfomycin과 다른 항생제의 효과를 비교한 메타분석에서, fosfomycin의 효과는 fluoroquinolone, TMP/SMX, 베타-락탐 항생제, nitrofurantoin 등과 유사했고, 부작용은 더 적었습니다. 국내 연구에서 *E. coli*에 대해 100% 감수성을 보였으므로, **국내에서도 단순 방광염에서 fosfomycin을 1차 경험적 항생제로 사용하는 것이 적절합니다.** (J Korean Med Sci. 2014;29(8):1178-81)

- **장점**
  - **가장 흔한 요로감염균인 *E. coli***에 특히 효과적. **ESBL producing *E. coli*,** AmpC producing *E. coli*, Carbapenem resistant *E. coli*에서도 효과적.
  - 단순 방광염에서 **단회요법**이 있어 환자 Compliance 측면에서 유리합니다.
- **단점**
  - *E. coli* **외 다른 그람음성균**에 효과가 덜 함.(*Klebsiella, Enterobacter, Serratia* spp.) → 이들은 Ciprofloxacin이 효과적
  - *Acinetobacter baumanni*는 대부분 저항성
  - 비복잡성 단순 방광염에는 치료 가능하지만, 상부 요로감염에 사용할 수 없습니다.

- 처방 : [모누롤산(전문-급여)]
  - **물 반 컵에 녹여서 복용**. 식전 2-3시간, 식후 2시간에 복용할 수 있지만, **취침 전 HS로 복용**하는 것이 방광에 가장 오래 작용할 수 있습니다.
  - 약물 상호작용
    - 제산제, 칼슘염 : 침전물을 형성하여 fosfomycin의 흡수 감소
    - Metoclopramide : fosfomycin의 혈중농도와 신배설량을 감소

(2) 니트로푸란토인(Nitrofurantoin)

- **장점**
  - *E. coli*에 90% 이상 효과적. *S. aureus*, *S. saprophyticus*에도 대부분 효과적.
- **단점**
  - ***E. coli* 외 다른 그람음성균**에 효과 없고 내성을 보이고 있음. (*Klebsiella*, *Enterobacter*, *Serratia* spp.) → 이들은 Ciprofloxacin이 효과적
  - 비복잡성 단순 방광염에는 치료 가능하지만, 상부 요로감염에 사용할 수 없습니다.
  - 국내에서는 비급여로 사용하여 금액적인 부담. **[보령니트로푸란토인캡슐(전문-비급여)]**

(3) 플루오로퀴놀론(Fluoroquinolones)

- 플루오로퀴놀론은 다른 항생제에 대해 내성률이 높은 지역에서 단순방광염의 1차 약제로 사용되어 왔습니다. 특히 우리나라의 경우 요로감염의 가장 흔한 원인균인 대장균(*E. coli*)의 TMP/SMX에 대한 내성률이 높아서 플루오로퀴놀론이 경험적 항생제로의 선호도가 높은 편.
- **선호되는 성분 : Ciprofloxacin, Levofloxacin** (Ofloxacin도 효과)
  - Moxifloxacin은 요내 농도가 낮아 사용하지 않음
- 최근에 내성이 증가하고 있어 유용성이 감소하고 있습니다.

(4) 베타-락탐(beta-lactams) 항생제

- 2세대, 3세대 cephalosporin 계열을 사용 : **Cefpodoxime** - ciprofloxacin에 열등, TMP/SMX에 비열등 / Cefixime - Ciprofloxacin, Ofloxacin과 차이 없음. / Cefuroxime 86.1%, Cefpodoxime 93.6% 감수성
- 내성률 20-35%의 **amoxicillin은 권고하지 않음.** (단, 소변배양검사에서 감수성이 있으면 사용 가능)
- Cefaclor, Cefuroxime : 2003년 지역사회 획득 요로감염의 대장균에 각각 90%, 90%로 보고된바 있음. 단, 소아요로감염의 대장균 감수성이 6.4%로 낮았다는 연구도 있음.

(5) TMP-SMX(Trimethoprim/Sulfamethoazole)

- 현재 국내 단순 방광염 환자에 대해서 TMP/SMX는 원인균 감수성 결과를 확인한 후에 사용이 가능
    - 국내 최근 항생제 감수성 결과를 보면 TMP/SMX에 대해 약 35% 이상의 내성률이 지속적으로 보고되고 있어 **1차적 경험적 항생제로 권고하기 어려운 실정.**

처방 기간

표 국내 단순 방광염에서 사용이 가능한 경험적 항생제

경험적 항생제	용법	최소기간
fosfomycin	3g 1회	1일
ciprofloxacin	500mg 하루 2회 250mg 하루 2회	3일
beta-lactams		
cefpodoxime proxetil	100mg 하루 2회	5일
cefdinir	100mg 하루 3회	5일
cefcapene pivoxil	100mg 하루 3회	5일
cefditoren pivoxil	100mg 하루 3회	3일
cefixime	400mg 하루 1회 200mg 하루 2회	3일
국내 도입 후		
nitrofurantoin	100mg 하루 2회	5일
pivmecillinam	400mg 하루 3회	3일
감수성 확인 후		
amoxicillin/clavulanate	500/125mg 하루 2회	7일
trimethoprim/sulfamethoxazole	160/800mg 하루 2회	3일

출처 : 요로감염 항생제 사용지침 2018_질병관리본부

급성 신우신염 Acute pyelonephritis

- 신우신염은 방광염과 다르게 입원까지 하는 병입니다. 따라서 **요로감염이 있을 때 반드시 감별**해야 합니다.
- **신우신염을 시사하는 증상**
  - 발열 : ≥38℃
  - 옆구리 또는 등 통증
  - P/E : **CVAT 양성 ★**
  - 일반적인 요로감염 시사 증상 : 하부요로증상, 농뇨, 세균뇨, 백혈구증가증
  - 구역 구토 등의 증상 동반 가능
  - 초기엔 발열과 오심만 호소하기도 함.
- **소변 배양검사** : 단순 방광염과 다르게 **반드시 실시**
- CT : low density lesion이 kidney에서 관찰
  - indication : 복잡성 신우신염 의심, **72시간 이후에도 치료에 반응하지 않음**, 심각한 합병증 의심, 면역저하자
  - **쐐기 모양의 저음영 부위**(Wedge-Shaped Low Attenuation Areas) – 신장의 일부가 혈액 공급이 부족하여 쐐기 모양의 저음영 부위로 보이는 경우가 있습니다. 이는 국소적인 허혈이나 염증으로 인해 나타날 수 있는 소견.
  - **신장 피질의 불균일한 조영증강**(Heterogeneous Enhancement of Renal Cortex) – 신장 피질과 수질이 줄무늬처럼 보이는 striated nephrogram 소견이 관찰됨.
  - Renal Enlargement or Swelling, Perinephric Fat Stranding

- **치료**
  - 반드시 복잡성 감별 – 당뇨, 폐쇄, 결석 등 : 입원 필요성 경고 or 입원
    - 실제로는 대부분의 경우 **입원하여 치료**합니다. 일차의료기관에서는 전원을 적극 고려합니다.
  - **의료기관에서** IV ceftriaxone → **퇴원 후** PO Ciprofloxacin
    - 입원이 필요하지 않는 단순 신우신염 : IV ceftriaxone 1–2g or amikacin 1일 용량 투여 → 배양 결과 확인될 때까지 PO fluoroquinolone 투여
      - Ciprofloxacin 500mg BID 7days, Levofloxacin 750mg QD 5days
      - FQ투여가 어렵다면 : Cefopoxime[바난정] 200mg BID 10days
    - 입원이 필요한 신우신염 : IV 광범위 cephalosporin 투여 → 해열 이후에 감수성 있는 경구용 Fluoroquinolone 투여
      - 패혈증, 패혈 쇼크로 ICU 입원 필요 : Piperacillin/tazobactam 또는 Carbapenem
    - 소변 배양에서 EBSL(+) *E. coli* → Carbapenem 계열로 변경하여 사용

복잡성 요로감염

재발성 요로감염에서 고려

- 요관 결석으로 인해 요로폐쇄가 발생하여 **수신증(Hydronephrosis)이 발생**한 경우 경피적 신루 설치술(PCN, Percutaneous nephrostomy) 또는 요관 스텐트 삽입술을 가능한 빨리 시행해야 합니다.
- 젊은 환자라고 하더라도 요로감염이 재발을 한다면 **Vesicoureteral reflux(VUR)가 있는지 확인**합니다. Voiding cystourethrogram(VCUG)을 위해 전원하는 것이 좋겠습니다.

여성의 재발성 요로감염

- **재발성 요로감염**의 정의
  - 1년에 3번 이상, 또는 6개월에 2번 이상 재발하는 요로감염
  - 소변 배양검사로 증명된 감염이어야 하며, 증상이 있어야 함
- **재발성 요로감염의 분류** – 흔히 생각하는 재발성 방광염은 재감염에 해당
  - **재감염(Reinfection)** : 6개월 이내 재발, 80%는 3개월 이내 재발
    - 해부학적, 기능적 이상이 없는 건강한 여성의 방광염이 항생제로 완전히 치료되었다가 다시 소변 배양검사로 방광염이 증명된 경우
    - 6개월에 2번, 1년에 3번 이상 재발 → **항생제 치료+재발억제를 위한 예방요법** 시행
  - **분리 감염(Isolated infection)** : 자주 재발하는 것처럼 호소하지만, 문진상 6개월 이상 간격으로 방광염 발생
    - 재발성 방광염이기보다 어쩌다 한 번 걸리는 것으로 급성 방광염 치료로 마무리
    - 젊고 건강한 여성은 대부분 이 경우
  - **미해결 감염(Unresolved infection)** : 최근의 항생제 치료가 실패한 경우
    - 재발이라고 호소하지만, 감수성이 없는 항생제 사용 또는 항생제 복용을 제대로 하지 않은 경우 등
  - **재발(Relapse) :** 분명히 항생제 치료로 완전히 치료하였으나, 2주 이내로 동일한 균주에 방광염 재방
    - 재감염과의 차이 : 2주 이내 / 미해결 감염과의 차이 : 항생제 치료는 성공
    - 방광 또는 주변 어딘가 남아 있다가 재발 → 필요에 따라 영상 또는 기능검사 필요
    - 원인 : 요도게실, 감염석, 감염된 요도측선 등
- 재발성 요로감염에서 **필수 검사**
  - **소변 배양검사+항생제 감수성 검사** : 미해결 감염을 확실히 배제하고, 치료 성공률을 높이기 위해 필요

재발성 요로감염의 위험인자

폐경 전 여성(15-50세)	폐경 후 여성(50-70세)	고령의 폐경 후 여성(>70세)
- 잦은 성관계 - 피임 격막(Diaphragm) **- 살정제(Spermicide) 사용** **- 최근 항생제 사용** - 이전 UTI 병력 - 모계 가족 중 UTI 병력 - 어린 시절 UTI 병력 - 혈액형 비분비형(Nonsecretor status of blood type)	- 에스트로겐 부족 - 비뇨생식기 수술 **- 요실금** **- 방광류(Cystocele)** **- 배뇨 후 잔뇨(Postvoid residual urine)** - 이전 UTI 병력 - 혈액형 비분비형(Nonsecretor status of blood type)	- 도뇨관 삽입(Catheterization) - 요실금 - 비뇨생식기 수술(Urogenital surgery)

환자 교육

Wagenlehner F, et al. J Glob Antimicrob Resist 2022;28:18-29

※ **방광염 예방에 효과적이라는 확실한 과학적 근거가 있는 방법들**
- ◦ 하루 1.5L 이상의 추가적인 **수분 섭취**(평소 섭취량에 추가하여)
- ◦ **비타민 C**가 함유된 오렌지 주스 섭취
- ◦ 규칙적으로 배뇨하고 **소변**을 **참지 않기**

※ **임상 연구에서 명확한 근거는 부족하지만, 전문가 및 환자의 경험을 바탕으로 권장되는 방법**
- ◦ 앞에서 뒤로 닦기(배변 후 위생 관리)
- ◦ 성관계 후 배뇨하기
- ◦ 성관계 전후에 외음부 세척하기(음모 제거는 요로감염 예방에는 근거 없음)
- ◦ 몸에 꽉 끼는 속옷 및 의류 피하기 → 면으로 만든 속옷과 헐렁한 옷을 권고

• 기타 교육 사항
- ◦ 과도한 질세정을 하지 않도록 함
- ◦ 욕조에서 목욕하지 않기
- ◦ 항생제 끝까지 먹기 : 처방받은 항생제를 다 복용하지 않다가 재발하면 남은 것을 먹는 습관 고치기
- ◦ 비데 사용 주의(논문에 따라 다른 의견이 있지만, 경험적으로 연관성을 느끼는 선생님들께서도 계심)

약물 치료

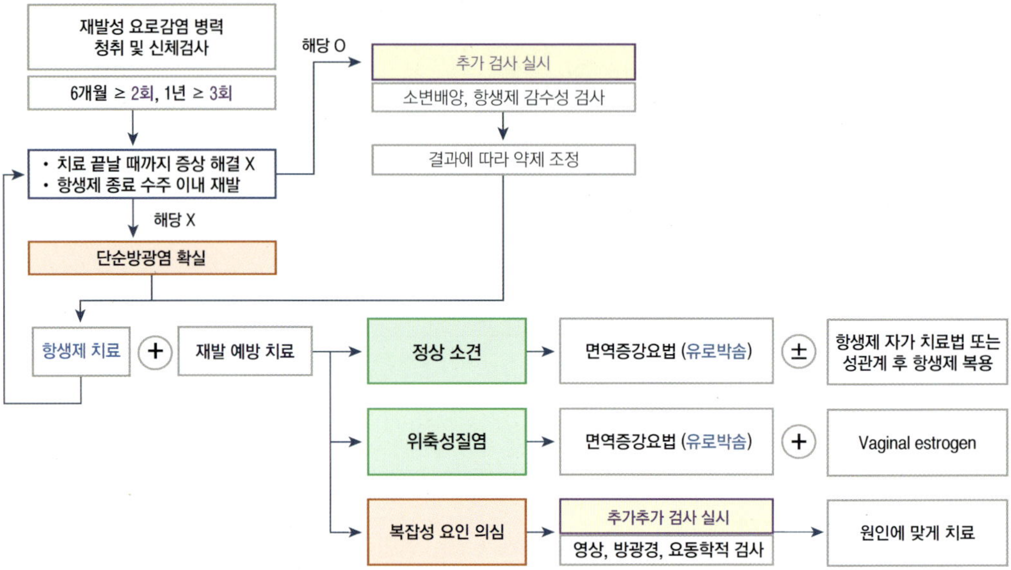

출처 : J Korean Med Assoc 2022;65(9):594-603의 알고리즘 변형

- **질위축을 동반한 폐경기 여성** : Estrogen 보충, 국소 Estrogen도 도움
  - 재발성 방광염과 같은 비뇨생식기 장애 치료만을 위한다면 국소 estrogen이 선호.
  - Topical Estriol [**오베스틴질좌제(전문-급여)**] – 폐경 이후 위축성질염에 허가
  - Estriol + Lactobacillus acidophilus [**지노프로질정(전문-급여)**] – 유산균과의 복합요법 가능하다는 장점
    - 질좌제 사용 시 크림 제형에 비해 질 분비물이 많아질 수 있음.
- **면역증강 요법** ← **우선 시도** (비항생제 요법 중 상위수준으로 권장되는 요법)
  - **유로박솜캡슐(전문-급여)** – 재발성 또는 만성요로감염에 허가, 용법상 3개월 시도.
    - *E. coli*의 항원을 추출하여 동결건조한 약물로, 백신처럼 항체 생성을 유도합니다. (= 원인균이 *E. coli*가 아닌 경우에는 효과 없음)
    - 아침 공복 시 소량의 물과 함께 3개월간 경구 투여, 급성 증상 발현 시 항생물질과 병용하여 적어도 10일 이상 투여
  - 여러 가이드라인상 항생제 예방요법만큼의 근거 수준은 아니지만, 항생제 사용을 줄이기 위해 우선 사용함

- **항생제 요법**
  - **성관계 후 예방적 항생제 복용법 : 단회 요법**
    - 적응증 : 시간적으로 성관계 이후 재발하는 방광염 병력
    - Single dose : TMX-SMX 80/400mg, Cefaclor 250mg, Ciprofloxacin 250mg, Norfloxacin 200mg, Ofloxacin 100mg, nitrofurantoin 50mg or 100mg
  - **항생제 자가 치료법 :** 증상 발생 시 진단 및 치료를 할 수 있는 지침과 약제를 제공
    - 적응증 : 증상을 통해 요로감염 시작을 인지하는 여성, 성관계와 관계없이 재발하는 방광염
    - 방광염이 계속 재발하는 경우는 그 특징적인 증상을 스스로 알고 있는 경우가 많고, 자가진단의 정확도가 높은 경우가 많습니다.
  - **지속항생제예방법 :** 다른 예방 요법에 실패한 경우
    - 적응증 : 요로감염의 빈도가 매우 높음, 성관계가 잦은 경우, 재발이 시간적으로 성관계와 무관한 경우 등
    - 시작하기 전 요로감염 치료 1-2주 요배양검사로 박멸을 확인
    - 일차의료기관에서 지속항생제예방법까지 고려해야 하는 경우는 의뢰를 하는 것이 바람직하겠습니다.
- **항생제 외 치료법**
  - **크랜베리** : proanthocyanidin 성분이 용량의존적으로 요로상피에 대한 대장균 부착과 탈락이 일어남. 임상실험 결과도 확보. (Clin Infect Dis 1992;15 Suppl 1:S216-27 / J Antimicrob Chemother 2004;53 Suppl 2:ii67-74)
    - 가장 많이 연구된 형태 : 크랜베리 주스(120-950mL를 3회) / 알약은 하루 60-1,200mg 이상을 2회 또는 3회로 분복
  - Probiotics : *Lactobacillus rhamnosus* GR-1, *L. reuteri* RC-14를 질내 또는 경구 투여, *L. crispatus* 질내 투여
    - 대부분 소규모 연구들로 그 효과가 크지 않았고, 대규모 연구를 통해 더 많은 데이터를 확보해야 함
    - 국내 사용 가능한 *L. rhamnosus* LCR35[**람노스**] 균종은 vaginal application을 시도한 소규모 RCT에서 효과 입증 실패
  - **비타민 C :** 소변의 산성화로 요로감염 예방에 도움이 될 것이라는 추측. 근거는 부족
  - 기타 : D-Mannose, Methenamine salts
- 위 치료에도 반응하지 않으면 : 구조적 이상 등을 감별하기 위해 전원

심평의학

- 유로박솜캡슐 **(전문-급여)** – 재발성 또는 만성요로감염에 허가
  - 급성 상병에 사용하면 삭감. N302 기타 만성 방광염, N11.9 만성신우신염 등을 이용

- **오베스틴질좌제(전문-급여)]** – 폐경 이후 위축성질염에 허가
  - N952 위축성질염 상병코드 사용
- Ciprofloxacin 사용 : 신우신염 코드가 필요 → 방광염에서 처방한다면 의증 또는 배제상병을 활용해야 합니다.
- 3세대 세파 : 1차로 사용하면 삭감입니다.
- Probiotics : 람노스캡슐(Lactobacillus casei variety rhamnosus)는 비급여 약제. 급여약제는 허가사항상 정장과 설사 개선에 사용할 수 있어서 재발성 방광염에 전액본인부담으로도 사용할 수 없습니다.
- 항생제 예방적 요법 : 급여기준상 예방적 요법은 진료와 처방을 비급여로 해야 합니다. 우리나라 진료실 현실상 적당히 판단하에 방광염 상병을 넣고 급여로 처방하기도 합니다만, 원칙에는 어긋납니다.

Reference

1. 요로감염 항생제 사용지침 2018_질병관리본부
2. 위성헌, 성인 요로감염 항생제 사용지침_가톨릭대학교 의과대학 내과학 교실
3. J Korean Med Assoc. 2022;65(9):594-603.
4. Wagenlehner F, et al. J Glob Antimicrob Resist. 2022;28:18-29.
5. 단순 요로감염 가이드라인(2016)_대한요로생식기감염학회
6. Infect Chemother. 2012;44(5):343-356.
7. Can J Urol. 2013;20(1).

CHAPTER 28

비뇨기계 약물 처방

생리학 간단 정리

비뇨기 약물들의 사용을 위해, 간단히 약물들의 타겟이 되는 수용체를 포함한 비뇨생리학에 대해 알아 두는 것이 좋습니다.

1. 저장기

(1) 골반의 부교감신경 : 부교감 신경은 요도괄약근을 수축

→ 1) 척수 S2 - S4 → 2) 음부신경핵 촉진 → 요도괄약근 수축

→ 2) 뇌교 → 음부신경핵 촉진 → 요도괄약근 수축

(2) 교감신경 中 hypogastric nerve : 교감신경은 방광 경부를 수축하고 체부를 이완하여 방광의 저장 능력을 높임

→ 1) alpha 수용체 작용 → 방광의 경부와 후부요도의 평활근 수축

→ 2) beta 수용체 작용 → 방광의 체부를 이완

(3) 체성신경 中 pudendal nerve : 외요도괄약근 수축

- 요의를 느껴도 참을 수 있는 이유

2. 배출기

(1) 골반의 부교감신경 :

- 화장실을 가면 의식을 하지 않더라도 소변을 본다. 소변 길을 열어주고 방광은 수축

→ 1) 척수 S2-S4 → 음부신경핵 억제 → 요도괄약근 이완

→ 2) 뇌교 → 음부신경핵 억제 → 요도괄약근 이완

→ 3) 척수 → 뇌교 → 배뇨신경핵 촉진 → 배뇨근 수축

(2) 대뇌 :

→ 1) 음부신경핵 억제 → 요도괄약근 이완

→ 2) 천수배뇨신경핵 촉진 → 배뇨근 수축

(3) 체성신경(음부신경) → 외요도괄약근 이완

• 요의를 별로 느끼지 않더라도 소변을 볼 수 있는 이유

3. 배뇨 관련 약물의 작용

: 약물들은 대부분 자율신경계에 작용하며, 대부분 말초(방광과 전립선 근처에 수용체 위치)에 작용하는 약물입니다.

비뇨기 증상 질문

하부 요로 증상의 종류

1. **저장 증상**(Storage symptoms) : 절박뇨(Urgency), 야간다뇨(nocturnal polyuria), 야간빈뇨(nocturnal frequency)
   - 야간빈뇨는 방광 문제 가능성 높음, 야간 다뇨는 방광 문제가 아닐 수도 있음
   - 남녀 모두에서 발생하는 증상
2. **폐쇄성 증상**(Obstructive symptoms) : 약뇨(Decreased Urinary flow), 배뇨지연(Hesitancy), 간헐뇨(Intermittency)
   - 주로 남성에서 발생하는 증상
3. 동반된 **성기능장애 (Sexual dysfunction)**
   - 특히 비뇨기 약물 복용 후 역행성 사정(Retrograde ejaculation)
4. **신경인성 방광** : 심한 요 저류
   - 척수손상, 심한 당뇨 합병증, 파킨슨병 등

비뇨기계 증상 관련 검사

<table>
<tr><th></th><th>남성</th><th>여성</th></tr>
<tr><td rowspan="2">기본 검사</td><td colspan="2">• 배뇨 일기
• Urinalysis(with or without Culture)</td></tr>
<tr><td>• 전립선 설문지 – IPSS
• 전립선 크기 측정 – 초음파 or DRE
• PSA(40세 이상에서 꼭 측정) ★</td><td>• 절박뇨 설문지 – OABSS</td></tr>
<tr><td rowspan="2">추가 검사</td><td colspan="2">• 잔뇨량 측정 – 방광 초음파</td></tr>
<tr><td>• Uroflowmetry – Qmax 측정
• 발기부전 설문지 – IIEF5</td><td></td></tr>
</table>

배뇨일지 및 설문지

미니린 등의 야간뇨 약제를 처방하기 위해 1일 이상의 배뇨일지를 작성해야 합니다. 하지만, 모든 소변 증상 환자에서 평가 및 모니터링을 위해 3일 이상의 배뇨일지를 작성하는 것이 바람직합니다.

〈배뇨일지를 통해 알 수 있는 것〉 → 보통 3일 작성.

1. **빈뇨** : 소변의 횟수가 많을 때(Harrison에서는 **하루 8회 이상**) = 방광용적의 감소로 해석
2. 야간뇨 : 1회만 있어도 야간뇨
3. **야간 다뇨** : 전체 요량의 **25-30% 이상이 야간뇨** → 청장년층에서는 20%, 노년층에서는 33% 정도로 해석하기도 합니다.

〈설문지로 알 수 있는 내용〉

- IPSS : 4번 항목=Urgency, 5번 항목=Decreased urinary flow, 7번 항목=Nocturia(야간 다뇨와 야간 빈뇨 구분 X) 등
- OABSS : **3번 항목 ★** =Urgency(2점 이상이 유의미), 4번=Urinary incontinence, 1번=frequency, 2번 nocturia
    - 3번 항복이 2점 이상이면서 총점이 3점 이상→과민성방광 진단(경증 5점 이하/중등증 6-11점/중증 12점 이상)

검사별 해석

	mild	moderate	severe
IPSS	0-7	8-19	20-35
OABSS	5점 이하	6-11점	12점 이상
	과민성 방광 진단 : **Q3 점수가 2점**이면서 **총점이 3점** 이상		
IIEF(정상 : ≥22)	≥ 12	≥ 8	≥ 7

	mild	moderate	severe
전립선 크기		≥**30**mL	≥50mL
Uroflowmetry - Qmax - 배뇨 후 잔뇨량	• ≥15mL/s • <50mL	• 5-10mL/s • 5-100mL	• < 5mL/s • ≥ 100mL

- 전립선 크기가 30cc 이상이 되었을 때 중등도 이상의 크기이며, 핵심 치료제인 5ARI의 급여 기준이 됩니다.
    - DRE : 달걀 크기(정상은 호두 크기)이거나, fingerprint 1개당 10cc로 간주하여 3 fingerprints일 때 30cc 정도로 간주하기도 합니다.

비뇨기 증상에 따른 약물 처방

소변증상 처방하기 전 반드시 유념할 사항

방광염 때문에 하부 요로 증상이 발생한 것은 아닌지 반드시 감별해야 합니다. 또한 **고령의 경우 방광암**의 원인도 생각합니다.

→ 이런 기질적 원인이 없으면 비뇨기계 약물을 처방합니다.

비뇨기 약물의 종류와 처방

약물의 종류	증상별 약물 처방
1. anti-muscarinics 2. β3-agonist 3. α1-antagonist(α1-blocker) 4. Desmopressin(DDAVP) 5. Bethanechol chloride 6. 5α-reductase inhibitors(5ARI) 7. Phosphodiesterase type-5 inhibitors(PDE5I)	1. Urgency, frequency → β3-agonist, Antimuscarinics 2. **폐쇄 증상** → α1-antagonist(α1-blocker) 3. **야간뇨** → Desmopressin(DDAVP) 4. **전립선 비대** → 5α-reductase inhibitors(5ARI) 5. **발기부전** → PDE5I

시원하지 않은 증상, 약뇨, 배뇨지연 → α1-antagonist

※ 소변이 시원하지 않은 느낌, 잔뇨감 :

Decreased Urinary flow, Hesitancy, Intermittency, senstation of residual urine

⇒ alpha-adrenoreceptor antagonist 처방

: 전립선 요도 평활근 이완, 방광 경부의 평활근 이완 효과

※ α-1 receptor의 위치

방광 - α1d, **α1b** / 전립선 기질 - α1a, **α1b** / 요도 - α1a, **α1b**

→ α1a : **전립선 기질과 요도**에 주로 위치 : **조금 더 전립선 요도부에 작용하고 일부 방광 작용. 조금 더 시원하지 않은 증상.**

: **방광 아래 부분**, 심장, 간, 소뇌, 대뇌피질에도 위치함

→ α1d : **방광에 주로 위치** : **방광에 주로 역할. 조금 더 자주 보거나 자주 깨는 방광 증상에 더 적합**

: 대뇌피질, 대동맥에도 위치함

→ α1b : 전립선과 방광에 거의 없거나 적게 발현

: 비장, 콩팥 대동맥, 내장혈관에도 위치

※ α-1 adrenergic receptor blocker 종류

- Terazosin(일양하이트린정), Doxazosin(카두라엑스엘서방정), Alfuzosin(자트랄엑스알정) → non selective(α1a ≥ α1d) : 혈압 저하 부작용 ↑
- **Tamsulosin[하루날디]** → α1a ≥ α1d : **1차로 선택 多**
- **Silodosin[트루패스]** → **α1a에 가장 선택적으로 작용**
  - a1a에 선택적이라 조금 더 강한 효과. 다른 곳에 작용하지 않기 때문에 저혈압 등 부작용도 덜할 수 있다는 이론적 근거 있음.
- **Naftopidil[플리바]** → α1d에 주로 작용
  - α1d에 선택적이라 역행성 사정 및 여성에서 좀 더 선호될 수 있는 이론적 근거 有.

α-1 adrenergic receptor blocker 부작용

- α1a, α1d 모두 알파 수용체 차단제기 때문에 **저혈압에 항상 주의**해야 합니다. α1-adrenergic receptor는 splanchnic vessel에도 많이 분포하며, 특히 노년층에서 동맥에 α1b의 비율이 증가합니다.
  - 기립성 저혈압, 낙상에 대한 위험성을 반드시 경고.
- 어지러움, 무기력증, **역행성 사정**, 사정량 감소, 홍채이완증후군 등의 부작용 가능.
  - 고혈압 유병자에서 혈압약을 오전에 먹는다면 소변약을 자기 전에 먹도록 교육,
  - 남성에서 **사정량이 줄어들 수 있다**고 반드시 말을 해야 라뽀를 유지할 수 있습니다.
    - **α1a 수용체 차단**은 방광경부의 이완을 유도하여 배뇨를 돕지만, 동시에 **방광경부 수축을 억제**해 **성기능 장애**(특히 역행성 사정)를 유발할 수 있습니다.
  - 장기 복용자에서 백내장 수술 시 Intraoperative floopy iris syndrome 빈도 높아짐 → 백내장 수술 시 약물 복용 사실 알리도록
- 인지저하 부작용 : 메타분석 연구에서 치매 위험을 올리지 않는다는 결과가 나와 관련이 없는 것으로 생각.(Int Neurourol J. 2024;28(3):171-80)

※ 처방의 실제

- **남성 :** 1차 약제로 **Tamsulosin** 처방 → 효과가 부족하면 **silodosin** 변경 처방 → **Tadalafil** 5mg daily 추가 처방
  - → **전립선 비대증**에서 α1a에 선택적인 **silodosin**이 더 효과적이라는 연구도 있음(단, 부작용은 더 많았음). (Cent European J Urol. 2017;70(2):148-53)
  - → **성기능 장애**가 있거나, 부작용으로 나타난 경우 α1a selective한 약제보다 **α1d slective한 Naftopidil**을 사용합니다. (Int J of Urol. 2013;20:1224-38)
  - PDE5I 중 **Tadalafil을 low dose**(5mg)로 매일 복용했을 때 하부 요로 증상을 개선하는 것으로 보고되었습니다.
- **여성 :** α1d 수용체에 선택적으로 작용하는 **Naftopidil이 더 효과적일 가능성**이 있습니다.

- ◦ 여성에서도 α-1 agonist가 하부 요로 증상에 효과적이었다는 메타분석 연구 있음. 하지만, 유속과 배뇨 후 잔료량에는 차이가 없었음 (Int Neurourol J. 2019;23(1):56–68)
- ◦ 남성의 경우 α1a 수용체가 주로 전립선과 요도에 분포하여 전립선 비대증과 관련된 LUTS 개선에 중요한 역할을 하지만, 여성에서는 α1d 수용체가 방광과 하부 요로에 상대적으로 많이 발현되는 것으로 알려져 있습니다.
- ◦ 단, 근거가 확립된 것은 아니며 이론적인 가능성에 그침.

절박뇨, 빈뇨 → 항무스카린제, 베타3수용체 효현제

- 우선 감별 : 일시적 요실금의 원인(DIAPPERS : Delirium, Infection(UTI), Atrophic vaginitis/urethritis, Psychological, Pharmacologic, Excess urine production, Restricted mobility, Stool impaction)
- 방광 수축을 억제하는 항무스카린제와, 방광의 근긴장도를 줄여주는 베타3수용체 효현제를 사용합니다.

Muscarinic receptor의 위치	Beta3 adrenoreceptor agonist의 위치
M1 → 중추신경계, 침샘 M2 → 심장, **방광**, **침샘**, **평활근** M3 → **방광**, 침샘, 평활근, 눈 M4 → 중추신경계 M5 → 중추신경계 * 방광에 M2가 80%로 더 많지만, 20%인 **M3가 더 중요**	b1 - 심장, 뇌, 콩팥, 지방 b2 - 심장, 혈관, 폐, 위장관, 콩팥, 췌장, 골격근, 자궁 b3 - **방광**, 지방, 뇌, 위장관, 쓸개, 자궁

※ Muscarinic receptor antagonist의 종류

항무스카린제제	반감기	처방	일회 용량	Target receptor	부작용
Solifenacin [베시케어]	33−42hr	QD	5−10mg	주로 M3 선택적 (+ M1−2)	약물 중단율 4.7% M3 선택적 → Tolerodine, oxybutynin보다 구갈 적음. 인지저하 적음
Trospium [스파스몰리트]	20hr	BID	20mg	M1,3 antagonist	**BBB를 통과하지 않음** 약물 상호작용 적음 → BID라 불편하지만 **고령에서 큰 도움** **유일하게 CYP450으로 대사되지 않음**
Fesoterodine [토비애즈]	7−8hr	QD~BID	4−8mg	주로 M3 선택적 (+M1−5)	**BBB를 통과 거의 안 함** Tolterodine의 전구체 인지 기능에 거의 영향 없음
Oxybutynin [동화디트로판]	2−5hr	BID~TID	5−10mg (하루 최대 20mg)	M1−3 antagonist	특히 **중추신경계에 영향이 커** **인지저하 부작용**이 있음
Propiverine [비유피-4]	14−22hr	QD~BID	20mg	M1−3 antagonist	
Tolterodine [디트루시톨]	2−4hr	SR: QD	SR: 2−4mg	주로 M2−3	Oxybutynin보다 부작용이 적고 인지 기능에 거의 영향 없음
Imidafenacin [유리토스]	2.9−3.6hr	BID	0.1−0.2mg	주로 M3, M1	인지 기능에 대한 영향이 적음

- Oxybutynin은 부작용 우려로 처음부터 사용하지 않습니다.

※ Muscarinic receptor antagonist의 부작용

- 이론적으로 비교적 안전한 항무스카린제라도 부작용이 나타납니다.
- 입마름(m/c), 요폐, 변비, 소화장애, 시야 흐려짐, 인지 저하 등 **항콜린 부작용**이 있습니다. 입마름은 7%에서 최대 24%에서 가능
- **녹내장, 빈맥, 장폐쇄** 등이 있으면 금기입니다.
- **요폐 부작용**은 심각할 수 있음. 특히 추운 날 요폐로 응급실에 내원하는 경우도 발생
- **처방하기 전에 초음파로 잔뇨량 체크** → 소변보고 오게 한 다음, suprapubic에 probe
  - Ellipsoid method : height, width, length, 모두 곱하고 0.523 곱하면 방광 용적
  - 소변보고도 방광이 차 있다면 항무스카린제 처방을 하면 안 된다.

※ Beta3 adrenoreceptor agonist의 종류, 부작용

항무스카린제제	반감기	처방	용량	부작용
Mirabegron [베타미가서방정]	26-31hr	QD	50mg	보고된 수치보다 **경험적으로 상당히 부작용이 덜한 편** 혈압 상승(10% 이상), 구갈, 변비, 복통, 관절통

cf) **Vibegron[베오바정(전문-비급여)]**은 비급여라 Mirabegron을 주로 사용

※ 처방 순서

- 비교적 부작용이 덜한 **β3-agonist**를 먼저 처방 → 이후 **항무스카린제** 추가 → **TCA** 추가
  - 일반적으로 약물효과는 2주 내에 발생하고 약 1개월에는 최고 효과의 60-70%. 그 후 3-6개월까지 사용하는 경우 더욱 증가하며 지속적인 약물치료가 중요
  - **항무스카린제** : 비교적 최근에 나온 **Trospium, Fesoterodine**, **Solifenacin**이 보다 부작용 측면에서 안전하여 먼저 사용합니다.
    - **효과와 부작용 고려** : (Eur Urol Focus. 2022;8(4):1072-89)
    - 부작용 : Solifenacin 5mg/d, Tolterodine 2mg BID, Trospium 60mg/d < Solifenacin 10mg/d, Fesoterodine 4 or 8mg << Oxybutynin 5mg TID
    - 절박뇨 횟수 감소 효과 : Solifenacin 5mg/d < Imidafenacin 0.5mg BID < Solifenacin 10mg/d < Fesoterodine 4 or 8mg
    - 요실금 개선 효과 : Solifenacin 5mg/d < Propiverine ER 30mg/d < Solifenacin 10mg/d < Oxybutynin 5mg TID
    - 배뇨 횟수 감소 효과 : Tolterodine 2mg BID < Solifenacin 5mg/d < Solifenacin 10mg/d < Imidafenacin 0.5mg BID
    - 배뇨당 소변량 증가 효과 : Imidafenacin 0.5mg BID < Fesoterodine 8mg/d < Vibegron 50mg/d < Solifenacin 10mg/d
  - **Imipramine, amitriptyline** 등의 TCA도 사용할 수 있음.
- 약제 반응이 없는 경우 : 요동학적 검사, 영상검사, 방광경 검사 등을 고려하고 PTNS, 보톡스 방광 주사 등의 전문적 치료를 위해 의뢰를 고려할 수 있습니다.

야간에 소변을 본다, 야간뇨 → 항이뇨호르몬제

※ 야간뇨 평가가 우선

- 밤에 소변을 많이 본다고 해도 정말 야간뇨가 현저한지 확인해야 합니다.

→ 배뇨일지를 작성할 수 있는 사람이라면 배뇨일지를 작성.

→ 하지만, 어르신들은 어려울 수 있습니다. 밤에 소변을 볼 때는 500cc 페트병에 소변을 보게 하여 사진을 찍거나 가져오라고 해서 양을 측정할 수 있습니다.

→ 하루 소변을 1L를 본다면 이 중 330cc는 밤에 봐야 야간뇨에 대한 처방을 하는 것을 고려할 수 있겠습니다.

※ 항이뇨 호르몬 부작용

- **저나트륨혈증**에 주의
  - 두통, 구역, 어지러움 등의 증상이 나타날 수 있습니다.
  - 적어도 **2일 전후로 Sodium 측정**이 필요합니다.
  - **NSAID를 병용**하면 심각한 저나트륨혈증이 가능합니다. - 복용력을 반드시 확인하고 관절약 복용을 주의하라고 교육합니다.
  - 일차 의료기관에서 사용하기 어려울 수 있으니 웬만하면 비뇨기과 의뢰합니다.

※ 처방 순서 :

- 야간뇨 : 항이뇨호르몬(Desmopression, DDAVP), 항무스카린제 등을 고려
- 항이뇨호르몬은 쓰기 부담스러우므로 **항무스카린제를 우선적으로 사용**합니다.

전립선 비대증(BPH) → 5α reductase inhibitors

전립선 비대증이 있을 때는 질병 조절을 위해서 5ARI를 처방합니다. 전립선 크기가 6-12개월 안에 20% 감소한다는 연구가 있습니다.

※ 5ARI의 종류

- Finasteride 5mg [프로스카정(전문-급여)], Dutasteride 1mg [아보다트연질캡슐(전문-급여)]
- 3-4개월은 복용해야 효과를 볼 수 있습니다.

※ 5ARI 부작용

- **성기능 감소**
  - 성욕 감소, 발기부전, 여성형 유방 등의 부작용이 보고되었습니다.
- 6개월 사용 시 PSA 수치가 50% 감소했다는 연구가 있어, **PSA 수치를 2배를 곱하여 해석**하도록 합니다.
  - 전립선 건강검진 시에 5ARI를 복용한다는 사실을 알리도록 교육합니다.

발기부전*[비급여(일반) 진료]* → PDE5I

Korean J Fam Pract. 2013;3:163-167

- **매일 복용 vs 필요시 복용요법**
  - **필요시 복용** : Tmax(1h)와 반감기(4h)가 짧아 안정성이 높은 Sildenafil 우선
    - infrequent한 관계를 하는 사람
    - 관계 30-60분 전에 복용
    - 고지방식, 술과 함께 복용 시에는 효과가 떨어질 수 있음

- ◦ **매일 복용** : **Tadalafil low dose**(5mg)를 처방. BPH 환자에서 5ARI와의 복합제로 처방하기도 함
  - ▪ 관계가 잦은 사람, BPH로 LUTS가 있는 사람에서 고려
  - ▪ Time dose 필요 없음 : sildenafil의 관계 전에 계획적으로 복용해야 한다는 단점 극복 가능
    - • 긴 Tmax(2h)와 반감기(36h)
  - ▪ **Tadalafil 5mg daily** : 10mg daily와 발기부전 개선의 차이 없었음 (Eur Urol. 2006;50(2):351-9)
- ◦ 반감기의 의미 : 발기가 지속되는 시간 아님 → 발기를 위해서 몇시간 이내에 성적 자극이 주어져야 하는지를 의미
  - ▪ NO 분비가 일어나야 cGMP가 생성되어 혈관 확장이 일어나 발기가 진행되는데, 성적 자극이 없으면 음경에 NO(산화질소)가 분비되지 않습니다. PDE5 억제제는 이 cGMP가 분해되지 않도록 억제해 발기를 좀 더 쉽게 만들 뿐, 원인(성적 자극) 자체를 만들지는 않습니다.
  - ▪ 이런 설명이 있어야 환자가 '먹기만 해도 발기가 된다'로 오해하지 않을 수 있고 순응도를 높일 수 있습니다.

- **배뇨장애**에서도 PDE5I가 도움이 될 수 있습니다.
  - ◦ 특히 반감기가 긴 Tadalafil을 low dose(5mg)로 매일 복용했을 때 하부 요로 증상을 개선하는 것으로 나타났습니다.
  - ◦ **구구탐스**(Tamsulosin+Tadalafil 5mg, 전문-비급여)와 같은 복합제도 있습니다. 어르신들이 소변줄기를 정력으로 생각하시는 분들이 꽤 있어서 도움이 되기도 합니다.

Drug	Tmax (m)	$T_{1/2}$ (hr)	발기 목적 사용	배뇨 장애 효과
Sildenafil [비아그라정]	45-60	3-5	빠르게 작용하여 발기부전 치료제로 많이 사용하고 있습니다.	반감기가 짧아서 배뇨 장애에 사용하긴 어렵습니다.
Tadalafil [시알리스정]	120	17.5	긴 반감기로 하루 종일 지속, 자연스러운 성적 활동 가능	전립선 비대증 관련 하부 요로 증상(LUTS) 개선에 효과적
Udenafil [자이데나정]	45-75	8-12	중간 정도의 지속 시간으로 발기 부전 치료에 사용	전립선 비대증 관련 LUTS 개선 가능성 있음
Mirodenafil [엠빅스에스]	75	2.5	짧은 반감기로 단기 발기 문제 해결에 적합	주로 발기 부전 치료에 사용되며, 배뇨 장애 개선 효과는 적음

※ PDE5I 부작용

- **심혈관계 부작용**
  - ◦ 심근경색을 발생시키지는 않으나, 혈관 이완 작용이 있기 때문에 심근경색, 뇌졸중, 심한 부정맥이 6개월 이내 있었던 경우, 저혈압, 조절되지 않는 고혈압, NYHA IV의 심한 울혈성 심부전, 비동맥전방허혈성시신경증, 아미오다론 투여 중, 중증 간부전, 색소성 망막염 등에서 금기입니다.

- ◦ Nitrate와 병용하면 심각한 저혈압 가능. – Nitroglycerin, Isosorbide dinitrate, Amyl nitrite, Sodium nitroprusside
- ◦ **α-blocker 복용자 : 4시간 간격**을 두고 복용 권고. Sildenafil은 특히 Doxazosin과 투여하지 않도록 함
- ◦ 항고혈압제, 항부정맥제 : 시간 간격을 두고 복용
- ◦ CYP450으로 인한 약물 상호작용 주의

- **항상 부작용 설명! : 두통 안면홍조 코막힘 소화불량 두근거림 저혈압 근육통** 등이 있을 수 있고, 이런 부작용이 있다면 억지로 드시지 마세요!

※ PDE5I 처방

- 안정성 확립이 되어 있지 않음으로 병용은 하지 않습니다.
- 심혈관계 질환자는 본래 처방받는 곳에서 처방받도록 안내합니다. (Nitrate 사용 여부 등)

조루증*[비급여(일반) 진료]* → Dapoxetine 등 SSRI, PDE5I, Tramatol

조루증은 발기부전 치료제인 PDE5I보다 획기적인 치료도 없고, 진료 건수도 많지 않습니다.

- **약물 처방**
  - ◦ 프릴리지정(전문-비급여) : Dapoxetine 30mg/60mg → 반감기가 짧은 SSRI 성분. 1정 6,000원가량. 1-3시간 전 투여
    - ▪ 심장질환자, 조절되지 않는 고혈압, 기립성 저혈압 Hx. 등에서 금기
  - ◦ PDE5I도 일부 효과
  - ◦ Tramadol도 효과 있음. → 비급여 진료 시 비급여 처방은 괜찮겠으나 급여 진료를 보면서 임의 비급여 처리하면 안 됨.

소변이 나오지 않는 경우 → M receptor agonist

※ Bethanecol [하이네콜] (=부교감 신경 자극제, 콜린제)

- ◦ 수술 또는 분만 후 일시적 요정체에 방광 근육 수축을 일으키는 Bethanecol을 사용할 수 있습니다.
- ◦ 조심스럽게 투여

환자 교육

- **과민성 방광 – 절박뇨**
  - **방광훈련**은 약제 1알 먹는 것과 효과가 비슷합니다.
    - 요의가 급하게 느껴지면 멈춰 서서, 골반근육을 수회 수축하며 심호흡. 요의를 진정하고 천천히 화장실을 가도록 하며, 소변보러 가는 시간을 점차 늘려나감.
  - 수분 섭취량 조절, 카페인과 흡연 피하도록, 체중 감량, 취침 전 배뇨 습관
- **전립선비대증**
  - 전립선비대증 약물을 복용하면 전립선암 피검사에서 수치 해석이 달라지기에 관련 검사 시 복용 사실을 알리도록 교육
  - 급하게 소변을 보는 습관을 피하고, 소변을 볼 때 긴장을 풀고 천천히 배출하도록 합니다. 일부 환자는 **이중배뇨**(한 번 소변을 본 후 잠시 기다렸다가 다시 소변을 보는 방법)를 시도해 볼 수 있습니다.
  - 수분 섭취량 조절, 카페인과 흡연 피하도록, 체중 감량, 취침 전 배뇨 습관
  - **규칙적인 운동**이 전립선 증상을 완화합니다.
- **발기부전 치료제 처방 시**
  - 순환기 질환자는 꼭 주치의에게 처방받도록 함
  - 발기부전 치료제 병용은 하지 않도록 함
  - 두통, 홍조, 저혈압, 코막힘 등의 부작용 설명

심평의학, 보험기준

1. α1-antagonist

상병코드 : N31.9(상세불명의 방광의 신경근육 기능장애)를 사용하면 **남녀 모두**에서 처방 가능.

→ 따로 검사 없이도 상병만으로 처방 가능합니다.

남성이라면 N40.1도 사용가능

2. 항무스카린제, β3-agonist

상병코드 : N31.9(상세불명의 방광의 신경근육 기능장애)를 사용하면 **남녀 모두**에서 처방 가능.

→ 검사가 따로 필요하지 않으며 α-blocker와 병용하여도 무방

→ 항무스카린제와 베타3효현제를 **병용해도 무방**

남성이라면 N40.1도 사용가능.

3. Desmopression

항이뇨 호르몬 처방을 위한 **상병코드** 추가 **:** R35(빈번한 배뇨)

→ 하지만 상병코드 단독으로는 삭감. **배뇨일지 진료기록이 있어야 함**. 환자가 적어온 메모지를 스캔하는 것으로도 충분히 인정.

→ **미니린정(전문-급여)**, 미니린멜트설하정(전문-급여) : 미나린정 - 0.1mg, 0.2mg / 설하정 - 60μg, 120μg, 240μg

→ **녹더나설하정(전문-급여)** : **조금 더 저용량으로 사용 가능**, 저나트륨혈증 위험 많이 없는 편, 고령자에서는 미니린보다 녹더나

- 25μg 처방(여성) 시→JX999에 '야간뇨가 전체 소변의 33% 초과'
- 50μg 처방(남성) 시→JX999에 '야간뇨가 전체 소변의 50% 초과'를 기입

4. 5ARI 급여 기준 : IPSS 8점 이상+전립선 크기 30mL 이상(또는 PSA 1.4 이상 또는 DRE상 중등도 이상)

> 각 약제의 허가사항 중 양성 전립선 비대증에 아래와 같은 기준으로 투여 시 요양급여를 인정하며, 동 인정기준 이외에는 약값 전액을 환자가 부담토록 함.
>
> \- 아 래 -
>
> 가. 투여 시작 시 다음의 1), 2) 조건을 모두 충족하는 경우
>
> \- 다 음 -
>
> 1) **IPSS**(International Prostate Symptom Score, 국제전립선증상점수표) **8점** 이상
> 2) 초음파검사 상 **전립선 크기가 30mL 이상**이거나, **직장수지검사 상 중등도 이상의 양성 전립선비대증 소견**이 있거나, 혈청 전립선특이항원(Prostate specific antigen, **PSA) 수치가 1.4ng/mL 이상**
>
> 나. 가에 해당하여 동 약제를 투여하는 동안에는 적어도 12개월마다 1회 이상 PSA 검사를 시행하여 수치를 평가하고, 이를 기록할 것을 권장함.

투여 시작 시에 **IPSS 설문지**를 실시하고 **초음파를 실시**하는 것이 BPH를 급여로 치료할 수 있는 기준이나, **DRE 검사 결과**('직장수지검사상 중등도 이상의 전립선 크기')를 **진료기록에 남겨두며 처방**하거나 **PSA 검사 결과를 기다려서 처방**할 수 있습니다.

- 초음파는 transanal probe로 검사한 것이 인정, 다른 원인으로 불가할 때 경복부로 인정.
- PSA를 검사를 권장하고 있으나 의무사항은 아닙니다. 다만, 처음 소변 증상을 감별하기 위해서 검사하는 것이 바람직합니다. 또한, finasteride 또는 Dutasteride를 6개월간 사용했을 때 50% 감소한다는 연구가 있기 때문에 baseline 수치를 알고, 추후에도 PSA를 모니터링 하기 위해서도 검사가 필요합니다.
- JX999 입력 필요 :
    - 'IPSS 점수가 -점 이상이며, 직장수지검사상 중등도 이상의 전립선 비대 있음'
    - 'IPSS 점수가 -점 이상이며, 초음파검사상 전립선 크기 -cc 이상으로 측정'
    - 'IPSS 점수가 -점 이상이며, PSA 수치가 -ng/mL 이상으로 측정'

5. PDE5I, 프릴리지정

- 발기부전, 조루증은 진료 자체가 비급여(일반)입니다. 진료도, 처방도 비급여처리합니다.
- 상병코드 : 조루증-Z709, 발기부전-Z701-1 코드 이용(비급여 진료라 코드가 큰 상관은 없음)

Reference

1. J Korean Med Asso. 2011 June;54(6):637-645 DOI: 10.5124/jkma.2011.54.6.637.
2. EAU guideline 2022
3. 송윤아 외 11인, 중년 이상 남성에서 과민성방광 증상 점수 설문지와 국제 전립선 증상 점수 설문지의 관련성 : Korean J Fam Pract. 2016;6(6):668-674.
4. 과민성방광진료지침서 3판_대한배뇨장애요실금학회
5. 전립선비대증 진료권고안_대한비뇨기과학회, 대한가정의학회, 대한배뇨장애요실금학회
6. 김양현 외, 발기부전의 치료, Korean J Fam Pract. 2013;3:163-167.

CHAPTER 29

외용제 선택하기 / 국소 스테로이드 선택

외용제 선택하기

제형 선택하기

※ 연고 Ointment

- 기름이 80% 정도 비율로 높아 **밀폐 효과**를 내고, **보습**과 **각질층 연화**에 유리 : **건조한 피부, 두꺼운 피부, 과각화된 피부**
  - **삼출성 병변** 또는 **모발**이 있거나 **피부가 접히는 부분**에서는 사용 × - 밀폐 작용으로 습기가 정체되어 병변이 짓무르거나 모낭염 유발 가능
  - 연고에는 방부제가 보통 함유되어 있지 않아서 손으로 직접 바르지 않고 면봉 등을 이용해서 바르는 것이 바람직합니다.
  - 치료 효과가 높으나 부작용도 잘 생길 수 있습니다.

※ 크림 Cream

- 기름과 물이 50:50 정도로 반고형 제제입니다.
  - **알코올** 함유 → 증발하면서 **냉각 및 건조** 작용 있음. 즉, 연고보다는 **가렵거나 습한 병변에** 좋음
  - 삼출성 병변에도 유리하지만, 건조한 부분에도 어느 정도 효과 있음
  - **피부가 접히는 부분** 같이 연고가 부담스러울 때 고려

※ 로션 Lotion

- 알코올 및 수분 함량이 많아 액체에 가까운 제형으로, 발림성이 좋고 빠르게 증발하면서 시원하고 건조한 느낌을 줍니다.
  - **알코올** 용매 → 증발하면서 **냉각 및 건조** 작용 있음. 즉, **가렵거나 습한 병변에** 좋음
  - **모발**이 있는 부위에도 쉽게 바를 수 있습니다.

※ 겔 Gel

- 젤리 같은 상태로 대부분 **알코올**을 기반
  - **건조 및 냉각 효과 → 삼출성 염증 병변**에 사용
  - **넓은 부위**에 바르기가 좋고, **발림성**이 좋음

※ 용액 Solution

- 물 또는 알코올 기반의 액체 제형으로 삼출성 병변, **두피나 털**(**모발**) **많은 부위**에 용이합니다.
  - 물 또는 **알코올** 용매의 제제 → **건조 및 냉각 효과**가 있어 **습하거나 삼출성 병변** 유용

※ **폼(Foam), 무스, 샴푸** 등 두피 부위에 특화된 제품도 있음.

〈제형별 신체 부위의 적용〉 (Practical Dermatology 2nd Ed.)

	털(모발) 없는 과각화 병변	털(모발) 있는 부위	손바닥 발바닥	감염	접히는 부위 습한 병변
연고	+++	×	+++	×	×
크림	++	+	++	+	++
로션	×	++	×	++	++
용액	×	+++	×	+++	++
겔	×	++	×	+	+
폼	++	+++	++	++	++

- **더 강한** 효과, **보습** 효과 : **Oint** > Cream > Lotion → 건조하고 두꺼워진 병변엔 연고!
- **발림성** 좋고, **잘 마르는** 제형 : **Lotion** > Cream > Oint → 습하고 진물 나는 부위는 로션!
- **두피**에는 **겔** 또는 **용액, 폼**을 주로 사용하고, 로션도 괜찮습니다.
- **겔**→넓은 부위에 바르기 좋고, 발림성 좋음
- 무좀 치료에서 크림이 first choice. 외용제 중 침투력이 좋기 때문

보습제 전? 후?

- **보습제 전 사용** : 비교적 피부 상태가 좋고, 빠른 효과를 원할 때
- **보습제 후 사용** : 건조하거나 갈라지는 등 피부상태가 좋지 않을 때, 여드름 치료제와 같이 자극적인 약물을 사용할 때

피부외용제 성분 파악하기

- 의약품 안전나라 사이트 접속 : https://nedrug.mfds.go.kr/

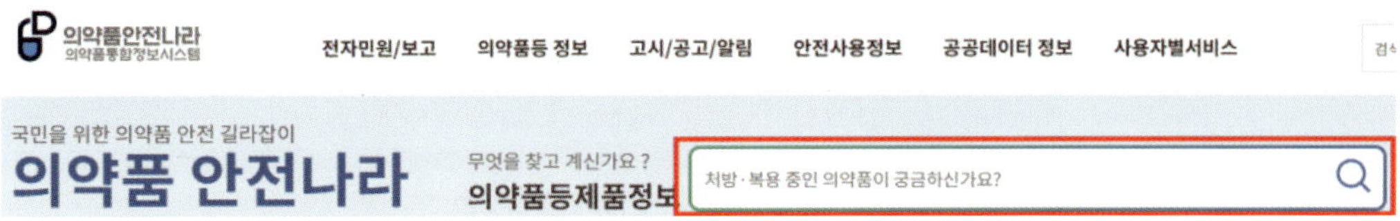

◦ 검색창에 외용제를 검색합니다.

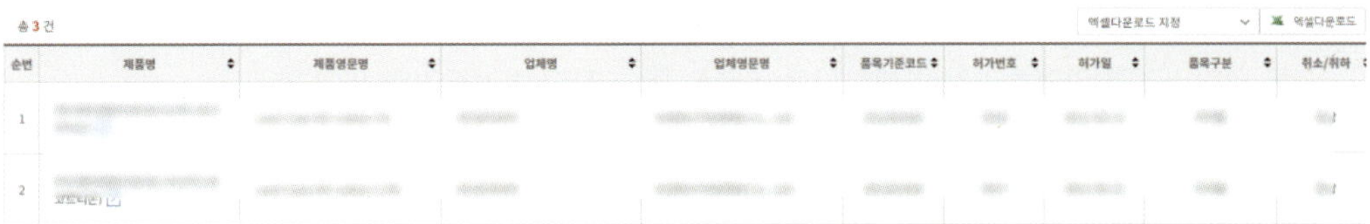

◦ 해당 제품들이 검색이 됩니다. 확인할 제품을 클릭합니다.

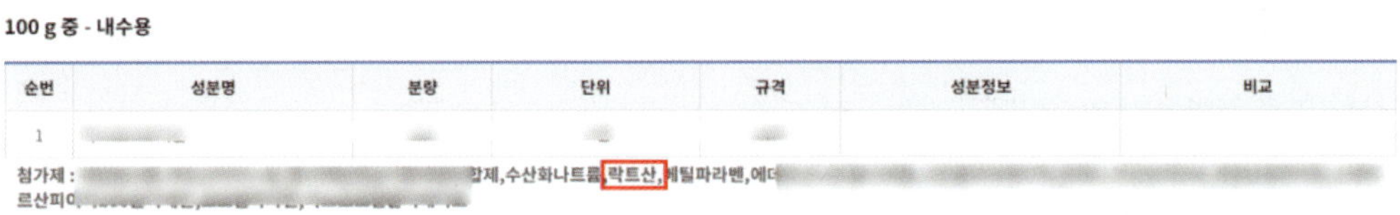

◦ **살리실산**(Salicylic), **락트산**(젖산, Lactic acid)은 각질 제거에는 도움을 주지만, 따가움이나 가려움 등을 일으키기도 합니다.

◦ 이 외에도 **프로필렌글리콜**(Propylene Glycol), **부틸렌글리콜**(Butylene Glycol), **파라벤**(Paraben), **벤질알코올**(Benzyl Alcohol) 등은 피부자극이나 알레르기 반응을 일으킬 수 있습니다.

국소 스테로이드 처방하기

역가 선택하기

• **최고역가(Class 1)** : 다른 치료로 호전되지 않는 **심한 병변에 최후의 보루**로 사용
  ◦ 절대 2주 이상은 사용하지 않고, 초진에서는 정말 웬만하면 사용하지 않습니다.
  ◦ 태선화되어 피부가 아주 두꺼워진 곳 위주로 사용합니다.

• **고역가(Class 2, 3)** : **손발 또는 두피의 심한 부위**에 사용
  ◦ 각화과다습진, **아토피, 태선, 손발의 동전습진, 건선,** 심한 손습진, **원형탈모증** 등

• **중간 역가(Class 4, 5)** : **손발 또는 두피의 심하지 않은 부위**에 class 4, **체간 팔다리의 심한 부위**에 class 5

  - 심한 질환, 피부가 두꺼운 곳
  - 건조 습진, 심한 항문주위 염증, **아토피, 태선(접히는 부위), 팔다리 동전습진,** 지루피부염, phimosis 등
  - 얼굴에 바르지 않도록 합니다.
- **낮은 역가(Class 6, 7) : 체간 또는 팔다리의 심하지 않은 부위**는 Class 6, **얼굴/서혜부**에는 Class 7
  - 기저귀 피부염, 얼굴의 피부염, 항문 주위에 사용
  - 소아, 영아는 가급적 Class 7의 약한 스테로이드를 사용합니다. 특히 기저귀 발진 등에서 기저귀를 덮어버리면 밀폐효과가 발생하므로 바르고 어느 정도 벗겨두기를 권고합니다.
- **신체 부위별 역가의 선택**
  - 부위별 흡수율이 크게 차이가 있습니다. 특히 scrotum의 경우 forearm에 비해 42배에 달한다고 합니다.
  - 점막, 고환, 안검이 특히 흡수가 잘 되므로 저역가를 사용하고, 두피, 손발바닥, 손발등이 흡수가 덜 되는 부위입니다.
  - 고령자에서 사타구니 습진에 효과 좋은 것을 달라는 요구가 있을 수 있는데, 절대 고역가 스테로이드를 처방하지 않습니다.
- **효과를 높이는 법 : 밀폐**시키면 스테로이드 흡수를 높일 수 있음
  - 단순 밀폐 드레싱으로 효과를 수배 이상 증진이 가능합니다.
  - 피부 자극, 모낭염 발생 등이 가능하기 때문에 주의해야 하며, 피부 접히는 부위, 얼굴 등에서는 사용하지 않습니다.
  - 일반적인 경우에 밀폐 드레싱은 권고되지 않습니다.

투여량 결정

- **FTU(finger tip unit)** : 5mm 직경의 튜브를 검지 첫 마디만큼 짰을 때를 **1FTU**라고 하며, **0.5g 정도**가 나옵니다.
  - 1FTU를 한 손의 손바닥, 손등 면적(또는 양손 손바닥 면적)에 바릅니다.
  - 일정 용량을 바를 수 있도록 이 개념에 대해서 설명해주면 좋습니다.
  - 성인 전신에 바를 수 있는 연고양은 30g : 보통 연고가 15g 크기이므로 전신에 바르기 위해서는 2통이 필요합니다.
  - "~ ~동안 쓰세요" : 하루 1FTU를 사용한다고 할 때, 15g이면 한 달간 사용합니다. 한 달 정도에 걸쳐서 사용하라고 교육하면 적당량을 환자 스스로 맞춰서 바를 수 있게 됩니다. 하루 2FTU를 쓸 병변이라면 보름 만에 다 쓸 것이며, 0.5FTU 정도로 작은 병변이면 두 달입니다.
  - **부위별 FTU 적용**(Bolonga dermatology 2nd Ed.)
    - 성인 → 얼굴과 목 : 2.5FTU / 몸통 앞 또는 뒷면 : 7FTU / 한쪽 팔 : 3FTU / 한손 앞뒤로 : 1FTU / 한 다리 : 6FTU / 한 발 : 2FTU
    - 6-10세 → 얼굴과 목 : 2FTU / 앞쪽 몸통 3.5FTU / 등과 엉덩이 : 5FTU / 한쪽 팔과 손 :

2.5FTU / 한쪽 다리와 발 : 4.5FTU
    - 3-5세 → 얼굴과 목 : 1.5FTU / 앞쪽 몸통 3FTU / 등과 엉덩이 : 3.5FTU / 한쪽 팔과 손 : 2FTU / 한쪽 다리와 발 : 3FTU
    - 1-2세 → 얼굴과 목 : 1.5FTU / 앞쪽 몸통 2FTU / 등과 엉덩이 : 3FTU / 한쪽 팔과 손 : 1.5FTU / 한쪽 다리와 발 : 2FTU
    - 3-6개월 → 얼굴과 목 : 1FTU / 앞쪽 몸통 1FTU / 등과 엉덩이 : 1.5FTU / 한쪽 팔과 손 : 1FTU / 한쪽 다리와 발 : 1.5FTU
- **강한 스테로이드 제품을 사용할 때**
  - 첫 1주일 간은 1일 2회로 강한 제제 사용 → 이후 도포 횟수 또는 제제를 변경하여 지속합니다.
  - 고역가 스테로이드는 오래 사용하지 않는 것이 바람직합니다.
    - Class 1인 더모베이트액은 2주 이상 사용하지 않고, Class 2, 3은 4주 이상 사용하지 않습니다.
  - 만약 더 오래 투여했다면 반동 효과가 발생할 수 있으므로 천천히 감량하는 것이 좋습니다.
- 중간역가 또는 저역가 스테로이드는 3개월 이하 투여 시 부작용은 덜하지만 접히는 부위나 얼굴에서는 피부가 얇아 주의합니다.

+ 참고 : 로션을 바르는 적당량 간단하게 설명하기

→ 로션을 손가락 한 마디 정도 올리고, 한 손의 손바닥과 손등을 다 바를 수 있는 양이 된다.

→ 얼굴과 목까지 한 번 바를 수 있다.

투여 기간, 용량 조절

- **고역가 스테로이드**는 2-3주까지만 짧게 사용하고, 간헐적으로 사용합니다.
  - 1주에 1개 이상 처방하지 않습니다.
- **Tapering** : 특히 고용량제제, 장기간 투여 시에는 tapering이 필요합니다.
  - 고역가 사용 시 역가가 낮은 제제로 바꾸어서 사용하고, 이후에는 사용 빈도를 줄여봅니다. (격일, 주에 한번 등)
  - ex. 심한 접촉성 피부염 : 더모베이트(Class 1) 4-5일 → 아드반탄(Class 4) 4-5일 → 리도멕스(Class 5) 4-5일
- 중간역가 또는 저역가에서 3개월 이하 투여 시 부작용은 덜하더라도 접히는 부위나 얼굴에서는 발생할 수도 있어 주의합니다.

투여빈도

- 보통 **1주일 정도 하루 2번** 도포하고, 호전 양상을 보이면 **하루 1번** 도포를 하면서 중지합니다.
  - 대부분 **하루 1-2회로 충분**. 이상으로 더 도포한다고 더 좋은 효과를 보지 못하며 부작용과

Tachyphylaxis만 높일 수 있습니다.

- *단, 제제별로 허가사항도 참고합니다.*
  - ex. 더모베이트 : 1일 1-2회 적당량을 환부에 바르고 증상에 따라 적절히 증감한다. 이 약은 활성이 강한 코르티코이드이므로 2주 이상의 연속적인 치료 또는 1주에 50g(액체 50mL) 이상을 사용하지 않는다.
  - ex. 아드반탄 : 1일 1회 적당량을 환부에 얇게 바른다. 성인의 경우 12주, 소아의 경우 4주 이상 계속해서 사용하지 않는다.
  - ex. 데소나크림 : 환부의 상태에 따라 1일 2-3회 얇게 바른다.

스테로이드 역가 확인하기

Class	성분명		상품명
Level 7	• Dexamethasone 0.1% • Hydrocortisone 2.5% L • Prednisolone C, L	• Prednisolone acetate • Prednisolone valeroacetate	맥시덱스, 락티케어 2.5%, 락티손, **하티손로션2.5%**, 스무스케어 1%, **순앤로션**(락티케어처럼 lactic acid가 없어 따갑지 않음), **마일드원크림**(얼굴 추천)
Level 6	• Alclometasone dipropionate 0.05%	• Desonide 0.05% C	**데스오웬**, **데소나**, 데소덤, 데스원, 프로코트, 알타손
Level 5	• Betamethasone valerate • Clobetasone butyrate 0.05% C • Fluocinolone acetonide 0.025% C, 0.01% O • Fluticasone propionate 0.05% C	• Hydrocortisone butyrate 0.1% L • Hydrocortisone valerate 0.2% C • Prednicarbate • Triamcinolone acetonide 0.1% C • Prednisolone valeroacetate	**더마톱**, **리도멕스**, 락티케어제마지스, 하이티손크림, 하이티손크림, 프레카, 쎄레스톤지, 모메타손, 아드반탄, 프로몬
Level 4	• Budesonide 0.025% C • Methylprednisolone aceponate 0.1% C, O	• Desoxymethasone 0.05% O • Triamcinolone acetonide 0.1% O • Mometasone furoate 0.1% C, O	**아드반탄**, **모멘타크림**(아드반탄보다 바르기 편하고 기름기 덜함), 더모타손, **오라메디**, 데타손연고0.05%, 모멘타손, 제미코트
Level 3	• Amcinonide 0.1% C,L • Difluprednate 0.05%	• Desoxymethasone 0.25% L • Fluocinonide 0.05% C, G	리베카, **데타손로션 0.25**, **데옥손로션 0.25**, **에스파손로션 0.25**, 비스덤크림, 나이드, 라이덱스
Level 2	• Betamethasone dipropionate 0.05% C, O • Desoxymethasone 0.25% C, O, 0.05%(G)	• Fluocinonide 0.05% O • Halcinonide 0.1% • Mometasone furoate 0.1% O	**라벤다**(복합제), 네오덤, **에스파손겔**, **데속시원겔0.05%**(좋은 발림성), **데타손연고 0.25%**, 데옥손겔 0.05%, 에스파손 연고 0.25%, 에스파손겔 0.05%, 에로콤연고
Level 1	• Clobetasol propionate 0.05% C, O	• Diflorasone diacetate 0.05% C, O • Diflucortolone valerate 0.3%	**더모베이트연고**, 더모베이트액, **베타베이트**, **듀오벡스액(샴푸)**, **플라손크림**(더모베이트보다 순하고 기름기 덜함), 디푸코, 프로솔액, 디프론크림, 디프라크림

- 상품명 모두를 담기는 어렵습니다. '상품명+강도' 또는 '상품명+Class'로 검색하시면 쉽게 알 수 있습니다.
- 각 부위 별로 한두 개씩 정도 정해두면 처방할 때 편리합니다.
  - **예시 :**
    - 두피 – 더모베이트액(Class 1), 에스파손 로션(Class 3–샴푸)
    - 손발 – 데타손연고(Class 2), 더모베이트연고(Class 1)
    - 몸통 – 모멘타크림(Class 4), 아드반탄 크림(Class 4)
    - 팔다리 – 더마톱(Class 5), 리도맥스(Class 5), 데소나로션(Class 6)
    - 얼굴 – 마일드원크림(Class 7), 하티손크림(Class 7)
- 리도맥스는 예전에 Class 7로 분류되기도 했으나 최근에 Class 5로 재분류되었습니다.
- 같은 이름이라도 **제형에 따라서 달라지기도** 합니다.
  - ex. 데옥손겔 0.05%는 Class 2, 데옥손로션 0.25%는 Class 3

보습제 병용

- **피부의 건조는 스테로이드가 아닌 보습제가 해결합니다.**
- 건조한 병변에 효과적인 연고라고 보습제도 함유하고 있는 것이 아니기에, 건조하다면 보습제와 세트 처방 필요할 수 있습니다.
- **스테로이드는 보습제와 혼합하면 효과가 증강되며, 특히 요소계**와 혼합하면 피부 침투도가 증가하기 때문에 주의합니다.

스테로이드 연고에 다른 연고를 혼합/희석

- 강도를 약하게 할 목적으로 다른 연고에 희석하는 것은 기본적으로 권고되지 않습니다.
- **아무리 묽게해도 효과나 강도에는 변함이 없고** 사용한 스테로이드 연고의 양이 중요합니다.
- 오히려 요소와 혼합하면 피부에 대한 침투성이 증가하고 강도가 증가합니다.
- 다만, 비타민D3연고와 스테로이드 외용제를 혼합하면 서로의 pH가 맞지 않아 효과를 서로 약하게 할 가능성이 있습니다.

항생제 혼합 스테로이드제

- Gentamicin 항생제와 복합제가 많은데, 피부 세균 감염에 거의 효과가 없습니다.

오리지널? 카피약?

- 같은 성분이라도 피부과 외용제는 여러 첨가물에 차이가 있을 수 있습니다.
  - 예를 들어, 같은 **Hydrocortisone 2.5%**인 락티케어에취씨로션과 순앤로션을 비교해보겠습니다.

첨가물	락티케어에취씨로션	순앤로션
공통	경질유동파라핀, 메틸파라벤, 프로필파라벤, 정제수, 세틸알코올(=세탄올)	
차이	락트산미리스틸, 폴리에틸렌글리콜에텔복합제, 수산화나트륨, **락트산**, 에데트산나트륨수화물, 나트륨피씨에이액, 카르보머940, 스테아르산피이지100글리세린, 이소프로필팔미테이트	카보머, 트롤아민, 폴리소르베이트60, 마크로골세토스테아릴에테르, 농글리세린

- 위와 같이 첨가물에 큰 차이가 있습니다.

국소 스테로이드 부작용

- **피부 위축(m/c)** : 2주 이상만 사용해도 발생 가능, 특히 노인에서 주의가 필요
- **알레르기 반응** – 5% 미만에서 특정 약제에 장기간 노출됐을 때 증가
  - 특정 보존제는 접촉알레르기피부염을 잘 일으킬 수 있음 : 파라벤, 폴리에틸렌글리콜, 벤질알코올
- **여드름양 변화** : 스테로이드 유발성 주사, 여드름, 입 주변 피부염 등
- **저색소병증** – 스테로이드 주사를 맞은 부위에서도 생기듯이 국소 스테로이드에서도 발생할 수 있습니다.
- 감염 발생 – 장기 사용 시 세균 및 진균 감염 위험
- 녹내장 발생 – 특히 눈꺼풀은 투과가 잘 되는 부위로, 눈 주위에 사용할 때는 주의해야 합니다.

심평의학

코르티코스테로이드 피부 도포제(고시 제2019-57호)
1. 허가사항 범위 내에서 투여 시 요양급여 함을 원칙으로 함. 2. 허가사항 범위를 초과하여 성인 및 소아의 백반증에 아래와 같은 기준으로 투여 시 요양급여를 인정함. (이하 생략)
따라서 **각 외용제 허가사항**에 적힌 상병이라면 **급여 처방**이 가능합니다.

스테로이드에서 국소 칼시뉴린 억제제로 넘어가기

- 국소 스테로이드는 장기간 사용 시 부작용이 있어, 치료를 장기간 해야 한다면 **국소 칼시뉴린 억제제**를 활용할 수 있습니다.
  - Topical calcineurin inhibitor(TCI) : 프로토픽과 엘리델은 피부염의 유지치료로 사용할 수 있으며 초기 치료로 사용하지는 않습니다.
    - 피부 위축이나 피부장벽 손상 등이 없다는 장점이 있으나, **초기 피부 자극감과 열감**이 있어 **2주 정도 적응 기간**이 필요합니다.
- 피부염(습진) 환자에서 스테로이드 연고 도포 2-4주 후부터 점차적으로 줄여나갑니다.
  - 테이퍼링 기간(2주간) : 오전에는 스테로이드, 오후에는 프로토픽/엘리델을 도포합니다.

- 이후부터는 하루 1회 프로토픽/엘리델을 도포합니다.
- **프로토픽연고**(**전문-급여**) : Tacrolimus → 몸통의 병변에 사용
  - 0.1%는 만 16세 이상, 0.03%는 만 2세 이상에서 사용 가능합니다.
- **엘리델크림**(**전문-급여**) : Pimecrolimus → 얼굴 병변에 사용
  - 프로토픽보다 초반 자극감이 덜한 편입니다.
  - 1%제형만 있으며, 만 2세 이상에서 사용 가능합니다.
- **심평의학** : 아토피피부염 2차치료로 허가가 난 제품들로, 아토피피부염 코드(**L209+JX999 '스테로이드에 반응이 없는 아토피 피부염'**)가 필요합니다.

Reference

1. J Korean Med Assoc. 2018 October; 61(10):632-636.
2. J Dermatolog Treat. 2007;18(5):319-320.

CHAPTER 30

항히스타민제 처방하기

H_1 항히스타민제

H_1 vs H_2 항히스타민제

- 대부분 **항히스타민제**라고 하면 **H_1항히스타민제**를 뜻합니다.
- H_1 히스타민 수용체는 뇌, 혈관, 피부에 위치하여 혈관투과성, 기관지와 소장의 평활근 수축, 점막의 점액 생성과 소양증에 관련이 있습니다.
- H_2 히스타민 수용체는 위점막, 심근, 면역세포 등에 위치하며, H_2 항히스타민제는 주로 위장약으로 사용합니다. H_2 항히스타민제는 항히스타민제라고 부르기보다는 대부분 H2RA로 부릅니다.

H_1 항히스타민제의 세대

- **세대의 구분 : 1세대 vs 2세대**
  - 중추신경계 부작용을 기준으로 나누게 됩니다. BBB를 통과하여 뇌 조직에 영향을 많이 미치는 정도에 따라서 구분합니다.
    - 이런 중추성 부작용을 특히 더 줄인 약제들이 3세대로 구분되는 경우도 있는데, 정의상은 2세대가 맞습니다.
  - **2세대를 주로 사용 : 비염, 두드러기, 천식**
    - 비염, 두드러기에는 이런 중추성 부작용이 덜한 2세대 항히스타민제를 주로 사용합니다.
    - 천식에는 항콜린작용으로 기도점액의 농축을 일으키는 1세대보다 2세대를 주로 사용합니다.
  - **1세대를 주로 사용** : **URI의 기침, 콧물**
    - 기침 억제작용에서도 1세대 항히스타민제가 더 효과가 있고, 비염이 아닌 URI로 인한 콧물에는 1세대 항히스타민제의 항콜린성 부작용을 이용하기에 처방하기도 합니다. 하지만, 콧물과 재채기에 대한 효과는 낮고 진정 부작용이 더 클 수 있습니다.

- **1세대 항히스타민제 : Chlorpheniramine, Triprolidine, Hydroxyzine,** mequitazine, Clemastine
  - 지질 친화성이 높아 BBB를 통과하여 중추성 부작용이 큽니다. Hydroxyzine은 큰 진정효과로 정신신경용제로 분류되어 있기도 합니다.
  - 약효는 짧은 반면 중추신경계 작용은 지속됩니다.
  - 항콜린효과가 있어 구갈, 다뇨, 요저류, 졸림, 기관지점액 증가, 시력 저하 등이 발생할 수 있어 녹내장, 전립선비대, 요페 환자에서는 사용하지 않아야 합니다. 고령에서 주의의약품인 경우가 많으며 기립성저혈압, 실신까지도 발생할 수 있습니다.
- **2세대 항히스타민제 :** Cetirizine, Loratadine, fexofenadine, bepotastine, levocetirizine, desloratadine 등
  - 미국 공군 조종사도 복용할 수 있는 항히스타민제 : **Desloratadine**, **Fexofenadine**

Pharmacokinetics 비교

J Investig Allergol Clin Immunol 2006;16 Suppl 1:3-12, Int J Mol Sci 2019;20(1):213, Drugs 2010;70(12):1579-91

- **1세대 항히스타민제**

Drug	Tmax (hours)	작용 시작시간 (hours)	작용 지속시간 (hours)	반감기 (hours)	분포용적 (Vd) (L/Kg)	혈장 단백결합률(%)	주 배설 경로	대사 없이 배설되는 % (urine/stool)
Chlorpheniramine	2.8 ± 0.8	3	24	27.9 ± 8.7	3	72	NA	NA
Diphenhydramine	1.7 ± 1.0	2	12	9.2 ± 2.5	5	>95	NA	NA
Doxepin	2	NA	NA	13	9-33	75-80	NA	NA
Hydroxyzine	2.1 ± 0.4	2	24	20 ± 4.1	13-19	NA	NA	NA

- **2세대 항히스타민제**

Drug	Tmax (hours)	작용 시작시간 (hours)	작용 지속시간 (hours)	반감기 (hours)	분포용적 (Vd) (L/Kg)	혈장 단백결합률(%)	주 배설 경로	대사 없이 배설되는% (urine/stool)
Acrivastine	1.4 ± 0.4	1	8	1.4 - 3.1	0.64	50	renal	59/0
Ketotifen	3.6 ± 1.6	NA	NA	18.3 ± 6.7	56	75	renal	1/NA
Cetirizine	1.0 ± 0.5	1	24	7-11	0.5	>95	renal	60/10
Loratadine	1.2 ± 0.3	2	24	7.8 ± 4.2	120	>95	renal	traces/traces
Ebastine	2.6 ± 5.7	2	24	14.4	>100	>95	renal	75-95/0
Fexofenadine	2.6	2	24	14.4	5.6	60-70	bile	12/80
Mizolastine	1.5	1	24	12.9	1.4	>95	renal	0.5/0

Levocetirizine	0.8 ± 0.5	1	24	7 ± 1.5	0.4	> 95	renal	86/0
Desloratadine	1-3	2	24	27	> 100	82-87	renal	0/0
Rupatadine	0.75	2	24	5.9	143	> 95	bile	0/0
Bepotastine	1	1	na	3.5 ± 0.5	131	55	renal	75-90/0

- Bepotastine은 다른 연구들의 자료를 참고함.
- 혈장 단백결합이 낮으면 약물 상호작용의 위험이 덜함. (ex. Bepotastine)

적응증 비교

'약!처방 한번 더 생각하기 2009.10 8호 항히스타민제'의 표를 변형

- 항히스타민제는 **성분**마다 또는 **제형**마다 **적응증**과 **연령 제한**에 차이가 있어 확인이 필요합니다.
- 알레그라정은 특히 용량에 따라서 상병이 달라지므로 조심합니다.

세대	성분	코*	피부*	알레르기성 결막염	천식	적응증
1	Chlorpheniramine [페니라민정]	○	○			약물발진, 혈관운동성 코염, 코감기에 의한 재채기 · 콧물 · 기침, 혈관운동성 부기
	Clemastine [마스질정]	○	○			맥관신경성부종, 코감기에 의한 재채기, 콧물, 기침
	Dimenhydrinate [보나링에이정]					멀미 · 메니에르증후군 · 방사선 숙취에 의한 구역 · 구토 · 어지러움, 수술 후 구역 · 구토
	Hydroxyzine [아디팜정]		○			수술 전후, 신경증에서의 불안 · 긴장 · 초조
	Mequitazine [프리마란정]	○	○	○		맥관부종
	Ketotifen [나잘렌정]	○	○		○	
	Oxatomide [옥사틴정]	○	○		○	음식에 의한 알레르기

	Azelastine [부광아젭틴정]	○	○		○	
	Bepotastine [투리온정]	○	○			
	Cetirizine [지르텍정]	○	○	○		
	Desloratadine [에리우스정]	○	○			만성 특발성 두드러기는 전액본인부담
	Ebastine [보령에바스텔정]	○	○	○		
	Emedastine* [레미코트서방성캡슐]	○	○			
2	Epinastine* [알레스틴정]	○	○		○	졸림 등 부작용으로 2차로 투여한 경우만 인정(천식은 전액본인부담)
	Fexofenadine [알레그라정]	30 120	30 180			
	Levocetirizine [씨잘정]	○	○			
	Loratadine [클라리틴정, 로리딘정]	○	○			
	Mizolastine [부광미졸렌정]		○	○		
	Rupatadine [루파핀정]	○	○			
	Olopatadine [알레락정]	○	○			

- *코 질환 : 계절성 및 다년성 알레르기성 비염 등
- *피부 질환 : 두드러기, 피부양진, 피부소양증, 가려움, 담마진 등
- 표시가 있는 성분(Emedastine, Epinastine)은 추가적 주석 또는 문헌 확인이 필요할 수 있음
- 각 약물별로 허가사항이 다를 수 있으니, 사용 전 제품 설명서 확인 필요
- Ketotifen, Oxatomide는 2세대로 분류하기도 하나, 진정 효과가 쎈 편으로 1세대로 분류했습니다.

- **소아에서 사용할 수 있는 항히스타민제들** – 1세대 항히스타민제는 경련 역치를 낮출 가능성이 있어 사용을 조심해야 합니다.
    - 씨잘액 : 1세 미만 금기 / 씨잘정 : 6세 이상에서 사용
    - 에바스텔내복액 : 2세 이상 / 에바스텔정 6세 이상
    - 투리온정 : 연령, 증상에 따라 적절히 증감

처방시 고려 사항

- **효과가 없을 때 : 같은 구조의 항히스타민제보다는 다른 구조의 항히스타민제 사용**
  - Alkylamine, Piperazine, Piperidine, Ethanolamine, TCA 등 → [만성두드러기 처방하기] 참고

Chemical Class	Functional Class - First Generation	Functional Class - Second Generation
Alkylamines	Brompheniramine, **Chlorpheniramine,** Dimethindene, Pheniramine, **Triprolidine**	Acrivastine
Piperazines	Buclizine, Cyclizine, **Hydroxyzine,** Meclizine, **Oxatomide**	**Cetirizine, Levocetirizine**
Piperidines	Azatadine, **Cyproheptadine** *([트레스탄]의 성분 중 하나)*, **Ketotifen**	Astemizole, **Bepotastine**, Bilastine, **Desloratadine, Ebastine, Fexofenadine,** Levocabastine, **Loratadine**, Mizolastine, **Olopatadine, Rupatadine,** Terfenadine
Ethanolamines	**Carbinoxamine** *(비급여 복합 진해거담제로 사용)*, **Clemastine, Dimenhydrinate, Diphenhydramine, Doxylamine,** Phenyltoloxamine	
Ethylenediamines	Antazoline, Pyrilamine, Tripelennamine	
Phenothiazines	Methdilazine, Promethazine, **Mequitazine**	
Others	**Doxepin**	**Azelastine, Emedastine, Epinastine**

- **IS** : Systemic injection/ **OT** : Ophthalmic application /**NT** : Nasal application / **ST** : Dermal application
- 푸른색 : 한국에서 사용 가능한 제형

출처 : J Korean Med Assoc 2013;56(3):231-9

- **QD로 복용 : Levocetirizine[씨잘정(전문-급여)], fexofenadine[알레그라정(전문-급여)], Bepostatine 서방정[베리온서방정(전문-급여)]**
  - 단 QD로 복용하는 약제 Levocetirizine, fexofenadine도 반감기가 8-14시간 정도로, 0.5T BID 처방이 1T QD보다 효과적입니다.
- **밤에 특히 가려워요 :**
  - 진정 효과를 이용하여 1세대 항히스타민제를 HS로 처방할 수 있습니다.
- **추가적인 항히스타민 효과를 원할 때**
  - **TCA - Doxepin[사일레노정**(수면제로 사용)**], Amitriptyline[에나폰정]** → ex. Amitriptyline 0.5T HS 추가
- **노인성 소양증에 고려**
  - **Oxatomide** : Mast cell stabilizer 효과가 있으면서, 기존 1세대 항히스타민제보다 anticholinergic effect가 덜하다는 장점. (Drugs 1984;27(3):210-31)

  ◦ amitriptyline[에나폰정]도 효과적. → 부작용이 부담스럽다면 조금 덜한 Nortriptyline[센시발정] 고려

- 위장약을 같이 처방할 땐 H2RA 처방 고려 : H_2 receptor도 erythema, vascular permeability, vasodilation에 관여하기 때문입니다.

항히스타민제 처방 시 주의사항

- 나이가 많은 남성 환자에게 1세대 항히스타민제는 요폐 부작용이 있어 처방하지 않는 것이 바람직합니다. 처방한다면 요폐 부작용을 꼭 설명하고 차팅하는 것이 안전합니다.
- 신기능 장애, 간기능 장애에 따라 감량해야 하는 약물들이 다수 있습니다.
- CYP3A4로 대사되는 약물이 많아 상호작용에 주의.
  - Ketoconazole, Itraconazole, Erythromycin 등은 CYP3A4의 강력한 억제제→약물 농도 증가 가능
  - QT 연장을 일으킬 수 있는 다른 약물과 병용 주의(ex. doxepin)
  - → 대처 : QT 연장이 덜하다고 알려진 Fexofenadine 사용 / 항진균제로는 fluconazole을 사용
- 임산부 처방 – 기형보고가 없는 Chlorpheniramine 또는 임신안정성 class B(cetirizine, levocetirizine, loratadine)인 항히스타민제 이용.

부작용 비교

진정효과 비교

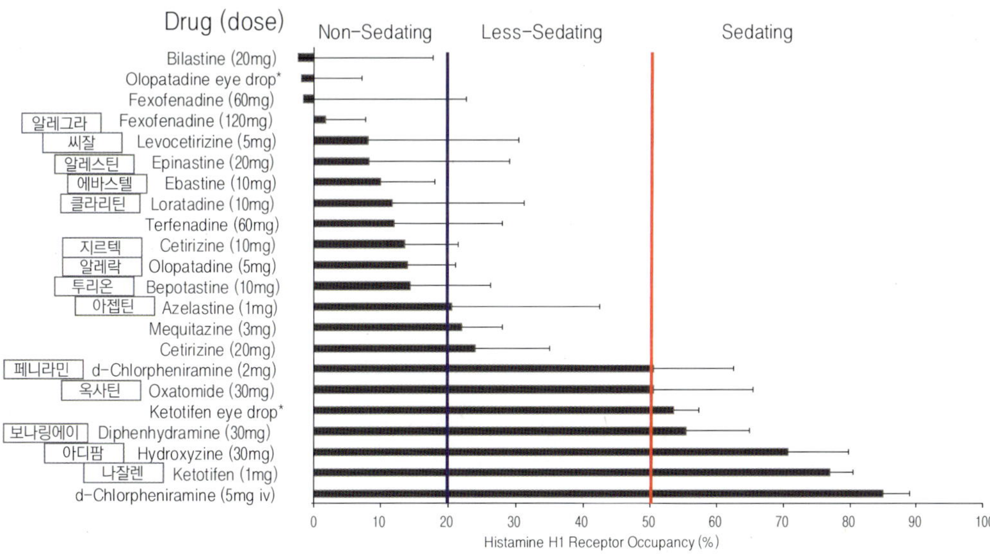

출처 : Int J Mol Sci 2019;20(1):213

- 항히스타민제의 sedating effect를 비교하는 유명한 그래프입니다.
- **뇌의 H1 수용체의 점유율**을 보았을 때 fexofenadine과 Bilastine은 occupacy가 증가하지 않는 반면, Less sedative한 항히스타민제(Olopatidine, Cetirizine, Levocetirizine)는 20%까지, sedative 항히스타민제(Diphenhydramine, Ketotifen)는 역치를 넘어 80%까지도 오르는 것을 확인할 수 있습니다.

고령에서 인지기능 저하 고려 : Cognitive or Psychomotor impairment

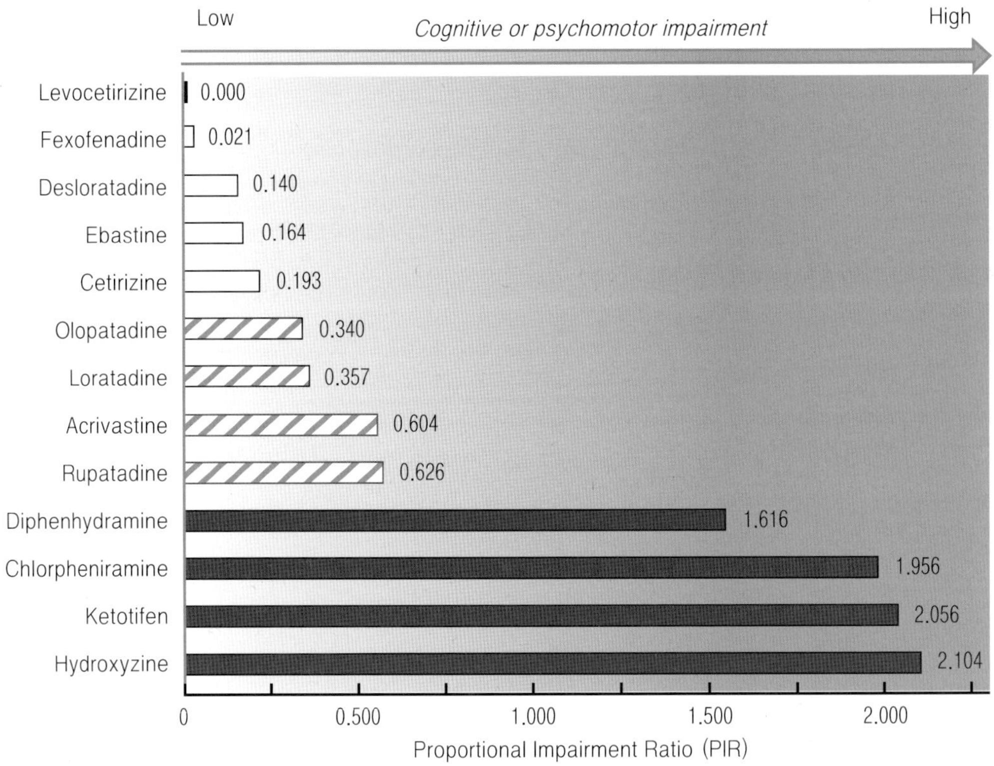

출처 : Current Medical Research & Opinion 2012;28(4):1－20

- 위 자료와 비슷한 경향으로 Ketotifen, Hydroxyzine, Chlorpheniramine, Diphenhydramine의 경우 인지기능을 크게 떨어뜨릴 수 있다는 것을 알 수 있습니다.

항콜린효과 비교

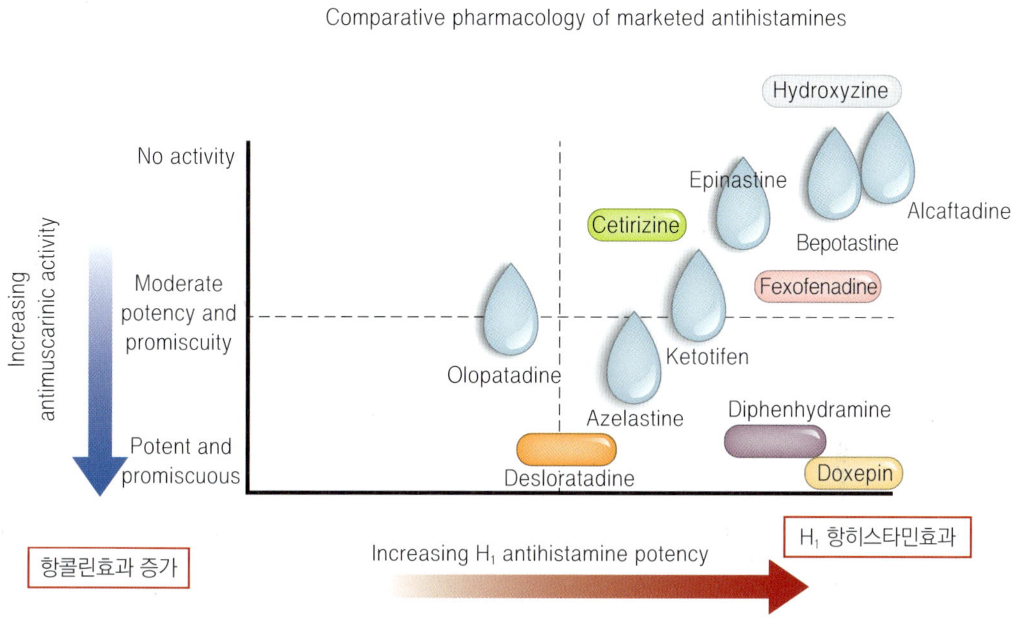

출처 : Curr Opin Allergy Clin Immunol. 2012;12(5):510-6

- 근거 수준이 높은 자료는 아닙니다. 실제로 Hydroxyzine은 다른 1세대 항히스타민제보다는 덜하더라도 분명히 항콜린효과가 어느 정도 있는 것으로 간주되고 있습니다.
- Desloratadine은 **Potency에 비해 항콜린효과가 센 편**으로, BPH나 녹내장 환자에서 졸리지 않는 약이라 순할 것이라 생각하고 처방하지 않는 것이 좋겠습니다.
- Bepotastine, Cetirizine, fexofenadine : 항콜린효과는 덜하면서 항히스타민효과는 큰 우측 위쪽의 약제가 이 도표상에서는 바람직합니다.

심평의학

- 항히스타민제 각각의 허가사항을 확인하여 맞는 상병에 처방 – ex. 비염, 피부, 천식, 기타 상병이 허가되어 있는지 확인
- **알레르기 상병(ex. J303 알레르기 비염)**에 항히스타민제 **2제까지 처방** 가능
- **3제 이상 처방** → JX999에 '항히스타민제 2제 요법에 반응 없어 3제 처방'을 차팅하거나, **만성두드러기 상병(L5080)**을 이용

Reference

1. JKMA 2013 항히스타민제의 올바른 사용법 : J Korean Med Assoc. 2013;56(3):231-239.

2. Int J Mol Sci. 2019;20(1):213.

3. Curr Med Res Opin. 28, No. 4, 2012, 1-20.

4. Curr Opin Allergy Clin Immunol. 2012 Oct;12(5):510-6.

CHAPTER 31

항진균제의 종류

항진균제의 종류

항진균제는 Polyene, Azole, Allylamines, Echinocandins의 4가지 계열로 나뉩니다. 이 중 Polyene을 제외하고 Azole, Allylamines, Echinocandins 계열이 많이 사용되고 있습니다. 어떤 계열인지 알아 두면 약제가 성공적이지 않아 약제를 변경할 때, 다른 계열을 시도해 볼 수 있으니 알아두면 좋을 것 같습니다.

Polyene(폴리엔) 계열

(1) Amphotericin B : 암비솜주사

- 국내에서는 주사제로만 사용하고 있습니다. 면역저하자 진균 감염 등에서 강력한 치료가 필요할 때 사용하고 있습니다.

(2) Nystatin : 오엔지질연질캡슐

- 질칸디다에 사용하는 질정제가 유통되고 있습니다.

Azole(아졸) 계열

아졸 계열은 Triazole, Imidazole, Thiazole로 나뉩니다. 광범위한 항진균 효과가 있어 백선(피부사상균) 외에도 칸디다, 어루러기 등 다양한 진균감염에 사용되고 있습니다.

1. Triazole(트리아졸) 계열

: 아졸 계열 중 현재 가장 각광받고 있는 계열입니다.

(1) Efinaconazole : 주블리아외용액(비급여)

- 주블리아는 최근 **조갑백선(손발톱무좀)** 초치료로 많이 선택되고 있습니다. 경구 itraconazole과 동등한 효과를 보인다는 연구가 있을 정도로 효과가 좋다고 알려져 있습니다. 사포질을 하지

않아도 손발톱 깊이 침투력이 좋다고 알려져 있습니다.

(2) **Fluconazole** : **디푸루칸캡슐 등**

- IV제제도 있고 경구제제도 있습니다. 현재까지 **무좀 치료**로도 많이 사용하고 있습니다.
- AIDS 등 면역기능저하자에서도 칸디다감염, Cryptococcus 감염증에서도 사용합니다.

(3) **Itraconazole** : **스포라녹스정, 이트라정, 이트라코나정 등**

- Itraconazole을 사용할 때는 항상 **간 부작용**을 염두해 두어야 합니다.

(4) **Voriconazole** : **브이펜드정, 브이펜드주사, 보리코정, 보리코주**

- voriconazole도 주사제로도 사용할 수 있는 약제입니다.
- **표피세포암 발생을 높인다는 보고가 있어 논란**이 있었던 약제입니다.
- 약물농도의 개인차가 심하며, 특히 아시아인에게 매우 느리게 대사되어 부작용 이슈로 용량 허가 사항이 변경된 바 있습니다.

(5) Posaconazole : 녹사필장용정, 녹사필현탁액

- 주로 침습적 진균감염, 불응성 아스퍼길루스증 등에서 사용합니다. 외래에서는 잘 쓸 일이 없습니다.

2. Imidazole(이미다졸) 계열

: 지금도 여전히 많이 쓰이고 있는 계열의 약제입니다.

(1) **Clotrimazole** : 카네스텐질정/크림, **라벤다크림/겐트리손크림**(스테로이드, 항생제 복합제 크림), 카네스졸플러스크림(스테로이드 복합제)

- 무좀치료에도 쓰였으나 현재 더 좋은 무좀 치료제가 나오면서, 질정제 또는 스테로이드와의 복합제로 사용되는 경우가 많습니다.

(2) **Ketoconazole** : **니조랄2%액(일반-비급여), 카미졸크림(일반-비급여), 코모졸크림(일반-비급여)**

- 두피 지루성 피부염 등에 사용하는 니조랄샴푸가 이 성분입니다. 어루러기(전풍) 등에서도 사용합니다.
- **외용제**로 사용하며 경구제제는 심각한 간 부작용, 안독성 등으로 현재 유통되고 있지 않습니다.

(3) **Econazole** : **피엠외용액크림(일반-비급여), 에코론크림(전문-급여,** 스테로이드 복합제)

- 어루러기, 피부사상균, 피부칸디다증 등의 **외용제**로 사용되고 있습니다.
- 피엠외용액은 **살리실산을 포함하여 각질용해효과**도 있습니다.

(4) **Isoconazole** : **이소나졸크림, 트라보겐크림, 라파엘크림**(Diflucortolone valerate와 복합제)

- 어루러기, 피부사상균, 피부칸디다증 등의 **외용제**로 사용되고 있습니다.

(5) **Sertaconazole** : **더모픽스크림(일반-급여), 더모픽스질정(전문-급여)**

- 비교적 최근에 나왔습니다. 국소 Terbinafine과 동등한 3주간의 치료효과를 보인다는 논문이 있습니다.(단 치료 2주차에는 terbinafine이 조금 더 치료율이 높았습니다) (Indian J Dermatol. 2013;58(6):457-60)

(6) **Miconazole** : **발무졸크림(일반-비급여,** Lidocaine과 복합제)

◦ 백선에 주로 사용하며, 복합 성분들을 통해 **자극감과 가려움이 심한 환자**에서 선택할 수 있습니다.

Allylamine, Benzylamines

스쿠알렌 에폭시다제(squalene epoxidase)를 억제는 계열로, 향진균 범위가 좁지만 **백선(무좀)**에 대해서는 효과가 좋습니다.

- **항염증 작용**을 하며 지방 친화성으로 **모낭 깊이까지도 잘 침투**하는 특징을 가집니다.

※ Allyamine 계열

(1) Terbinafine : **라미실크림, 나무졸크림, 무조날크림, 터미졸크림**

◦ **무좀 치료**에서 현재 경구제, 외용제 모두 효과가 좋고 인기가 가장 좋은 성분입니다.

◦ **라미실원스(일반-비급여) : 단 1회 적용하는 약제입니다.** Film forming solution으로 투명막을 형성하여 지속적인 약물 방출. 1회 적용하는 약제답게 심한 백선에서는 사용하기 어렵습니다. 15세 미만 금기

◦ **터비뉴겔(일반-비급여)** : 1일 1회 적용. 흡수력과 침투력이 좋고 **각화형 무좀(뒤꿈치가 갈라지는)에 효과**가 좋다고 마케팅하고 있습니다.

(2) Naftifine : **나프졸크림, 나프틴크림, 일동엑소데릴크림**

◦ 항진균, 항균, 항염의 3중 효과가 있다고 알려져 있습니다. 일부 그람양성균과 그람음성균에도 항균작용이 있습니다.

◦ 따라서 2차 감염이 동반된 무좀에서 항생제 연고를 병용하기 애매한 경우 등에서 고려해 볼 수 있을 것 같습니다.

◦ 또한, 염증 반응이 있는 진균 병변에 스테로이드 연고를 병용하기 어렵거나 하지 않을 경우 사용해 볼 수 있겠습니다.

※ Benzylamine 계열

(1) Butenafine : **부테나크림, 멘탁스크림**

◦ 각질형 등 불응성 발백선에 하루 1회 적용하여 사용할 수 있습니다.

Echinocandin 계열

침습적 아스퍼길루스증, 침습적 칸디다증, 식도칸디다증 등에서 사용하기 때문에 로컬 환경에서 잘 쓰이지는 않을 것 같습니다.

(1) Caspofungin : 칸시다스주

(2) Anidulafungin : 에락시스주

(3) Micafungin : 마이카민주사

기타

※ Hydroxypyridone 계열 →

철 이온 킬레이션을 통해 진균의 필수 대사 효소활성을 저해하고, 진균세포막 투과성 변화 유도

- Ciclopirox : 로푸록스네일리카(일반-급여), **무조날S네일라카, 풀케어네일라카,** 노브피록스액(일반-비급여, 샴푸 제형)
  - 로푸록스는 처음 사용시 줄이나 사포로 갈아서 사용해야 합니다.
  - 다른 네일라카 제형의 성분보다 효과는 덜할 수 있지만, 급여가 되면서 가격도 저렴하다는 장점이 있습니다.

※ Morpholine 계열 → Δ14-환원효소와 Δ7-Δ8-이성화효소를 억제

- Amorolfine : **로세릴네일라카**(일반-급여), **로세릴크림**(일반-급여)
  - 주로 **손발톱무좀**에 사용되는 로세릴네일라카과 그 제네릭들이 많이 사용되고 있습니다. 주블리아에 비해 줄로 갈아서 사용해야 하는 불편함이 있고 효과도 덜하지만, 급여로 사용할 수 있다는 장점이 있습니다.

국소 항진균제의 종류

항진균제 연고

1. 언제 사용하는가?

: 심하지 않은 병변의 경우 경구제로 바로 사용하기보다 연고로 사용합니다. 또한, 급성 염증이 있거나 2차 감염이 있다면 경구 항생제, 스테로이드 치료로 염증을 가라앉힌 후 진균을 치료합니다.

2. 제형의 선택

: 대부분 항진균제는 크림 형태로 나와 있습니다. 크림 제형이 침투가 좋고 효과가 좋아서 대부분의 경우 크림을 선택합니다.

→ **크림**은 기름과 물이 반반으로 반고체 형태입니다. drying effect가 있어 물기가 많은 병변에 효과적이지만 건조한 부분에도 효과가 있습니다.

→ **겔**은 대부분이 알코올 기반으로 더욱 더 **삼출성** 병변에 효과가 좋습니다. 특히 **진물기**가 많은 백선 병변이라면 겔 형태가 좋습니다.

→ **연고**는 기름이 80% 정도로 밀폐 작용이 있어 **각질이 많고(과각화) 건조**한 경우 좋습니다.

3. 염증이 심한 경우?

: 항진균제 외용제를 사용하려고 보니, 염증이 심한 경우가 있을 수 있습니다. 그럴 때는 2차 감염에 대한 항생제 치료나 염증 병변에 대한 스테로이드 사용을 먼저 한 뒤 치료할 수 있습니다.

→ **염증**이 있는 경우 항염효과가 있는 Naftifine을 사용할 수도 있습니다.

→ **진물과 땀**이 많은 경우에 건조에 도움이 될 수 있는 **발무졸크림** 등을 사용할 수 있습니다.

4. 사용 후 발생하는 접촉성 피부염?

: 항진균제에 의한 접촉성 피부염도 있습니다. 발생하면 1주 정도 스테로이드 외용제를 사용하고, 그 후 구조가 다른 항진균제를 사용하거나 전문의 선생님께 의뢰를 드리는 게 좋겠습니다.

5. 치료가 완전히 되더라도

: 완전히 치료되어도 2-3주 정도 더 치료하는 것이 좋습니다. 표피가 올라오는 데 40-60일 정도 걸립니다.

스테로이드 혼합제

: 이론적으로는 스테로이드 혼합제를 장기간 사용한다면 잠형백선의 발생 가능성이 있어 권고되지는 않습니다. 하지만, 임상적으로는 백선과 함께 염증이 심하게 동반된 경우 초기에 많이 사용되고 있습니다.

같이 사용하면 좋을 연고

- **각질층**이 두꺼우면 urea연고[**한미유리아크림**(**일반-급여**)], **살리실산**(salicylic acid) **등을 사용하여 각질제거를 도울 수 있습니다.** (너무 두꺼우면 침투가 어려울 수 있으므로 경구약제를 고려합니다.)
- Econazole **성분이** 들어간 제형 중 **피엠외용액크림**은 **살리실산이 포함**되어 있어 사용해 볼 수 있습니다.

경구제 비교

- 항진균제들은 많은 **약물 상호작용**을 일으키는 경우가 많습니다. 경우에 따라서 심한 부작용이 나타날 수 있으니 조심하여 사용합니다.
- 많이 사용하게 되는 Terbinafine, Itraconazole, Fluconazole을 비교해봤습니다.

Terbinafine

- 약물 상호작용이 덜한 편(단, TCA와는 상호작용 有)으로 경구 당뇨약제와 상호작용이 없어 당뇨에서도 유리합니다.
    - CYP3A4로 대사되는 스타틴을 처방받고 있다면 Terbinafine이 약물 상호작용 측면에서는 우선적으로 선택될 수 있습니다.
- 간에서 대사되며 소변으로 배출됩니다.
- 부작용 : 간독성, 위장관 부작용, 광과민성, 두통 등
- **약물 상호작용 :**
    - **CYP2D6를 억제** : 항우울제(TCA, SSRI, MAOi), 배타차단제, class 1C 항부정맥제 등과 상호작용이 가능합니다.
    - **CYP 유도** : 일부 보고는 terbinafine이 CYP효소를 유도할 수 있다고 합니다. 다른 약물의 대사를 촉진시킬 수 있습니다.

Fluconazole[디푸루칸캡슐50mg(전문-급여)]

- 주로 신장을 통해 배설되고 타약제 대비 간손상이 덜하여 **간기능 검사가 되어 있지 않다면 먼저 사용**할 수 있습니다.
    - 다만 다른 Terbinafine 또는 Itraconazole과 같은 약제들보다 효과가 덜할 수 있습니다.
    - 장기간 사용하게 되면 역시 간기능 모니터링이 필요합니다.
- 또한 음식물 섭취나 제산제에 영향이 덜한 편입니다. 단, 체내 잔류 시간이 적기 때문에 손발톱 무좀에는 장기간 복용해야 합니다.
- 부작용 : 구역/구토, 간독성
- **금기** : QTc prolongation, 급성 간염
- **약물 상호작용** :
    - **CYP 유도제(Rifampicin, Phenytoin)는 플루코나졸의 혈중 농도를 감소**시킬 수 있습니다.
    - **플루코나졸은 CYP2C9의 강력한 억제제이며 CYP3A4와 CYP2C19의 중간 정도의 억제제입니다.** 이는 다른 약물들(Warfarin, Phenytoin, Cyclosporine, Tacrolimus)의 혈중 농도를 증가시킬 수 있습니다.
    - 플루코나졸은 Uridine 5'-diphospho-glucuronosyltransferase(UGT)를 또한 억제합니다.

Itraconazole

- 부작용 : **간독성**, 울혈성 심부전 악화, 말초부종, 위장관계 부작용, 심각한 피부 반응 등
    - 음주력이 있다면 피하는 것이 좋겠습니다.
- **금기 : 심부전**(LVEF를 떨어뜨릴 수 있음), **QTc prolongation**

- **약물 상호작용 :**
  - **다수의 CYP 상호작용** – 진통제, 항부정맥제, 항균제, 항응고제/항혈소판제, 당뇨병약제, 항정신병약제, 베타차단제, 칼슘채널 차단제, 위장약제, 고지혈증약제 등의 혈중 농도를 높일 수 있습니다.
  - 이트라코나졸은 **CYP3A4의 강력한 억제제** : Warfarin, Sildenafil, Statin 등 약물과 상호작용
  - **정제와 프로톤 펌프 억제제 또는 H_2 차단제**의 **동시 투여를 피해**야 합니다. 흡수가 감소될 수 있기 때문입니다.

CHAPTER 32

항진균제 처방 - 백선, 어루러기

피부진균증 치료의 원칙

- 대부분의 표재성 진균감염증은 국소도포제로 해결이 가능합니다.
    - 국소도포제는 크림을 우선적으로 사용
- **각질이 심한 곳** : **각질용해제**(Urea, salicylic acid)를 같이 사용합니다.
- 급성 염증 또는 2차 감염 동반 : 경구 항생제, 스테로이드제를 초기에 병용 가능
- **Fungicidal vs Fungistatic agent** : Fungicidal activity를 가지는 약제가 기전상 보다 효과적일 수 있음
    - **Fungicidal** : Allylamines(**Terbinafine**), Benzylamine(Butenafine), Polyen(AmpB), **Amorolfine**, Ciclopirox, Echinocandin
    - **Fungistatic** : Azole 계열(**Fluconazole**, **Itraconazole** 등)
- **스테로이드 병용제 사용** : 염증 부위에 사용하면 빠르게 호전을 보이기도 하나, 진균학적으로 사용 근거는 부족.
- **경구약제**를 우선 고려 : 조갑백선, 두부백선, 병변이 너무 큰 경우
- **경구약제를 사용했음에도 호전이 없다면? : 진단이 잘못된 것!**
    - 상대적으로 효과가 덜한 fluconazole을 사용하더라도 80% 정도는 호전을 보여야 함.
    - 습진인 경우나, 같이 동반되어 있는 경우 등 감별이 쉽지 않은 경우 미리 습진과 감별이 어려울 수 있다고 말하고 처방을 하고 있습니다.

습진과 곰팡이 감염의 비교

- **습진 vs 곰팡이** : 치료가 스테로이드 vs 항진균제로 반대 방향이기 때문에 감별이 필요합니다.
    - **습진** : 가려움이 심한 편이고, 경계가 명확하지 않은 경우가 많습니다.
    - **곰팡이** : 경계가 비교적 명확, 테두리가 있고 파도치듯 퍼져가는 양상. 가운데는 비교적 정상적인 병변처럼 보임.

- 가장 확실하게는 KOH를 시행하는 것이지만, 여건이 되지 않으면 우선적으로 좀 더 의심이 되는 쪽으로 치료를 해보고 호전/악화 양상을 보는 것도 방법일 수는 있습니다.

무좀, 백선

족부 백선 B353

※ 특징

- **종류** – 지간형, 각화형, 수포형
  - **지간형** : 4–5발가락 사이 흔함. 2차 세균 감염 잘 동반되면서 가렵고 따가움.
  - **각화형** : 모카신 부위(발바닥, 뒤꿈치, 양옆 쪽)의 각질이 두꺼워짐. 긁으면 가루가 떨어짐. 가렵지 않으나 피부가 갈라지면서 피 나고 아플 수 있음. 양발과 한 손에 위치하는 two feet one hand syndrome 형태로 나타나기도. **만성적**이며 **치료에 반응 떨어짐.**
  - **수포형** : 염증이 동반되는 가렵고 따가운 소수포 및 대수포 형태. 수포가 터지면서 2차 세균 감염 발생 가능.
- cellulitis의 흔한 원인이 되기도 합니다.
  - 발생했다면 1세대 cepha 사용. 열감이 느껴지고 전신증상까지 보인다면 의뢰.

※ 진단

- 문진과 진찰만으로 진단할 수 있으나, 애매한 경우 정확한 감별을 위해 KOH 등을 이용할 수 있음.

※ 치료

- **항진균제 연고 2주 이상** 사용
  - Terbinafine[**라미실크림**(**일반–급여**)] – 지방친화성으로 피부 깊이 침투, 장기간 유지 효과, Fungicidal agent로 **우선 고려**. 단점은 환자들이 일반의약품에 대한 인식을 '약국에서도 살 수 있는 효과 없는 약'으로 가진 경우가 있다는 것.
  - Butenafine[**다나핀크림**(**일반–급여**)] – Terbinafine과 비슷한 계열, **각질형** 등 잘 낫지 않는 타입에서도 적용 가능.
  - Amorolfine[**로세릴크림**(**일반–급여**)] – 일반의약품이지만 많이 알려지지 않았다는 장점. 바르기 편한 제형.
  - Naftifine[**엑소데릴**(**일반–급여**)] – 항진균 및 **항균, 항염증** 효과. – 2차감염이 의심되는데 항생제까지 쓰기는 애매한 경우라면 고려.
  - Econazole[**피엠외용액**(**일반–비급여**)] – Lidocaine과 Salicylic acid를 포함하여 **과각화 및 가렵고 따가운 병변**에서 사용

- Sertaconazole[더모픽스크림(**일반-급여**)] – 족부백선, 체부백선, 어루러기, 칸다나증에 허가
- Miconazole[발무졸크림(**일반-비급여**)] – Lidocaine이 들어 있어 자극감과 가려움이 있는 경우 고려

• 경구약제
- **경구약제를 사용해야 하는 때** : 광범위한 부위, 면역 결핍 및 면역억제 상태, 약물 흡수가 나쁜 상황, 국소 치료에 효과 없을 때, 두부 백선 및 조갑백선, 당뇨, 말초혈관질환 등
- Itraconazole 100mg QD 2-4주 : 수부 백선 및 지간형의 족부 백선은 1일 1회 100mg 15일간 / 인설형의 수부 및 족부 백선은 1일 1회 100mg 30일간 또는 1일 2회(1회마다 200mg) 7일간
- Terbinafine[라미실정(전문-급여)] 125mg 1일 2회 or 250mg QD 2-4주(6주까지도 사용)
- Fluconazole 50mg 1일 1회 or 150mg 주 1회 2-4주(6주까지도 사용)

• 손발을 깨끗하고 건조하게 관리하도록 교육. 신발도 건조하게 관리하며, 치료 전에 신고 있던 신발은 버리거나 [카네스텐산제(**일반-급여**)] 등으로 처리하여 사용할 수 있도록 함.

체부 백선 B354

※ 특징 - 전형적인 모양은 감별하기 어렵지 않습니다.

• 경계가 뚜렷한 띠 모양의 홍반성 병변. 띠는 융기되어 있고 중심부로 갈수록 정상적으로 보임.

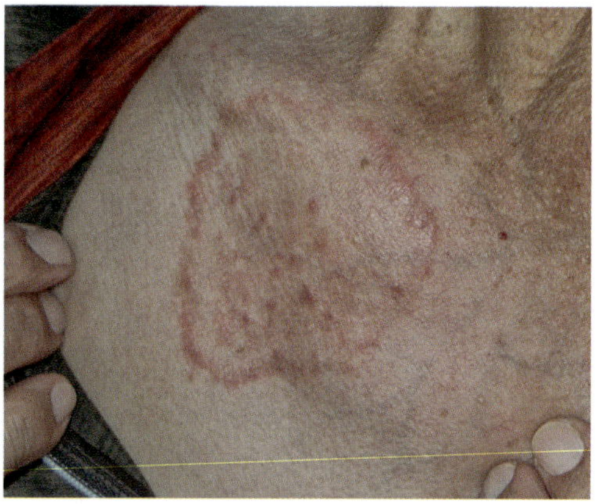

• 보통 한 개의 병변을 보이지만, 다발성인 경우도 있어 주의.
• 비슷하게 보일 수 있는, 화폐상 습진, 고리 육아종, 원심고리홍반, 이동 홍반 등을 감별합니다.

※ 치료

• **연고(최소 2주 이상)를 기본적 치료로 함**
- 가장자리보다 넉넉히 넓게 바름.
- 너무 가렵거나 염증이 심한 상태에는 초기 1주 안으로 짧게 스테로이드 혼합연고를 사용하거나 스테로이드 연고와 병용할 수 있음.

    ▪ 하지만, 너무 장기간 사용하지 않아야 합니다.
- **경구약제** : 면역저하 상태, 침범 부위가 넓은 경우, 연고 치료에 저항성, 다른 진균 질환 동반 등
    - Itraconazole 100mg QD 15일(2-4주로 더 사용하기도)
    - Terbinafine 125mg 1일 2회 or 250mg QD 2-4주
    - Fluconazole 50mg 1일 1회 or 150mg 주 1회 2-4주

조갑백선 B351

- Type에 따라서 국소제형만으로 시도해 볼 수 있음.
    - (1) DLSO(Distal and Lateral Subungual Onychomycosis, m/c type, 손 · 발톱의 끝이나 옆쪽에서 침투) **중 손발톱 침범 50% 미만,** (2) SWO(Superficial White Onychomycosis, 조갑 표면에 흰색의 분필가루 같은 병변이 생기는 얕은 감염) → 경구항진균제 복용이 어렵다면 국소치료 시도해 볼 수 있음.
    - 일반적으로 lateral하게 또는 superficial하게 3분의 1 이하로 침범했을 때 국소 제형을 시도해볼 수 있습니다.
- 심하지 않은 경우 국소 제제 고려
    - **1차 : Efinaconazole 우선 사용** → 비용 등 사용 어려우면 **amorolfine, Ciclopirox** 네일라카 제품 사용
        - Efinaconazole – **주블리아외용액(전문-비급여)** : **1일 1회** 적용. 경구제와 비할 정도로 효과적이고 초회 적용 시 손발톱을 갈지 않아도 되는 장점이 있으나, 비급여제제로 가격이 비쌈. 바트로벤외용액 등 제네릭 제품이 나와 있어 활용하면 부담을 낮출 수 있음
        - Amorolfine – **로세릴네일라카(일반-급여)** : **주 2회**로 보다 편리. 처음 적용 시 줄로 갈아내고 사용.
        - Ciclopirox – **로푸록스네일라카(일반-급여)** : 첫 달 2일에 1회, 둘째 달 주 2회, 셋째 달 이후 주 1회. 효과는 덜한 편이지만 가장 경제적.
            - 손톱 6개월, 발톱 9-12개월 이상 소요.
- 침범 부위가 손발톱의 **절반이 넘어가거나, 3개 이상을 침범**했다면 **경구제를 고려**합니다.
    - 경구약제는 효과 측면에서는 Terbinafine 우선(혈액검사가 어려우면 Fluconazole)
        - Terbinafine 250mg QD or 125mg BID 발톱 –12주(90일) / 손톱–6주(용법상 6주–3개월)
        - Itraconazole 200mg BID 7days, 1주 복용 후 3주 휴약 → 3개월 이상 또는 매일 3개월 이상 (손톱–2개월)
            - 1) 주기요법 :1회 200mg씩 1일 2회 1주간 투여한 후 3주간을 휴약하는 방법을 1주기로 하여, 손톱에만 감염된 경우에는 2주기까지, 발톱에 감염된 경우에는 3주기까지 투여한다.

	1주	2주, 3주, 4주	5주	6주, 7주, 8주	9주
발톱	**투약**	휴약	**투약**	휴약	**투약**
손톱	**투약**	휴약	**투약**		

        - 2) 연속요법 : 1일 1회 200mg씩 3개월간 투여. 투여 종료 후에도 손톱은 3개월 동안, 발톱은 6개월 동안 치료효과가 지속된다.
    - Fluconazole 150mg(=3T)/주 1회 매주, 발톱 18개월 이상/손톱 6개월 이상(**주 1회 요법 가능**한 것이 장점)
        - 간손상이 덜하여 로컬 현장에서 더 선호되기도 합니다.
  - 3-4개월 간기능 추적검사 필요
  - 레이저치료가 도움이 될 수 있음. 경구약제가 어렵다면 고려(효과는 덜할 수 있음)

어루러기, 전풍(Pityriasis Versicolor)

- **어루러기**란? : 말라세지아(Malassezia)라는 효모형 진균에 의해 발생하는 표재성 진균감염증으로, 주로 여름 등 **덥고 습한 환경**에서 피지분비가 많은 부위(**등, 가슴, 목**)에 잘 생깁니다. 병변은 다음과 같은 특징을 가집니다.
  1. **색깔 변화 : 피부에 연한 갈색, 황갈색, 분홍빛, 또는 흰색**의 **반점**이나 반슬이 나타나며, 주변 정상 피부색과 **대조되어 쉽게 확인**됩니다. 색조는 일광 노출 후 주변 피부가 태닝될 때 어루러기 병변 부위는 색깔이 변하지 않아 더욱 뚜렷해집니다.
  2. **인설(비늘)** : 병변 표면은 미세한 인설을 동반하는데, 손톱으로 긁으면 곱게 부서지는 **미세한 비늘**이 관찰됩니다.('분필가루'처럼 인설이 날림)
  3. **자각증상** : 일반적으로 가려움증이나 통증 등 자각 증상은 경미하거나 거의 없는 경우가 많으나, 약간의 가려움을 호소하는 경우도 있습니다.
- 피부상재균으로 전염되지는 않음.

※ 어루러기(=전풍)의 치료 B360

- 2주 이상 치료 시 국소 제제로도 치료 잘 됨.
- 색소침착, 색소결핍 후유증에 대해 미리 warning.
- 경구약제 사용 시
  - Fluconazole 50mg QD 2-4주
  - Itraconazole 200mg QD 1주
  - Terbinafine은 효과 없음.
- 재발이 많아 주1-2회 항진균제 연고 도포 또는 경구 fluconazole 또는 itraconazole을 한 달에 1T씩 복용하기도 한다고 합니다.
  - 초치료부터 고려하지는 않고, 재발이 된 경우 고려.

Reference

1. 백선의 약물요법 : J Korean Med Assoc. 2009;52(11):1109-1114.

2. 조갑백선 가이드라인_대한의진균학회 : https://www.ksmm.org/tinea_pedis/guideline

CHAPTER 33

헤르페스 바이러스 - 대상포진, 단순포진

헤르페스 치료제

※ 헤르페스 바이러스의 종류

- **단순포진 바이러스 1형(HSV-1)** - 주로 **구순포진**을 일으킵니다.
- **단순포진 바이러스 2형(HSV-2)** - 성병의 일종으로 **외부 생식기 수포**, 발열, 근육통, 무력감 등을 일으킵니다.
- **수두-대상포진 바이러스(VZV)** - **수두와 대상포진**을 일으키는 바이러스로, 대상포진은 수두병력이나 수두 예방접종력이 있는 사람에서 바이러스 재활성화로 발생하기에, 수두 예방접종이 국가 접종으로 도입된 이후 대상포진의 발생은 늘어날 전망입니다.

경구 항바이러스제

- Acyclovir [바이버정200mg (전문-급여)]
  - 전통적으로 사용하던 항바이러스제, 반감기가 짧아 다회 복용해야 한다는 단점이 있습니다.
  - Bioavailability가 10-30%로 상당히 떨어집니다.
- Valacyclovir [발트렉스정500mg (전문-급여)]
  - 간에서 acyclovir로 전환되어 작용합니다. bioavailability는 75-77%가량입니다.
  - Acyclovir보다 대상포진에서 통증 경감 효과가 좋습니다.
    - 생식기 헤르페스에서 famciclovir보다 효과적이었다는 연구가 있습니다. (Sex Transm Dis. 2006;33(9):529-33)
- Famciclovir [팜비어정250mg (전문-급여)]
  - Bioavailability가 65-77%로 높고, 위장과 간에서 Peniciclovir로 전환되어 작용합니다.
  - 대상포진에서 Valacyclovir보다 통증 경감에 효과적이었다는 일본 연구가 있습니다. (J Dermatol. 2012;39(11):902-8)

- 항바이러스제와 신손상
  - 3가지 모두 신기능저하자에서 용량조절이 필요하며, 특히 **acyclovir**와 **valacyclovir**를 사용할 때는 **주의**해야 합니다.
  - Acyclovir의 배설 과정 중 신세뇨관에서 결정(crystal)을 형성할 수 있어 결정유발 신병증(crystalline nephropathy)이 발생할 수 있습니다.
  - Valacyclovir는 일반적으로 acyclovir보다 생체이용률이 높아, 낮은 용량으로 치료 효과를 볼 수 있어 신독성 위험이 상대적으로 적지만, 체내에서 acyclovir로 전환되므로, 동일하게 결정유발 신병증의 가능성이 존재합니다.
  - Famciclovir의 대사산물인 Peniciclovir은 신독성을 유발하지 않는 것으로 알려져 있습니다. 하지만 신기능 저하자에서 용량조절은 필요합니다.

항바이러스제 연고

- Penciclovir[펜시비어크림(전문-급여)]
  - **허가 사항** : 단순포진 바이러스 감염증(**입술포진**)
  - 2시간 간격으로 환부 적용
  - 사용횟수에 제한이 딱히 없습니다.
- Acyclovir[바이버크림(일반-급여)][녹십자아시클로버크림(일반-비급여)]
  - **허가 사항** : 단순포진 바이러스 감염증[초기 및 재발성 **생식기 포진**과 구순포진(**입술물집**) 포함]
  - 4시간 간격으로 1일 5회 apply
  - 부작용 : 작열감, 자통, 가벼운 동통, 피부염
  - 수유부 사용 금지

대상포진

- 증상 발생 72시간 내에 항바이러스치료를 하는 것이 치료 결과가 좋지만, 72시간이 지났더라도 처방합니다. 너무 늦은 경우는 대상포진신경통을 바로 치료합니다.
- 치료는 피부 병변보다는 통증이 없어질 때까지 치료합니다.
- 환자에게도 대상포진은 신경통이라는 후유증이 남을 수 있고, 통증이 좋아지는 것을 목표로 치료한다는 것을 알려드립니다.

- **상병코드 :** 합병증이 없는 대상포진 B029, 합병증을 동반한 대상포진 B028

증상

- **전형적인 경우**
  - Unilateral하게 **흉부 또는 얼굴**부위 **신경절을 따라서 발생**하는 **수포성** 병변과 **통증**!
    - **전구증상** : 발진이 발생하기 3-7일 전부터 **통증과 소양증**과 함께 피로, 두통, flu-like symptoms 등의 증상이 가능
    - 통증이 먼저 발생하고, 2-3일 후 **수포**가 dermatome을 따라서 **띠 모양으로 발생**합니다.
    - 발진의 양상(2-4주) : maculopapular rash → grouped vesicle → Pustular lesions → Crusting → Resolution(흉터 발생 가능)
    - 중앙선을 넘었거나 양측성으로 발생했다면 대상포진이 아닙니다.
    - 통증은 우리하다, 쿡쿡 쑤신다부터 심한 통증까지 다양합니다.
- **비전형적인 경우**
  - Zoster sine herpete : 수포가 없는 대상포진
    - 편측으로 피부층에 지속적인 통증이 있다면 대상포진을 의심할 수 있습니다. 간헐적으로 통증이 있다면 대상포진이 아닙니다.
  - 최근 예방접종률이 높아지면서 비전형적인 위치와 양상이 많아지고 있다고 합니다.
    - 흔한 Thoracic뿐만 아니라 Lumbar, sacrum 등에서도 발생할 수 있다고 인지하고 있어야 합니다.
- **계속 대상포진이 재발?**
  - 재발성 대상포진은 면역저하자를 제외하면 흔하지 않아, 단순포진일 가능성이 큽니다. 단순포진에서는 통증이 덜합니다.

- **눈이나 귀에 발생한 대상포진** : Herpes zoster ophthalmicus, Ramsay Hunt syndrome
  - 일차의료기관에서는 전원하는 것이 바람직할 것입니다.
  - **눈 주의의 수포 또는 코끝의 측면에 발생한 수포(**Hutchinson's sign **→ 구글에서 이미지로 검색해서 익혀두기)**가 있으면 안구 침범이 예기되어 반드시 안과로 전원합니다.
  - Ramsay Hunt 증후군은 동측안면마비, 이통, 외이도 혹은 귓바퀴의 수포 병변의 Triad가 있습니다. 고용량 스테로이드 사용이 필요하니 이비인후과로 전원합니다.

항바이러스제

- **Famciclovir** 250mg TID 7days
- **Valacyclovir** 1,000mg (=2T) TID 7days
- Acyclovir는 선호하지 않습니다. 복용알 수가 많으며, 하루 5번이나 복용해야 합니다. [800mg (=4T) 4시간 간격 하루 5회, 7-10days (약전엔 7일로 기재되어 있음)]
  - 단 다른 약제의 안전성 프로파일 확보 문제로 소아에서는 acyclovir를 사용합니다. [20mg/kg p.o. 4 times daily for 5 days (최대 800mg QID)]
- **7일 이상 처방?**
  - 7일 이상의 항바이러스제 치료의 이점은 거의 없습니다. (Antimicrob Agents Chemother. 1995;39(7):1546-53)
  - 호전이 되지 않았다고 7일을 초과해서 처방하다가 삭감이 되었다는 경우가 있습니다.
  - 급여 진료의 급여의약품이므로 비급여로도 처방할 수 없습니다.
- 고령의 면역적격자에서는 중요한 치료지만, 50세 이하의 면역적격자에서는 필요성이 보다 적습니다.
- 면역저하자에서는 IV 항바이러스제 치료가 필요하기에 의뢰를 합니다.
  - IV acyclovir 체표면적당 500mg을 8시간마다 7일간

증상 조절

1. 통증 조절

- 통증 정도에 따라서 처방
  - **NSAID or acetaminophen < acetaminophen + Tramadol** < 마약성진통제
    - 항헤르페스 바이러스제(특히 acyclovir, valacyclovir)를 사용할 때는 신기능손상의 위험이 있어 고위험군에서 NSAID보다는 Acetaminophen이나 Acetaminophen + Tramadol 복합제를 고려하는 것이 나을 수 있습니다.
  - 통증이 심하면 내원 시 Tramadol IM, 또는 NSAID IM injection도 고려.
- 스테로이드 주사 및 경구제 (외용제는 아님) - 논란 多
  - **스테로이드 처방 :** 효과에 대한 논란이 있지만 많이 활용되고 있습니다. 사용한다면 반드시 항바이러스제와 함께 사용하도록 합니다.
    - 중등도 이상의 통증이 있고 금기 사항이 없다면 진단 초기 일주일 정도 항바이러스제와 함께 사용하는 분들도 계십니다.
    - 특히 병변이 크고 심한 증상이 있거나, 두경부 쪽의 병변에서 많이 사용되고 있습니다.
    - 하지만, 면역이 떨어질 때 발생하는 대상포진에서 면역을 더 억제하면 viral replication이 더 활발해질 것이라는 우려가 있기에 급성기에 사용하지 말자고 하시는 교수님들께서도 계십니다.

- ◦ 신경통 처방 : 기본적으로 neuritis로 인한 neuropathic pain이라 신경통 약제가 도움이 될 수 있습니다.
  - ▪ Pregabalin과 Gabapentin은 항바이러스제와 동시투여 시 삭감이 되었다는 원장님들이 계셨으나, 최근에는 삭감이 되지 않고 있다고 말씀하시는 분들(G53.0+B02.2 코드)도 계십니다. 안전하게 한다면 스테로이드나 에트라빌을 초반 항바이러스제와 함께 7일간 투여한 뒤, 뉴론틴이나 리리카로 넘어갈 수 있습니다.
  - ▪ amitriptyline[에트라빌정] - **대상포진으로 인한 심한 소양증**에 투여 시 **요양급여를 인정**한다는 고시가 존재(고시 제2018-18호)
    - • TCA 사용 시 40세 이상에서 심전도 등 미리 스크리닝이 권장. (Arch Neurol 2003a;60:1524-34)

2. 가려움증

- ◦ **초기에 통증 없이 근질거리거나 가려움만 호소할 수 있음**
  - ▪ → Acetaminophen+Anti-histamine 사용 / **Amitriptyline**도 항히스타민 효과가 있어 사용 가능
- ◦ 가렵고 통증이 있는 초기 **칼라민로션**[성광칼라민로오숀**(일반-비급여)**]도 사용 가능

3. 연고 처방

- ◦ 국소 항바이러스제는 대상포진에 효과가 없습니다. 허가사항도 단순포진에 허가가 되어 있으므로 B001 등 상병이 있어야 할 것입니다.
  - ▪ 같이 사용한다면 경구제와 다른 성분의 연고를 처방하고 상병도 적절히 적용하는 것이 보다 안전할 것입니다. 다만, 경구제와 같이 투여하였다고 삭감이 되었다는 원장님들께서도 계셔서 안전하게 비급여 연고 등을 활용하는 것도 방법이겠습니다.
- ◦ 항균제 연고인 Mupirocin 연고[박테로신연고]를 2차 세균감염의 징후가 있으면 처방하기도 합니다.

대상포진 후 신경통(PHN, Postherpetic Neuralgia)

- • 상병코드 G530

신경통 치료

1. 항경련제 ← 주로 사용

- • Pregabalin[리리카캡슐]←Titration이 보다 간편하여 선호
  - ◦ Titration : **75mg bid 시작** → 3-7일 후 **150mg BID로 증량**
    - ▪ 고령인 경우 25mg BID부터 시작하여 4-7일마다 50mg BID, 75mg BID까지 증량하여 보다

소량으로 사용합니다.
- ◦ 부작용 : **어지러움**, 졸림, 부종, 구역/구토

- Gabapentin [뉴론틴캡슐]
  - ◦ **Titration이 필요 : 첫 날 100mg TID** (or 300mg QD) → **둘째 날 200mg TID** (or 300mg BID) → **셋째 날 300mg TID** (or 300mg TID)
  - ◦ 이후 600mg TID까지 증량할 수도 있습니다. (약전상 1,200mg TID까지도 증량 가능)

2. 삼환계 항우울제 ← 심한 정도에 따라서 리리카에 add-on

- **Amitriptyline [에나폰정, 에트라빌 (전문-급여)], Nortriptyline [센시발정 (전문-급여)], Imipramine HCl [환인이미프라민염산염 (전문-급여)]**
  - ◦ **Amitriptyline** : 근거 확보도 잘 되었으며 효과도 센 편이지만 부작용도 많습니다.
    - ▪ 5mg BID 같이 소량만 써도 효과가 좋기도 합니다. 고령에서는 부작용을 우려하여 5mg HS로 시작하기도 합니다.
  - ◦ **Nortriptyline** : 고령에서 TCA의 부작용이 덜한 센시발정이 **선호**될 수 있습니다. (하지만 품절 이슈가 잦습니다.)
    - ▪ 1일 10mg HS로 시작하여 4-7일 간격으로 천천히 증량하여 50mg까지 사용합니다.
  - ◦ 항콜린 효과가 있어, 입마름, 변비, 졸림 등의 부작용에 주의하고 BPH, 녹내장 환자에서 사용하지 않습니다.

3. 진통제

- **acetaminophen**, ibuprofen, Loxoprofen 등
- **Acetaminophen+Tramadol 포함 제형 : [울트라셋 (전문-급여)]** : Tramadol로 인한 구역감, 변비를 주의시킵니다.
  - ◦ 소량부터 처방 : 325/37.5mg BID-TID 처방(고령은 162.5/18.75mg로 시작)
  - ◦ 항경련제와 병용하면 어지러움, 구역감이 심해질 수 있어 고령에서는 둘 중 하나만 사용합니다.

4. 신경차단술

- 급성 대상포진에서 PHN 예방에 효과가 있었다는 국내 메타분석 연구 있음. (Korean J Pain. 2017;30(1):3-17)
- 할 수 있다면 초기에 빠르게 시행.

+ 기타

: 구역, 구토를 유발하는 약제들이 있다 보니, K30을 넣고 Prokinetics를 처방하는 원장님들도 계시는 것 같습니다.

국소 제제

- Lidocaine 패치[뉴도탑카타플라스마(전문-급여)] : Lidocaine 700mg
  - Pregabalin, Gabapentin은 리도카인 패치와 같이 사용 시 투약비용이 저렴한 한 종을 전액본인 부담처리합니다. 2~4주 후에도 증세의 호전이 없어 병용투여 시에는 급여가 인정됩니다. (고시 제2016-31호)
  - 붙인 후 12시간 후 떼어내고, 24시간 간격으로 새로 붙여서 사용합니다. (최대 하루 3매)
  - [리도케어카타플라스마(전문-비급여)]와 같은 비급여 제품도 있습니다.
- Capsaicin 크림[다이악센크림(전문-급여)] : Capsaicin 750μg
  - 개별 고시에 따라 '대상포진에 의한 신경통'에 급여 처방이 가능합니다.
- Lidocaine 크림[아네스크림(전문-비급여)] : Prilocaine 25mg, Lidocaine 25mg
  - 비급여 제품입니다.

단순포진

- **군집되어 있는 수포들이 통증과 작열감, 가려움 등을 동반합니다.**
- 보통 소수포 단계에서 끝나지만, 2차 감염이 발생하거나 농포로 발전한 뒤 가피로 발전하기도 합니다.
- 해당부위의 접촉으로 전염이 가능하여 타인과 접촉을 자제합니다.
- **상병코드 :** 헤르페스바이러스 소수포피부염 B001, **얼굴단순헤르페스** B001, **입술단순헤르페스** B001

단순포진과 대상포진의 감별

- **두 병을 구별하기는 쉽지는 않습니다.**
- **대상포진과 구별이 어려운 경우** : **대상포진에 준하여 치료**를 해서 나쁠 것은 없습니다.
- 확실한 감별법 : 물집이 터지기 전 PCR로 바이러스를 확인하는 것 - 단, 외래에서 시행하기 어렵고, 대부분 물집이 터진 상태
- 재발력 확인 : 단순 포진은 재발 병력이 종종 있는 반면, 재발성 대상포진은 면역저하자가 아니라면 흔하지 않습니다.

항바이러스제 치료

- **72시간 내** 사용해야 효과가 좋습니다. 재발성인 경우 **전구증상이나 최초증상이 나타나자마자** 투약하는 것이 가장 효과적입니다.

- Valacyclovir : 보다 간편하고 급여가 되어 선호합니다.
  - **입술 단순헤르페스(B001) :** 1회 2,000mg(4T)를 BID(하루 2회 12시간 간격), 1일
  - **생식기 단순헤르페스(A600*)** : 1회 500mg(1T)를 BID, 5일(재발)-10일(초발은 10일까지 투여가능)
- Famciclovir : 입술 포진에는 허가 없음
  - 초발성 생식기포진 : 250mg TID, 5일 / 재발성 125mg(0.5T) BID 5일
  - 개별고시 : 대상포진 및 재발성 생식기포진 감염증의 치료에는 급여, 이외에서는 **전액본인부담**
- Acyclovir : 200mg 하루 5회, 5일

항바이러스제 크림

- Acyclovir[바이버크림(일반-급여)] - 비급여제품도 있습니다.
- Penciclovir[펜시비어크림(전문-급여)]
  - 많이 Acyclovir를 처방하지만 너무 흔하게 사용되어 내성이 의심되기도 합니다. 그럴 때 penciclovir 크림도 활용해 볼 수 있겠습니다.
- Acyclovir+Hydrocortisone[하이클로크림(일반-급여)]
  - 재발성 구순포진 초기치료에 허가 - 병변의 염증이 많을 때 고려해 볼 수 있겠습니다.

Reference

1. 대상포진 및 대상포진후신경통 환자의 진료지침
2. 박영민, 대상포진의 고찰 및 최신지견 이해 : J Korean Med Assoc. 2018;61(2):116-122.

CHAPTER 34

만성 두드러기 치료

인구 중 많게는 4분의 1까지 두드러기를 경험하며, 인구 1-3%는 만성 두드러기가 있다는 연구가 있을 정도로 흔하기 때문에 일차진료 의사라면 쉽게 경험하게 되는 질환인 것 같습니다. 심평의학적인 내용과 가이드라인에서 좀 차이가 있기 때문에 현실적인 만성두드러기 치료에 대해 정리해 봤습니다.

두드러기(Urticaria)란?[+ 혈관부종(Angioedema)]

1. 두드러기의 정의
   - **특징: 팽진(wheal, hive)과 혈관부종(angioedema)**이 단독 또는 동반되어 발생하는 흔한 질환
     - **팽진** : 홍반으로 둘러싸인 중심부 부종, **가려움 또는 화끈거림, 30분에서 24시간 내에 소실되는 경과**
     - **혈관부종** : 하부 진피, 피하지방, 점막의 부종, 가려움보다는 **통증, 72시간까지 지속될 수 있는 느린 관해**
2. 두드러기 환자의 유형
   - **팽진과 혈관부종이 모두 동반 : 약 1/3**
   - **팽진만 나타남 : 30-40%**
   - **혈관부종만 나타남 : 10-20%**
3. 두드러기의 분류
   - **급성 두드러기 : 6주 미만의 지속 - 대부분 급성, 감염, 약물 연관. 다수에서 저절로 호전.**
   - **만성 두드러기 : 팽진 또는 혈관부종이 6주 이상 지속**
     - 만성자발성두드러기(Chronic Spontaneous Urticaria, CSU) : 특정 유발 요인 없이 발생 **- 만성의 80% 이상이 원인 불명**
     - 만성유발성두드러기(Chronic Inducible Urticaria, CIndU) : **특정 유발 요인에 의해 발생**
4. 만성 두드러기의 역학
   - 평균 유병기간 591일(2-5년 지속), 61.9%에서 1년 이상 지속

- **20-40대**에서 호발, **여성**이 남성보다 흔함.
- 항히스타민제를 사용해도 **50%에서 증상 지속**. 이 환자들은 **4배로 증량해도 45-50%에서만 반응** (Allergy Asthma Immunol Res. 2020;12:563-78)
- 흔히 생각하는 것과 다르게 식품으로 인한 만성 두드러기는 드문 원인. (음식으로 인한 경우는 주로 급성)

만성두드러기의 진단

1. 피부 병변

- 팽진, 혈관부종 동반 여부, 증상의 지속 기간

2. 감별 진단

- 발열, 관절통 → 감염 및 자가면역질환 감별 필요
- 혈관부종만 반복적으로 나타난다면 → 유전성 혈관부종 의심하 C4 & C1 esterase inhibitor 검사
- 2-3일 이상 지속되는 팽진+통증 동반 / ecchymosis or petechiae 동반 → 자가면역 혈관염 의심하 피부조직검사 의뢰 필요

3. 동반질환 유무 확인

- 알레르기비염(47.9%), 천식(21.2%), 약물 및 기타알레르기(18.5%) 등 알레르기 병력이 많은 편
- 갑상선질환(항진증 10%, 저하증 2.6%), 자가면역질환(류마티스관절염 1.9%), 악성 종양의 유병률이 유의하게 높음.
  - 만성 두드러기 환자에서 10년 후 RA, 쇼그렌증후군, 전신 루푸스, 염증성 장질환, 제1형 당뇨 등의 자가면역 질환 발생이 증가
- 1/3에서 아스피린 및 NSAID hypersensitivity → 의심되면 경구 유발 검사 의뢰 가능

4. 유발요인이 있는지

- 다음의 검사들로 각각의 유형별 유발 요인을 검사할 수 있습니다.

두드러기 유형	검사	시행 방법
피부묘기증	피부를 긁어서 확인	피부를 긁거나 자극하여 5-10분 내에 부종과 홍반이 나타나는지 확인. * triple response of Lewis : Red line → Broadening erythema → Linear wheal
한랭 두드러기	한랭 유발시험 (Ice cube test)	얼음 조각을 팔에 약 5분간 대고, 제거 후 10분 내에 두드러기가 발생하는지 확인
지연형 압박 두드러기	압박 검사	무거운 물체나 압박대를 피부에 20분간 적용한 후, 4-6시간 뒤 부종과 통증이 발생하는지 확인
열 접촉성 두드러기	열 유발시험	45°C 정도의 따뜻한 물체를 피부에 5분간 접촉시킨 후 두드러기 발생 여부를 확인
일광 두드러기	파장별 자외선 검사	다양한 파장의 자외선(A, B, C)을 피부에 노출시켜 특정 파장에서 두드러기 발생 여부를 확인

수인성 두드러기	20분간 젖은 옷에 노출	환자를 젖은 옷을 입힌 후 20분 동안 노출시킨 후 두드러기 발생 여부를 확인
콜린성 두드러기	운동 또는 뜨거운 목욕	환자가 운동을 하거나 뜨거운 목욕 후 두드러기 발생 여부를 확인
접촉성 두드러기	피부 접촉시험	알레르기 유발 물질을 피부에 직접 접촉시킨 후 두드러기나 발적 반응이 나타나는지 확인

- ◦ 자발성(특발성인 경우) : 자가혈청 피부반응검사(ASST) - 만성두드러기에서 양성률 30-60% 정도로 낮기 때문에 굳이 시행하지 않음.
- ◦ **악화요인도 확인** : 음식, 물리적 스트레스, 감염, 약물(NSAID, ACEi, 접종, 건강기능식품), 정신적 스트레스

5. 혈액검사

- ◦ 기본 검사 : CBC, CRP/ESR(with 의심약물 중단 상태로)
- ◦ 해외 가이드라인에서 권고 : 혈청 특이 IgE ab 또는 Total IgE, IgG, anti-TPO IgG : 두드러기의 병태생리(알레르기성, 자가면역성)를 추측할 수 있는 검사
  - ▪ high IgE : 두드러기 활성도, 유병기간과 연관 / Omalizumab에 대한 높은 치료반응(IgE가 낮다고 효과가 없다는 의미는 아님), 중단 후 높은 재발 가능성 / Cyclosporine에 대한 낮은 반응 (Allergy Asthma Immunol Res. 2021;13:206-18)
- ◦ 추가 검사 : TSH(갑상선 질환 의심 시), ANA(자가면역질환 의심 시), C4 & C1 esterase inhibitor(angioedema 의심 시), Cryoproteins(한랭 두드러기 의심 시), Tryptase(중증 전신 질환 의심 시)
- ◦ MAST 검사에서 나온 결과는 두드러기 증상과 연관성이 떨어지는 것으로 나타남.

만성두드러기의 치료

환자 교육, 생활습관 교정

- 원인이 밝혀진 만성두드러기라면 **원인과 악화인자를 회피**
  - ◦ 단, 80% 이상에서 원인을 찾을 수 없으므로, **대부분 시행할 수 없습니다.**
  - ◦ 지연 압박 두드러기 → 단위면적당 가해지는 압력이 중요 : 끈이 넓은 가방 사용
  - ◦ 피부 묘기증 → 비비거나 긁지 않도록 덥거나 건조한 환경을 피하도록 교육
    - ▪ 피부 묘기증만 있다면 약물 치료는 필요하지 않음. 간지러움을 동반하거나 환자가 원하면 항히스타민제 처방.
  - ◦ 한랭 두드러기 → 찬바람에 노출되지 않도록

  - 일광 두드러기 → 증상 유발 파장을 파악하고, 선크림이나 자외선 필터를 적절히 사용하도록
- 악화인자 피하기
  - 악화인자 : 신체적 피로 > 식품 > 감정적 스트레스 > 알코올 > 지연형 압박 > 한랭접촉 > 아스피린-NSAID > 햇빛 > 피부묘기증 > 운동 순서 (Clin exp dermatol. 2012;37:722-8)
  - **Aspirin 또는 NSAID**는 만성두드러기의 흔한 악화인자 → 사용에 주의
  - **알코올, 카페인, 식품첨가물(방부제, 인공색소)** 등이 악화시키기도 하니, 이를 피하도록 교육합니다.
  - 히스타민 섭취 줄이기 : 토마토, 치즈, 시금치, 가지
  - **급격한 온도 변화**가 악화 요인이 될 수 있습니다.
- Angioedema가 있다면 응급 상황 시 대처 교육

약물치료

- **항히스타민제를 매일 꾸준하게 복용**하는 방법이 중요 → 증상이 있을 때만 복용하면 효과 떨어짐 (Allergy. 2009;64:605-12)
- 표준 용량에서 40-50% 효과 없음 → 나머지 60%는 4배 용량에서 60% 효과
- **약물 치료의 순서 (2020년 대한천식알레르기학회 가이드라인)**

	1단계	2단계	3단계
Strong	2세대 항히스타민제 매일	4배까지 증량(가이드라인상) → But, 국내 보험 기준상 2~3개 항히스타민제 병용	Omalizumab
Conditional		2~3개의 항히스타민제 병용 H2 항히스타민제 추가	Cyclosporine 광선치료
Conditional against		LTRA 추가	MTX, Dapsone
PRN	심한 attack 발생시 → 경구 스테로이드 10일 미만으로 사용		

- 약물 치료의 조절 - K-UCT(Urticaria control test) 설문지를 외래에서 이용할 수 있음.
  - 저작권을 보유한 MOXIE사에서 환자 평가를 위한 진료 목적의 활용은 무료 사용을 허가했습니다. (https://moxie-gmbh.de/products/the-urticaria-control-test-uct) 구글 검색 등으로 쉽게 접근 가능합니다.
  - UCT 16점 : 완벽 조절 → 약제 감량
  - UCT 12-15점 : 조절됨 → 약물 유지
  - UCT < 12점 : 조절 안됨 → 약제 증량

- **UAS(Urticaria activity scale)** : adapted from Zuberbier et al. Allergy 2009;64(10):1417–1426.

UAS 점수	팽진 수(Number of wheals)	가려움 강도(Intensity of pruritus)
0점	없음	없음
1점	24시간 동안 20개 미만	**경증**(불편하진 않지만 존재함)
2점	24시간 동안 20~50개	**중등도**(불편하나 일상생활이나 수면에는 지장 없음)
3점	24시간 동안 50개 초과	**중증**(일상생활 또는 수면에 지장을 줌)

- **UAS7** : 일주일간 UAS를 계산하여 합한 값 → **UAS7 6점 이하를 치료 목표**로 함. (최종적으로는 0점이 목표)

UAS7 점수	질병 활동도	해석
0	완전 조절(Well-controlled)	무증상
1–6	부분 조절(Mild)	거의 증상 없음
7–15	중등도 활동(Moderate)	일상생활에 다소 영향
16–27	높은 활동도(Severe)	증상이 뚜렷하며 불편함
28–42	매우 높은 활동도(Very severe)	강한 증상, 일상생활에 심각한 영향

일차의료기관에서의 심평의학적 치료 단계

1. 항히스타민제 처방 및 증량

- 가이드라인상 한 가지 약제를 4배까지 증량하도록 되어 있으나, 국내 보험 현실상 허가사항 내에서 사용해야 한다는 한계
- 조절이 안될 때 → **2주 간격으로 약제를 하나씩 추가**하는 방법을 사용 : ex. 2세대 → 2세대 2종 → 2세대 2종+1세대 1종
  - 대한피부과학회의 건의로 2017년부터 만성두드러기 상병(L5080)으로 **3제까지** 보험으로 급여 가능
  - 다른 상병에서도 JX999에 '2제 요법에 치료 반응이 미미하여 3제 사용' 등을 기입하고 3제 사용 가능
  - 단, 고령 및 소아에서 부작용에 유의하면서 사용. 약물에 예민한 사람들도 2세대 항히스타민제에 졸림 등 부작용 호소 가능.
  - 처음부터 2종 이상 사용하거나 스테로이드와 병용하는 것이 효과 없다는 보고 있음. (PLOS one. 2013;8:e69345)
- **항히스타민제 조합법**
  - 졸음, 입마름 등의 부작용이 덜한 **2세대 항히스타민제**를 가이드라인상 추천.

- 하지만, **가려움으로 인해 수면 문제가 있는 환자**라면 **1세대도 HS**로 충분히 처방 가능. (ex. 페니라민 1T HS)
- QD로 사용하는 항히스타민제라도 **BID로 처방**하는 것이 경험적으로 더 효과적. (ex. 씨잘 1T QD → 0.5T BID)
- 조합의 효과가 만족스럽지 않다면, **다른 구조의 항히스타민제**를 사용해보기(밑줄은 두드러기 또는 소양증에 허가)
- 가이드라인에서는 한 가지 항히스타민제를 4배까지 증량하도록 권고하고 있습니다. 따라서 비슷한 구조의 약물을 사용하는 것도 고려할 수 있겠지만, 한 항히스타민제에 효과가 없을 때는 다른 구조의 항히스타민제에는 효과를 볼 수 있으므로, 여러 가지 구조의 항히스타민제를 섞어 쓰는 것을 선호합니다.
  - **Alkylamines** : Chlorpheniraime[페니라민정], Triprolidine[액티피드정–상기도증상에 허가]
  - **Piperazines** : Hydroxyzine[아디팜정], Oxatomide[옥사틴정], Cetirizine[지르텍정(Hydroxyzine의 대사체)], Levocetirizine[씨잘정]
  - **Piperidines** : Ketotifen[나잘렌정], Ebastine[보령에바스텔정], Fexofenadine[알레그라정], Loratadine[로리딘정, 클라리틴정], Desloratadine[에리우스정], Olopatadine[알레락정], Bepotastine[투리온정]. Cyproheptadine[트레스탄–식욕부진에 허가]
  - **Ethanolamines** : Dimenhydrinate[보나링에이정–구역, 어지러움에 허가], Diphenhydramine[디펙타민연질캡슐–불면증에 허가], Doxylamine[아졸정–불면증에 허가]
  - **Other** : Doxepin(TCA 항우울제)[사일레노정–불면증에 허가], Azelastine[부광아젭틴정], Epinastine[알레스틴정]
  - cf) epinastine, olopatadine, loratadine은 Tricyclic(삼환계) antihistamine으로 분류되기도 함.
- Cochrane 메타분석 : Cetirizine 10mg이 단독으로 가장 효과가 있었으며, Fexofenadine보다 우수 (Cochrane Database Syst Rev. 2014 Nov 14;2014(11):CD006137)
- 예시1 : Cetirizine 10mg 0.5T BID + Fexofenadine 180mg 0.5T BID + Hydroxyzine 1T HS QD
- 예시2 : Cetirizine 10mg 0.5T BID + Bepotastine 10mg 1T BID + Chlorpheniramine 1T HS QD

2. 약제 추가(의뢰와 동시에)

- 가이드라인상 4배 증량 이후 바로 Omalizumab을 권고하고 있으나 보험 기준이 까다롭고 일차의료기관에서 사용하기 어려우므로 2단계의 conditionally recommendation을 이용합니다.
  - 단, 빠르게 Omalizumab을 사용하는 것이 환자의 삶의 질에 크게 도움이 되므로, **상급종합기관에 먼저 의뢰 후** 진료를 기다리는 동안의 치료로 사용합니다. 수면 등의 삶의 질, 병변의 크기 등이 심하다면 의뢰를 먼저 생각합니다.

- ▪ 난치성 만성 두드러기의 예측 지표 : 중증도 높음(UAS7 28점 이상) / 높은 CRP 수치 / 높은 D-dimer / IgE 높음 / 혈관부종 동반
  - 이런 환자들은 빠르게 Omalizumab 사용을 위한 의뢰 필요
- 먼저, **H_2 blocker(근거상 Cimetidine)** 추가 [약한 근거] → 이후 **LTRA(Montelukast) 추가[근거 매우 낮음]**
  - 단, 허가사항에 두드러기가 없기 때문에 **다른 상병을 활용**해야 합니다.
  - **Cimetidine[타가메트정(전문-급여)]** : K297 상병 → 200mg BID(또는 400mg QD)로 처방 / K210 상병 → 400mg BID(또는 800mg QD) 처방 가능
  - **Montelukast[싱귤레어정(전문-급여)]** : J303 상병+JX999(비폐색이 주 증상인 알레르기비염) 기입 → 10mg QD 저녁 처방
- **PRN으로 사용하는 스테로이드**
  - **유럽 가이드라인 상 rescue 요법으로 10일 미만으로 사용할 것을 권고**, 한국 만성두드러기 진료지침에서는 권고하지 않음
    - ▪ 유럽가이드라인에서는 Prednisolone 20-50mg/day로 언급하고 있음.
  - 병태생리상 스테로이드는 두드러기의 호전과 직접적인 관련이 없습니다.
  - 국소 스테로이드는 지연성 압력성 두드러기에는 효과가 있을 수도 있다는 연구가 있으나, 특발성 두드러기에서 효과 없음.

3. 다른 전문적인 치료제 사용

- Omalizumab : 급여약제이지만, 천식에서 까다로운 기준을 만족하는 경우만 급여 인정하고 **만성 두드러기에서는 전액본인부담.**
  - 일차의료기관에서는 사용하기는 어렵기 때문에 대부분 의뢰합니다.
  - **졸레어주사(전문-급여)** : (2024년 10월 기준 215,311원) : 150-300mg을 4주 간격으로 투여, 6개월은 투여 후 치료 반응을 평가
    - ▪ 300mg를 투여하는 것이 더 효과가 좋으나, 경제적인 측면을 고려하여 150mg을 먼저 투여하고 효과가 불충분하면 증량
    - ▪ 중단 후 재발 가능 → 재투여하면 효과적으로 조절.
- Cyclosporine : 졸레어 주사가 전액본인부담인 데 비해, '기존 치료제에 불응인 만성특발성 두드러기 환자 중 자가면역항체 양성인 경우'에 요양급여를 인정하고 있어 자가면역항체 양성 환자에서 사용 가능.
  - 아무리 경제적인 측면을 고려하더라도, **Omalizumab이 우선 고려대상**이 되어야 합니다.
  - 조절 효과는 확실히 있으나 여러 가지 부작용 때문에 일차의료기관에서 사용하기 어려움.

4. 외래에서 고려 사항

- 가려움은 환자가 상당히 불편해하는 증상이므로 가이드라인만 고집하긴 어렵습니다.

- 심한 경우 초반에 스테로이드 경구제를 사용하기도 하며, 외래에서 **페니라민 IM, 덱사 IM**도 많이 하고 있습니다.
- 특히 수면에 영향을 주는 등 삶의 질이 크게 떨어지는 경우라면 적극적인 치료는 위해보다 이득이 훨씬 많다고 생각합니다.

◦ 흔히 외래에서 **'위장약을 섞어주는 경우'**, 그래도 가이드라인에 등장하는 H_2 antagonist를 우선 고려합니다.

임산부, 수유부에서 항히스타민제 사용

Journal of the Korean Medical Association 2013;56(3):231-9

- **태반 통과 :** 모든 H_1-항히스타민제는 태반을 통과할 수 있음.
- **1세대 항히스타민제 : 클로르페니라민 사용 시 기형 유발 증가 보고 없음.**
- **항히스타민제 中 임신 안전성 B등급 :** chlorpheniramine, diphenhydramine, cetirizine, levo-cetirizine, loratadine 등은 미국 FDA에서 임신 중 사용 안전성 B등급으로 분류. (C등급 : Deslo-ratadine, Fexofenadine)
- **1세대 항히스타민제의 부작용:** Oxytocin 유사 효과를 보여 과다 복용 시 자궁수축, 신생아 경련 위험 존재.
- **Cetirizine 관련 연구:** 임신 초기 세티리진 노출은 기형, 자연유산, 조산 등의 위험과 관련 없었음.
- 수유 시 권장: 모유를 통해 약물 일부 전달 가능성으로 2세대 항히스타민제 권장(신생아에서는 소량이 전달되어도 심한 진정 효과 가능)
- **Omalizumab :** 10년 이상 등록된 환자들에서 태아의 선천기형 보고 없음. 임신 관련 이상반응은 일반 인구와 동일

Reference

1. 2022 한국 만성두드러기 진료지침 _ 대한천식알레르기학회 & 대한피부과학회
2. Korean J Intern Med. 2022;36:1050-60.
3. Allergy Asthma Respir Dis. 2015;3:3-14.
4. Allergy Asthma Immunol Res. 2019;11(1):55-67. https://doi.org/10.4168/aair.2019.11.1.55.
5. World Allergy Organ J. 2008;1(9):145-155. doi: 10.1186/1939-4551-1-9-145.
6. Journal of the Korean Medical Association. 2013;56(3):231-239.
7. The international EAACI/GA²LEN/EuroGuiDerm/APAAACI guideline for the definition, classification, diagnosis, and management of urticariaAllergy. 2022;77(3):734-766. doi: 10.1111/all.15090. Epub 2021 Oct 20.
8. Allergy Asthma Immunol Res. 2020;12(4):563-578.
9. Allergy Asthma Immunol Res. 2020;12(5):750-770.
10. J Korean Med Assoc. 2023;66(9):537-544.

CHAPTER 35

여드름 치료하기 (+모낭염 감별 및 치료)

여드름의 병인과 악화 인자

1. **여드름의 4가지 병인**

- **피지 과다 분비**
    - **안드로겐 호르몬 증가**로 인해 피지선에서 피지가 과도하게 생성됩니다.
- **모낭 각질화 이상**
    - 모낭 내각질이 비정상적으로 축적되어 모낭이 막히고, 이로 인해 여드름 원인 병변인 면포(comedone)가 형성됩니다.
- ***Cutibacterium acnes*** (예전 이름 : *Propionibacterium acnes*) **증식**
    - 모낭 내에서 *C. acnes*가 증식하며 염증 반응을 유발합니다.
- **염증 반응**
    - 여러 가지 염증성 사이토카인으로 인한 면역 반응으로 인해 염증성 여드름(구진, 농포, 결절, 낭종 등)이 발생합니다.

2. **여드름의 위험/악화 인자**

- 유전 : 50%에서 가족력, 가족력이 있으면 보다 중증
- 호르몬 : 사춘기, 월경, PCOS, 쿠싱
- 약물 : 스테로이드, 호르몬제 등
- 지성 화장품, 피부의 기계적 자극을 주는 장신구 등
- 흡연, 스트레스, 수면 장애, 식이, 과도한 땀흘림
    - 논란은 있지만, 고혈당과 연관이 있다는 논문들이 있어 초콜릿, 가공식품 등은 피하는 것이 바람직.

3. 여드름에서 중요한 병변들

- **비염증성 병변 : 면포(Comedone)** – 케라틴과 피지가 피지선과 모낭에 plug를 형성한 병변으로, 여드름의 초기 단계입니다.
  1. **개방성 코메돈(open comedone)**: 블랙헤드(blackhead)라고 불리며, 피지가 산화되어 검게 보입니다.
  2. **폐쇄성 코메돈(closed comedone)**: 화이트헤드(whitehead)로 불리며, 피지가 모낭 안에 갇혀 흰색 또는 피부색 돌기로 나타납니다.
- **염증성 병변들** : 크기와 성상에 따라 구진, 농포, 결절, 낭종 등으로 분류됩니다.

병변 유형	크기	염증 유무	병인	특징	흉터 위험
면포(Comedone)	≤5mm	X	각화이상, 피지분비	피지가 갇혀 있음	낮음
구진(Papule)	≤5mm	O	여드름균의 증식 염증 반응	붉고 단단	낮음
농포(Pustule)	≤5mm	O		고름 포함	보통
결절(Nodule)	>5mm	O	모낭벽의 파괴 염증 반응 악화	깊고 단단	높음
낭종(Cyst)	>1cm	O		고름/액체 포함	매우 높음

모낭염과의 감별

- **모낭염과의 감별 : 병변이나 병변 주변에 면포가 있는지 확인!**
  - 여드름은 comedone에 2차적인 염증이 생기는 반면, 모낭염은 superficial하게 pustule이 생기는 병리적인 차이가 있습니다.
    - → 압출했을 때 면포의 유무로 감별할 수 있습니다.
  - 입 주위에 발생했을 때 헤르페스와도 감별합니다.
    - 헤르페스는 주로 pus 없이 맑고 투명한 형태의 vesicle이 cluster를 이루며, tingling, itching, burning sensation을 동반합니다.

구분	모낭염(Folliculitis)	여드름(Acne)
주요 원인	세균(황색포도상구균 등), 진균, 바이러스 감염에 의한 모낭 염증 • 여드름치료로 항생제를 장기간 쓴 경우 그람음성균으로 인한 모낭염 발생(아래에 따로 기술)	피지 과다분비, 각질화 이상, *C. acnes* 증식, 염증 반응 등 복합적 요인
병변 형태	모낭 주변 작은 농포나 구진, 털을 중심으로 발생	면포(블랙헤드, 화이트헤드), 구진, 농포, 낭종, 결절 등 다양
분포 부위	모발이 있는 부위 전반에 가능 **마찰이 심하거나 면도로 자극**을 받는 부위(수염, 두피, 사타구니, 허벅지 등)에 흔히 발생	얼굴(T존), 등 상부, 가슴 상부 등 **피지선 발달 부위**

특징적 병변	**면포 없음, 개별적이고 얕은 농포**	**★ 면포**(comedone) **★ 존재,** 다양한 염증 병변 동반
압출 시	압출하면 고름이나 맑은 염증성 액체가 나옴(면포에서처럼 끈적이거나 덩어리진 피지 플러그는 나오지 않음)	여드름 병변을 **압출하면 반고형 또는 덩어리진 피지, 각질 플러그 형태의 내용물이 나옴**(블랙헤드-검게 산화된 피지 덩어리, 화이트헤드-희고 연한 피지 · 각질 덩어리가 나옴)
유발 요인	면도, 마찰, 습기, 면역력 저하	호르몬 변화, 스트레스, 식습관, 화장품, 유전적 요인
경과 및 치료	비교적 빠른 개선(항생제 연고, 소독, 항진균제 등)	장기적 관리 필요(레티노이드, 항생제, 이소트레티노인, 호르몬 치료 등), 흉터 가능성 높음

- **모낭염의 치료**(상병코드 L73) : 국소 및 경구항생제를 사용
  - **국소 항생제 : 경도**
    - 10일 정도 2-3회 apply → **Mupirocin[박테로신, 에스로반]**, Clindamycin[크레오신티]
  - **경구 항생제 : 중등도 이상**
    - 1세대 세파 : **cephalexin[팔렉신캡슐 500mg(전문-급여)], cefadroxil[보령듀리세프캡슐(전문-급여)]**
    - **Doxycycline,** Minocycline, Clindamycin, Amoxicillin/Clavulanate
  - 면도기 위생 등 생활습관 교육
- 진균성인 경우도 있음 : 잘 낫지 않는다면 진균성인 경우도 있으니 피부과에서 조직검사나 KOH 등이 필요할 수 있습니다.
  - 말라쎄지아 의심 : 여드름 치료를 하는데 더 심해진다고 함, 면포는 별로 없고 가려움을 동반.
- 모낭염은 급여 진료가 가능은 합니다. 하지만, 여드름을 보험으로 진료한 것으로 오해를 살 수가 있어 처방 건수가 많아지면 주의해야 할 것 같습니다.

타과 진료가 필요한 상황 감별

- 여성의 경우 월경력 조사 : PCOS가 의심되는 경우 근본적인 원인 해결을 위한 산부인과 진료가 필요할 수 있습니다.
- 스테로이드 복용력이 오래된 경우 : 쿠싱 증후군이 의심된다면 내과 의뢰가 필요할 수 있습니다.
- 반흔이 심한 경우, 전신성 심한 여드름 : 피부과 전문의 선생님께 의뢰드리는 것이 바람직합니다.

약물 치료

치료의 단계

1. **유지기** : 여드름 발생의 예방, 악화시키지 않는 치료
2. **급성기** : 홍색 구진, 농포 등이 발생하는 급성 염증에 대한 치료
3. **반흔기** : 낭종성 여드름 이후, 깊고 섬유화된 반흔이 남은 경우

→ **일차의료기관**에서는 **유지기와 급성기 치료에 집중**하고, 반흔기는 피부과 전문의 선생님께 의뢰합니다.

JAAD 가이드라인

J Am Acad Dermatol. 2024;90(5):1006.e1-1006.e30.

- 가이드라인에서는 **다양한 기전의 여러 약제를 병용**할 것을 권고합니다.

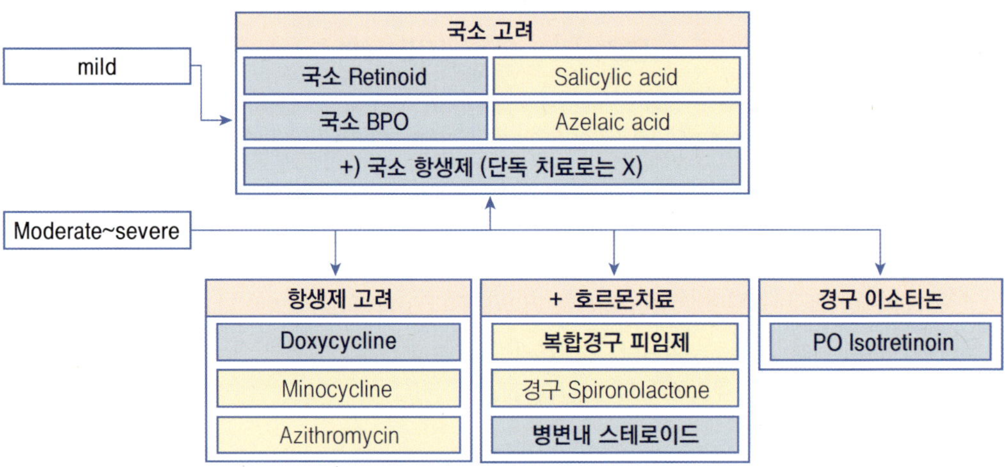

푸른 상자 : 강한 권고 / 노란색 상자 : 조건부 권고

- Clascoterone도 조건부 권고에 해당하지만, 국내 사용 가능한 제품이 없습니다.

병변에 따른 치료

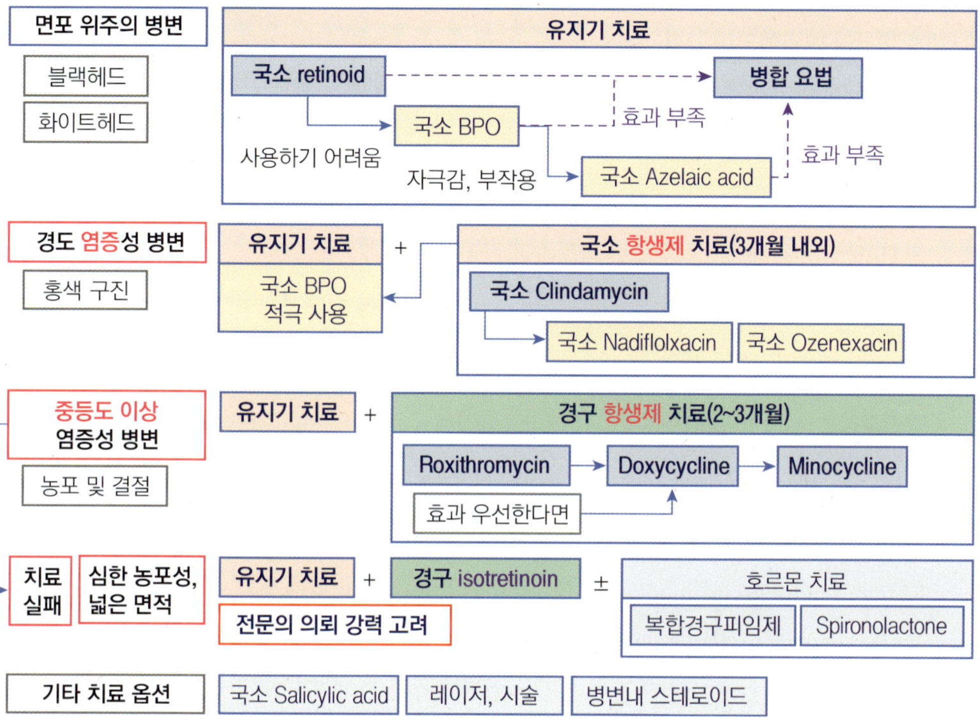

국소 제제

- **여드름의 양상에 따라 제형**을 선택 : 지성-축축 부위→겔, 용액 / 건성-건조 부위 : 연고, 로션, 크림

국소 비타민A유도체 (Topical Retinoid)

- **모든 단계의 여드름에 retinoid가 효과** 있어, first로 처방합니다.
    - 최근에는 주름 개선과 항노화 목적으로 피부 turnover를 촉진하는 효과가 있는 국소 비타민A 제제를 찾는 분들도 계십니다.
    - 초기 단계인 면포에도 효과가 있고 면포 형성을 예방하기도 합니다.
- **세대별 차이**
    - **1세대** : Tretinoin(**스티바에이크림**-단종) → **투앤티크림 0.025%**를 사용 가능
        - 자극이 강하고 광민감성이 있어 밤에 도포해야 합니다.
    - **3세대** : Adaphalene[**디페린겔0.1%**(**전문-비급여**)]-12세 이상(BPO와 복합제인 에피듀오겔은 9세 이상)

- Tretinoin보다 작용시간이 빠르고 자극을 줄임. 면포 용해 작용, 항염, 과각화 억제 작용이 향상됨.
- 여드름 예방에도 효과적.
- 레티노이드 성분은 피부가 적응하는 데 시간이 걸리기에, 다른 레티노이드 성분으로 바로 바꾸기 어렵습니다. 따라서 복합제로 step-up을 할 때, 레티노이드 성분 변경 없이 에피듀오로 바로 넘어갈 수 있다는 장점이 있습니다.

◦ **4세대 : Trifarotene [아크리프크림0.005% (전문-비급여)]** – 만 9세 이상
  - RAR-γ 수용체에 선택적으로 작용하여 자극감 등 부작용을 줄임.
  - 허가사항에 **몸통 여드름**에 대한 용법도 기술되어 있음. 디페린에 비해 1회 사용량 기준 더 저렴.

- 부작용
  - **광민감성 :** 1세대 tretinoin인 스티바에이크림에서 주로 발생한다고 하나, 다른 고세대 제품을 사용한다고 해도 웬만하면 자기 전에 도포하고, 자외선차단제를 권고하는 것이 바람직합니다.
  - **자극감** : 초반에 자극감으로 고생할 수 있습니다. 쌀알 반 알 크기만큼 소량을 짜서 보습제와 섞어 넓게 펴 바르도록 하고 쌀알 크기만큼까지 천천히 늘려가며 사용하도록 합니다.
  - Retinoid induced dermatitis : 레티노이드의 피부 세포 턴오버 촉진 및 각질 형성 억제 효과는 단기적으로 피부 장벽을 약화시켜 피부 자극, 건조함, 염증 반응을 일으킬 수 있습니다.
    - 증상 : 화끈하고 발적이 생기며, 피부 건조감과 벗겨짐, 가려움 등이 발생할 수 있습니다.
    - 예방 : **보습제**를 충분히 발라 피부 장벽 보호, **낮 자외선 차단제** 사용, 시작 시 **사용량 천천히 늘려가며 사용**
    - 치료 : **잠시 약제를 중단**하고 **스테로이드 연고** 도포, 가려우면 **항히스타민제** 사용 등
- 국소 제형이라도 역시 임신에 주의해야 합니다.

국소 BPO (Benzoyl peroxide) - 파티마겔2.5% (일반-비급여)

- 효과 : 살균 / 각질 용해작용 / 과각화 정상화 / 면포 억제 작용 → **균의 사멸** & **폐쇄된 구멍을 여는 원리**!
- **장점**
  - 비항생제 제형으로 내성이 없다는 장점이 있습니다.
  - 염증성, 비염증성 병변에 모두 효과적이며, 특히 비염증성 여드름에 효과가 매우 좋습니다.
  - 몸통 여드름, 임부, 소아에서도 사용 가능
- 주의 사항
  - **자극감** : Topical retinoid와 시간차를 두고 바르는 것이 바람직합니다.
  - **머리카락, 옷을 탈색**시킴 : 자기 전에 바르는 국소 레티노이드와 병용할 때 자극감을 줄이기 위해 BPO는 아침에 바르기도 하는데, 외출 시 입은 옷이 탈색될 수 있어 주의해서 바르도록 합니다.

국소 아젤라익산(Azelaic acid)[아젤리아크림(일반-비급여)]

- 효과 : 항염증 및 항균효과 / 면포 용해작용
- 항염증 및 항균효과와 면포 용해효과를 가지고 있어 비면포성과 면포성 병변에 모두 사용할 수 있습니다.
- 4주 정도 사용해 보고 효과를 판정합니다. 호전 후에 수개월간 도포합니다.
- 부작용 : 홍반, 건조감, 박피, 저색소증 등
  - 자극감이 있는 BPO 또는 retinoid에 비해 **순하다는 장점**이 있으나 **효과는 덜하기도 합니다.**

국소 항생제

- **JAAD 가이드라인** : **단독으로 사용**은 권고하지 않음. **BPO와 병용**하면 **항생제 내성 발생 예방** 가능.
- 항염증 목적으로 처방 > 제균 목적
- 면포성 병변에는 효과가 덜할 수 있습니다.
- 경구용 항생제를 사용한다면, 국소 항생제를 병용하기보다 다른 제제를 사용하는 것이 바람직합니다.
- 적어도 6-8주 정도 복용 후 치료효과를 판정하며, 치료기간은 3개월 내외로 합니다. 오래 사용할 수록 내성 문제가 발생할 수 있습니다.
- 종류
  - Clindamycin(가장 많이 사용) : **크레오신티외용액1%, 클린디올겔, 클린디올액**
    - 모낭염에도 효과적 / 클린디올겔 - 겔 타입으로 바르기 편하다는 장점
    - 항생제 내성이 조금 있는 편
    - 과사용 주의 → Folliculitis 발생 가능
  - Nadifloxacin : **나딕사크림**(**전문-비급여**) -12세 이상의 소아, 성인
    - 퀴놀론 계열로, 항생 효과만 있어 여드름 치료 효과는 조금 떨어지는 편입니다.
    - 내성은 없는 편
  - Erythromycin : 에그린액, 아크네마이신, 이소마이겔(isotretinoin 복합제) 등이 있었으나 품절
  - Ozenoxacin : **오자넥스크림**(전문-비급여) - 2개월 이상의 소아, 성인
    - 농가진에 허가, 여드름에 허가는 없으나 일본에서는 여드름에서도 사용
    - 1일 2회 사용

병합 연고 제제

- **듀악겔** - Clindamycin+BPO : 만 12세 이상에서 사용 가능
- **에피듀오겔** - Adapalene+BPO : 만 9세 이상에서 사용 가능
  - retinoid와 BPO는 자극감이 있어 시간차이를 두고 바르는 것이 좋지만 순응도를 고려하여 복합제를 처방할 수 있습니다.

경구 제제

- 사용 적응증 : 국소 제제에 반응이 없음 / 중등도-중증 여드름 / 국소 제형을 사용하기에는 너무 넓은 병변 / 빠른 효과를 원할 때
- 치료 효과는 적어도 2-6개월간 천천히 평가합니다.

PO 항생제

- JAAD 가이드라인 : 내성제 및 합병증을 위해 가능한 제한하여 사용. BPO 등의 다른 국소제제와 병용 투여 권고.
- 경구 항생제를 사용한다면 국소 항생제는 사용하지 않습니다.
- 효과 : 균 증식 억제, 항염증 효과
- **국소 제형과 병합 요법**이 효과적(ex. Roxithromycin+에피듀오겔)
- 내성 문제 때문에 길어도 3개월 내로 하고, 1-2개월간 집중적으로 염증을 끈다는 의미로 유지치료에 덧붙여 사용합니다.
    - 장기간 사용 시 내성 문제와 함께 그람음성모낭염(아래에 기술)이 발생할 수도 있습니다.
- 종류
    - **Tetracycline 계열**
        - **Doxycycline[영풍독시사이클린정100mg]** : 50-100mg BID → 50-100mg QD로 유지(저용량에서도 효과적)
            - 부작용 : 위장관계 부작용(minocycline보다 높은 발생률), 광민감성, 치아착색 등
        - **Minocycline[미노씬캡슐50mg]** : 50-100mg BID
            - 부작용 : 위장관계 부작용, **피부 및 손발톱착색**, 간질성 폐렴, 자가면역 간염, 약물 유발 루푸스 등
    - **Macrolide 계열**
        - **Roxithromycin[루리드정]** 150mg BID
            - Doxycycline을 가이드라인에서 가장 권고하지만, 내과적으로 사용해야 하는 약을 sparing한다는 의미로 Roxithromycin을 사용합니다. 또한, tetracycline과 다르게 경구 isotretinoin과 같이 사용할 수 있다는 장점도 있습니다.
        - Clarithromycin[클래리시드필름코팅정] 250-500mg BID
        - Azithromycin[지스로맥스정] 1일 1회 500mg 3days-휴약 4days 반복 3개월
    - 기타 : Levofloxacin, Ciprofloxacin 등

PO isotretinoin[이소티논연질캡슐(전문-급여)]

- 여드름의 4가지 병인 모두에 효과가 있는 **가장 강력한 치료 옵션**이지만, 부작용도 많기에 제한적으로 사용합니다. → 일차의료기관에서는 경구 이소트레티노인을 처방할 정도라면 피부과 전문의 선생님께 전원을 고려합니다.
- 사용 전 검사 : LRFT, Lipid profile, urine hCG, 정신적 문제 → 투여 4주 후에 재검사
- 초반에 사용하면서 악화되는 듯할 수 있으나, 서서히 호전됩니다. → 미리 설명이 필요합니다.
- 병용 : BPO 또는 항생제 연고와 병용
- 용량 : kg당 0.1-2.0mg/kg로 대부분 10mg QD, 아주 심하면 10mg BID로 사용
- 누적용량이 kg당 80-120mg에서 효과를 보기에 적어도 2개월은 사용합니다.

주의 사항

- **여성에게 처방 시 동의서 작성이 필요한 약제**입니다.
- **30일 이상** 처방이 **불가**합니다.

1. 임신 관련 주의사항
- 절대 임신 금기: Isotretinoin은 기형 발생 위험이 매우 높아 임신 중 절대 복용 금지입니다.
- 여성 환자는 복용 전 최소 1개월 전부터 피임을 시작하고, 복용 중 및 중단 후 최소 1개월(넉넉히 2-3개월) 동안 피임을 유지합니다.
- 치료 시작 전, 치료 중, 치료 종료 후 임신 테스트를 시행합니다.

2. 피부 및 점막 관련 부작용
- **피부 건조 및 벗겨짐** : **얼굴, 입술, 손, 발** 등이 심하게 건조해질 수 있으므로 **보습제와 립밤 사용이 필요**합니다.
- 안구건조증 발생 : Goblet cell, Meibomian gland, lacrimal gland를 억제하여 눈물층 3층 모두 줄어들 수 있습니다.
- 자외선 민감성 증가 : 햇빛에 민감해지므로 자외선 차단제를 사용하고 직사광선을 피해야 합니다.

3. 정신 건강 영향
- 우울증 및 자살 충동: 일부 환자에서 우울증, 불안, 또는 자살 충동이 보고되었습니다. 정신건강 상태를 지속적으로 관찰하고, 이상 증상이 있으면 즉시 복용을 중단하고 전문가와 상담해야 합니다.

4. 간 및 신장 기능 검사
- 간 기능 모니터링 : 치료 전과 치료 중 간 기능 검사를 정기적으로 시행해야 합니다. 간 수치 이상 시 용량 조절 또는 약물 중단을 고려해야 합니다.
- 혈중 지질 검사 : 이 약은 혈중 지질(콜레스테롤, 중성지방)을 증가시킬 수 있으므로 정기적인 혈액 검사가 필요합니다.

5. 약물 상호작용
- **비타민 A 복용** 금지: Isotretinoin은 비타민 A와 유사한 작용을 하므로, 고용량 비타민 A 복용을 피해야 합니다.

- **테트라사이클린 계열 항생제**와 병용 금지 : 두 약물 병용 시 두개내압 상승, 가성뇌종양 위험 → 항생제는 Roxithromycin과 병용

6. 기타 주의사항

- 운전 및 기계 조작 주의 : 약물이 시야 흐림, 눈 건조 등을 유발할 수 있으므로 주의해야 합니다.
- 장기 투여 금지 : 일반적으로 16-20주 동안 사용하며, 장기 투여는 피합니다.
- 상처 치유 지연 : 약물이 상처 치유를 지연시킬 수 있으므로 수술 전후에 사용을 피합니다.

기타 치료

복합 경구 피임제(Estrogen/Progestin)

- 테스토스테론 수치를 감소시켜 피지량을 줄일 수 있습니다.
- 경구 항생제 치료에도 반응이 없는데 isotretinoin 치료를 할 수 없는 경우 고려해 볼 수 있습니다.

Spironolactone

- 여성에서 안드로겐을 감소시키기 위해 off-label로 사용할 수 있습니다.
- 경구 피임제와 함께 투여 시 효과적이며, hyperkalemia, 유방압통, 월경주기 이상 등의 부작용이 발생할 수 있습니다.
  - 칼륨 모니터링 필요 여부 - JAAD 가이드라인에서는 고령, 관련 질환자나 약물 복용자 등 hyperkalemia 위험군이 아니라면 모니터링은 유용성이 없다고 합니다.

경구 스테로이드

- 가이드라인상 권고되고 있지는 않지만, 염증이 너무 심한 경우 급한 불을 끄기 위해 스테로이드를 처방하기도 합니다.

그람음성모낭염(Gram-negative folliculitis)

그람음성모낭염은 모낭염 중 그람음성균에 의해 발생하는 감염성 피부 질환을 말합니다. 일반적으로 여드름 치료를 위해 장기간 항생제(특히 테트라사이클린 계열)를 복용한 후에 나타나는 경우가 많습니다.

1. **원인균 :** 주로 대장균(*E. coli*), *Klebsiella*, *Proteus* 등의 그람음성균에 의해 발생합니다.
2. **발병 기전 :** 장기간 항생제 사용으로 인해 피부 표면의 정상균총이 교란되고, 그 결과로 항생제에 비교적 내성을 갖춘 그람음성균이 과증식하여 모낭염을 일으키게 됩니다.
3. **임상 양상 :**

- 여드름과 비슷하게 보일 수 있으나, 항생제 복용 중/후에 갑작스럽게 악화되는 여드름 양상의 모낭염을 보일 때 의심할 수 있습니다.
- **코 주위나 구강 주위**의 **모낭을 따라 농포나 구진, 결절이 형성**되는 경우가 많습니다.

4. 진단 : 임상적 소견과 병변에서 균 배양 검사를 통해 원인균을 확인함으로써 진단할 수 있습니다.

5. 치료 :

- 원인이 된 항생제의 중단 및 그람 음성균을 커버하는 항생제를 사용해 보고, 부족하면 Isotretinoin 처방을 고려
  - Isotretinoin은 저용량으로 사용(0.5mg/kg)하여 각질층은 너무 없애지 않으면서도 turnover를 빠르게 하여 피부 장벽의 회복을 꾀할 수 있습니다. 경구제가 부담스러운 경우 국소 레티노이드를 소량 사용합니다.
- 국소 항생제나 국소 레티노이드 등의 보조 치료도 도움이 될 수 있습니다.

시술

- **여드름 압출** – 위생 문제로 환자가 직접 하지 않고 내원하여 시행할 수 있도록 함
- **스테로이드 병변 내 주사** – Triamcinolone 2.5mg/mL을 이용하여 병소마다 0.05mL씩 조금씩 투여. 가능한 얇은 바늘(30G)로 주사.
- **피부 박피술 –** Isotretinoin 복용 중인 환자에서는 주의

비약물적 치료

여드름에 효과적인 식이 조절

Am J Clin Dermatol. 2021;22(1):55–65

1. 피해야 할 음식의 종류 → IGF–1 수치를 올려 여드름 악화 가능

- **혈당지수가 높은 음식** : **라면** 등 면류 음식, **쌀밥, 초콜릿** 등은 좋지 않음
- **유제품** : 우유 속의 유청단백질이 인슐린 분비성 효과를 가지며, 카세인은 IGF–1 수치를 올릴 수 있음. 특히 유청단백질 포함된 보충제를 먹을 가능성이 있는 피트니스 종사자들에게는 유청단백질 복용 여부를 확인

2. 도움이 되는 음식

- **오메가3** : IGF–1 수치를 낮추며, 염증에도 효과가 있을 수 있음.
- 채식 : 근거가 있는 것은 아니지만, 혈당지수가 낮아 효과가 있을 것으로 예상됨.

- **Probiotics** : *Lactobacillus rhamnosus GG*를 사용한 그룹에서 여드름 개선이 있었다는 pilot 연구가 있으나 아직까지는 근거가 명확하지 않습니다.
- 영양제 : 아연이 효과가 있다는 연구들이 일부 있으나 명확하지는 않습니다.

생활습관 교정

- 여드름을 만지거나 짜지 않도록 합니다.
- 얼굴을 자주 씻도록 합니다.
  - 너무 문지르지 않고 가볍게 약산성 비누로 세안합니다.
  - **클리어틴외용액2%(일반-비급여)** : Salicylic acid - 각질제거를 위해 사용할 수 있습니다. 가이드라인에서도 조건부 권고.
- 충분한 수면을 취하고 규칙적인 식사를 합니다.
- 피부 자극을 주는 면도기, 마스크 등을 피하도록 합니다.
- 화장품 사용 주의 : 기름기가 많은 제품 조심, 선크림 사용 시 무기자차 사용
- 영양제 : 고용량 비타민B 복용, 다양한 종류의 영양제를 복용 등이 여드름을 일으키기도 하므로 피하도록 합니다.

심평의학

- 상병코드 : 보통여드름 L700
- **비급여 진료** : 여드름 치료는 방문 목적 자체가 비급여인 경우로, 진료도 비급여 처방도 모든 약제를 비급여로 처방합니다. 따라서 허가사항과 급여기준을 찾으실 필요가 없습니다.
  - 단, 모낭염은 급여 진료로 가능합니다.
- 비급여 약제가 많기에 가까운 약국의 가격을 미리 알아두시면 환자분들의 선택을 도울 수 있습니다.

Reference

1. J Dtsch Dermatol Ges. 2018;16(10):1185-1194.
2. Guidelines of care for the management of acne vulgaris : J Am Acad Dermatol. 2024;90(5):1006.e1-1006.e30.

CHAPTER 36

탈모 처방하기 - 안드로겐 탈모

안드로겐 탈모

모발의 정상적인 형태

모발이 두껍습니다.

모근에서 1-3개의 모가 자랍니다. (서양인은 3개 이상이 나오기도 합니다.)

두피 모발의 성장 주기

단계	설명	기간	비율
성장기(anagen)	모발이 활발하게 자라는 단계	2-6년	85-90%
퇴행기(catagen)	모낭이 수축하고 모발 성장이 멈추는 단계	2-3주	1-3%
휴지기(telogen)	모발이 더 이상 자라지 않고 휴식 상태인 단계	2-3개월	10-15%
탈락기(exogen)	모발이 빠져나가는 단계	몇 주	매일 50-100개의 모발 탈락

탈모 종류

1. 원형 탈모
   - 병변 부위의 **모든 모발이 동시에 탈락**합니다.
   - 가역적 : 일정 기간이 지나면 다시 자랄 수 있습니다.
   - 치료 : triamcinolone acetinoide 5mg/mL (눈썹이나 얼굴은 2.5mg/mL) injection (TOC)
     - 4-6주 간격 30G needle로 1cm 간격당 0.1mL injection
     - 6개월간 투여에도 효과 없으면 치료 중단. 피부 위축 부작용 있음.
     - 기타 : 국소 스테로이드, 국소 미녹시딜, 국소 면역치료 (DCDP, SADBE, DNCB), 경구/정주

스테로이드 pulse therapy, phototherapy(PUVA), 엑시머 레이저, PDT, cryotherapy, 면역억제제, Capsaicin 등

2. 안드로겐 탈모
   - 모발의 성장기가 짧아집니다. → 굵은 모발이 **점차 가늘어지면서** 가는 솜털처럼 변합니다.
   - 비가역적 : 원상복귀는 어렵고 진행을 늦추는 것이 주된 치료입니다.
   - 남성의 경우 일반적으로 이마 앞쪽 두피의 양측 측두부(bitemporal)에서 모발이 가늘어지기 시작(M자 탈모)하고, 그 후 정수리(vertex) 부위로 진행됩니다. 여성의 경우에는 모발 가늘어짐이 더 확산되어 나타나며, 이마선은 유지되지만 두피의 정수리 부분에 집중되는 경향이 있습니다.

3. 휴지기 탈모
   - 모발 주기 변화로 휴지기 모발의 탈락 증가 또는 동조화로 인한 탈모
   - **급성 휴지기 탈모 :** 급격한 스트레스 2-3개월 후 갑작스러운 미만성(Diffuse)의 과도한 휴지기 모발 탈락 → 3-6개월 저절로 호전
     - 유발 요인 : 출산 후 여성의 1/3-1/2, 심한 발열성 질환, 만성 전신 질환, 약물(vitamin A, oral contraceptives, HRT), 대량 출혈, 심한 다이어트 및 영양 장애, 수술, 외상, 심한 정신적 스트레스
   - **만성 휴지기 탈모 :** 6개월 넘게 지속되는 미만성 휴지기 모발 탈락
     - **철 결핍, 갑상선 기능 저하 및 항진, 아연 결핍,** 흡수 장애 및 영양 결핍, 2기 매독, 홍반성 루푸스
   - 판토가캅셀 등 맥주효모 기반 영양제가 도움

탈모의 진단

1. 모발당김검사(Hair pull test)

: 50-100개 정도의 모발을 두피 가까이 잡고 당기면 2-5개의 모발이 탈락합니다.
→ 6개 이상 탈락 : 남성형 탈모, 급성 휴지기 탈모 회복기, 만성 휴지기 탈모일 수 있습니다.
→ 3-4배 이상으로 매우 많이 빠진다면? : 급성 휴지기 탈모 또는 원형탈모를 시사합니다.
→ 부서지는 머리카락 : 구조적 원인(견인 탈모 등)

2. 더모스코피(Dermoscopy)

: 정상 모발에 비해 가늘고 힘없는 모발(또는 솜털)이 20% 이상으로 보인다면, 안드로겐 탈모증을 진단할 수 있습니다.

- Miniaturization 현상 : AGA의 특징적인 병변 → 가늘고 짧은 연모로 변한 모발. 정상인의 경우 10-20% 미만
- 황백색 점 : 비어 있는 모낭 또는 피지 분비 증가 확인
- 모낭 단위 감소 : 한 모낭에서 여러 개의 모발이 나오지 않고 단일 모발의 비율 증가

3. 동반병변 확인

: 지루성 피부염이 동반되어 있는지 확인
→ 안드로겐형 탈모의 주원인이 되는 DHT는 피지 분비량도 증가시킴

→ 지루성 피부염으로 인한 탈모는 안드로겐 탈모보다 치료 반응이 빠르고 효과적일 수 있음.

탈모 치료에 허가사항이 있는 약제

	약제 이름		FDA 허가	여성 사용
국소 제제	Minoxidil	마이녹실액5% [일반-비급여] 마이녹실액3% [일반-비급여] 나녹시딜액2% [일반-비급여]	O	5% : × 3% : O 2% : O
	Alfatradiol	엘크라넬알파액0.025% [일반-비급여]	×	O
	Finasteride	핀쥬베스프레이 [전문-비급여]	×	×
경구 제제	Finasteride	프로페시아정 [전문-비급여]	O	×
	Dutasteride	아보다트연질캡슐0.5mg [전문-비급여] 아보페시아정0.2mg [전문-비급여]	×	×

cf) 경구 Minoxidil

: 증후성 또는 표적기관 손상에 의한 **고혈압**, 이뇨제와 두 종류의 혈압강하제를 병용투여하는 최대용량에도 반응하지 않는 **고혈압**에 허가

약제별 비교

약제	장점	단점
Topical Minoxidil	- **비교적 빠른 효과(6-8주)** - 전신 부작용이 거의 없음 - 여성형 탈모에도 사용 가능(2%, 3% 제형)	- 사용 중단 시 탈모가 빠르게 진행됨 - **하루 2회 사용**의 불편감 - 끈적거리는 듯 불쾌감 - 꾸준한 사용 필요 - 일부 환자에게 두피 자극, 가려움 발생 가능
Topical Finasteride	- 전신 부작용이 경구용에 비해 적음 - 경구용 finasteride와 유사한 탈모 억제 효과 - 1일 1회 사용하는 국소 제제	- 효과 발현 시기가 느림(3-6개월) - 꾸준한 사용 필요 - 장기적 안전성에 대한 데이터 부족
Alfatradiol	- 전신 부작용이 경구용에 비해 적음 - 여성형 탈모에도 사용 가능 - 1일 1회 사용하는 국소 제제	- 모발 성장을 직접적으로 촉진하지는 않음 - 효과 발현이 더디고 제한적(단독 사용 ×) - 꾸준한 사용 필요
PO Finasteride	- 모발 성장을 효과적으로 촉진(3-6개월) - DHT 억제를 통한 탈모 예방 - 남성형 탈모에 대한 가장 널리 연구된 치료제	- 성기능 부작용(일부 환자) - 사용 중단 시 탈모가 다시 진행됨 - 꾸준한 사용 필요
PO Dutasteride	- Finasteride보다 **강력한 DHT 억제 효과** - 효과적인 탈모 예방 및 모발 성장 촉진(3-6개월) - Finasteride에 효과가 적은 환자에게 사용 가능	- 성기능 부작용이 더 강하게 나타날 수 있음 - Finasteride보다 더 **높은 전신 부작용 위험** - 사용 중단 시 탈모가 다시 진행됨
PO Minoxidil (Off-Label)	- 경구 복용으로 **전신적으로 모발 성장 촉진** - Topical minoxidil에 비해 적용이 간편	- 부작용 가능성(저혈압, 부종, 다모증 등) - 효과 발현 시기가 느림(3-6개월) - 의사의 모니터링 필요
PO Spironolactone (Off-Label)	- 안드로겐 차단 효과로 **여성형 탈모**에 효과적 - 여드름 등 안드로겐 과다 증상 개선	- **주로 여성에게만 사용** - 부작용 가능성(저혈압, 고칼륨혈증 등) - **임신 중 사용 금기** - 꾸준한 사용 필요

가이드라인의 표

치료법	근거 수준	진행 억제 효과	개선 효과	안전성	실용성(환자)	실용성(의사)
남성 환자						
Finasteride 1mg QD	1	+++	++	+++	++++	++
Dutasteride 0.5mg QD	1	+++	+++	++	++++	++
Minoxidil 5% BID(용액, 폼)	1	+++	++	++++	+/++	+++
모발 이식 (조합 치료 포함/제외)	2	—	+++	++	+(개입 필요) +++(장기)	+
저준위 레이저 치료(LLLT)	2	+/-	+/-	++	+++	+++
혈소판 풍부 혈장 치료(PRP)	3	+/-	+/-	+	+/-	+
여성 환자						
Minoxidil 2% BID 용액 Minoxidil 5% QD 폼	1	+++	++	++++	+	+++
고안드로겐증 상태의 호르몬 경구 복용	3	+	+	+	+	++
정상 호르몬 상태의 호르몬 경구 복용	3	+/-	+/-	+	+	++
모발 이식	4	—	++	++	+(개입 필요) +++(장기)	+
저준위 레이저 치료(LLLT)	2	+/-	+/-	++	+++	+++
혈소판 풍부 혈장 치료(PRP)	3	+/-	+/-	+	+/-	+

* 근거수준 : 1= 가장 높은 수준 - 4 = 체계적인 근거가 거의 없거나 부족한 경우

1. 남성에서 경구 Minoxidil 5mg는 국소 Minoxidil보다 발모 효과가 더 컸다는 연구가 있습니다.
2. 경구 Finasteride 1mg QD와 국소 미녹시딜 2% BID를 비교한 결과 finasteride 1mg QD가 우월한 것으로 나타났습니다. 미녹시딜 5% BID에 대해서는 유사했다는 연구도 있고, finasteride가 더 우월했다는 연구도 있습니다.
3. 경구 finasteride와 국소 minoxidil 병용 요법은 단독 요법보다 효과적이었습니다.
4. 12개월간 finasteride를 사용해도 효과가 없는 경우 Dutasteride 0.5mg off label use를 고려할 수 있습니다.

출처 : J Eur Acad Dermatol Venereol. 2018;32:11-22

치료 단계 요약

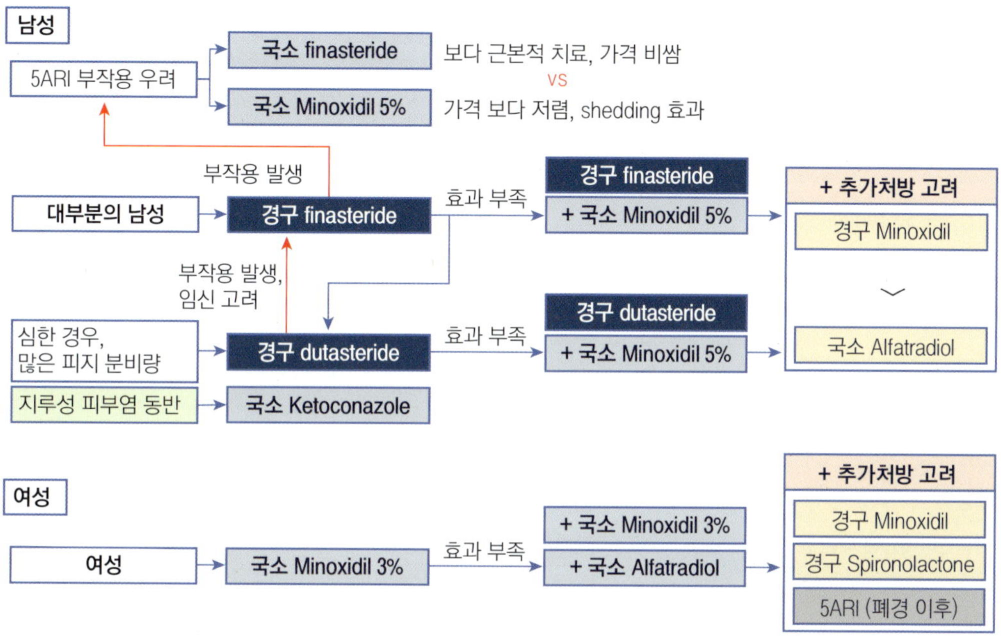

5α-reductase inhibitors
가임기 여성에서 절대 금기

국소 미녹시딜이 5α-reductase inhibitor와 견주어볼 수 있다는 일부 연구가 있으나, 실제로는 5α-reductase inhibitor가 남성의 안드로겐탈모에서 **가장 큰 효과**를 볼 수 있습니다. **더 장기간의 데이터가 있고 근본적인 원인에 관여**하기 때문입니다. 심지어 75세 이상의 고령까지 사용할 수 있습니다. 하지만 효과를 보는 데 시간이 걸리기 때문에 효과가 빠른 국소 미녹시딜을 초반에 같이 사용할 수 있습니다.

Finasteride vs dutasteride

1. 병리학적 연관성

: 모발의 성장을 억제하는 주요 호르몬인 **DHT**(Dihydrotestosterone)는 **5α-reductase라는 효소에 의해 생성**됨.

2. 종류

(1) Type I 5α-reductase : Inner root sheath, Outer root sheath, Sebaceous gland에 분포

(2) Type II 5α-reductase : Dermal papilla, Sebaceous duct, Inner root sheath에 분포

3. 5α-reductase inhibitor의 종류

	Finasteride	Dutasteride
작용하는 5α reductase	Type II	Type I : finasteride보다 100배 Type II : finasteride보다 3배
두피 DHT 억제 정도	▼	▼▼ (→ 더 우수한 효과)
혈중 DHT 억제 정도	▼	▼
두피 Testosterone 상승 정도	▲ 약 70%	▲▲ 약 90%
혈중 Testosterone 상승 정도	(-)	▲▲
반감기	4.7-7.1hours	5weeks
용량	**PO, 1mg/day**	**PO 0.5mg/day**
전립선비대증에 대한 용량	PO, 5mg/day **(다름)**	PO 0.5mg/day **(같음)**

출처 : Hair transplantation; 6th edition; Unger & Shapiro에서 변형

4. 5α-reductase inhibitor의 부작용

	부작용 설명	대처	evidence
성기능 장애	• 3-7% • 성욕 감소, 발기부전, 사정장애, 정액량 감소	• 정자의 운동성, 정자 수, 정자 형태는 정상 • 약물을 **중단했을 때 1-2개월 내로 사라짐** • 지속적으로 약물을 복용해도 증상이 대부분 호전 • **약물 상호작용을 일으키는 약제가 있는지 확인**	• Dutasteride 0.5mg를 사용한 임상 시험에서 4년 동안 거의 사라짐.
여성형 유방	• 0.3-0.5%	• 약물을 **중단했을 때 2-3개월 내로 사라짐** • 2-3개월 후 재복용할 경우 재발 가능성 매우 떨어짐	
PSA 상승	• PSA를 6개월 후 약 50% 낮춤 • 전립선의 크기 감소	• PSA를 **2배로 환산하여 해석** • 환자도 건강검진 등 수치를 해석할 수 있게 교육	• 전립선암이 발생할 확률 자체는 낮다는 연구가 있으나, 발생을 했다면 **고등급 전립선암일 확률이 높다**는 데이터가 있어 주의가 필요

- **Dutasteride 0.5mg** 4년간 임상 시험에서 사정장애, 성욕 감소, 발기부전, 여성형 유방에 대한 부작용은 거의 사라졌습니다. (Roehrborn CG. Rev Urol. 2004;6:Suppl 9, S22-30)

- Finasteride 5mg(*전립선비대증 치료 용량*)와 Dutasteride 0.5mg를 복용한 군에서 보다 **고등급(Gleason scale 8-10)의 전립선암에 대한 발생빈도가 높았습니다.**(PCPT study, REDUCE study) 단, **Finasteride 1mg를 투여받은 남성에 대한 전립선암 발생률과의 연관성이 있다는 데이터는 현재 없습니다.** 이와 반대되는 연구로 오히려 이들 약제를 복용했을 때 평균적인 전립선암이 발생할 확률이 낮다는 연구 결과도 있습니다. (New Eng J Med. 2020;362:1192-202)
    - 단, 추후 연구결과가 일정하지 않아서 전립선 예방을 위해 5α-reductase inhibitor를 복용하는 것은 권고되지 않고 있습니다.
    - 이에 대한 여러 가지 해석이 중 전립선 조직검사 방법의 한계가 있습니다. 5α-reductase inhibitor를 복용하여 전립선의 크기가 줄어들면서 전립선의 발견 확률이 높아지며, 마찬가지로 보다 악성인 세포를 발견할 확률도 높아진다는 것입니다. 조직검사로 발견된 전립선암에 대해 완전 절제술로 얻은 검체를 확인했더니 실제로 악성도가 차이가 없었다는 보고도 있습니다.
- 이런 부작용에 대해 자세히 설명을 들은 환자군에서 이상반응이 더 많이 보고되어 **Nocebo 효과**도 있는 것으로 보입니다. (J Sex Med. 2007;4(6):1708-12)

5. 약물 상호작용

- **CYP3A4 효소로 대사** → CYP3A4 길항제 복용 시 약제 혈중농도 증가 : **Ritonavir, ketoconazole, verapamil, diltiazem, cimetidine, ciprofloxacin** 등의 약물 복용 시 성기능 저하 등의 부작용이 증가할 수 있습니다.
    - Finasteride보다 Dutasteride 복용 시 약물상호작용이 더 큰 것으로 알려져 있습니다.

6. 위의 데이터들로 살펴본 5α-reductase inhibitor의 처방

	Finasteride 1mg	Dutasteride 0.5mg
장점	• **전립선암 위험도**가 높은 경우에 사용(가족력 등) ○ 물론 철저한 교육이 필요 • 성기능 장애 등 **전신 부작용에 대한 우려**가 있는 경우 • FDA 승인, 탈모에 더 많은 데이터 • **임신과 관련된 데이터** 더 많이 포함 • 약물 상호작용에서 보다 안전. • 4주간 헌혈 금지(보다 안전하게는 2개월)	• **더 강력한 효과**를 원하는 경우 사용 • Type I 효소도 억제 : **피지 분비량이 많은 경우**
단점	• Dutasteride에 비해 효과가 떨어진다는 일부 연구들 존재	• 더 높은 전신 부작용 위험 • 임신과 관련된 데이터 부족 • Finasteride보다 더 큰 약물 상호작용 • 6개월간 헌혈 금지

금기

1) **임부 또는 임신하고 있을 가능성이 있는 여성** : 남성태아 외부생식기의 비정상을 초래
2) **유당을 함유** → 갈락토오스 불내성(galactose intolerance), Lapp 유당분해효소 결핍증(Lapp lactase deficiency) 또는 포도당-갈락토오스 흡수장애(glucose-galactose malabsorption)에서 금기
3) **간에서 대사** → 간기능 장애 환자

임신 계획

- 여성이 finasteride에 노출이 되면 태아 기형을 유발할 수 있습니다. **여성은 이 약제를 절대 만져서도 안 된다고 교육**합니다.
  - 하지만 우연히 노출이 되었다고 하더라도 큰일이 발생하지는 않습니다.
- 남성이 Finasteride를 복용 중일 때 임신에는 영향이 없습니다. 다만, 정액양이 감소한다는 보고가 있기도 하며, 여성이 이 약제에 노출되는 것을 철저하게 막기 위해 복용을 중단하기도 합니다. **Dutasteride를 복용 중**인 경우 Finasteride가 임신 관련 데이터가 더 많으므로 **finasteride로 전환**합니다.
  - 사정액에 포함된 finasteride가 여성에 영향을 미치지는 않을 정도로 매우 적기 때문에, **약제 중단은 이론적으로 불필요**합니다.

여성에서의 사용?

폐경 여성이나 **더 이상 임신 계획이 없는 여성**에서 탈모가 심한 경우 **사용할 수는 있습니다**. 하지만 허가사항에 남성 탈모로만 되어 있을 뿐만 아니라, 남성과 다르게 **여성에서 발모효과는 떨어지기 때문에 처방을 잘 하지는 않습니다.**

Finasteride는 가임기 여성에서 철저한 피임을 교육한 뒤 임신을 원할 때 중단할 수 있다는 선생님들도 계시지만, 약제 중단을 얼마나 해야 임신 시도가 가능한지 명확하지 않습니다. Finasteride 복용 시 최소 3개월 정도 중단 후 임신 계획을 하시는 선생님께서도 계시지만 정확히 알 수는 없으며 **Dutasteride**는 반감기가 매우 길기 때문에 **가임기 여성에서 절대 사용하지 않는 것**이 좋겠습니다. 또한, 기형아 발생 시 책임 소재의 문제가 있어 개인적으로는 이 약을 꼭 처방받고 싶은 여성분이 계시다면 피부과 전문의 선생님께 안내드릴 것 같습니다.

Post Finasteride Syndrome(PFS)

1. PFS란?

: 성기능 장애, 성욕 상실, 우울증, 자해 및 자살 충동, 인지 장애(Brain fog), 피로, 수면 장애를 포함하

여 finasteride 치료 중단 후 몇 달 또는 몇 년 동안 지속되는 다양한 증상으로 정의됩니다. PFS는 성기능 장애의 병력이나 정신 질환의 개인 또는 가족력이 있는 남성에서 주로 발생하는 것으로 알려져 있습니다. 다만, 그 발생기전(**신경스테로이드 대사에 영향을 주는 것으로 추정**)이나 존재에 대해 명확히 밝혀진 상태는 아닙니다.

2. 탈모 자체의 영향?

: 탈모 자체가 엄청난 스트레스와 우울감을 유발하기 때문에, 약물 복용과의 선후관계가 명확하지 않습니다. 그리고 finasteride 1mg를 복용하는 환자에서 5mg를 복용하는 환자보다 우울증을 더 많이 보고했다는 점 등을 들어 해당 부작용을 보고한 논문(JAMA Dermatol. 2021;157(1):35-42)을 비판한 **반박 논문**(comment & response, JAMA Dermatol. 2021;157(6):737-38)이 있습니다.

3. 대처

: **활동성 우울증 또는 현재 성기능 장애가 있는 환자**에서는 Finasteride 외 **다른 약제를 우선 고려**합니다. 하지만 탈모 치료의 핵심이 5α-reductase이므로 타 약제에 반응이 없거나 없을 것으로 예상되는 경우 아예 사용하지 않기도 어렵습니다.

가격이 부담되어 1/4알을 복용해도 될까요?

Finasteride 1mg은 [**프로페시아정**]이 오리지날 약으로 한 달 약 5만원 대 가격대가 형성되어 있으며, 카피약은 한 달 2만원까지[**모모페시아**]도 저렴한 약까지도 있습니다. 그래도 꾸준하게 수년 이상 복용하는 약이다 보니 가격을 부담스러워하시는 분들이 계십니다.

Finasteride 1/4알인 0.25mg을 복용한 군에서 모발의 발생 개수가 1mg의 80% 정도였다는 연구결과가 있습니다. (J Am Acad Dermatol. 1999;41(4):555-63)

따라서, 온전한 효과를 얻기는 어렵지만, 아예 틀린 방법은 아니라는 것을 알 수 있습니다.

참고로 해당 연구에서 1mg에 비해 5mg는 유사한 효과를 보였으며, 1년에서 약 10% 정도 높은 정도에 그쳤습니다. 그래서 탈모 치료를 위해서는 1mg를 사용하고 있다고 이해할 수 있겠습니다.

저용량 Dutasteride(0.2mg) - 아보페시아정(전문-비급여)

- 아보다트가 Dutasteride 0.5mg인데 finasteride보다 부작용이 많기 때문에 이를 부작용을 줄이기 위해 0.2mg로 출시된 약제입니다.
- 소규모 국내 임상 시험 결과, 0.5mg 두타스테리드와 비교했을 때 0.2mg 두타스테리드는 발기부전 같은 부작용이 적으면서도 탈모 치료에 효과적인 것으로 나타났습니다. 다만, 이는 연구 대상자 수가 적었다는 점을 고려해야 합니다. (Ann Dermatol. 2025;37:e15)

핀쥬베, Topical finasteride
가임기 여성에서 절대 금기

효과

3-6개월간 꾸준히 사용해야 효과가 있습니다.

핀쥬베의 효과 입증

핀쥬베는 머리에 직접 분사하여 사용하는 Finasteride 제제입니다. 경구용 finasteride와 비교한 무작위 대조 연구를 살펴보겠습니다. (J Eur Acad Dermatol Venereol. 2022;36(2):286-94)

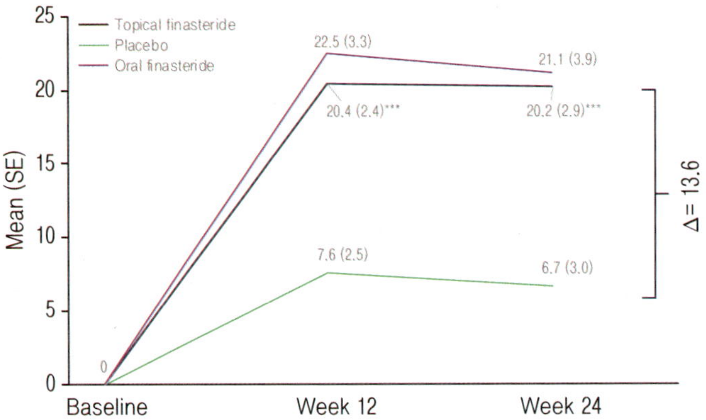

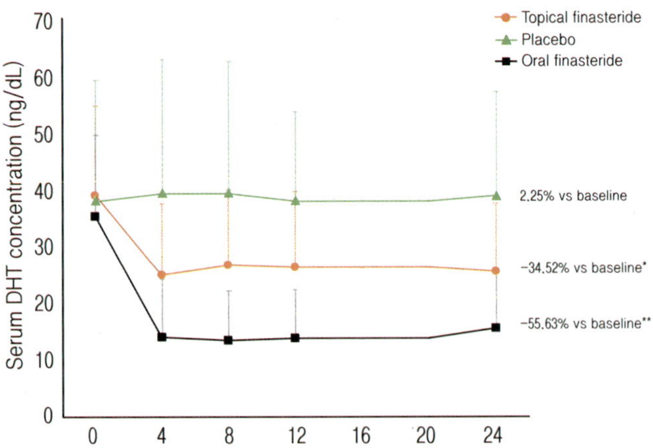

출처 : J Eur Acad Dermatol Venereol. 2022;36(2):286-294

Topical finasteride를 적용한 환자군은 **효과가 경구용 finasteride와 유사한 수준**이었으며 두피의 모발 성장의 증가도 확인되었습니다. 그리고 Topical finasteride를 사용한 군은 **혈청 DHT 레벨에 미치는 영향**은 경구 finasteride보다 **훨씬 적었습니다. 따라서 전신적인 영향은 덜 미치는 것으로 생각할 수 있으며, 프로페시아 복용으로 인한 발기 부전이나 성기능 감소 등을 경험했거나 우려하시는 분들께 적용할 수 있겠습니다.**

개인적으로 생각하는 단점

1. 비싼 가격

탈모 부위에 1일 1회 도포하는데, 1회당 1-4회 분사합니다. 총 180번 분사하는데, 4회 분사 기준으로 45회에 그칩니다. **15-18만 원** 정도로 가격이 비싸기 때문에 상당히 부담이 될 수밖에 없습니다.

2. M자 탈모에 효과가 있나?

남성 안드로겐형 탈모는 M자 모양으로 올라가는 양상이 많은데, 분사를 아래 사진과 같이 하다 보니 효과가 있을까 하는 의문이 있습니다.

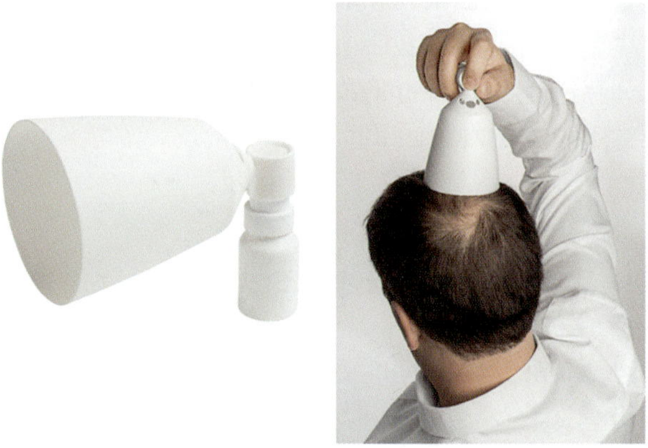

출처 : J Eur Acad Dermatol Venereol. 2022;36(2):286-94

3. 장기간 사용 데이터 부재

: 아직 출시된 지 얼마 되지 않았다 보니, 장기간 사용 시 꾸준한 효과를 보이는지 알 수 없는 상태입니다.

4. 국소 부작용

: 국소 제제다 보니 간지러움, 홍반 등 피부 트러블 부작용이 있을 수 있습니다.

5. 여성의 접촉 제한 어려움

: finasteride는 여성이 접촉도 해서는 안 됩니다. 국소 도포제형이기 때문에 여성이 보다 쉽게 노출될 수 있습니다.

Topical Minoxidil

미녹시딜의 사용

1. 효과
    - 국소 미녹시딜은 칼슘채널차단제로, 두피의 혈류 개선 등의 다양한 기전을 통해 발모 효과를 나타내는 약물입니다.

2. 효과 발현 시기 및 최대효과
    - 3-6개월 사용해야 효과가 나타나는 타 약제에 비해 **6-8주 이내에 효과(탈모 진행 ↓)가 나타나기 시작**한다는 장점이 있습니다. **3-4개월 후 모발 재성장(새로운 모발들)**이 관찰되며, 이후 **12개월에 최대 효과**가 유지되고, 이후로는 모발재성장 속도가 줄어들지만 사용 전에 비해 효과는 지속됩니다. 단, **치료를 중단하면 빠르게 탈모가 빠르게 진행**할 수 있습니다.
    - 빠르게 효과는 나타날 수 있지만, **최소 6개월은 도포해야 효과 여부에 대해 판단**할 수 있습니다.
3. 사용시 주의사항
    - **모발과 두피를 완전히 건조**시킨 후 사용하도록 합니다.
    - 여성에서 사용할 수 있다는 장점이 있으나 임부 및 수유부는 사용해서는 안 됩니다.
    - Minoxidil의 효과는 중단했을 때 4-6개월에 걸쳐 소실되므로 **타 약제로 치료를 변경**하고자 할 때는 **4개월 정도 중첩기간**을 가져야 합니다.
4. 제형
    - Solution, gel, foam 형태로 다양
    - Solution : 마이녹실액3, 5%[**일반-비급여, 대조**], 니녹시딜액2%[일반-비급여] 등
    - Gel : 마이녹실겔 5%[**일반-비급여**]
    - Foam : 로게인5%폼에어로졸[**일반-비급여**]
    - 복합제형 : 동성미녹실플러스액[**일반-비급여**] 등 → 혈관확장을 돕는 menthol, 혈관 확장 및 항염증-항산화 효과를 위한 tocopherol acetate, 케라틴 합성에 도움이 될 수 있는 pyridoxine hydrochloride가 포함. 보충제에 대한 명확한 근거는 없음.

부작용, 단점

1. 다모증

: 남성보다는 **여성**, 2% 제형보다는 **5% 제형**에서 더 흔하게 발생. 도포 중단 시 1-6개월 이내 회복

2. 피부 트러블

: 홍반, 건조증, 가려움증, 인설, 알레르기접촉피부염, 광알레르기접촉피부염 등의 피부 부작용이 **흔하게** 나타날 수 있습니다. 역시 5% 제형에서 더 흔합니다. 자극을 일으킬 수 있는 propylene glycol 성

분이 포함되어 있기 때문에 patch test를 통해서 minoxidil 자체가 원인인지 propylene glycol 때문인지 감별할 수 있습니다.

3. 일시적 모발 탈락(쉐딩, Shedding 현상)
: 치료 초기 휴지기 모낭이 성장기로 전환되며 **첫 1달 이내의 일시적인 모발 탈락**이 늘어납니다. 이에 대해 **미리 초기 모발 탈락이 있을 수 있으며 이후 모발이 자라게 됨을 교육해야 합니다.**

4. 하루 2회 사용의 번거로움
: 하루 2회를 사용해야 하는 국소 미녹시딜은 사용하기가 까다롭습니다. 끈적거리는 약물 때문에 머리가 떡져보이고 침구류와 옷에 묻는 점도 상당히 불편할 수 있습니다. 따라서 **이 약제에 효과가 없다면, 순응도에 대한 점검**을 하고 사용하기 쉬운 제형으로의 변경을 고려해 볼 수 있습니다.

5. 저혈압, 빈맥
: 0.01% 이하의 극소수에서 약제에 예민하게 반응하여 발생할 수 있습니다. 약제 중단 시 호전됩니다.

5ARI와 효과 비교

- **보다 근본적으로 관여하는 5ARI의 효과가 더 큰 것**으로 임상적으로 받아들여지고 있습니다.
  - 5ARI 단독으로 사용 중 국소 미녹시딜 추가 → 효과 증가가 크지 않음
  - 국소 미녹시딜을 사용 중 5ARI 추가 → 효과 크게 증가

기타약제
Off-label

PO Minoxidil - 동광미녹시딜정[전문-비급여]- 여성, 남성

1. 사용

- Androgenic alopecia에 대한 효과 있음. 단, 처음부터 잘 처방하지는 않고 **탈모 약제들을 사용해도 효과가 덜한 경우 병용**하는 방식으로 주로 사용합니다.
- 원래 허가사항 상 저항성 고혈압 환자에서 사용하는 약제로, 저혈압에 주의해야 합니다.

2. 용량

- 남성 1-2mg, 여성 0.5-1mg로 시작 → 2-3개월마다 천천히 0.5mg 증량 → 최대 남성 2.5-5mg, 여성 1.25-2.5mg를 사용
- 대부분 여성 **1/4T (1.25mg)**, 남성 **1/2T (2.5mg)**를 사용

- 1알 5mg 제형이기 때문에 증량 시 정확한 용량을 맞추기가 어렵습니다. 주로 **1/4-1/2알로** 시작하여 **1/4-1알까지 증량**할 수 있습니다.
- 큰 부작용이 없다면 장기간 사용이 가능합니다.

3. 부작용

- **Shedding 현상** : 모발이 탈락하고 새로운 성장기 모발이 자라면서 일시적인 모발 탈락이 있습니다. 국소 미녹시딜보다 경구제는 이 shedding 현상이 더 뚜렷하게 보일 수 있습니다. **치료를 이때 중단하지 않도록 교육**이 필요하며, 최소 4-6개월 사용하고도 효과가 없다면 중단하고 탈모의 이차성 원인을 확인합니다.
- **전신 다모증(15%)** : 이마, 뺨, 턱, 인중 등 얼굴부위와 팔, 몸통 등 원하지 않는 부위에 털이 날 수 있습니다. **여성에서 더 두드러지게** 나타나며, 투여를 중단하면 1-6개월 내 호전됩니다.
- **부종(10%)** : 심한 경우 드물게 pericardial effusion이 발생할 수 있음. 특히 신기능 저하자에서는 주의.
- 심혈관계 부작용 : **저혈압**, 빈맥, 심실조기수축 등의 ECG 변화(10%)

4. 처방 시 주의사항

- 원래 고혈압약이기 때문에, **저혈압이 발생하는지 모니터링**해야 합니다.
  - 첫 주에는 매일 혈압 측정을 권유하고 점차 혈압 측정 빈도를 줄여나갈 수 있습니다.
  - 다만, 탈모에 사용하는 저용량에서는 혈압 강하효과가 그렇게 크지는 않긴 합니다.
- 탈모 개선보다 다른 부위에 털이 더 많이 난다고 불평을 들을 수 있습니다.

Alfatradiol(17α-Estradiol) - 엘크라넬알파액0.025% [일반-비급여] - 여성 > 남성

1. 효과

- 두피에서 여성호르몬과 비슷한 작용을 하여 두피 탈모를 개선하는 약제입니다. 주로 **국소 미녹시딜과 병용하여 사용**합니다. 5α-reductase를 억제하고, 17β-dehydrogenase를 억제하며 aromatase를 자극하여 DHT 농도를 감소시키고 17β-estradiol의 농도를 증가시킵니다.
- 여성 70-80% 이상에서 효과, 3-4개월 후 모발 재성장 관찰 시작, 6개월 이후부터 모발 재성장과 모발 굵기 증가. 1년까지 효과 증가.
- 사용 중단 시 효과는 3-4개월에 걸쳐 소실.

2. 부작용

- 두피 자극, 접촉 피부염 : 미녹시딜보다는 빈도가 매우 낮다는 장점

3. 주의사항

- **임부, 수유부**에 대한 안전성 확립 안 됨.

PO Spironolactone - 알닥톤필름코팅정[전문-급여] - 여성

1. **효과 및 허가사항**
    - 안드로겐을 차단하는 효과가 있어 **여성의 안드로겐 탈모** 치료에 off-label로 처방되기도 합니다. 근거가 명확하게 확립되어 있지 않습니다.
    - 원래 허가사항 : 고혈압, 원발성알도스테론증, 저칼륨혈증, 심성부종(울혈성 심부전), 신성부종, 간성부종, 특발성부종
    - **고안드로겐혈증이 있는 여성**에서 효과적

2. **부작용**
    - **고칼륨혈증** : aldosterone antagonist로 작용하기 때문에 혈중 칼륨(Potassium) 수치를 상승시킬 수 있습니다.
        - 고위험군에서 사용 전후로 serum electrolyte 측정 필요
    - 유방통증, 생리 불순, 감정 변화, 임신 시 남성 태아 기형

3. **주의사항**
    - 치료 중 **반드시 피임**해야 합니다.

Topical ketoconazole 니조랄2%액[일반-비급여]

케토코나졸 성분은 항진균제로 사용합니다. 하지만 추가적으로 항염증효과, 항안드로겐효과가 있어서 **남성형탈모**에 off-label로 사용되곤 합니다. 원래 두피의 지루성피부염이 있을 때 사용하기 때문에 **지루성 피부염이 동반**된 경우 주로 사용하며, 근거가 확립되어 있지 않기 때문에 일괄 사용하지는 않습니다.

기타 보조제

1. **처방 가능한 모발영양제 : 판토가캅셀, 판시딜캡슐[일반-비급여]** - 마이녹실에스캡슐, 판이실캅셀, 판그로캡슐, 케어모블캡슐, 케라시딜캡슐, 케라스트캡슐, 케라민캡슐, 케라네일캡슐, 카필러스캡슐, 새로모아캡슐 등
    - **맥주 효모** 기반의 모발영양제
        - 맥주 효모가 탈모에 효과적이라는 광고 영상이 많지만, 주로 **휴지기 탈모**에 효과적이고 안드로겐형 탈모에는 근거 없음. 안드로겐형 탈모에 사용하지 말라는 문구가 있음.
        - 가격도 3개월 5-7만원가량으로, 프로페시아 카피약 등과 비교했을 때 비용 대비 효과성이 떨어집니다.
    - 손상된 모발, 감염성이 아닌 손톱의 발육 부전, **탈모의 보조치료에 허가**
        - 모발이 잘 부스러지는 경우 다른 탈모 치료제와 함께 처방 → 1C TID로 식후 복용
    - Calcium pantothenate 60mg **Keratin** 20mg L-cystine 20mg **medicinal Yeast** 100mg p-amino benzoic acid 20mg Thiamine nitrate 60mg

2. 경구 철분제 : 훼로바-유서방정[일반-급여]

- 허가 : 철 결핍성 빈혈의 예방 및 치료
- 효과에 대해 논란이 많지만, ferritin 수치가 낮은 여성 환자에서 철분 공급이 도움이 된다고 여겨집니다.
- Ferritin < 20μg 이하일 때 처방을 고려합니다.

3. 비오틴

- SNS 등에서 비오틴을 엄청 광고하고 있지만, 정상 건강을 유지하는 성인에서 결핍은 매우 드물고 보충이 효과 있다는 근거가 매우 부족함.

혈액검사

피검사는 대부분의 경우 필요 없습니다. 하지만 치료반응이 좋지 않거나 진단이 불확실한 경우 이차성 원인을 감별하기 위해 시행할 수 있습니다.

- TSH, CBC, 빈혈검사(ferritin, TIBC, Fe, reticulocyte) → 갑상선 기능 저하증, 철분 결핍성 빈혈로 인한 탈모 감별

1. 5α-reductase inhibitor 처방 시

: 전립선암의 초기 진단을 늦출 수 있다는 점에서 **45세 이상의 남성**에서 5α-reductase inhibitor를 사용하기 전 **PSA(전립선 특이항원, Prostate Specific Antigen) 측정이 권장**됩니다.

2. Spironolactone 처방 시

: 혈중 칼륨 농도를 증가시킬 수 있어 **사용 전후로 electrolyte**를 검사합니다.

진료실 고민

1. 약가 문제 - 제네릭 처방? 오리지널 선호?
2. 전립선암 가족력? 임신계획?
3. 헌혈 금지 설명 - Finasteride 1개월(보다 안전하게는 2개월), Dutasteride 6개월
4. 미녹시딜 사용 시 shedding 현상 교육, 부종 및 저혈압 모니터링
5. 탈모 치료제는 꾸준히 사용해야 함을 강조
6. 5α-reductase inhibitor 사용 시 : PSA 수치 2배로 해석해야 함을 교육, 가임기 여성에서 약제 접촉 주의

심평의학

진료 자체도 비급여

안드로겐 탈모는 진료 목적 자체가 급여에 해당하지 않기 때문에 비급여 처리합니다. **처방도 모두 비급여 처리**합니다. 단, 원형탈모의 경우 급여 진료에 해당하기 때문에 급여의약품을 임의로 비급여 처리할 수 없습니다.

상병코드

진료 자체가 비급여이기 때문에 크게 중요하지는 않습니다.

L63 원형탈모
L631 전신탈모
L64 안드로겐탈모증(남성형 탈모)
L65 비흉터성 모발손실(휴지기 탈모, 성장기 탈모 등)
L66 흉터 탈모증(흉터성 모발손실)

Reference

1. Evidence-based (S3) guideline for the treatment of androgenetic alopecia in women and in men - short version : J Eur Acad Dermatol Venereol. 2018 Jan;32(1):11-22.
2. Ho CH, Sood T, Zito PM. Androgenetic Alopecia. [Updated 2024 Jan 7]. In: StatPearls [Internet]. Treasure Island (FL): StatPearls Publishing; 2025 Jan-. Available from: https://www.ncbi.nlm.nih.gov/books/NBK430924/
3. 대한모발학회 - 탈모의 진단과 치료 자료 (2021) https://www.khrs.or.kr/library/operation/?per_page=&find_method=&find_str=&mode=view&uid=10

CHAPTER 37

기타 피부과 약제 처방

주사(Rosacea) 치료제

- 지루성 피부염으로 진단받고 오래 치료받았으나 주사였던 경우도 있는 등 꼭 잘 감별해야 합니다.
  - 주사 : 만성적인 염증 상태
  - 여드름과 비교 : 면포가 없고, 좀 더 늦은 나이에 발생.
  - 특징적인 양상 : Facial erythema with or without edema, telangiectasia, tendency for facial flushing
  - 2017년 진단기준 : 두 가지 진단적 형태+2가지 이상의 주증상
    - **Diagnostic : 지속적인 얼굴중심부 홍반, 비후성변화** → 반드시 진단에 필요
    - **주증상(Major) :** 홍조, 구진/농포, 모세혈관확장(telangiectasia), 안구 증상(Lid margin telangiectasia, Interpalpebral conjunctival injection, Spade-shaped infiltrates in the cornea, scleritis and sclerokeratitis)
    - 부증상(Secondary) : 타는 듯한 느낌, 따끔거리는 느낌, 부종, 건조함, ocular manifestations
- 생활습관 교정 : 피부보습, 피부자극 차단, 자외선 차단
- 치료 약제
  - **지속적인 홍반 호소** → BB(ex. carvedilol), Brimonidine(국내 없음)
  - **좀 더 진행하여 구진/농포** → 국소 Ivermectin/Metronidazole, 국소 칼시뉴린억제제 등 → 경구 Doxycycline, 간헐적 스테로이드 사용
    - **Ivermectin[수란트라크림(전문-비급여)]** : 모낭충을 잡기 위한 항원충제로, 장기간 도포하면 효과가 좋습니다.
    - **Metronidazole[로섹스겔(전문-비급여)]** : 자극감으로 초기 2주는 심해질 수 있다고 warning 필요. 홍조가 동반되면 사용하지 않음.

- ◦ **비후성 병변** → 저용량 isotretinoin 고려
- ◦ **안구까지 진행** → 경구 Doxycycline, low dose isotreinoin / 국소 Cyclosporin 등(현실적으로는 안과 전원 고려)

기미 연고

- 기미 연고는 자주 품절되고 있습니다.
- **[멜라논크림(Hydrocortisone 10mg, Hydroquinone 50mg, Tretinoin 0.03mg)(전문-비급여)]** : 가장 유명한 기미 연고, 자극감 심함.
- **[트리루스트라크림(Fluocinolone 0.1mg, Hydroquinone 40mg, Tretinoin 0.5mg)(전문-비급여)]** : Hydroquinone 농도가 보다 적어 자극감은 덜한 편
- **[투앤티크림(Tretinoin 0.25mg)(전문-비급여)]** : 주름 개선, 여드름, 미백 등에도 효과가 있으나 다른 기미연고보다는 기미에 효과 덜함

상처연고/재생연고/흉터연고

- **창상 치유 과정**
  - ◦ 상처발생 시 Coagulation & Hemostatsis → Inflammation(-3일) → Proliferation(-2주) → Remodeling(-3달) → Maturation(-수년)의 과정 : 보통 wound contraction이 오는 2주 이내 치료를 잘 해야 합니다.

	상처 발생 Hemostasis	염증기 (-5일) Inflammation	Proliferation phase		Maturation phase (-수년)
			세포 증식기 (4-7일)	콜라겐 증식기 (1-8주)	
피부 상태	표피, 진피 손상	지혈, 면역세포 및 염증 활성화	fibroblast 이동 상피세포, 육아조직 채워지기 시작	염증은 줄고 콜라겐 및 혈관 생성이 활발	정상 세포화
적절한 처치	생리식염수 또는 흐르는 물에 세척	± 항생제 연고 통기가 잘되는 밴드	연고 없이 습윤밴드	흉터치료제	흉터치료제는 1년 이후에는 효과 적음

- **상처연고** : **'상처'**(열린 피부)의 감염을 예방하고 보습을 위해 사용, 상처회복까지 사용 : **2주**까지 사용함
  - ◦ Fusidic acid **[후시딘연고]** : 오랜 기간 일반의약품으로 사용되어 내성이 많아짐
  - ◦ Mupirocin **[박트로반, 박테로신, 에스로반(일반-급여)]** : **가장 유효**한 창상연고이지만, 일반의약품이 되면서 내성이 많아지고 있습니다.
    - ▪ 품절이 종종 있어 여러 제품을 돌아가면서 사용.

- **Ozenoxacin[오자넥스크림(전문-비급여)]** : 퀴놀론(non-fluorinated quinolone)이라 효과적이고 만 2개월 이상에서도 사용가능하지만, 비급여 약제로 가격이 부담.
- Retapamulin[알타고연고] : 내성이 없으나 품절.
- 안연고 활용
  - Tobramycin[오큐라신안연고, 토라신안연고] : 안연고라 오히려 피부에는 내성이 덜합니다.
  - Ofloxacin[타리비드안연고, 에펙신안연고] : 주로 눈, 코, 귀 주변에 바를 때 효과적으로 사용할 수 있습니다.
  - 안연고는 급여기준상 허가사항 범위 내에서 급여 처방가능하고, 허가범위를 초과하여 수술 후 비강 점막 또는 두경부 점막 등 상처감염 예방목적에는 전액본인부담 처방합니다. → 일반적인 상황에서는 전액본인부담 고시 적용이 어려워, 결막염코드(H10.8)를 넣어야 하는 부담이 있습니다.

- **재생크림** : 상처가 아물고 재생될 때 사용(2주 정도 지나서)
  - **마데카솔 제품들** : 식물추출물 Centella가 상처 치유와 콜라겐 합성에 도움
    - 마데카솔겔, 마데카솔 분말 : Centella : 초기 상처 치료엔 사용할 수 없음.
    - 마데카솔케어 : Centella + 네오마이신
    - 복합마데카솔 : Centella + 네오마이신 + Hydrocortisone(Class 7 스테로이드)
      - 마데카솔케어, 복합마데카솔은 네오마이신이 있어 초기 상처 치료에도 사용할 수 있으나 피부 감염에 네오마이신은 근거가 부족하기 때문에 Mupirocin이나 Fusidic acid를 사용하는 것이 바람직합니다.

- **흉터연고** : 닫힌 피부의 건조 예방과 흉터 연화를 위해 사용, Proliferation phase가 지난 후 사용하여 흉터 성숙까지 사용
  - 하루 3-5회 도포하며, 물에 닿지 않도록 합니다.
  - **실리콘 제형 : 더마틱스 울트라겔, 켈로코트, 레노실 스틱**(편하고 휴대하기 좋음)**, 레노스카 겔**(바르기 좋음)**, 레노스카 시트**(바르기 힘든 곳)**, 시카케어겔 등**
    - 피부 위로 막을 형성하여 수분 손실로 인한 keratinocyte 활성이 되어 흉터를 유발하는 것을 방지.
    - 울퉁불퉁한 hypertrophic 병변에 적용. 2-3달 사용
  - **기타 복합성분 제형** :
    - 성분별 효과
      - 양파 추출물 : 항산화, 항염증, fibroblast 증식 억제 등
      - Heparin : 통증 및 염증 완화, 콜라겐 생성 조절
      - Allantoin : 피부재생, 보습 등
      - Dexpanthenol : 수분증발 방지, 재생 촉진, 항염증

- ▪ 양파추출물 제형 : 콘트라투벡스겔, 벤트락스겔
- ▪ 덱스판테놀 제형 : 노스카나겔(일반-비급여)

- **예시**
  - 처음 발생한 상처 : 항생제 연고 사용
  - 여드름 패인 흉터 : 기타 복합제형 흉터 연고 사용(실리콘은 오히려 모공을 막을 수 있음)
  - 어느 정도 아문 초기 흉터 : 실리콘 제형 또는 기타 복합제형 흉터 연고
  - 비후성 흉터 : 실리콘 제형

경구 항생제

- **대부분의 피부 감염은 1세대 세파로 해결 가능**
  - Cefadroxil [보령듀리세프캡슐(전문-급여)]
  - Cefalexin [팔렉신캡슐(전문-급여)]
  - 반응이 더디다면 fluoroquinolone 계열로 변경 고려(JX999 "1차 항생제에 반응 없어 2차 항생제로 사용")
    - ▪ 하지만 현실적으로는 전원을 고려하는 것이 안전할 것 같습니다.
- **여드름, 주사 등에서는 테트라사이클린계도 사용**
  - Doxycycline [영풍독시사이클린정], Minocycline [미노씬캡슐], Roxithromycin
- 타과에 영향을 덜 미치는 항생제가 선호될 수 있습니다.
  - ex. 여드름 → 내과적으로도 중요한 항생제인 Levofloxacin, Ciprofloxacin 등보다는 Roxithromycin, Doxycycline 등

항히스타민제

- 피부병은 가려움을 동반하는 경우가 많아 항히스타민제를 사용할 일이 많습니다.
- [항히스타민제 처방하기]에 따로 작성

경구 스테로이드

- 초반 피부병변의 빠른 효과를 보이기 위해서 사용할 때도 있습니다.
- 피부과에서는 주로 고용량을 짧고 굵게 사용합니다. (ex. methylprednisolone 8mg(2T) BID-TID)
  - 가능하다면 QD로 짧게 사용하는 것이 좋겠지만, 생리적인 cortisol 농도가 밤에 떨어지면서 증상이 더 심한 경우가 있어 이런 경우는 BID나 TID 처방이 필요할 수 있습니다.
  - 필요한 경우 gastric protection을 적극적으로 고려합니다.
  - 장기간 사용 시에는 tapering이 필요하며, 부작용을 중간중간 확인해야 합니다.

단순처치 처방

- Dressing을 하는 경우 단순처치(M0111000)를 처방합니다.
    - 부위에 따라서 여러 곳을 청구할 수 있습니다. : 머리, 복부, 배부, 좌상지, 좌하지, 우상지, 우하지

Reference

1. J Korean Med Assoc. 2024 May;67(5):355-363.
2. Ann Dermatol. 2024 Jun;36(3):125-134.
3. J Korean Wound Management Soc. 2008;4:74-83.

CHAPTER 38

항혈전제 (항혈소판제/항응고제)

일차의료에서 항혈전제 사용

- **일차예방**
  - 심뇌혈관질환이 발생하지 않았지만 예방을 위해서 항혈전제를 복용하는 경우
  - ex. 10 year CVD risk가 높은 당뇨병 환자에서 항혈소판제 사용 / CHA_2DS_2-VASC score 2점 이상 심방세동 환자에서 항응고제 사용
- **이차 예방**
  - 심뇌혈관질환이 발생하여 재발을 위해 항혈전제를 복용하는 경우

1차 예방

항혈소판제제와 1차 예방

- 전통적으로 아스피린을 이용하여 심뇌혈관질환의 일차 예방을 해왔습니다. 하지만, 최근 그 역할이 점점 축소되고 있습니다.
- 그에 따라 USPSTF를 비롯한 여러 가이드라인에서 아스피린을 권고하지 않는 경우가 많아졌습니다.

◦ **USPSTF 권고안 : Aspirin의 일차예방 효과?**

표 History of USPSTF recommendations on the use of aspirin as primary prevention for cardiovascular disease

2022	2016	2009
C RECOMMENDATION Ages 40–59 with ≥ 10% 10-year risk of CVD	B RECOMMENDATION Ages 50–59 with ≥10% 10-year risk of CVD, at least 10-year life expectancy, and not at risk of bleeding	A RECOMMENDATION Men ages 45–79 when potential benefit in MI reduction is greater than harm due to an increase in GI bleeding Women ages 55–79 when potential reduction in stroke is greater than harm due to an increase in GI bleeding
D RECOMMENDATION Ages ≥60	C RECOMMENDATION Ages 60–69	D RECOMMENDATIONS Women <55 years Men <45 years
	INSUFFICIENT EVIDENCE <50 and ≥ 70 years	

CVD, cardiovascular disease; GI, gastrointestinal; MI, myocardial infarction.
Grade A: There is a high certainty of substantial benefit. *Offer* service.
Grade B: There is a high certainty of moderate benefit; or moderate certainty of moderate/substantial benefit. *Offer* service.
Grade C: There is moderate certainty of small benefit. *Offer* service selectively.
Grade D: There is moderate or high certainty of no benefit, or that harms outweigh the benefits. Discourage service.
I statement: Current evidence is insufficient to assess the balance of benefits and harms of this service

출처 : J Fam Pract. 2022;71(6):262-4

▪ 2022년 권고안의 변경사항에 따르면 **40-59세 성인**을 대상으로 **10년 심혈관계 위험도가 10% 이상**인 군에서만 아스피린을 권고합니다. 60세 이상에서는 위해가 이득보다 더 높다고 판단했습니다.

- 일차예방의 목적으로 항혈소판제를 처방하기보다는 **고지혈증 치료(스타틴)를 적극적**으로 하는 것이 상당히 근거도 많고, 효과적입니다.

다른 기저질환이 없는 고혈압, 당뇨 환자

- **전통적으로 아스피린**을 일차 예방을 위한 항혈소판제로 선택하여 사용했으나, 근거가 떨어지고 있어 최근에는 권고하지 않는 경향.
  ◦ 하지만, 일차예방에 대한 needs는 있기 때문에 다른 항혈소판제에도 관심이 돌아가고 있습니다.
- 주요 가이드라인의 일차예방 목적으로의 아스피린 사용 언급
  ◦ **2022년 고혈압 진료지침_대한고혈압학회**
    ▪ 40-70세 고위험도 고혈압 : 일차 예방 목적의 아스피린 투여 **'고려'**(투여 권고가 아님)
    ▪ 70세 이상 중저위험도 고혈압 : 아스피린 투여 시작을 하지 않도록 권고
    ▪ 하지만, 일차 예방 목적으로는 연구 결과가 일치하지 않는다는 코멘트를 달았습니다.

- 2023 당뇨병진료지침_대한 당뇨병학회
  - 심혈관질환의 위험이 높으나 출혈위험이 높지 않은 성인 당뇨병 환자에게 아스피린 100mg을 사용할 **수 있다**.
- 뇌졸중가이드라인_대한뇌졸중학회
  - **10년 심뇌혈관질환 위험도 6-10%**인 경우 고위험군으로 고려하며, 저용량 **아스피린 사용이 추천**된다.
  - 당뇨병 또는 말초동맥질환 단독으로는 아스피린은 일차예방에 유용하지 않다.
  - 허혈성 심장질환의 경우 남성, 허혈뇌졸중의 경우 여성에서 일차예방으로 추천될 수는 있다.
  - **50% 이상의 무증상 경동맥협착 환자**에서 금기 사항이 없는 한 **항혈소판제 치료가 권장**된다.
  - 50% 미만인 환자에서 항혈소판제제 치료는 동반된 위험인자와 출혈 부작용 위험을 고려하여 결정하는 것이 바람직하다.
    - ***30% 이상 협착에서 다른 위험인자들이 많은 경우****에도 경험적으로 처방을 하시는 선생님들이 계십니다.*
- *요약하면*
  - *70세 이상에서 일차예방 목적의 아스피린은 고려하지 않습니다.*
  - *10년 심뇌혈관 질환 위험도를 계산하여 6-10%인 경우 출혈위험도를 따져서 처방할 수 있습니다.*
  - *고혈압보다는 당뇨 환자에서 일차예방을 보다 고려합니다.*
  - *경동맥 초음파 결과가 있다면 50% 이상 협착이 있을 때 항혈소판제 처방을 고려합니다.*

- **심혈관 질환**은 **Aspirin, clopidogrel**이 주로 근거가 있습니다.
- **뇌졸중**은 **Aspirin, Cilostazol**이 주로 근거가 있습니다. (Stroke. 201;45(12):3754-832)

- Aspirin [**아스피린프로텍트정(일반-급여)**], [**보령바이오아스트릭스캡슐(일반-급여)**]
  - **출혈 부작용**이 다른 항혈소판제에 비해 많이 높은 편입니다.
  - 예전에는 고혈압만 있어도 사이드처방으로 많이 나갔으나 최근에는 대규모 일차예방연구 ASCEND, ASPREE, ARRIVE 등에서 효과가 없거나, 출혈 위험성이 증가하는 결과가 나와, 최근에는 일차예방의 목적으로 잘 활용하지 않습니다.

- Clopidogrel [**플라빅스정(전문-급여)**]
  - 허가 : 뇌혈관, 심혈관, 말초동맥
    - 심혈관질환에서 evidence가 정말 많습니다.
  - 심혈관질환 재발 위험도가 높은 환자를 대상으로 CAPRIE 연구(clopidogrel 75 vs aspirin 325mg)에서 심근경색, 뇌졸중 및 혈관질환 사망 상대위험도를 8.7% 아스피린보다 더 감소. 위장관 출혈, 비치명적 뇌출혈은 이 아스피린에 비해 의미 있게 낮았습니다.

- 단점
  - CYP2C19의 variation으로 **개인마다 효과가 차이**가 있으며 PPI 중 **omeprazole과 상호작용**이 있습니다.
  - 일차 예방에 대한 근거는 부족한 편입니다.

- Cilostazol [**프레탈정(전문-급여)**], [**프레탈서방캡슐(전문-급여)**] : PDE-3 억제제
  - 허가 : 뇌혈관, 말초동맥(즉, 심혈관 질환을 예방하기 위해서는 Aspirin 또는 Clopidogrel이 더 적절)
  - 100mg BID로 처방하나 서방정을 이용하면 200mg QD로 처방할 수 있습니다.
  - 역시 출혈 부작용은 덜한 편입니다.
  - 장점
    - **말초동맥질환**에서 stroke 예방에 효과적입니다.
    - **경동맥 질환(carotid plaque, IMT thickness)** : 국내 연구인 FANCY study에서 2형 당뇨 환자에서 Cilostazol이 aspirin보다 carotid plaque를 줄였으며, aspirin은 오히려 늘어났다는 결과가 있습니다. (Diabetes Obes Metab. 2020;22(12):2257-66)
    - **열공성 뇌경색**에서 실로스타졸이 특히 추천이 됩니다. [뇌졸중 진료지침]
    - 다면 효과(Pleiotropic effect) : NO로 혈관 확장, TG 감소, HDL 상승, 항염증 등
  - 단점:
    - 빈맥, 두통 부작용이 있습니다. 사용 후 빈맥이 생겼다면, 타 항혈소판제로의 변경을 통해 호전을 기대할 수 있습니다.
    - 두통 : PDE3을 억제하여 c-AMP 증가 → 혈관확장 및 세포내 adenosine 증가 → adenosine도 혈관 확장을 일으킴 → 두통 발생
    - **울혈성 심부전 환자**에서 금기

- Sarpogrelate [**안플라그정(전문-급여)**], [**안플라그서방정(전문-급여)**]
  - 허가 : 말초동맥
  - 100mg TID로 사용해야 하는 불편함이 있지만, 서방정을 이용하면 QD로 사용할 수 있습니다.
  - 주로 **당뇨가 있는 분들께 주로 사용**되고 있습니다.
  - 장점 :
    - 선택적 5-HT_2A 길항제로 작용 : 세로토닌은 혈소판을 활성화시켜 혈관수축물질의 생성과 응집을 유도합니다. PAD에서 내피기능의 지표인 reactive hyperemia 반응을 실제로 증가시켰다는 연구가 있습니다. (J Cardiovasc Pharmacol. 2007;49(4):221-7)
    - **당뇨**병성 족부 병변, 버거씨병, **말초동맥질환** 등에 대한 데이터가 많습니다.
      - 말초동맥질환의 허혈성 증상 개선, ABI 개선, 보행거리 증가
      - **당뇨병성 신경병증**의 증상을 개선했다는 소규모 연구들도 있습니다.

    - 다면 발현효과 : 항염증, 내피세포 개선, 플라크 형성 및 진행 조절
    - **부작용이 덜하다**는 장점 → 다른 항혈소판제에 부작용 경험 시 고려
  - 단점 :
    - 항혈소판제로서 효과는 약한 편입니다.
      - 2024 급여적정성 재평가에서 만성동맥폐쇄증에 대한 급여적정성 없음으로 판단되었으나, 약가 인하를 조건으로 급여 유지를 하는 것으로 결론이 나왔습니다.
    - 심혈관계 질환 예방, 뇌졸중 예방을 위해서는 사용할 수 없습니다.

심방세동 환자

CHA_2DS_2-VASC score 2점 이상 심방세동 환자 → **항응고제** 사용

- 1점인 환자에서 예전에 Aspirin이나 clopidogrel을 처방하였으나, 최근에는 가이드라인에서 빠졌습니다. 1점 환자에서는 항응고제를 사용하거나 사용하지 않는 두 가지 옵션뿐입니다.
- 새롭게 진단된 경우, 심방세동의 원인일 수 있는 판막질환과 동반되어 있을 수 있는 심부전의 존재를 평가하고, 시술 필요성을 판단하기 위해 전원이 필요합니다.
- 일차의료기관에서는 valvular heart disease가 원인이 아니며, 이미 시술과 리듬 치료를 받지 않기로 한 환자를 대상으로 관리합니다. 낮은 CHA_2DS_2-VASC score 점수로 항혈전제를 처방받지 않는 환자에서는, 나이와 병력에 따라서 점수가 달라질 수 있음에 주의합니다.

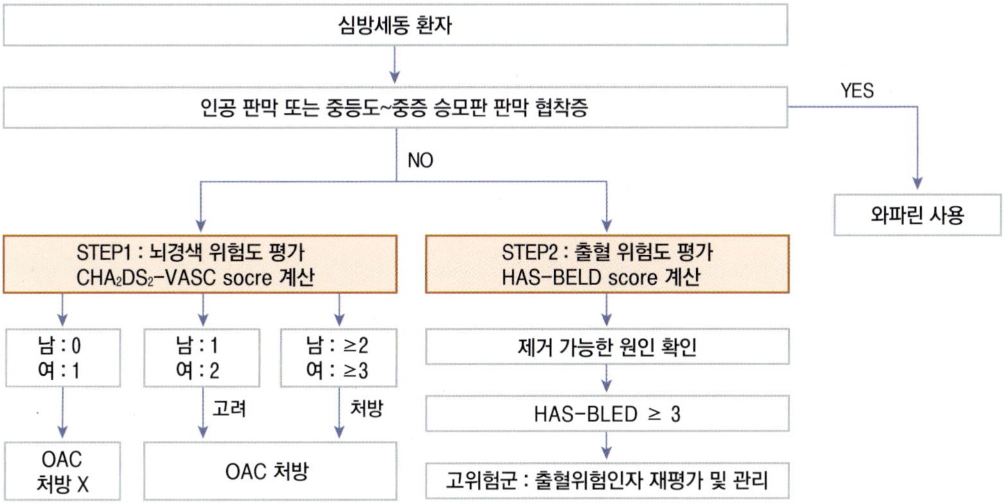

출처 : 2022 대한부정맥학회 심방세동 환자에서의 비타민 K 비의존성 경구용 항응고제(NOAC) 사용 지침

- **NOAC 처방**
  - **NOAC의 비교 :** '2022 대한부정맥학회 심방세동 환자에서의 비타민 K 비의존성 경구용 항응고제(NOAC) 사용 지침'

	Dabigatran [프라닥사]	Rivaroxaban [자렐토]	Apixaban [엘리퀴스]	Edoxaban [릭시아나]
표준 용량	150mg BID	20mg **QD**	5mg BID	60mg **QD**
저용량/ 감량	110mg BID	15mg QD	2.5mg BID	30mg QD
저용량 사용/ 용량 감량 기준	110mg BID : • CrCl 30-50mL/min • 나이≥75세 • verapamil 사용 • 출혈 위험도 증가*	• CrCl 15-49mL/min • 출혈위험도 증가(항혈소판제 사용)	아래 3가지 기준 중 2가지 이상 : • 나이≥80세 • 몸무게≤60kg • 혈청 크레아티닌 ≥1.5mg/dL	아래 기준 중 하나 이상 : • CrCL 15-50mL/min • 몸무게≤60kg • 드로네다론, 사이클로스포린, 에리스로마이신, 케토코나졸 동시 사용
최소 용량				15mg QD
최소 용량 기준				• 출혈 위험성이 높은 고령자의 경우 연령 및 상태에 따라 • CrCl 15-30mL/min인 출혈 위험성이 높은 고령자에게 연령 및 상태에 따라 투여
CYP 대사	**None**	Extensive	Extensive	**< 4%**

* 출혈위험도 증가 : Clopidogrel, Aspirin, NSAID 복용, 선천적 또는 후천적 응고이상, 혈소판 감소증 또는 기능적 혈소판 결손, 최근의 생검 또는 주요 외상(Dabigatran에 한함)

자렐토는 음식과 함께 복용해야 흡수율이 높아서 15mg, 20mg는 식사와 함께 투여하도록 되어 있음.

Apixaban과 Edoxaban이 60kg 이하 저체중 환자와 고령 환자에서 선호되는 약제임.

그림 신기능에 따른 NOAC의 사용

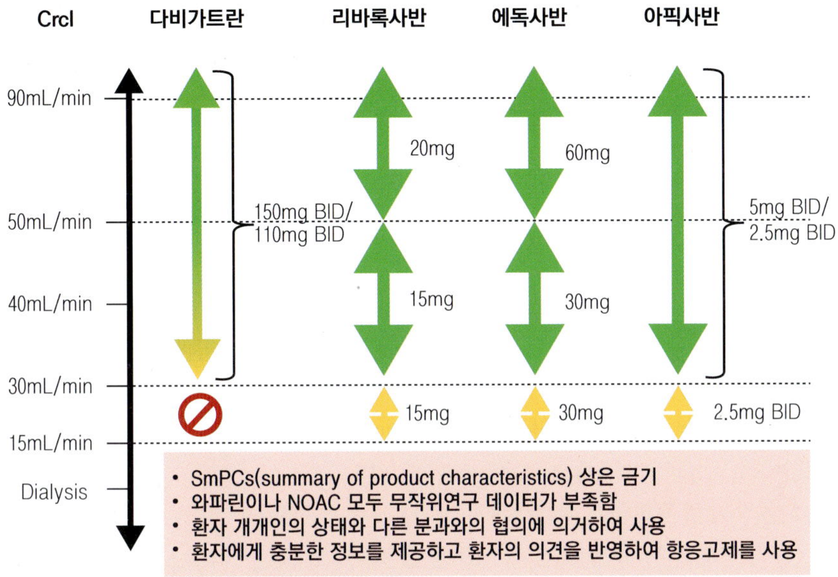

출처 : 2022 대한부정맥학회 심방세동 환자에서의 비타민 K 비의존성 경구용 항응고제(NOAC) 사용 지침

- **심박수 조절 : BB가 1차 약제**(target : HR < 110 / 증상(+) or 좌심실 기능이 악화 : HR < 80)
  - Bisoprolol(심장 beta-1에 높은 선택성) : 1.25-10mg QD or split
  - Carvedilol 3.125-25mg BID / 8-64mg QD(ER)
  - Metoprolol 12.5-100mg BID / 25-200mg QD(ER)
  - Nebivolol 1.25-10mg QD or split

기타 근거가 약한 약제들

- 위의 항혈전제를 사용할 정도는 아닌데, 혈액순환제 꼭 좀 달라고 하시는 분들께 드려볼 수 있는 약제입니다.
- Kallidinogenase[영풍칼리크레인정(전문-급여)]
  - 허가사항 : I109(고혈압)+I739(말초혈관질환) / H810(메니에르)+I739(말초혈관질환)
    - 1. 다음 질환에 의한 **말초순환장애** : **고혈압**, 메니에르증후군, 폐색성혈전혈관염(버거병) → **급여기준상** **급여 인정**
    - 2. 갱년기장애, 망맥락막의 순환장애에 의한 여러 증상의 개선 → 전액본인부담
- Ginkgo leaf[타나민정(일반-급여)]
  - 허가사항 : I739
    - **1) 말초동맥 순환장애**[간헐성 파행증(이따금 절뚝거림)]의 치료 → 급여인정

- **2)** 어지러움, 혈관성 및 퇴행성 이명(귀울림) → 중추성 어지러움에 한하여 급여인정 / 이외는 전액본인부담
- **3)** 이명(귀울림), 두통, 기억력감퇴, 집중력장애, 우울감, 어지러움 등의 치매성 증상을 수반하는 기질성 뇌기능장애의 치료 → AChEI 또는 Memantine과 함께 투여 시 1종은 급여, 저렴한 약제는 전액본인부담처리

심평의학

항혈소판제

- 일반원칙 : 경구용 항혈전제(항혈소판제 및 Heparinoid 제제) 24.4.1
  - **1차 예방**(고혈압상명 I109 단독) : **Aspirin 우선 투여**
    - **즉, 다른 약제를 투여**하기 위해서는
      - (1) 각 약제의 허가사항에 맞게 I739 등 혈관질환 코드 넣거나(코드상 2차 예방이 되도록)
      - (2) JX999에 'aspirin 부작용'을 기입하고 처방할 수 있습니다.
  - **2차 예방** : **항혈전제 1종**을 인정

가. 단독요법
심혈관 질환, 뇌혈관 질환, 말초동맥성 질환의 혈전예방 및 치료를 위해서는 **Aspirin을 우선 투여**하여야 하며, 다음과 같은 경우에는 해당질환에 허가받은 **항혈전제 1종**을 인정함.

- 다 음 -

1) Aspirin에 효과가 없는 경우 : 약제사용 중 심혈관 질환, 뇌혈관 질환, 말초동맥성 질환이 발생한 경우
2) Aspirin을 사용할 수 없는 경우 : 알러지, 저항성, 심한 부작용(위장관 출혈 등)
3) 심혈관 질환 발병환자의 재발방지(2차 예방)
4) 뇌혈관 질환 발병환자의 재발방지(2차 예방)

나. 심혈관 질환 · 뇌혈관질환 · 말초동맥성 질환 중 ST분절 상승 **심근경색증, 급성관상동맥증후군, 재발성 뇌졸중, 중증 뇌졸중, 스텐트(Stent) 삽입환자**(심혈관 질환 · 뇌혈관 질환 · 말초동맥성 질환)와 같은 고위험군에는 항혈전제 단독요법뿐만 아니라 **병용요법(2제 요법)**으로 투여 시 급여를 인정함.

1) 병용요법(2제 요법)의 급여인정 기간은 **1년 이내**로 하며, 1년 이상 투여가 필요한 경우 **투여소견서를 참조하여 사례별로 인정**. 병용요법 급여인정 기간 이후에는 항혈전제 단독요법으로 전환하여야 함.
2) 병용요법(2제요법)은 병용약물 중 고가의 **항혈전제 1종만 급여 인정**함(투약비용이 저렴한 약제의 약값은 전액 환자가 부담). 단, **Aspirin을 포함한 병용요법의 경우에는 모두 급여를 인정**함.

다. 3제 요법(Aspirin+Clopidogrel+Cilostazol)

1) 대상(관상동맥 스텐트 시술한 경우로서)
   가) 당뇨병 환자의 재협착 방지
   나) 재협착 병변환자
   다) 다혈관 협착으로 다수의 스텐트를 시술(Multiple-stenting)한 환자
2) 투여기간
   가) 1년 이내로 하며(3제 요법 중 Cilostazol은 6개월까지만 급여인정)
   나) 급여인정 기간 이후에는 항혈전제 단독요법으로 전환하여야 함.
   다) 1년 이상 투여가 필요한 경우에는 투여소견서를 참조하여 사례별로 인정함

- **허가사항 : 모두 I739(간헐파행)으로 처방 가능**

Aspirin	심혈관질환 뇌경색	1) 다음 질환에서 혈전 생성 억제 • 심근경색 • 뇌경색 • 불안정형 협심증 2) 관상동맥 우회술(CABG) 또는 경피경관 관상동맥 성형술(PTCA) 후 혈전 생성 억제 3) **고위험군환자(허혈성 심장질환의 가족력, 고혈압, 고콜레스테롤혈증, 비만, 당뇨 등 복합적 위험인자를 가진 환자)에서 심혈관계 위험성 감소 → 허가사항 상 유일한 1차 예방**
Clopidogrel	심혈관질환 PAD 뇌경색	1. 허혈뇌졸중, 심근경색 또는 말초동맥성질환이 있는 성인 환자에서 죽상동맥경화성 증상의 개선 2. 급성관상동맥증후군[불안정성 협심증 또는 비Q파 심근경색 환자에 있어서 약물치료 또는 관상중재시술(PCI)(stent 시술을 하거나 하지 않은 경우) 및 관상동맥회로우회술(CABG)을 받았거나 받을 환자를 포함]이 있는 성인 환자에서 죽상동맥경화성 증상(심혈관계 이상으로 인한 사망, 심근경색, 뇌졸중 또는 불응성 허혈)의 개선 3. 한 가지 이상의 혈관성 위험인자를 가지고 있고, 비타민 K 길항제(VKA) 투여가 적합하지 않으며, 출혈 위험이 낮은 심방세동 성인 환자에서 뇌졸중을 포함한 죽상혈전증 및 혈전색전증의 위험성 감소 **→ Clopidogrel은 개별 고시에 따라 가와사키병 소아에서도 조건과 용량, 기간을 만족하면서 사용할 수 있음**
Cilostazol	PAD 뇌경색 재발 억제	1. 만성동맥폐색증(버거씨병, 폐색성 동맥경화증, 당뇨병성 말초혈관병증 등)에 따른 궤양, 동통 및 냉감 등 허혈성 제증상의 개선 2. 뇌경색(심인성뇌색전증 제외) 발증 후 재발억제 **→ Cilostazol은 개별 고시가 존재하나, 허가사항에 모두 급여 인정한다는 내용임**
Sarpogrelate	PAD	만성 동맥폐색증(버거씨병, 폐색성동맥경화증, 당뇨병말초혈관병증 등)에 의한 궤양, 통증 및 냉감 등의 허혈성 증상 개선

NOAC 응고제

허가사항 범위 내에서 아래와 같은 기준으로 투여 시 요양급여를 인정하며, 동 인정기준 이외에는 약값 전액을 환자가 부담토록 함. - 아 래 - **가. 비판막성 심방세동 환자에서 뇌졸중 및 전신 색전증의 위험 감소** ○ 비판막성 심방세동 환자 중 다음의 고위험군에 투여 시 인정 - 다 음 - 1) 뇌졸중, 일과성허혈발작, 혈전색전증의 과거력이 있거나 75세 이상 환자 또는 2) 6가지 위험인자(심부전, 고혈압, 당뇨, 혈관성질환, 65-74세, 여성) 중 2가지 이상의 조건을 가지고 있는 환자 또는 3) 아래와 같은 시술 시행(또는 예정)이 진료기록부 상 확인된 경우 가) 전기적 심율동전환술(Electrical Cardioversion) : 시술 3주 전부터 시술 4주 후까지 투여 시 나) 도자절제술(Catheter Ablation) : 시술 3주 전부터 시술 8주 후까지 투여 시 ※전기적 심율동전환술 : 자588 제세동술 및 전기적 심조율전환 ※도자절제술 : 자654가(2) 부정맥의 고주파절제술-심방세동 / 자654나(2) 삼차원 빈맥 지도화를 이용한 부정맥의 고주파절제술-심방세동 / 자654-1 부정맥의 냉각절제술-냉각풍선절제술

- 4가지 약제가 개별 고시가 각각 있으나, 비판막성 심방세동 환자에서의 기준은 같습니다.

Reference

1. 2022 대한부정맥학회 심방세동 환자에서의 비타민 K 비의존성 경구용 항응고제(NOAC) 사용 지침
2. 2021 대한부정맥학회 심방세동 진료지침
3. 2022 USPSTF : Aspirin Use to Prevent Cardiovascular Disease: Preventive Medication

CHAPTER 39

NSAID의 선택과 부작용

NSAID의 작용 원리와 부작용의 원리

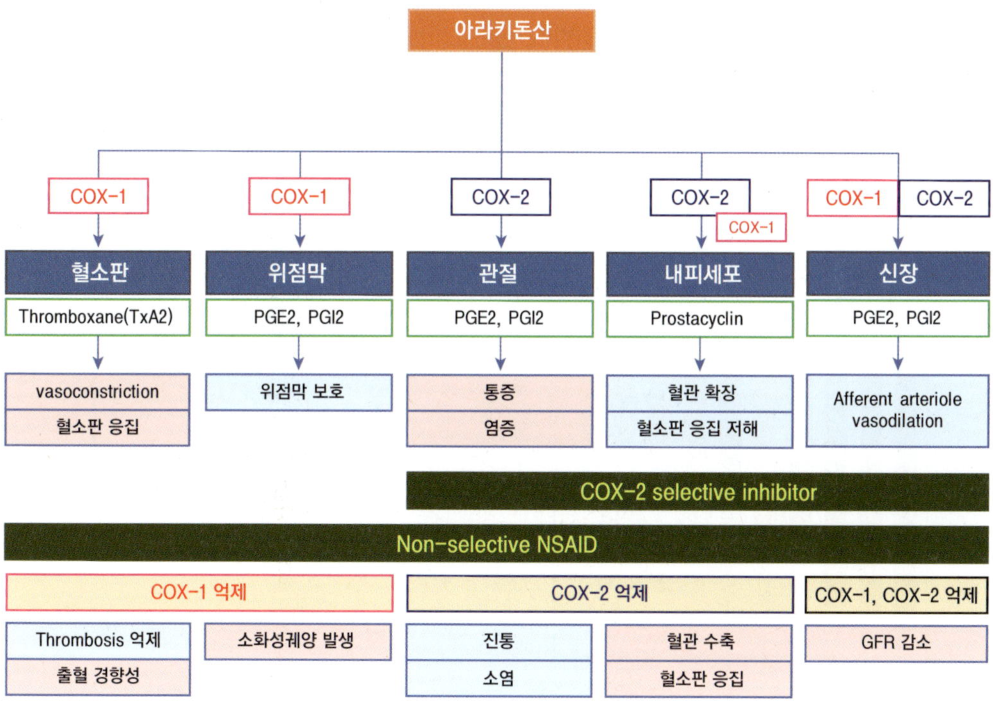

- NSAID는 아라키돈산을 대사하는 COX-1, COX-2 효소를 억제하여 진통 및 소염 효과를 일으킵니다. COX-1, COX-2에 따라서 부위에 따라서 달리 작용하여 여러 효과와 부작용이 발생하게 됩니다.

- **관절** : COX-2를 차단하여 진통, 소염 효과(긍정적)
- **위점막** : COX-1이 차단되어 위점막 손상이 발생(부정적)
- **혈관** : COX-2 차단으로 혈관 수축, 혈소판 응집을 일으키지만, COX-1 억제로 어느 정도 상쇄가 가능합니다.
- **콩팥** : COX-1, 2를 차단하면 신장기능은 감소하고, Na retention으로 인한 부종이 발생할 수 있습니다.(부정적)

• **COX-2 선택적 억제제** : COX-1 차단으로 인한 위장관 부작용을 방지하고자 선택적으로 COX-2를 차단합니다.
  - 하지만 혈관에서는 COX-1으로 인한 상쇄효과가 없어 심혈관계 위험도가 높일 우려가 제기되었습니다. 실제로 Rofecoxib는 심혈관계 부작용으로 철수되었습니다.
  - Celecoxib는 그에 비해서 저용량(하루 200mg)을 사용하면 타 NSAID와 비슷하였습니다.

• **NSAID 간의 COX-1과 COX-2 선택성에 대한 비교 그래프** (Can J Cardiol. 2021;37(11):1705-7)
  - 문헌마다 약간씩은 차이가 있습니다.
  - 이론적으로 **COX-1에 선택적**일수록 **위장관 부작용**이, **COX-2에 선택적**일수록 **심혈관계 부작용**이 증가할 수 있습니다. 다만, 이런 경향이 real-world data로 일관되게 나타나지는 않습니다.

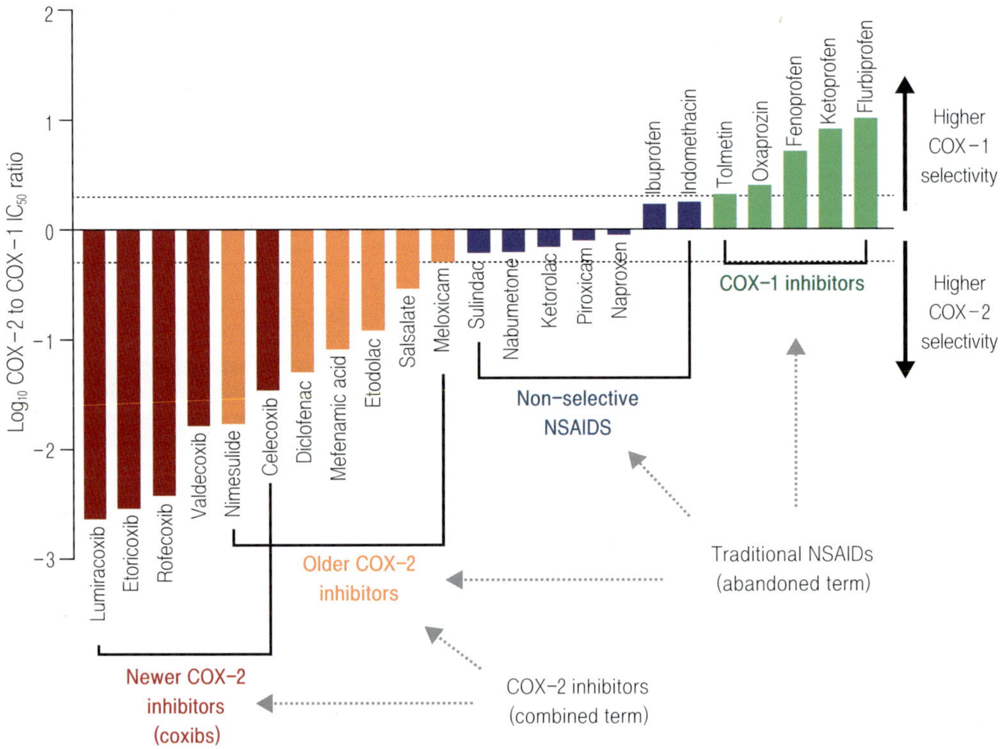

출처 : Can J Cardiol. 2021;37(11):1705-7

- **COX-2 선택적 억제제** : Celecoxib, Etoricoxib
- **COX-2에 보다 선택적** : Meloxicam, Etodolac, Diclofenac, Pelubiprofen
  - Pelubiprofen의 Log_{10} COX-2 to COX-1 IC_{50} Ratio ≈ −0.57 (Cell Biochem. 2011;112:3594-603)
  - 펠루비프로펜은 COX-1과 COX-2를 이상적인 비율로 억제하여 부작용은 줄이고 효과는 높였다고 홍보되고 있습니다. Aceclofenac과 비교한 연구에서 위장관 부작용을 비롯한 약제 부작용 빈도가 덜했습니다. (PLoS ONE 15(9): e0238024)
- **Non-selective NSAID** : Naproxen, Ibuprofen
- **COX-1에 보다 선택적** : Ketoprofen

NSAID의 선택

NSAID	COX 선택성*	반감기 (h)	저용량 중간용량	고용량	약물특성 및 부작용
ibuprofen	1.69	1.8−2.0	400tid 600tid−qid	800qid	**아스피린**의 항혈소판제 억제 효과
Naproxen	1.79	12−15	250tid 500bid	1,250qd	**심혈관계 위험도**가 높은 환자에서 1차로 사용 **위장관계** 부작용이 크다. 위장관계 부작용 때문에 PPI와 복합제로도 많이 출시되었다.
Ketoprofen	8.16	2.0−2.4	25−50tid 75tid	300qd	**위장관계** 독성이 다른 NSAID보다 많다. **콩팥 독성**이 다른 NSAID보다 많다.
diclofenac sodium	0.05	2	50bid 75bid	50qid	높은 **심혈관계** 위험도 가장 높은 **간 독성**
Celecoxib	0.11	11	200qd 200bid	200bid	**위장관계** 독성이 적다. **아스피린**과 상호작용이 적다. 높은 **심혈관계** 부작용(단, 저용량에서 그 위험도는 높지 않다는 의견 다수)
Meloxicam	0.09	15−20	7.5qd 7.5qd	15qd	COX2에 선택적 억제 **피부 과민반응**이 다른 NSAID보다 높다.
Piroxicam	0.79	30−86	10qd 20qd	40qd	**위장관계** 독성이 높다. Meloxicam과 비슷하게 **피부과민반응**이 많다.

* The ratio of 50% inhibition of cyclooxygenase-2 (COX-2) and 50% inhibition of COX-1 in whole blood. A ratio less than 1 means high COX-2 selectivity. = **낮을수록 COX2에 선택적! 1보다 낮을 때 보다 COX2에 선택적인 약제**

출처 : J Korean Orthop Assoc. 2020;55:9-28

- **반감기 비교**
  - **긴 반감기 : 지속적인 통증(골관절염)**에 유리 - QD or BID 처방
    - celecoxib(11h), Naproxen(12-15h), Sulindac(14h), Meloxicam(15-20), Piroxicam (30-86h)
  - **짧은 반감기 : 급성 통증(호흡기 감염 등)**에 유리 - TID or QID 처방
    - Diclofenac(2h), Ibuprofen(1.8-2.0h), Etodolac(6h), ketoprofen(2.0-2.4h), Loxoprofen(1.5-2h), Pelubiprofen(0.8-1.0h)
      - Dexibuprofen, Pelubiprofen은 특히 약물 효과 발현 시간이 0.5-1h로 짧습니다.

NSAID 선택 요약

- **CVD, CKD → acetaminophen** → 더 큰 효과가 필요하면 **acetaminophen+tramadol / 국소 도포제, 스테로이드 활용**
- **심혈관계 고위험군** : NSAID를 피하는 것이 바람직하지만, 사용해야만 한다면 **Naproxen+PPI** (PPI : 고위험군은 이미 항혈전제 복용 중일 가능성이 높아서 위장 보호 필요)
  - **심혈관계, 위장관계 동시 고위험군+아스피린 복용** 중 → low dose celecoxib+PPI, Naproxen+PPI
- **위장관계 고위험군 → celecoxib**
- **아스피린 복용자 → low dose celecoxib, Naproxen**을 아스피린과 2시간 이상 간격으로 복용
- **가장 강한 효과** → Etoricoxib[알콕시아]
- 빠른 효과(감기 등에서) → Tmax가 짧은 Dexibuprofen(0.5h가량), Loxoprofen(0.5h가량)
- 간손상 위험 → diclofenac 피하기.
- 뇌경색 위험 → NSAID 자체를 피하는 것이 바람직, 특히 ketorolac은 피하기.
- **도포용 NSAID** : ketoprofen

NSAID 과민반응

- NSAID 과민반응은 유전적으로 취약한 사람에서, COX 억제로 인해 arachidonic acid가 LOX 경로를 통해 leukotriene이 많이 발생하면서 나타나는 pseudo-allergic reaction : NSAID 간의 약리가 대동소이하므로 **교차 반응성(cross-reactive)**을 가집니다. (J Kor Soc Health-Syst Pharm. 2018;35(3):347-55)
  - **상대적으로 안전한 NSAID : etoricoxib > celecoxib > Meloxicam ≒ acetaminophen**
    - NSAID 과민반응 환자에서 anaphylaxis까지 발생한 경우가 아니라면 이 약제들을 소량으로 시도해볼 수 있다고 하나, 우선 경구 유발 시험 검사를 위해 상급기관 전원이 필요합니다.
  - Cross reactive와 관련 없고 single NSAID가 일으키는 특이적 과민반응인 SNIUAA, SNIDR 타입도 있지만, 대부분 교차 반응성을 가지는 NERD, NECD, NIUA 타입으로 과민반응이 나타납니다.

- 임상적으로 NSAID 사용을 주의해야 하는 경우 :
  - NSAID에 과민반응이 있었던 병력
  - 천식 환자 : 비강 내 폴립을 확인하였다면 → NERD(NSAID-Exacerbated Respiratory Disease) 가능성 높음
  - 만성 두드러기 환자 : NSAID 복용 후 두드러기와 가려움이 악화되었는지 확인 필요[단, NIUA(NSAID-Induced Urticaria/Angioedema)는 기저력 없이 갑자기 발생하는 것이 특징]

NSAID의 효과 비교

- 일반적으로 NSAID 간의 **효과 차이는 크지 않다**고 알려져 있습니다.
  - 하지만, 일반적으로 naproxen, aceclofenac, loxoprofen을 근골격계 동통에, ibuprofen, pelubiprofen 등을 호흡기 감염에 경험적으로 처방하는 것 같습니다.
- BMJ에 실린 네트워크 메타분석을 참고할 수 있겠습니다. (BMJ. 2021:375:n2321)

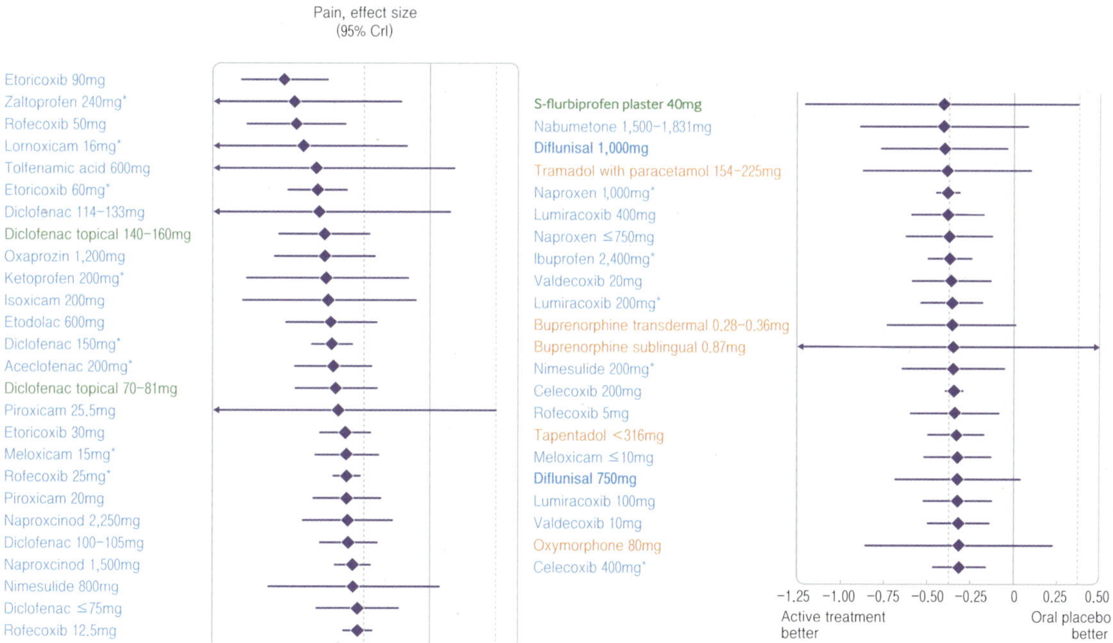

출처 : BMJ. 2021;12:375:n2321

- Etoricoxib가 효과가 좋은 편입니다. 강직성 척추 환자를 대상으로 20여 가지 NSAID를 비교한 메타분석에서도 다른 NSAID에 비해 유일하게 etoricoxib만 유의미한 수준의 더 강한 진통효과를 보였습니다. (Ann Rheum Dis. 2016 Jun;75(6):1152-60)
- knee OA에서 비수술적 방법들의 통증 경감과 기능 개선에 대한 네트워크 메타분석에 따르면 Naproxen이 통증과 기능 개선에 가장 효과적이었다는 결과가 나왔습니다. (J Am Acad Orthop Surg. 2018;26(9):325-36)

	Pain	Function	Pain & Function
Rank 1	IA Corticosteroid	Naproxen	Naproxen
Rank 2	Ibuprofen	Diclofenac	IA Corticosteroid
Rank 3	IA PRP	Celecoxib	IA PRP
Rank 4	Naproxen	Ibuprofen	Ibuprofen
Rank 5	Celecoxib	IA PRP	Celecoxib
Rank 6	IA HA	IA Corticosteroid	Diclofenac
Rank 7	Diclofenac	IA HA	IA HA
Rank 8	IA Placebo	Acetaminophen	IA Placebo
Rank 9	Acetaminophen	IA Placebo	Acetaminophen
Rank 10	Oral placebo	Oral placebo	Oral placebo

출처 : J Am Acad Orthop Surg. 2018;26(9):325-36

부작용의 비교

- **상부위장관 부작용 비교**

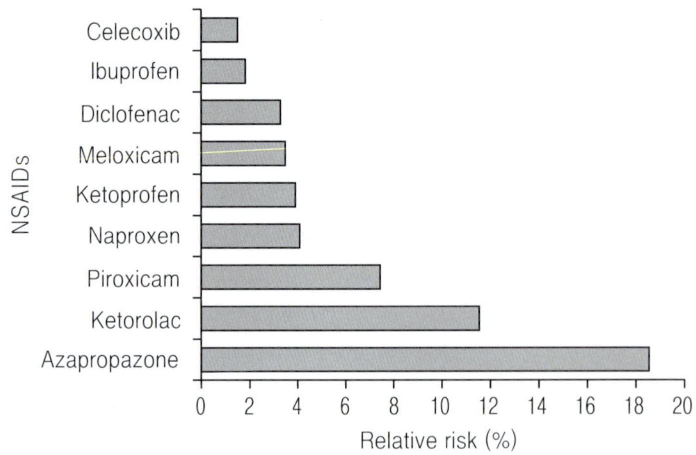

출처 : J Korean Orthop Assoc. 2020;55:9-28

  - Celecoxib가 선택적 COX-2 억제제인 만큼 부작용이 덜하며, 의외로 ibuprofen도 위장관에서는 안전하다는 것을 알 수 있습니다.
- **심혈관계 위험도 비교**
  - 높은 심혈관계 위험도가 있다면 NSAID는 가능한 피하는 것이 바람직합니다.
  - 사용한다면 Naproxen이 다수의 연구에서 낮은 위험도를 보였으므로 사용합니다.
- **심혈관계 및 위장관계 부작용을 고려한 처방** → [NSAID 심혈관계, 위장관계 위험군 처방(PPI, 위점막보호제 사용)]에 따로 작성하였습니다.
- **급성 신손상 위험도 비교**
  - 정상인의 경우 신손상을 일으키는 경우는 드물지만, 급성 신손상의 병력이 있거나, 장기간을 사용하면 위험도가 증가하게 됩니다.
  - 코호트 연구를 대상으로 한 메타분석에서 Celecoxib가 가장 위험도가 낮았습니다. (Eur J Intern Med. 2015;26(4):285-91)
  - 하지만, 국내 심평원 데이터를 활용한 후향적 코호트 연구에서 비선택적 NSAID보다 celecoxib가 더 위험하다는 결과가 나오기도 했습니다.
  - 전통적으로 콩팥에 비교적 안전하다고 알려진 sulindac[크리돌정]은 국내에서 더 이상 유통되지 않고 있습니다.
- **간독성**
  - Diclofenac은 다른 NSAID와 비교하여 가장 간독성이 높습니다.
- **뇌경색**
  - Ketorolac은 **가장 높은 위험도,** diclofenac, ibuprofen, piroxicam에서도 의미 있는 위험도 증가를 보였습니다.
  - 위험인자 : 젊은 연령, 남성, 뇌경색 과거력.

Ibuprofen vs dexibuprofen

- **Ibuprofen의 거울상 이성질체**
  - 먼저 이부프로펜은 S-이부프로펜과 R-이부프로펜 두 가지 성분으로 되어 있습니다.
  - S-ibuprofen : NSAID의 주요 효과인 COX 억제효과를 냅니다.
  - R-ibuprofen : 세 단계의 변환과정을 거쳐서 S-이부프로펜이 되어 작용하며 COX를 억제하지 않습니다.
  - **덱시부프로펜**은 이 두 가지 성분 중 **S-ibuprofen만으로 이루어진 약**인 것입니다.
- **Ibuprofen vs dexibuprofen**
  - dexibuprofen이 절반 용량으로 비슷한 효과를 냄.
  - dexibuprofen이 위장관 부작용이 적었다는 일부 연구도 있음. (Wien Klin Wochenschr. 2014;126:368-75)

◦ 대체로 덱시부프로펜이 빠른 효과를 나타냅니다. 하지만 2-3시간까지의 데이터상에서는 비슷하고, 4시간 이후로는 비슷해집니다.

매개변수	이부프로펜	덱시부프로펜(S-ibuprofen only)
대사	간에서 비활성 대사체로 변환됨	대사 거의 없이 대부분 변하지 않은 채 배설됨
반감기	대략 **2시간**	대략 **2시간**
피크 혈장 시간	복용 후 **1-2시간**	복용 후 **0.5-1시간**
배설	주로 대사체로서 소변으로 배설	주로 변하지 않은 채 소변으로 배설됨
성분	**R- 및 S- Enantiomer**를 함유	**오직 S-Enantiomer** 함유

서방형 vs 속방형

구분	속방형(Immediate-release, IR)	서방형(Extended-release, ER/SR)
특징	빠르게 흡수되어 신속한 진통 효과	서서히 방출되어 지속적인 진통 효과
작용 시간	3-6시간	8-24시간
적응증	급성 통증, 빠른 효과가 필요한 경우 ex. URI, 급성 통증에 처방	만성 통증, 장시간 지속적 진통이 필요한 경우 ex. 골관절염 처방

국소 도포제

- ESCEO knee OA 가이드라인(2019), ACR 골관절염 가이드라인, OARSI 가이드라인 등 많은 국제 가이드라인에서 Topical NSAID를 강한 수준으로 권고하고 있습니다. 아무래도 NSAID의 전신적인 영향을 줄이면서 통증 경감에 효과가 있어 안전성 측면에 강점이 있습니다.
- Cochrane 메타분석에서 만성근골격계 통증에 사용 시 **경구 NSAID와 비슷한 효과를 보여주었다는 결과**도 있습니다. (Cochrane Database Syst Rev. 2016;4(4):CD007400)
  ◦ 국소 부작용은 Diclofenac에서 증가했고, **ketoprofen**에서는 증가하지 않았습니다.
- Asia-pacific 인종에서 **Ketoprofen gel**이 Diclofenac, Piroxicam, Niflumic gel보다 더 쉽게 바를 수 있고 효과도 좋았다는 연구도 있습니다. (Clin Ther. 1996 May-Jun;18(3):497-507)

장기 처방 시 모니터링

- 경구 NSAID는 장기로 처방하지 않는 게 좋고, 하더라도 3개월 f/u마다 1개월 미만으로 하는 것이 바람직합니다.
  ◦ 무릎과 손가락 등 흡수가 잘 되는 부위라면, 경구 NSAID를 단기간 사용하고 Topical 제형으로 넘어가는 전략.

  - 관절강 내 주사 요법, acetaminophen 등과 번갈아 가면서 치료하는 전략 등
- 하지만, NSAID를 장기로 사용할 수밖에 없다면 모니터링이 필요합니다.
  - BUN/Cr, PT/aPTT, AST, ALT 3개월마다 확인

심평의학

- 허가사항에 맞게 처방해야 합니다.
- 상기도, 하기도 감염에 사용하는 NSAID는 따로 있습니다. [호흡기 대증치료 처방하기]를 참고.
- Etoricoxib, Celecoxib, Polmacoxib : 골관절염에 허가 → OA코드가 있어야 처방 가능합니다. (ex. M15)
- Naproxen+Esomeprazole[**낙소졸정**(전문-급여)] : 위장관 상병코드 없이 사용 가능.

Reference

1. J Korean Orthop Assoc. 2020;55:9-28.
2. J Korean Med Assoc. 2013;56(12):1123-1131.
3. BMJ. 2021 Oct 12:375:n2321.

CHAPTER 40

NSAID 심혈관계, 위장관계 위험군 처방 (PPI, 위점막보호제 사용)

NSAID 진통소염제는 진통소염효과는 뛰어나지만, 소화성궤양을 유발한다는 치명적인 단점이 있기에 필요한 경우 적절히 위장약을 사용해야 합니다. '약제 연관 소화성궤양의 임상 진료지침 개정안(2022)'을 바탕으로 정리해봤습니다.

약제 유발 소화성 궤양의 빈도와 예방의 중요성

1. NSAID 처방량의 증가 : 우리나라의 심각한 고령화에 따라, 근골격계 질환과 심뇌혈관 질환의 유병률이 급속히 증가하고 있습니다.
   - NSAID 소염제 사용군에서 **증상을 동반하는 궤양의 빈도는 2.7-4.5%, 출혈이나 천공 등의 주요 합병증은 1.0-1.5%**로 과거 대규모 무작위 대조군 연구에서 보고된 바 있음
2. **고령환자의 다약제 복용** : 고령화에 따라 근골격계 질환뿐만 아니라 이차예방이 필요한 순환기질환도 크게 증가하고 있어, NSAID(비스테로이드 소염제)와 아스피린 또는 클로피도그렐 같은 항혈소판제 또는 항응고제의 병용 사용이 많아지고 있습니다.
   - 이에 따라 소화성궤양과 같은 위장관 손상과 출혈 등의 발생이 늘어날 전망

상부위장관 합병증 예방
- 약제 연관 소화성궤양의 임상 진료지침 개정안 2020

NSAID 장기 사용 시 권고

- 초기 문진 항목 : 비스테로이드 소염제 관련 소화성궤양 및 합병증의 고위험인자는 **고령, 궤양의 과거력, 고용량의 비스테로이드 소염제 투약 및 아스피린, 항혈소판제, 항응고제 혹은 스테로이드의**

병용 투약입니다. 비스테로이드 소염제를 투여하는 환자의 소화성궤양 및 합병증을 예방하기 위해 환자의 과거력과 투약력을 확인할 것을 권고.

- *H. pylori* **검사 권고 :** NSAID의 장기 복용을 시작하기 전에는 헬리코박터균 감염 여부를 확인하고, 감염 시 제균 치료를 고려해야 합니다.
  - 장기간 이미 NSAID를 먹은 사람에서는 권고하고 있지 않습니다.

- **PPI 사용의 여부 :**
  - **심혈관계의 고위험군**, **약제 유발 소화성궤양의 고위험군** 여부에 따라서 권고사항이 달라집니다.
    - **심혈관계의 고위험군** : 심혈관계 사건을 예방하기 위한 아스피린 등 항혈소판제, 항응고제를 복용이 필요한 경우가 많음
    - **약제 유발 소화성궤양의 고위험군** : 소화성궤양의 병력, 고령, 고용량의 NSAID 사용, 항혈소판제, 항응고제, 스테로이드와 병용

	약제유발 소화성궤양의 저위험군	**약제유발 소화성궤양의 고위험군** **: 소화성궤양의 병력, 고령, 고용량의 NSAID 사용, 항혈소판제, 항응고제, 스테로이드와 병용**
심혈관계 저위험군	비선택적 COX 억제제	1. **선택적 COX2 억제제** 2. 비선택적 COX 억제제+PPI
심혈관계의 고위험군	비선택적 COX 억제제 +PPI	: **가능한 NSAID는 피할 것**. 사용할 수밖에 없다면, 비선택적 COX 억제제+PPI를 사용

※ 양성자 펌프 억제제(PPI) 투약 중단을 고려하는 경우 :

1. 비스테로이드 소염제 중단이 가능한 경우
2. 양성자 펌프 억제제의 장기 사용 중 골절, 폐렴, *C. difficile* 감염, 전해질 불균형 등의 잠재적 부작용이 발생한 경우

- **NSAID를 장기간 투약하는** 고위험 환자에서 심혈관계 위험도를 고려하여 약제를 선택합니다. **심혈관계 질환 위험성이 낮은 경우** 소화성 궤양 및 합병증을 예방하기 위해 비스테로이드 소염제 중에서 선택적 **COX-2 차단제 사용이 권고**되고 있습니다.
  - PPI를 사용하지 않고도 소화성 궤양 위험을 낮출 수 있다는 점에서 유리합니다.
  - 가이드라인 내용을 보면 non-selective COX inhibitor+PPI vs COX2 inhibitor head to head trial에서 COX2i가 통계적 유의성은 없었다 해도 우월한 경향을 보였으며, 복통, 설사, 소화불량 등 비특이적 부작용의 증상이 덜했습니다.

타 약제에 대한 권고 : Misoprpostol, H2RA

※ **미소프로스톨(Misoprostol)**

- 소화성궤양 예방 효과는 있으나 설사, 복통, 오심 등 부작용이 높아 PPI를 사용하지 못하는 경우에 고려.
- 실제 현장에서는 NSAID에 같이 사용하는 경우는 거의 없습니다.

※ **H_2 항히스타민제(H2RA)**

- Tachyphylaxis(속성내성)가 있어, 우선적으로 사용하지 않고 PPI나 Misoprostol을 사용하지 못할 때 사용하도록 권고되어 있습니다.
- 하지만, 임상적으로는 위험도가 높지 않은 환자에서 **단기간으로 NSAID를 사용**할 때 분복이 어려운 PPI의 **대안으로 많이 사용**하는 편입니다.

※ Rebamipide

- 위 가이드라인에는 들어와 있지는 않습니다. 주로 NSAID로 인한 소장점막 손상에 근거가 많습니다.
- Misoprostol과 비교한 국내 연구에서 위궤양 발생률이 차이가 없었고, 증상 개선은 더 뛰어났고, 제산제 사용은 더 적었습니다. (Gut Liver. 20138(4):371-9)

아스피린 사용 여부에 대한 지침

- 정형외과 학회지에 실린 '비스테로이드 소염제의 최신 사용지침'에는 아스피린 사용 여부에 대해 좀 더 자세히 나누어져 있습니다.

표 Summary of the Recommendations for Prescribing Non-Selective Non-Steroidal Anti-Inflammatory Drug (NSAID)

CV risk	GI risk		Use with low-dose aspirin	High risk of kidney*
	GI risk↓	GI risk↑		
CV risk ↓	Any non-selective NSAID±PPI	COX-2 inhibitor±PPI	Naproxen+PPI or low dose celecoxib (200mg once a day)	Avoid prescribing NSAIDs If necessary, prescribe low doses in a short time
CV risk ↑	Naproxen+PPI	Avoid prescribing NSAID If necessary, Naproxen+PPI		

*CKD>Stage 3. CV, cardiovascular; COX-2, cyclooxygenase-2; GI, gastrointestinal; PPI, proton pump inhibitor; CKD, chronic kidney disease.

출처 : J Korean Orthop Assoc 2020;55:9-28

- **아스피린 사용 중 : Naproxen+PPI 또는 low dose(200mg) celecoxib 사용**
  - **상호작용 우려 :** 아스피린과 non-selective NSAID(ex. Naproxen)의 상호작용 우려
    - 아스피린이 COX-1에 먼저 결합하여 비가역적으로 억제해야 항혈소판 효과가 나타나는데, ibuprofen 등 non-selective NSAID가 COX-1에 경쟁적으로 결합하면, 아스피린의

COX-1 결합을 방해하여 항혈소판 효과를 약화시킬 수 있습니다.
  - Naproxen은 ibuprofen보다는 덜하지만, 여전히 aspirin과 상호 작용을 일으킵니다. (J Am Coll Cardiol. 2005;45(8):1295-301)
- **PRECISION trial** : 전통적으로 COX2 선택적 억제제는 심혈관계 위험도를 높인다고 알려져 있지만, celecoxib와 non-selective(ibuprofen, naproxen)를 비교한 대규모 RCT인 PRECISION trial에서 celecoxib이 심혈관계 안전성에서 비열당하다는 것이 입증되었습니다. 이에 따라 해당 가이드라인에서도 low dose celecoxib를 아스피린 사용자에서 권고하고 있습니다.
  - 이 연구를 바탕으로 high CV risk에서 non-selective NSAID 또는 celecoxib를 권고하고, aspirin을 복용 중인 high CV risk에서는 celecoxib를 권고하는 opinion(BMC Med. 2015:13:55)이 나오기도 했습니다.
  - ESCEO OA 가이드라인 : 심혈관계 위험도가 높은 환자에서 30일 미만의 celecoxib, 7일 미만의 naproxen을 사용하도록 권고
  - PRECISION에 대한 비판 : celecoxib는 증량을 못하게 제한한 반면 non-selective는 증량이 가능하게 함. 심혈관계 고위험군보다 저위험군이 연구에 많이 포함되어 심혈관질환 발생률 자체가 1%로 낮았고, 중도 탈락이 30%로 많았다는 점.
- **결론 : 아스피린 사용자**에서 웬만하면 NSAID를 피하고, NSAID 사용이 불가피하다면 **Naproxen 7일** 미만, **celecoxib 저용량 30일** 미만으로 사용하며, 아스피린과 최소 **2시간 간격**을 두고 복용하게 합니다. 둘 사이의 선택은 논란의 여지가 있습니다.

소장 손상

※ NSAID Enteropathy

- 소장 손상의 원인
  - NSAID : 위점막과 마찬가지로 프로스타글란딘 생성 감소로 점액 감소 및 투과도 증가 등으로 발생합니다. 이외에도 Non COX dependent 기전으로 면역반응 증가, 장내세균총 불균형 등도 원인이 된다고 합니다.
  - 같이 사용하는 PPI : PPI가 dysbiosis를 일으킨다고 알려졌으며, H2RA는 보다 덜하다고 합니다.
- 장기 Aspirin 복용자에서 소장 손상에 대한 연구 (Gastrointest Endosc. 2014;80(5):826-34)
  - 장기 low-dose aspirin 복용자 반절은 소장의 mucosal breaks가 있었습니다.
  - PPI 사용(OR 2.04)과, aspirin 장용정 사용(OR 4.05)은 소장의 mucosal breaks 증가와 연관이 있었습니다.
  - H2RA는 OR이 1.65로 높았으나 통계적 유의성은 없었습니다.
- COX2 inhibitor의 경우도 소장 손상에서는 안전하지는 않습니다. (J Gastroenterol. 2012;47(4):387-93)
  - Celecoxib와 Meloxicam을 비교한 RCT 연구에서 mucosal injury는 celecoxib군에서 높았

으나 통계적 유의성은 없었고, ulcer는 meloxicam이 유의하게 높았고, erosion은 차이가 없었습니다.

- **Rebamipide는 소장 손상에 효과**가 있는 것으로 나타났습니다.
    - 소규모 RCT 연구에서 소장 손상이 있는 환자에서 100mg TID를 복용했더니 유의하게 궤양과 미란이 감소했습니다. (J Gastroenterol. 2014;49(2):239-44)
    - 소규모 RCT 연구에 아스피린 장기 복용자에서 300mg TID를 복용했더니 mucosal breaks 수를 줄였습니다. (PLoS One. 2015;10(4):e0122330)
    - NSAID+PPI 복용자에서 Rebamipide를 추가했을 때 mucosal injury를 줄였다는 소규모 RCT도 있습니다. (J Gastroenterol. 2008;43(4):270-6)
- **소장 점막 손상**은 진단이 어려워 정확한 진단과 치료가 어렵습니다.
    - 소장 손상은 생각보다 빈번하게 발생하지만, 임상적으로 문제가 되는 경우는 또 많지 않습니다.
    - 따라서, 임상적으로는 **NSAID, Aspirin을 복용** 중인 환자에서 **PPI를 사용**해도 **소화불량이나 복부불편감, 빈혈**이 있다면 **Rebamipide를 사용**해 볼 수 있습니다.

루틴 처방?

- NSAID는 워낙 루틴하게 위장관보호제와 같이 투여가 됩니다. 그러다 보니 위장관보호제 처방을 하지 않으면 환자 또는 약사가 잘못 처방한 줄 알기도 합니다. 그리고 속쓰림을 호소하는 경우가 생각보다 많기 때문에 **대부분의 경우 위점막보호제라도 투여를 합니다.**
    - **위장관 고위험군이 아닌 성인에서 루틴 처방의 예 – 반감기를 고려**(→ : step-up)
        - **TID**로 처방하는 반감기가 짧은 NSAID 처방 : **rebamipide** → 단기간 처방 시 H2RA, 장기간 처방시 PPI or P-CAB
        - **QD 또는 BID**로 처방하는 반감기가 긴 NSAID 처방 : **rebamipide 서방정** → 단기간 처방 시 H2RA, 장기간 처방시 PPI or P-CAB
- NSAID를 처방할 때는 예전에 진통소염제를 먹고 속이 쓰린 적이 있는지 물어봅니다.
    - 이전에 NSAID 복용 후 위장 증상 병력이 뚜렷한 환자에서는 PPI나 P-CAB을 더 적극적으로 활용합니다.

PPI의 분복 처방 고려

- **PPI 또는 P-CAB으로 위장보호를 하는 경우 :**
    - **NSAID가 들어갈 때는 위장보호제가 같이 투여될 수 있도록 조금 더 신경 써주시면 좋습니다.**
        - 이를 위해 반감기가 긴 NSAID를 처방하여, NSAID QD와 PPI 처방 또는 NSAID BID와 BID 처방이 가능한 PPI를 처방하는 것이 좋습니다.
            - 낙소졸과 같이 NSAID와 PPI가 복합제로 되어 있는 약물을 사용하는 것도 좋은 선택

  ◦ 약봉지 하나씩 먹다 보면 위장보호제 없이 NSAID만 복용하는 경우가 생기기 때문입니다. 특히 근골격계 처방 등에서 통증이 없는 날은 약을 스스로 하나씩 줄여서 드시다 보면 위장보호가 안 되는 날이 발생합니다.
- **BID 처방이 가능한 PPI :** [PPI, P-CAB, H2RA 처방하기]를 참고

심평의학

- **위장관 코드 없이 사용할 수 있는 PPI와 위점막 보호제**
  - Esomeprazole : 20mg QD / Omeprazole : 20mg QD / Lansoprazole : 15mg QD(12주) / Pantoprazole 20mg 제형 : 20mg QD
    - 허가사항에 비스테로이드소염진통제 투여와 관련된 상부 위장관 증상 치료에 대한 항목이 있어 급여 처방 가능
  - 스티렌 : 예방목적의 투여는 고시상 전액본인부담으로 처방 가능
  - 단, COX-2억제제인 celecoxib, etoricoxib, polmacoxib에서는 고시상 소화기관용 약제를 증상 예방 목적으로 병용 투여하지 않도록 하여 위장관 코드가 없다면 처방이 불가.
  - Naproxen+esomeprazole 복합제[낙소졸정(전문-급여)] : 골관절염, 류마티스성 관절염, 강직성 척추염에 허가, PPI가 있지만 위장관 코드 없이 처방 가능
- 위장관 코드를 활용한다면 PPI 또는 위점막 보호제 사용에 제한은 없겠습니다.

Reference

1. 약제 연관 소화성궤양의 임상 진료지침 개정안 2020 : Korean J Gastroenterol. 2020;76(3):108-133.
2. 비스테로이드 소염제의 최신 사용 지침 : J Korean Orthop Assoc. 2020;55:9-28.

CHAPTER 41

기타 근골격계 약제 처방 : 근이완제, 신경통약 (+심평의학)

골관절염에 처방하는 SYSADOA

(Symptomatic Slow Acting Drugs in Osteo-Arthritis)

J Korean Med Assoc. 2013; 56(12):1123-31

- SYR(Rapid!)ADOA와는 반대로 서서히 작용하여 지속적이고 장기적인 효과를 나타내며, **주로 무릎 골관절염** 치료에 사용됩니다.
  - NSAID와 같이 처방했을 때 NSAID를 끊는 데 도움이 되는 요인일 수 있습니다. (J Rheum Dis 2019;26(3):179-85)
  - 하지만, 치료효과와 연골재생에 대한 평가에 대한 근거는 많이 없고 논란의 여지가 많습니다.
- 2019 ESCEO knee OA에서 우선 권고하는 SYSADOA : crystalline glucosamine sulfate 권고(strong) 대안으로는 chondroitin sulfate(strong), avocado(weak), diacerein(weak)
- **종류**
  - **Glucosamine sulfate[오스테민캅셀(일반-비급여)] :** 골관절염
  - Chondroitin sulfate[콘드로친정(일반-비급여)] : 단일제형은 없고 복합제로 일반약들
  - **Diacerein[명문아트로다캡슐(전문-급여)] :** 골(고관절, 슬관절)관절염(관절증, 퇴행성 관절질환) - 50-100mg을 1-2회 분할 투여
    - 소변색이 노래질 수 있으며, GI trouble이 있을 수 있다고 안내합니다.
  - **Avocado soybean unsaponifiables[이모튼캡슐(일반-급여)]** : 성인 무릎 골관절염에 허가, 1일 1회 1캡슐
  - **자오가 등[신바로정(전문-급여)]** : 소염, 진통, 골관절증에 허가, 1일 2회 1회 2정씩 복용
  - **당귀 등[레일라정(전문-급여)]** : 골관절증의 증상 완화, 1일 2회, 1회 1정 복용
  - **위령선 등[조인스정(전문-급여)]** : 골관절증(퇴행성 관절질환), 류마티스관절염의 증상 완화, 1일 3회, 1회 1정 복용

◦ **복지부 코드 :** 신바로, 레일라, 조인스는 '해열 · 진통 · 소염제(114)'로, 이모튼과 아트로다는 '따로 분류되지 않는 대사성 의약품(399)'으로 분류되어 있습니다.

근이완제 - 근육이 뭉쳤어요, 담걸렸어요

• 근이완제는 **중추성 근이완제**를 사용합니다. [말초성 근이완제(=신경근차단제)는 마취에 사용]

◦ **근육통, 근경련**, 척추질환, 신경계 질환으로 인한 경직(spasticity) 등의 상황에서 통증 경감 및 근이완을 위해 처방

◦ **급성 요통, 어깨 통증**에 어느 정도 효과가 있다고 인식되고 있으며, 진통소염제와 같이 사용하고 단독으로는 잘 사용하지 않습니다.

◦ 긴장성 두통에서 근거는 없지만 목과 어깨가 뻐근한 증상에 처방하기도 합니다.

◦ 만성적인 근골격계 통증에서 굳이 처방하지는 않습니다.

◦ 젊고, 예민한 여성에서 효과가 큰 편이나, 부작용을 느끼는 빈도도 많은 편

◦ **근이완제는 크게 두 가지 질환에 사용 : 경직(Spasticity)과 국소 근육 연축**(local musculo-skeletal spasm)

1. 경직 Spasticity - antispastic drug	2. Spasm - antispasmodic drug
중추성 병인에 사용. UMN(뇌 or 척수) 병변 → stretch reflex 과흥분 → 근육이 과도하게 긴장	말초성 병인에 사용. 근육 부상 및 염좌(Sprain) nerve compression(예. 척추협착증)
뻣뻣함, 과긴장, 과반사	jerks(홱), twiches(씰룩거리는), crapms(경련 오는)
다발성경화증, 뇌성마비, 척추손상, 뇌손상, 뇌졸중 후 증후군, 운동뉴런질환, 근위축성 축삭 경화증	근골격통증, 근막통증, 허리통증, 디스크, 척추협착증, 근육 연축(예: myofascial pain), fibromyalgia
baclofen[바클란정(전문-급여)] dantrolene diazepam **[바리움정(전문-급여)]** tizanidine **[티자리드정(전문-급여)]** botulinum toxin	chlorzoxazone[리렉스펜(일반-비급여)] Eperisone[뮤렉스정(전문-급여)] cyclobenzaprine methocarbamol[명문메토카르바몰정(전문-급여)] orphenadrine[스락신정(전문-급여)] diazepam(antispastic > antispasmodic) tizanidine(antispastic > antispasmodic)

• **부작용** – 근이완제가 급성 동통에 그렇게 효과적이지는 않아 부작용이 우려되면 굳이 사용하지 않습니다.

◦ 어지러움, 졸음, 변비, 요폐, 두통 등이 발생할 수 있습니다. 약제에 따라서 항콜린부작용, 부정맥 등의 부작용도 있습니다.

◦ Baclofen은 호흡부전, Tizanidine은 저혈압 등도 유발할 수 있습니다.

◦ BPH, 변비 환자들에서도 요폐와 변비 악화를 일으킬 수 있어 잘 사용하지 않고, 수험생 등에서도 졸음 때문에 잘 사용하지 않습니다.

• **종류** – 주로 antispasmodic agent를 사용

- ◦ Eperisone[뮤렉스정(전문-급여)] : **부작용이 덜한 편으로 많이 사용되는 약제입니다.**
  - ▪ **동통성 근육연축**(**경견완증후군, 견관절주위염, 요통**), **신경계 질환에 의한 경직성 마비**에 허가
- ◦ **Cyclobenzaprine**[**본렉스이알캡슐, 시클펜정**(전문-급여)] : **급성, 동통성 근골격계 질환**에 허가, **많은 근거 확보**
- ◦ **Afloqualone**[**아로베스트정**(전문-급여)] : **근긴장상태**(경견완증후군, 요통), 경성마비(뇌혈관장애, 뇌성마비 등)에 허가
- ◦ Tizanidine[티자리드] : **긴장성 두통에 처방하기도** 합니다.(허가는 근육 연축, 신경계 질환에 의한 경직성 마비에 허가)
- ◦ Diazepam[바리움] : 근이완 효과가 있는 BZD로, 골격근경련에도 허가되어 있습니다. Diazepam은 향정신성 의약품으로 30일까지만 처방이 가능합니다.

- **심평의학**
  - ◦ **NSAID와 병용 : 인정**
  - ◦ Eperisone : 개별 고시가 있음
    - ▪ **동통성 근육연축**[**경견완증후군, 견관절주위염, 요통**(M5456)], **신경계 질환에 의한 경직성 마비**에 대한 허가 사항 중 : 급여기준상 동통성 근육 연축에는 **급여 인정**, 신경계 질환은 **전액본인부담** 처방(고시 제2022-268호)

Limaprost[오팔몬정(전문-급여)]

- 척추협착증의 주 기전 중 하나는 신경에 분포하는 혈관의 혈액순환 부전으로, Prostaglandin E1 유도체는 혈관을 확장시키고, 혈소판 응집을 억제하여 혈액순환을 개선하여 효과를 보일 수 있습니다. (J Korean Med Assoc. 2021;64(3):185-90)
- 허가사항
  - ◦ 1. 폐색성혈전혈관염(버거병)에 의한 궤양, 동통, 냉감 등의 허혈성 증상의 개선
  - ◦ 2. 후천성 **요부척추관협착증**(M4806)(SLR시험에서 정상이고, 양측성의 간헐파행을 보이는 환자)에 의한 **자각증상**(하지동통, 하지저림) 및 보행능력의 개선
- 요추척추관협착증의 신경성파행, 방사통, 다리저림에 주로 처방되며, 요통에 효과적이진 않습니다.
  - ◦ Limaprost는 LBP에 호전은 없고, radicular pain에 효과적입니다. (Eur Spine J. 2013;22(4):794-801)
  - ◦ 경추 척추관 협착에도 효과가 있었다는 논문도 있습니다. (Spine (Phila Pa 1976). 2009;34(6): 551-5)
- 출혈 경향을 높이는 약이라 주의가 필요하며, 수술 1일 전 중단이 필요합니다.

신경병성 통증

- **신경병성 통증의 진단**
  - **양상 :** 손발이 저려요, 화끈거림, 바늘로 찌르는 듯, 전기 통하는 느낌, 칼로 베는 느낌, tingling, 감각 저하
    - positive symptoms : Spontaneous pain, Hyperalgesia(정상적으로 통증을 유발하는 자극에 대해 과도하게 심한 통증을 느끼는 상태로, 예를 들어 손을 꼬집는 자극이 보통보다 훨씬 더 고통스럽게 느낌), Allodynia(정상적으로는 통증을 유발하지 않는 자극에 대해 통증을 느끼는 상태로, 예를 들어 가벼운 옷깃이 피부를 스치는 것에 통증을 느낌), Dysesthesia, Paresthesia
    - negative symptoms : Hypoesthesia, Anesthesia
  - **신경병증의 원인** : neuropathy(신경병증)
    - 병인 : **말초신경**의 문제
    - 종류 : peripheral neuropathy, mononeuropathy, polyneuropathy, cranial neuropathy
    - 원인을 밝히고 원인에 대한 적절한 치료가 중요. 신경병증을 확인하기 위해 적절한 검사 시행
  - 증상 :
    - **large fiber** – 근력 약화, 위치 진동감각 감소, DTR 감소 : 힘이 빠져요, 신이 벗겨져도 몰랐어요, 눈 감고 세수하기 어려워요, 중심 잡기 어려워요
    - **small fiber** – 통증, 온도 및 통증 감각 감소, 화끈거림, 조이는 느낌 : **당뇨** 등의 전신 질환 위주

신경병증		
단일 병소		여러 병소
Mononeuropathy	Radiculopathy	Polyneuropathy
Carpal tunnel syndrome Ulnar neuropathy Radial neuropathy Peroneal neuropathy	Herniated intervertebral disc Myelopathy Brachial plexus neuropathy Thoracic outlet syndrome	DM, CKD, thyroid disease, cancer, chemotherapy

병력청취 및 신체진찰 (신경학, 제 3판)

- 기저 질환 확인 : 당뇨★, 요독증, 음주력, 섭취량 부족(비타민 결핍), 혈관염(skin rash, 관절통), 암(이전 병력, 체중감소), 항암제 사용 등
- 복용 약물 확인
- 단일 병소 vs 여러 병소, 대칭적 vs 비대칭적
- UMN or LMN 징후 감별 – UMN은 CNS, LMN은 PNS 문제

	근력 약화	근긴장도	근위축	근섬유다발 수축	DTR	Babinski's sign	ankle clonus
UMN	근육 집단	항진	없거나 경미한 감소	없음	항진	+	+
LMN	개별 근육	저하	감소	있음	감소	−	−

- **검사 :** 원인이 명확하지 않다면 NCS/EMG, QSART, Lab 등이 필요할 수 있음
  - 당뇨병성 신경병증의 진단: 설문(MNSIQ, MNSIE), 바늘찌름검사, 온도감각검사, 발목반사, 10g 모노필라멘트 검사 → 진단이 확실하지 않거나 비전형적인 경우 전기생리검사를 실시하거나 의뢰할 것을 권고
    - Pre-DM에서도 충분히 일으킬 수 있어, 신경병증 원인이 명확하지 않으면 OGTT 등을 시행하면 도움이 될 수 있음.
- **신경병성 통증 치료 (AAPM 2019 권고)**
  - **1차 권고 : Gabapentinoid(Gabapentin, Pregabalin), SNRI(Duloxetine** > Venlafaxine), **TCA**, **Topical agent**(Lidocaine, Capsaicin)
  - **2차 약제 : Tramadol**, **병용 요법**
  - 3차 약제 : SSRI, other AEDs, NMDA antagonist 등
  - 단 삼차신경통에서는 Carbamazepine, oxacarbazepine를 1차 약제로 사용
- 치료 알고리즘

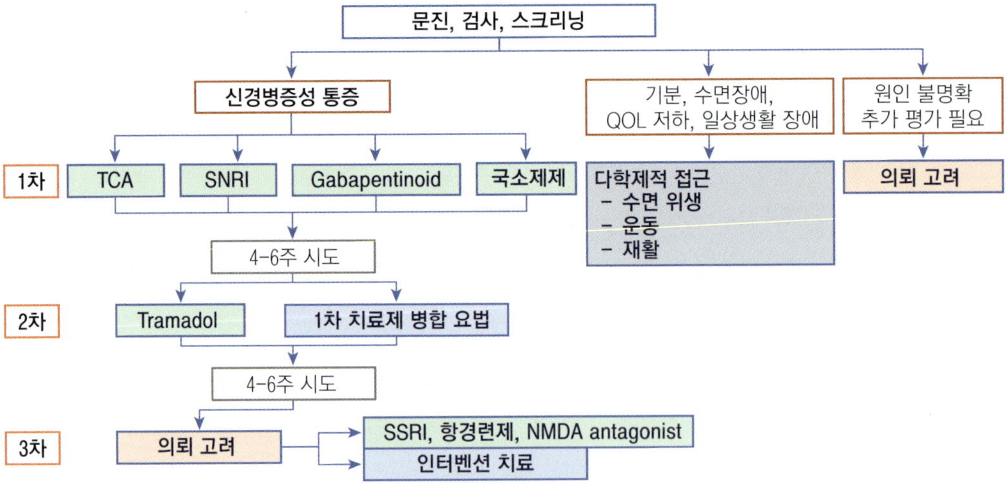

출처 : Pain Med. 2019;20(Suppl 1):S2–S12

약제 : (J Korean Med Assoc 2008;51(12):1139-48)

약물	Index	이점	최대 용량	초기 관찰 기간	주요 부작용	주의사항
Secondary TCA	+	우울증, 불면증 개선	150mg/일	6-8주	진정, 구강건조, 시야 흐림, 체중 증가, 요저류(요정체)	심장질환, 녹내장
Duloxetine	++	우울증 개선	60mg 1일 2회(bid)	4주	오심(메스꺼움)	간기능 장애, 신장기능부전
Gabapentin	++	수면 장애 개선, 약물 상호작용 적음	3,600mg/일	3-8주	진정, 현기증, 말초부종	신장기능부전
Pregabalin	++	수면장애, 불안 개선, 약물 상호작용 적음	600mg/일	4주	진정, 현기증, 말초부종	신장기능부전
Topical lidocaine	++	전신적 부작용 없음	1일 3패치	3주	국소 홍반, 발진	없음
Oxycodone	+	신속한 진통 발현	180mg/일	4-6주	오심, 구토, 변비, 현기증, 졸음	약물 남용 병력 주의, 초기 사용 시 운전 주의
Tramadol	+	신속한 진통 발현	400mg/일	4주	오심, 구토, 변비, 현기증, 졸음, 발작	약물 남용 병력, 발작 질환, TCA나 SNRI 동시 사용 주의

- Gabapentinoid : 신경병증성 통증에 많이 사용합니다. dose titration이 필요합니다. 신기능 저하자에서 특히 용량 조절 필요.
  - Gabapentin[뉴론틴캡슐(**전문-급여**)] : 1일 차 100mg TID(300mg QD) → 2일 차 200mg TID(600mg QD) → 3일 차 하루 900mg TID(900mg QD) → 유지(최대 용량은 하루 3,600mg) : 환자에 따라 좀 더 천천히 증량도 고려
  - Pregabalin[리리카캡슐(**전문-급여**)] : 1일 150mg → 3-7일 후 1일 300mg까지 증량 가능(최대 용량 하루 600mg)
    - gabapentin보다 dose titration이 쉬운 장점. 수면의 질 향상에도 효과 있다는 연구도 있음.
    - 통증이 있는 말초신경병에서 가장 많이 연구된 약제. 하지만 gabapentin에 비해 효과가 부족하다는 연구도 있어 2020년 프랑스 권고안에서는 2차약제로 권고하기도 함.
  - 부작용 : 과다졸림, 어지러움, 부종, 체중증가 등
    - 고령자에서는 적은 용량에도 어지럽고 졸릴 수 있어 용법용량에 적힌 용량보다 적게 처방합니다.

- TCA : 항콜린성 부작용, QT 연장 등 주의(NeuPSIG 가이드라인에서는 40세 이상에서 **심전도 선별검사** 권고)
  - Amitriptyline 같은 삼차 TCA보다 부작용이 덜한 Nortriptyline, desipramine(국내 없음)과 같은 이차 TCA 선호.
  - Nortriptyline[센시발정(전문-급여)] : 저용량(하루 10-25mg)부터 3-7일 간격으로 25mg씩 천천히 증량. (품절이 잦음)
    - 허가사항 : 우울증 또는 우울 상태
    - 고시상 허가사항 외 **급여 인정** : 섬유근육통 확진, 과민성대장증후군, 턱관절장애로 인한 만성통증, 대상포진으로 인한 심한 소양증, **신경병증성 통증**
  - 고령에서 인지저하나 낙상, 심장 부작용 등을 특히 주의. 하루 100mg 미만에서는 심근경색의 위험이 증가하지는 않음.
- SNRI : 세로토닌과 노르에피네프린 재흡수를 억제하여 통증 조절 시스템에 관여
  - Duloxetine[심발타캡슐(전문-급여)] : NE와 serotonin의 재흡수를 억제하여 CNS 하행성 통증 억제 경로 조절
    - 장점 : 항콜린 부작용이 거의 없음 / 부작용 : 구역, 졸림, 구강건조, 변비, 어지러움
- Topical agent :
  - Lidocaine patch : 대상포진 후 신경통처럼 localized된 통증에 효과, 타 약제와 함께 심한 통증에 일시적으로 적용
    - 뉴도탑카타플라스마(전문-급여) : 대상포진 후 신경통증 완화에 허가. 일반적인 신경통증엔 사용 불가.
  - Capsaicin 크림[다이악센크림, 다이펜탈크림(전문-급여)] : 효과 발현에 2주 이상 걸림
    - 작열감, 발적이 초기 심할 수 있으며, 상처부위에 바르지 않도록 함
    - 급여 기준 아래에서 참고.
- Tramadol : μ-receptor에 작용하면서도, 약한 SNRI의 기능을 함
  - 변비, 구토 등을 유발 가능
  - 세로토닌과 증가시키는 약제와 병행해서 사용하면 세로토닌 증후군 유발 가능. (SSRI, TCA, SNRI 등과 병용 주의)

- **당뇨병신경병증 약물치료** (당뇨병 진료지침 2023_대한당뇨병학회)
  - 가장 중요한 것은 혈당 조절
  - 병인론 : 항산화제(알파지방산, 감마리놀렌산), 혈관확장제, 벤포티아민, 알도스환원효소억제제
    - Thioctic acid[치옥타시드에이취알정(전문-급여)] : 당뇨병성 다발성 신경염의 완화에 허가. 신경병증성 통증치료제(Gabapentin, Pregabalin, Duloxetine)와 병용 투여 시 요양 급여 인정 (고시 제2016-31호)

- Gamma-linolenic acid[에보프림연질캡슐(전문-급여)] : 아토피습진과 당뇨신경병증에 허가
  - 두 약제는 당뇨병신경병증 예방에는 근거가 없으므로 미리 투여하지는 않습니다.
- ◦ **증상조절 :** Gabapentin/Pregabalin, TCA, SNRI

요통에서 처방 패턴

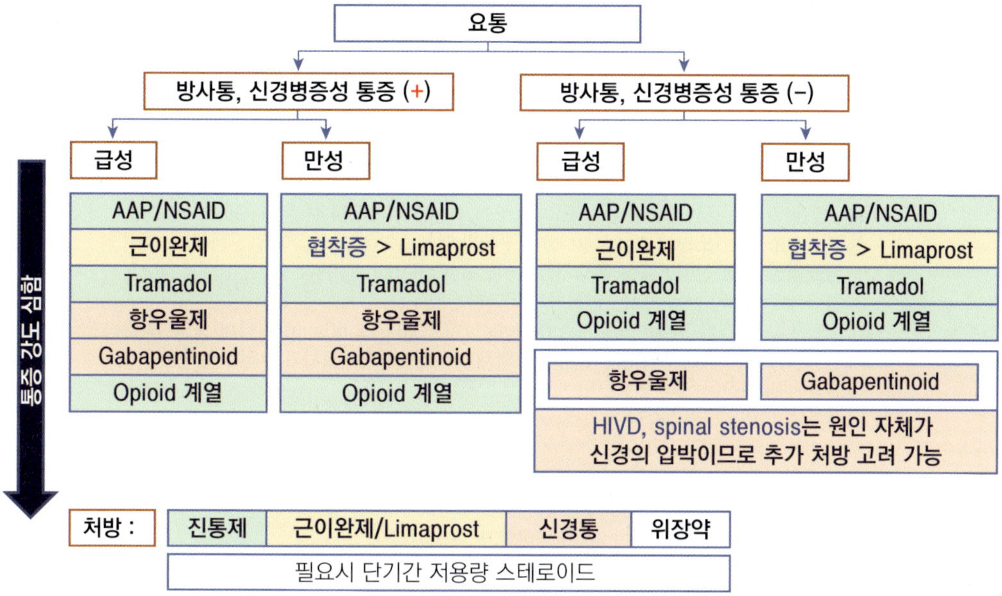

- 신경병증성 통증이 없는 경우 항경련제를 비롯한 신경통 약제가 효과적이지 않다는 연구가 많으나, 임상적으로는 병인에 근거하여 많이 처방이 이루어지고 있습니다.

심평의학

표 Pregabalin, Gabapentin 허가사항 및 급여기준 비교 (고시 제2019-191호)

<table>
<tr><th></th><th>Pregabalin[리리카캡슐(전문-급여)]</th><th>Gabapentin[뉴론틴캡슐(전문-급여)]</th></tr>
<tr><td rowspan="2">허가사항</td><td>1. 성인에서 말초와 중추 신경병증성 통증의 치료
2. 뇌전증 - 성인에서 이차적 전신증상을 동반하거나 동반하지 않은 부분발작의 보조제
3. 섬유근육통의 치료</td><td>1. 뇌전증 - 단독요법 및 부가요법(새롭게 발작으로 진단된 환자의 치료 포함) : 만 13세 이상 청소년 혹은 성인에서의 2차적 전신증상이 동반하거나 동반하지 않은 단순/복합 부분발작
2. 신경병증성 통증</td></tr>
<tr><td colspan="2">• 해당 허가사항에 속하나 급여기준에 만족하지 않으면 전액본인부담 처리
*단, 리리카CR서방정과 같은 Pregabalin 서방정 제형은 '성인에서 말초 신경병증성 통증의 치료'에만 허가</td></tr>
<tr><td rowspan="4">급여기준</td><td colspan="2">가. 뇌전증(Epilepsy) : 허가사항 범위 내에서 인정 → '[일반원칙]경구용 항뇌전증약'에 따라 처방</td></tr>
<tr><td colspan="2">나. 신경병증성 통증(Neuropathic pain)
• 당뇨병성 말초 신경병증성 통증 : (E10.41, E11.41, E13.41, E14.41 등 + G59.0, G63.2)
○ Thioctic acid(또는 α-lipoic acid) 경구제와 병용투여 시 요양급여를 인정함
○ 당뇨병성 말초 신경병증성 통증치료제(예: Gabapentin 경구제, Pregabalin 경구제, Duloxetine 경구제 등) 간의 병용투여는 인정하지 아니함
• 대상포진 후 신경통(Post-herpetic neuralgia)(G53.0): Lidocaine 패취제(품명: 리도탑카타플라스마 등)와 병용투여 시 투약비용이 저렴한 약제의 약값 전액을 환자가 부담토록 함. 단, 2-4주 치료 후에도 증세의 호전이 없어 병용투여 시에는 요양급여를 인정함.
• 척수손상에 따른 신경병증성 통증(Spinal cord injury)
• 복합부위 통증증후군(CRPS; Compelx Regional Pain Syndrome)(G90.5~7)
• 암성 신경병증성 통증(「암환자에게 처방투여하는 약제에 대한 요양급여의 적용기준 및 방법에 관한 세부사항」의 'Ⅲ. 암성통증치료제' 범위 내에서 인정)
• 척추수술 후 통증증후군(Post spinal surgery syndrome)</td></tr>
<tr><td>다. 섬유근육통(Fibromyalgia)에는 다음과 같이 요양급여를 인정함.
- 다 음 -
1) 섬유근육통으로 확진되고 삼환계 항우울제(TCA : Amitriptyline, Nortriptyline 등) 또는 허가사항 중 근골격계 질환에 수반하는 동통의 증상완화에 사용할 수 있는 근이완제(Cyclobenzaprine 등)를 적어도 1달 이상 사용한 후에도 효과가 불충분한 경우
2) Duloxetine(품명: 심발타캡슐)과의 병용투여는 인정하지 아니함.
※ 섬유근육통 확진은 2010년 미국 류마티스학회 발표 진단기준에 부합하고 섬유근육통 영향척도 FIQ 점수가 40점 이상이며, pain VAS 40mm 이상인 경우로 하며, 투여개시 13주 후 Pain VAS와 FIQ의 호전이 없는 경우 투여중단을 고려해야 함.</td><td>• 다발성 경화증(Multiple sclerosis), 파브리병(Fabry's disease)
• 삼차신경통(G50.0)(1차적으로 다른 약제에 반응하지 않거나 부작용으로 인해 사용하기 어려운 경우)
• 인간면역결핍바이러스(HIV) 감염인의 신경병성 통증
• 절단 등으로 인한 신경병성 통증(환상통, 단단통)(G54.6)</td></tr>
<tr><td colspan="2">* 손목터널증후군(G56.0), 좌골신경통(G54.30~G54.49), 신경근병증(M54.10~M54.19)과 같이 Pregabalin과 Gabapentin의 허가사항에는 해당하지만, 급여 기준에는 해당되지 않는 상병은 전액본인부담해야 합니다. Pregabalin과 Gabapentin의 급여기준이 살짝 다릅니다.
* Pregabalin 서방정 제형은 급여기준(고시 제2019-57호)상 당뇨병성 말초 신경병증성 통증, 대상포진 후 신경통에 급여 처방가능하며 세부기준은 같습니다.</td></tr>
</table>

진통소염제 파스 및 겔 → 진통 · 진양 · 수렴 · 소염 외용제 (고시 제2018-253호)

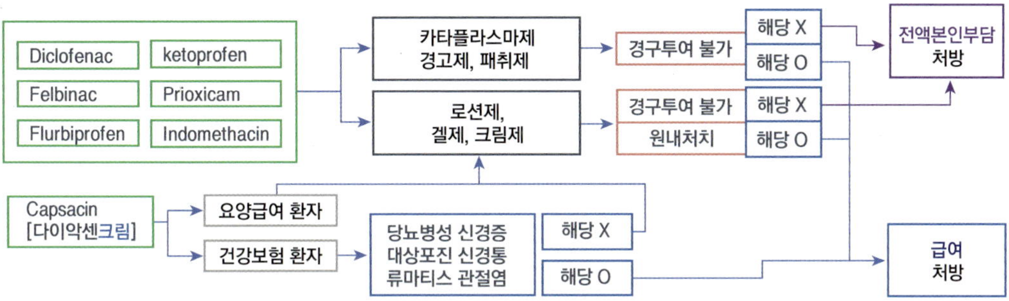

※ 외용약제 : 고시 제2018-253호
Diclofenac Diethylammonium, Felbinac, Flurbiprofen, Indomethacin, Ketoprofen(f.), Piroxicam, Capsaicin 등을 함유하는 의약품 분류번호 264 진통 · 진양 · 수렴 · 소염제 중 제형이 카타플라스마제, 경고제, 패취제, 로숀제, 겔제, 크림제를 말함.

진통 · 진양 · 수렴 · 소염 목적으로 사용하는 외용약제는 각 약제의 허가사항 범위 내에서 아래와 같은 기준으로 투여 시 요양급여를 인정하며, 동 인정기준 이외에는 약값 전액을 환자가 부담토록 함.

- 아 래 -

가. **경구투여가 불가능**한 경우(**부작용 등으로 인하여** 비스테로이드항염제(NSAIDs)의 **경구투여가 불가능**한 환자임을 입증하는 경우를 포함)
나. 로숀제, 겔제, 크림제를 물리치료 등 **원내처치 시 사용**한 경우

※ Capsaicin 외용제는 "세부사항" 참조

※ Capsaicin 외용제[다이악센크림] : 고시 제2013-127호
허가사항 : 당뇨병성 신경증, 대상포진에 의한 신경통, 류마치스성 관절염, 골관절염에 수반하는 동통의 완화

1. 허가사항 중 아래와 같은 기준으로 투여 시 요양급여를 인정하며, 동 기준이외의 허가사항에는 '진통 · 진양 · 수렴 · 소염 외용제'의 요양급여기준에 따라 인정함.

   - 아 래 -

   가. **당뇨병성 신경증**
   나. **대상포진에 의한 신경통**
   다. **류마치스성 관절염**
2. 의료급여는 의료급여법 시행규칙 별표 1의2 제1호바목에 따른 '진통 · 진양 · 수렴 · 소염제인 외용제제'에 따라 인정함.

(1) 따라서 당뇨병성 신경증, 대상포진에 의한 신경통, 류마티스 관절염에서는 Capsaicin 외용제는 급여인정이고,
(2) 골관절염 통증에서는 경구투여가 불가능한 경우나 원내처치인 경우에 급여 인정하고, 아닌 경우 전액본인부담 처방합니다.

- 그런데 Capsaicin은 경구 투여를 하는 약제가 아닙니다. 그렇다고 급여처리가 될 것이었다면 개별고시에서 급여를 인정했을 것입니다. 따라서 일반적인 경구제를 기준으로 복용할 수 있는지를 기준으로 판단해야 할 것으로 보입니다.

NSAID와 다른 약제 병용

※ Celecoxib - 골관절염, 류마티스성관절염 강직성 척추염에 요양급여 인정. (예전 나이 기준은 삭제) : M15-M19 코드

※ 상기도염에 허가가 있는 NSAID : ibuprofen, dexibuprofen, pelubiprofen, morniflumate, diclofenac (Loxoprofen은 2024년부터 삭제)

※ **NSAID로 인한 위장병 예방에 허가**가 된 약제 : 위장관 코드 없이도 처방이 가능하다는 뜻

- PPI : omeprazole 20mg, pantoprazole 20mg, lansoprazole 15mg, esomeprazole 20mg → 이들은 위장관 코드 없이도 처방
  - 상기 용량을 초과하거나 다른 PPI를 사용하려면 위장관 상병을 넣고 처방.
  - half dose로 사용 : pantoprazole 40mg 허가사항에는 NSAID 관련 항목이 없고, 나머지 3개 성분에는 있다 하더라도 용법용량상 half dose로 되어 있음.
  - 낙소졸(Naproxen+esomeprazole)을 처방할 때 위장관 코드가 필요 없음.
- 위점막 보호제 : [스티렌정]은 NSAID 투여로 인한 위염의 예방에 허가가 있으나 고시상 전액본인부담 → 그냥 K297 위염코드 넣고 급여 처방
- 단, Celecoxib[쎄레브렉스캡슐], Etoricoxib[알콕시아정]는 고시상 '동 약제 투여 시 소화기관용 약제를 위염 등의 증상 예방 목적으로 병용 투여하여서는 안 됨.'이라는 내용이 있어 PPI 처방 시 **위장관 상병이 있어야만 인정**됨(고시 제2021-127호)

※ **NSAID+근이완제 :** 각 근이완제의 허가사항에 맞는 상병코드만 있다면 **처방 가능**

※ **NSAID+Duloxetine :** OA에서 병용 인정, JX999에 'NSAID 단독 요법에 반응 없는 골관절염 통증' 등의 소견 입력이 권장.

※ Ketorolac **주사** 사용 시 → **NSAID는 병용 금기**가 많아 확인이 필요합니다.

※ NSAID+acetaminophen+Tramadol : **병용 처방 가능**
  - 단 NSAID와 acetaminophen/tramadol 복합제는 급성통증에 14일, 만성통증에 90일 처방 (2010.07.05 진료심사평가위원회)
  - 상기 일수를 넘어가면 사례별로 인정한다고 하여 JX999 기입하는 것이 안전할 것으로 보입니다.

※ **NSAID+다른 NSAID 병용 불가 :** 부작용만 증가하고 효과는 증가하지 않아 학문적으로도 좋지 않은 처방

※ NSAID+SYSADOA : 골관절염에서 천연약제 인정
  - 조인스정, 신바로, 이모튼, 레일라 등 사용 가능

Duloxetine[심발타캡슐] : (고시 제2016-263호 요약)

- 허가사항 : 주요우울장애, 범불안장애, **당뇨병성 말초신경병증성 통증**, 섬유근육통, **NSAID에 반응이 적절하지 않은 골관절염 통증**
  - 섬유근육통 : 확진되고 TCA 또는 근이완제를 적어도 1달 이상 사용해도 효과가 불충분할 때 사용, Pregabalin과 병용 불가.
    - 확진은 FIQ 설문지 40점 이상, pain VAS 40mm 이상인 경우
  - 당뇨병성 말초신경병증에서 gabapentin, pregabalin과 병용 투여 인정 안함. thioctic acid, a-lipoic acid와는 병용 가능.
- 용량용법 : 1일 1회 60mg (초기 1주일간 30mg 투여 후 증량할 수도 있음)

Gabapentinoid와 Lidocaine 패취 병용

※ **Lidocaine 패취** : 대상포진 후 신경통에 요양급여 인정. (일반적인 신경병성 통증에는 사용 불가)

- **Gabapentin 또는 Pregabalin과 병용** : 투약 비용이 저렴한 **한 약제**를 환자가 **전액본인부담**. 단, **2-4주 후에도 증세 호전**이 없어 병용투여할 때는 요양**급여를 인정**. (고시 제2016-31호)
- 다른 원인에 사용하고 싶다면? : 비급여 제품을 활용: 리도제식카타플라스마, 엘도카인카타플라스마 등

Reference

1. Korean Journal of Neuromuscular Disorders Vol. 16 No. 1, June 2024.
2. J Korean Med Assoc. 2008;51(12):1139 -1148.
3. Pain Med. 2019 Jun 1;20(Suppl 1):S2-S12.
4. 비특이적 허리 통증에서 근이완제 효능 systematic review : Spine (Phila Pa 1976). 2003 Sep 1;28(17):1978-92.
5. Eperisone의 허리 통증에 대한 systematic review : Pharmacol Rep. 2016 Oct;68(5):903-12.
6. J Korean Med Assoc. 2013 December;56(12):1123-1131.

CHAPTER 42

경구 스테로이드 처방 원칙

스테로이드는 적시 적소에 사용했을 때 흔히 '명의가 되는 약'으로 불립니다. 적절하게만 사용한다면 환자에게 큰 도움과 만족감을 줄 수 있다고 생각합니다.

하지만 스테로이드는 여러 부작용이 있을 수 있으므로, 처방 시 다음 사항을 항상 고려해야 합니다.

1. 꼭 스테로이드 처방이 필요한지

2. 사용하고 있다면 용량을 줄이거나 끊을 수 있는지

3. 끊을 수 없다면 부작용이 발생하지 않았는지

NASID 진통소염제와의 차이

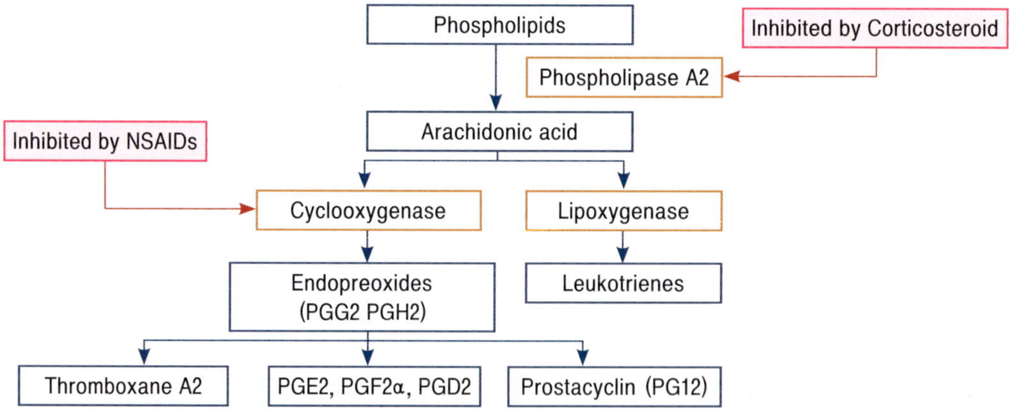

NSAID는 COX(cyclooxygenase)를 억제하여 항염증 작용을 보입니다. **Corticosteroid는** 그보다 위쪽 level에서 작용하기 때문에 **항염증 효과**도 있으면서, NSAID와 다르게 LOX(Lipoxygenase)를 억제하면서 얻는 **항알레르기 효과**도 있습니다.

글루코코르티코이드(Glucocorticoid)의 종류

작용 시간	glucocorticoid	equivalent dose(mg)	상대적 항염증 효과	상대적 mineralocorticoid 활성도	(시간*/분**)
단기 작용제 short acting (8-12h)	cortisone	25	0.8	0.8	0.5/60
	Hydrocortisone (cortisol)	20	1	1	1.5-2/90
중기 작용제 intermediate acting (12-16h)	prednisone	5	4	0.6	3.4-3.8/60
	prednisolone (소론도정)	5	4	0.6	2.1-3.5/200
	methylprednisolone (피디정)	4	4	0	>3.5/180
(12-24h)	Triamcinolone	4	5	0	2~ >5/300
장기 작용제 Long acting (20-36h)	Dexamethasone	0.75	20-30	0	3-4.5/200
	Betamethasone	0.6	20-30	0	3-5/200

출처 : *대한내과학회지. 2009;77(3) 298-303 / **Korean J Pain 2004; 17(Suppl.): 45-53

흔히 사용하는 **소론도정 prednisolone 5mg**, 피디정 methylprednisolone 4mg를 기준으로 삼고 eqivalent dose를 외워둡니다.

생리적 용량

- 정상적으로 우리 몸에서 코티졸이 얼마나 나오는지에 대한 연구들을 종합하면, Prednisolone 기준으로 과거에는 5-7.5mg 정도로 보았으나, 최근에는 2.5mg 정도까지 낮추어야 한다는 견해가 증가하고 있습니다.
- 즉, 생리적으로 우리 몸에서 **소론도 0.5-1정** 정도 나온다고 생각할 수 있습니다.
- 그리고 **이른 아침**에 분비가 가장 많으며(**8AM**에 peak), 늦은 오후에 가장 감소합니다.(오후 4시에 small peak가 있기는 함)
- 감염, 수술 등의 **스트레스 상황**에는 코티졸 분비가 100mg 정도까지 증가(**소론도로 따지면 3-4알, 5알까지**)합니다.
- **중간시간 작용제**가 이른 **아침에 1회 복용**했을 때 **생리적 사이클과 가장 유사**하기 때문에 장기간 복용해야 한다면 중간시간 작용제를 처방합니다.

Mineralocorticoid activity

- glucocorticoid → 항염증 작용
- mineralocorticoid → aldosterone 분비에 영향(Na/K 영향)

성분별 특성

- Hydrocortisone [하이손정(전문-급여)]
    - short acting이라 빠른 효과를 내야 하는 **응급상황**에서 사용. 특히 점액수종혼수, 갑상선 중독위기, 천식 및 COPD의 급성악화 등. (천식이나 COPD는 아주 급하지 않으면 dexa도 가능)
    - → 단, mineralocorticoid activity가 있어서 장기간 사용 시에 **전해질 불균형**을 잘 초래합니다.

- prednisolone [소론도정(전문-급여)]과 methylprednisolone [메치론정, 피디정(전문-급여)]
    - Hydrocortisone의 단점을 보완하고자 glucocorticoid activity를 높이고 mineralocorticoid activity를 낮추어 개선한 것이, **prednisolone**과 **methylprednisolone**입니다.
    - 단, **조금 더 작용시간이 느려졌습니다**.
    - → Prednisolone도 mineralocorticoid activity가 낮은 편이지만 **methylprednisolone**은 mineralocorticoid 효과가 없기 때문에 보다 **부종 등의 부작용과 전해질 이상이 덜하다**는 장점이 있어 선호하시는 선생님들께서 많으십니다.
    - Prednisone은 간에서 Prednisolone으로 전환되어 작용 : 간부전에서 금기이며, 간질환이 있다면 활성형인 prednisolone을 사용

- Triamcinolone
    - 경구제보다는 주사제로 주로 사용합니다.
        - 근육 깊이 주사하지 못했을 때 무균성 농양이나 지방위축 등 발생 가능. 주사 부위 피부 탈색 현상 발생.
        - 주사제는 3주 이상 효과가 지속되어 1년 동안 주사 횟수를 OA에서 4회 정도, RA에서 12회 정도로 제한합니다.
            - 너무 남용하게 되면 스테로이드 전신 부작용이 나타날 수 있습니다.

- Dexamethasone [부광덱사메타손정(전문-급여)], [제일덱사메타손주사액(전문-급여)]
    - **덱사메타손**은 코티솔 구조를 변형하여 합성한 것으로, 실제 강도가 **매우 강력**하기 때문에 조심해서 사용해야 합니다. **덱사 1앰플(Dexamethasone 5mg) 사용하면, 소론도 6.5정(Prednisolone 33mg)을 복용하는 것과 같습니다.** (소론도보다 더 오래 작용하기에 13정 정도로도 볼 수 있습니다.)
    - 주사제로 사용할 때 근주로 일차의료기관에서 많이 사용하고 있으나, 근주는 Blood thinner를 복용 중인 경우 hematoma가 발생하기도 하고 드물게 신경 손상 및 감염 등으로 인한 complain을 겪을 수 있으니 주의합니다.

스테로이드 복용자에서의 예방접종 - 생백신

고용량 스테로이드 복용의 기준 : **prednisone 20mg/day**(소아는 10kg 미만 시 2mg/kg/day)

- 위 기준 이상으로 14일 스테로이드 치료 시, 생백신은 금기입니다. 치료 1개월 전 또는 중단 후 1개월 이상 지난 시점에서 생백신을 맞을 수 있습니다. 사백신(불활성화 백신)은 치료 시작 2주 전 또는 치료 종료 후가 권고됩니다만, 끊기 어려운 상황이라면 치료 중에도 맞을 수 있습니다.

단기 요법 vs 장기 요법

단기 요법 – 3주 이내

장기 요법 – 4주 이상

→ 장기간 사용 시, 용량을 줄이기 위해 steroid sparing agent 사용(ex. MMF, Tacrolimus)을 고려합니다.

스테로이드 경구제 처방 원칙

1. **가능한 생리적 사이클에 맞추어** 처방 : Prednisolone/methylprednisolone을 **1일 1회 오전 이른 시간**에 투여(**QD 오전 8시**)
   - 환자가 **밤에 복용**하게 되면 **불면증**, **생리적 사이클 저해** 등의 부작용이 있다는 것을 교육.
     - 밤에 복용하지 않아도, long acting을 복용하면 밤까지도 작용하여 위와 같은 부작용이 발생할 수 있습니다.
   - 용량 증량하면서 오후에도 투여를 하게 된다면, 오전보다 적은 용량으로 투여합니다.
     - 오전:오후 → 2:1 또는 3:1로 용량을 나누어 처방해볼 수 있습니다.
   - 하루 종일 스테로이드의 효과를 유지해야 하는 경우에서만 TID 처방
   - 용량이 적더라도 **오후 8시에 투여**하면 새벽의 ACTH와 cortisol 분비가 억제되어 **HPA 억제를** 일으킴.
2. 약제 반응이 떨어지거나 충분한 효과를 본 경우에는 중단을 빠르게 고려.

스테로이드의 장기 사용 요법

저용량 스테로이드 요법

- 유럽류마티스학회 국제 임상연구 상임위원회에서는 **prednisolone 7.5mg 이하**를 저용량으로 규정

◦ 단, 이는 외국의 기준으로 **우리나라 사람은 많아도 5mg 정도에서 가능한 2.5mg까지도** 낮춰서 사용하는 것도 고려해야 합니다.

★ **골다공증 Risk는 여전히 존재** (대한류마티스학회지 2003;10:3)

• 저용량을 사용한다고 하더라도 골 손실이 발생할 수 있습니다.(고용량에 비해 위험도는 낮지만)

→ 장기간 사용 시 골다공증에 대한 검사와 예방적인 치료를 하는 것이 중요.

중간용량 스테로이드 요법

→ **Prednisolone 10-30mg 사용하는 경우**

: 고용량을 쓰다가 줄여가는 과정, 저용량을 쓰다가 증상 악화 있을 때 단기적으로 사용하는 경우 해당

• 다른 면역억제제 용량을 늘리면서 일주일에 5mg씩 감량하는 방법을 고려할 수 있습니다.

고용량 스테로이드 요법

→ Prednisolone 30mg 이상(보통 kg당 1-2mg으로)

: 주요 장기를 침범하는 류마티스 질환, 폐출혈 등 생명을 위협하는 심각한 상황에서 사용.

감량 원칙

1. 저용량 또는 단기간 사용한 경우

→ 천천히 줄이다가 오히려 장기 복용하게 되는 것보다는, 바로 중단하는 편이 더 바람직합니다.

: 고용량이라도 단기간 사용한 경우, 장기간이라도 저용량을 사용한 경우 바로 끊는 것이 좋을 수 있습니다.

2. 장기간 사용한 경우

→ 천천히 끊는 tapering 기간이 필요합니다.

◦ (1) 40mg 이상 고용량 프레드니손을 사용한 경우 : 수일-수주마다 10mg씩 감량

◦ (2) 20mg 이하로 투여하는 경우 : 수주-수개월마다 2.5-5mg씩 천천히 감량

• 감량 방법이 정형화된 것은 없으며, 환자에 따라서 질병 상태 또는 HPA 억제 정도에 맞추어 감량해야 합니다.

• 스테로이드 의존성이 강한 경우 충분히 시간을 가지면서 감량하도록 합니다.

격일제 요법

Korean J Pain 2004;17(Suppl.):45-53

장기간 스테로이드를 사용할 때 감량을 하거나, HPA 억제에 대한 부작용을 예방하기 위해 격일제를 사용하기도 합니다. 휴약일에 HPA 축이 회복될 수 있도록 하는 의미가 있습니다.

격일제 요법 중 주의사항

1. 매일 투여하다가 격일제로 넘어가더라도 천천히 이행기를 거쳐야 합니다.
2. 휴약일에는 질병의 악화가 일어날 수 있으니 NSAID 등의 보조적인 진통요법을 고려합니다.
3. 휴약일에 피로, 발열 등의 증상이 나타나면 기존 질환 때문이라기보다는 스테로이드로 인한 부신기능저하를 생각합니다.
4. 골다공증과 백내장 등의 스테로이드 부작용을 격일제를 사용한다고 해서 예방할 수는 없으니 이에 대한 고려도 항상 해야 합니다.

스테로이드 금단 증후군

- 증상 : 관절통, 근육통, 피로, 두통, 감정 변화, 위장관계 증상
- 위험인자 : 특히 빠르게 감량한 경우. (하지만, 드물게 2주간 치료에도 발생 가능)
- 검사 : Rapid ACTH stimulation test, 아침 투약 전 Cortisol level
  - (+) : HPA axis suppression
  - (-) : 기존 질환의 재발, 정신적/신체적 의존 등을 감별

동반 질환 및 약물 상호 작용에 따른 용량 조절

스테로이드는 **간**에서 대사되어 비활성화됨. → 이후 **신장**을 통해서 배설

→ **간기능이 나쁘면** 스테로이드를 감량해야 함.

→ **갑상선기능저하증** : 배설이 감소되어 스테로이드를 감량해야 함.

→ **신증후군, 저알부민혈증 증가** : 신증후군에서는 유리형 스테로이드 농도는 증가하지만, 대사와 배설이 빨라져 효과가 감소할 수 있으므로 용량 조절에 신중해야 합니다.

→ **Rifampin, phenytoin, phenobarbital, carbamazepine** 사용 시 : 스테로이드 배설을 촉진하는 약물이기 때문에 용량을 늘려야 함.

스테로이드 부작용

1. 혈압 상승, 이상지질혈증 악화, 혈당 상승 → 동맥경화 및 심혈관계 사건의 발생 위험 높임
2. 식욕 증가, 체중 증가, 비만, 보름달 얼굴, 중심부 비만 → 여러 대사 질환 및 쿠싱 증후군 발생 가능
3. 성장 지연
4. 상처 회복의 지연, 얼굴 홍조, 피부가 얇아짐, 여드름, 점상출혈
5. 전해질 이상 - 저칼륨혈증, 나트륨 저류
6. 안과적 부작용 - 백내장, 녹내장

7. 소화성 궤양 → 고용량 사용 시 발생 가능
   - **궤양의 위험인자**가 있다면 **PPI 등** 위장관 보호제를 **같이 처방**하는 것을 고려합니다.
8. 면역 저하로 인한 기회 감염 증가, 세균 및 곰팡이 감염, 바이러스 감염
9. 근육 약화, 골다공증, 병적 골절 증가(허리가 굽어지는 어르신), 무혈성 골괴사(사용하는 용량에 비례해 발생)
10. 불면증, 조증, 우울증, 조울증
11. 월경 이상

부신기능저하증 adrenal insufficiency

- **발생 위험이 있는 용량과 기간**
  - <u>**소론도 1정**</u>**의 용량(Prednisolone 5mg)**으로 <u>**3주**</u> 이상 복용 시
  - **소론도 2정**의 용량(Prednisolone 10mg)으로 **2주** 이상 복용 시
  - 덱사메타손을 투여한다면 하루 중에 어떤 시간에 투여하더라도 HPA 억제

→ 환자마다 반응은 천차만별이기 때문에 소량을 사용하더라도 HPA억제가 충분히 발생할 수 있습니다.

- 추가로 알고 있다면 도움이 되는 사실

1. **벤조디아제핀계 약물, Megestrol**도 HPA를 억제할 수 있음
2. 간질환, 신증후군 등 알부민이 감소하는 상황에서 free-form의 증가로 스테로이드의 부작용이 증가
3. **고용량이라도 1주 이내로만 사용한다면 큰 위험이 없음**

안과적 부작용

- **스테로이드 유발 고안압 또는 녹내장**의 발생 위험
  - 원인 : 안약이 아니더라도, 경구제, 정맥 투여, 피부외용제, 흡입 스테로이드 등 모든 경로가 일으킬 수 있습니다.
  - 위험인자 : **녹내장의 병력**, 녹내장의 가족력, 제1형 당뇨, 6세 미만, 결체조직질환, 고도 근시
  - 발생 시기 : 치료를 시작한 2-6주 후 안압의 증가가 발생할 수 있기 때문에, 스테로이드를 장기간 사용한다면 반드시 안과를 방문할 것을 권고하는 것이 좋겠습니다.
  - 증상 여부 : 증상이 없기 때문에 안과에 내원을 하는 것이 가장 중요합니다.
  - 호전 가능 여부 : 스테로이드를 중단하면 대부분 호전.
  - 안과에서는 안압강하제 등으로 적절하게 조절할 수 있으므로 일단 안과에 '내원'을 하는 것이 가장 중요하다고 할 수 있겠습니다.

- **스테로이드 유발 백내장** 위험
  - Prednisone 10mg/day 이하의 용량을 사용하면 10% 정도이나, 15mg/day 이상으로 1년 이상 사용하면 좀 더 빈번히 발생

무혈성 골괴사

- 하루 Prednisolone 20mg 이상 복용 시 위험도 상승.
- 3-4년 장기간 사용했을 때(또는 사용할 것으로 예상될 때) 꼭 무혈성 골괴사 위험에 대해 고지할 필요가 있습니다.
- 위험인자 : 알코올 복용, SLE, 간의 지방변성, 지질 대사 이상, 신장 이식 환자, 흡연 등.
- 용량에 비례하여 위험 증가 : 하루 10mg 증량할 때마다 4.6배 위험도 증가함.

Reference

1. Am J Med. 1977 Aug;63(2):200-7.
2. Oxford, 2009; online edn, Oxford Academic, 1 Aug. 2010.
3. Clin Pharmacokinet. 2005;44(1):61-98.
4. Korean J Pain 2004;17(Suppl.): 45-53.
5. 김지민 외, 스테로이드 처방의 허와 실, 대한내과학회지: 제 77권 제 3호 2009.
6. 이용환 외, 류마티스 관절염 환자에서 저용량 스테로이드 용법이 골대사에 미치는 영향, 대한류마티스학회지 Vol.10, No.3, September, 2003.

CHAPTER 43

통풍, 고요산혈증의 치료

통풍(Gout)

통풍의 원인과 위험인자

1. 통풍의 원인(고요산혈증의 기전)

- 통풍은 혈중 요산(uric acid) 농도가 증가하면서 관절에 요산 결정이 침착되어 염증 반응을 일으키는 질환입니다.
  - 요산은 **퓨린 대사의 최종 산물**이며, **배설은 주로 신장을 통해 이루어짐(약 70%)**
  - 따라서 **신장 기능이 저하되면 요산 배설이 감소하여 통풍 위험이 증가**

요산 과다 생성(10%)	요산 배설 장애(90%)
• 과도한 퓨린 섭취(육류, 내장, 해산물) • 알코올 섭취(맥주, 증류주) • 골수증식질환(백혈병, 다혈구혈증) • 건선(피부세포의 빠른 turnover rate) • 종양용해증후군(TLS) • 효소 이상(HGPRT 결핍, PRPP 과활성화)	• 신장 기능 저하(CKD) • 탈수, 음주 • ketoacidosis • 이뇨제 사용(티아지드, 루프 이뇨제) • 저용량 아스피린 • 납 중독(Saturnine gout) • 대사증후군(고혈압, 비만, 인슐린 저항성)

2. 통풍의 위험인자

수정 불가 요인	수정 가능 요인	
• 남성 • 40세 이상 • 가족력	• 비만 • 음주(특히 **맥주**) • 고단백 식이(**적색육**, 내장, 해산물) • 신장 기능 저하	• 고혈압 및 대사증후군 • **이뇨제** 사용 • **저용량 아스피린**

3. 통풍의 임상적인 의미

- 최근 연구에서는 **대사증후군(고혈압, 비만, 당뇨, 이상지질혈증)**과 통풍의 연관성이 강조되고 있습니다.
- 통풍 환자의 경우 **심혈관 질환 위험도 증가**하므로 적극적인 **생활습관 개선과 심혈관 위험 인자 관리가 중요**.
    - 요산을 낮추기 위해서뿐만 아니라 심혈관계 위험도를 낮추기 위해서라도 식이조절과 체중관리, 운동이 필요.

통풍의 진단

- **통풍의 가장 확실한 진단(gold standard) :** 말초 관절에서 부종, 통증, 압통의 전형적인 증상이 있으면서 침범된 관절의 윤활액이나 조직에서 다형핵백혈구에 탐식된 요산 결정을 **편광현미경으로 관찰**한 경우
- 하지만, 현실적으로 편광현미경 검사를 하기는 어렵기 때문에, 1차진료 현장에서는 ACR classification을 이용하는 것이 도움이 됩니다. **8점 이상**에서 진단할 수 있습니다.

Criteria	Categories	Score
증상이 발생한 관절 부위	Ankle or midfoot (mono-/oligo-)	1
	1st MTP (mono-/oligo-)	2
특징적인 임상증상의 수 **1) 피부 :** 관절 연부조직 발적 **2) 통증 :** 만지기도 어려운 정도 **3) 기능 :** 걷거나, 해당 관절을 사용하지 못함	One characteristic	1
	Two characteristics	2
	Three characteristics	3
Typical episode 횟수 → Typical episode 정의 : 3개 중 2개 이상 • 증상 발생 후 최대 통증을 겪은 사건이 24시간 미만에 발생 • 약 복용과 상관없이 증상의 소실이 2주 이하로 발생 • episode 간 증상의 완전한 소실 있음	One typical episode	1
	Recurrent typical episodes	2
통풍 결절의 존재	Present	4
혈중 요산 수치 • 통풍 발작 **episode 4주 초과로 경과한 stable한 시점**에 ULT를 하지 않은 상태에서 측정하는 것이 바람직. ○ attack에서는 급성 염증반응으로 인해 수치가 떨어질 수 있기 때문. ○ 1-2회 측정하고 높은 수치를 반영	<4mg/dL [<0.24mM]	-4
	6-<8mg/dL [0.36-<0.48mM]	2
	8-<10mg/dL [0.48-<0.60mM]	3
	≥10mg/dL [≥0.60mM]	4
Synovial Fluid examination for MSU crystals	negative	-2
Imaging evidence of urate deposition • DECT, 초음파에서 요산침착 확인	Present	4
Imaging evidence of gout-related joint damage • X-선에서 손가락이나 발가락에 통풍관절염 연관 골미란	Present	4
Maximum score		23

- 영상검사로 **X-ray, ultrasonography** 등을 활용할 수 있습니다. 감별이 어려운 경우 대학병원에서는 **dural energy CT**를 활용하기도 합니다.
- Tophus(통풍결절) 발생 위치 - subcutaneous nodule
  - 관절 : 손가락 관절, 발가락 관절[특히 **첫 번째 중족지절관절(1st MTP)**], 무릎, 발목
    - 엄지발가락에 잘 생기는 이유 : 중력, 혈액순환 부족, 낮은 체온, 마찰 및 자극이 많은 부위
  - 체온이 낮은 피부 및 연조직 : 귀(특히 귀의 연골 부분), 팔꿈치[주로 주두부(olecranon) 부위에 결절이 잘 형성됨], 발뒤꿈치, 손목
  - 힘줄 부위: 아킬레스건, 손목 및 발목의 힘줄 부위
  - drain을 일부로 하지는 않지만, 한다면 chalk-like 하게 관찰됨.

통풍관절염의 경과

1. 급성통풍관절염

- 갑자기 발생하여 극심한 통증양상을 보이며 걷기 어려워합니다.
- 붓기, 열감, 발적
- 자주 발생하는 부위 : **첫 번째 발가락**, 발등, 발목, 무릎, 손목 관절, 관절 주위
  - 보통 한 관절을 침범, 여러 관절을 침범하기도 함.
- **음주, 외상, 입원 및 수술, 과식 후 발생**
- **치료 없이도 3-14일 후 호전된다는 특징**

2. 간헐기 통풍(Intercritical gout)

- 발작과 발작 사이의 기간이며, 관절통이 없습니다.
- 급성기 사이의 기간으로, 2개월-2년 정도 주기를 두고 급성통풍이 재발합니다.
- 환자에 따라 주기가 크게 다를 수 있으며 재발하지 않기도 합니다.
- 치료하지 않으면 다관절 침범으로 진행하고, 발작 빈도가 증가하며, 관절염의 지속기간이 늘어납니다.

3. 만성 통풍 관절염(Chronic tophaceous gout)

- 요산 수치가 조절되지 않다 보면 **통증이 지속**되고 **통풍 결절**이 발생하게 됩니다.
- 첫 발작 평균 11.6년 이후 만성 결절성 통풍으로 진행
- X선 : 관절 주변의 뼈가 녹아내린 병변이 관찰됨(gouty bony erosion with sclerotic margin & shouldering)

통풍의 관절외 증상

- **신장병** : Urate nephropathy **(m/c, 만성신부전으로 진행)**, 요로결석, 급성신부전
  - 통풍 환자의 반수에서 이미 신장기능의 손상이 발견.
- **대사증후군(거의 50%에서 동반)**
- 동맥경화성 심혈관질환

통풍과 무증상고요산혈증의 치료

무증상고요산혈증의 치료

고요산혈증의 기준

(1) 생리학적 기준 : 6.8mg/dL(400micromol/L)
- 이 수치가 넘어가면 solubility limit을 넘어가서 결정화가 됩니다.
- Uric acid가 말초 관절이나 조직에서 sodium과 만나 monosodium urate 결정을 형성합니다.
- 이 결정을 백혈구가 탐식 → 자가염증반응 유발

(2) 역학적 기준 : 남성 7mg/dL, 여성 6mg/dL

무증상 고요산혈증의 치료 결정

- 미국에서는 동반질환에 상관없이 ULT를 권장하지 않으며 생활습관을 개선하여 요산 농도를 낮추도록 권장.
- 명확히 정립된 국내 진료지침은 없는 상태
  - **9.0g/dL 이상** : 위험인자 동반 유무를 떠나서 ULT(요산 저하 치료) 시작을 권유
    - 하지만, 혈중 요산이 9mL/dL 이상인 경우라도 5년 내 attack 발생은 20%에 불과
  - **7.0-9.0 :** 요산 증가의 원인을 찾고 생활습관 개선.
    - → **6개월 후**에도 증가되어 있다면 ULT를 시작하자는 의견이 있음.
- 일본의 ULT 적응증
  - **심혈관위험인자**(고혈압, 고지혈증, 당뇨, 허혈성심질환, 대사증후군)+혈청 **요산 농도가 8.0 이상**
  - **9.0 이상 :** 위험인자 없이도 신장기능 장애를 예방하기 위해 약물치료를 할 것을 권고
- 치료하지 않더라도, **추적검사** 및 동반질환의 치료 및 예방이 중요합니다.

통증의 치료 과정 요약

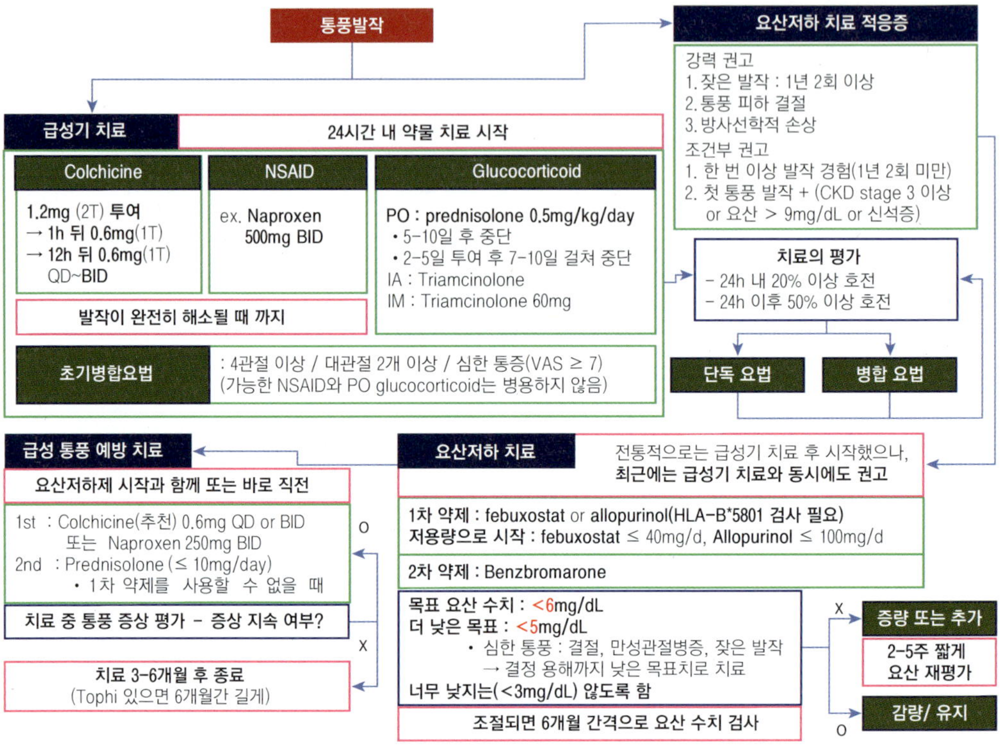

급성 통풍발작의 치료

치료의 원칙

- 발작이 생기면 **24시간 안에 약물 치료를 시작**
- **전통적으로는** 급성기에서는 ULT를 하지 않았습니다. → 2020 ACR에서는 **통풍발작 동안** conditionally하게 **ULT를 시작** 가능
    - 아직 많은 선생님들께서는 급성기에 염증반응을 악화시킬 가능성으로 ULT를 시행하지 않고 있습니다.
    - 하지만, 최근 경향은 통풍발작 중에서도 ULT를 시작할 수 있다는 것입니다. 단, 저용량으로 천천히 시작할 것이 권고되고 있습니다.
    - ULT를 조기에 시행하는 이득이 명확하지는 않으므로, 염증이 가라앉고 1-2주 후에 시행하는 것이 아직까지는 선호됩니다. 하지만, 급성기 치료 후에 f/u loss가 잘 되기 때문에, 급성기 치료부터 요산치료제를 사용하는 것이 추후 요산저하 치료 순응도에 도움이 될 수 있습니다.
- 이미 ULT를 하고 있었다면 중단하지 않고 급성기 치료를 합니다.
- 급성기 치료는 염증이 임상적으로 해소될 때까지 지속

주의해야 할 점

- **Acute attack에서 12-63.3%의 환자는 요산 수치가 정상일 수 있습니다.** (Korean J Intern Med. 2020;36:240-8)
  - 이전에 측정한 요산 수치가 있다면 확인하는 것이 도움이 됩니다. → 이전에 고요산혈증이 있다가 Attack 당시에 낮아졌을 수 있습니다.

처방

- **치료제 선택**
  - **단독 :** 작은 관절 하나 또는 소수의 작은 관절 침범 or 큰 관절 1-2개 침범 / 경-중등도 통증
  - **병합 :** 4개 관절 이상 침범, 2개 이상 큰 관절 침범 / 심한 통증(VAS 7점 이상) → 처음부터 아래 약제들을 조합하여 사용
  - **큰 관절** 침범 시 : ex. 어깨나 무릎 침범 → Corticosteroid+Lidocaine **injection이 도움**.
- 급성기 치료제들의 **용량이 중요**합니다.

1) NSAID

- 고용량(full-dose)으로 사용

: Celecoxib 200mg BID, Meloxicam 7.5mg BID or 15mg QD, Naproxen 500mg BID, ibuprofen 800mg TID (ibuprofen의 용법용량 : 급성통풍에서 1회 200-600mg 3-4회 투여, 1일 최고 3200mg까지)

- 기간 - 최대치에서 시작하고 증상이 사라질 때까지
- 주의 - 신부전, 울혈성 심부전, 소화성궤양
- 통풍으로 확진된 환자에서 우선적으로 사용.

2) Colchicine (0.6mg) [콜킨정(전문-급여)]

: **0.6mg 2T → 1시간 후 1T → 12시간 후부터 1T QD or BID로 발작 사라질 때까지 투여**

- 주의 - 신부전, 울혈성 심부전, 소화성 궤양, 간 질환자, 소화기계 부작용(**설사, 복통 발생 시 사용 중단**)
- 위장관 부작용 때문에 단독으로 고용량을 사용하면서 급성기 치료를 이끌어나가기 어렵습니다.
- CYP3A4로 대사 → CYP3A4 억제제인 Clarithromycin, Amiodarone, Ritonavir, ketoconazole 사용 시 감량 또는 사용 중단
- 근독성 증가 : 스타틴과 병용, 신기능 저하 동반
- 통풍으로 확진되지 않은 환자에서 우선적으로 사용합니다.
  - 통풍에 더 특이적으로 작용하여 보다 진단적 가치도 가집니다. → 호전이 없으면 통풍 진단에 대해 의심할 필요가 있습니다. 일례로 NSAID는 septic arthritis 등에 대해서도 증상 호전이 있는 반면, 항염증 효과가 보다 덜한 colchicine은 증상 호전이 덜 합니다.

3) Prednisone : 짧게 사용

- 방법 1 : 5mg 6-10T/day 3일 → 하루 10-15mg씩 3일마다 감량
- 방법 2 : 0.5mg/kg/day 용량으로 5-10일 투여 후 중단
- 방법 3 : 0.5mg/kg/day 용량으로 2-5일간 사용 후 7-10일에 걸쳐서 용량을 줄여나가는 방법도 있습니다.

4) 스테로이드 주사

- Triamcinolone 40mg 관절강내 주사 - single large joint 침범 시 관절강내 스테로이드가 가장 효과적
- Triamcinolone acetonide 60mg IM qd 후 → PO prednisolone
- Methylprednisolone 125mg IV 후 → PO prednisolone
  - 주의 - 당뇨, 소화성궤양, 간 질환자, 감염성 관절염을 배제할 수 없는 경우.

5) 아이스팩

- 2020 ACR 가이드라인에서는 통증 경감을 위한 보조적인 치료로 아이스팩을 conditionally 하게 recommend

동반질환에 따른 약물 선택

동반질환	피해야 할 약물	사용할 수 있는 약물
신기능 저하자	NSAID, Colchicine	저용량 Corticosteroid
울혈성 심부전(CHF)	NSAID	Colchicine, Corticosteroid
소화성 궤양(Peptic ulcer)	NSAID, Corticosteroid	Colchicine(단, 위장 부작용 주의)
항응고제 또는 항혈소판제 사용 중	NSAID	Colchicine, 저용량 Corticosteroid
당뇨병	Corticosteroid	NSAID, Colchicine
감염 상태(활동성 감염, 패혈증 등)	Corticosteroid	NSAID, Colchicine
간질환(간경변, 간기능 저하 등)	NSAID, Colchicine	저용량 Corticosteroid

급성기 치료 후 급성 통풍발작의 예방

- **발작 예방을 위한 항염증 치료 : ULT 시작과 동시 또는 바로 직전에 시작, 3-6개월 지속**
  - Colchicine 0.6mg QD or BID **3개월**(Tophi 없음)-**6개월**(Tophi 있음)
  - Colchicine을 사용할 수 없는 경우 : **저용량 NSAID** ± PPI를 3-6개월
  - Colchicine과 NSAID 모두 사용 불가 : **low dose prednisolone** 5-10mg 3-6개월

ULT : Urate lowering treatment

ULT 치료의 적응증

- 적응증 : 2회 이상의 통풍 발작(1년 안에 2번-strong, 인생에 2번-conditionally), 통풍결절, image에서 뼈손상, 신장결석이 있다면 반드시 시행해야 하고 평생 치료해야 함을 반드시 교육합니다.
    - 40세 미만의 젊은 나이도 고려 대상입니다.
- 첫 발작이라도 치료 고려(Conditionally) – CKD stage 3 이상, 요산 > 9mL/dL, 요로 결석의 존재
- 위의 환자들이 급성기 통증에 대한 치료만 받다가 보면, 통풍으로 심각한 콩팥 손상이 올 수 있기 때문에 유지치료의 중요성을 반드시 설명합니다. 실제로 통풍 환자의 사망원인의 10% 정도는 신부전으로, 꾸준히 ULT 치료와 함께 혈액검사를 하는 것이 중요하다는 것을 교육합니다.

치료목표

- 통풍발작의 예방
- 급 · 만성 증상이 없어진 뒤에도 요산 농도를 최소한 6mg/dL 이하로 낮추도록 함
- 더 낮은 목표치(< 5mg/dL)가 필요한 경우 : 통풍 결절 존재, 만성 관절병증, 잦은 발작 병력
- 혈청 요산 < 3mg/dL은 장기적으로 권장되지 않음 : 요산은 항산화 효과를 보임

치료 과정

- 1) XOI 중 한 가지 선택하여 사용
- 2) XOI를 최대 용량으로 사용해도 다음 상황이 발생한다면? : 요산배설 촉진제 추가보다는 다른 XOI로 변경(allopurinol ↔ febuxostat)
    - **요산 수치가 목표치에 도달하지 못함**
    - **통풍 발작이 연 2회 이상으로 발생**
    - **피하 통풍 결절의 크기가 변함이 없음**
- **3) XOI를 최대 내약 용량으로 사용해도 타깃에 들어오지 않거나, XOI 변경이 어려운 경우** Benzbromarone 병용 투여 고려.

1. Xanthine oxidase inhibitor (XOI)

- 전통적으로는 급성기에 염증을 악화시킬 가능성으로 ULT를 시행하지 않았습니다.
    - → 2020 ACR에서는 **통풍발작 동안** conditionally하게 **ULT를 시작** 가능하다고 하였습니다.
- ULT를 할 때 3-6개월 정도 anti-inflammatory prophylaxis therapy를 함께 시행합니다.★
    - **low dose Colchicine(0.6mg QD), low dose NSAIDs,** or glucocorticoid를 사용합니다.
    - 위의 '급성기 치료 후 급성 통풍발작의 예방'을 참고

1) Allopurinol 100mg [자이로릭정(전문-급여)]

: 1T로 시작하여 목표치에 도달할 때까지 2-5주 간격으로 증량 → 최대 8T

- 미국에서 1차 치료제

- 신기능에 따라 시작 용량이 다릅니다. 하지만 임상에서 신기능이 나쁘면 febuxostat를 고려하게 됩니다.
- 단점으로 **AHS(Allopurinol hypersensitivity syndrome)**의 생명을 위협하는 부작용이 있습니다.
  - 위험인자 : HLA-B*5801 allele, CKD, old age, 동반 이뇨제 사용, 고용량 allopurinol 사용.
    - 특히 우리나라의 HLA-B*5801 양성률이 12% 정도로 높기 때문에 allopurinol 대신에 febuxostat를 1차로 많이 사용하기도 함.
    - **HLA-B*5801를 혈액검사로 확인**하고 자이로릭을 사용합니다.(투여 전 1회 급여 인정되는 검사)
- Thiazide 계열 이뇨제와 병용하는 경우 allopurinol의 효과가 감소하고, 중증 피부 반응 위험은 증가.

2) Febuxostat(40mg, 80mg) [페브릭정(전문-급여)] : 40mg로 시작하여 **80mg까지 증량**
  - 20mg로도 시작하기도 함←febuxostat은 요산이 잘 떨어지는 편인데, 요산 수치의 급격한 변화는 통풍발작을 일으킬 수 있음
  - 빠른 효과 → 약전상 사용 2주 후 요산 수치를 재검사하도록 함
- 장점 : allopurinol에 비해 적은 부작용, 간 대사(콩팥 기능이 심하게 저하된 경우 아니면 용량 조절 필요 없음)
  - 국내에서 일차로 많이 사용(2016년부터 일차 약제로도 사용 가능)
  - allopurinol에 비해 비교적 신속하고 큰 요산 감량 효과
- 단점 : Allopurinol보다 심혈관계 질환 위험을 높인다는 연구가 있어 Black box warning이 있습니다. 후속 연구에서 큰 차이가 없다는 결과도 나왔으나, **심근경색, 뇌졸중, 울혈성 심부전** 등의 환자에서 사용은 주의해야겠습니다. Allopurinol에 비해 가격도 비쌉니다.
- 간기능 이상이 보고되어 있어, 투여하면서 **간기능 검사**를 정기적으로 시행하는 것이 바람직합니다.

2. 요산배설촉진제

- XOI에 부작용이 있거나 사용금기라면 Benzbromarone 또는 Probenecid 사용
- **요로결석 병력**이 있으면 금기 : 기전상 요산 배설을 촉진시키기 때문.

1) **Benzbromarone [유리논정(전문-급여)]**: XOI로 효과가 부족하면 추가 가능
  - Probenecid보다 효과가 좋고, 특별한 부작용의 국내 보고 없음.
  - 심각한 간독성이 보고되어 있어 주의가 필요하지만, 국내에서는 보고 없이 안전하게 사용되고 있음.
  - 비교적 적은 용량으로도 요산저하 효과가 큰 편. 신기능 장애가 있으면 약효 감소.

2) **Probenecid** : 콩팥 기능이 정상일 때 사용, 250mg을 BID로. 최대 하루 3g까지 사용. 하루 1.5L 이상 수분 섭취 필요

3) Losartan : 국내 허가사항 상 고혈압 치료제로 사용이 가능. 고혈압이 있다면 혈압약으로 Losartan 고려.

4) Fenofibrate : 국내 허가사항 상 고중성지방혈증 치료제로 사용 가능.

추적관찰

- 요산 수치가 안정화될 때까지 요산 수치 연속적으로 f/u
- 3-6개월마다 정기적으로 요산 농도와 간-신기능 f/u
    - → 부작용 발생을 감시하고 혈중요산 목표치에 맞추어 적절히 용량 조절할 것을 권장.

통풍치료의 핵심

- 꾸준한 장기적인 치료의 필요성을 교육하는 것이 정말 중요합니다. 많은 환자들이 "꾸준히 치료해야 한다는 사실을 듣지 못해서" 치료 중단으로 이어지는 경우가 많습니다.
- 최종적인 목표는 심혈관계 위험 감소 : 식이요법, 생활습관 교정, 동반질환(고혈압, 고지혈증, 당뇨병, 대사증후군, 신장질환 등) 치료를 통해 최종적으로 심뇌혈관질환 발생을 줄여야 합니다.

식이요법

- 모든 종류의 **술 피하기** – 특히 맥주 하루 한 캔당 여성 0.23mg/dL, 남성 0.14mg/dL의 요산 수치 상승이 보고됨. (JAMA Netw Open. 2023;6(3):e233398)
- **체중 감량**하기
- **퓨린 섭취 줄이기**
    - 적색육, 등푸른 생선(고등어, 삼치, 멸치, 꽁치), 내장(곱창, 막창, 순대), 오징어, 새우, 게, 조개, 대두콩, 전복, 잡곡밥, 미역, 다시마
- High fructose corn syrup 줄이기 : **인스턴트 음식, 콜라-사이다** (JAMA. 2010;304(20):304:2275)
    - 1g/kg 섭취 시 2시간 내 혈중 요산 1-2mg 즉시 상승
- **먹을 음식**
    - 유제품 : 우유, 요구르트, 치즈는 권함.
    - 과당 없는 블랙커피 : 제한 필요 없음.
    - 식물성 퓨린 : 견과류, 콩, 아스파라거스, 버섯-제한 필요 없음.
    - 비타민 C : 500mg 이상의 비타민 C 복용이 요산 수치를 낮췄다는 RCT(Arthritis Rheum. 2005;52(6):1843-7)가 있으나, 코크란 메타분석과 2021년 메타분석에서 근거가 부족하다고 하였음. (Cochrane Database Syst Rev. 2021;11(11):CD010156 / Nutrients. 2021;13(2):701)

기타 조절

※ 혈압약, 당뇨약, 고지혈증약 조절

- 혈압약으로 HCTZ(hydrochlorothiazide)를 사용 중이라면, 다른 고혈압 약제로 변경
- ARB 중 Losartan 사용, Amlodipine, SGLT2i도 요산 강하 효과가 있는 것으로 밝혀짐.
- 고지혈증 치료 중 굳이 요산 조절을 목적으로 약제를 fenofibrate로 변경할 필요는 없다는 권고가 있습니다. 다만, 고중성지방혈증 등이 있다면 더 적극적으로 처방할 수 있겠습니다.

심평의학

• **HLA-B5801 유전자형검사 급여 기준 : 고시 제2021-206호(행위)**

누841다 조직형검사-단일형-핵산증폭-(03)HLA-B5801, 누841라 조직형검사-단일형-염기서열분석-(03) HLA-B5801
알로퓨리놀 약제 투여가 필요한 환자에게 다음과 같이 요양급여함. - 다 음 - 1. 인정대상 가. 만성 신질환 환자로 통풍 진단 후, 고뇨산혈증의 치료가 필요한 경우(uric acid 검사상 **9mg/dL 이상**) : 누841다 조직형검사-단일형-핵산증폭-(03)HLA-B5801 또는 누841라 조직형검사-단일형-염기서열분석-(03) HLA-B5801 인정 나. 상기 가.에 해당되지 아니한 경우 : 누841다 조직형검사-단일형-핵산증폭-(03)HLA-B5801 인정 2. 인정횟수 : 알로퓨리놀 **최초 투여 전 1회**
allopurinol 투여 전 1회 검사할 수 있으며, 요산수치가 9 이상이라면 두 가지 다 검사할 수 있고, 해당사항 없으면 염기서열분석 검사는 불가.

Reference

1. 송정수, 한국인 맞춤형 통풍 치료 지침, 중앙대학교 의과대학 내과학교실 Journal of Rheumatic Diseases Vol. 20, No. 5, October, 2013.
2. ACR-EULAR Gout Classification Criteria Clinical Calculator and Pathway (guidelinecentral.com)
3. Zhang Y et al. Low-dose aspirin use and recurrent gout attacks. Ann Rheum Dis 2014 Feb;73:385.
4. 유대현, 통풍의 진단과 치료, 대한내과학회지: 제 81권 제 1호 2011.

CHAPTER 44

불면증 1편 : 진단 과정과 생활습관교정 (+인지행동치료)

'불면증 임상진료지침 불면증의 진단과 치료, 대한신경정신의학회 임상진료지침위원회(2019)'를 바탕으로 작성된 글입니다.

수면장애의 종류

- 불면장애
- 수면무호흡증
- 사건수면 : 렘수면행동장애, 야경증, 몽유병
- 수면관련 운동장애 : 하지불안증후군, 주기성사지운동
- 일주기리듬수면-각성장애: 시차장애

DSM-5, ICSD-3 : **주 3회** 이상 **3개월 이상** 지속될 때 불면 장애로 진단하고 있음.

역학

- **여성**과 **고령**에서 높은 빈도
- 일시적으로 발생하기도 하지만, 만성으로 지속되는 경우도 흔함.
  - 70%가 1년 동안 증상 지속, 46%가 3년 동안 지속
  - 45%는 10년이 지나도 여전히 불면 증상이 지속.

불면증을 치료해야 하는 이유

1. **심혈관계 및 대사성 질환과의 연관성 :**

수면 부족은 **고혈압, 혈당 조절 문제, 비만** 등의 문제를 일으켜 다양한 질병의 유병률과 사망률을 높일 수 있습니다. 불면증 환자들은 종종 야간 수축기혈압이 높고, 정상적인 야간 혈압의 감소도 덜합니

다. 이러한 연구 결과들은 불면증이 **심근경색, 관상동맥질환, 심부전, 뇌졸중 등 심혈관 질환의 위험 요소로 작용**하여 **심혈관 사망률을 높일 수 있음을 시사**합니다.

2. 신경인지기능과의 연관성 :

수면 부족은 **집중력 저하 및 기억력 저하**와 관련이 있습니다. 객관적으로 짧은 수면 시간을 가진 사람들은 처리 속도, 주의력 전환 등에서 저하가 보고되었습니다. 불면증 환자들은 작업 기억, 삽화 기억, 일부 실행 기능 등 다양한 인지 기능 영역에서 기능이 떨어지는 것으로 보고되었습니다. 따라서 적절한 수면을 취하는 것이 노년기 인지 기능 유지에 중요할 수 있습니다.

3. 정신 질환과의 연관성 :

불면증은 **우울증, 불안, 자살 위험 등과 같은 다양한 정신 질환의 동반율**이 높은 것으로 알려져 있습니다. 특히 짧은 수면 시간을 가진 불면증 환자들은 우울증, 피로, 건강에 대한 걱정, 신체 증상에 집중된 불안과 관련이 있으며, 정상 수면 시간을 가진 불면증 환자들은 수면 인지 오류와 연관되어 있음이 보고되었습니다.

불면증의 진단

진단의 흐름

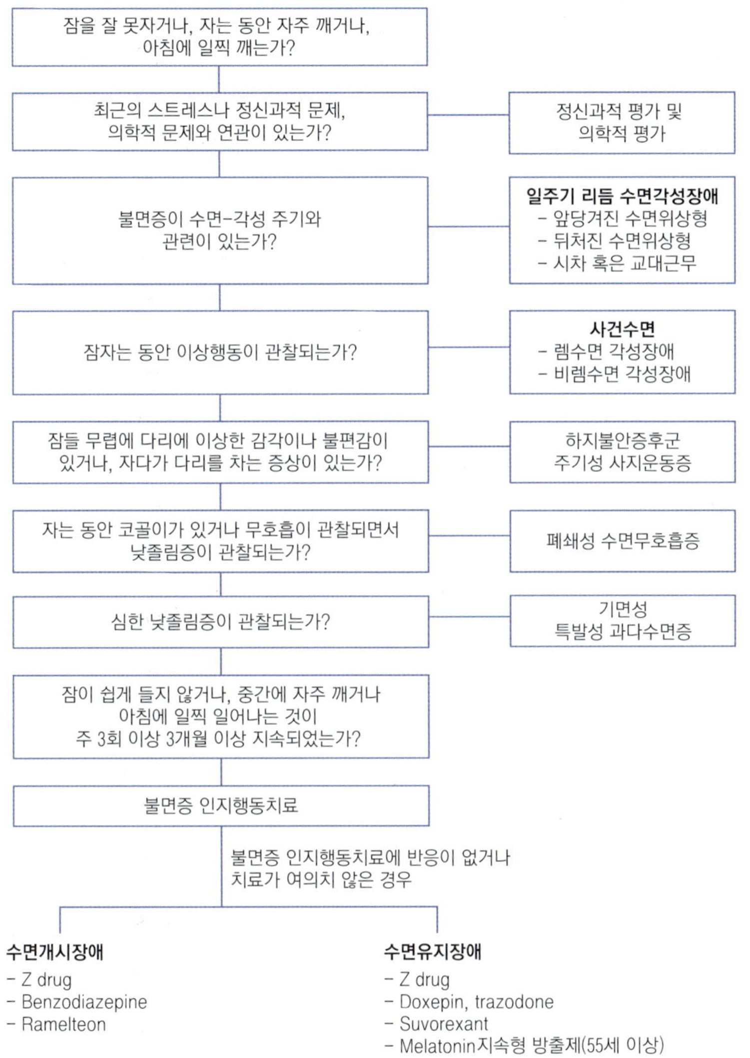

출처 : 불면증 임상진료지침 불면증의 진단과 치료, 대한신경정신의학회 임상진료지침위원회(2019)

다른 질환들이 있다면, 불면증 약물을 사용하지 않고도 호전이 될 수 있기에 다른 질환을 먼저 감별하고 일차성 불면증인지 확인하는 과정이 중요합니다. 즉, 바로 약을 쓰기보다는 **원인을 먼저 파악하려는 시도가 중요**하다는 것입니다.

불면증에 대한 진단 접근

1. 불면증은 **두통과 마찬가지로 하나의 증상**으로 바라봐야 합니다.
2. 불면증을 유발하는 명확한 원인이 있다면, 그 원인을 치료함으로써 증상의 호전을 기대할 수 있습니다. 이에 따라 **원인 질환이나 동반 질환의 여부**를 우선적으로 평가해야 합니다.
   - 우울증(depression) : 불면증 호소 환자의 최소 25%에서 동반된다는 연구가 있습니다.
   - 수면무호흡증(Sleep apnea syndrome)
   - 주기성 사지 운동증(periodic limb movement disorder, PLMD)
   - 하지 불안 증후군(restless legs syndrome)
   - 일주기 리듬 수면각성장애(Circardian rhythm sleep-wake disorder)
   - 약물의 남용이나 중단(substance abuse or withdrawal)
   - 통증(pain) 및 스트레스(stress)
   - 커피 등 불면 유발 물질이나 약물 복용
   - 불량한 수면위생(poor sleep hygiene)
   - **수면의 양상에 따른 불면증의 원인**
     - **입면 장애 :** 불안, 우울증, 양극성 장애, 수면 주기 장애, 하지불안증후군, 상기도 저항증후군, 카페인 복용 등
     - **유지 장애 :** **야간빈뇨**, 일상 중 잠자리에서 많은 활동, 우울증, **수면무호흡증**, 주기성 하지운동증, 내과적인 질환 등
     - **일찍 깨는 것 :** **우울증**(특히 우울증은 아침에 일찍 깨는 것과 연관), 전진성 수면위상증후군
     - 물론 모두 같은 양상으로 나타나는 것은 아닙니다.
3. **일차성 또는 정신생리성 불면증 :** 이러한 원인 없이 불면증이 지속된다면 진단이 가능합니다.

▼ 진료지침에서 제시하는 불면증과 공존질환들에 대한 평가표 ▼

	구분	권고사항(Recommendation)
1	병력청취 및 검사 (Strong recommendation)	- 가능하면 보호자들로부터도 환자의 병력을 청취한다. 이전 혹은 현재 신체적 질환들을 평가한다. - 약물 사용력(약, 술, 커피, 담배, 불법적 약물들) - 신체 검사 - 필요한 경우 추가 : 혈액검사(blood count, thyroid, hepatic and renal parameters, C-reactive protein, haemoglobin, ferritin and vitamin B12) 및 심전도, 뇌파, CT/MRI, 바이오마커(멜라토닌, 심부 체온 등)
2	정신과적 / 심리학적 병력 (Strong recommendation)	- 이전과 현재의 정신장애 - 성격적 요인 - 직업 및 가족 상황 - 대인관계 갈등

3	**수면 병력** (Strong recommendation)	- 수면장애의 병력(유발요인을 포함하여) - 같이 자는 사람으로부터의 정보(자는 동안 주기적으로 다리를 차는지, 자는 동안 숨이 멎는지 등) - 근무 시간/일주기리듬(교대근무, 자고 깨는 시간이 앞당겨지거나 뒤로 늦춰져 있지는 않은지) - 수면-각성 패턴, 낮잠은 자는지(수면일기 및 설문지 통해 평가)
4	**활동기록계** (Actigraphy)	- 수면-각성 주기가 불규칙하거나 일주기리듬 수면각성장애가 의심될 때(Strong recommendation) - 정량적으로 수면지표 동안 파악하고자 할 때(Weak recommendation)
5	**수면다원검사** (Polysomnography)	- 주기성 사지운동증이나 수면무호흡증, 기면병 등이 의심될 때(Strong recommendation) - 치료에 반응하지 않는 불면증(Strong recommendation) - 직업적으로 불면증이 위험을 초래할 수 있는 경우(직업 운전사 등)(Strong recommendation) - 객관적인 수면지표와 주관적인 불면증 사이에 큰 차이가 있을 것으로 의심되는 경우(Strong recommendation)

최종 진단은 야간 수면다원 검사를 활용할 수 있습니다. 특히 노인 환자, 치료에 호전이 없는 불면증, 수면무호흡증이나 주기성 사지운동증이 의심되는 경우에 활용합니다.

인지행동치료의 중요성

- **본 진료지침의 권고문**

권고	내용	권고등급	근거수준
1	성인의 불면증에 불면증 인지행동치료(CBT-I)를 우선적으로 시행하기를 권고한다.	Strong	Moderate

본 진료지침에서도 가장 먼저 인지 행동치료를 우선적으로 시행할 것을 권고하고 있습니다.

This guideline should be used in conjunction with other AASM guidelines on the evaluation and treatment of chronic insomnia. These guidelines indicate that CBT-I is a standard of treatment and that such treatment carries a significantly favorable benefit:risk ratio. Therefore, based on these guidelines, all patients with chronic insomnia should receive CBT-I as a primary intervention. Medications for *chronic* insomnia disorder should be considered mainly in patients who are unable to participate in CBT-I, who still have symptoms despite participation in such treatments, or, in select cases, as a temporary adjunct to CBT-I.

출처 : J Clin Sleep Med. 2017;13(2):307-49

미국수면학회 AASM의 2017년 가이드라인에서도 **모든 만성 수면장애 환자에서 인지행동치료를 우선적으로 시행**할 것으로 제시하고 있습니다. **인지행동치료를 하기 어려운 환자거나, 인지행동치료에도 증상이 지속되는 경우에 약물 치료를 할 것을 권고**하고 있습니다.

생활습관 교정

약물 치료 여부와 관계없이, 생활습관 교정은 반드시 시행해야 합니다. 생활습관 교정이 되어야, 결국에는 약물 없이도 수면을 잘 취할 수 있기 때문입니다. 하지만, 국내 진료실 현실상 시간적으로도, 수가 측면으로도 시행이 어렵긴 합니다.

불면을 일으키는 원인에 대한 해결

스트레스와 커피섭취 등 해결할 수 있는 요인이 있다면 해결하는 것이 불필요한 수면제 사용을 줄일 수 있습니다. 커피는 불면증 환자라면 웬만하면 드시지 않도록 안내하며, 꼭 드셔야겠다면 오전에 드실 수 있도록 교육합니다.

실제로 잠이 오지 않는 스트레스도 상당하지만, **잠이 오지 않을까 봐 불안하여 발생하는 스트레스**도 상당합니다. **수면일기를 작성하여 생각보다는 많은 시간을 자고 있음을 인식**시키거나, **심한 경우 불안에도 도움이 되는 계열의 수면제를 처방**하는 것도 방법입니다. 불면증에서는 **내가 잠을 자내야 한다는 강박이 오히려 질병 경과에는 좋지 않은 영향**을 미치기에, 이런 집착과 강박을 줄일 수 있도록 상담해 드려야겠습니다.

★★ 수면위생 교육 ★★

다음과 같은 원칙을 지키도록 교육합니다.

하지 말아야 할 것

1. 잠자리에 **잘 때 외에는 눕지 않는다.**
2. **잠자리에 누워서 책 보기, TV 보기, 음식 먹기** 등을 하지 않는다.
3. **늦은 저녁에 하는 운동**은 하지 않는다.
4. **술, 담배, 커피, 홍차, 콜라, 초콜릿**을 줄인다.
5. 잠자리에 들기 전 **너무 많이 먹거나 마시지 않도록** 한다.
6. **너무 자려고 애쓰지 않는다.**
7. **일어나서 시계를 보지 않는다.**

- **자주 눕는 습관은 불면증에 좋지 않습니다.**
  - 낮에 누워 있으면 밤의 수면을 방해할 수 있습니다. 안방에 60인치 TV를 설치하는 한국식 안방 문화는 불면증에 최악입니다. 너무 피곤하다면 하루 중 20-30분 정도만 누워 있도록 하고, 최대한 누워 있는 시간을 줄이는 것이 좋습니다.
  - 자기 전에도 침대에 누워서 무언가 하는 습관은 불면증을 악화시킵니다.
- **자려고 애쓰지 않는 것이 중요합니다.**
  - 10분 이상 잠이 오지 않는다면 침실 밖으로 나와 앉아 책을 읽거나 밝기를 낮춰놓고 TV를 시청합니다. 이때 어두운 조명 또는 간접조명을 틀어서 밝은 빛에 노출되지 않도록 합니다. 다시 잠이 올 것 같다면 다시 눕고 복식호흡을 하다가 잠을 청하도록 합니다.
- **자다 깨서 시계를 보지 않도록 합니다.**
  - 자다가 깨면, 습관적으로 몇 시지 하고 시계를 볼 수 있습니다. 하지만, 잠을 별로 못 잤다는 실망감이 생겨 더 잠을 못 자게 될 수 있습니다.

해야 할 것

1. **더운 목욕에 목욕**을 하거나 **따뜻하게 데운 우유**를 먹는다.
2. 배가 너무 고프지 않도록 우유, 치즈, 크래커 등 **가벼운 간식**을 먹는다.
3. **주말과 평일에도 기상 시간을 일정**하게 유지한다.
4. 잡생각이 들면 **복식호흡**을 하면서 생각을 호흡에 집중한다.
5. **아침 기상 후 30분 이내 햇볕을 쬐도록 한다.**
6. **암막 커튼** 등을 활용하여 빛과 소리를 차단한다.
7. 규칙적인 수면 스케줄을 유지한다.

멜라토닌의 합성에 햇빛이 중요합니다. 밤에 잠을 잘 못 잔 다음 날 아침에는 일어나기가 힘들지만, 그날 밤에 잠을 잘 자기 위해서라도 꼭 몸을 일으켜 아침 햇빛을 보도록 권유합니다.

수면일기 작성

수면일기란 1주일 동안의 **수면 패턴**과 **수면 관련 일상 활동**을 환자가 직접 기록하는 일지입니다. 이를 통해 **잠자리에 누워 있는 시간, 잠드는 데 걸리는 시간, 수면 효율** 등을 평가할 수 있으며, **카페인 섭취, 흡연, 운동 등 수면에 영향을 미치는 다양한 요인**들을 파악할 수 있습니다. 이 데이터를 분석하여 수면 리듬의 문제, 불면증의 심각도, 개선이 필요한 수면 습관 등을 확인하고 수면에 대한 잘못된 습관을 고칠 수 있습니다. 또한, 수면에 대한 주관적 불편감에 대한 정도를 파악하는 데도 도움이 됩니다.

$$\text{수면효율} = \frac{\text{일주일 동안 침대에 누워서 실제로 잠을 잔 시간의 합}}{\text{일주일 동안 침대에 누워 있었던 시간의 합}} (\%)$$

수면일기는 치료를 시작하기 1주일 전부터 매일 수면 양상을 기록합니다. 매일 아침 잠에서 깨어난 후 30분 이내에 작성하며, 가능한 정확하게 기록해야 합니다.

인지행동치료(CBT-I)

불면증은 3인자 행동모델로 이해되고 있습니다. 불면증의 **인지행동치료도 이 행동 모델을 근거로 하고 있어** 간단한 이해를 위해 정리를 해둘 필요가 있습니다. 3가지 요인에는 **선행요인**, **유발요인**, **지속요인**이 있습니다. 취약-스트레스 관점에 근거하여 선행요인과 유발요인에 의해 급성 불면증이 발생하고, 지속 요인인 비적응적 대처행동에 의해 불면증이 만성화된다는 관점입니다.

선행요인으로는 **생물학적 요인, 심리적 요인, 사회적 요인**이 있습니다. 생물학적 요인으로 과다각성/과대반응 또는 타고난 수면 발생 기전의 취약성이 있으며, 심리적 요인으로는 지나치게 걱정이 많은 성향, 사회적 요인은 수면파트너와 수면주기가 맞지 않은 문제 또는 교대근무 등이 있습니다.

유발요인은 **선행요인과 상호작용을 통해 일시적으로 수면 개시 또는 유지 문제를 초래하는 요인**을 의미하는 것으로, 신체적 건강문제, 정신 질환의 발병, 스트레스, 환경 변화 등이 있습니다.

지속요인은 급성 불면증 시기 **잠을 더 자려고 하는 시도가 오히려 불면증을 지속되게 하는 여러 비적응적인 전략**을 말합니다. 불면증에 대한 잘못된 생각, 침대에 오래 누워 있는 습관, 낮잠을 더 많이 자려는 행동, 음주 습관, 수면제 복용, 카페인 음료 마시기 등이 해당합니다.

인지행동치료의 목표와 적응증

불면증의 인지행동치료는 앞에서 **살펴보았던 여러 요인들에 대한 중재를 목표**로 합니다. 수면 스케줄, 나쁜 수면 습관, 조건화, 과각성, 잘못된 믿음과 수면에 대한 과도한 걱정 및 부적절한 수면위생 등이 이러한 요인에 속합니다. 다만, 모든 요인을 교정할 수 있는 것은 아닙니다. 불면증에 걸리기 쉬운 인격 유형이나 성격에 초점을 맞춘 통찰 지향 정신치료는 효과가 검증되지 못했다고 합니다.

인지행동치료의 절대적인 금기증은 없습니다. 그러나 **수면제한**은 **경련의 과거력**이 있거나 **몽유병 등 사건수면**, 또는 **양극성장애 환자**의 경우에 금기입니다. 금기는 아니더라도 수면제한을 통해 주간에 졸게 되면 위험할 수 있는 직업이라면 삼가는 것이 좋겠습니다.

1. 수면제한(Sleep restriction)

불면증 환자는 부족한 수면의 양을 유지하기 위해 지나치게 많은 시간을 잠자리에서 보내게 됩니다. 단기적으로는 추가적인 수면 시간을 확보할 수 있을지 모르나 파편화되고 질이 낮은 수면을 유발하게 됩니다.

수면제한은 실제로 수면시간에 가깝게 잠자리에서 보내는 시간을 줄이는 것입니다. 즉, **잠자리에서 보내는 시간을 줄이면서 수면 효율을 높이게 됩니다.** 경미한 수면 부족은 오히려 수면욕구를 높이고, '빨리 잠들어야 한다'는 생각보다는 '조금 더 깨어 있자'는 쪽으로 집중하게 해서 수면에 대한 예기불안을 줄이는 효과가 있습니다.

수면제한의 방법

- **기상시간과 수면 시간을 정한다.** (ex. 8시간 잠자리, 6시간 수면 → 수면시간은 6시간)

- 수면 효율이 85% 초과 → 잠자리에서 허용되는 시간을 그다음 한 주 동안 **15-20분 늘림.**
- 수면 효율이 80% 미만 → 잠자리에서 허용되는 시간을 그다음 한 주 동안 **15-20분 줄임.**
- 수면 효율이 **80-85% 사이 → 유지.**

- 적정 수면시간이 달성될 때까지 주기적으로 조정. 보통 주 1회.
- 수면시간의 변화 : 잠드는 시간을 변경(기상 시간의 변화도 고려할 수 있음)
- 단, 잠자리에서 보내는 시간이 5시간 이상은 되도록 해야 함.
- 경련의 병력, 몽유병 등 사건 수면, 우울증 및 양극성장애 환자, 뇌졸중 및 심혈관계 질환자, 수면 무호흡 등 동반된 문제가 있는 경우, 졸음이 위험한 직업을 가진 환자에서는 실시하지 않는다.
- 기상 시간을 일정하게 유지하는 것이 좋다. 주말에 더 자고 싶으면 토요일 밤에 일찍 자는 방향으로. 늦잠은 NO.

2. 자극 조절 치료(Stimulus control therapy)

불면증 환자는 잠자리에서 보내는 시간 동안 수면에 대한 걱정을 하게 되는데, 이런 습관이 반복되면 수면이 걱정이나 각성에 대한 신호로 역할을 하게 되어 버립니다. 그래서 **잠자리가 수면과 연관될 수 있도록 조건화**하는 것이 자극조절치료의 핵심입니다.

지시 사항

1) **졸릴 때만 잠자리로 가라**(단지 피곤할 경우에는 가지 말 것).
2) 잠이 안 올 경우 잠자리에서 나와서 다른 방으로 가라. **잠이 바로 올 것 같은 경우에만 잠자리로** 다시 돌아가라.
3) 눈에 보이는 것이건 보이지 않는 것이건 **수면에 도움이 되지 않는 활동을 최소화**하라.
   (음식을 먹지 말 것, TV를 보지 말 것, 라디오를 듣지 말 것, 침대에서 계획을 짜거나 문제 해결에 대해 생각하지 말 것 등)
4) 전날 밤의 수면양에 상관없이 **매일 아침 일정한 시간에 일어나라.**
5) **낮잠을 피할 것.**

3. 이완훈련(Relaxation training)

스트레스나 긴장, 불안이 종종 불면증의 기여요인이 되기 때문에 이완 요법은 불면증에서 가장 널리 쓰이는 치료법 중 하나입니다. 이완 요법의 목표는 수면 동안 **각성 정도를 줄이거나 깨어나는 상황을 줄이는 것**입니다.

점진적 근육 이완법, 복식 호흡, 심상 훈련, 사고 중단, 마음챙김치료(명상), 바이오피드백 등의 여러 가지 방법이 검증되어 있고 비슷한 효과를 가진다고 합니다. 하지만, **수면에 대한 강박이 심한 사람은 오히려 이런 이완 치료에 강박이 생길 수가 있기 때문에** 주의해야 합니다.

4. 인지전략(Cognitive strategy)

인지전략은 수면에 방해가 되는 인지들(믿음, 기대 등) 및 비적응적인 인지 과정(과도한 자기 감시, 걱정 등)을 상황에 대한 비판적 질문이나 행동 실험을 통하여 치료적으로 바꾸는 것입니다. 예를 들어 밤에 잠을 잘 수 없어 다음 날에 미치는 부정적 영향에 대해 걱정하면, 각성이 증가하게 되고 수면이 어려울 수 있습니다. 이런 경우 야간 각성을 지속시키는 자가 감시와 생각을 멈추는 전략을 사용할 수 있습니다.

언어적 중재

- 필요한 최소 수면시간과 주간의 활력을 고려하여 수면시간을 설정하라.
- 주간에 발생하는 모든 기능장애를 불면증 탓으로 돌리지 말라.
- 자려고 억지로 노력하지 말라. 그로 인해 수면장애가 악화될 수 있다.
- 수면에 너무 큰 무게를 두지 말라. 잠이 중요하지만 삶에서 가장 중요한 중심이 되어서는 안 된다.
- 잠을 깊게 자지 못한 것에 대해 너무 요란 떨지 말라. 불면증은 매우 불쾌한 것이지만 단기적일 경우 건강에 위험하지는 않다.
- 불면증의 영향을 어느 정도 감내할 수 있도록 하라. 만약 당신이 불면증에 빠지기 쉬운 경향을 가지고 있다면, 치료받은 후에도 수면을 방해하는 것들에 취약할 수 있어서 때때로 밤에 잠을 잘 자지 못할 경우에 대한 대비책을 마련해 두는 것이 좋다.

행동 실험

- 수면에 대한 잘못된 믿음이 있다면 실제 해보면서 잘못된 믿음을 교정하는 것.
- 예를 들어 침대에서 쉬는 것이 더 좋다고 여기는 환자가 있다면, 잠을 못 잔 다음 날 침대에서 쉬어본 뒤, 다음번 잠을 못 잔 다음 날에는 반대로 침대에서 쉬지 않고 친구를 만나거나 운동을 하는 등의 활동을 하도록 하는 것.

역설적 의도

- 잠들기 위한 어떠한 노력도 하지 않도록 함.

• 잠을 잘 자는 사람은 잠들기 위해 어떤 노력도 하지 않는다는 것에 근거

5. 수면위생 교육(Sleep hygiene education)

수면위생 교육은 수면에 방해가 되거나 도움이 되는 여러 환경적 요인 또는 행동 양식에 대한 정보를 제공하는 것입니다. **부적절한 수면위생 자체가 불면증의 근본이 되지는 않습니다**. 하지만, 수면위생이 좋지 않다면 수면장애가 악화될 수 있고 치료과정을 방해할 수 있기 때문에 적절한 수면위생 교육은 필수적이라 할 수 있습니다. 또한, 수면위생 교육이 유용하지만 심한 불면증에서 교육만으로 충분하지 않을 수 있다는 사실도 기억해야겠습니다.

6. 건설적 걱정 요법(Constructive worry therapy)

미리 걱정을 하는 시간을 정해 놓는 방법입니다. 잠자리에 들기 **최소 1-2시간 전**으로 설정합니다.

- **걱정 목록 작성 :** 모든 걱정을 목록으로 작성합니다.
- **해결책 생각하기 :** 목록에 있는 걱정들에 대해 가능한 구체적이고 현실적인 대안을 생각합니다.
- **행동 계획 수립 :** 대안을 가지고 구체적으로 계획을 세웁니다.
- **걱정 시간 종료 :** 걱정 시간이 끝나면 다른 활동으로 넘어갑니다.

잠들기 전 걱정이 떠오른다면 걱정 시간에 이미 해결된 문제임을 상기시키는 방법입니다.

Reference

1. 불면증의 인지행동치료, 한양대학교 의과대학 정신건강의학교실 및 한양대학교 정신건강연구소
2. 불면증 임상진료지침 불면증의 진단과 치료, 대한신경정신의학회 임상진료지침위원회(2019)

CHAPTER 45

불면증 2편 : 수면제 선택 방법, 부작용, 끊는 법

수면제를 사용하기 전에 항상 **수면무호흡증**, **하지불안증후군**, **일주기 리듬 장애** 등의 다른 원인을 감별해야 합니다.

- 특히 수면무호흡증은 치료가 다를뿐더러, 수면제만 처방하면 오히려 악화시킬 수 있습니다.

수면제의 종류

진료지침에서 권고하고 있는 약물

수면개시(입면)장애	수면유지장애
약물명(근거수준, 근거 강도)	약물명(근거수준, 근거 강도)
Zolpidem controlled-release(CR)(Weak, Low) **Eszopiclone**(Weak, Low)	
Zolpidem immediate-release(IR)(Weak, Low) **Zaleplon**(Weak, Low) **Triazolam**(Weak, Moderate) **Melatonin**(Weak, Low) **Ramelteon**(Weak, Low) **Suvorexant**(Weak, Low)	**Doxepin**(Weak, Low) **Trazodone**(Weak, Low) **Melatonin**(prolonged-release)(Weak, Low) - 55세 이상에서 사용
성인 불면증 치료에 사용하지 말 것	
Melatonin 속효성 제제(Weak, Low) **Doxylamine**(Strong, Low) **Diphenhydramine**(Strong, Low) Valerian(쥐오줌풀뿌리)(Weak, Low)	

+ Benzodiazepine **수면제류** 또는 **Z-약물을 처방**할 때는 불면증 인지행동치료에 처방되는 수면시간과 일치되게 복용하도록 교육할 것을 고려한다. (Weak, Low)

본 지침에서는 의사 처방전 없이 약국에서 구입할 수 있는 일반의약품인 Doxylamine과 Diphenhydramine(쿨드림 등의 상품명)은 성인 불면증에서 처방 근거가 없다고 보았습니다.

미국 수면학회(AASM) 성인 불면증 가이드라인(2017)

▼ **수면개시장애에 허가**

Medication	Sleep latency 수면 잠복기	Quality of sleep 수면의 질	Dosage Reference 용량 참고사항
Eszopiclone 에스조피클론 **한국 O**	위약 대비 평균 **14분** 더 감소 (95% CI : 3분에서 24분 감소)	**중등도에서** 큰 개선	에스조피클론 2mg 및 3mg 용량의 임상시험을 기반으로 함.
Ramelteon 라멜테온	위약 대비 평균 **9분** 더 감소 (95% CI : 6분에서 12분 감소)	**수면의 질 개선 없음**	라멜테온 8mg 용량의 임상시험을 기반으로 함.
Temazepam 테마제팜	위약 대비 평균 **37분** 더 감소 (95% CI : 21분에서 53분 감소)	**작은** 개선	테마제팜 15mg 용량의 임상시험을 기반으로 함.
Triazolam 트리아졸람 **한국 O**	위약 대비 평균 **9분** 더 감소 (95% CI : 4분에서 22분 감소)	**중등도** 개선	트리아졸람 0.25mg 용량의 임상시험을 기반으로 함.
Zaleplon 잘레플론 **한국 O**	위약 대비 평균 **10분** 더 감소 (95% CI : 0분에서 19분 감소)	**수면의 질 개선 없음**	잘레플론 5mg 및 10mg 용량의 임상시험을 기반으로 함.
Zolpidem 졸피뎀 **한국 O**	위약 대비 평균 **5-12분** 더 감소 (95% CI : 0분에서 19분 감소)	**중등도** 개선	졸피뎀 10mg 용량의 임상시험을 기반으로 함.

▼ **수면유지장애에 허가**

	총 수면 시간 향상	수면 후 각성 감소	수면의 질 향상	용량 참조
Doxepin 독세핀 **한국 O**	위약 대비 평균 **26-32분** 더 향상(95% CI : 18분에서 40분 향상)	위약 대비 평균 22-23분 더 감소(95% CI : 14분에서 30분 감소)	**작은-중등도** 개선	독세핀 3mg 및 6mg 용량의 임상시험을 기반으로 함.
Eszopiclone 에스조피클론 **한국 O**	위약 대비 평균 **28-57분** 더 향상(95% CI : 18분에서 76분 향상)	위약 대비 평균 10-14분 더 감소(95% CI : 2분에서 18분 감소)	**중등도-큰** 개선	에스조피클론 2mg 및 3mg 용량의 임상시험을 기반으로 함.
Temazepam 테마제팜	위약 대비 평균 **99분** 더 향상(95% CI : 63분에서 135분 향상)	보고되지 않음	**작은** 개선	테마제팜 15mg 용량의 임상시험을 기반으로 함.

Suvorexant 한국 X	위약 대비 평균 **10분** 더 향상(95% CI : 2분에서 19분 향상)	위약 대비 평균 16-28분 더 감소(95% CI : 7분에서 43분 감소)	보고되지 않음	수보렉산트 10, 15/20, 및 20mg 용량의 임상시험을 기반으로 함.
Zolpidem 졸피뎀 한국 O	위약 대비 평균 **29분** 더 향상(95% CI : 11분에서 47분 향상)	위약 대비 평균 25분 더 감소(95% CI : 18분에서 33분 감소)	**중등도** 개선	졸피뎀 10mg 용량의 임상시험을 기반으로 함.

권고하지 않는 의약품 :

Diphenhydramine, Melatonin, Tiagabine, Trazodone, L-tryptophan, Valerian

- 2017년 AASM에서 Melatonin과 Trazodone은 근거가 없다고 했습니다.
  - 하지만, 그 이후 2018년 메타분석 등의 연구에서 **멜라토닌 지속형 방출제**와 **트라조돈**의 근거가 확보되어 국내 지침에서는 사용에 대한 근거가 있다고 판단했습니다.
  - Melatonin의 지속형 방출제와 속효성 제제를 명확하게 구분하지 않고 효과를 판정한 한계가 있습니다.
  - Trazodone에 대한 메타분석이 이후 출간되었는데 여기서 효과적이고 안전한 것으로 보고가 되었습니다.

진료지침에서 권고하고 있지 않지만, 수면을 위해 처방하는 약제

1. 벤조디아제핀계 수면제, 항불안제

- 수면제로 많이 사용하는 Z-약물의 시초로, 항불안 효과도 있습니다. 하지만, 약을 계속 찾게 되는 의존성과 여러 부작용이 많아 수면에 특화된 Z-drug이 개발된 것입니다.

2. 항우울제

- 가이드라인에 나온 Doxepin은 삼환계 항우울제(TCA) 계열의 약물입니다. Doxepin[사일레노정] 외에도 다른 TCA 계열의 약물도 수면 장애 치료를 위해 사용되곤 합니다.
- Trazodone[트리티코정], Mirtazapine[레메론정]도 수면 장애 치료를 위해 처방될 수 있는 약물입니다.

3. 항정신병약제

- 환자의 기저 질환에 따라 Quetiapine 등의 항정신병약제를 사용하는 것이 도움이 될 수 있습니다.

4. 항히스타민제

- 주로 약국에서 판매하는 Diphenhydramine[슬리펠정, 디펙타민연질캡슐], Doxylamine[아졸정]이 있습니다. 이 약제들은 일반비급여 약제입니다.

수면 유지와 입면의 효과

- 하나의 약제가 특정 수면 지표에만 국한된 효과를 보이지는 않습니다. 실제로, 다음 메타분석 연구에서는 여러 약물이 Sleep latency, WASO(수면에 든 후 깨어 있는 시간), Total sleep time 모두에서 위약 대비 유의한 효과를 보였습니다. (Sleep Med. 2020:72:41-9)
- 따라서 너무 **입면, 유지에만 초점을 두기보다는 환자의 특성에 맞게 수면제를 선택하는 것**이 바람직합니다.

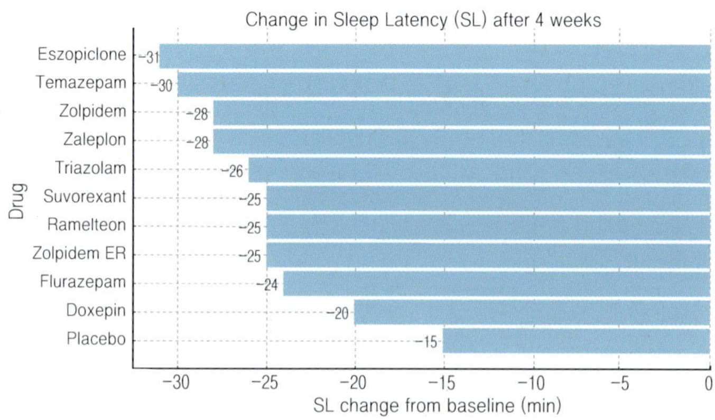

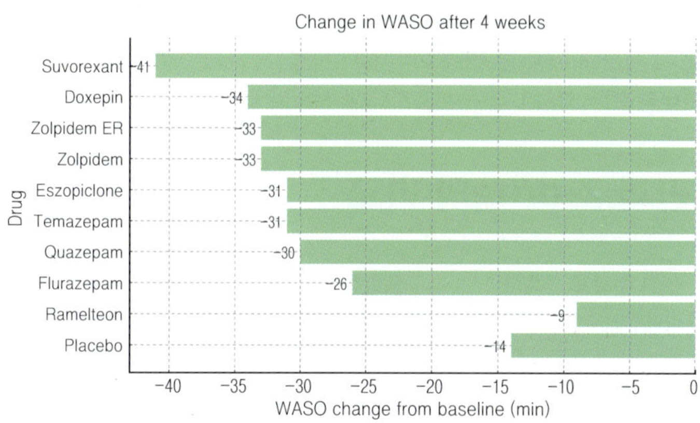

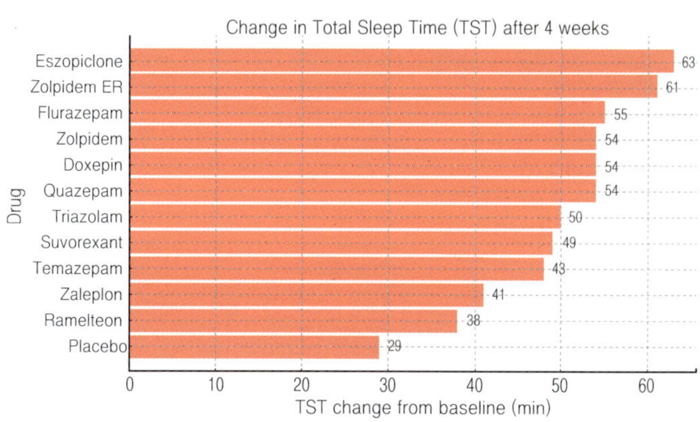

벤조디아제핀계 수면제

FDA에서 수면에 허가를 낸 벤조디아제핀계 약물로는 Estazolam[현재 국내 ×], **Flurazepam[달마돔정]**, temazepam[현재 국내 ×], **triazolam[졸민정, 트리람정]**, quazepam[현재 국내 ×] 등의 성분이 있습니다. 그 외 off-label으로 lorazepam, clonazepam, diazepam, etizolam도 쓰이고 있습니다.

진료지침별 권고

- AASM 2017 : 수면개시장애에 Triazolam, 수면개시장애 및 수면유지장애에 temazepam 권고.
- ESRS 2017 : 4주 이하 단기간 치료에 BZD 효과. 장기간 사용 시에는 효과 충분히 입증하지 못했고 부작용 가능성. 매일 복용하는 환자는 필요시 간헐적으로 복용하도록 교육 필요.
- ACP 2016 : 만성 불면증에 BZD 효과 충분한 근거 없음. CBT-I에 효과 없을 때 단기간 사용 권장.
- FDA : 4주 이하 단기간 사용 승인
- 국내 지침 : 4주 이하 단기간 권고. 단, 실제 임상에서 어려운 점이 많으므로 부득이하게 장기 처방할 때는 부작용을 고려하여 사용.

국내에서 허가가 되어 있는 **Flunitrazepam[루나팜]**은 너무 강력한 진정효과가 있어 성범죄에 사용되는 등 사회적인 문제 때문에 미국 등 여러 나라에서 사용하지 않는 약입니다.

Clonazepam[리보트릴]은 REM 수면 행동장애에 허가가 되어 있습니다.

벤조디아제핀과 Z-drug의 비교

성분명	수용체 선택성	용량(mg)	반감기(hr)	대사
Estazolam	Nonspecific	1–2	10–24	CYP3A
Flurazepam	Nonspecific	15–30	48–120	CYP3A4
Temazepam	Nonspecific	15–30	8–20	None
Triazolam	Nonspecific	0.125–0.25	2–6	CYP3A4
Etizolam	Nonspecific	0.5–4	3.5–9	CYP3A4
Alprazolam	Nonspecific	1–2	5–11	CYP3A4
Lorazepam	Nonspecific	1–2	9–16	UGT2B15
Flunitrazepam	Nonspecific	0.5–1	10–20	CYP3A4
Nitrazepam	Nonspecific	5–10	25–35	CYP3A4
Quazepam	Nonspecific	7.5–15	39–73	Not available

Eszopiclone	GABAA, α1,2,3	1 – 3	6	CYP3A4, CYP2E1
Zaleplon	GABAA. α1	5 – 20	1	Minor: CYP3A4
Zolpidem	GABAA, α1	5 – 20	1.4 – 4.5	CYP3A4, CYP2C9
Zolpidem extended-release	GABAA, α1	6.25 – 12.5	1.6 – 4.5	CYP3A4, CYP2C9
Zolpidem sublingual tablet	GABAA, α1	5 – 10	1.5 – 2.4	CYP3A4, CYP2C9
Zolpidem oral spray	GABAA, α1	5 – 10	1.5 – 2.4	CYP3A4, CYP2C9
Zolpidem sublingual lozenge	GABAA, α1	1.75 – 3.5	1.5 – 2.4	CYP3A4, CYP2C9

출처 : Int J Mol Sci. 2015;17(1):50, Chokroverty, Sudhansu, and Luigi Ferini-Strambi (eds), *Oxford Textbook of Sleep Disorders*, Oxford Textbooks in Clinical Neurology (Oxford, 2017; online edn, Oxford Academic, 1 June 2017), https://doi.org/10.1093/med/9780199682003.001.0001, accessed 12 June 2024.

Z-drug는 벤조디아제핀보다 작용시간이 짧고, 수용체 선택성이 높아 보다 '수면제'로서의 역할을 합니다. 두통, 어지러움, 졸림 등의 부작용이 있지만 벤조디아제핀보다 부작용이 덜한 편입니다.

※ 수용체 선택성은 다음과 같은 의미를 가집니다.

Alpha Subunit	중추신경계 GABAa 비율	알려진 작용	
α1	60	**진정**, **기억 상실**, 운동실조	α1 서브유닛에 선택적인 **Z drug은 조금 더 수면에 특화된 작용**(깊은 수면인 stage 3, 4 보존)을 하고, 근이완과 항경련 작용은 거의 없습니다. **벤조디아제핀계 약물**은 수면에 작용하는 α1 외에 다른 서브유닛에도 영향을 끼쳐 다른 부작용을 호소할 수 있습니다. 하지만, **불안 등의 다른 증상을 커버하기 위해 벤조디아제핀계 약물을 사용하는 것도 좋은 옵션**입니다.
α2	15 – 20	**불안 완화**, **근육 이완**	
α3	10 – 15	**근육 이완**(고용량만), 운동실조	
α4	< 5	BzRAs에 민감하지 않음	
α5	< 5	부분 근육 이완, 운동실조	
α6	< 5	BzRAs에 민감하지 않음	

- **Benzodiazepine** : alpha-1, 2, 3, 5
- **Zolpidem, Zaleplon** : alpha-1에 선택적으로 작용
- **Eszopiclone** : alpha-1와 2, 3에도 작용

벤조디아제핀계 수면제의 일반적 부작용

1. **과량 사용 시 숙취, 졸림**
2. **어지러움, 아침 두통, 정신운동성 저하**("아침에 정신을 못차리겠어요.")
3. **수면 중 이상 행동** : 수면 중 걷고 말하는 등 이상 행동이 나타날 수 있습니다.
4. **전향성 기억 상실** : 기억력 상실
4. **약물 의존성 및 금단 증상** : 가장 유명하면서 임상적으로 중요한 부작용입니다.
5. **리바운드 불면증** : 수면제를 중단하면 수면제 사용 이전보다도 불면증이 심해질 수 있습니다. 특히 단기작용 벤조디아제핀(ex. Triazolam)을 사용하면 이런 현상이 두드러집니다.
6. **호흡 저하**(장기 작용 벤조디아제핀)

→ 특히 **폐쇄성 수면무호흡증**이 있는 경우 호흡억제가 심해져 증상이 심해질 수 있습니다.

7. 섬망, 인지저하 : 특히 노인에서
8. 치매 발생 : 인과관계가 명확하지 않으나 BZD 사용이 치매 위험성 증가와 관련이 있다는 연구도 있다.

또한, 벤조디아제핀 계열의 약물은 수면의 구조를 왜곡하여 **수면의 질은 저하**시키는 것으로 알려져 있습니다. 이런 여러 가지 부작용이 있기에 항상 수면제를 사용할 때는 부작용으로 인한 위험과, 수면 조절의 이득을 비교하여 약물을 선택하고 조절해야 합니다. 최대한 **4주 이내로 단기간 사용**할 수 있도록 안내합니다.

반감기와 벤조디아제핀

- 반감기에 따라서 벤조디아제핀계의 성질이 다릅니다. 환자에 따라서 적절한 벤조디아제핀계 수면제를 선택해야겠습니다. Alprazolam, Lorazepam이 수면제로 사용하기는 조금 더 적합할 수 있으며, 조금 더 가볍게 Etizolam도 사용할 수 있습니다.
- 반감기가 긴 약제(Long acting BZD) : Mild respiratory depression
- 반감기가 짧은 약제(Short acting BZD)는 의존성과 내성이 잘 발생(특히, Triazolam)하여 반동성 불면증 위험이 높은 반면, 반감기가 긴 약제는 주간 졸림, 숙취 등의 부작용이 더 발생할 수 있습니다.

벤조디아제핀계 약물 사용 시 인지기능 저하

벤조디아제핀을 사용하면 인지기능이 저하된다는 사실은 잘 알려져 있습니다.

1) 단기간 사용 시 : 명료함 저하, 기억 장애, 정신운동성 능력 장애
2) 장기간 사용 시 : 모든 인지 기능 영역의 저하(작업기억, 처리속도, 분리주의)

반감기가 긴 약물이, 반감기가 짧은 약물보다 이런 인지기능 저하가 심합니다.

약을 끊으면?

- 일부는 회복이 될 수 있으나 일부 기능은 지속적으로 저하될 수 있습니다.

불면증으로 인한 치매 발생과 인지저하 고려

- 불면증 자체도 치매와 인지저하를 일으킵니다. BZD 사용으로 인지저하가 발생할 수 있으니, 무조건 장기간 사용하지 말아야 한다로 접근하기보다는, 불면증 치료의 이득과 BZD 사용의 위해를 종합적으로 고려하고 환자의 재평가를 통해 투약을 결정합니다.

Triazolam[할시온, 졸민, 트리람]

- 단기작용 벤조디아제핀인 트리아졸람은 반감기가 2-4시간으로 짧게 작용하여 주로 수면입면장애에 사용합니다. 또한 **중추신경계 억제효과**도 큰 것으로 알려져 있습니다.
- 반감기가 짧아서 일어나서 **졸림, 숙취가 덜하다**고는 하지만, **의존성과 내성**이 심하며, **반동성 수면장애**로 인해 굉장히 끊기가 어렵습니다. 뇌병변 환자들에서 공격적인 행동을 증가시키거나, 잠에 들려고 하다가 잠은 안 자고 이상한 행동들을 하는 **Disinhibition syndrome**이라는 부작용과 **전향성 기억상실**도 발생한다고 알려져 있습니다.

Alprazolam[자낙스], Etizolam[데파스]

- 허가사항에 불면증은 없는 **항불안제**입니다. 불면의 원인이 불안이라면 고려할 수 있습니다.
- 반감기가 3-5시간 정도로 장기간 복용 시 **의존성과 내성**이 있기에 주의해서 단기간 사용합니다.

Flurazepam[달마돔]

- 반감기가 48시간에서 120시간까지 보고됩니다. 수면제로 사용한다면 수면 중 운전, 주간 졸림 등 부작용에 주의해야 합니다.

Flunitrazepam[라제팜정, 루나팜정]

- FDA에서 불면증으로 승인된 약은 아닙니다. 다른 벤조디자에핀계 수면제보다 생리학적 수면 양상과 비슷한 결과를 보인다는 보고가 있습니다.
- Diazepam과 유사한 약리학적 프로파일을 지닌 약물로 **기억 상실증**을 유발시킬 수 있습니다.
  - 이 때문에 강력 성범죄에 이용되었다는 보고가 있어 많은 나라에서 사용이 금지되어 있기도 합니다.
- 또한, **2mg 이상 용량이 처방**되었거나 알코올 복용 후 약을 복용했다면 **수면 중 이상행동**의 위험이 있다고 보고되어 주의가 필요합니다.

Clonazepam[리보트릴정]

- FDA에서 불면증으로 승인된 약물은 아니지만, 불면증에서 많이 사용되고 있습니다. 반감기가 길어 주간 졸림이 있을 수 있기에, 국내지침에서도 주간 불안이 동반되어 있지 않다면 처방을 권고하지는

않고 있습니다. 하지만 생각보다는 hangover가 자주 발생하지는 않는다고 합니다.

- 저용량의 Clonazepam이 **렘수면 행동장애** 환자에서 많이 off-label로 사용되고 있으며, 복용군의 수면다원검사상 높은 수면 효율과 낮은 수면 각성을 보였다는 보고도 있습니다. 또한 **주기성 사지 운동장애(PLMD)와 하지불안증후군(RLS)**을 동반한 불면증 환자에서 Clonazepam이 도움이 되어 많이 사용하고 있습니다.
- **고령의 불면증** 환자에서 PLMD와 RLS가 동반되어 있는 빈도가 높아 Clonazepam이 고령에서 효과 있을 가능성이 더 있습니다.
- 용량 : 0.5mg **0.5T–1T** 사용. 조절이 안 되면 1.5T까지 사용하기도.

비벤조디아제핀계 수면제, Z-drug

Z-drug의 종류로는 Zolpidem[스틸녹스정, 스틸녹스CR정], Zaleplon[잘레딥캡슐], Eszopiclone[조피스타]이 있습니다.

특징	Zolpidem	Zaleplon	Zopiclone	Triazolam
구조	이미다조피리딘 유도체	피라졸로피리미딘 유도체	사이클로피롤론 유도체	트리아졸 벤조디아제핀
일반 복용량(mg/일)	10	10	7.5	0.25
혈장 농도 최고 도달 시간(시간)	1.6	1.0	1.75	2.0
말단 제거 반감기(시간)	2.5	1.0	3.5 – 6.0	1.5 – 5.5
대사물	Inactive	Inactive	Weakly active	one active metabolite
기억 영향	+ +	+	+ +	+ + +
인지적 영향	+ +	+	+ +	+ +
내성	–	–	–	+ +
금단 증상	–	–	+	+ + +
가장 빈번한 부작용	두통	두통	쓴맛	졸음

출처 : Drugs Ther Perspect 2004;20:16-8, Drugs Ther Perspect 2005;21:1-4, Drug Saf. 2003;26(4):261-82, Clin Pharmacokinet 2004;43:227 – 38

참고한 표에서는 내성과 금단 증상이 없다고 되어 있으나, 분명히 **Z-drug이 내성, 의존, 금단 증상 위험이 있으므로** 해석에 주의해야겠습니다. 또한 강력한 효과를 가지기에 환자분들이 가지게 되는 **심리적 의존**도 절대 무시할 수 없습니다.

진료지침별 권고

AASM 2017 : 수면 개시 및 수면 유지 장애가 있을 때 Zolpidem 제안

ESRS 2017 : 4주 이하 단기간 치료에 BZD와 비슷한 효과. 4주 이상 장기간은 권고하지 않고 필요시 간헐적으로만 복용.

ACP 2016 : 4-5주 이하 단기간 사용 제안

국내 지침 : 4주 이하 단기간 권고. 단, 현실적으로 4주 이상 처방이 되는 경우가 많으므로, 부득이하게 사용할 때 주기적으로 효과 및 부작용에 대한 평가를 실시하고 적절한 용량으로 유지 필요.

Zolpidem[스틸녹스]

반감기가 2.5시간 정도. 급여기준상 1회 처방 시 **28일 처방제한**이 있는 약제입니다.
10mg 정제, 서방형 6.25mg, 서방형 12.5mg 제형이 있으며, 최대 12.5mg 사용할 수 있습니다.

※ 적응증 :

시차적응이나 잠자리가 바뀌어 발생한 불면 등 **'단기 불면증'**에 사용

- 허가사항에는 '성인에서의 불면증의 단기 치료' 하나로 언급되어 있습니다.
- 장기불면증에서도 '끊거나 다른 약제로 변경할 계획'을 세우고 인지행동치료를 병행하면서, 28일 이후 재처방하는 경우도 있습니다.

※ 장점 :

- 벤조디아제핀은 N2를 늘리고 N3는 줄어드는 반면에, 졸피뎀은 서파수면(델타 수면=수면 N3 단계)을 줄이지 않고 수면 구조를 보존할 수 있다는 장점이 있습니다. 깊은 수면을 들 수 있습니다.
- 수면 중증도, 나이, 성별 관계없이 대부분의 환자에서 좋은 효과를 보입니다. 특히 **간헐적으로 복용**하는 경우 졸피뎀이 깔끔하고 효과가 좋습니다.

※ 단점 :

- **벤조디아제핀보다는 의존이 덜하다고 하여도, 강력한 효과 때문에 졸피뎀을 끊기가 어려운 경우가 많으니** 단기간 사용하는 것이 좋겠습니다.(하지만, 불면증은 정말 상상 이상의 고통이 따르기 때문에 졸피뎀으로 효과를 보신 분들께서 단칼에 끊어내기가 어려운 부분이 있습니다.)
- **인지행동치료를 동반하지 않았다면 4주 이하**로 처방하는 것이 바람직합니다.(처음에는 **7일** 처방)
- 처음 초치료로 PRN이 아닌 **매일 먹는 약으로 처방할 때는 졸피뎀이 아닌 다른 약제를 처방**하는 것이 바람직할 수 있습니다.
- 시차적응 등으로 처음 드셔보시는 분이나, 약제를 시작할 때, 고령에서는 반 알로 시작합니다.

※ Zolpidem CR

- CR이라고 되어 있지만, IR층과 CR층이 합쳐진 형태로 입면 유도와 수면 유지 모두에 효과를 보기

위해 만들어진 약제입니다.

- 내약성은 기존 Zolpidem과 유사하지만, 졸림과 환각 가능성은 더 적다고 합니다.

Z-drug의 부작용

- **수면보행증, 기억상실, 환각, 자살 위험성 증가**라는 섬뜩한 부작용이 있습니다. 아침에 정신을 차려 보니 내가 운전을 하고 있다던지, 평소에 과식을 하지 않던 사람이 냉장고를 뒤져 엄청 먹은 흔적이 있지만 기억이 나지 않는다든지 하는 사례가 있습니다. 꽤 보고가 되고 있기 때문에 절대로 주의해야 하는 부작용입니다. 특히 **Zolpidem을 10mg 이상 복용**했을 때, **술을 자주 먹는** 사람이 수면 중 이상행동 보고가 많다고 알려져 있습니다.

→ **졸피뎀을 먹고 바로 잘 수 있도록** 하는 것이 이런 기억상실 부작용을 예방하는 방법이 되겠습니다. 또한 정신적으로 힘든 상태이신 분들이 이렇게 기억상실 상태가 되었을 때 **자살 충동**을 억제하지 못할 가능성이 있으므로 **우울증**이 있는 분들에서 처방을 피하는 것이 좋겠습니다. 그 외에도 두통, 인지 저하 등의 부작용도 있습니다.

원칙적으로 **폐성심, COPD, 기관지 천식** 및 **급성기 뇌혈관장애** 등 **호흡기 기능이 저하**된 경우에서도 투여하지 않는 것이 원칙입니다.

Zolpidem 처방 시 필요한 교육

1. 절대 음주하고 복용하지 마세요. 수면 중 이상행동을 일으킬 수 있습니다.
2. 28일 처방을 해드려도 28일 연속으로 드시라는 뜻이 아닙니다. 연속해서 드신다고 해도 불면증을 뿌리뽑을 수 있는 것이 아닙니다. 웬만하면 이틀 연속 드시지 않도록 하세요.
3. 우울하시거나 심한 스트레스를 겪고 있다면 복용을 삼가해주세요.
4. 수면 중 깼다고 하더라도 다시 복용하지 마세요.
5. 잠이 올 때가 아니라, 자야 하는 시간 직전에 복용하세요.
6. 복용 후 활동을 삼가세요.
7. 언젠가 복용을 끊어야 하는 약입니다.

Eszopiclone[조피스타]

- 반감기가 5시간 정도로 작용은 15-30분 내 나타납니다.
- 졸피뎀보다 효과는 덜할 수 있으나, **졸피뎀보다 조금 더 장기간 사용해도 의존과 금단 증상으로부터 좀 더 안전한 약**으로 받아들여지고 있습니다. 일반원칙 [향정신성약물]에 따라 1회 처방은 30일로 제한이 있습니다.
- 1, 2, 3mg 제형이 있으며 최대 3mg(고령자는 최대 2mg)를 사용할 수 있습니다.
  - 졸피뎀 10mg보다 조피스타 3mg의 효과가 덜하다고 인식되고 있습니다.
- 또한, **쓴맛**과 **아침에 미각이 떨어지는** 부작용이 발생하여 약제 거부감이 있을 수 있습니다.

Zaleplon[잘레딥캡슐]

반감기가 1시간 정도로 짧아 신속한 입면 유도에 효과적이면서 **아침 졸림 부작용이 더 적**습니다. **내성과 금단이 적다**고 알려져 있으며 **인지기능에 미치는 영향도 적은 편**입니다.

Zolpidem처럼 **28일 처방 제한**이 있습니다. 5, 10mg 제형이 있으며 최대 20mg(고령자 10mg)를 사용할 수 있습니다. 작용은 20-30분 내 나타납니다.

원장님들 사이에 졸피뎀만큼의 효과는 아니라는 인식이 있는 것 같습니다. 입면은 조금 비슷하지만, 전체적인 수면에는 조금 덜하다는 느낌이라고 합니다.

기타 약제

Melatonin, Ramelteon

※ Melatonin 서방정

- 송과체에서 생리적으로 합성되는 호르몬인 Melatonin은, 광주기에 맞게 생체 일주기 리듬을 조절하는 역할을 합니다. 나이가 들면서 이 호르몬의 농도가 감소하기 때문에 **노인 불면증**에서 효과적일 수 있습니다. 그래서 허가사항도 '55세 이상의 불면증 환자의 단기치료'로 나 있습니다. 수면-각성 주기가 잘 조절된 상태에서 3-4주간 꾸준히 복용하니, 66%에서 효과가 있었다는 연구도 있습니다.
- 또한, **일주기 리듬장애**에서 멜라토닌이 효과적이라 **시차 적응** 등을 위해 처방하기도 합니다.
- 반감기가 40-60분으로 짧지만, 국내에서 사용하는 제품들은 지속형 방출제로 수면주기와 유사하게 길게 농도를 유지합니다.
- 진료지침에서는 수면개시 및 유지에 효과 있을 것으로 기대하지만, 메타분석 연구결과가 수면의 질과 관련해 있었던 것을 감안하여 **수면유지장애**에 권고했습니다.
- 항응고제의 효과를 증가시키고, 대사 경로를 공유하여 **항응고제 사용 환자**에서 주의해서 사용합니다.
- **3-4주 이상은 꾸준히 복용해야 효과**가 있으며(바로 효과 보기도), 생리적 리듬에 맞게 자기 1-2시간 전 또는 **9시경에 복용**합니다.
- **낮에 햇볕을 보게 하면** 더 효과를 볼 수 있습니다.

장점과 단점

- 이런 멜라토닌 관련 수면제는 **생리적이고 비교적 안전**하다는 장점이 있지만, **상대적으로 potency가 낮다**는 단점이 있습니다. 특히, **이전에 졸피뎀 등의 수면제를 복용했던 환자라면, 효과가 없다고 하실 가능성**이 매우 높습니다.
- **비급여 약제**인 것도 단점입니다. 서카딘서방정의 가격은 1정 1,000원 근처로 판매되고 있는데, 제네

릭은 270-300원 수준의 약제도 있어 활용하면 좋을 것 같습니다.
- 부작용으로는 **두통,** 주간 졸음 등이 있으나 상대적으로 안전한 편입니다.

※ Ramelteon (Melatonin receptor agonist)- 국내 X

- 멜라토닌 수용체에 작용하는 Ramelteon이라는 약제도 있습니다. 반감기는 1.0-2.6시간 정도, 최대 농도 도달시간 0.75-1시간으로 **수면입면장애**에 사용합니다.
- 부작용으로 졸림, 어지러움, 피로, 메스꺼움, 두통 등의 부작용이 있을 수 있습니다.

Agomelatine[아고틴정]

FDA에서 항우울제로 승인을 받은 약제로, 불면증에 허가가 있지는 않고 주요우울증과 범불안장애에 허가가 되어 있습니다. **우울증이 우세한 약한 불면증 환자**에서 쓰거나 **불면증 환자에서 수면제의 효과가 부족한 경우 우울이 동반될 때 추가**해서 사용할 수 있습니다.

Melatonin receptor agonist(MT1, MT2), serotonin recetor anatgonist($5-HT_{2c}$)의 약효를 가지며, 수면 구조를 바꾸지 않으면서 stage 3 수면을 증가시키는 것으로 알려져 있습니다. 멜라토닌에 작용하기 때문에 역시 55세 이상에서 효과가 더 좋을 가능성이 있습니다. 체중 증가, 성기능 장애 등 부작용은 덜한 편이지만, **간기능 수치를 모니터링**해야 한다는 단점이 있습니다.

항우울제

항우울제 계열로, **의존성과 내성이 없다는 큰 장점**이 있습니다.
anti-serotonergic, anti-histaminergic effect가 있어 졸음을 유도합니다.

속성	Doxepin	Amitriptyline	Trazodone	Mirtazapine
약물 종류	삼환계	삼환계	페닐피페라진	노르아드레날린 및 특정 세로토닌성 항우울제
최대 농도 시간(시간)	2-8	2-8	1-2	1-3
제거 반감기 : 시간 (범위)	15(10-30)	30(5-45)	9(3-14)	25(13-40)
대사(CYP enezyme)	주요: 2D6, 2C19 부수적: 1A2, 3A4	주요: 2D6, 2C19 부수적: 1A2, 3A4	3A4, 2D6	3A4, 2D6, 1A2
일반 복용량(mg)	항우울제: 100-300 수면제: 3, 6	항우울제: 100-300 수면제: 10-150	항우울제: 150-600 수면제: 25-150	항우울제: 15-45 수면제: 7.5-30

반감기가 긴 편으로, 수면 유지 장애 환자에서 주로 사용합니다. 반감기가 길기 때문에 아침 졸음을 호소하는 분들이 있을 수 있습니다.

※ Mirtazapine, Trazodone

이 약제들은 세로토닌 또는 에피네프린에 관여하여 쉽게 잠들고 깨지 않게 도와줍니다. 하지만, 이로 인해 **기립성 저혈압, 입마름, 어지러움** 등의 부작용이 발생할 수 있어 이에 대해 주의가 필요합니다.

- Trazodone – **트리티코정(전문-급여)** – 25-**50mg** 사용
  - 5-HT_{2A} 수용체 길항작용, 50mg서 H_1수용체, α-adrenergic 수용체 길항작용으로 수면제 역할.
  - 항우울 효과를 위해서는 하루 150-60mg 용량이 필요하지만, 수면 유도 효과를 위해서는 50-100mg으로 충분. 수면제로 사용할 때는 주로 **25-50mg**로 사용함.
  - **금주 후 유지** 환자에서 위약대비 수면에 효과적이었습니다.
  - 반감기는 5-9시간 정도로, 흡수가 빨라 투여 1-2시간 후 최고 혈장농도를 보입니다.
  - WASO 감소 및 총 수면시간, 수면 효율과 서파 수면 증가. ↔ 수면 잠복기 줄이는 효과는 없음 : 수면유지장애에 사용
  - ESRS 진료지침과 2018년 메타분석 결과로 단기 사용 근거 확보.
  - 부작용 : **기립성 저혈압, 어지러움, 두통**, 입마름, 위 불편감, 구역-구토, 심장 전도 이상
- Mirtazapine – **레메론정(전문-급여)** : 수면을 위해서는 **7.5-15mg/day**
  - H_1 길항작용으로 수면 유도, 5-$HT_{2A/2C}$ 수용체 길항작용으로 델타수면 유도 효과. 5-HT_3, selective α-2 antagonist.
  - 반감기는 20-40시간 정도로, 흡수가 빠르고 광범위한 1차 대사
  - 불면증뿐 아니라 **우울증 동반된 경우 사용** 가능. 항우울제 중 비교적 **큰 서파 수면 증가, 수면 유도 효과**
  - 수면에서는 off label로 사용 → 상병코드 주의, 정신건강과 외 진료과 처방기간 주의
  - 건강한 성인과 우울증 성인에서 수면잠복기 감소, 수면 분절 감소(PSG)
  - 30mg를 초과하면 오히려 진정효과의 감소가 있어 수면 유도 목적으로는 30mg 이하(주로 7.5-15mg)로 사용.
  - 부작용 : **체중 증가(심하게 올 수 있음)**, 식욕 증가, 입마름, **주간 졸림(절반 이상에서 가능)**, 어지러움, 하지불안증후군, 과도한 진정
    - 많이 처져질 수 있다고 미리 warning이 필요합니다.

※ TCA 항우울제

TCA 중 Doxepin만이 FDA에서 불면증으로 승인되어 있습니다. 다른 TCA 약제들도 표시된 용량보다 낮은 용량으로 불면증에 off-label로 사용되고 있습니다. TCA 항우울제는 주로 우울증 환자의 수면개선에 연구가 되어 있습니다.

- Doxepin – **사일레노정(전문-급여)** : **6mg/day**(고령자는 **3mg/day**)
  - 저용량으로 사용하면 H_1 수용체에 선택적으로 작용하여, 수면 효과를 보는 것으로 추정되고 있습니다.
  - 반감기가 15.3시간 정도로 길어 **수면 유지 장애**에 사용할 수 있고, 메타분석에서 수면개시효과의

효과는 관찰되지 않았습니다.
- 벤조디아제핀보다 부작용 측면에서 유리하며, 낙성 위험이 상대적으로 적습니다.
- TCA 항우울제이지만, 항우울제 효과를 보기 위해서는 고용량을 사용해야 하는 반면, 저용량에서 불면증에 효과가 있어 허가사항이 '수면유지가 어려운 불면증의 단기치료'로만 되어 있고 우울증에는 허가사항이 없는 약제입니다.
- **내성에서 자유롭고 장기 사용에도 비교적 안전**하여 많이 사용되고 있는 약제입니다. **노인**에서도 효과적이며 **부작용 발생도 높지 않은 편**이라는 장점도 있습니다.
- **두통, 졸음**이 가장 흔한 부작용
- 녹내장 환자의 안압증가, 입마름, 변비, 요정체 등 **항콜린성 부작용**과 **어지러움, 낙상, 실신 및 기립성저혈압, 진정, 메스꺼움, 상기도 감염, 발작, 섬망, 체중증가** 등의 부작용도 보고되어 있습니다.(단 6mg 이내에서 위약보다 항콜린 부작용, 기억손상 높지 않음)
- 수면장애를 위해 처방하는 저용량에서 QT prolongation이 잘 일어나지 않더라도, 기저 심장질환이 있거나 고령, 심장질환의 가족력, 전해질불균형 등 위험요인이 있는 경우, 다른 QT 연장 약물을 복용하는 경우라면 EKG 촬영과 모니터링이 필요할 수 있습니다. 고위험군이 아니더라도 당연히 EKG를 체크할 수 있으면 더 좋겠습니다.

- Amitriptyline [에트라빌정(**전문-급여**)] - 항콜린성 부작용, 섬망, 인지 저하, **낙상**, 기립성 저혈압, 심장 부작용
  - TCA는 통증과 기능성 복통에도 효과적.
  - QT Prolongation을 체크하기 위해 EKG 모니터링 필요.
- Nortriptyline [센시발정(**전문-급여**)] - Amitriptyline보다 부작용 측면에서 유리하여 노인에서 더 선호될 수 있음. 알코올과 함께 복용하면 자살충동을 증가시킨다는 보고가 있어 절대 술과 같이 먹지 않게 합니다.

항경련제 - Gabapentin, Pregabalin

신경통, 뇌전증 약으로 많이 사용되는 약제로, 중추신경계를 억제하여 수면을 돕기도 합니다.
이 약제도 수면의 구조를 바꾸지 않으면서 수면의 질을 높여 줍니다.
수면장애의 원인이 통증에서 기원하는 경우 더욱 더 고려해 볼 수 있는 약제입니다.
두 약제는 **각 개별고시**가 있어 참고하여 처방해야 합니다.(→ 일반적인 신경통에는 전액본인부담)

※ Gabapentin[뉴론틴캡슐]

- 가바펜틴은 하지불안증후군, 불면증, 섬유근육통, 신경병증 등의 경우에 사용됩니다.
- **알코올 의존 및 금단**에 수면을 향상시켰다는 연구가 있습니다.
- 중추신경 억제제, 항히스타민제, 항우울제, 항불안제와 함께 사용 시 호흡 억제를 유발할 수 있습니다.

- 흔한 부작용으로는 체중 증가, 두통, 현기증, 피로, 운동 실조증, 말초 부종, 진정이 있으며, 드물게 백혈구 감소증이 발생할 수 있습니다. 급성췌장염 환자, 소발작 혹은 발작 혼합 환자에서 금기로 되어 있습니다.

※ Pregabalin[리리카캡슐]

- 프레가발린은 신경병증성 통증, 섬유근육통, 뇌전증, 척수 손상으로 인한 신경병성 통증 등의 치료에 사용됩니다.
- 중추신경 억제제, 항히스타민제, 항우울제, 항불안제와 함께 사용 시 호흡 억제를 유발할 수 있습니다. 호흡 기능 저하, 호흡기 또는 신경계 질환, 신장장애 및 고령자는 더욱 주의해야 합니다.
- 흔한 부작용으로는 체중 증가, 어지러움, 졸음, 입마름, 시야 흐림, 집중력 저하가 있으며, 드물게는 근육 경련 및 부종이 발생할 수 있습니다.
- 장기간 치료 후 중단하면 불면, 두통, 구역, 불안 ,설사, 인플루엔자유사증후군, 안절부절, 우울, 통증, 발작, 다한증 및 어지러움 등 금단증상이 보고되어 있습니다.

Antipsychotics

아주 심한 불면증에서도 효과가 있습니다. 처음부터 사용하지는 않고, BZD 계열에 효과가 없는 분들께 사용하기도 합니다. 주로는 TCA나 항우울제를 먼저 사용해 보고 효과가 없으면 3rd option으로 고려합니다. 처방을 위해 F코드가 필요하기도 하고 APS 사용은 부담스럽기 때문에, APS까지 필요한 경우라면 의뢰를 하게 됩니다.

※ Quetiapine[쎄로켈정]

- 5-HT_{2A}, 5-HT_{2C}, H_1, α1, D_2 수용체 길항제로 작용하며, 최고농도 도달시간 1.5시간, 반감기 약 7시간 정도입니다.
- 저용량에서 주로 H_1에 작용하여 수면유도효과.
- 25mg에서 수면 효과, 300mg에서 항우울 효과, 800mg에서 항정신병 효과가 있는 약제로, 불면증에 사용할 때는 **12.5-25mg** 이내로 사용합니다. Quetiapine 25-50mg의 경우 수면 입면보다는 **수면유지**를 도와주는 효과가 있다고 합니다.
- 정신병 및 양극성장애를 동반한 불면증 환자에서 사용할 수 있으며, 섬망이나 psychotic symptom 조절을 위해 사용하기도 합니다.
- 부작용으로는 추체외로증상 및 항콜린성 부작용, 무월경이나 유즙 분비, **체중 증가**, 내당능 장애, 고령에서의 심뇌혈관 사건, **PLMS induction**(anti dopaminergic하기 때문) 등이 있습니다.
- QT prolongation 우려가 있어, EKG 모니터링이 필요할 수 있습니다.

Barbiturates

수면제로 잘 사용하는 약제는 아닙니다. 진정 효과는 좋지만 수면 잠복기와 각성 횟수에 부정적인 영향을 미칠 수 있습니다.

Antihistamine

1세대 항히스타민제의 졸음 유발 부작용을 수면에 활용하는 방법으로 가이드라인에서 권고되고 있지는 않으나 국내에서는 주로 약국에서 구입할 수 있는 OTC 약제로 활용이 되고 있습니다.

(1) Doxylamine : 25mg 취침 30분 전. 반감기 10-12시간. 작용시간 15-30분, 최고 혈중농도 2-3시간.

(2) Diphenhydramine : 25-50mg 취침 전, 반감기 4-8시간. 작용시간 15-60분, 최고 혈중농도 2-4시간.

Dual orexin (Hypocreatin) receptor agonist, DORA

Orexin은 Melatonin과 반대로 낮 동안 깨어 있게 하는 호르몬입니다. 이 호르몬을 잘 때 억제해 보자는 아이디어에서 출발한 약제로 수면 입면과 유지에 효과를 보인다고 합니다. 기면증이 이 Orexin이 부족하여 발생합니다. 따라서 기면증과 같은 부작용이 나타날 수 있으며, **낙상과 인지저하 등의 부작용에서는 자유롭**습니다. 종류는 머크사의 Suvorexant, 에자이사의 Lemborexant, 아이도시아의 Daridorexant가 있습니다.

Suvorexant는 OXR1과 OXR2에 가역적으로 결합하여 REM 수면을 억제하고, Lemborexant는 OXR1 < OXR2에 작용하여 주로 NREM 수면을 억제하는 효과가 있다고 합니다. 특히 Suvorexant는 **수면 유지 장애**에 상당히 좋은 효과를 보인다고 합니다.

효과가 좋지만 고가라 우리나라에서 승인이 잘 안되고 있다고 합니다.

수면제 사용 시 일반적인 주의

수면제 복용 시간

대부분의 환자들은 잠자기 30분 전에 복용하는 것으로 알고 있고, 의사도 그렇게 교육하는 경우가 많다고 합니다. 하지만, '자고 싶은 시간'이 아니라 '수면-각성 주기를 고려할 때 잠이 오는 시간'에 맞춰서 수면제를 복용해야 합니다. 따라서 **아침 기상 7시간 전**으로 교육하는 것이 효과적일 수 있습니다.

수면제 종류에 따른 복용 시점도 고려해야 합니다. 예를 들어 졸피뎀은 자야 하는 시점에 복용하고 바로 수면에 들어야 합니다. 반면, **멜라토닌** 지속형 방출제는 최고농도 도달 시간이 1.6-2.6시간으로, 자야 하는 시간 **1-2시간 전 또는 아침 기상 9시간 전**으로 교육합니다.

호흡 상태 나쁜 환자에게 투여

호흡기 문제가 있는 환자에게 사용은 주의해야 합니다. 사용하더라도 소량을 단기간 사용합니다.

특히 벤조디아제핀계 약제는 호흡억제 작용이 있으므로 더욱 주의해야 합니다. Zolpidem을 비롯한 Z-drug도 호흡기에 문제가 있는 환자, 다른 중추신경계 억제제(알코올, 벤조디아제핀, 아편유사체 등)와 같이 복용할 때, 고용량을 복용할 때 충분히 문제를 일으킬 수 있기에 주의해야 합니다.

만성 호흡부전이 있는 경우 호흡이 억제되면 CO_2가 잘 빠지지 않아 CO_2 narcosis를 일으킬 수 있습니다.

낙상 주의

항콜린성 부작용이 있는 TCA 항우울제와 항히스타민제, 인지 저하 부작용이 있는 벤조디자에핀계 또는 Z-drug 수면제 모두 낙상에 주의해야 합니다. Gabapentin, pregabalin, Quetiapine 등도 모두 낙상을 일으킬 수 있습니다. 불면증 환자 중 **노인 환자**가 많기 때문에 이런 분들께 **특히 낙상에 주의**하도록 교육을 해야 합니다. 또한, 야간뇨 때문에 잘 깨시는 경우가 많아 야간뇨가 있는지 잘 확인하시고, **몽롱한 상태에서 소변을 보러 가지 않도록 소변에 대해서도 잘 관리**를 해주셔야겠습니다.

심리적 의존

모든 수면제가 신체적인 의존과 내성, 금단증상을 가지지는 않습니다. 하지만, '**심리적으로 의존**'하기 쉽습니다. 불면은 정말 고통스럽기 때문에 어떤 약으로 효과를 크게 보셨다면 반드시 심리적 의존이 따라올 수 있다고 의사가 알고 있어야 합니다.

수면제의 조절

약제에 반응하지 않을 때 고려사항

수면입면장애와 수면유지장애에 대한 약제 하나씩 사용해도 크게 개선이 되지 않는다면, 다른 수면장애의 원인이 감별이 잘되지 않았을 가능성을 생각하고 어떤 원인이 있을지 재평가합니다. 재평가 상 뚜렷한 원인을 파악하기 어려운 경우 수면다원검사가 가능한 정신건강의학과 또는 이비인후과 진료를 권유하는 것이 좋겠습니다.

단약과 감량은 천천히

수면제를 한 번에 끊게 하지는 않아야 합니다. 특히 장기 복용을 한 분이라면, 천천히 끊어나가는 과정이 필요합니다. 함부로 끊어버리면 **'역시 나는 수면제 없이는 잠을 못 자는 사람이야'라는 믿음을 강화**할 수 있고, **수면제에 대한 심리적 의존**이 더 커질 수 있습니다.

(1) 의존성 수면제 감량 방법

약제를 감량하는 명확하게 정립된 프로토콜이 있진 않습니다. 지침 등에서 10-25%를 감량하라는 경우가 많은데, 보다 **현실적인 방법으로는 약의 4분의 1씩 줄여보는 것**입니다. 약국에서 잘라달라고 요청하는 방법과, 인터넷에서 '4분배 알약 커팅기' 등의 이름으로 판매하는 제품을 사용해 보시길 권유해 드릴 수 있습니다. (단, 캡슐 및 서방정은 분할할 수 없습니다.)

1. 수면에 어느 정도 자신감이 생긴 상태에서 약의 4분의 1을 감량

→ 잠을 잘 자지 못하면 원래 용량으로

→ 줄이고도 수면이 잘 유지되면 **1주일간 유지**

2. 1주일 동안 수면이 잘 유지되었으면, 또 4분의 1을 줄여 봅니다. (반 알)

3. 위 과정을 반복하여 완전히 감량합니다.

→ 1알 → 3/4알 → 1/2알 → 1/4알 → 중단

※ 처방 기간이 짧았다면 1주일보다 짧게도 시도해 볼 수 있습니다.

(2) 비의존성 수면제 활용

약제를 감량할 때 의존이 생긴 환자에서는 많이 어려움을 겪을 수 있습니다. 감량 과정에서 환자 순응도도 떨어지고, 수면제에 대한 심리적 의존이 더 커질 수 있습니다. 따라서 의존성 수면제를 바로 끊어버리고 다른 비의존성 수면제를 처방하기보다는, 의존성이 큰 수면제를 중단하기 위해서 비의존성 수면제를 활용하는 방법도 효과적입니다. **Doxepin이나 Trazodone** 등 **비의존성 수면제를 같이 사용하면서 의존성 수면제를 감량**하는 것이 도움이 될 수 있습니다.

정신건강의학과 전원이 필요한 경우

1. 우울증과 자살사고가 발견되는 경우
2. 2제 이상으로 치료해도 반응이 없는 경우
3. 하지불안증후군, 렘수면장애, 수면무호흡증이 의심되는 경우
4. 수면제를 과량 복용한 경우
5. 불면증이 장기간 지속되는 경우(수면다원검사가 다른 원인 평가에 도움)

심평의학

1) 약제 허가사항에 불면증이 있는 경우

→ 상병코드 : G470(수면개시 및 유지 장애) 등 사용

→ F코드는 추후 실비 가입 문제 등으로 문제 소지가 있어 웬만하면 피해야 합니다.

2) 약제 허가사항에 불면증이 없는 경우

→ 해당 약제에 허가사항을 확인하여 상병코드 기입

→ Clonazepam은 허가사항 외 램수면행동장애에서 급여가 인정되므로 G478 기타수면장애 사용 (JX999"**렘수면행동장애**" 기입) (고시 제2018-18호)

→ Trazodone은 우울증에만 허가가 나 있으므로 우울증 상병이 필요. 젊은 분들은 사보험사에서 코드 문제로 시비가 있을 수 있어 처방하기 어려운 점이 있습니다.

→ Amitriptyline은 우울증 외에도 섬유근육통 확진, 과민성장증후군, 턱관절장애, 대상포진 소양증, 신경병증성 통증에 급여가 인정되어 해당 상병을 활용할 수 있겠습니다. 또한 야뇨증에도 허가사항이 있습니다.

→ Agomelatine은 주요우울증, 범불안장애에 허가가 되어 있습니다. 개별고시가 있으니 참고하여 처방합니다.

3) 비급여 약제 : 서카딘서방정(melatonin)

- 용법용량에 13주까지 투여할 수 있다는 말이 적혀 있지만, 연구 기간이 13주까지 진행되었기 때문이고 실제로는 더 장기간 효과가 있을 것으로 생각되고 있습니다. 비급여 약제라 삭감 우려도 없습니다.

처방일수 제한

향정신성약물

– Alprazolam, Diazepam, Etizolam, Flunitrazepam, Lorazepam, Eszopiclone, Zaleplon
: 1회 **30일**, 말기환자, 중증 신체장애, 중증 신경학적질환자, 중증 정신질환자, 장기처방 불가피한 경우 (선원, 장기출장, 여행 등)에서 최대 3개월까지 인정.

– Triazolam은 **3주**, Zolpidem은 **4주** 제한.

보건복지부 고시 제2023-58호
1. 허가사항 범위 내에서 **1품목 투여를 원칙**으로 하며, 1품목의 처방으로 치료 효과를 기대하기 어려운 경우에는 **2품목 이상의 병용 처방을 인정**함. 2. **1회 처방 시 30일**까지 요양급여를 인정하며, 아래와 같은 경우에는 1회 처방 시 최대 3개월까지 인정 가능함. - 아 래 - 가. 말기환자, 중증 신체장애를 가진 환자, 중증 신경학적질환자, 중증 정신질환자 나. 선원, 장기출장, 여행 등으로 인하여 장기처방이 불가피한 경우 3. 2항에도 불구하고, 허가사항 등에서 치료기간을 제한하고 있는 약제는 아래와 같이 요양급여를 인정함. - 아 래 - 가. Triazolam(품명:할시온정 등) : 1회 처방 시 **3주** 이내 나. Chloral hydrate(품명:포크랄시럽 : 1회 처방 시 **2주** 이내 다. Zolpidem(품명 :스틸녹스정10밀리그람 등), Zaleplon(품명 : 잘레딥캡슐 5밀리그램 등) : 1회 처방 시 **4주** 이내 4. 3개월 이상 향정신성 약물을 장기 복용할 경우 6-12개월마다 혈액검사(간 · 신기능검사 포함) 및 환자 상태를 추적 · 관찰하여 부작용 및 의존성여부 등을 평가하도록 권고함. 5. Benzodiazepine계열 등은 투여를 중지할 경우 금단 증후군(Withdrawal syndrome)을 일으킬 수 있어 환자 상태에 따라 4-16주 기간 동안 1-2주마다 10-25%를 감량하면서 투여하도록 권고함. ※ 대상성분 : Alprazolam, Bromazepam, Chloral hydrate, Chlordiazepoxide, Clobazam, Clorazepate Clotiazepam, Diazepam, Ethyl loflazepate, Etizolam, Flunitrazepam, Flurazepam, Lorazepam, Mexazolam, Midazolam, Triazolam, Zolpidem, Eszopiclone, Zaleplon

SSRI – **총 기간이 60일**. 하지만, 그 이상으로 반복 처방해도 삭감은 하지 않고 있음.

흔한 처방 용량(가이드라인 참고)

Flurazepam	15-30mg	Triazolam	0.125-0.25mg	Flunitrazepam	1mg
Brotizolam	0.25mg	Clonazepam	0.25-0.5mg	Zolpidem IR	5-10mg
Zolpidem CR	6.25-12.5mg	Eszopiclone	1-3mg	Zaleplon	5-20mg
Mirtazapine	7.5-30mg	Trazodone	25-50mg	Amitriptyline	10-30mg
Doxepin	3-6mg	Diphenhydramine	25-50mg	Doxylamine	25mg
PR melatonin	2mg	Quetiapine	25-50mg	Olanzapine	2.5-5mg

Reference

1. 김석주, Kim SJ. 불면장애 진단과 치료의 최신 지견. J Korean Neuropsychiatr Assoc. 2020 Feb;59(1):2-12.

   https://doi.org/10.4306/jknpa.2020.59.1.2https://jknpa.org/DOIx.php?id=10.4306/jknpa.2020.59.1.2.

2. 한국판 불면증 임상진료지침 불면증의 진단과 치료(2109), 대한신경정신의학회 임상진료지침위원회

3. How to withdraw from benzodiazepines (https://www.benzo.org.uk/manual/bzcha02.htm)

CHAPTER 46

불면증 3편 : 특별한 상황, 처방의 예시

하지 불안 증후군 치료 - G258 기타 명시된 추체외로 및 운동 장애

- **하지불안증후군**
  - 고령환자 불면의 30%가 하지불안증후군이 원인이라는 통계가 있을 정도
    - 고령의 수면장애 호소에서 하지불안증후군을 꼭 체크합니다.
  - 다리가 저리고 불편하다, 가만히 있으면 심해지고 움직이면 완화된다.
  - 다양한 증상 호소 : 다리가 찌릿하다, 욱신하다, 스믈거린다 등(상지에서 발생하는 경우도 있음)
  - **이차성 – 철분 결핍**, 신부전, 말초신경병증, 임신, 약물(도파민 차단제, 항히스타민제, AChEI) 등
- **진단 검사**
  - 진단 기준 : 다음 5가지에 모두 해당
    - **하지에서의 불쾌한 감각(움직이고 싶은 충동)이 휴식에 발생/악화 :** 주로 하체에서 발생하며, 드물게 상체나 팔에서도 느껴질 수 있음.
    - **운동에 의해 증상이 완화됨 :** 증상은 걷거나 다리를 움직이는 등 신체 활동을 하면 완화되거나 사라짐.
    - **휴식 중 증상이 시작되거나 악화됨 :** 앉아 있거나 누워서 휴식할 때 증상이 악화됨.
    - **증상이 저녁이나 밤에 더 심함 :** 낮에는 증상이 덜하거나 없으며, 저녁이나 밤에 증상이 뚜렷하게 나타남.
    - **다른 질환으로 설명되지 않음 :** 증상이 다른 의학적 상태(말초신경병증, 다리 경련, 관절염 등)로 인해 발생한 것이 아님.
  - CBC, Ferritin, TIBC, reticulocyte
  - **수면다원검사 :** 보다 정확한 평가를 위해 시행할 수 있지만, 주로 임상 증상과 철분 검사 등으로 진단됨

- **치료** : 증상이 조절된 후, 1-2개월 후 서서히 tapering 시도, 1-2개월 후 서서히 tapering 시도
    - Dopamine agonist ← TOC
        - Ropinirole [리큅정 **(전문-급여)**] : 1일 1회, 취침 1-3시간 전에 복용.
            - '중등증에서 중증의 원발성 하지불안증후군'에 허가 → 상병코드 G258 넣고 급여
            - 2일까지 0.25mg, 7일까지 0.5mg를 투여한 후, 주마다 0.5mg씩 증량하여 최대 4mg까지 사용 가능.
        - Pramipexole [미라펙스정 **(전문-급여)**] : 1일 1회, 취침 2-3시간 전에 복용
            - '중등증 및 중증의 특발성 하지 불안 증후군 환자의 증상 치료'에 허가 → 상병코드 G258넣고 급여
            - 0.125mg → 0.25mg → 0.50mg : 4-7일마다 증량
    - **수면제 처방** : 다른 수면제들은 효과가 좋지 않고, 다음의 두 제제는 효과가 있습니다.
        - Clonazepam [리보트릴정 **(전문-급여)] → 상병코드** G478 **(기타 수면 장애) +** JX999 **('렘수면 행동장애')**
            - 0.5mg 1/2T-1T를 사용. 2mg 이상은 주간 졸림이 심하며 인지문제를 일으킬 수 있습니다.
        - Melatonin [서카딘서방정 **(전문-비급여)**]
    - **철분 보충 :** iron 평가 후 ferritin 50 이하일 때 투여
    - **신경병증 동반** :Pregabalin, Gabapentin, amitriptyline, nortriptyline 등을 **신경병증이나 통증**이 동반될 때 고려할 수 있습니다.(처방 시 관련 상병코드 기입 필요)
        - Pregabalin, Gabapentin : **최근**에는 Pregabalin이 Pramipexole과 동등하거나 더 효과적이라는 연구가 나왔고, 도파민효현제의 장기 사용 시 발생할 수 있는 '증강 현상(증상 발생이 빨라지고 심해짐)' 부작용이 없다는 이유로 **1차로 제시**되기도 합니다. (J Korean Neuropsychiatr Assoc 2020;59(1):13-9)
    - Opioid : 매우 심한 경우 HS 투여를 고려할 수 있음.
    - ex. 미라펙스+리보트릴+서카딘서방정 / 리큅+리리카 or 센시발 등

일주기 리듬장애에서 멜라토닌의 활용

- **수면 시간 교정하는 방법**
    - **Melatonin :** 잠이 들어야 하는 시간 1-2시간 전에 복용(처방전 없이 개인적으로 구매할 수 있는 멜라토닌속방정은 수면 30분 전)
    - **광치료 :** 수면을 앞당기기 위해 아침 일찍 빛을 쬐고, 수면을 뒤로 미루기 위해서는 초저녁에 빛을 쬐는 방법이 있습니다.
        - 40cm 내외 거리, 30분-1시간 사용.
        - 인터넷에 '라이트 테라피'를 검색하여 구매할 수 있습니다. 자연광으로라도 시행하면 도움이 됩니다.

- 갑자기 큰 시간을 앞당기거나 미루면 적응하기 어렵기에, 시간적 여유가 있다면 30분씩 천천히 조정하는 것이 좋습니다.
- 지연성수면위상증후군 : 수면시간을 당기기 : **ex. 취침시간 1시 → 11시로 앞당기기**
  - **Melatonin :** 첫날부터 12시, 11시 30분, 11시, 10시 30분, 10시까지 **30분씩 앞당겨 복용**합니다. 이후 **7일간 10시**에 복용합니다.
  - 광치료 : 아침에 기상 후 바로 광치료를 시행합니다. 마지막 날에는 시행하지 않아야 다음날 기상 시간이 더 빨라지지 않습니다.
- 전진성수면위상증후군 : 수면 시간을 미루기 : **ex. 취침시간 9시 → 11시로 미루기**
  - **Melatonin** : 첫날부터 8시, 8시 30분, 9시, 9시 30분, 10시까지 **30분씩 미루어 복용**합니다. 이후 **7일간 10시**에 복용합니다.
  - 광치료 : 수면 2시간 정도 전에 광치료를 시행합니다. 마지막 날에는 시행하지 않아야 기상 시간이 더 늦어지지 않습니다.
- 교대 근무자의 복용
  - **Melatonin : 3-4일 전**(시간적 여유가 없다면 **1-2일 전**)부터 **취침시간 1-2시간 전에 복용**
  - 광치료가 가능하다면 다음 교대 근무 전 휴식 시간부터 교대 후 3-4일까지 예정 기상 시간, 낮, 취침 3시간 전에 실시
  - 암막 커튼 적극 활용 권유

- **여행 중 수면제**
  - 여행을 갔을 때
    - **Melatonin :** 비행기에서부터 복용을 시작하여, 도착할 곳의 수면 시간에 맞춰 3-4일간 복용하면 도움이 됩니다.
    - **수면제 사용** : 최대한 짧은 반감기의 수면제를 소량으로 사용.
    - 시간적 여유가 있다면 반드시 국내에서도 수면제 복용을 미리 해보시기를 권유드립니다.
    - 동편 여행(미국)이 서편 여행(유럽)보다 힘듭니다. 일주기 리듬을 지연시키는 것이 앞당기는 것보다 적응에 유리하기 때문입니다.
      - **동편 여행 :** 일주기 리듬 당기기 → 아침에 빛 노출, 자기 1-2시간 전 멜라토닌 복용, 필요시 Zolpidem
      - **서편 여행 :** 일주기 리듬 미루기 → 저녁에 빛 노출, 자기 1-2시간 전 멜라토닌 복용
  - 여행에서 돌아왔을 때
    - 새로운 생체 리듬 맞추기 : 자야 하는 시간 1-2시간 전 멜라토닌 복용+기상시간/낮/자기 3시간 전 광치료

상기도 저항 증후군, 수면무호흡증

- **일차의료 환경**에서는 감별을 하고 전원을 잘하는 것까지가 역할이라고 생각합니다.

- 특히, 이런 컨디션이 있을 때 **수면제로 악화**될 수 있으므로 **초진 환자에서는 특히 잘 감별**해야 합니다.
- 또한, **수면제를 처방해도 치료가 잘 안되는 경우에도 의심**합니다.
- **적극적인 전원 필요 :** 이런 수면무호흡증이 고혈압을 유발하고, 심혈관계 위험을 높이는 등 적극적인 치료가 필요한데, CPAP 등의 일차진료 환경에서 시행하기 어려운 치료가 필요하기 때문입니다.

- **진료실 진찰 및 문진**
  - 상기도 저항 증후군 : 설압자로 구강 진찰 시 **높고 좁은 입천장**, **차가운 손발**(자율신경계 과활성화, 말초혈관 수축, POTS 동반 등의 원인)
  - Mallampati grade 확인 : 목젖이 잘 관찰되는지 확인
  - BMI 측정 : obesity와 연관이 되어 있다는 것은 자명한 사실입니다.

우울증에 동반된 수면장애

- **고령**에서 수면장애의 비율이 높아지지만, 우울증도 마찬가지로 유병률이 증가합니다.
  - 일차의료기관에서는 **노인 우울 척도(GDS)**를 외래에서 활용하는 것도 도움이 될 수 있습니다.
- **우울증의 수면 양상 :**
  - **잠드는 데 오랜 시간이 걸린다**, **자주 깨고**, **새벽에 일찍 깨서 다시 잠들지 못한다.**
  - cf) 과다 수면의 양상은 Bipolar disorder, Persistent depressive disorder에서 나타납니다.
- 불면 치료보다는 근본적인 치료인 우울증 치료가 선행되어야 하기 때문에 우울증이 의심되면 적극 의뢰합니다.
- 감별이 애매한 수면장애라면 **진정작용이 있는 항우울제**를 선택해 볼 수 있겠습니다.

REM sleep behavior disorder (RBD)

- PSG를 해봐야 정확하게 진단할 수 있겠으나, 일차의료 진료실에서 권유하기도 어렵고 시행하기도 어렵습니다.
- 병력상 수면 중 **잠꼬대**가 많고 **꿈**이 많은 경우, RBD 1차 치료인 **Melatonin, Clonazepam**을 사용해 볼 수 있습니다.
  - **꿈의 content :** 개인 히스토리와 관련이 없는 쫓기거나 뛰어내리는 **생생하고 강렬하며 폭력적인 내용**의 꿈.
  - **잠꼬대 및 꿈의 기억** : 꿈의 **내용과 비슷한** 소리지르기, 휘두르기 등의 **행동**이 발생하고, 꿈을 **보다 명확하게 기억**하는 양상을 보입니다.
- 고령에서 이런 양상의 렘수면장애가 나타날 경우 **신경퇴행성질환의 전조증상일 수 있어** 주의해야 합니다.
- 이런 경우 항우울제 계열은 렘수면장애를 악화시킬 수 있어 주의해야 합니다.

처방의 예시

- **수면 기간에 따른 처방**
  - **단기간, 간헐적(PRN)** 사용 : **Zolpidem**(초진이면 1주일 정도로만 제한적으로 처방)
  - **매일** 복용 : **Clonazepam**, **Lorazepam, Trazodone, Doxepin**
- **입면/유지 문제에 따른 처방**
  - **입면** : **Zolpidem** 5mg(고령자에서는 2.5mg) 등 short acting 약물
  - **유지** : 비의존성 수면제 우선(**Melatonin 서방정**, **Doxepin**, **Trazodone** 등) > Clonazepam > Zolpidem CR
- **환자의 특성에 따른 처방**
  - **우울증 동반된 불면증** : Mirtazapine, amitriptyline 등 **항우울제**를 고려
  - **수면집착/불안함이 많은 환자** : z-drug보다 **BZD**가 효과적일 수 있음. Lorazepam, Alprazolam, Diazepam 등
  - **약물 오남용 환자** : 오남용 우려가 적은 약제 사용(Trazodone, Mirtazapine, Doxepin, Quetiapine, Gabapentin, pregabalin 등)
  - **심한 불면증** : **Quetiapine**, **Mirtazapine** 고려
  - **고령 환자** : **Melatonin**, **Clonazepam** 고려
  - **하지불안 환자** : PSG 의뢰 고려 → 처방한다면 iron profile 검사 후 **리리카 or 리큅, 철분제** 고려, 수면제로는 **Clonazepam**, **Melatonin**
  - **많은 꿈, 심한 잠꼬대** : PSG 의뢰 고려 → 처방한다면 **Clonazepam**, **Melatonin**
- **Zolpidem 처방 예시**
  - 처방 시 복용 시점과 항상 부작용에 대해 설명하고 차팅 필요.
  - **효과가 부족하다면? :**
    - Doxepin 또는 Trazodone 같은 비의존성 수면제를 먼저 추가
    - 그래도 효과가 없으면 long-intermediate BZD(alprazolam, clonazepam 등)를 고려할 수 있음.
    - 그래도 효과 없으면 Quetiapine 등의 APS를 소량 처방하기도 함
- 항상 끊는 스케줄을 생각하면서 처방이 필요.
  - ex. short acting + long acting 사용자에서 tapering 전략 : 스틸녹스CR + Etizolam 사용하는 분 → short-acting인 Etizolam을 끊고 → 스틸녹스 CR도 clonazepam과 같은 약제로 변경 후 tapering

- 기침, 가려움증 등으로 수면이 안되는 경우도 있으므로 경우에 따라 진해제, 항히스타민제 처방이 수면을 돕기도 합니다.

Reference

1. J Korean Neuropsychiatr Assoc 2020;59(1):13-19.
2. Brain & NeuroRehabilitation 2016;9:25-30.
3. J Korean Neurol Assoc. 2021;39(2):68-74.

CHAPTER 47

예방접종 권유하기, 주사 시 주의사항

- **이번 글에서는 성인 예방접종을 위주로 정리**하겠습니다.

예방접종 권유

- 적절한 예방접종 권유는 신경 써드리는 느낌을 줄 수 있어 라뽀에도 유리하고, 의료기관 영리에도 도움이 될 수 있다고 생각합니다.
- **달에 예방접종 하나씩** 정해서 해당 적응증을 가진 분들께 권유를 드리면 좋을 것 같습니다. 다음은 예시입니다.
    - **10-12월 : 인플루엔자, 코로나-19** ← **고령자, 만성질환자, 폐질환자** 등
    - **8-9월, 1-2월 : 폐렴** ← **고령자, 만성질환자, 폐질환자**, 음주자, 흡연자 등
        - 감염병포털 검색상 국내 폐렴구균 3-5월, 11월-1월에 주로 유행. 8-9월에 유행률 가장 낮은 편.
        - 항체는 접종 후 4주 정도 지났을 때 최대임을 고려
        - 폐렴과 인플루엔자 백신은 동시접종 가능
    - **3-4월(생)/2-3월(사) : 대상포진 예방접종** ← **50세 이상의 성인**
        - 대상포진은 여름철에 주로 발생합니다. (J Clin Virol. Author manuscript; available in PMC: 2022 Jan 15.)
            - 물론 면역이 떨어져 대상포진이 발생할 것으로 예상되는 경우는 언제라도 접종이 필요하지만, 특별한 이벤트가 없다면 여름철에 면역을 확보하는 것이 좋겠습니다.
        - 항체 형성이 4주 정도 걸린다고 가정할 때, 단회 접종인 대상포진 생백신은 3-4월에 접종하고, 2개월 간격으로 2회 접종이 필요한 사백신은 그보다 이른 시점에 시작하는 것이 바람직합니다.
        - 또한, 가을철-겨울철에 호흡기 감염병 예방을 하기에 봄, 여름에 대상포진 일정을 잡을 수 있겠습니다.

- 5월, 12월 : HPV ← 13-26세 여성, 9-26세 남성, 27-45세 여성은 상의하여 결정
  - 굳이 근거를 찾아보자면 여름 휴가철과 크리스마스 연휴 전후에 발생하는 성행위와 안전하지 않은 성접촉이 많다는 연구 결과가 있습니다. 이때들을 기준으로 첫 접종 후 7개월(0-2-6개월 3번 접종)에 항체가 가장 많이 형성되었고 이 시기에 항체가를 조사한 논문이 많다는 것을 반영한 기간입니다. (J R Soc Med. 1999;92(2):60-4)
- 남는 월 : Tdap/Td ← 파상풍 예방을 위해 **매 10년에 1번 접종**
  - 최근 Tdap의 인기 : 백일해가 유행하며 소아(특히 영유아)와 접촉하는 산모, 조부모, 영유아 도우미 등에게 권유

- **만성질환별 접종 권유**
  - 당뇨병 : 인플루엔자, 코로나-19, 폐렴, 대상포진(당뇨에서 발병위험이 증가하여 CDC에서는 당뇨에서 권고)
  - 심질환자(만성 심혈관 질환자, 울혈성 심부전, 심근병증) : 인플루엔자, 폐렴
  - 만성 폐 질환자(COPD, 기관지확장증, 천식) : 인플루엔자, 폐렴
  - 만성 간 질환자 : 인플루엔자, 폐렴, A형간염, B형간염
  - 만성 신장 질환자 : 인플루엔자, 폐렴, B형간염
    - 말기 신질환자, 투석 환자는 : 매년 HBV 항체 역가를 검사하여 10 미만이라면 가이드라인에 따라 접종스케줄을 수립해야 함.

- 예방접종을 맞으시면서 **다음 내원 약속**을 잡는 전략도 괜찮습니다.
  - ex. 독감 맞으시고 → 폐렴 한 달 뒤 약속

- **동시접종**
  - 코로나-19와 인플루엔자 백신, 폐렴과 인플루엔자 백신은 접종률을 높이기 위해 적극적으로 권장됩니다.
  - **생백신과 생백신**은 동시에 맞거나 4주 이상의 간격을 가져야 합니다.
    - 단, 황열-콜레라-경구용 폴리오 / 수두-두창은 동시접종 불가
  - **사백신(불활성화백신)**은 이론적으로 간격에 상관없이 접종이 가능하나, 불안해하시는 분들도 많아 2-4주 후에 맞기도 합니다.
  - **동시 접종의 방법** : 각각 다른 곳에 투여, 같은 팔이나 다리에 맞는다면 2.5cm 이상 간격을 띄우고 접종

- **일반 원칙**
  - 생백신의 금기 : 임신, 면역결핍자
    - 단, 사백신인 대상포진 재조합 백신[싱그릭스]도 임신에서 금기입니다.
  - 백신에 대한 과거 아나필락시스 경험 : 해당 백신 금기

- ○ 과거 백일해 백신 접종 후 급성 뇌증 병력 : 백일해 백신 금기
- ○ **계란알레르기** : 인플루엔자 백신 일부와 황열 백신 주의
- ○ **스테로이드 사용** : **prednisone 기준 20mg/day, 2주** 이상
  - ▪ 치료를 이미 하는 중이라면 → **생백신** : 중단 후 1개월 이상 간격 두고 백신 접종 / **사백신** : 접종(기간이 짧을 것으로 예상되면 치료 종료 기다려서 접종)
  - ▪ 치료 전이라면 → 생백신 : 치료 시작 1개월 전에 접종 / 사백신 : 치료 시작 2주 전에 접종
  - ▪ 20mg 미만의 저용량 스테로이드 사용, 고용량이라도 단기간 사용, 국소제제, 흡입제제, 단기 작용 스테로이드 격일요법자에서는 무관하게 접종 가능
- ○ **기타 면역억제제** : 자가면역 염증성 **류마티스질환**, **염증성 장질환**, **건선** 등의 병력이 있는지 확인합니다.
  - ▪ **약독화 생백신 : 치료 중 접종하지 않음.** 생물학적 반응 조절제 투여 4주 전 또는 종료 3개월 후 접종 / **사백신** : 치료 시작 2주 전이 추천되나, **치료 중에도 안전**
  - ▪ Rituximab은 치료 종료 6-12개월에 생백신 접종, 임신 중 투여된 산모와 태아는 12개월 이상 필요한 백신이 있음.
- ○ **항암, 방사선 치료 :** 항암치료 중인 경우 면역저하 상태로 간주합니다. 다음의 기준을 참고할 수 있지만, **암 또는 백혈병** 환자라면 교수님과 상의하고 해당 의료기관에서 맞도록 하는 것이 일차 의료기관에서는 바람직할 것 같습니다.
  - ▪ **항암치료 중** : 백신 예방 가능 질환 중 인플루엔자, 침습적 폐렴 감염이 중요. 다음 치료 시작 2주 전, 호중구 감소증 상태 피해 인플루엔자를 접종함. 생백신(MMR, 수두, 대상포진 등)은 항암 또는 방사선 치료 중인 환자에서 금기.
  - ▪ **항암 치료 종료 후 :** 일반적으로 **종료 3개월**부터 사백신과 생백신 투여 가능. 항-B림프구 단클론 치료를 받았다면 **최소 6개월** 지나면 백신 접종.
- ○ **면역글로불린 또는 혈액제제** 투여 **후** MMR 또는 수두 포함 백신 접종 간격 : [예방접종의 실시기준과 방법 - 부록]에서 확인
  - ▪ **파상풍 예방 :** 면역글로불린 중 **[하이퍼테트주]** 등 TIG를 처방받은 경우가 가장 흔할 것입니다. **TIG 3개월 후 접종**합니다.
  - ▪ **수혈** : pRBC 6개월, 전혈 6개월, 혈장 및 혈소판 7개월, washed RBC 0개월
  - ▪ **치료 전 생백신 먼저 접종** : **최소 2주 이상** 간격을 두고 항체함유제제 사용
    - • 따라서, 2주 이내 **수술 예정**자에게 생백신을 맞추지는 않습니다.(수술 후 수혈을 할지도 모르므로)

• **문진의 팁**

- ○ 고령 환자분들은 무슨 약을 드시고 계신지 잘 모르고 어떤 치료를 받았는지 잘 모르는 경우가 정말 많습니다.
- ○ 그래도 어떤 병으로 치료받는지는 많이 인지하시므로, 번거롭더라도 *"류마티스, 면역질환"* 등으

로 병명과 함께 질문하시면 방어진료에 도움이 될 수 있습니다.
  - 그리고 "혈액제제를 투여 받으신 적이 있으신가요?"보다는 "수술하시거나 피 맞으신 적이 있나요? 곧 수술 받으실 일이 있으신가요? 최근 파상풍 치료받으셨나요?"와 같이 환자의 언어로 물어보는 것이 스크리닝에 도움이 될 수 있습니다.

- 예방접종은 매년 **질병관리청 홈페이지**와, **대한감염학회 가이드라인**을 확인하는 것이 바람직합니다.
  - **매년 권고사항이 업데이트**되기도 하고, **인플루엔자와 코로나 접종은** 항원에 따라서 달라지는 백신은 **매년 달라집니다.**
  - 또한, 최근 모든 의료 행위에 대한 부작용 발생 시 의사 책임이 되는 경우가 많기에 **부작용 프로파일**도 접종하실 백신마다 정리해두시면 도움이 될 것 같습니다.
  - 질병관리청 https://nip.kdca.go.kr/irhp/infm/goVcntInfo.do?menuLv=1&menuCd=162
  - 대한감염학회 https://www.ksid.or.kr/content/info/vaccine_info.php

인플루엔자

- **질병관리청 권고 :**
  - **(1) 감염 위험이 높은 대상**
    - **65세 이상 노인, 당뇨병 환자, 생후 6개월-59개월 소아, 임신부**
    - **만성 폐 질환자, 만성 심장 질환자**(단순 고혈압 제외), **만성 간 질환자, 만성 신장 질환자**
    - **신경-근육 질환자, 혈액-종양 질환자, 면역저하자**(면역억제제 복용자 포함)
    - 60개월-18세의 아스피린 복용자
    - **50-64세 성인**(50-64세 성인은 인플루엔자 합병증 발생의 고위험 만성질환을 갖고 있는 경우가 많으나 예방접종률이 낮아 포함된 대상으로 65세 이상 노인과 구분)
  - (2) 고위험군에게 인플루엔자를 전파시킬 위험이 있는 대상자
    - 의료기관 종사자
    - 6개월 미만의 영아를 돌보는 자
    - 만성질환자, 임신부, 65세 이상 노인 등과 함께 거주하는 자
  - (3) 집단생활로 인한 인플루엔자 유행 방지를 위해 접종이 권장되는 대상자
    - 생후 60개월-18세 소아 청소년
- **3가 vs 4가 :** 국내 공급백신은 모두 4가 백신
  - 2020년 이후 야마가타 계통 B형 인플루엔자가 검출되지 않으면서 WHO, FDA에서는 3가로 전환할 것을 권고 → 질병관리청은 25-26절기부터 3가 백신을 국가예방접종사업(NIP)으로 도입 예정.
  - 매년 유행에 따라 백신 제조가 달라지고, 당해 분량은 전량 폐기합니다. 이에 따라 매년 백신 이름은 조금씩 달라집니다.
    - **매년 새로 확인해서 정리해야 합니다! (아래는 24-25절기 기준)**

    - **국가예방접종사업(NIP) 대상** : 사노피-박씨그라프 테트라주, SK-바이오사이언스 스카이셀플루4가, 일양약품-테라텍트, GC녹십자-지씨플루, 한국백신-코박스인플루4가, 한국백신-코박스플루4가, 보령바이오파마-플루V테트라, 보령바이오파마-플루8테트라, 글락소스미스클라인-플루아릭스테트라(대략 4만원 근처)
    - **NIP 아닌 백신**(65세 이상 비급여) : 시퀴러스-**플루아드쿼드**(약 6만원), 사노피-**에플루엘다**(9만원 -12만 5천원)
      - 65세 이상에서 고면역원성 백신이 권고되지만, 이 두 제품이 무료가 아니라 장벽이 있습니다.
- **유정란 배양** vs **세포 배양** :
  - **유정란 배양 백신 :** 전통적인 방식으로 대부분의 백신이 해당합니다. 이 과정에서 투입되는 **항생제** 및 보존제, 조류독감 등의 안전성 문제가 있습니다. 특히 **계란 단백질에 알레르기**가 있다면 백신을 맞을 수 없습니다.
    - 계란 알레르기가 아나필라시스 반응이 아니라면 접종을 할 수 있다고 질병관리청이 발간한 [예방접종의 실시기준과 방법]에서 기술하고 있으나, 세포배양 백신이 있으니 굳이 유정란 백신을 사용할 필요는 없다고 생각합니다.
  - **세포배양 백신 :** 포유류의 동물세포를 이용하여 유정란을 사용하지 않아 항생제와 보존제 필요없이 백신 제조가 가능합니다. **계란 알레르기 환자에서도 안전**하게 백신 접종이 가능합니다.
    - **2가지 :** SK바이오사이언스 - **스카이셀플루[NIP 대상],** 시퀴러스 - **플루아드쿼드[NIP 비대상]**
- **고면역원성 백신 : 65 이상 고령자에 특화된 백신**
  - 2023년 성인 예방접종 **가이드라인에서 65세 이상**에서 **고면역원성 백신**을 **우선 권고하는 것으로 개정**되었습니다.
    - 65세 이상은 무료 접종 대상이라 비싼 고면역원성 접종을 맞기가 쉽지 않습니다.
  - **면역증강 백신** : 면역증강제를 포함하여 면역반응의 크기와 폭, 기간을 개선합니다. 교차면역 효과를 유도하여 백신과 일치하지 않는 바이러스주가 유행하는 '백신 미스매치 현상'도 최소화하며, 최대 1년까지 면역원성 유지(기존은 6개월)한다고 제약회사에서 프로모션을 하고 있습니다.
    - 시퀴러스-플루아드쿼드(MF59 포함)[NIP 비대상]
  - **고용량 백신** : 표준용량보다 많은 항원을 포함하여 면역반응 유도합니다. 에플루엘다는 표준용량 대비 독감 예방효과가 24.4% 높으면서 표준용량과 안정성 프로파일이 비슷하여 안전하면서 효과적이라고 할 수 있습니다.
    - 사노피-에플루엘다 테트라(항원 4배 포함)[NIP 비대상]

코로나-19 백신

- **질병관리청 권고**
  - **24-25절기 지원 대상**
    - 2024년 기준 65세 이상 어르신(1959. 12. 31. 이전 출생자)
    - 면역저하자 및 감염취약시설 입원 입소자(입증할 수 있는 서류가 필요)
  - **권고대상 → 자세한 권고 내용 :** 질병관리청 사이트에서 매년 확인 필요
    - **65세 이상 어르신**
    - **6개월-64세 면역저하자 및 감염취약시설 입원/입소자**
      - **5세 이상 면역저하자**:
        - 종양, 혈액암 항암 치료자
        - 장기이식 수술 후 면역억제제 복용자
        - 조혈모세포 이식 후 2년 이내 또는 면역억제제 치료 중인 경우
        - 선천성 면역결핍증(DiGeorge 증후군 등)
        - 고용량 스테로이드(20mg/일 이상, 14일 이상) 장기 복용자
        - 심각한 면역저하 상태(HIV 감염 포함)
      - **감염취약시설 입소자** :
        - 요양병원, 노인요양시설, 노숙인 생활시설, 장애인 생활시설, 정신의료기관(폐쇄/개방 병동 포함) 등
- **국내 사용 백신**
  - 백신의 타겟 변이형과 실제 유행하는 변이형이 다를 수 있습니다.
    - 질병관리청에서 도입한 2024-2025절기 코로나 백신은 JN.1 변이 대응 단가 백신이었으나, 실제 유행형은 그 하위 변이형인 KP.3이 우세형이었습니다. KP.2 변이 대응 백신이 있었음에도 구형 백신을 사용할 수밖에 없었습니다.
  - 인플루엔자처럼 매년 접종하는 백신이 달라지므로, 질병관리청 홈페이지 등에서 **매년 확인이 필요**합니다.

폐렴구균 예방접종

- **질병관리청 권고 대상**
  - **단백결합 백신(13가, 15가, 20가) – PCV**
    - 19세 미만 소아청소년
      - 생후 2개월부터 5세 미만의 모든 소아
      - 5세 미만에 접종을 받지 않은 5세 이상의 고위험군 중
        - 60–71개월의 만성질환 및 면역저하 상태의 소아
        - 면역저하, 무비증, 뇌척수액 누출, 인공와우 이식 상태에 있는 6–18세 소아청소년
    - 19세 이상 성인
      - 면역저하상태, 무비증, 뇌척수액 누출, 인공와우 이식
  - **다당 백신(23가) – PPSV**
    - 2세 이상 고위험군인 소아청소년과 성인
    - **65세 이상 노인 ← 65세 이상에서 1회 무료 접종**
- **접종 스케쥴, 참고사항**
  - **PCV를 먼저 맞고** PPSV를 맞으면 공통 혈청형에 대해 **더 나은 면역반응**이 유도된다고 알려져 있습니다.
    - PPSV23 이후 PCV를 맞으면 PCV의 혈청형에 대한 면역반응 감소의 근거가 있습니다.
  - **PPSV23**이 무료 접종이라 많은 환자분들이 먼저 맞지만, **PCV13 또는 PCV15를 먼저 맞는 것**이 좋겠습니다.
    - 비용측면을 고려하여 PPSV23을 무료 접종으로 국가 차원에서 지원하고 있으나, PCV13 단독이 PPSV23보다 비용효과적이었다는 국내 연구도 있습니다.
  - 일차의료기관에서는 적응증이 없거나, 만성질환이 있는 분들을 대상으로 실시하게 됩니다. 면역저하자, 뇌척수액 누수, 인공와우 환자들은 주치의와 상의했을 것입니다.
  - 아래는 **대한감염학회의 가이드라인(2025 개정)**입니다. 질병관리청 가이드라인은 조금 상이합니다. 예를 들어, 질병관리청에서는 적응증이 없는 65세 이상에서 PPSV23 단독 접종을 권고하고 있습니다.
    - 소아 PCV 접종으로 일반 인구에서 단백결합백신의 효과가 있을 것이니, 정상 성인에서는 23가만 맞아도 충분하다는 이유.

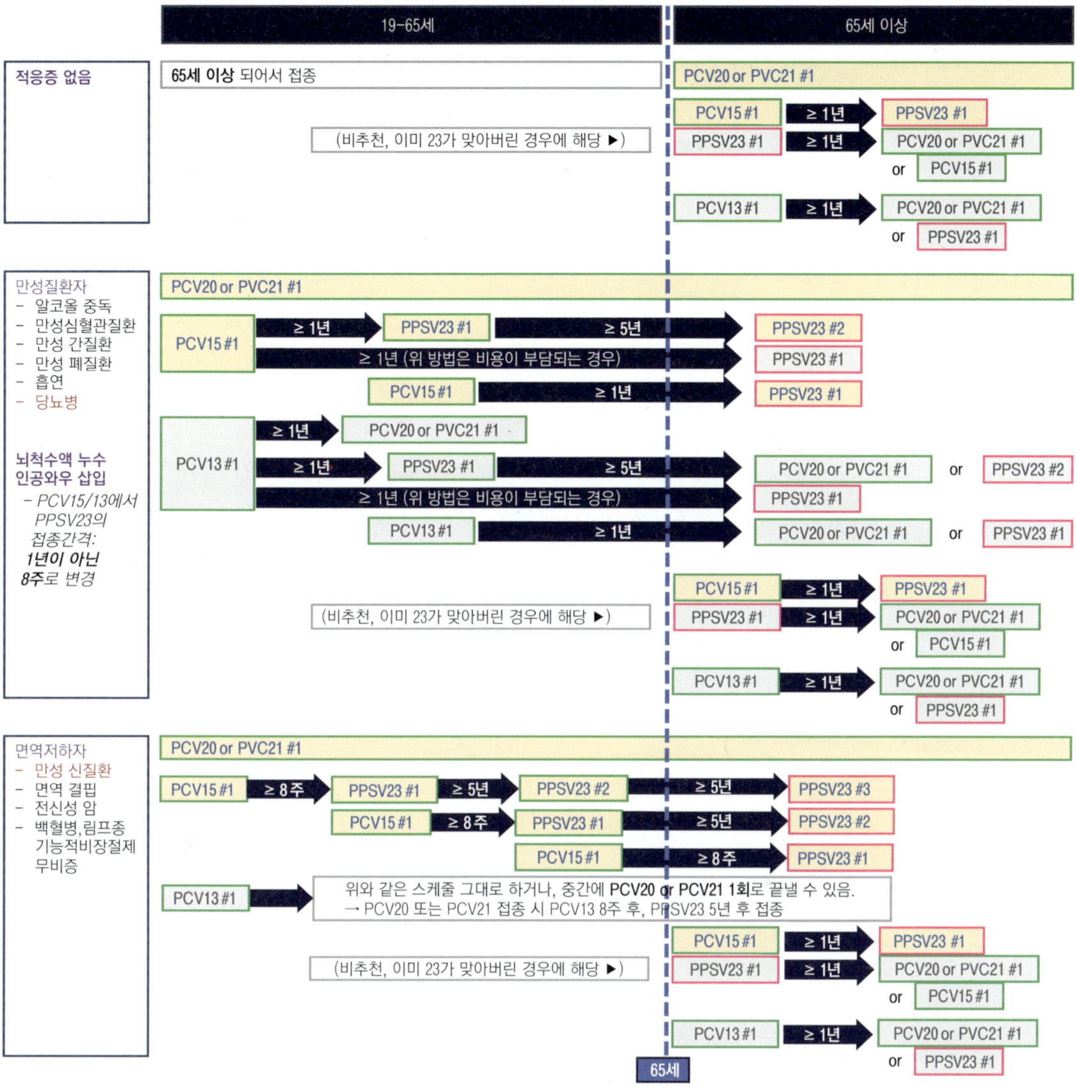

분홍색 테두리 박스 : NIP 대상, 이외의 모든 접종은 비급여 / 노란색 상자 : 가이드라인상 권고, 회색 상자 : 가이드라인상 우선 권고되는 방법은 아님 / '비용관련고려'는 저자가 임의로 추가한 내용

- **PCV20 또는 PCV21 단회 접종, PCV15 → PPSV23의 순차접종**이 같은 수준으로 권고됩니다.
- **PCV15를 접종할 수 없는 경우 PCV13 접종**을 할 수 있습니다.
    - PCV13을 접종한 경우, PPSV23 순차접종 또는 PCV20 단회접종의 선택지가 있고, PCV15를 접종한 경우 PCV20을 맞기보다는 PPSV23을 순차접종할 것을 권고합니다. (2025년도 개정안)

* 만성질환자 : 알코올 중독, 만성 심혈관 질환(심부전, 심근병증 포함), 만성 간질환, 만성 폐질환(COPD, 천식 포함), 흡연, 당뇨병

** 면역저하자 : 선천성 또는 후천성 무비증, 낫적혈구병 또는 기타 혈색소병증, 만성 신질환, 선천성 또는 후천성 면역결핍질환, 전신성 암, HIV 감염, 호지킨병, 면역억제제 투여, 백혈병, 림프종, 다발성 골수종, 신증후군, 고형장기이식

- 적응증이 없는 성인이나, 일반 만성질환자의 경우에 PPSV23까지 비급여로 맞기 부담스럽다면 65세까지 기다렸다가 NIP 접종을 시행하기도 합니다.
- 예전 가이드라인들은 PCV13에서 PPSV23은 최소 8주 간격으로 되어 있었기에, 조금 더 빨리 맞아도 괜찮지만, PPSV23 이후 PCV13은 1년 이상의 간격을 지키도록 합니다.

위험군	권고 사항	PCV15 → PPSV23 간격	PPSV23 → PCV15 간격	PPSV23 재접종 시기	PPSV23 최대 접종 횟수
건강한 65세 이상 고령자	PCV20 1회 또는 PCV15+PPSV23 순차접종	**1년 이상**	**1년 이상**	재접종 없음	1회
만성 질환자	PCV20 1회 또는 PCV15+PPSV23 순차접종	**1년 이상**	**1년 이상**	65세 이후 5년이 지난 시점	2회 (65세 이후 1회)
뇌척수액 누수, 인공와우 삽입 환자	PCV20 1회 또는 PCV15+PPSV23 순차접종	8주 이상	1년 이상	65세 이후 5년이 지난 시점	2회 (65세 이후 1회)
면역저하 환자, 기능적 비장절제, 무비증	PCV20 1회 또는 PCV15+PPSV23 순차접종	8주 이상	1년 이상	- 5년 이후 재접종 - 65세 이전이면 65세 이후 5년이 지난 시점에 한 번 더 접종	3회 (65세 이후 1회)

- **23가 다당류 폐렴사슬알균 백신**(PPSV23)
    - 65세 이상에서 NIP 대상(1회)으로 접종률이 높은 편입니다.
    - 단독으로 사용했을 때 침습적 폐렴구균 감염은 50-80% 예방한다고 하나, 중이염이나 폐렴 예방에 대한 논란이 있기에, PCV를 우선 접종하고 추후 이어서 접종하는 것이 바람직합니다.
    - ex. 한국 MSD-**프로디악스-23**

- **단백질결합 폐렴사슬알균 백신**(PCV)
  - 현재 국내에서는 성인에게 각각 13가, 15가인 **PCV13, PCV15**가 승인되어 있습니다. **PCV15가 더 효과가 좋다**는 연구들이 있어 우선 권고가 되어있으나, PCV13도 충분히 접종할 수 있습니다.
  - **PCV13 - 프리베나13주**(화이자) : 현재까지도 정말 많은 인기가 있는 예방접종입니다.
  - **PCV15 - 박스뉴반스**(MSD) : 2024년부터 접종이 가능한 15가 제품입니다. PCV13과 공유하는 13개의 혈청형에서 비열등성, 추가된 3, 22F, 33F에 대해서는 우월한 면역성을 보입니다. 제대로 빛을 발하기 전에 20가라는 경쟁자를 만나게 되었습니다.
  - **PCV20 - 프리베나20주**(화이자) : 2024년도 승인이 되었으며 2025년도 6월경 도입 예정입니다. PCV13 또는 PCV15와 다르게 **23가와 교차접종을 하지 않는 접종 스케줄을 가지기에 보다 편리**할 것으로 보입니다.
    - 13가는 13만원 15가는 15만원가량으로 가격이 형성되어 있는데, 20가는 20만원 정도로 예상하고 있습니다.
  - PCV21 - 캡백시브 : MSD의 제품으로 아직 허가가 나지 않았습니다. FDA에서는 2024년 6월 캡백시브를 허가했습니다.
    - CDC 역학조사에 따르면, 침습성 폐렴구균 감염에서 유행하는 혈청형은 PCV21이 PCV20보다 더 잘 포함하고 있는 것으로 나타났습니다.
      - 65세 이상 : PCV21 85% > PCV20 54%
      - 19-64세 : PCV21 81% > PCV20 58%

대상포진

- 대상포진의 공포감은 지나칠 정도로 만연하여, 많은 분들께서 **먼저 맞고 싶어하시는 백신**입니다. 최근에는 Nature에 대상포진 백신이 치매 발병을 20% 정도 줄여줄 가능성이 있다는 연구가 발표되면서 더 관심이 쏠리는 것 같습니다. (Nature. 2025;641(8062):438-46)
- 권고 대상
  - **약독화 생백신(종류 : 조스타박스, 스카이조스터)** :
    - **50세 이상**의 성인
  - **재조합 백신(종류 : 싱그릭스) ← 가이드라인상 우선 권고**
    - **50세 이상**의 성인
    - **18세 이상**에서 질병 혹은 치료로 인한 면역저하 또는 면역억제로 인하여 **대상포진의 위험이 높거나 높을 것으로 예상**되는 사람(ex. 자가조혈모세포이식자, 고형암 환자, 혈액암 환자, 고형장기 이식 환자)
  - **대상포진을 앓은 후 대상포진 백신 접종** : 약독화 생바이러스백신의 경우 **회복 후 최소 6-12개월**이 경과한 후 접종하는 것을 권장하고, 대상포진 재조합백신의 경우 명시된 기간은 없지만 **급성기 증상이 있는 환자에게는 접종하지 않음.**

- 대상포진 **발병 후 3-11년 사이의 재발이 흔하다**는 연구가 있어 대상포진 치료를 하는 환자에게 추후 예방접종 일정을 잡는 것도 괜찮아 보입니다. 특히, 대상포진에 걸린 **고령** 또는 **여성**이라면 재발률이 높아 더 권유합니다. (Open Forum Infect Dis. Volume 4, Issue 1, Winter 2017, ofx007)

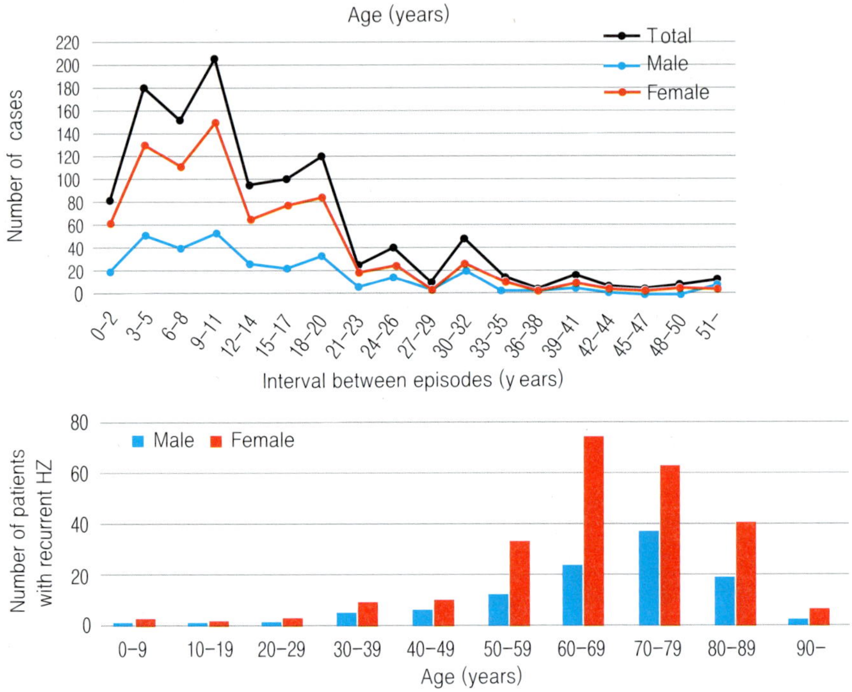

출처 : Open Forum Infect Dis. Volume 4, Issue 1, Winter 2017, ofx007

• 두 대상포진 백신의 비교

표 대상포진 백신 비교

	재조합 대상포진 백신 (recombinant zoster vaccine, RZV)	대상포진 생백신 (zoster vaccine live, ZVL)
백신종류	불활화 백신	생백신
성분	재조합 수두대상포진바이러스 당단백질 E 면역증강제(ASO1B)	약독 수두생바이러스 (바이러스주 : 조스타박스-Oka/Merk주, 스카이조스터-Oka/SK주)
접종횟수	2회	1회
접종방법	근육접종	피하접종
대상포진 예방효과[a]	50-59세 : 96.6% 60-69세 : 97.4% 70-79세 : 91.3% 80세 이상 : 91.4%	50-59세 : 69.8% 60-69세 : 64% 70-79세 : 41% 80세 이상 : 18%
대상포진 후 신경통 예방효과[a]	50-69세 : 100% 70세 이상 : 88.8%	60-69세 : 66% 70세 이상 : 67%
예방효과 지속기간[b]	10년 이상	8년
반응원성 (reactogenicity) 발생위험[c]	높음	낮음
국내 허가사항	대상포진(HZ; herpes zoster)의 예방 - 만 50세 이상의 성인 - 만 18세 이상에서 질병 혹은 치료로 인한 면역저하 또는 면역억제로 인하여 대상포진의 위험이 높거나 높을 것으로 예상되는 사람(예, 자가조혈모세포이식자, 고형암, 혈액암, 고형장기 이식 환자)	만 50세 이상 성인에서의 대상포진의 예방
국내 시판 백신	싱그릭스주(글락소스미스클라인)	조스타박스주(한국엠에스디) 스카이조스터주(에스케이바이오사이언스)

[a] RZV는 ZOE-50, ZOE-70 연구 결과, ZVL은 SPS, ZEST 연구 결과를 바탕으로 함
[b] RZV는 10년까지 추적관찰 결과가 보고되었음
[c] 반응원성(reactogenicity)은 접종부위 통증, 발적, 붓기, 전신의 발열, 근육통, 두통 등의 증상을 의미함.

출처 : 대한감염학회 성인예방접종 개정안 : https://www.ksid.or.kr/content/info/vaccine_rule_2023.php

- **재조합 대상포진 백신(RZV)**인 **싱그릭스**가 대상포진의 예방에서 **훨씬 우월**합니다.
  - 대한감염학회 가이드라인에서도 **우선 싱그릭스를 권고**하며, 생백신도 사용할 수 있다고 하고 있습니다.
  - 단, **2-6달 간격으로 2회** 맞아야 한다는 점, 부작용이 **더 많다는 점**은 단점이 될 수 있습니다.
    - 대부분 주사 시 통증을 겪고, 접종 부위 통증이 7일까지도 지속될 수 있습니다.

   - 발열을 포함한 몸살 기운이 1-2일 지속됩니다.
   - 접종 부작용에 대해 환자에게 미리 설명하시는 것이 좋겠습니다. 예방적으로 타이레놀을 처방하기도 합니다.
- 또한 **2회 접종에 50-60만원** 선으로 가격이 부담스럽습니다.
- 대상포진은 면역력이 떨어질 때 발생하므로, 특히 컨디션이 나빠질 때 예방해야 합니다. 하지만 이런 시기에 생백신은 부담스러울 수 있기에 싱그릭스가 도움이 될 수 있습니다.
- 만약 6개월이 지나서 내원했더라도, 총2회 접종이 권고되므로 한 번 더 접종하고 종료합니다. 최소 접종간격은 4주로, 4주 이내에 2회 접종을 맞았다면 오접종 시점으로부터 최소 4주 후 재접종합니다.

○ **대상포진 생백신(ZVL)**인 **조스타박스주, 스카이조스터주**는 RZV를 맞을 수 없을 때 권고되고 있습니다.
- 13-20만원 내외로 **싱그릭스보다 저렴**합니다.
- 근육주사하지 않고 **피하주사**를 해야 합니다.
- **Acyclovir 등 항바이러스제를 투여 24시간 내** 접종은 금기이며, 적어도 회복 후 6-12개월 뒤에 접종하는 것이 권고됩니다. 백신 접종 후에는 적어도 14일간 항바이러스제는 투여되지 않도록 합니다.
- 대상포진을 워낙 두려워하는 분들이 많다 보니 많은 지방자치단체에서 보건소 등을 통하여 대상포진 생백신을 특정 연령 이상을 대상으로 기저질환이나 소득 수준과 무관하게 접종하는 사업이 인기입니다. 하지만 대부분 70대에서 41%, 80세 이상에서 18%로 효과가 약한 이 대상포진 생백신을 맞추는 것이 바람직한지 의문스럽습니다. 물론 접종하지 않을 분들이 생백신이라도 맞는다면 좋을 수 있겠으나, 미국 CDC에서는 이미 2020년부터 사용하지 않도록 권고하고 있는 만큼 비용대비효과가 있는 정책인지 의문스럽습니다.

○ **교차접종** : 아직 교차접종에 대한 가이드라인은 없는 상태
- ZVL을 맞은 경우 더 강력한 예방을 위해 RZV를 접종할 수 있습니다.
   - ACIP는 **ZVL 접종** 후에도 **RZV**를 **권고**하고 있으며 **최소 8주 이상 간격**을 둘 것을 권고합니다.
- 하지만, 국가마다 권고(8주, 5년, 1년)가 다르기 때문에 편의상 **1년 정도**로 생각합니다.

○ **재접종** : 재접종에 대한 데이터는 없습니다.
- 생백신의 예방효과가 8년 정도 지속되기에 다시 접종해야 하는 건지 의문이 있을 수 있으나, 데이터가 없기 때문에 싱그릭스로 접종하는 것이 보다 바람직합니다.
- 생백신을 재접종하기도 합니다만, 허가사항 외로 접종한 경우 이상반응에 대한 국가적 차원의 보상이 어려울 수 있습니다.

예방접종 주의사항

- **항응고제 복용자** 또는 **응고장애 환자** : 작은 주사바늘(23G 이상)을 사용하고, **접종부위를 문지르지 말고 최소 2분간 압박** 필요
  - 환자 또는 환자 보호자에게 문지르지 않고 **5분간 압박하라는 교육** 필요.
    - 주사하는 직원에게도 항상 항혈소판제 또는 항응고제 복용력을 체크하라는 교육 필요 → 추후 complain을 예방
    - 멍이 들면 상당히 라뽀가 깨질 수 있습니다. 항혈소판제 복용자나 항응고제 복용자는 멍이 들 수 있으니 5분 이상 압박하라고 안내만 드려도 상당 부분 예방할 수 있습니다.

- **주사 순서** : **통증이 있다고 알려진 주사**는 **나중에 주사**하는 것이 모든 주사의 원칙입니다.
  - **대상포진 사백신** : **싱그릭스** – 상당히 통증이 있으며 가장 아픈 축에 속합니다.
  - **HPV 백신** : 가다실, 서바릭스 – 통증이 있는 편으로 특히 청소년이나 젊은 여성에서 도드라집니다.
  - **Tdap 백신** : 파상풍 성분이 통증을 유발하는 것으로 알려졌습니다.
  - **폐렴 백신** : 주사 부위 국소 이상이 많은 편으로 보고됩니다.

- **주사 부위**
  - **대부분**의 예방접종은 **근주** : 대부분 **삼각근(Deltoid muscle) 부위**에 맞습니다.
    - 주사하지 않는 손가락으로 피부 양쪽을 당기며(flattening technique), 삼각근 근육의 중앙부 가장 두꺼운 부분에 주사
    - 견봉(acromion process) 아래 약 **2-3 손가락 너비(약 2인치)** 지점에 바늘을 90도로 세워서 놓습니다.
    - 삼각근이 아닌 곳에 주사하면 국소 이상반응의 확률이 높습니다.
    - 견봉에서 **5cm 이하 부위에 접종**하거나 **바늘을 기울여서 주사**하면 요골 신경, 위팔동맥 손상이 가능하기 때문에 지나치게 낮은 위치에서 주사하지 않습니다.
    - 통증을 줄이기 위해 빠르게 주사하고, 30초간 문지르지 않고 누릅니다.
    - Aspiration은 주변에 큰 혈관이 없으며 근거가 없어 시행하지 않아도 됩니다.

그림 Landmarking for intramuscular injections in the deltoid muscle

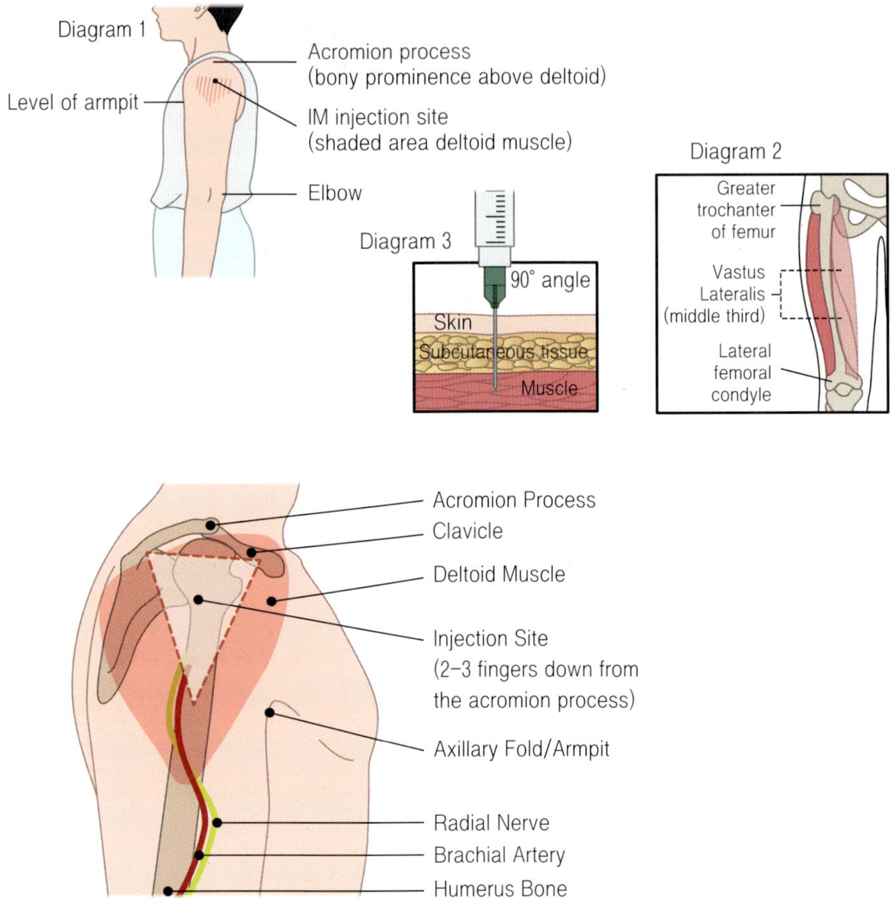

출처 : How to Administer Intramuscular and Subcutaneous Vaccine Injections to Adults / 출처 : Ontario Agency for Health Protection and Promotion (Public Health Ontario). Immunization technique for intramuscular (IM) injections. Toronto, ON: Queen's Printer for Ontario; 2021.

- **피하접종**을 해야 하는 주사도 있습니다. : ex. **대상포진 생백신**은 피하주사(사백신인 싱그릭스는 근육 주사)
  - 삼두근(triceps) 부위의 지방층에 45도 정도 기울여서 주사를 놓습니다.(다이어그램 참고)
  - 지방층에 정확히 주사되도록 **조직을 집어 올립니다**.
    - 근육 주사는 양옆으로 누르면서 지방을 젖힌다는 느낌이라면, 피하접종은 지방을 들어 올려서 그곳에 주사한다는 느낌.

그림 Subcutaneous(subcut) injections

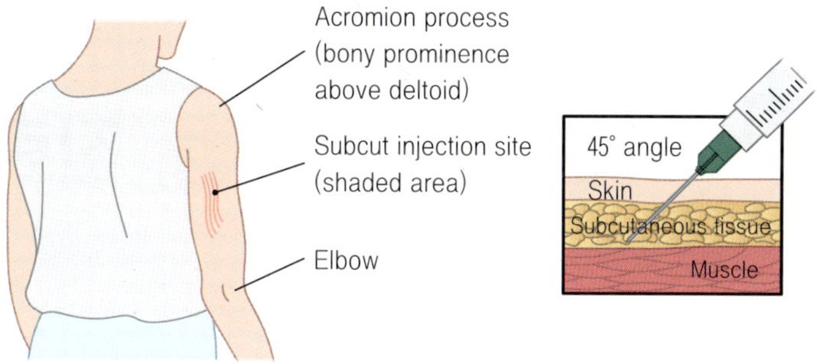

출처 : How to Administer Intramuscular and Subcutaneous Vaccine Injections to Adults

Reference

1. 대한감염학회 성인예방접종 개정안 : https://www.ksid.or.kr/content/info/vaccine_rule_2023.php
2. 질병관리청 : [예방접종 실시기준과 방법] https://nip.kdca.go.kr/irhp/infm/goVcntInfo.do?menuLv=1&menuCd=1106
3. https://www.immunize.org/wp-content/uploads/catg.d/p2020a.pdf
4. 출처 : Ontario Agency for Health Protection and Promotion (Public Health Ontario). Immunization technique for intramuscular (IM) injections. Toronto, ON: Queen's Printer for Ontario; 2021.

CHAPTER 48

예방접종 관련 처방 - 멍 치료하기, 예방적 타이레놀, 진료 병행

멍 치료하기

감별

- 혈관 라인을 따라 통증이 이어짐 → **정맥염** 의심
- 감각, 운동 이상 → **신경 손상** 의심(근전도, 신경전도 등의 검사 필요할 수 있습니다.)
- 매우 진한 멍 → **Hematoma** 의심

→ **초음파**를 시행할 수 있다면 혈종이나 cystic formation 등을 감별하기 위해 초음파 검사를 해보면 도움이 되겠습니다.

멍 연고 - 드라마틱한 효과를 기대할 수는 없음

1. **베노플러스겔(일반-비급여), 베노벡스겔(일반-비급여) 등**

- heparin sodium 400IU : 항응고제로서 **혈액 응고를 방지**하여 혈액의 흐름을 원활하게 하고, **멍이 빠르게 없어지도록** 돕습니다.
- Aescin 10mg : 마로니에나무 열매 추출물로, 항염 및 항부종 효과. 또한, **정맥벽을 강화**하고 모세혈관 투과성을 감소시켜, **부종**이나 타박상의 증상을 줄이는 데 기여합니다.
- Glycol Salicylate : 소염진통제로, 국소적으로 **통증을 완화하고 염증을 감소**시키며, 각질을 용해하여 다른 성분의 흡수를 돕습니다.
- **주로 몸에 난 멍에 처방**합니다.

2. **노블루겔(일반-비급여)**

- heparinoid 3mg : 헤파리노이드는 헤파린과 비슷한 작용을 하여, 혈액의 응고를 억제하고 혈류를

개선하여 멍이 더 빨리 흡수되도록 촉진합니다. 또한, 항염증 및 부종 완화, 피부재생 촉진에도 효과가 있다는 연구도 있습니다. heparin보다 분자량이 작기 때문에 피부 흡수에 유리합니다.

- 살리실산이나 에스신이 없어 피부자극이 덜하기에 **얼굴 부위에 처방**할 때 좋습니다.
- **5세 이하 소아**에 사용이 금지되어 있습니다.

적절한 찜질법

- 멍이 생긴 초반에는 **냉찜질**, 48시간이 지난 후에는 **온찜질**을 합니다.

1. 초기 72시간 이내 (멍이 생긴 직후) → 냉찜질

- **목적** : 냉찜질은 혈관을 수축시켜 피하 출혈을 줄여주며, 초기 부기와 통증을 완화하는 데 도움을 줍니다.
- **방법** : 얼음주머니나 차가운 물수건을 이용해 멍이 생긴 부위를 10-15분 정도씩 냉찜질합니다. 이를 1시간 간격으로 반복합니다.
- **주의사항** : 얼음을 직접 피부에 대면 동상 위험이 있으므로, 얼음을 천이나 수건에 싸서 사용해야 합니다.

2. 72시간 이후 (염증과 부기를 줄이는 단계) → 온찜질

- **목적** : 온찜질은 혈관을 확장시켜 혈액 순환을 촉진하고, 피하 출혈이 빨리 흡수되도록 도와줍니다.
- **방법** : 따뜻한 물수건을 사용하거나, 따뜻한 온열 팩을 멍 부위에 15-20분간 대줍니다. 하루에 2-3회 반복합니다.
- **주의사항** : 온도가 너무 높으면 화상의 위험이 있으므로 적절한 온도로 유지합니다.

기타 치료

- 스테로이드 국소제제 장기 사용자 : 스테로이드 연고를 사용 중이라면 사용하지 않도록 하고 보습제를 충분히 발라 피부장벽이 건강해질 수 있도록 합니다.(ex. **피지오겔** 등)
- **엔테론정(일반-급여)**(vitis vinifera extract 150mg), **베니톨정(일반-급여)**(micronized purified flavoid fraction 500mg) 등을 경험적으로 처방하기도 하지만, 큰 효과를 기대할 수는 없습니다.
    - I83 하지정맥류, I872 정맥기능부전(만성, 말초성) 등의 상병 사용
- **동아오팔몬정(전문-급여)** : off-label로 사용하는 곳도 있습니다. 하지만 척추협착과 버거씨병에서 허가가 나 있기 때문에, 급여 진료 시에 임의비급여로 청구하면, 보험 관련 문제가 발생할 소지가 있습니다.
- **에취라제주사1,500IU (전문-비급여)** : 혈종 병변에 injection하여 치료하기도 합니다.
- 비타민K 섭취 : 초반기에 피하 출혈을 억제하는 데 도움이 될 수 있으나 후반기에는 이미 혈액이 응고되어 헤파린 등이 포함된 연고를 바르는 것이 좋습니다. 근거도 주로 레이저 시술 후에 발생하는 자반병에 있습니다.

긴 시간이 지나서 내원한 경우

- **피하지방층의 육아종성 변화** 또는 **혈종이 시간이 지난 경우** : **딱딱한 멍울같이 느껴짐.**
    - 이후 subcutaneous fat atrophy로 발전할 수 있기에 warning을 합니다.
- **subcutaneous fat atrophy** : **움푹 패여 있으며**(dimpling) **딱딱하게** 만져짐→잘 호전이 되지 않으며 재생크림 처방 등이 도움이 될 수 있음. 6개월까지도 지속되기도 하며, 특히 얼굴 쪽의 병변이 호전이 잘 안되면 성형외과 시술이 필요할 수 있음.

사법의학

- 대부분 일차의료기관에서 멍으로 내원한 경우라면 **주사 부위**(예방접종, 근주, 정맥라인 등)**의 멍**을 호소하는 경우입니다.
    - 번거롭더라도 주사를 할 때 멍이 생길 수 있다고 습관처럼 말을 하도록 프로토콜을 정하는 것도 방법입니다.
    - 아스피린, 와파린 등의 **blood thinner를 먹고 있다면** 특히 warning을 해주는 것이 라뽀 유지를 위해 좋을 것 같습니다.
- 딱딱하게 만져지는 경우 이후 지방 괴사로 인해 움푹 들어갈 수 있다는 warning을 해주고 성형외과 진료 등이 필요할 수 있다고 언급을 해주는 것이 좋을 것 같습니다.
- 지나친 warning은 치료에 대한 거부감을 높이고 compliance에 좋지 않을 수 있으나, 국내 판결 경향을 보면… 정말 드문 부작용까지도 의사 개인에게 책임을 지우고 있기 때문에 어쩔 수 없을 것 같습니다….

예방적 타이레놀 처방

예방접종 안내를 해드리다 보면, 조금의 감기 증상은 나타날 수 있다고 설명을 드릴 때가 있습니다. 그러면 타이레놀 좀 처방해주시면 안 되냐고 물어보시는 분들이 종종 계십니다.

심평의학

1. 접종을 하면서 타이레놀을 예방적으로 처방할 때

→ 예방적 목적의 진료 및 처방은 비급여입니다. 따라서 **진찰료 산정을 하지 않고**, **비급여로 처방**합니다.

2. 접종 후에 발열이나 근육통 등으로 재내원한 경우 처방할 때

→ 재내원이므로 **진찰료 청구는 하지 않고**, **급여로 처방**합니다.

예방접종과 같이 진료를 본 경우

예방접종비에 진찰료가 포함되어 있어 진찰료를 청구할 수 없습니다. 단, 급여 질환에 대한 급여 진료를 한 경우에 환자에게 본인부담금을 받고 진찰료를 청구할 수 있습니다.

CHAPTER 49

비만 치료하기

비만치료를 해야 하는 이유

- 구체적인 수치를 알려주면서 순응도와 치료 적극성을 높일 수 있습니다.
  - **관상동맥질환 1.5-2배, 고혈압 2.5(남성)-4배(여성), 당뇨병 5-13배**
- **당뇨병 전단계**에서 체중 감량의 효과 :
  - 2년 이상에 걸쳐 2.5-5.5kg의 체중을 감량했을 경우 당뇨병 발생의 위험도가 **30-60%**로 감소
- 비만은 만성 염증을 일으키고 그로 인해 발생하는 여러 가지 염증성 사이토카인이 발암을 촉진할 수 있습니다.
  - 비만과 연관이 있는 암 : 대장암, 전립선암, 신장암, 갑상선암, 식도암, 자궁내막암, 난소암, 유방암
- 기타 질환들
  - 비만 환자는 담석도 2-3배 발생 위험이 높으며, 퇴행성 관절염과 추간판탈출증(디스크), 다낭성 난소 증후군, 성조숙증, 유산, 임신성당뇨병, 임신성고혈압과도 연관이 있습니다. 또한, 수면무호흡 증, 우울과 불안, 사망률과도 관련 있습니다.

비만의 진단 기준

대한비만학회_비만진료지침 2024

분류	체질량지수 (kg/m²)	허리둘레에 따른 비만 동반 질환 위험도	
		(< 90cm 남자, < 85cm 여자)	(≥ 90cm 남자, ≥ 85cm 여자)
저체중	< 18.5	낮음	보통
정상	18.5-22.9	보통	약간 높음
비만전단계	23-24.9	약간 높음	높음
1단계 비만	25-29.9	높음	매우 높음
2단계 비만	30-34.9	매우 높음	가장 높음
3단계 비만	≥ 35	가장 높음	가장 높음

- **비만진단을 위한 검사** : 체질량지수(BMI), 허리둘레, 체지방률(BIA, DXA 등)
    - **체지방률**은 기준이 명확하지 않으나 미국내분비학회 기준인 **남성 25%, 여성 35%** 이상을 비만으로 정의할 수 있음. 국내 데이터도 비슷함. (Clin Endocrinol (Oxf). 2014 Feb;80(2):214-20)
- **소아청소년 비만의 진단** : 2017년 소아청소년 성장 도표를 기준으로 성, 연령별 체질량지수 백분위수를 사용
    - **체질량 지수 85 백분위수 이상 : 비만전단계(과체중)**
    - **체질량 지수 95 백분위수 이상 : 비만**
    - 질병관리청 사이트 - '**성장상태 측정 계산기**' 검색 → 키, 몸무게, 생년월일을 입력하면 체질량지수 백분위 수를 구할 수 있음.
    - 소아청소년은 약물 치료의 임상연구가 부족하여 생활습관 교정을 우선적으로 시도합니다.
        - 비만학회에서는 약물치료는 위험성을 충분히 이해하고 있고, 운동이나 식사 조절을 유지할 수 있는 경우에 경험이 있는 전문의에 의해 시도되기를 권고하고 있습니다.

비만 치료의 적응증

대한비만학회_비만진료지침2022

1) BMI 30 이상
2) BMI 27 이상+비만 합병증
3) 비약물적치료로 체중감량에 실패한 BMI 25 이상
4) 위험인자(고혈압, 이상지질혈증, 제2형 당뇨병, 수면무호흡증)가 있는 BMI 23 이상

성공적인 비만치료를 위한 선행조건

1) 치료 목적은 체중 감량만이 아니다.

- 체중 감량은 여러 가지 질환을 예방하고, 건강을 지키기 위한 한 가지의 방법일 뿐입니다.
- 체중을 감량한다고 끝이 아니며 건강을 지키기 위한 장기적인 관리가 필요합니다.

2) 치료의 개별화가 잘 이루어져야 한다.

- 기저질환 또는 환자의 개별 욕구, 동기에 개별화된 치료 전략을 수립해야 합니다.

3) 비약물적치료를 반드시 병행한다.

- 약물치료도 비약물적치료와 병행했을 때 좋은 치료 효과를 보일 수 있기에, 생활습관 변화는 반드시 이루어져야 합니다.

치료 전 확인해야 할 사항

1) 과거력

- **선행질환 확인** → 갑상선기능 저하증, 쿠싱 증후군, 다낭성난소증후군 등의 비만이 합병할 수 있는 선행 질환이 있는지 확인합니다.

- **비만치료제의 금기증에 해당하는 질환 확인**→갑상선수질암, 췌장염, MEN2 등
- 폭식을 유발할 수 있는 **정신 질환** 확인→폭식장애, 우울, 불안 등

2) 생활습관

- 식이 패턴, 운동 여부와 종류, 수면, 직업, 음주, 흡연 등의 정보를 얻어 치료를 개별화

3) 약물 복용력

- **체중 증가를 일으킬 수 있는 약물**을 복용하고 있는지 확인합니다.
  - → 체중 증가를 일으키는 약물을 복용하고 있다면 **이를 변경**하는 것만으로도 큰 효과를 볼 수 있습니다.
- **(1) 당뇨병 약제** : **Insulin, sulfonylurea, TZD, meglitinide**
  - → SGLT2i, GLP-1RA는 체중 감량 효과가 있기에 우선 고려하고, 이들을 사용하기 어렵다면 체중에 관해서 중립적인 효과가 있는 metformin, α-glucosidase, DPP-4i로 변경을 고려할 수 있습니다.
- **(2) 항우울제** : **TCA, Mirtazapine, Paroxetine, Citalopram, Escitalopram, Paroxetine**
  - → 체중이 감소하는 Bupropion 또는 중립적인 Fluoxetine, Duloxetine, Venlafaxine, Sertraline 등으로 변경 고려.
- **(3) 항정신병약제** : Clozapine, olanzapine, Quetiapine, Risperidone 등
- **(4) Mood stabilizer** : Valproate, Lithium
- **(5) 항히스타민제** : 1세대 항히스타민제(Diphenhydramine, Cyproheptadine) 등
- **(6) 스테로이드, 경구피임제**
- **(7) 알파채널차단제, 베타채널차단제** : Teraocin, Clonidine, atenolol 등
  - → 혈압약으로 베타채널차단제를 복용 중이라면 **ACE억제제 등의 다른 혈압약**으로 변경이 도움 될 수 있습니다.
- **(8) 항경련제** : Valproate, carbamazepine, Gabapentin, Pregabalin
  - → Topiramate로의 변경이 도움이 될 수 있습니다.

치료의 목표

- **체중의 목표 수치를 정하자!** : 개별 상황에 맞는 **구체적인 목표 체중을 설정**해야 치료의 성공률을 높일 수 있습니다.
- **언제까지?** : 목표 체중은 **6개월 내 달성** 가능한 체중으로 설정.
  - 권장 체중 감량 : **6개월 내 체중의 5-10%**를 감량(3-5%만 감량해도 심혈관질환의 위험인자 개선 가능)
- **유지기간?** : 가이드라인에서는 1년 이상으로 권고합니다만, 최소 6개월 이상~바람직하게는 **2년 이상 체중을 유지**해야 **체중의 세트포인트를 바꿀 수** 있습니다.

비만치료 전 평가

- **비만 진료 전 평가** : BMI(키, 몸무게), 허리둘레, 체성분검사(Inbody 등)
  - **BMI** : 키, 몸무게 측정
    - 서양보다 기준이 낮다는 비판 : 하지만 아시아인은 서양인보다 적은 BMI에서 비만 관련 합병증이 증가하여 비만학회의 기준을 따르는 것이 한국인에서 바람직합니다.
    - **정확한 측정법 :** 8시간 금식, 소변 본 후 최소한의 복장을 한 후 신발을 벗고 측정. 뒤꿈치를 붙이고 발은 60도 벌린 상태에서 가능한 신체를 벽에 붙이고 숨을 깊이 들이쉰 상태로 측정합니다.
    - 체중이 높을수록 일중 변동도 커서 비슷한 시간에 예약을 잡고 진료를 보는 것이 바람직합니다.
  - **허리둘레 측정** : 복부 비만의 지표로 활용
    - **정확한 측정법** : 양발 간격을 25-30cm 정도 벌리고 숨을 내쉰 상태에서 골반뼈 가장 높은 지점과 갈비뼈 가장 아래 지점 중간 부위에서 측정합니다. 줄자가 평평하고 피부를 누르지 않도록 합니다.
  - **체성분 검사** : Bio-Impedance Analysis(BIA, ex : **Inbody**) (DXA가 있다면 체지방 측정으로 세팅할 수 있음)
    - 체지방량, 근육량 등의 변화를 확인하여 실제로 체중이 줄지 않더라도, 조성의 변화를 보며 순응도를 높일 수 있습니다.
    - **정확한 측정법 :** 수분 함량에 따라 오차가 크기 때문에 검사 전 2일간 음주, 이뇨제 복용을 피하여 4시간 이상 공복 상태로 화장실 다녀온 후 측정합니다. 금속 장신구와 동전은 제거하고 양말까지 벗은 후, 겨드랑이를 벌려서 팔을 펴고 측정합니다.
- **기본 검사 :** FBS, Lipid profile, uric acid, TFT, CBC, LRFT, CRP, ferritin, EKG, CXR 등
- **필요시 이차성 비만 및 동반질환 평가**
  - 심뇌혈관질환(흡연력, 당뇨 등) : 혈압/맥박, 심전도, 경동맥 초음파, 관상동맥칼슘CT 등
  - 지방간 의심(비만, 음주력 등) : 복부 초음파 등
  - 호흡기 질환 의심(수면무호흡, 천식 등) : CXR, PFT, 수면다원 검사 등
  - PCOS 의심(불규칙 월경 등) : 호르몬 검사, 자궁 초음파 등
  - 쿠싱증후군 의심 : ACTH/Cortisol
- **필요시 설문지 :** BDI, BAI, 식사장애평가

초진 문진표 활용

- **체중의 이력**
  - 최고, 최저 체중, 체중 증가의 사유, 과거 비만 치료 여부, 이전 체중 감량 시도(성공 여부, 방법, 실패 이유) 등

- **환자 히스토리 :** 이차성 비만 원인 확인, 체중에 영향을 주는 약물 복용 여부, **비만 치료제 사용 금기가 되는 질병 확인** 목적
  - 체중에 영향을 주는 병력(갑상선질환, PCOS, 정신질환 등), 약물력, 가족력, 동반질환(HTN/DM/HL, 관절염, 담석, 담낭염, 수면무호흡증, 요통, 암, 협심증 등)
- **생활습관** : 생활습관의 교정이 치료에 가장 중요
  - 흡연력, 음주력, 운동량, 직업, 출퇴근 방법, 식습관(3끼, 간식의 시각과 양, 폭식 여부), 스트레스, 코골이, 수면 장애, 경제력, 생각하고 있는 감량의 목표치 등
- **문진표 다운로드 :** 저작권 때문에 전문을 담기엔 어렵습니다. 대한비만학회 회원 가입 또는 학회 참석을 하시면 문진표를 구하실 수 있고, 대한비뇨부인과학회 홈페이지에서 비만문진표를 게시하였으니 활용할 수 있습니다.

환자교육

치료의 목표는 체중이 아니다.

- 목표체중을 설정을 하지만, 치료 자체의 목적을 따로 꼭 설명해야 환자도 원망하지 않고 서로 좋겠습니다.
- "비만 치료는 살을 빼는 것이 목표가 아닙니다. 비만 치료의 목적은 본인의 생활습관과 라이프스타일을 바꾸어 살이 찌지 않는 습관을 가지는 것입니다. 약이 살을 빼는 것이 아니라, 이런 생활습관을 가지도록 도움을 주는 것입니다."
- "내원하실 때마다 어떤 습관을 고쳤는지 적어와 보세요."

갑자기 중단하지 않도록 경제력도 반드시 고려

- **환자의 경제력 고려** : 비만치료는 비보험으로 약제 가격도 비싸기 때문에 경제력에 맞게 처방하여 순응도를 높이는 것이 중요합니다. 삭센다를 예로 들면 1펜 가격이 7-14만원으로 1.8mg로 낮춰 맞아도 달에 3펜이 필요하기에 상당히 부담스럽습니다. 꼭 환자에게 **부담스러우면 다른 옵션도 있으니 말씀을 하라**고 합니다. Life style과 체중의 set point가 바뀌지도 않았는데 섣부르게 비만치료가 중단되면 요요와 함께 체중 감량에 대한 자신감만 잃을 수 있습니다.

살이 빠지면서 근육도 빠진다.

- 체중 감량을 위한 약제는 식욕을 떨어뜨려 덜 먹게 되는 것으로, 지방도 빠지지만 근육도 같이 빠집니다.
- 유산소 운동만 하지 말고 근력 운동도 병행해야 하며, 단백질 섭취를 꼭 챙겨 주셔야 합니다.
- 비타민 등 영양소 섭취도 빠지지 않도록 잘 챙기도록 합니다.

약물치료

- 환자의 선호도와 적응증, 금기증에 맞추어 주 비만치료제를 처방하고, 사이드로 PRN 약제 등을 처방합니다.
- 처음에는 대부분 14일 처방하고, 이후에 2-4주 정도 처방하여 생활습관 교정과 체성분 변화 등을 같이 체크해줍니다.

2023 AACE 당뇨병 가이드라인 발췌

Endocr Pract. 2023 May;29(5):305-340. doi: 10.1016/j.eprac.2023.02.001.

	Semaglutide	Liraglutide	Phentermine/ Topiramate-ER	Naltrexone-ER/ Bupropion-ER	Orlistat	Phentermine
Class	GLP-1RA	GLP-1RA	교감 신경 자극제/ 가바 활성제	오피오이드 수용체 길항제/DA-NE 재흡수 억제제	GI 리파아제 억제제	교감신경흥분제
체중 감소	15-18%	5-6%	9-10%	4-6%	4%	3%
기전	식욕 감소, 위 배출 지연	식욕 감소, 위 배출 지연	식욕 감소, 포만감 증가	갈망 감소, 식욕 감소	지방 흡수 감소	식욕 감소
투여 방법	주 1회 피하 주사	매일 피하 주사	경구	경구	경구	경구
초기 용량	0.25mg/주	0.6mg/일	3.75mg/23mg QD	8mg/90mg QD	120mg TID	15mg QD
치료 용량	2.4mg/주	3mg/일	7.5mg/46mg QD (최대 15mg/92mg QD)	16mg/180mg BID	120mg TID	37.5mg QD
잠재적 부작용	구역/구토, 설사, 변비, 두통, 피로	구역/구토, 설사, 변비, 두통, 피로	불안, 불면증, 두통, 구강 건조, 시야 흐림, 빈맥/혈압 상승, 감각 이상, 소화 불량, 정신 혼란/기분 변화	구역/구토, 설사, 변비, 두통, 피로, 불면증, 시야 흐림, 구강 건조, 빈맥/혈압 상승, 감각 이상, 불안/기분 변화	복부팽만, 대변 긴급, 지방변, 지용성 비타민 흡수 장애	불안, 불면증, 두통, 구강 건조, 빈맥/혈압 상승
주의사항 및 금기	MTC/MEN2, 빈맥, 췌장염, 담낭질환, 당뇨망막병증	MTC/MEN2, 빈맥, 췌장염, 담낭질환	녹내장, 갑상선 기능 항진증, 요로결석, 대사성 산증	발작 위험, 고혈압 조절 안됨, 만성 오피오이드 사용	장기 이식, 요로결석(옥살산염), 담즙정체	활동성 관상동맥 질환(CAD), 조절되지 않은 고혈압, 갑상선 기능 항진증, 동요 상태
접근성/비용	$$$	$$$	$$	$$	$$	$

약물치료제의 종류

종류	장기/단기	성분명	상품명	원리
지방분해효소 억제제	장기 승인	Orlistat	제니칼캡슐	Gastric/pancreatic lipase inhibitor
식욕 억제제	장기 승인	Naltrexone/ Bupropion	콘트라브서방정	Opioid receptor antagonist (NE/DA reuptake inhibitor)
	장기 승인	Phentermine/ Topiramate	큐시미아캡슐	Sympathomimetic amine (GABA 활성화, glutamate 불활성화 기전도 있을 것으로 추정)
	단기 승인	Phentermine	푸리민정	Sympathomimetic amine
	단기 승인	Phendimetrazine	푸링정	Sympathomimetic amine
	단기 승인	Diethylpropion	디피온정	Sympathomimetic amine
GLP-1 수용체 작용제	장기 승인	Liraglutide	위고비	GLP-1a receptor agonist
	장기 승인	Semaglutide	삭센다	GLP-1a receptor agonist
GLP-1/GIP 이중 작용제	장기 승인	Tirzepatide	마운자로	GLP-1a/GIP receptor agonist

비만치료제의 적응증과 금기 비교

	허가	적응증	금기	부작용
Orlistat	12세 이상 4년까지 데이터	고지방식이자 대사질환자	중증 간장애, 만성흡수증후군, 담즙분비장애, 신장결석, 와파린 복용자	지방변 대변실금 복부팽만
Naltrexone/ Bupropion	18세 이하 금기 65세 이상 신중 75세 이상 금기 56주 데이터	탄수화물 과섭취 우울증 갱년기 여성	근감소성비만 경련 병력 조절 X 고혈압 MAOi 복용 중증 간장애, 간부전, 신장애	구역/구토, 변비, 두통, 혈압 증가, 심박수 증가
Phentermine/ Topiramate	18세 미만 금기 (FDA는 12세 이상에서 승인) 2년까지 데이터	젊고 건강한 성인	중증의 심혈관계 질환자(저항성 고혈압, 심한 동맥경화증, 폐동맥고혈압), 불안장애, 자살시도 병력, 녹내장, MAO inhibitor 투여 중, 갑상선 기능항진증, 중증 간장애, 신부전	입마름, 손발저림, 우울, 불안, 자살충동, 어지러움, 두통 심박수 증가, 혈압 증가
Liraglutide	12세 이상 3년까지 데이터	**전당뇨, 당뇨** 고혈압, 만성신부전, 우울증, 불안 장애, 비만 수술 후	갑상선수질암(MTC)의 병력 또는 가족력, MEN2, 중증 간장애, 중증 신장장애	구역/구토, 변비/설사, 빈맥, 췌장염
Semaglutide	성인 (FDA는 12세 이상에서 승인)	BMI 30 이상 BMI 27 이상이면서 1가지 이상 동반질환	갑상선수질암(MTC)의 병력 또는 가족력, MEN2, 중증 간장애, 중증 신장장애	구역/구토, 변비/설사, 빈맥, 췌장염
Tirzepatide	성인	제2형 당뇨	갑상선수질암(MTC)의 병력 또는 가족력, MEN2, 제1형 당뇨병 환자. 췌장염의 병력, 중증위장관질환 체액량저하, 당뇨병성 망막병증 병력	구역/구토, 변비/설사, 저혈당, 췌장염

- 소아청소년은 12세 이상에서 Orlistat, Liraglutide만 사용이 가능

동반질환이 있는 경우

동반 질환		지방분해효소 억제제	식욕 억제제			인크레틴 주사제	
		Orlistat	Naltrexone / bupropion ER	Phentermine/ topiramate ER	단기 승인 식욕억제제	Liraglutide	Semaglutide
대사증후군, 당뇨전단계		XENDOS study		SEQUEL study		SCALE prediabetes	STEP 1,3,4 prediabetes
2형 당뇨병	GLP-1RA 우선 고려						
고혈압			혈압, 맥박 관찰 조절되지 않는 고혈압의 경우 금기	맥박 관찰	혈압, 맥박 관찰 조절되지 않는 고혈압은 금기	맥박 관찰	맥박관찰
관상동맥 질환			혈압, 맥박 관찰				
만성 신질환	경증(60-89mL/min)				혈압 주의		
	중등도(30-59mL/min)		(2단계) 8mg/90mg bid/day 초과하지 않음	(2단계) 7.5mg/46mg/day 초과하지 않음	혈압 주의		
	중증 (<30mL/min)	요로결석(oxalate) 주의	(2단계) 8mg/90mg bid/day 초과하지 않음 말기 신장애 권고되지 않음	(2단계) 7.5mg/46mg/day 초과하지 않음 말기 신장애 권고되지 않음			말기 신장애 권고되지 않음
간기능 장애	경도~중등도 (Child-Pugh 5-9)	담석 주의	(1단계) 8mg/90mg/day 초과하지 않음	(2단계) 7.5mg/46mg/day 초과하지 않음	간으로 대사 → 부작용 증가 가능	담석 주의	담석 주의
	중증(Child-Pugh>9)						
폐쇄성 수면무호흡				(4단계) 15mg/92mg/day 사용			
우울증				(2단계) 7.5mg/46mg/day 초과하지 않음			
녹내장							
췌장염							
심부전							

사용 가능 / 주의 사용 / 권고되지 않거나 사용 금기 / 근거 부족

출처 : '비만진료지침2022_대한비만학회'의 표 1을 변형

- **신결석** → Orlistat, Phentermine/Topiramate ER 주의
  - Topiramate는 소변의 pH를 증가시켜 칼슘 인산염 결석 형성을 촉진
  - Orlistat는 지방과 결합한 칼슘이 배출되도록 유도하는데, 결과적으로 장에서 칼슘이 옥살산염과 결합되어 배출되는 과정을 방해합니다. 이로 인해 흡수되지 않은 옥살산염이 증가할 수 있습니다.
- **담석** → Liraglutide, Semaglutide, Orlistat 주의

선호도 및 경제력에 따른 처방 flow

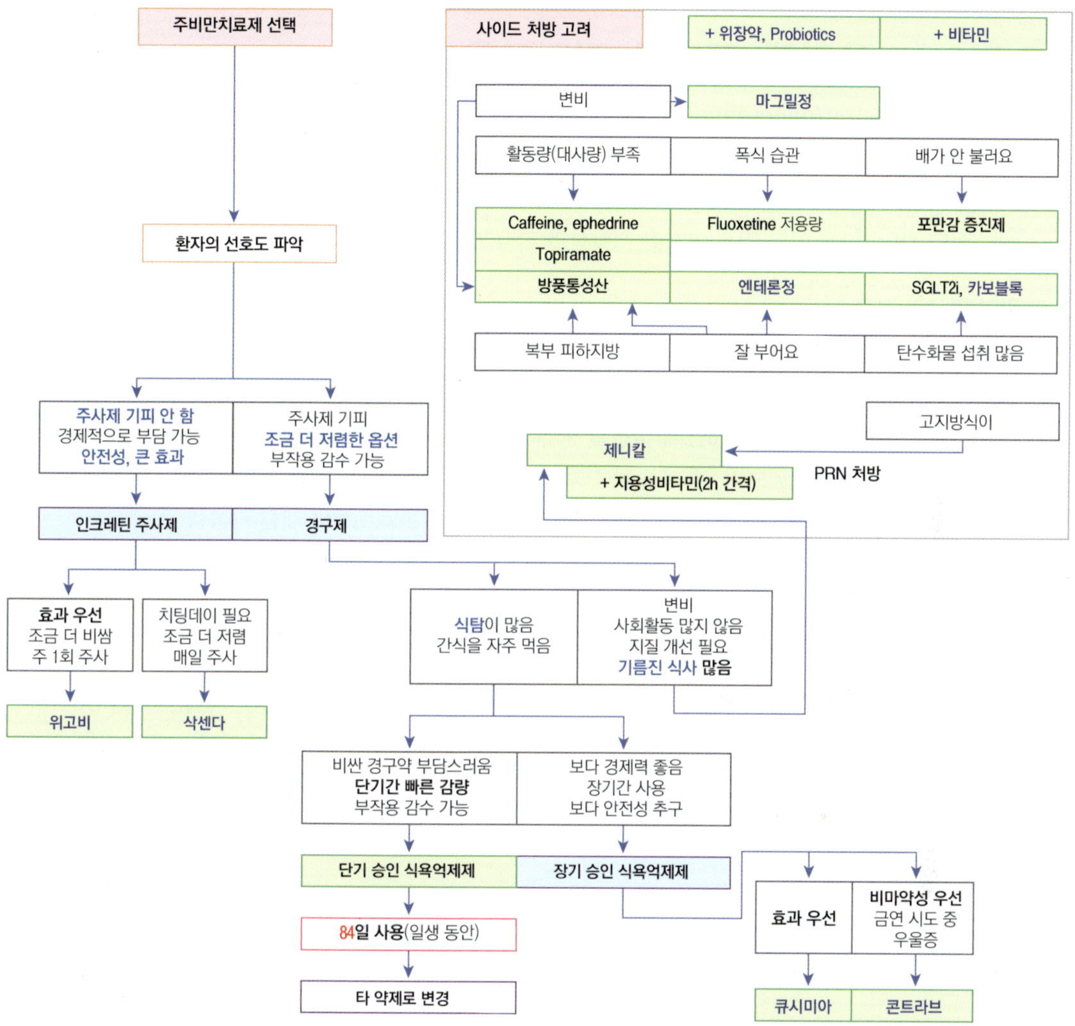

- **고려할 수 있는 처방패턴 예시**
  - 주사제 : 주사제+위장약 PRN / 주사제+기전별 사이드 처방 여러 개+위장약 PRN
  - 경구제 : 여러 기전별로 1-2개씩 사용하여 6-7종까지도 처방(변비약, 붓기 조절, 복부피하지방약 등 포함하여 처방, 변비약은 루틴하게 처방)
  - ex. 식욕억제제 1종+변비약(마그밀 or 방풍통성산)+포만감 증진제(Alginic acid)+기타(지방 분해: L-Carnitine)
- **PRN 처방을 고려 :**
  - 고지방식이 : Orlistat[제니칼] / 고탄수화물 식이 : 카보블록
  - Orlistat[제니칼] : 복용 후 8시간 후에 가장 큰 효과.

지방분해효소 억제제

Orlistat - 올리엣, 제니칼, 리피다운

1) 작용 방식 : Gastric/pancreatic lipase inhibitor

- 위와 소장의 점막에서 지방분해효소인 lipase를 억제 → 중성지방이 지방산으로 분해되며 흡수되는 과정을 차단.
- 30% 정도 차단 가능. 이로 인해 인슐린 저항성과 지질 개선도 가능

2) 관련 연구와 장점

- **체중 감량 효과 : 1yr 10.6kg**(vs placebo 6.2kg), **4yr 5.8kg**(vs placebo 3.0kg)와 함께 **당뇨병 예방효과**(IGT에서 45%, 전체에서 37% 예방)를 보임 (XENDOS study, Diabetes care. 2004;27:155-61)
- Long term 사용 가능 **: 평균 6년 추적관찰** 동안 Orlistat 복용군에서 낮은 MACE, MI, ischemic stroke, CKD, Mortality 보임. (Eur Heart J Cardiovasc Pharmacother. 2022;8:179-86)
- BP, FPG, LDL 감소, 혈중 유리지방산 감소로 인한 Insulin resistance 개선 가능성

3) 부작용

- **지방변, 대변실금**→흔한 부작용, 지방이 들어간 음식을 줄이기("제니칼은 지방식을 하기 위한 약이 아닙니다")
- 복부팽만감, 배변증가, 복통("배가 부글거린다"), 방귀, 두통 → 투약 횟수 감량, 그래도 호전 없으면 타약제로 변경
- 간 손상 → 간기능 이상이 있다면 중단
- 담석증, 췌장염(췌장염이 시판 후 연구에서 보고되었으나 기전이 확립되지는 않았으므로 주의하여 사용)
- 지용성 비타민 흡수 장애

4) 금기

- 중증 간장애, 만성흡수증후군, 담즙분비장애, 신장결석, 와파린 복용자

5) 적응증

- **지방 섭취를 많이 하는 사람**("잦은 회식, 삼겹살을 자주 먹어요")
- 이상지질혈증, 전당뇨, 비알코올성지방간질환 등 **대사질환**이 있어 **지질 개선이 필요한 사람**
- 지방변과 변실금을 고려하여 **사회활동이 많지 않은 사람**(ex. 주부)에서 고려.
- **변비 환자**에서는 변실금 부작용이 유리할 수 있음. (타 약제들은 변비가 부작용으로 있음)
- 다른 약제를 사용 중인 분들에서 **PRN으로 사용**하기도 함.

6) 복용법

: 120mg tid, **식사 중 또는 식후 1시간 내**에 복용

- 지방 흡수를 저해로 지용성 비타민 결핍이 생길 수 있어 **지용성 비타민제를 약물 복용 2시간 이상 간격으로 복용**해주는 것이 좋습니다.
- 변실금, 지방변이 생길 수 있어 **처음 복용할 때는 주말에 복용하는 것을 권유**합니다. 어두운 색의 속옷을 입도록 합니다.
  - Psyllium[아기오과립(**일반-급여**)]은 수분을 흡수해 대변의 질감을 개선하고, 설사성 증상을 완화하거나 대변실금의 빈도를 줄이는 데 도움이 될 수 있다고 합니다. 또한, 추가적인 지방 배출 효과, Probiotics 효과를 가집니다.
    - 하지만, 지용성 비타민 흡수의 추가 감소, 복부 팽만감(Orlistat 자체도 복부팽만감 및 복통 가능) 등의 부작용이 있을 수 있습니다.
    - Psyllium 섭취 시 충분한 물을 마시지 않으면 장 내에서 섬유질이 뭉쳐 장폐색 위험이 있으므로 1.5-2L 이상의 수분을 섭취하도록 함.

7) 기타 주의 사항

- 와파린 복용자는 PT-INR 모니터링 필요, amiodarone, cyclosporine 효과를 감소시킬 수 있음.

식욕억제제

- 식욕억제제는 효과가 좋아 많이 사용하고 있지만, 마약류 식욕억제제를 포함한 경우가 많아 의존 및 내성에 주의해야 합니다.
- 부작용이 1달 안에 잘 오는 약제들로, 부작용에 대해 설명하는 것이 순응도를 높이는 방법입니다.
- **빠른 체중 감량**을 원할 때 식욕억제제를 주로 사용합니다.
  - **우선적으로** 장기 안정성이 확인된 **콘트라브, 큐시미아**를 사용합니다.
    - **효과**를 우선시한다면 **큐시미아**, **비마약성**을 우선시한다면 **콘트라브**.
    - 큐시미아는 주사제와 맞먹을 정도로 효과가 좋지만 마약류 식욕억제제로 분류되어 있습니다.
  - **가격이 부담스러운 경우** 부작용을 감수하고 **단기승인 마약류 식욕억제제를 단기간(84일) 사용**할 수 있습니다.
    - 단기승인 마약류 식욕억제제 부작용 : 의존성 및 남용 위험, 원발성 폐동맥 고혈압, 역류성 심장판막 질환 우려, 심혈관계 위험 등
    - 콘트라브 서방정, 큐시미아의 한 달 가격이 각각 10만원 내외, 16-18만원 정도로 경제력에 따라 부담스러울 수 있습니다.

Naltrexone/Bupropion - 콘트라브(Contrave) : 장기승인

1) 작용 방식 : 식욕억제(Bupropion)+식탐억제(Naltrexone) 이중효과 → hunger, craving(배고픔과 무관한 쾌락적 섭취 추구) **동시 억제**

- Bupropion : Dopamine과 Norepinephrine의 재흡수를 억제하며, 시상하부 POMC/CART 뉴런을 자극해 식욕억제를 일으킴
- Naltrexone : Opioid 수용체 길항제로, 식욕중추에서 Bupropion의 효과를 지속적이고 강화하며 시너지를 일으키는 약물입니다.
- 두 가지 약제 모두 뇌의 보상중추에서 식탐을 억제하기도 합니다.

2) 관련 연구와 장점

- COR-I study : **6.1%**(vs placebo 1.3%) 감량 (Lancet 2010;376:595-605)
- COR-BMOD study : LSM과 함께 복용 시 **9.3%**(vs placebo 5.1%) 감량, Completers에서는 11.5%(vs placebo 7.3%)까지도 감량 (Obesity 2011;19:110-20)
- 모든 COR study에서 허리둘레, 내장비만도, HDL 콜레스테롤, 중성지방 수치와 같은 **심혈관대사 지표의 유의한 개선**이 확인. COR-DM 연구에서는 **당화혈색소 수치 0.6%의 유의한 감소**(vs placebo 0.1%)를 확인함.

3) 부작용 → 25%에서 부작용으로 중단. 사전 설명이 필요한 약제. (흔한 부작용 : 오심, 구토, 두통, 어지러움, 불면증)

- **구역/구토(m/c)** → 시간이 지나면서 완화. 지속된다면 식전에 먹지 말고 식후 또는 식사 중 투여. 필요시 위장관약물을 처방. 초기엔 저녁에 투약하는 것이 좋음.
- **초기 혈압 상승** : 초기 2달 정도 혈압이 mild하게 상승 가능→시간이 지나면서 체중 감소 효과로 다시 떨어짐
- **두통**, 어지러움 → 감량해보고, 효과 없으면 중단
- 불면증 → 아침 약만 복용
- **시야 장애, 급격한 시력 저하** → **바로 중단** 후 안과 진료 보도록 교육
- 발작(Bupropion은 경련 역치를 낮춤), 조증 활성화, 녹내장
- 자살 사고 및 행동 : 소아 청소년과 젊은 성인에서 주의

4) 금기

- 75세 이상에서 금기(65세 이상에서도 중추신경계 및 신기능 저하 부작용 때문에 신중히 투여해야 함), 조절되지 않는 고혈압, MAO inhibitor 투여(14일 내), 현재 또는 과거 경련의 병력, 중추신경계 종양, 양극성장애, 알코올 또는 벤조디아제핀/바르비탈류/항간질약을 갑자기 중단, 중증 간장애, 간부전, 신부전, 대식증 또는 신경성 식욕부진 현재/과거력, 아편성 또는 아편 효현제 의존성 환자, 아편 금단 증상
- 임신, 수유부 → 가임기 여성에서 투여시 urine hCG 검사, 투여 중 피임

5) 적응증

- **젊고 건강한 성인**
- **금연**을 원하거나 하고 있는 환자(Bupropion은 금연치료제로도 사용)

- **식탐이 많은** 환자 : 잦은 간식 섭취, 과식, 탄수화물 중독
- 음주자, 우울감 및 기분장애 스트레스로 식욕 증가, 갱년기 여성

6) 복용법

: **식사와 함께 복용**이 권장. 어렵다면 **식사 후 복용**. 고지방 식사는 피해야 함.

- **스케줄 : 1주차 *오전 1T* → 2주차 *오전 1T+오후 1T* → 3주차 *오전 2T+오후 1T* → 4주차 *오전 2T+오후 2T***
  - **1주 간격으로 오전 1T, 오후 1T를 번갈아 가며 증량하되,** 증량 중에 식사량이 목표 수준에 도달한다면 증량하지 않고 유지할 수 있음.
  - 3개월 내 5% 이상 체중감량 없으면 변경 또는 중단.
  - 생활습관 개선이 충분히 되었다면 천천히 감량
  - 부작용이 발생하여 순응도가 떨어지면 한 단계 낮추어보기 : 서방정이라 반알 투여 등은 불가.

Phentermine/Topiramate - 큐시미아(Qsymia) : 장기승인

1) 작용 방식 : Phentermine+Topiramate의 식욕억제 기전

- Phentermine은 시상하부 식욕중추 신경말단에서 Norepinephrine의 분비를 증가시키고 재흡수를 차단하여 식욕을 억제하는 효과. 효과는 빠르게 나타나지만, 지속적으로 사용하면 효과가 줄어드는 단점
- Topiramate는 확실하게 밝혀진 것은 없지만 GABAergic neuron 자극, AMPA, Kainite glutamate 수용체 억제를 통해 식욕중추를 억제하는 기전이 있을 것으로 추측.
- 이 둘을 조합하여 각각 단일제 용량보다 낮춰서 사용하여 부작용은 줄이고 체중 감량 효과는 극대화 시킵니다.
  - 오전의 식욕을 Phentermine이 잡아주고, 서방형 Topiramate가 천천히 작용하여 **오후까지 식욕과 식탐을 잡아줍니다.**

2) 관련 연구와 장점

- 위고비와 맞먹을 만한, **큰 체중감량 효과**가 있으며 **장기승인**이 되어 있습니다.
- EQUIP study : 비만 환자에서 중도탈락자를 포함하면 15/92 용량에서 **10.9%**(vs pacebo 1.6%), Completers에는 **14.4%**(vs placebo 2.1%) 감량
- CONQUER study : 고혈압, 이상지질혈증, 당뇨병 전단계 또는 당뇨병, 복부비만을 동반한 비만 환자에서 15/92 용량에서 **9.8%**(vs placebo 1.2%) 감량 효과, Completers만 보면 **12.4%**(vs placebo 1.6%) 감량 효과
- 심혈관 위험인자 개선, 폐쇄성 수면 무호흡 개선, 당뇨 전단계 또는 대사증후군에서 T2DM 발생 예방

3) 부작용 : 용량의존적, 중단 시 대부분 호전(흔한 부작용 : 이상감각, 미각이상, 현기증, 입마름)

- Topiramate : **감각**, **미각이상**을 일으킴 → 먹는 즐거움을 앗아가 체중감량을 일으키는 효과가 되기

도, 순응도를 떨어뜨리는 원인이 되기도 함.
- 불안감, **손발저림**, 집중력 감소 → 일상생활에 영향을 준다면 1단계 감량
- **갑작스러운 시력 저하** → 급성폐쇄각 녹내장 유발 가능성으로 즉시 중단 후 안과 진료 보도록 교육
- 혈압 및 심박수 상승 → 혈압 환자는 **BP & HR 모니터링** 필요, 처방 전 **EKG** 검사
    - 초기혈압 상승이 있으나 체중감량 효과로 결국에는 돌아옴
- 불면 → 복용시간을 체크하고 아침에 복용하도록
- 입마름, 변비 → 평소에 **물을 많이 마시도록** 권고
- 저칼륨혈증 → HCTZ 또는 furosemide 동시 투여 시 주의 - 투여한다면 모니터링 필요
- 대사산증 → 케톤식이, 심한 호흡기질환, 수술, 탄산탈수효소억제제와 병행 시 위험.
- 신석증 → 케톤식이, 탄산탈수 효소 억제제 병용 시 위험. 물 많이 마시도록.

4) 금기
- 녹내장, 갑상선기능항진, 중증의 심혈관계 질환자(조절되지 않는 고혈압, 진전된 동맥경화증, 폐동맥고혈압), 정신적으로 불안하거나 흥분상태, 약물 남용의 병력 환자, MAO inhibitor 투여(14일 내), 갑상선기능항진증, 교감신경흥분성 아민에 대한 과민반응
- 중등도 또는 중증의 신장애, 중등도 간장애 환자 → 1일 1회 7.5mg/46mg 초과 금지, 말기 신장애 환자에서는 사용 금기
- 임신, 수유부 → 가임기 여성에서 투여 시 urine hCG 검사, 투여 중 피임(약전에는 1개월 이상 처방하지 않고, 매달 임신 테스트를 하도록 권고)
- 18세 미만

5) 적응증
- **젊고 건강한 성인**
- **식탐이 많은** 환자 : 잦은 간식 섭취, 과식
- 큰 체중 감량을 원하지만, 주사제는 선호하지 않는 환자

6) 복용법
: **아침에 QD**(식사와 무관하게 하루 한 번)**로 복용**
- **ⓐ 3.75mg/23mg, ⓑ 7.5mg/46mg, ⓒ 11.25mg/69mg, ⓓ 15.0mg/92mg**
- **(1) 시작할 때는 ⓐ 2주 → ⓑ 12주 유지.**
    - → 여기서 3% 이상의 체중 감량이 없었다면 ⓒ**(2)**로 넘어갑니다.
    - → **3% 이상의 체중 감량**이 있었다면 계속 사용합니다.
- **(2) ⓒ 2주 → ⓓ 12주의 과정을 거쳐 증량.**
    - → 최초 투여 시점 대비 5% 미만 체중 감량 시 격일 투여하는 방식으로 1주 내로 중단.
    - 경우에 따라 3단계로 유지하기도 합니다. 하지만 가격은 제형끼리 모두 같아서 Tolerable하다면 용량을 높이는 것이 체중감량에 있어서는 비용대비 효과적일 수 있습니다.
- Phentermine을 복용 중인 환자에서 큐시미아로 변경한다면 : 2단계 또는 3단계로 시작

- **끊을 때는 tapering이 필요** : 갑자기 중단 시 발작 가능성 및 우울감, 피로, 금단증상 가능.
  - 중단 전 **적어도 1주일 동안 격일 투**여하여 점차적으로 15mg/92mg 용량의 복용을 중단

7) 기타 주의 사항

- 약물 상호작용이 있음
  - 병용 금기 : 알코올, BZD, 수면제는 중추신경기능 저하, 이상반응 / azelastine, CA inhibitors, MAO inhibitors, Ulipristal 등
  - CYP2C19 억제제, CYP3A4 유도제(주로 고용량에서 보고되었지만, 피임약 또는 **응급피임약의 실패율**을 높일 수 있어 주의)

단기 승인 식욕 억제제(마약류 식욕억제제)

- **단기간 승인 약물** : Phentermine, Phendimetrazine, Diethylpropion
- **장기간 승인 약물** : Phentermine/Topiramate **(콘트라브는 마약류 식욕억제제에 해당하지 않음)**
- **단기간 승인 마약류 식욕억제제 안전 사용 기준** – 식품의약품안전처 마약관리과(2021.2.) : 한번에 최대 **28일**, 전체 **84일**까지 처방!
  - 조치 기준을 벗어나 마약류를 처방하면 2차례 서면 경고 후 3번째부터 감시 등 행정조치
  - **4주(28일)** 이내 단기 처방, **최대 3개월(12주, 84일)** 이내 사용. → 휴약 기간 인정은 언급이 없어 논란. 평생 12주가 안전.
  - 오남용 조치 기준
    - (1) 단일제 : 3개월(**84일**) 초과 처방–투약한 경우
    - (2) 2종 이상의 식욕억제제 병용 처방–투약한 경우
    - (3) 청소년–어린이 처방–투약(단일제 만 16세 이하/복합제 만 18세 미만)
  - 꼭, **처방을 할 때마다 누적 처방이 며칠치인지 차팅**을 해두는 것이 바람직합니다.
- 주요 부작용 : 카테콜아민 상승으로 인함→**부작용 발생 시 반 알로 복용**하라고 교육
  - 심혈관계 부작용 : 혈압상승, 빈맥, 심계항진, 역류성 심장판막질환, 폐동맥고혈압
  - 중추신경계 : 불안감, 두통, 어지러움, 불면, 불쾌감, 발작, 용량이 높으면 환청 환시까지도 가능
    - 어지러움, 불면증, 목마름 등은 1–2주 내 좋아지는 편이지만, 지속적이고 일상생활에 지장을 준다면 감량하거나 교체
  - 위장관계 : **입마름**, 불쾌한 맛, 설사, 변비 → **물을 많이 마시도록** 권고
  - 비뇨생식계 : 발기부전, 성적 충동 변화, 무월경, 난임
  - 고용량 투여하다 중단 시 : 피로 극심, 우울증, 수면 중 뇌전도 변화 가능
  - 단기간 체중감량 효과가 좋은 만큼 **의존, 중독** 가능성
- 주요 금기증 :
  - 심혈관계 질환자, 진전된 동맥경화증, 조절되지 않는 고혈압, 폐동맥 고혈압, 갑상선 기능 항진, 녹내장, MAO inhibitor 투여자, 정신적으로 불안하거나 흥분 상태

- 임부 또는 임신 가능성이 있는 여성, 과민 반응 병력, 교감신경 항진 아민류에 과민-특이체질

- **약물 사용법 : 초기부터 빠르고 강한 체중 감량 효과 → 치료 과정에 대한 신뢰도를 높여, 초반에 환자를 끌고 갈 수 있는 힘**이 되어주기도 합니다.
  - 효과가 있는 최소 용량으로 쓰되, 적절한 반응은 보일 수 있도록 개인별로 조절이 필요
  - 단기 승인 약물 **3개월 후**에는 **장기 승인 약물로 변경**하도록 합니다. (큐시미아, 콘트라브, 제니칼, 인크레틴 주사제 등)
  - 주의해야 할 환자 : "이제 효과가 없는 것 같아요" → 내성 의심 / "끊자마자 살이 확 불었어요." → 의존 의심 / "이 약 처방해주세요" → 장기간 남용한 환자 의심

※ Phentermine[푸리민정(전문-비급여)] - DEA schedule IV

- 작용 기전 : **뇌하수체 자극, 부신의 NE 분비 증가**
  - Tmax 3-4시간(효과는 1시간부터), 반감기 15-30h
- 국내 연구 : 평균 76kg(국내 비만 치료 상황과 비슷!)에서 3달간 7.2kg 감량(vs placebo 1.9kg) (Yonsei Med J. 2006;47(5):614-25)
  - 상당히 **빠른 기간에 큰 체중감량 효과**를 보인다는 장점
- 적응증 :
  - **젊고 건강한 성인**
  - 특히 **단기간에 빠른 체중 감량**을 원할 때 사용
  - 다른 고비용 체중감량제를 사용하기 어려울 때 사용(비용이 저렴하고 상대적으로 효과가 뛰어남)
- 금기 :
  - 심혈관계 질환, 조절되지 않는 고혈압, 폐동맥 고혈압, 갑상샘 항진, 녹내장, 불안 및 흥분상태, 약물 남용 병력
  - 16세 이하의 소아
- 용법 : 18.75mg(0.5T) - 37.5mg(1T)를 아침 식전 혹은 아침 식후 1-2시간 후에 경구투여(불면증이 있어 아침에 투여)
  - 초기 부작용을 고려하여 0.5T부터 투여하여 2주 뒤 1T로 처방
- 특유의 모양을 기억하여 환자들이 **'나비약'**을 달라고 요구하는 경우도 있습니다. 웬만하면 단기 승인 식욕 억제제는 처방을 피하도록 하며, 환자가 먼저 요구하는 경우는 특히 주의합니다.

※ Phendimetrazine[푸링정(전문-비급여)] - DEA schedule III → 남용 및 의존 특히 더 주의

- 용법 : 35mg BID or TID → 허가사항 상 하루 최대 6T까지 사용할 수 있으나 하루 3T까지만 사용
- 장점 : 펜터민보다 더 저렴하고 부작용 덜함, 하루 3번까지 복용 가능.
- 단점 : 의존성이 더 큼.

※ Diethylpropion[디피온정(전문-비급여)] - DEA schedule IV

- 용법 : 25mg TID(1일 최대 용량 75mg)로 사용, 식사 1시간 전, 늦어도 수면 4시간 전에 복용
- 장점 : 단기 승인 식욕억제제 중 가장 부작용(불면 등)이 덜함.

※ Mazindol[마자놀정, 사노렉스정] : 현재 유통 중단

	Diethylpropion	Phendimetrazine	Phentermine
작용 기전	노르에피네프린 분비 촉진	중추 신경계 자극 (노르에피네프린, 도파민 등)	노르에피네프린, 도파민 방출 증가
장점	상대적으로 적은 부작용	강한 식욕 억제 효과	강한 식욕 억제 효과 많은 처방 례
단점	비교적 약한 효과 하루 여러 번 복용	부작용 및 의존과 내성이 큰 편	부작용 주의(특히 심혈관계)

- **마약성 식욕억제제와 같이 처방하는 약제들**
  - 흔히 알려진 '비만약 성지 의원'들에서는 주로 단기승인 식욕억제제를 많이 사용하며, 다른 약들도 함께 많이 처방되곤 합니다.
  - **Topiramate[토파맥스정(전문-급여)]** : 큐시미아의 성분인 Phentermine+Topiramate의 효과를 얻기 위해 Phentermine에 Topiramate를 각각 따로 처방하기도 합니다.
  - **안정제/수면제 종류** : 각성 효과를 상쇄하고자 Alprazolam 0.25mg 또는 Etizolam 0.25mg 저용량을 TID로 처방하거나, 불면증 예방을 위해 Etizolam 1mg을 HS QD로 처방하는 처방례도 있는 것 같습니다. 어떤 곳은 Gabapentin을 투여하기도 합니다.
  - **변비약 종류** : 교감신경 항진으로 인한 변비가 발생할 수 있어 미리 PRN으로 먹을 변비약을 처방하시는 예도 있었습니다.
  - 기타 Probiotics, 정맥부전 치료제, 위장약 등

인크레틴 주사제

- 인크레틴 호르몬의 효과
  - 포도당 의존적 인슐린 분비 증가, POMC 자극하여 식욕 억제, 위배출 지연 등의 기전으로 체중 감량 효과를 보입니다.
  - 당뇨 및 심혈관질환, 만성신장병, 뇌졸중 예방에도 효과가 있고 Semaglutide의 경우 당뇨환자에서 치매를 예방한다는 연구까지 나오고 있습니다.
- **당뇨 및 당뇨 전단계** 환자, **향정신성 의약품에 거부감**이 있는 환자, **심혈관계 위험도가 높은 환자**에서 추천됩니다.
- 정말 좋지만 엄청난 인기로 인해 공급이 원활하지 않아 환자분들이 조제 가능한 약국을 찾기 어려운 경우도 있습니다.
- 부작용 : 주로 위배출지연으로 인한 위장관 부작용, 췌장염, 담낭질환, 갑상선 수질암 등이 유명한 부작용입니다.
  - Diabetic retinopathy에 대한 risk도 있습니다. 급격한 혈당 강하로 인한 것으로 추측은 되지만 정확한 기전은 알 수 없으며 당뇨 환자에서 사용한다면 주의깊은 관찰이 필요합니다.

- **인크레틴 주사제 적응증**
  - **젊고 건강한 성인** : 건강상 이점이 많은 GLP-1RA는 건강한 성인에서도 충분히 고려대상이 됩니다.
  - **만성질환자** : 전당뇨 및 당뇨, 고혈압, 고지혈증, 수면무호흡증 등 심뇌혈관위험도가 높아지는 환자들
  - 향정신성의약품에 대한 거부감
  - 주사제 거부감이 덜한 환자

Liraglutide : 삭센다(Saxenda) / 당뇨치료제로는 빅토자

1) 작용 방식 : 인크레틴 호르몬

- 식후 분비되어 빠르게 분해되는 GLP-1 호르몬의 분자 구조를 살짝 바꾸어 GLP-1 수용체에 오래 작용하도록 만든 것. 이를 통해 혈당 의존성 insulin 분비 자극, 위배출 지연, 포만감의 증가 등으로 체중 감소를 일으킴.
- → 대사에 주로 작용하기 때문에 향정신성 약물에 거부감이 있는 사람에게 추천. 또한 GLP-1 수용체 작용제는 당뇨병 치료제로도 사용되고 있는 만큼, 심혈관질환 부담이 있는 경우에도 추천.

2) 관련 연구와 장점

- SCALE trial : 56주간 8.0%(vs placebo 2.6%) 감량, 당뇨환자에서 6.0%(2.0%) 감량(10% 이상 체중 감량이 약 30%나 될 정도)

- SCALE TEEN trial : 12-18세 청소년기 대상에서도 안정성 확인 → 국내 식약처에서도 **만 12세 이상** 비만치료 목적 사용 승인
- SCALE Obesity and Prediabetes에서 SBP 4.2mmHg 감소, 중성지방 13mg/dL 감소, 3년 연장 연구에서 당화혈색소 감소, 무호흡 지수까지도 호전을 보이는 등 다방면에서 효과가 있습니다.

3) 부작용 : 용량의존적으로 나타나고, 약물 중단 시 수일 내로 호전

- **위장관 부작용** : 부작용이자 효과라고 설명. 사용 초기 70%에서 발생. 오심 및 구토가 너무 심하면 **volume depletion**으로 인한 AKI 등을 조심해야 함.
- 췌장염 : 동물연구에서 급성췌장염 증가 위험이 보고되었으나, SCALE 연구에서 위약군과 유의미한 차이는 없었습니다. 다만 amylase, lipase 상승과 임상적으로 유의하지 않은 췌장염을 일으킬 가능성이 있으므로 췌장염 고위험군에서는 주의합니다.
  - 음주, 고중성지방혈증, 췌장염 병력, 담석 담낭염에서 주의하거나 다른 약제 사용 고려.
- 담석증, 담낭염 : LEADER, SCALE 연구에서 담낭 이상반응 발생이 1.5-2배 높았습니다. 급격한 체중 감소로 인해 담즙의 조성이 변화하고 GLP-1RA가 담낭 운동성 또한 떨어뜨리기에 발생하는 것으로 추정되고 있습니다.
- Diabetic retinopathy 악화

4) 금기

- 아나필라시스나 혈관부종 발생
- 갑상선 수질암의 개인 또는 가족력, MEN2 환자.
- 안전성 및 유효성 미확립 : 75세 이상, 중증 신장애(stage 4 이상) 및 간장애(CP score 10 이상)
- 췌장염 병력
- 담석, 담낭염 병력 → 주의해서 사용할 수는 있으나 굳이 GLP-1RA를 사용할 이유는 없을 듯합니다.
- 임신, 수유부 → 가임기 여성에서 투여 시 urine hCG 검사, 투여 중 피임, 임신 계획한다면 1주 전 중단(반감기의 4-5배에 약물이 제거된다고 볼 때 1주, 단 안전하게 **4주 이상 기간**을 두도록 안내)

5) 사용법

: 식사와 관계없이 **하루 한 번 피하주사**

시작은 0.6mg → 1주마다 0.6mg씩 증량 → 3.0mg로 유지

- 하지만 정석대로 하면 펜의 용량을 맞추기가 어렵습니다. 따라서 4주차 2일째까지는 1.8mg을, 5주차 3일차까지 2.4mg을 사용하는 스케줄이라면 펜의 용량을 딱 맞출 수 있습니다.

주차								
1주차	0.6mg	0.6mg	0.6mg	0.6mg	0.6mg	0.6mg	0.6mg	첫번째 펜
2주차	1.2mg	1.2mg	1.2mg	1.2mg	1.2mg	1.2mg	1.2mg	두번째 펜
3주차	1.8mg	1.8mg	1.8mg					세번째 펜
				1.8mg	1.8mg	1.8mg	1.8mg	
4주차	1.8mg	1.8mg	2.4mg	2.4mg	2.4mg			
						2.4mg	2.4mg	
5주차	2.4mg	2.4mg	2.4mg	3.0mg	3.0mg	→ 3.0mg 지속		

- 3.0mg까지 도달하지 않더라도 식욕억제 효과가 충분하다면 비용을 고려하여 유지하기도 합니다.
  - 증량 시에 부작용이 나타날 때도 증량을 미룰 수 있습니다.
- 투여를 잊은 지 12시간 내라면 가능한 빨리 투여, 12시간 지났으면 skip하고 다음 예정 시간에 주사.
  - 3일 이상 투여하지 않았다면 초기 용량부터 스케줄을 다시 시작하도록 권고
- **투여 부위** : **복부,** 허벅지, 상완 피하(인슐린도 투여하는 사람이라면 다른 곳에 주사)
  - 혈관에 주사하지 않도록 주의해서 주사
- 용량별로 한 달에 필요한 펜 수 : 펜에는 18mg/3mL가 들어 있으므로 0.6mg은 1개(30일간 1개), 1.2mg은 2개(15일간 1개), 1.8mg은 3개(10일간 1개), 2.4mg은 4개(7.5일간 1개), 3.0mg은 5개(6일간 1개)

6) 기타 주의사항

- **복부 발적 :** 포함된 보존제 때문일 수 있음. 용량을 증량하면서 생기는 경우는 체중감량 효과가 좋다면 스테로이드 연고를 사용하면서 맞을 수도 있습니다. 주사 부위를 한 부위만 하지 말고 넓게 하여 맞도록 함.
- **보관 : 새 펜**은 2-8도 **냉장**보관 → **Open**했다면 **냉장 또는 실온**에서도 보관 가능하며 **30일**까지만 사용 가능
  - 비행기 : 기내 반입해야 함(영문 처방전 준비), 기온이 낮아 얼 수 있어 수화물로 부치면 안 됨. 더운 나라 여행 시 보온병이나 파우치에 담궈 얼음과 직접적으로 닿지 않도록 하면서 다녀야 함.
- 오심, 구토가 흔하기 때문에 **미리 복용할 위장약도 처방**하면 도움이 될 수 있음.

Semaglutide - 위고비(Wegovy) / 당뇨치료제로는 오젬픽

전 세계적 GLP-1 효현제 신드롬을 일으킨 약으로 일론 머스크가 사용했다고 하여 더 유명해졌습니다.

1) 작용 방식 : 인크레틴 호르몬

- GLP-1 호르몬의 분자 구조를 바꾸어 Liraglutide보다도 더 오래 지속되게 했습니다.

2) 관련 연구와 장점

- STEP trial : 68주간 **14.9%**(vs placebo 2.4%) 감량(10% 이상 체중 감량이 무려 74.8%, 15% 이상 감량이 54.8%, 20% 이상 감량이 약 34.8%에 육박)
- STEP teen trial : **12-18세** 청소년기 대상에서도 안정성 확인 → 국내에서는 성인에만 허가
- SLELCT trial : 당뇨병 없이 BMI 27 이상의 심혈관질환자 → **심혈관질환, 전체사망, 심혈관 사망 위험**을 약 **15-20% 감소**
- STEP-HFrEF : 심부전 관련 증상 개선 및 운동능력 향상에도 효과가 있습니다.
- FLOW trial : Ozempic으로 T2DM+CKD 환자에서 placebo 대비 24% 사망률 감소, eGFR 감소율 감소, MACE 감소.
- 비만 수술과도 맞먹을 정도로 체중감량 효과가 워낙 뛰어나다 보니, 비만 치료의 새로운 패러다임을 만들고 있습니다.

3) 부작용

- **위장관 부작용** : 다른 인크레틴 주사제와 마찬가지로 발생하며, 대부분 Tolerable하며 시간이 지나면서 호전됩니다.
  - 심한 경우 volume depletion에 주의합니다.
- 췌장염 : Semaglutide에서도 고위험군에서 역시 주의해야 합니다.
- 담석증, 담낭염 : Semaglutide에서도 역시 주의해야 합니다.
- 정신질환, **갑상선 수질암 수질암 위험의 증거는 없습니다.** → 삭센다와의 차이! (하지만 같은 GLP-1RA이므로 굳이 위험군에서 처방하지는 않습니다.)
- Diabetic retinopathy 악화 : 특히 체중 감량 효과가 좋은 위고비에서 특히 더 주의합니다.

4) 금기

- 안전성 및 유효성 미확립 : 85세 이상, 중증 신장애(stage 4 이상) 및 간장애(CP score 10 이상)
- 췌장염 병력
- 담석, 담낭염 병력 → 주의해서 사용할 수는 있으나 굳이 GLP-1RA를 사용할 이유는 없을 듯합니다.
- 임신, 수유부 → 가임기 여성에서 투여 시 urine hCG 검사, 투여 중 피임, 임신 계획한다면 **2개월 전** 중단

5) 사용법

: 식사와 관계없이 **일주일에 한 번 피하주사**(복부, 대퇴부, 상완부)

4주간** 0.25mg 1주 한 번 → **4주간** 0.5mg 1주 한 번 → **4주간** 1.0mg 1주 한 번 → **4주간** 1.7mg 1주 한 번 → **4주간** 2.4mg 1주 한 번 → **유지

- 투여를 잊은 경우 5일 이내인 경우 가능한 빨리 투여, 5일 초과 시 다음 용량을 예정일에 투여
- 요일 변경 원한다면 직전 투여 후 다음 투여 간격이 최소 3일 이상 되도록 함.

- 최소 6개월 정도는 사용 권유. 한달 1펜 사용 60만원가량(용량 간 가격의 차이가 없음)

6) 기타 주의 사항

- 건강검진 내시경, 수술 등에서 위저류로 인한 문제를 일으키기 때문에 적어도 1주 전 미리 중단하도록 하고, 중단하지 못한 경우 반드시 의료진에게 알리도록 교육.
- 오심, 구토가 흔하기 때문에 **미리 복용할 위장약도 처방**하면 도움이 될 수 있음.

삭센다 vs 위고비

1. 분자구조의 차이

- 인간의 GLP-1은 반감기가 2분가량으로 매우 짧기에, **삭센다(Liraglutide)**는 분자구조를 변경하여 반감기가 **13시간** 정도 되도록, **위고비(Semaglutide)**는 분자구조를 변경하여 반감기가 **1주**가량으로 되도록 바꾼 것입니다.

2. 삭센다 대비 위고비의 장단점

- **장점**
  - **더 큰 체중감량 효과 : 삭센다는 6-8%**의 체중감량을 기대, **위고비는 15%**까지도 기대 가능
  - **일정한 혈중 농도 :** 매일 한 번 주사를 하는 삭센다보다 **위고비**가 조금 더 **일정한 혈중농도**를 유지할 수 있습니다.
  - **금기 사항에서 갑상선 항목 없음** : 삭센다와 다르게 수질암의 가족력과 과거력이 금기사항에 없습니다.(하지만, 굳이 처방하지는 않습니다)
  - 연령 상한선이 더 높음 : 위고비 85세, 삭센다 75세
- **단점**
  - **1주 한번 → 장점이자 단점 :** 삭센다는 사용자에 따라 1주일에 1일 정도 휴약기를 가지며(치팅데이) 치료 초기에 순응도를 높이거나 우울감을 해소하는 방법이 가능하지만, 위고비는 1주 내내 지속되므로 치료 초기에 힘들 수 있다는 것입니다.
    - 하지만 위고비의 비싼 가격이 순응도를 올려주기도 합니다.
  - **소아청소년 허가** : 삭센다는 12세 이상 소아에 허가되어 있으나, 위고비는 STEP teen trial이 있음에도 아직 국내 허가가 없습니다.

Tirzepatide - 마운자로(Maunjaro - 당뇨치료제), 젭바운드(Zepbound - 비만치료제)

식품의약품안전처에서 허가되었으나 출시는 아직 미정으로 2025년도나 2026년도에 충분히 들어올 수 있을 것 같아 작성하였습니다.

1) 작용 방식 : 인크레틴 호르몬

- 삭센다와 위고비처럼 GLP-1 수용체에 작용하기도 하지만, 기타 장호르몬 GIP 수용체에도 작용하는 효과가 있습니다. 역시 인슐린 분비를 자극하고, 위배출 시간의 지연, 포만감의 증가 등의 효과로 체중감량을 기대할 수 있습니다.
- GIP는 ectopic fat 축적도 감소시키며, 피하지방세포에 작용하여 지질저장능력의 향상도 기대할 수 있습니다.

2) 관련 연구와 장점

- SURMOUNT trial : 당뇨가 없는 비만 환자에서 72주간 10mg 투여군에서 **19.5%**, 15mg 투여군에서 **20.9%**(vs placebo 3.1%)의 체중감량을 보였습니다.(10% 이상 체중감량은 90%, 15% 이상 체중 감량 달성한 경우 약 78%, 20% 이상은 약 63%)
- SURPASS trial : 5mg은 평균 7.0kg 감량, 15mg은 평균 9.5kg 감량 / A1c 감소 → 5mg: 1.87% 감소, 10mg: 1.89% 감소, 15mg: 2.07% 감소(vs Placebo: +0.04% 증가)

3) 부작용 :

- **위장관 부작용** : 다른 인크레틴 주사제와 마찬가지로 발생하며, 대부분 Tolerable하고 시간이 지나면서 호전됩니다.
    - 심한 경우 volume depletion에 주의합니다.
- 췌장염, 담석증은 위약과 차이가 없었으나, 체중 감소 자체로 인한 위험 있음. 췌장 효소 증가, 심박수 증가, 저혈당, 자살 사고 및 행동, 탈모(주로 여성), 마취 중 흡인 위험 등

4) 금기

- 갑상선 수질암의 개인 또는 가족력, MEN2 환자.
- 주의 : 췌장염 병력. 담석, 중증의 위장관 질환, 체액량 저하, 당뇨병성 망막병증 환자

5) 복용법

: 식사와 관계없이 **일주일에 한 번 피하주사(복부, 대퇴부, 상완부)**

4주마다 증량 : *2.5mg 1주 한 번 → 5mg 1주 한 번 → 7.5mg 1주 한 번 → 10mg 1주 한 번 → 12.5mg 1주 한 번 → 15mg 1주 한 번 →* ***유지***

- 4일 이내 투약 놓친 경우 즉시 투약, 4일 이상 놓친 경우 일정 건너뛰고 다음 일정에 투약
- 요일을 바꿀 때 적어도 최소 3일 간격을 띄워서 투약

무반응, 요요

무반응의 기준

- 약물을 가능한 최대 용량을 사용함에도 12주 **이내 초기 체중의** 5% 이상이 감량되지 않은 상태.
  - **→ 다른 약제로의 변경이 필요함.**
- 목표 체중에 다다르지 못했어요. 실패한 건가요?
  - 주변에서 알아보신 분이 있지 않나요? 그것만으로도 성공한 것입니다.

반드시 오는 요요

- **어떤 약제를 사용하더라도 약제를 중단하면 체중증가가 있습니다.**
- **요요 예방 :** 주비만치료제를 갑자기 끊으면 식욕이 갑자기 늘어날 수 있습니다.
  - 삭센다나 위고비 등을 중단할 때 최대 용량에서 조금씩 줄여가면서 식욕이 갑자기 늘어나지 않도록 할 수 있습니다.
  - 특히, 향정신성 식욕억제제는 반드시 tapering을 통해 중단하도록 합니다.

기타 비만치료제

Fluoxetine[폭세틴캡슐] - 폭식에 고려

- fluoxetine**의 효과** → 폭식장애 및 과식증, 우울증이 동반된 경우 고려
  - **식욕 감소 :** 플루옥세틴은 뇌에서 세로토닌(Serotonin)의 농도를 증가시켜 **포만감을 유도**하여, 특히 탄수화물 섭취가 많은 환자에서 식욕조절 효과가 클 수 있습니다.
  - 폭식 억제 **:** 플루옥세틴은 폭식 행동(Binge Eating)을 억제하는 데 유효성이 입증 → 폭식장애(binge eating disorder)나 과식증(bulimia nervosa)을 동반한 비만 환자에게 효과적. : 신경성 식욕과항진증에 허가
  - **심리적 요인의 개선**
    - 비만은 종종 우울증, 불안증 등 심리적 요인과 밀접하게 연관되어 있습니다.
    - 플루옥세틴은 이러한 정신적 스트레스를 줄여주어, 환자가 체중 감량을 위한 생활습관 개선에 더 잘 적응하도록 돕습니다.
  - 비만에서 RCT 근거들도 확보 (Int J Obes Relat Metab Disord. 1994;18(3):129-35)
- 용량 : 신경성 식욕과항진증에서는 60mg QD를 처방하도록 되어 있으나, 비만 치료에서는 20mg를 주로 처방합니다. 불면이 발생하면 10mg로 감량합니다.

- **단기간 좋은 효과**를 보이며 **6개월 이상** 장기간 사용하면 **효과가 떨어지기**에 장기 치료제와 병용 또는 변경이 필요합니다.
- 부작용 : 두통, **오심**, 무기력, 설사, 신경과민, 졸림, **불면**, 성기능장애, 부정맥, 발한, 구강건조 등
  - 초기 1주 정도는 세로토닌 수치 변화로 기분이나 수면에 일시적인 영향을 줄 수 있으나, 1-2주 후 농도가 안정되면서 증상이 호전되는 경우가 많다는 점을 설명합니다.

SGLT2 inhibitor - Dapagliflozin[포시가정], Empagliflozin[자디앙정]

- 당뇨병약제인 SGLT2i를 사용하면 하루에 약 **50-80g의 포도당**이 소변으로 배출됩니다.
  - 따라서, 포도당 1g은 약 **4kcal**를 제공하므로, 하루 **50-80g의 포도당** 배설은 약 **200-320kcal/day** 손실에 해당합니다.
- **비당뇨 과체중/비만 환자**에서 사용한 메타분석 연구(Endokrynol Pol. 2022;73(1):71-80)
  - 체중 감소 : SGLT-2 억제제군에서 평균 **1.33kg** 감소($p = 0.002$)
  - 허리둘레 감소 : 평균 **1.94cm** 감소($p = 0.03$)
  - 부작용 : 비뇨기 감염 위험 증가 : RR = 1.91($p = 0.009$), 생식기 감염 위험 증가 : RR = 4.09($p < 0.001$)
  - 다른 비만치료제들보다 덜 효과적이지만 유의한 체중감소는 보이며, **탄수화물 섭취가 많은 환자**에서 일부 고려될 수는 있겠습니다.
  - 탈수 및 생식기 감염에 대한 부작용에 대해 물을 많이 마실 것을 권고하고, 생식기 위생에 신경 쓰도록 교육합니다.

포만감증진제 : [마메이드정, 알룬정(일반-비급여)] - alginic acid, carboxymethylcellulose

- **체중감량 효과 기전 :** 포만감 증진제로 공복감을 줄이는 효과. 매 식전 복용. 지방분해효소 억제, 콜레스테롤과 당 흡수를 억제
  - 또한, 비만약으로 속쓰림, 변비가 있다면 사용할 수 있음.
  - Orlistat로 인한 지방변도 감소한다고 함.
- **장점** : 딱히 금기사항이 없어 여러 경제적, 신체적 이유로 다른 약물치료를 하기 어려운 경우에도 선택될 수 있습니다.
- **부작용 :** 소화불량, 가스 찬 느낌, 복통 등
- 물을 많이 마시도록 교육합니다.

Thermogenic : 대사량 증가, 체지방 분해를 위한 약제들

1. **에페드린 + 카페인** : [미카펜정, 리스카펜정], [웰다운비정] – 감기약으로 분류
   - **에페드린**(Ephedrine) : 다이어트 한약 마황에도 포함된 성분으로 **에너지 대사를 높이는 역할**. 운동선수라면 도핑 테스트에 걸리기 때문에 복용하지 말아야 합니다. 카페인과 병용 시에 에너지 대사 촉진 효과가 큽니다.
   - **카페인** : 교감신경 항진, 지방산화 촉진도 약간 하는 것으로 보입니다. 단독으로 사용 시 체중감소 효과에 대해서는 불확실하며 에페드린과 같이 활용됩니다.
   - 부작용 : 불면, 떨림, 구갈, 두통, 심계항진, 변비, 어지러움 등
2. Topiramate [토파맥스정(**전문-급여**)] – 간질약으로 분류, 25-175mg을 분복.
   - **Glutamate inhibitor로 항경련제로 분류되어 있으나 식욕억제**와 **체지방 분해**에 효과가 있습니다. ephedrine+caffeine보다 조금 더 근거가 많고 오랜 기간 사용됨. 녹내장 환자에서 금기, 임신부 금기.
   - 부작용 : 감각이상(손발저림), 졸림, 집중력장애, 급성 근시, 기억 장애 등
3. **방풍통성산**[다운슬림더블정(**일반-비급여**)] : 마황(에페드린 성분)이 포함된 한약재로, **복부 피하지방**과 붓기, 변비 개선에 효과가 있다고 합니다. 주로 일본에서 연구되었으며, 체중감량과 허리둘레 감소, 지질 개선 효과가 있다고 합니다. 하지만, 체중 감량에는 효과가 있고 허리둘레에는 효과가 없었다는 메타분석(PLoS One. 2022;17(4):e0266917)도 있습니다.
4. Green tea [휘가에스캡슐(**일반-비급여**)] : catechin, caffeine이 함께 작용하여 에너지 대사와 지방 연소를 촉진합니다. RCT로 체중감량 효과도 입증되어 있습니다. (Clin Nutr. 2016;35(3):592-9)

탄수화물 흡수 억제제 - 고탄수화물 식이에서 고려

- Phaseolamin [카보블록(**건기식**)]
  - **고탄수화물식이**에서 고려 : α-amylase inhibitor로 작용하여 탄수화물의 흡수를 억제합니다.
  - 처방하는 약제는 아니고, 건강기능식품으로 되어 있습니다.
- 당뇨병치료제인 **α-Glucosidase inhibitor**[글루코바이정(**전문-급여**)]를 활용하기도 합니다.
  - 자세한 처방법 : [당뇨병 3편 : 경구 혈당강하제의 비교, 선택]을 참고

기타 비만 치료에 도움이 될 수 있는 약물(낮은 근거 수준)

1. **아르기닌** : 공복에 투여, 산화질소 증가, 지방 분해 촉진, 갈색 지방 활성화 등의 가능성은 있으나 임상 근거는 제한적.
2. **카르니틴** : [엘칸정(**일반-급여**)] 지방산이 세포로 유입되지 않게 하며 미토콘드리아로 운반에 관여하여 지방산 분해를 촉진. 시상하부에 작용하여 식욕 억제. 체중감량 목적으로 복용 시 하루 500-2,000mg까지도 복용.

3. **치옥트산(α-lipoic acid, thioctic acid)** : **[에보프림연질캡슐(전문-급여)][치옥타시드에취알정(전문-급여)]** 탄수화물대사와 에너지대사에 관여. AMPK 활성을 낮춰 식욕도 억제하는 효과. 강력한 항산화 효과가 있어 당뇨병성 신경병증 치료제로도 사용되는 약물.
4. **모발영양제** : **[판시딜**(keratin, medicinal yeast 등)**]** 급격한 체중감소로 인한 탈모를 예방하기 위해 같이 투여되기도 합니다.
5. **부종완화** : Flavonoid**[베니톨, 엔테론]**, Centella**[센시아정]**, 방기황기탕[나오미정]
6. **변비 약제** : 비만치료제는 변비를 잘 일으키므로 **마그밀정** 등을 처방하기도 합니다. 한약제인 방풍통성산(이뇨 및 부종 개선 효과가 있다고 함) 같은 약제를 처방하는 곳들도 있습니다.
7. **Probiotics** : **[메디락디에스장용캡슐]** → 소화기관 건강과 식욕억제제로 인한 변비 예방을 위해 처방하는 예(Lactobacillus Rhamnosus GG는 변비에 낮은 근거 수준으로 효과 있음)도 있습니다. 근거는 명확하지 않으나 장내 미생물 균총을 개선하여 체중 감량의 효과도 기대하여 처방한다고 생각할 수 있습니다.
8. **위장약** : **[무코스타정]**, **[가스터정]**, **소화효소제, Prokinetics(GLP-1RA 처방 시 PRN 복용)** 등
9. **기타** : **비타민 D**(대사 활성화), 비타민 C(항산화 효과), 비타민 B군**[비스타정(일반-비급여)]**(탄수화물 대사 촉진, B5-지방분해효소의 조효소, 섭취량 저하로 인한 피로 개선), 마그네슘, 코엔자임 Q10, Bromelain**[파인에스정]**, 녹차 추출물, 가르시니아 캄보지아 추출물, Saffon 함유 제제 등

퇴출된 비만 치료제

벨빅(Belviq) – Locaserin : 발암 위험성 때문에 시장에서 퇴출되었음.

우울증에서 조심해야 할 비만치료제

- **Naltrexone/Bupropion** : LIGHT trial에서 우울증 약 복용 중이었던 군과 아니었던 군에서 심각한 부작용의 빈도 차이는 없었으나, Bupropion을 비롯한 모든 항우울제에는 자살에 대한 경고가 있으므로 시작과 증량 시 기분에 대한 모니터링이 필요합니다.
- **Phentermine/Topiramate** : 시작과 증량 시 기분의 변화, 자살 충동에 대한 모니터링이 필요합니다.
- Liraglutide/Semaglutide : WHO의 분석 결과 BZD나 항우울제를 복용하면서 semaglutide를 사용하면 자살 위험이 4배 증가한다고 함. 따라서 GLP-1RA에 대해 EMA와 FDA에서 조사하고 있으나, 명확한 인과관계가 밝혀지지는 않음. Liraglutide에서는 자살 및 자해 보고가 적고, 유의미한 경고 신호가 나오지는 않았음.
- **상대적으로 안전한 약물** : **Orlistat**, **Liraglutide** > semaglutide
- 우울증을 호소하는 경우 PHQ-9 등의 자가 설문을 이용하는 것도 방법이겠습니다.

허가사항 외 처방

- 비만치료에서는 허가사항 외로 처방하게 되는 경우가 많습니다.
- 예를 들어, Topiramate는 항경련제로 허가가 되어 있습니다. 큐시미아의 성분인 Phentermine +Topiramate를 비용문제로 두 약제로 나누어 처방한다면 Topiramate는 허가사항 외로 처방해야 합니다. 이럴 때 부작용이 생긴다면 문제가 생길 수 있습니다.
- 따라서 환자에게 설명했다는 근거를 동의서 등으로 받아 두면 방어 진료에 도움이 될 것입니다.

Reference

1. 비만진료지침 2022 개정 8판_대한비만학회
2. 비만진료지침 2024 개정 9판_대한비만학회
3. 손장원, 비만치료의 최신 지견(J Korean Diabetes 2022;23(2):113-127.)
4. JAMA. 2015;314(7):687-99.
5. N Engl J Med. 2021;384:989-1002.
6. N Engl J Med. 2015;373:11-22.
7. N Engl J Med. 2022;387:205-16.
8. Diabetes Care. 2004;27(1):155-61.
9. Endokrynol Pol. 2022;73(1):71-80.

CHAPTER 50

안구건조증 처방하기

안구건조증이란?

= 건성안증후군, Dry eye syndrome

안구의 눈물층은 총 3가지 층으로 구성되어 있습니다.

1. **Mucin layer** : 가장 아래쪽은 주로 점액질(Mucin)이 분포하여 있습니다. Conjunctival goblet cell에서 분비.
2. **Aqueous layer** : 중간 층은 수분을 많이 포함하고 있습니다. Lacrimal gland에서 분비되며 눈물층 대부분을 차지함.
3. **Lipid layer** : 가장 위쪽은 지질층이 있어서 **수분의 증발을 막아주는 구조**. Meibomian gland에서 분비.

→ 이 눈물층이 제대로 구성이 되지 않으면 **안구건조증**이 발생할 수 있습니다.

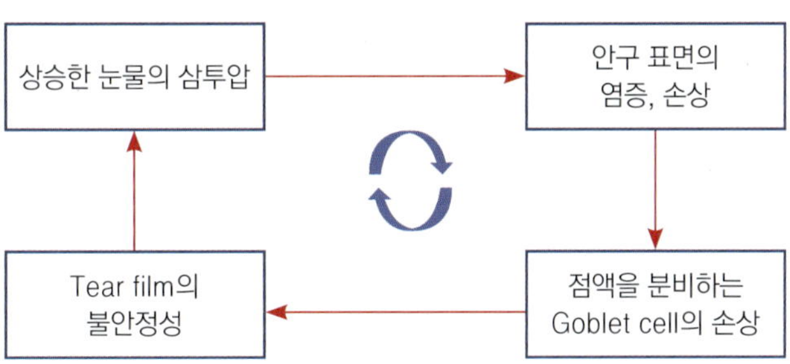

- 안구 건조증은 단순히 건조함에서 끝나지 않고 지속적인 염증을 일으켜 안구 표면에 손상을 일으킵니다.
- 이로 인해 눈물을 생산하는 세포에도 손상이 일어나고, Tear film의 구조가 불안정해지며, 눈물의 삼투압이 상승합니다.
- 이로 인해 또 손상과 염증이 발생하는 악순환의 구조가 발생합니다.

원인의 파악

- 약물 복용력 조사
  - 항히스타민제, 항콜린제, 여드름 치료제(isotretinoin), 항우울제(SSRI, TCA), 항불안제 등
- 과거력 조사
  - 눈 수술(시력교정, 백내장), 쇼그렌 증후군, RA, 당뇨병, Vitamin A 결핍 등
- 생활습관 파악
  - 건조한 환경(난방기 사용), 컴퓨터 이용 시간, 콘택트렌즈 착용 등

건성안증후군의 진단

- 2020 ADES(Asia dry eye society) 정의 : 다양한 증상과 시력 장애를 유발하는 **tear film의 불안정성**으로 특징지어지고, 안구 표면의 손상이 동반되어 있을 수 있는 다요인성 질환.
- 안구 건조증의 증상 : **불편감**(건조감, 이물감, 따가움, 피로)과 **시각적 문제**(눈깜빡임에 호전되는 시야 흐림, 눈부심)
- **진단 검사 :**
  - 일본의 연구에 따르면 Tear-breakup time은 94.6%에서 양성이었으나 다른 두 검사는 각각 19.3%, 24.2%에 그쳤음. (Am J Ophthalmol. 2013;156:759 - 66)
  - **Tear breakup time(TBUT) : 눈물막의 불안정성**을 볼 수 있습니다.
    - 최근 정의상 가장 중요한 병태로 여겨지는 **눈물막 불안정성을 평가**할 수 있는 검사입니다.
    - 형광 염료를 한 방울 점안한 뒤, 코발트블루 조명이 있는 슬릿 램프를 사용해 눈을 관찰 → 계속 뜬 상태에서 눈물막이 깨지는 시간이 <10초면 이상 소견(<5초면 severe)
  - **Schirmer test : 눈물의 분비량**을 확인할 수 있습니다.
    - 하안검에 schirmer 종이를 넣고 5분 후 젖은 길이가 <10mm면 이상 소견. (<5mm severe)
  - **Ocular surface staning : 안구 표면의 상처**를 염색약(Lissamine green, fluorescein, Rose bengal)을 통해 확인하는 검사
  - Tear osmolarity : best single diagnostic test

치료 접근

- 일차의료기관에서의 전략
  - 건성안을 유발하는 약제를 조절하고 생활습관을 교정합니다.
  - 결막염이 관찰되지 않으며 전형적인 증상이 있는 경우, 먼저 히알루론산 점안액을 사용해 본 뒤, 필요 시 Diquafosol을 추가로 사용합니다.
  - 안과 전원을 고려 : 지속되는 시력 저하(특히 원거리 시력 저하는 전원 고려, 50대 이후 근거리 시력저하는 노안을 보다 의심), 안구 통증이 심하거나 편측성 또는 두통을 동반하는 경우, 비문증 동반, 치료에 반응이 없는 경우 등

- 기존에 건성안 증후군으로 처방을 받고 있던 환자라면 증상 조절을 위해 다음의 약제들을 추가하는 것을 고려할 수 있습니다.

약물 치료

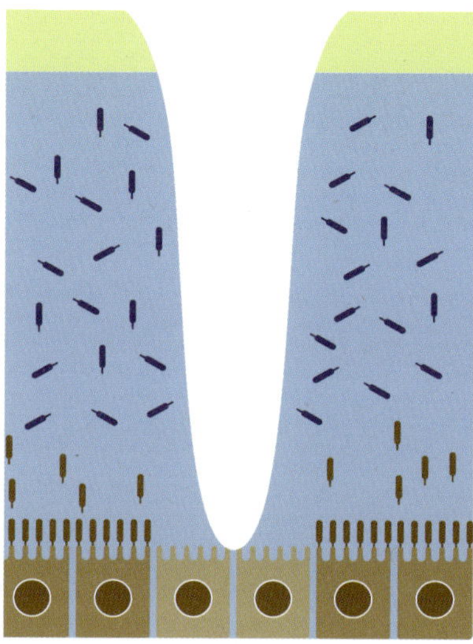

Target for Therapy		Topical eye therapy
Lipid layer		Warm compress and lid hygiene Low-dose ophthalmic ointment Certain types of OTC *Diquafosol sodium
Aqueous / Mucous layer	Aqueous component	Artificial tears Sodium hyaluronate Diquafosol sodium Punctal plug
	Secretory mucin	Diquafosol sodium Rebamipide
Epithelium	Membrane associated mucins	Diquafosol sodium Rebamipide
	Epithelial cells (Goblet cell)	Autologous serum EGF (Rebamipide)
Ocular surface inflammation		Cyclosporin Steroids **Rebamipide

출처 : Ocul Surf 2017;15(1):65-76

1. 눈물 성분의 보충

먼저 가장 단순한 방법으로 눈물층을 이루고 있는 성분을 보충하는 방법이 있습니다.

- Aqueous supplements, Lipoidal tear supplements, Ocular lubricants의 성분을 보충합니다.
- 일차진료에서는 보충 방법이 **안전하고 부작용이 없기 때문에 우선적으로 선택**합니다.

○ **히알루론산(Hyaluronic acid) 점안액 : [히아레인미니점안액(전문-급여)]**

- **Aqueous supplements** 중 하나로, 건성안에서 가장 널리 사용되고 있습니다.
- **약제 효과**
  - 구조상 많은 음전하를 띄고 있기 때문에 수분을 끌어당기고 **증발을 막는 효과**
  - Viscoelasticity가 높아 깜빡이면서 발생하는 마찰으로 인한 **손상도 줄여주는 효과**
- 1회용 점안액이 보존제가 없어 선호 : 특히 하루 투여 빈도가 많다면 1회용을 보다 고려.
  - 특히 어르신들은 다회용 처방 시 넣다가 입구를 눈에 닿게 하거나 관리가 잘 안될 가능성이 있어 일회용 선호.
- 높은 농도는 시야가 흐려져 보일 수 있습니다.

○ **CMC(Carboxymethylcellulose) 점안액 : [리프레쉬플러스점안액(일반-급여)]**

- **약제 효과**
    - **점액의 보충과 안구 표면 코팅 효과 → 점성을 유지시켜 주는 효과**
    - 가벼운 점성을 가져 **윤활 효과** → 마찰에 의한 손상 감소
    - Carbomer보다 점성이 낮아 시야 흐려짐은 잘 없습니다.
- 일반의약품

○ **Carbomer 점안액 : [리포직이디오점안겔(일반-비급여)]**

- **겔 형태**로 점성을 유지하여 증발을 억제하는 효과. → 효과가 오래 지속된다는 장점
- 점성도가 많이 높기 때문에 도포 후 한동안 뿌옇게 보일 수 있음.
- 보다 중증인 환자에서 사용

2. 눈물의 보전

눈물의 배설을 막는 시술을 시행하거나, moisture chamber spectacles, humidifiers를 사용할 수도 있습니다.

- 일차진료의가 시행하기는 어렵습니다.

3. 눈물의 생성 자극

○ **P2Y2 agonist(Diquafosol)[디쿠아론점안액, 디쿠아폴점안액(전문, 급여)]**

- 약제 효과
    - 상피세포를 자극하여 **수 성분**의 눈물을 분비하게 하고, Goblet cell(술잔세포)을 자극하여 **뮤신 성분**의 눈물을 분비하게 자극하는 작용
    - 일반적으로 안전하며, 히알루론산 점안액으로 치료효과가 부족하면 사용해 볼 수 있음.
    - **VDT 관련 건성안**에서 좋은 효과 :
        - **VDT(Visual Display terminal) Syndrome**이란 컴퓨터, 텔레비전 등 디스플레이를 장기간 시청하면서 발생하는 눈의 피로나 신체부조화, 정신 증상을 일컫는 말입니다. COVID-19 이후로 이 VDT 관련 건성안이 크게 늘었다고 하며, **특히 젊은 연령**에서 건성안증후군이 발생했다면(**일차성 건성안증후군은 고령과 연관 ↑**) VDT 관련 건성안을 의심할 수 있고, Diquafosol이 효과적일 수 있겠습니다.
- 금기 : 알레르기 병력이나 결막염이 이미 있어서, **염증이 있는 상태**라면 피하는 것이 좋겠습니다. 염증에 Mucin이 달라붙으며, Filamentary keratitis로 발전할 수 있다고 합니다. **콘텍트렌즈를 착용하는 사람**들에서도 권고하지 않습니다.
- 부작용 : 자극감, 눈곱이 흔한 편.
- 일차진료의는 Rabemipide보다 Diquafosol이 유리
    - Rabemipide보다 빠른 효과가 있고, 수분과 뮤신을 분비를 동시에 늘려 타입에 무관하게 사용할 수 있습니다.

○ Rabemipide [레바아이점안액(전문, 급여)]

• 약제 효과
  ◦ **유신(Mucin)** 생성 촉진 : 안구 표면 상피세포에서 **MUC1, MUC4, MUC16** 등 뮤신 단백질 발현 증가.
  ◦ **염증 억제** : proinflammatory cytokine 생성 억제를 통해 염증 감소.
  ◦ 각막 상피 재생 촉진
• 부작용 : 일시적인 시야 흐림, 자극감, 뮤신 분비 증가로 인해 드물게 끈적한 눈물 형성, 쓴맛이 느껴질 수 있음.
• Diquafosol보다 일차진료의가 사용하기 불리한 점
  ◦ 범용으로 사용하기보다 뮤신 부족이라는 특정 타입에 보다 효과적이며, 발현 효과가 늦어 끌고 가기 어려움.

4. 이미 발생한 염증에 대한 치료

이미 만성적이라 염증이 발생해 있는 경우도 있을 것입니다. 모든 염증에는 **스테로이드**가 가장 효과적이지만, 안압을 증가시킬 수 있어 **녹내장 발생 위험**이 있기 때문에 스테로이드 점안액 사용이 필요하다면 안과로 전원해야 합니다.

○ Cyclosporine (면역억제제) [아이포린점안액, 에스포린점안액(전문-급여)]

• **면역억제? :** 면역억제제지만 0.05% 또는 0.1%로 농도가 매우 낮습니다. 또한 안과 외용제는 대부분이 눈물에 희석이 되고, 많은 양이 눈물에 씻겨 나가거나 누비강으로 빠져나가 20% 정도만 남아서 작용을 합니다. 생체이용률이 많이 떨어지기에 전신적인 영향은 거의 없다고 봐도 무방합니다. 스테로이드 사용으로 인한 안압상승이 없다는 점에서 **장기간의 염증조절에 보다 바람직한 옵션**입니다.
• 다만, **점안감이 따가워서** 좋지 않습니다. 이는 지용성 용제에 녹여 만들기 때문이라고 하며, 냉장고 등에 시원하게 보관하거나 인공눈물과 같이 사용하여 점안감을 좋게 하는 방식으로 대처할 수 있습니다.
• 건조각막결막염에 허가되어 상병코드 H193 건성 각막결막염 등의 상병코드가 추가로 필요하며, 급여 기준이 있어 기준을 만족하지 못하는 경우 전액본인부담처리해야 합니다. 결막염이 동반된 경우라면 안과 전원이 바람직하기에, 안과 내원이 어려운 경우가 아니라면 일차진료의가 먼저 처방하진 않습니다.

비약물적 치료

• 생활습관 교정
  ◦ 자주 깜빡이고 모니터 또는 책을 내려다볼 수 있도록 함. 충분한 수분 섭취, 가습, 눈 온찜질, 건조한 곳 피하기 등
• Squeezing forcep(없으면 멸균 면봉을 이용)으로 눈꺼풀을 눌러보면 마이봄샘에서 노폐물 배출을 확인할 수 있습니다.

- 눈꺼풀 세정제 이용 : Tee tree oil(눈꺼풀에서 자라는 Demodex를 살균)이 포함된 마이봄엔 등의 제품이용.
- 온열 압박 치료(Warm compression) : 마이봄샘 지방의 녹는점은 32-34도(Meibomian gland dysfunction이 심할수록 높아짐)
  - 온열찜질 후 눈꺼풀을 가볍게 마사지하여 막힌 기름이 나오도록 합니다.
  - 온열마사지가 눈물막 지방층 유지에 도움 (J Korean Ophthalmol Soc 2016;57(6):876-80)
  - 하루 2번(증상이 좋아지면 1번) 15분간 온열마사지를 시행

심평의학

- **상병 코드 : H04.11 건성안증후군**(히알루론산, Diquafosol은 코드만 잘 넣으면 삭감이 잘 되지 않으나, H1618 또는 H1118 등의 코드를 삭감을 방지하기 위해 추가로 넣는 선생님들께서도 계십니다.)
- **약제 급여 기준**
  - **1회용 인공누액제를 사용할 때 요양급여 기준 : 기전당 1개씩만 사용 가능**

1. 각 약제의 "세부사항" 범위 및 허가사항 범위 내에서 투여 시 요양급여 함을 원칙으로 함.
2. 건성안증후군에 사용하는 일회용 인공누액제는 **동일 기전 내에서의 1종만 인정**하며, 동 인정기준 이외에는 약값 전액을 환자가 부담토록 함.

※ 기전별 분류

눈물대치제(artificial tear substitues)	Sodium hyaluronate, Carboxymethylcellulose, Polysorbate 80
분비촉진제(secretagogues)	Diquafosol, Rebamipide
면역조절제(immunomodulators)	Cyclosporine

- **Sodium hyaluronate 인공 누액 - 2024.12.01부로 변경**

허가사항 범위 내에서 아래와 같은 기준으로 투여 시 **요양급여를 인정**하며, 동 인정기준 이외에는 **약값 전액을 환자가 부담**토록 함.

가. 투여대상
○ **쇼그렌증후군, 피부점막안증후군(스티븐스-존슨증후군), 건성안증후군과 같은 내인성질환에 의한 각결막상피장애.** 다만, 수술 후, 약제성, 외상, 콘텍트렌즈 착용 등 외인성 질환 이후 지속되는 내인성 각결막상피장애로 진단된 경우도 포함함.
나. 투여용량
○ 일회용 점안제는 **1일 당 최대 6관** 이내로 요양급여를 인정함. 다만, 쇼그렌증후군, 피부점막안증후군(스티븐스-존슨증후군), 이식편대숙주병으로 인한 건성안증후군은 예외로 함.
다. 타 약제와의 병용은 [일반원칙] 일회용 인공누액제 "세부사항" 범위 내에서 인정함.

1) 건성안증후군(안구건조증)에서 사용
→ **일회용 인공 누액 사용** 시 : **1일당 최대 6관**[=**1개월에 총 3통**(1통에 60관)까지 처방 가능]
→ **다회용 인공 누액제** 사용 시 : **제한 없음**
2) 쇼그렌, SJS, GVHD에서 사용
→ 제한 없음

하루 6관이 넘지 않도록 정확하게 기재하여 처방 → ex. 처방전 표시(1회 투약량-1일투여량(횟수)-총투여일수) : (1×2×30) 또는 (1×3×20)과 같이 처방

○ cyclosporin 0.05% 외용제 : 고시 제2017-109호

<table>
<tr><td>아래와 같은 기준으로 투여시 요양급여를 인정하며, 허가사항 범위이지만 동 인정기준 이외에 투여한 경우에는 약값 전액을 환자가 부담토록 함.
- 아 래 -
○ 다음 기준 중 하나에 해당하는 중등도 이상의 건조각막결막염 환자
- 건성안으로 인하여 병적인 변화가 나타난 경우(예, 표층각막염 등)
- Tear Break Up Time 검사상 6초 이하인 경우
- shirmer test상 정상 수치보다 30% 이상 감소한 경우</td></tr>
<tr><td>안구건조증에서 사용할 때, 명세서상 인정되는 약제 투여 사유가 확인되지 않는다면 전액본인부담해야 합니다.
Cyclosporine 0.1% 외용제는 동일한 급여 기준을 가지나, 허가사항에 차이가 있습니다.
'다음 질환으로 인해 눈물 생성이 억제된 환자에 있어 눈물 생성의 증가 : 건조각막결막염과 관련된 안염증'인 0.05% 제형과 다르게, 0.1% 제형[아이커비스점안액(전문-급여)]은 '인공눈물 치료에도 개선을 보이지 않는 안구건조증을 지닌 성인환자에서 중증의 각막염의 치료'로 다릅니다.</td></tr>
</table>

안약을 사용할 때 주의 사항

일회용 약제 사용 시 :

- 한 번 넣기에 양이 많다고 하더라도, 한 방울이면 충분하기 때문에 원칙적으로는 남은 양은 버려야 합니다.
- 유통기한에 주의해서 사용합니다.

다회용 약제 사용 시 :

- 안약 용제의 끝이 눈에 닿지 않도록 주의해서 사용해야 합니다.
- 손을 씻고 점안하는 습관을 가져야 합니다.
- 개봉 1개월 후에는 폐기하는 것이 좋습니다.

여러 안과용제를 사용할 때는 10분 정도 간격을 가지고 점안합니다.
점안감을 좋게 하기 위해 냉장고에 보관하기도 하지만 원칙적으로 그럴 필요는 없습니다.

Reference

1. Priyanka Agarwal, Formulation Considerations for the Management of Dry Eye Disease, Pharmaceutics. 2021;13(2):207.
2. Am Fam Physician. 2010;81(2):137-144.
3. Ocul Surf. 2017;15(1):65-76.

CHAPTER

51 금연치료

금연치료는 환자의 건강뿐만 아니라 국가에서 보조를 많이 해주기 때문에 의료기관에도 좋습니다. 특히, 한 분이 잘 따라오시면 주변 분들을 같이 데리고 오시기도 합니다. 또한, 별도의 투자 없이도 진료 영역을 넓힐 수 있다는 장점도 있습니다.

금연치료 교육 → 교육이 이수되어야 상담료를 청구할 수 있음

1. '요양기관정보마당(htttps://medicare.nhis.or.kr)'에 접속하여 오른쪽 종사자 온라인 교육 버튼을 누릅니다.

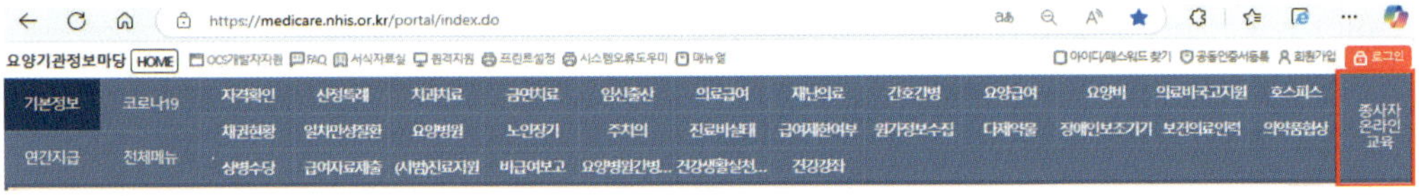

2. 이후 나오는 팝업창에서 '금연치료 의료인 온라인교육'을 선택합니다.

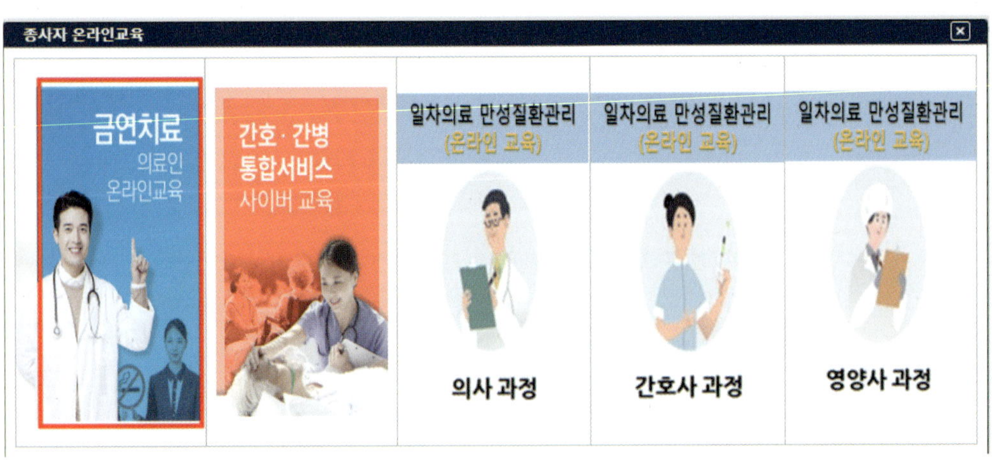

3. 연결된 '금연치료 의료인 온라인교육 학습실(https://no-smoking.co.kr)'에서 회원가입을 먼저 하신 후, 위쪽 '교육과정-신청' 탭을 눌러 '금연치료 의료인 교육 기본과정(필수)'을 수강신청 후 학습합니다. 최근에는 자동으로 신청되고 바로 학습할 수 있도록 되어있습니다.
4. 학습을 마무리한 후, 요양기관정보마당에 접속하여 의료기관 인증서로 로그인합니다.
5. '금연치료' 탭을 누르고 '금연치료참여신청관리'를 누릅니다.

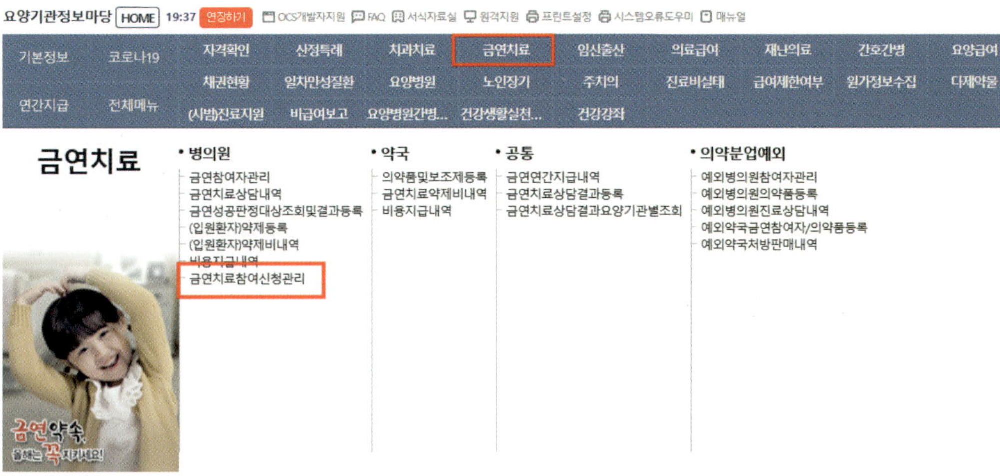

6. 빈칸을 기입하고 '저장'을 누르면 금연치료기관에 등록이 된 것이며, 금연상담과 처방이 가능해집니다.
7. 2번 '교육이수 조회'는 다음의 의미가 있습니다. 교육이 안 되어 있으면 아래와 같이 '교육미이수'라고 뜹니다. 교육을 이수한 의사가 있으면 금연과 관련된 상담과 처방에 대한 '청구'가 가능해집니다. 교육 없이는 청구가 되지 않으므로 사실상 교육 이수는 필수입니다. 교육 수료 1-2일 후 교육 이수로 확인됩니다.

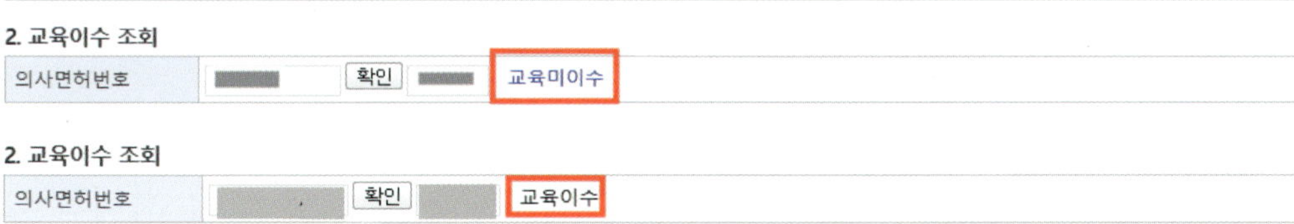

금연 상담 및 처방

1. 요양기관정보마당에 접속하여 의료기관 인증서로 로그인한 후, '금연치료(①)' - '금연참여자관리(②)' 메뉴로 들어갑니다.

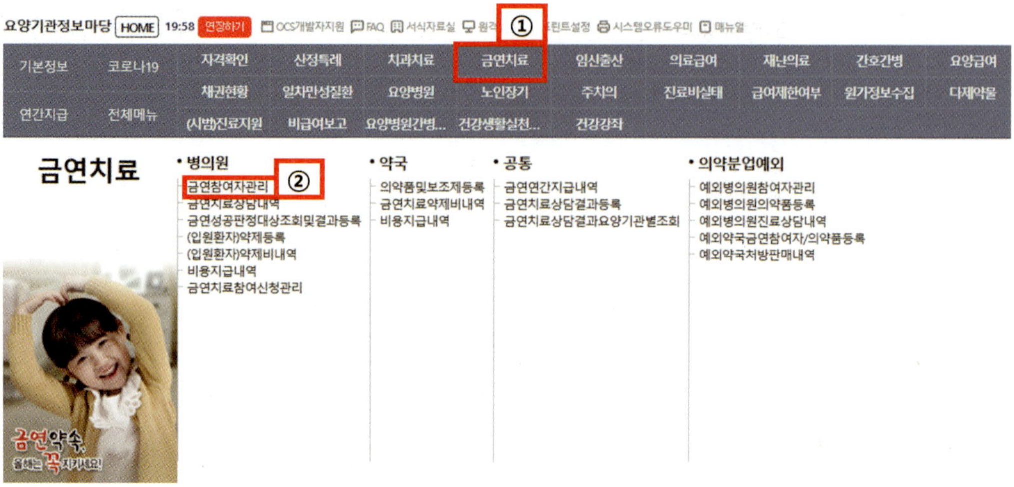

2. 금연참여자 자격 확인을 위해 주민번호와 성명을 입력합니다.(①)

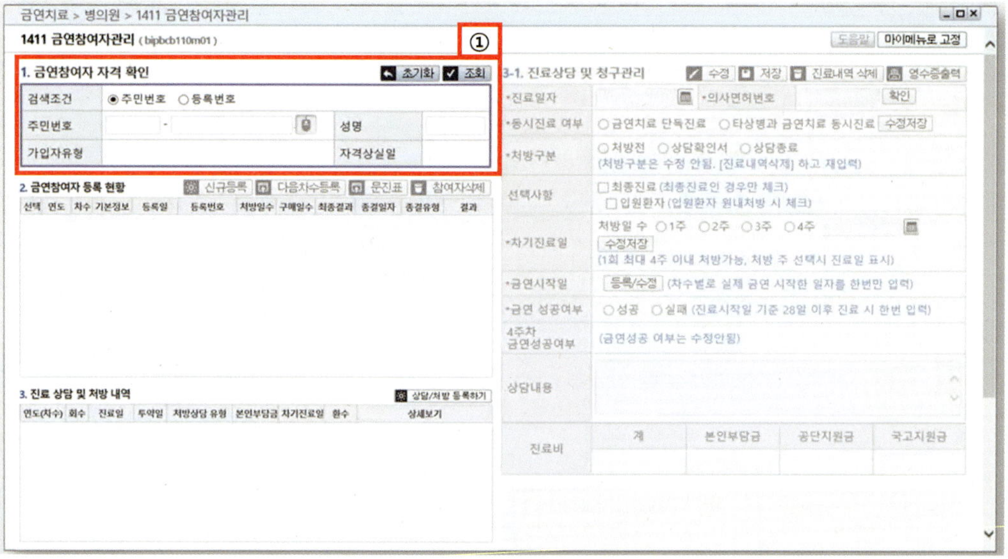

3. 신규등록자의 경우 팝업창에 기본정보를 입력하도록 뜹니다. 이때 SNS 수신 여부를 환자에게 물어봅니다. 매주 문자 중재 및 차기 진료일 안내문자가 발송되므로, 수신하는 것이 환자와 의료기관 모두에게 유리합니다.

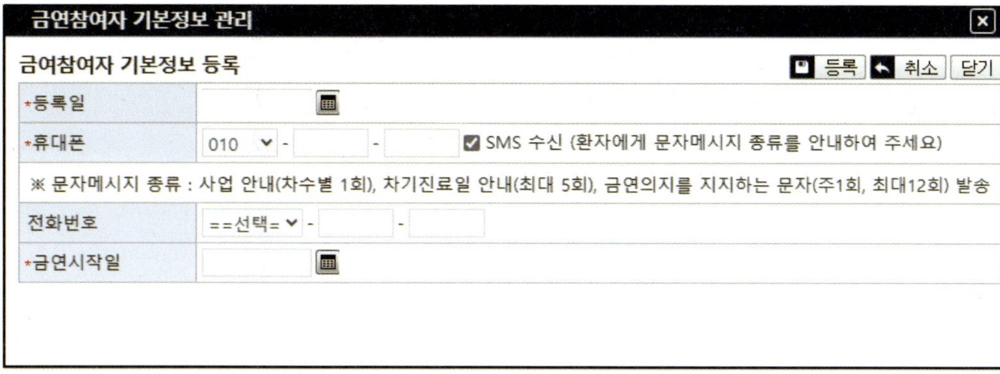

4. 등록 이력 여부에 따라 '①'에서 신규 등록 또는 다음차수 등록을 누릅니다. 기존 차수를 '②'에서 최종결과를 등록할 수도 있습니다. '①'에서 '문진표'를 선택하면 문진표 팝업이 뜹니다.

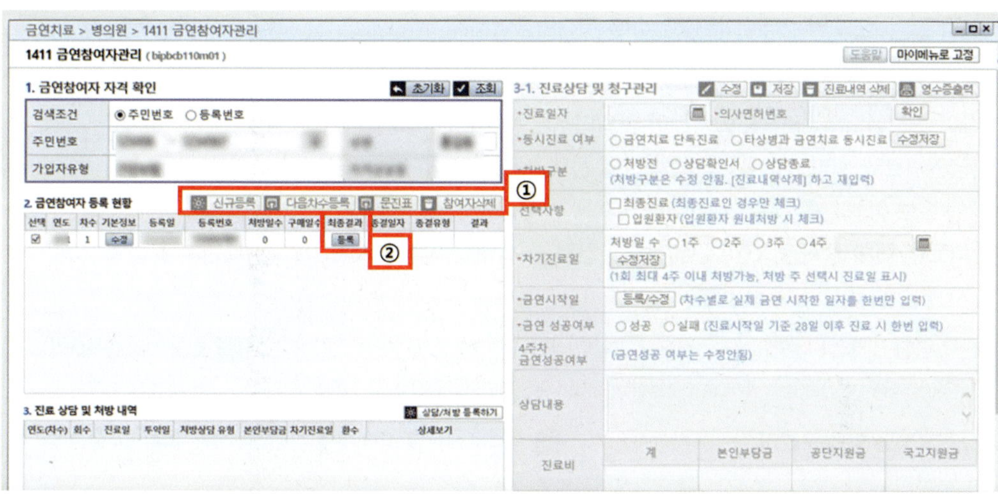

5. 문진표 팝업에서 '①'을 클릭하면 문진표 서식을 출력할 수 있습니다, 참여자가 작성하게 한 후 전산 입력을 합니다. **연 1회는 필수로 등록**해야 합니다.

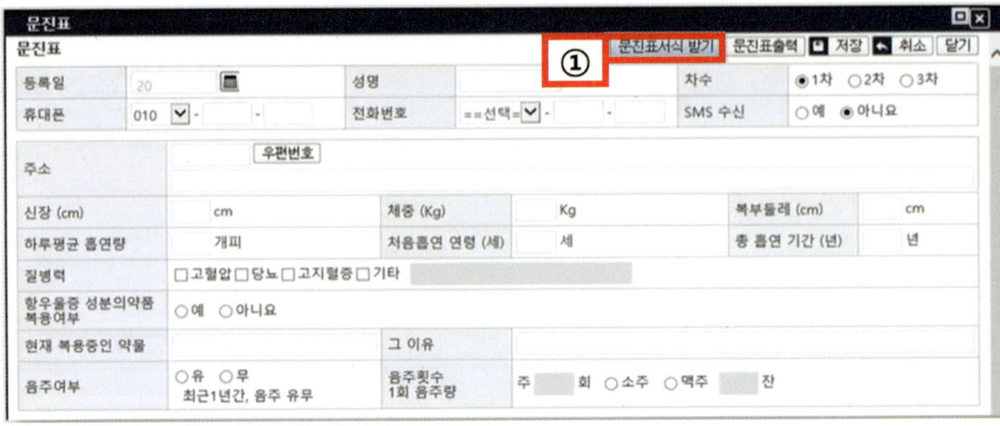

6. '2. 금연참여자 등록 현황'의 각 차수를 더블클릭하면 '3. 진료상담 및 처방 내역'에 내역이 뜹니다. 새로운 진료 상담 내역을 추가하기 위해 우측의 '상담/처방 등록하기' 버튼을 누르면, 화면 오른쪽 '3-1 진료 상담 및 청구관리'가 활성화됩니다. 진료일자와 의사면허번호를 입력합니다. '①'에서 금연치료만 단독으로 보았는지 다른 진료를 보면서 같이 보았는지를 체크합니다. (4주차에는 금연성공여부 창이 활성화되며, 필수로 입력해야 합니다.)

(1) **금연치료제 처방** : '②'에서 **'처방전'**을 선택하고 '③'에서 처방을 몇 주 할지 선택합니다.(보통 2주) → 7.로 이동

(2) **니코틴 대체제 처방** : '②'에서 **'상담확인서'**를 선택합니다. 환자는 이 상담확인서를 들고 약국에 가서 구입합니다. → 8.로 이동

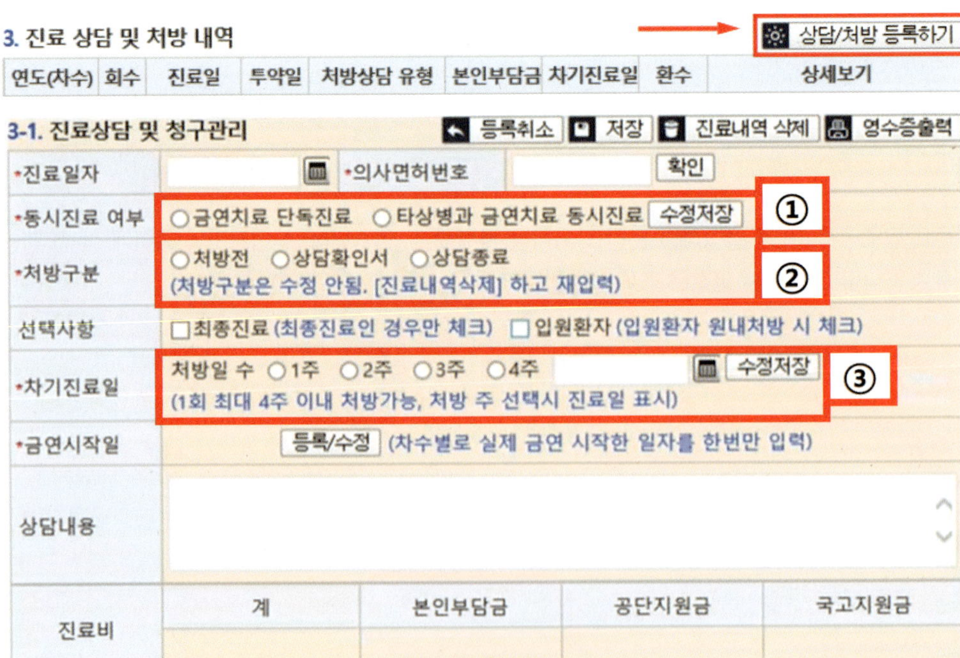

7. 금연치료제를 처방하는 경우 '3-2 처방관리'에서 '①'에서 약제를 선택하여 처방할 수 있습니다. 왼쪽의 묶음 처방을 이용하면 편리합니다. 제약사별로 상품명이 다른데, '②'의 묶음처방관리에서 바꿔두시면 편리합니다. '③'에서 저장을 누르면 아래 사진과 같이 '처방전 출력' 버튼이 활성화됩니다.

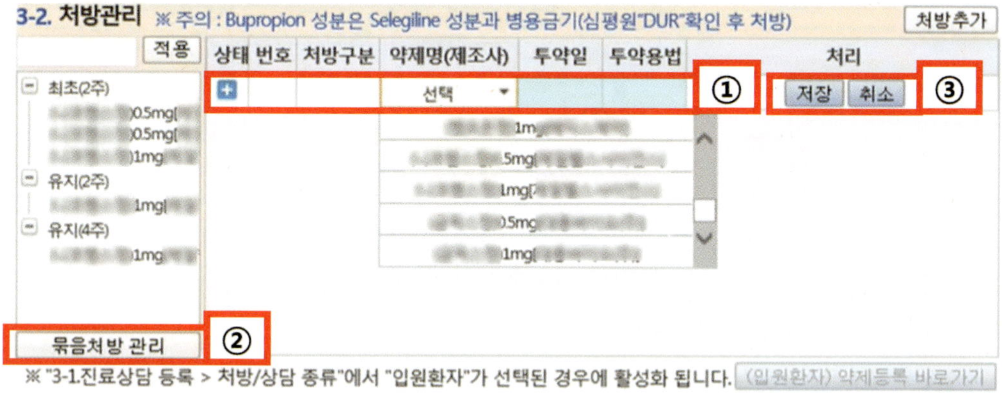

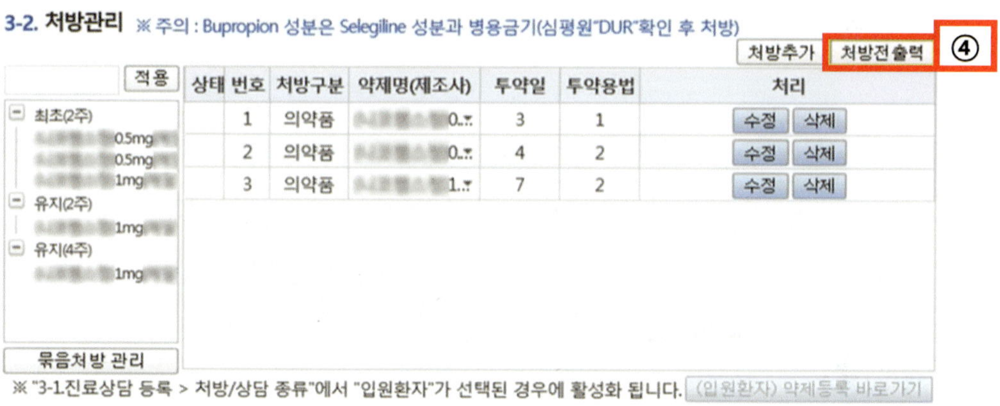

8. 상담확인서 출력 : 처방 구분에서 상담확인서를 누르면 상담확인서 출력이 가능합니다. 환자는 이것을 들고 약국에 가서 니코틴 보조제를 구입할 수 있습니다.

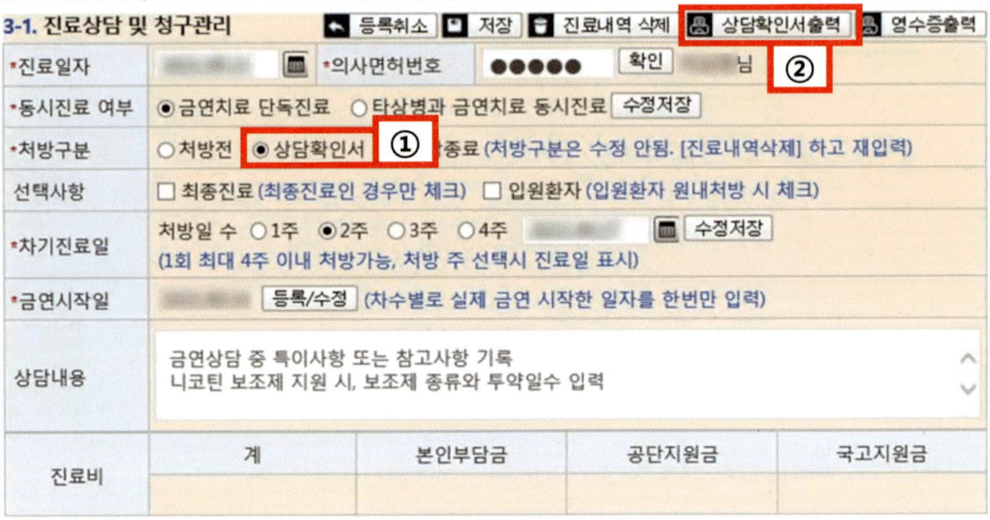

9. 종결 처리 : 참여자의 금연치료 정보 조회 결과 그 차수의 마지막 회차(6회 상담 또는 처방일수 합이 84일)에 해당하는 경우 '②'에서 등록버튼을 눌러서 종결처리를 합니다. 등록 버튼을 누르면 '최종 결과' 팝업이 뜹니다. (차수 종결 기준 '6회 상담' 또는 '84일 처방' 중 하나라도 만족하면 최종결과 등록이 필요합니다. 다만 진료 횟수가 6회 미만인 경우 처방 없이 진료등록은 가능합니다.)

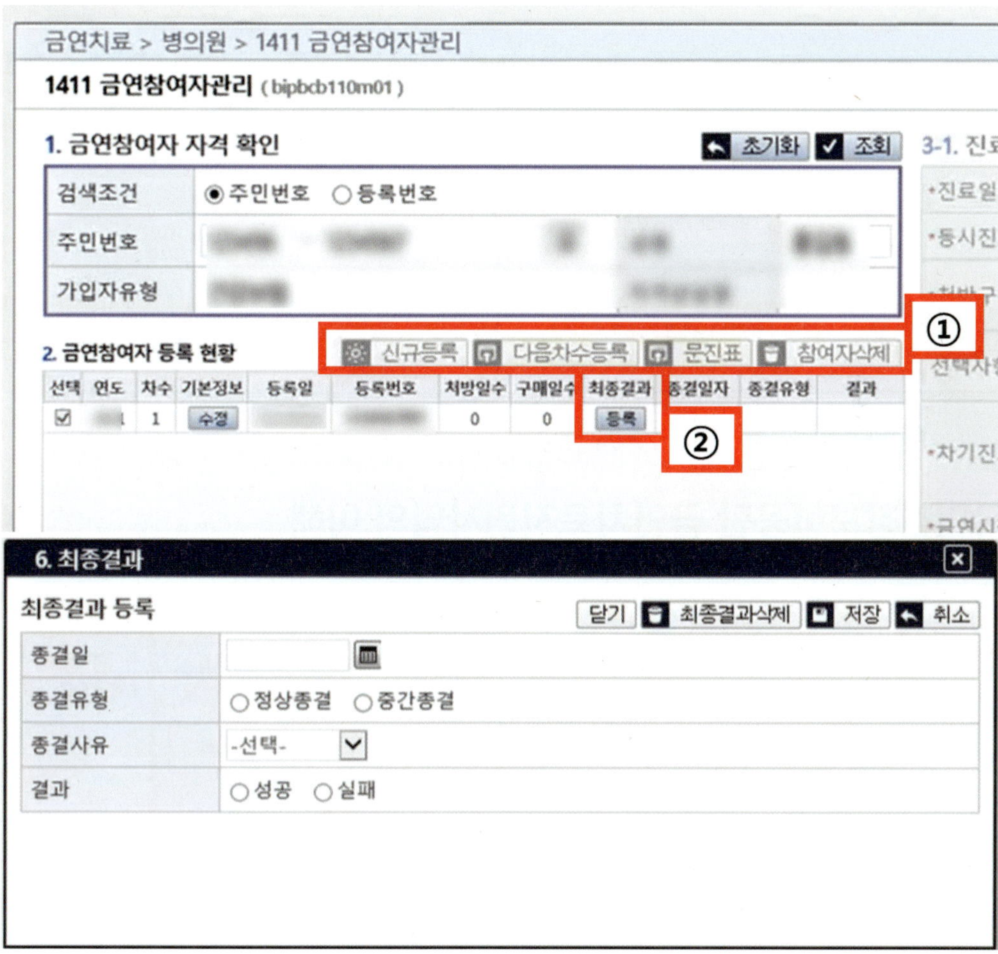

10. 환자가 7일이 지난 시점에 내원한 경우 : 팝업이 하나 뜨게 되어 있습니다. '확인'을 누른 뒤, '중단관리' 창에서 인정되는 사유(본인 이사-출장-질병/입원, 금연치료 의료기관의 휴-폐업 및 휴진)가 있으면 사유를 선택하고 '금연 계속 지원(해제)'를 눌러 해당 차수를 이어갈 수 있습니다. 이런 사유가 없거나, 3개월(90일) 이상 지나서 내원하면 해당 차수를 반드시 종료하고 다음 차수로 넘어가야 합니다.

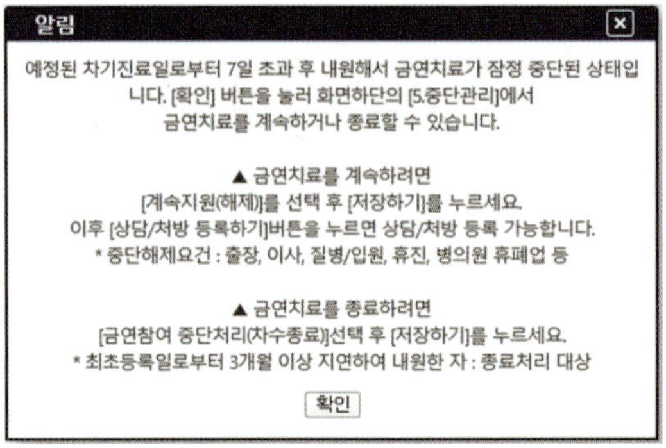

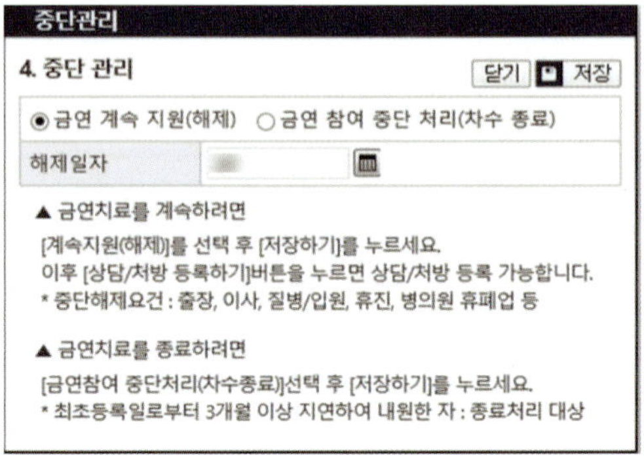

국민건강보험공단 금연치료지원사업의 이해

국민건강보험 > 건강모아 > 건강 프로그램 > 금연프로그램 > 사업소개

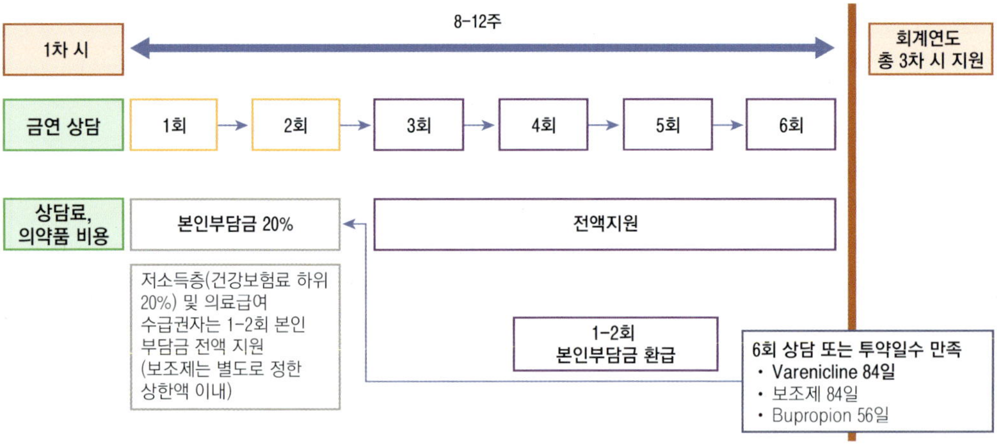

- **지원대상** : 금연 치료를 희망하는 모든 국민
  - **1년에 3차수**(12주 3번)까지 지원이 가능합니다. (실패해도 또 시행해도 됨)
- **지원 내용 :**
  - **8-12주** 동안 **6회 이내** 의사의 전문적인 진료 및 상담

  - 회당 **4주 이내**로 처방이 가능, 주로 **2주 간격으로 f/u**합니다. (6회 상담 시, 총 12주가 됨)
- 금연치료 의약품 또는 니코틴 보조제 구입비용 지원
- 3회차부터 진료-약제비 본인부담금 면제

- **이수 인센티브**
  - **6회 내원** 또는 **금연치료제별 투약기준 만족**시 **본인부담금 환급**
    - 이수기준 : 6회 상담 또는 처방치료제별 투약일수 만족
      - 부프로피온 56일 이상, 바레니클린 84일, 보조제 84일 투약
    - 열심히 하면 낸 금액을 다시 돌려받을 수도 있다고 꼭 설명합니다. → 환자에게도 설명하여 처음의 본인부담금에 대한 부담을 낮추고 재방문율을 높이는 데 도움이 될 수 있습니다.
      - 환급 절차는 공단에서 환자에게 안내가 되며, 서류를 제출하면 환자 계좌로 공단에서 입금하는 방식으로, 의료기관에서 신경 쓸 것은 없습니다.

금연 상담

금연 상담의 과정은 크게 두 가지 과정으로 이루어집니다.

1. 흡연 여부의 확인

2. 금연할 의지가 있는지 확인

※ 흡연 여부와 금연 의지에 따라 금연 상담 대상자는 4가지 유형으로 나눌 수 있습니다.

유형 1 : **현재 담배를 피우고 있으며, 담배를 당장 끊을 의지가 있는 경우 → 적절한 금연 치료 제공**

유형 2 : **담배를 피우고 있지만, 당장 담배를 끊을 생각은 없는 경우 → 금연에 대한 동기강화 상담**

유형 3 : **전에 담배를 피웠지만 현재는 끊은 상태 → 재발 방지 대책**

유형 4 : **전에 담배를 피워 본 적이 없는 경우 → 비흡연 상태를 유지 격려**

※ 금연 의지를 높일 수 있는 상담

- 가족(특히 자녀)분들이 좋아하실 겁니다.
- 금연 치료제를 복용하면 성공률을 6배가량 높일 수 있습니다.
- 금연을 하게 되면 어려운 점이 어떤 것이 있으신가요? 식욕증진, 체중증가, 기분 변화, 불면, 집중력 장애 등의 금단증상이 있을 수 있습니다. 첫 3일간 가장 심하고 3-4주에 걸쳐 서서히 감소하기 때문에, 3일만 잘 버텨보자고 생각하시면 버텨내시는 데 큰 도움이 되실 겁니다.
- 금연치료제가 비싼데, 지금 국가에서 전폭적으로 지원해 주고 있습니다. 이 기회를 잘 이용하셔야 합니다. 언제 바뀔지 모릅니다. 첫 1, 2회에서만 본인부담금 20%만 부담하시면 되고, 심지어 6회 모두 완료하시면 환급까지 됩니다.

금연치료 – 약물 요법

정신과 치료를 받고 있는지 환자에게 우선 물어봅니다. 바레니클린은 중추신경계에 영향을 미치므로 우울증, 악몽 등의 영향이 커질 수 있고 복용 중인 약물의 효과에 영향을 줄 수 있기 때문입니다. 그런 경우가 아니라면 일반적으로 일차의료기관에서도 금연 약물 치료를 충분히 시행할 수 있습니다.

약물치료가 중요한 이유

출처 : 담배탈출하기_국립암센터 2010

- 비약물치료의 낮은 성공률을 끌어올릴 수 있습니다.
  - 비약물치료의 6개월 이상 금연 성공률은 자신의의지 4%, 의사의 금연 충고 8%, 전문가에 의한 개인별 금연 상담 11%로 매우 낮음.
  - 약물치료의 6개월 이상 금연 성공률은 니코틴대체요법 17%, 부프로피온 19%, 바레니클린 26%로 비약물치료에 비해 매우 높음.
  - **상담과 약물치료를 병행**한다면 전문가 상담만 진행한 경우보다 1.7배 금연 성공률이 높아지고, 약물치료만 진행한 경우보다 1.4배 금연성공률이 높아집니다. 따라서 약물치료를 권유하되, 비약물치료와 병행할 수 있도록 해야 합니다.

금연치료 약제의 종류

1. 금연 치료의 1차 약제 :

- 니코틴 대체요법(Nicotine replacement therapy, NRT)
- 바레니클린(Varenicline)
- 부프로피온(bupropion) 서방정

2. 2차 약제 :

- 노트립틸린(nortriptyline)과 클로니딘(clonidine) 등
- 1차 약제에 부작용이 있다면 Nortriptyline, Clonidine과 같은 약제를 사용해 볼 수 있다는 가이드라인들도 있으나, 실제 임상에서는 거의 사용하지 않습니다.
- 이런 약제가 필요한 정도라면 상급병원 금연 클리닉으로 전원하는 것이 일차의료기관에서는 안전합니다.

최근 코크란 리뷰에 따르면 니코틴 대체요법, 부프로피온 서방정, 바레니클린 모두 위약군 대비 6개월 이상 금연 성공률이 각각 1.55배, 1.64배, 2.24배 높게 나타났으며 바레니클린은 니코틴 대체요법, 부프로피온 서방정과 비교 시에도 각각 1.25배, 1.39배 더 높은 금연 성공률을 보였습니다.

니코틴대체요법(NRT, nicotine replacement therapy) ← 상담확인서 발급

- NRT는 5가지 제형-**패치, 정제, 껌, 흡입기, 비강스프레이**-이 있으나 국내에서는 **패치와, 정제, 껌이 판매**되고 있습니다.
  - 일반의약품으로 약국에서 구입
- 흡연에 비해 니코틴 흡수 속도가 느리며 혈중 최고 농도도 낮지만, **금단증상을 완화하는 데 도움**이 됩니다.
- 패치는 **금단증상**을 예방하는 데 효과적이고, 정제(사탕)나 껌은 **순간적인 갈망**에 효과적입니다.
- 병의원에서 **상담확인서를 발급**하면 약국에서 니코틴대체제를 구입할 때 지원받을 수 있습니다.

1. 니코틴 패치의 사용 방법

기준	사용기간	지속시간	예시
하루 20개비 이상	3개월 이하	24시간	42mg 4주 → 28mg 4주 → 14mg 4주
	6개월 이하	16시간	25mg 8주 → 15mg 2주 → 10mg 2주
하루 20개비 미만	3개월 이하	24시간	28mg 8주 → 14mg 4주
	6개월 이하	16시간	15mg 8주 → 10mg 4주

- 털이 없는 곳에 부착. 건조하며 상처가 없고 피부병변이 없는 곳에 붙입니다. 움직임이 적은 엉덩이나 상완에 붙입니다.
- 패치는 피부 부작용 외 부작용이 많이 없는 편. 24시간 지속형은 불면증이 있을 수 있습니다.
  - 24시간 지속형 → 기상 직후 흡연 갈망 줄여줌, 금단증상 감소에 효과적
  - 16시간 지속형 → 24시간 지속형으로 인한 수면장애가 있으면 사용(수면 시에 떼어냄)
- 피부부작용
  - 대처 - 하이드로코르티손 크림 1%, 트리암시놀론 크림 0.5%를 사용
  - 예방 - 1주일 동안 붙였던 곳에는 다시 붙이지 않음

2. 니코틴 껌의 사용 방법

기준	사용기간	예시
하루 **20개비 이상**	6개월 이하	**4mg** 흡연 충동 시 사용 (통상적으로 하루 8-12개 사용, 최대 15개 미만)
하루 20개비 미만	6개월 이하	2mg 흡연 충동 시 사용 (통상적으로 하루 8-12개 사용, 최대 15개 미만)

- 니코틴 껌을 복용할 때는 약간 얼얼한 느낌이 들 때까지 천천히 씹도록 합니다. 잇몸과 볼 사이 붙여 놨다가 반복해서 30분가량 씹습니다.
- 흡인의 위험이 있어 사용 15분 전부터 사용할 때까지 물을 섭취하지 않도록 함.
- 4mg이 2mg보다 금연에 효과적이므로, 의존도가 높은 흡연자는 고농도 제품을 사용할 것을 권유함.
- 12주 내로 사용하며 구강건조, 구강작열감, 딸꾹질, 구역, 소화불량, 속쓰림, 턱관절통증 등 부작용이 있을 수 있음.
- 처음에 매 1-2시간 복용하다가 점차 줄여가는 방식으로 복용. 1시간 내 1개 초과 복용은 금지.

3. 니코틴 사탕의 사용 방법

기준	용량	예시
기상 후 첫 담배 30분 이내	4mg	처음 매 1-2시간마다 복용 → 점차 줄여감
기상 후 첫 담배 30분 초과	2mg	

- 씹거나 삼키지 않고 천천히 녹여서 복용합니다.
- 사탕은 3-6개월가량 사용할 수 있으며, 딸꾹질, 기침, 속쓰림 부작용이 있습니다.

4. 니코틴 대체요법의 금기와 부작용

- 니코틴 자체에 대한 부작용으로, 교감신경을 자극하기 때문에 혈압 상승, 빈맥, 두근거림, 불면, 두통, 구역, 소화장애가 발생할 수 있습니다.
- 니코틴 대체 요법은 급성심근경색의 독립적 위험인자는 아니지만, 특히 **2주 이내 심뇌혈관계 질환**을 앓았거나 **심한 부정맥**이나 **불안정 협심증**을 앓고 있는 흡연자에게는 주의하여 사용해야 합니다.

바레니클린 (Varenicline) ← 우선 권고

바레니클린은 **뇌의 α4β2니코틴 아세틸콜린 수용체**에 대한 **부분적 항진제와 길항제 작용을 모두** 나타내는 독특한 기전을 가지고 있습니다. 금연 시에는 부분적 항진제로서 니코틴 수용체를 약하게 자극하며 니코틴보다는 낮게 도파민을 지속적으로 방출하여 금단 증상과 흡연 욕구를 효과적으로 억제합니다. 흡연 시에는 길항제로 작용하여 니코틴이 수용체에 결합하는 것을 방해하고 니코틴으로 인한 도파민 보상작용을 줄입니다. 결론적으로 **담배를 피우지 않을 때 담배 생각이 덜 나고, 담배를 피울 때 담배 맛이 감소합니다**.

비교대조군실험에 다르면 대조군에 비해 2.24배 금연성공률을 높이며, 네트워크 메타분석에 따르면 NRT나 부프로피온 단일 요법보다 효과적이었기 때문에 최근 권고안에서는 **바레니클린 단일 요법을 1차 치료제로 권고하는 경우가 많습니다**.

1. 복용 방법

(1) 용량

- **금연 1주 전**부터 복용 시작
- **첫 3일** : **0.5mg 하루 한 번**
  - → **4일째 0.5mg 하루 두 번**
  - → **8일째 1mg 한 알씩 하루 두 번** → 유지

그림 바레니클린 투여방법

◎ 첫 주 : 0.5mg을 1~3일(1일 1회), 4~7일(1일 2회) 복용

◎ 2주~12주 : 1mg을 1일 2회 복용

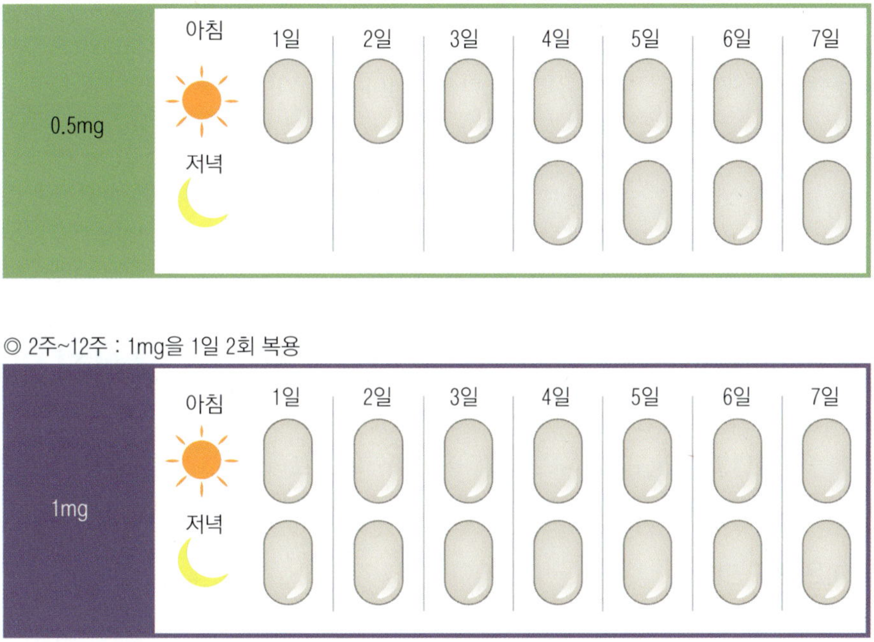

출처 : 금연진료지침 2017_대한 결핵 및 호흡기학회

(2) 기간

- 총 기간 **12주** 투여. 사람에 따라서 금연 성공률을 높이기 위해 **6개월-1년까지 연장할 수 있음.**
- **점진적 금연법** – 12주간 복용하면서 4주간 3번에 걸쳐 50%씩 흡연량을 줄이고, 12주까지 완전한 금연을 시도 → 이후 12주 더 약물치료를 하는 방식.

2. 부작용

- 가장 흔한 부작용 – **메스꺼움(구역감)**
- 흔한 이상 반응 – **생생한 꿈(악몽)**, 변비, 구토, 구갈, 설사/변비

- 드물지만 심각할 수 있는 부작용 – 우울증, 자살 행동, 심근 경색
  - 바레니클린 시판 후 정신질환 발생 우려가 제기되었으나, 2016년 대규모 무작위연구 결과에서 검증되어 현재는 안정된 정신질환이 있어도 더 효과적인 약제로 사용되고 있습니다.
- 부작용 예방 및 대처
  - 위장관 부작용을 예방하는 방법 : 식후 30분에 바레니클린을 충분한 양의 물과 함께 복용
  - 위장관 부작용 대처법 : 위장관운동개선제(Prokinetics) 복용 또는 바레니클린 용량 감량
  - 수면 부작용 대처법 : 저녁약을 식후 바로 복용

3. 금기

- 신장기능이 GFR 30 미만으로 떨어졌거나 투석 중이라면 용량을 줄여야 합니다.
- 신장기능이 GFR 30 미만이라면 0.5mg QD로 시작하고 0.5mg BID를 초과 않도록, 투석 중이라면 0.5mg QD가 최대
- 18세 미만 청소년과 임산부, 수유부에 대한 안전성이 검증되어 있지 않습니다.

4. 불순물 이슈

- Varenicline의 선두주자였던 '챔픽스'가 불순문 허용기준(185ng/일)을 초과하여 자진회수('21.9.7.) 이후 처방이 불가하며, 동일성분의 제품이 지원되고 있으니 금연치료청구시스템 상의 처방의약품 목록을 참고하여 처방해야 합니다.

부프로피온 (bupropion[웰부트린]) ← 많이 사용하지 않음

우울증 치료제로 사용된 부프로피온은 금연에 대한 효과가 알려지며 1997년 FDA에서 최초의 비니코틴성금연약물로 승인을 받았습니다. 부프로피온은 **도파민과 노르에피네프린 재흡수를 차단**하고 **아세틸콜린 수용체를 차단**하여 니코틴 금단증상을 감소시키는 데 도움이 됩니다.

1. 부프로피온 복용 방법

- **용량 :** 첫 **3일간** 150mg **한 알 하루 한 번** 복용(금연 시작 1-2주 전부터 복용 시작)
  - → **4일부터** 아침, 저녁으로 한 알씩 **총 2알**(적어도 8시간 간격)
- **처방 기간 :** 적어도 7-12주 사용할 것을 권고. 금연에 성공했더라도 흡연 욕구가 큰 사람에게는 장기간 유지요법으로 하루 150mg을 금연 후 6개월까지 처방할 수 있음.

2. 부작용 및 금기

- 부작용 : 불면, 입마름, 신경과민, 두통 등, **경련**은 가장 주의해야 할 부작용
  - 부프로피온이 경련의 역치를 낮춘다고 알려져 있으며 하루 300mg을 복용하는 사람의 0.1%에서 발생
- 금기 : **경련질환의 병력, 중추신경계 종양, 대식증**이나 **신경성 식욕부진증**의 병력, 알코올 또는 벤조디아제핀계 신경안정제를 갑작스럽게 중단한 경우, **MAO억제제를 복용** 중인 경우 /청소년과 임산부에서 안전성과 효능이 입증되지 않았음.

병합요법

금연진료지침 2017_대한 결핵 및 호흡기학회

- Bupropion+NRT : 각각 단독 치료에 비해 금연 성공률이 우월하다고 알려져 있어 권고
- Bupropion+Varenicline : 단독제제 사용보다 금연 성적 우월하여 권고
- Varenicline+NRT : 우월성 입증, 아직은 우선적으로 권고하지 않음
  - 바레니클린은 니코틴의 보상능력을 약화시키는 기전으로, 니코틴 보조제와의 병합요법은 기전상 한계가 있다는 생각이 일반적으로 받아들여지고 있습니다. 다만, 복합적인 경로가 있을 가능성이 높으며, 흡연 행태도 단순하게 작용하지는 않기 때문에 병용요법이 효과적일 가능성이 있고, 실제 여러 RCT에서 병용요법이 효과적인 결과들이 있어 '금연치료 임상진료지침'에서는 선택적으로 적용할 것을 권고했습니다.
  - 단, 구역, 수면장애, 변비 등의 부작용 발생 위험이 약간 올라갈 수 있어, 환자의 의견과 약물에 대한 반응을 보고 조절합니다.

환자 교육

- 금연으로 인한 체중증가가 흔합니다. 금연으로 인한 이득이 체중 증가로 인한 위해보다 훨씬 크다는 사실을 교육합니다.

심혈관질환자에서 금연 치료

표 심혈관질환이 있는 환자에서 금연에 대한 약물치료 권고안 (출처 : 미국심장학회. 2018)

	안정적인 외래환자	급성 관동맥질환으로 인한 입원환자
1차 약제	Varenicline or combination NRT	금단증상완화 : Nicotine patch or combination NRT
		퇴원 시 : combination NRT or varenicline
2차 약제	Bupropion or single NRT	퇴원 시 : single NRT
3차 약제	Nortriptylline	Bupropion

출처 : 금연치료 사업안내서_보건복지부, 국민건강보험(2022)

- NRT : 심박수나 혈압 상승, 혈관 수축 등을 유발하는 문제로 안전성에 대한 우려가 제기되어 왔으나, NRT에 따른 혈중 니코틴 농도의 상승은 상대적으로 낮은 수준에 그쳤습니다. 실제 메타분석 결과에 의하면 심박수 증가, 빈맥 등을 유발하지만, 심혈관질환 발생을 의미있게 증가시키진 않았습니다.
- 국내에서는 acute event 후 2주간 NRT를 사용하는 것을 제한하고 있으나, 2020년 발표된 유럽 금연권고안은 급성기 48시간 내 사용을 제한하고 있기도 합니다.

- 바레니클린이 니코틴 수용체에 작용하는 약물이며, 메타분석 결과 심혈관계 부작용이 약간 더 많이 발생하는 것으로 발표되는 등 사용에 대한 우려가 제기된 바 있습니다. 그러나 약 8,000여 명을 대상으로 한 2018년 CATS 연구에서 다른 약물 및 위약에 비해 심혈관계 부작용이 더 많지 않음이 확인되어, 안전성에 대한 우려는 다소 해소됨. 같은 연구에서 부프로피온을 사용할 때 심혈관계 질환 부작용도 위약이나 NRT에 비해 더 많지 않음이 확인됨.

Reference

1. 금연치료지원사업을 위한 임상진료지침_보건복지부, 국민건강보험(2023. 10)
2. 금연진료지침 2017_대한 결핵 및 호흡기학회
3. 금연치료 사업안내서_보건복지부, 국민건강보험. (2022)
4. Korean J Fam Pract. 2013;3:153-162.

CHAPTER 52

치매 1편 : 중증도 평가, MMSE, CDR, GDS

일차의료기관에서 치매는 이미 알츠하이머 치매로 진단된 환자의 '관리'에 집중합니다. **새롭게 치매를 진단하는 경우**라면, 여러 뇌신경계 질환을 감별하기 위한 검사가 필요하며, 재산 상속 문제 등 복잡한 문제가 얽혀 있을 수도 있어 **상급 기관으로 의뢰**합니다.

알츠하이머로 이미 치료를 받고 있는 환자라면, 치매치료제 급여처방을 위해서 MMSE 점수와 GDS 또는 CDR 점수 중 1가지가 필요합니다. 이 중 주로 MMSE와 GDS가 간편하여 일차의료기관에서 이 두 가지를 시행합니다.

치매의 진행정도 평가

<table>
<tr><th></th><th>인지장애
호소</th><th>객관적인
인지장애</th><th>일상생활능력
장애</th><th>CDR</th><th>GDS</th><th>MMSE</th></tr>
<tr><td>주관적 인지장애(SCD)
Subjective cognitive decline</td><td>+</td><td>-</td><td>-</td><td rowspan="2">0.5</td><td>2</td><td></td></tr>
<tr><td rowspan="2">경도 인지장애(MCI)
Mild cognitive impairment</td><td rowspan="2">+</td><td rowspan="2">+</td><td rowspan="2">-</td><td>3</td><td rowspan="2"></td></tr>
<tr><td rowspan="3">1</td><td>4</td></tr>
<tr><td>치매
Dementia</td><td>+</td><td>+</td><td>+</td><td></td><td></td></tr>
<tr><td>• early stage AD</td><td></td><td></td><td></td><td>5</td><td>21-26</td></tr>
<tr><td>• moderate stage AD</td><td></td><td></td><td></td><td>2</td><td>6</td><td>10-20</td></tr>
<tr><td>• severe stage AD</td><td></td><td></td><td></td><td>3</td><td>7</td><td>1-9</td></tr>
</table>

- **주관적 인지장애** : 주관적인 인지장애를 호소하지만, 객관적인 인지장애가 없는 단계. 예전에는 객관적 인지장애가 없기에 '건망증'이라는 이름으로 치매와 감별하는 것에 초점을 맞추었습니다. 하지만 최근에는 주관적 인지장애가 있다면 경도인지장애와 치매로 발전할 가능성이 보통 인구보다

높다는 연구들이 나오며, 이 단계에서부터의 적극적인 개입이 강조되고 있습니다. (Alzheimers Res Ther. 2020;12(1):52)

- **경도 인지장애** : 객관적인 인지장애가 있지만, 일상생활능력은 보존된 단계입니다. Lecanemab 등의 치료제가 나오긴 했지만 상당히 고가이며, 일차의료기관에서 활용 가능하면서도 명확한 근거를 가진 약제가 아직까지는 없습니다.
  - **치매의 예방 :** 난청이 있다면 보청기 사용, 취미활동, 사람을 만나거나 화단을 가꾸는 등 지속적인 정신활동, 걷기 등 규칙적인 운동, 기저질환 관리, 건강한 음식 섭취 등을 권고합니다.
- **치매 :** 일상생활에도 문제가 생기는 단계입니다.

< MMSE, GDS, CDR의 비교 >

GDS 해석	MMSE 평균 점수	GDS	CDR	MMSE 평균 점수	CDR 해석
인지 장애 없음	28.3	GDS 1	0	27.8	인지 기능 정상
매우 경미한 인지장애	26.6	GDS 2	0.5	23.7	매우 일차적인 치매 또는 초기 단계
경미한 인지장애	24.0	GDS 3			
중등도의 인지장애	20.2	GDS 4	1	18.5	경도 치매
초기 치매의 인지장애	16.5	GDS 5			
중기 치매의 인지장애	7.6	GDS 6	2	13.2	중등도 치매
말기 치매의 인지장애	0.3	GDS 7	3	6.7	중증 치매

- 다음의 내용을 바탕으로 정리한 표입니다.
  - 대한신경과학회지 2002;20(6):612-7
  - Alzheimer Dis Assoc Disord. 2003;17(2):98-105

선별검사 - 인지기능 검사 -

(1) CIST, Cognitive Impairment Screening Test

(2) MMSE, 간이정신상태검사

(3) MoCA

선별검사는 선별검사로 의미를 가지며, 점수 자체로 진단 근거가 될 수는 없습니다. 이중 MMSE에 대해서만 살펴보겠습니다.

MMSE

- 환자에게 시행하는 검사로 치매약물 **보험기준에서 반드시 시행**해야 하는 검사입니다.
- 외래에서 사용하신다면, 저작권이 있기에 **책자를 구입해서 검사**하셔야 합니다.
- ~~(2022년 기준 연간 구독권 129,000원)~~ → 이제는 구독권은 사라졌고 K-MMSE 2판을 부수별로 구매하여 사용합니다.
- 구매 사이트 : https://inpsyt.co.kr

장점

- 쉽게 적용가능하고, 검사시간이 10분 미만으로 짧음.
- 적은 연습효과와 반복 평가

단점

- 전두엽기능을 평가하는 항목이 부족하여 전두측두엽치매나 혈관성치매에 민감하지 못함
- 큰 교육, 연령, 문화, 언어 영향
- 쉬운 문항 위주로 구성되었고 점수 폭이 좁음 → 점수의 변화를 보기 어려운 문제
- 학력이 높고 사회적 기능이 뛰어났던 사람들에서 위음성이 나올 가능성이 높습니다.
  - 그래서 social function이 좋았던 사람에서 MMSE 점수가 낮게 나온 경우, 손을 쓰기 어려운 후기 단계일 가능성이 높습니다.
  - 따라서 사회적 능력이 좋았던 사람들에서 인지저하가 나타나면 조금 더 적극적으로 영상검사 등 다른 검사를 활용하는 것이 예후에 좋을 수 있겠습니다.

MMSE 시행하는 법

- MMSE-KC, MMSE-K, K-MMSE의 항목이 다릅니다.
- 저작권이 있어 문항을 적지는 않고 시행하는 방법에 대해 기술하였습니다.
- 준비물 : 검사용지, A4 용지, 필기도구, 열쇠-도장-볼펜(or 시계), 필요시 보청기와 돋보기

(1) 기억등록

- 주의를 집중하게 하고 시작한다.
  - "이제 시작합니다- 집중하세요. 지금 단어 3개를 말씀드립니다. 3개를 다 듣고 따라 하세요"
- 1초 간격으로 한 단어씩 말한다.
- **점수 : 첫 번째 시행에서 따라 말한 답만** 점수를 준다.
- **지연회상 검사 위해 :** 첫 응답에서 모두 말하지 못한 경우, 최대 **3번**까지 이름 불러주고 기억하는 과정 반복
  - 모두 말했거나 3회까지 불러준 후 : "잠시 후 다시 물어 볼 것이니 들은 물건 이름을 잘 기억하세요."
- 외울 시간 주지 않고 다음 검사 시작.

(2) 시간지남력

- 순서를 바꿔도 무관.
- 융통성 있게 평가 가능
    - ex. 9월 초인데 여름이라고 했다면, 왜 여름이라고 생각했는지 물어봄 → 이유가 합당하면 정답
- 음력도 정답.
- 요일 : "월화수목금토일 중 어느 요일인가요"로 질문 가능
- **계절을 영 이상하게 대답**하는 경우 **높은 치매 가능성을 의미**합니다.

(3) 장소지남력

- 구체적인 힌트 주지 않아야 함.
    - ex. "이곳의 이름은 무엇인가요?" ("여기가 어디 병원이죠?" X)
    - 바로 이해하지 못하면 "현재 계신 이곳의 도 이름은 어떻게 되죠?"하고 물을 수 있음
    - 구체적으로 말하지 않은경우 : ex. 병원이라고만 답하면 → "병원 이름이 어떻게 되죠?"로 다시 질문
- 몇 층?
    - "지금 검사하고 있는 곳은 건물의 몇 층이죠?"
    - 건물의 총 층수가 아니라 현재 검사실의 층수를 질문

(4) 주의력

- 정답을 말하거나 피검자가 대답한 숫자를 말해주지 않음.
    - "거기서 7을 빼면요?"
- 7을 빼는 한번 한번마다 피검자가 정답을 말한 횟수에 따라 점수 매김.
    - 예를 들어 3번째 정답을 확인한다면, 중간에 계산 과정이 틀렸다고 하더라도 100에서 7을 3번을 뺀 79가 정답이 아니라 이전의 정답에서 7을 뺀 수가 정답
- 삼천리강산 따라말하기
    - 오류가 있을 때마다 감점 1점 - 오류 : 생략, 위치 바꿈. 삽입, 잘못된 위치
    - 글자 생략, 앞 글자와 위치가 바뀜, 중복되거나 다른 글자 첨가, 2글자 이상 벗어난 잘못된 위치로 글자 옮겨짐

(5) 기억회상

- 힌트를 주지 않고 스스로 기억해 낸 단어에 한하여 1점씩 부여
    - "제가 아까 외우고 계시라고 한 단어 3개가 무엇이었나요?"
- 잘 생각해보세요 등의 지지적인 표현까지는 가능.
- 전혀 모르겠다고 한다면, 한 개라도 생각나는 것이 있는지 격려
- **기억 회상이 0점이**라면 **경도인지장애 또는 알츠하이머치매 강력 의심**

(6) 이름대기

- 사투리도 정답.
- 용도를 말하는 것은 정답이 아님. → 이름이 무엇인지 한번 더 물어야 함.

(7) 따라말하기

- "간장공장공장장 또는 백문이불여일견을" **한 번만** 또렷하고 큰 소리로 말해줌.
  - "제가 한 번만 말씀드릴 테니 정확히 따라 해주세요."
- 못 들었다고 해도 다시 말해주지 않는다.
  - "그래도 생각나는 대로 말씀해 주세요."
- 한 글자라도 틀리면 0점.

(8) 명령이행

- 지시를 말할 때 3가지(쉼표 부분)를 끊어서 크고 또렷하게 전달.

(9) 시공간기능

- 피검자가 그리지 않고 곧바로 못 하겠다고 거절 → 다시 격려
  - "할 수 있는 만큼이라도 해보세요"
- 겹친 부위가 사각형이 되고 오각형은 5개 각이 유지가 되면 정답.
- 다시 자발적으로 그려서 정답이 된다면 정답 처리. 검사자가 그리라고 해서는 안 됨.
- **교육 수준에 영향 많음**

(10) 판단능력

- 옷을 왜 빨아서 입는가?
  - 위생과 청결에 대한 내용이면 정답
- 주민등록증을 주웠을 때 돌려주는 법?
  - 우체국에 관련된 것만 정답 처리. (우체통, 우편함, 우체국, 집배원 등)
  - 파출소와 동사무소는 오답. → 다른 방법도 말해달라고 한 번 더 물어보고 정답을 말하면 정답
  - 조금 이해가 되지 않는 기준입니다….

(11) 읽기/쓰기

- **문맹이면 시행 불가**
  - MMSE-K는 문맹이면 4점 추가
- **읽기**
  - "지금 보여드리는 문장을 큰 소리로 읽고, 쓰인 대로 해보세요."
- **쓰기**
  - "여기에 오늘 날씨에 대해 문장으로 써보세요."
- 맞춤법이 틀려도 주어와 동사가 있고 의미가 전달되면 정답

→ MMSE 종류별로 점수판단이 다릅니다.

MMSE-KC Table : -1.5 SD

학력	0-3년		4-6년		7년 이상	
연령	여	남	여	남	여	남
60-69세	18.5	20.9	22.5	24.0	25.3	25.6
70-74세	16.7	19.7	22.0	23.3	24.9	25.5
75-79세	15.1	19.7	21.6	22.3	23.9	25.4
80-90세	13.5	17.3	20.4	22.9	22.9	24.8

출처 : 한국치매협회 사이트 자료

K-MMSE Table : -1.5 SD

연령	문맹	무학(비문맹)-3년	4-6년	7년 이상
45-64세	17.0	21.6	24.0	23.6
65-69세	15.1	20.5	22.0	23.0
70-74세	13.7	20.2	20.9	22.7
75-84세	12.8	18.5	19.1	20.8
85-90세	9.7	16.4	17.7	

출처 : Korean Journal of Psychology 2006;25(2):1-12

치매 단계 평가

(1) Clinical Dementia Rating (CDR)

(2) Global Deterioration Scale (GDS)

(3) Korean Dementia Screening Questionnaire (KDSQ-C)

이 중 CDR은 간단하게만 알아보고, GDS에 대해 주로 기술하였습니다.

Clinical Dementia Rating (CDR)

- 치매 연구에서 주로 활용하는 치매단계 평가의 Gold standard.
- 보호자를 먼저 면담하고, 이후 환자를 면담합니다.
- 인지기능 3가지, 일상생활기능 3가지, 총 6개 항목을 평가하며, **40분 정도 소요**됩니다.
    - 너무 오래 걸려서 치매치료제의 급여 처방을 위해서 시행하기에는 어렵습니다.

- **점수계산 체계가 복잡하여 CDR 계산기를 이용해서 점수를 매기는 것이 편리합니다.**
    - **링크 :** https://naccdata.org/data-collection/tools-calculators/cdr

Global Deterioration Scale(GDS)

장점

- 쉽고 간단하게 시행할 수 있으며, **2-3분 정도로 짧은 소요시간**이 걸려 임상에서 활용하기 좋습니다.
- 구체적인 예시가 제시되어 있어 적용하기 좋습니다.
- 후기뿐만 아니라 초기의 인지장애가 여러 단계로 구분되어 있어 평가에 용이합니다.
- 보호자의 면담 내용을 활용할 수 있습니다.
- 대한치매학회 홈페이지의 상단 '치매 질환 정보' 탭 – '치매 관련 검사' – 'GDS'에서 제공되고 있습니다.

환자의 BPSD 평가 – 문제행동 평가 –

환자의 치매가 진행하면서 문제행동도 심해집니다. 이에 대한 적절한 평가와 처방 또한 환자와 보호자의 삶의 질을 높이고 조기 시설입소 예방에 도움이 될 수 있습니다.

신경정신행동검사-간편형(NPI-Q)

- 보호자가 읽고 표시하는 설문지 형태의 검사입니다.
- K-NPI보다 수가는 조금 더 싸지만 **대기 중에 할 수 있는 큰 장점**이 있습니다.
- 이런 문제행동에 대해 설문지를 작성하며, 보호자도 이런 문제행동이 발생하는지 체크를 하게 됩니다.

우울증의 감별

노인 가성치매라고 많이 불렸던 노인우울증으로 인한 인지저하를 감별하기 위해 SGDS(단축형 노인우울척도)검사도 같이 많이 시행합니다.

노인성 우울증(Senile depression)은 **신체증상 또는 인지기능 저하를 동반**하는 경우가 많습니다. 이런 노인성 우울증은 흔하고 감별이 중요하기 때문에, 의사국가고시에서도 치매와 구분하는 문제가 단골로 출제되곤 했습니다. 하지만, 최근에는 이렇게 우울감으로 인지저하가 발생했더라도, 치매의 전조 증상으로서 우울감이 발생할 수 있기 때문에 인지기능 저하에 대해 명확히 평가해야 한다는 의견이 많습니다.

젊었을 때 우울증이 있다면 노인성 우울증일 가능성이 큽니다. 반대로, 60세 이전까지 우울증이 없다가 갑자기 우울감을 호소하는 사람에서는 기저로 치매가 진행하고 있지는 않은지 반드시 확인해야 합니다.

우울증	치매
급격하게 발병	서서히 진행
짧은 기간	장기간 지속
기억력 저하의 호소 정도가 객관적인 검사보다 심함	자신의 기억력 저하를 인지하지 못하거나 덜함
'**모른다**'라는 대답의 빈도 높음	근사치의 대답을 하려고 노력함
인지기능 저하의 굴곡 심함	인지기능 저하가 서서히 진행
단기 기억과 장기 기억이 동등하게 저하됨	단기 기억부터 손상
우울정동이 선행	인지기능 저하가 선행

Reference

1. 대한신경과학회지 2002;20(6):612-617.
2. Journal of the Korean Geriatrics Society 2011;15(2):80-89.
3. Korean J Fam Pract. 2024;14(3):116-120.
4. Dementia and Neurocognitive Disorders. 2010;9:8-12.
5. J Korean Neuropsychiatr Assoc. 2018;57(1):2-11.
6. Korean J Fam Med. 2010;31:253-266.

CHAPTER 53

치매 2편 : 치매 치료제 종류와 처방

치매 치료의 전반적인 과정

치매는 치료가 불가능하지만, 인지 기능을 올려줄 수 있는 약물을 통해 치매가 나빠지는 속도를 줄이고, 시설 입소를 예방하는 치료를 하게 됩니다. 또한, 시기별로 나타나는 치매의 양상이 다르기 때문에 시기별로 알맞게 치료해야 합니다.

치매의 시기별 치료

(1) 치매 초기 단계

- **기억장애**가 주된 증상입니다. → **AChEI**가 주된 치료가 됩니다.
- 발병 인식(insight)이 없어 치료를 이끌어나가기 어려울 수 있습니다.

(2) 치매 중기-중후기 단계

- 치매가 진행되면서 **행동문제**가 두드러지게 나타납니다. → AChEI에 **메만틴을 병용**하는 것이 도움이 됩니다.
- **BPSD 조절을 위한 약물 치료**가 새로 추가될 수 있습니다.

(3) 치매 말기

- 지적 능력이 소실되고, 배뇨와 걸음걸이에 필요한 근육 조절능력도 소실되어 완전히 의존적인 삶을 살게 됩니다.
- 이 단계에서는 좀 더 **보존적인 치료 위주**로 치료합니다. 인지저하에 집중하기보다 일상생활 개선에 주로 관심을 갖습니다.

치매의 약물치료

치매 치료에서 사용하는 약물은 다음의 종류가 있습니다.

(1) AchEIs : donepezil, galantamine, rivastigmine

(2) NMDA receptor antagonist : memantine

(3) Choline alfoscerate, Gingko, Omega-3, phosphatidylserine

(4) New drugs : Aducanumab [Adhelum], Lecanemab [Lecambi]

AchEI, acetylcholinesterase inhibitor

Acetlycholine은 뇌의 신경전달물질로, 치매환자에서 농도가 낮다는 것이 1980년대부터 밝혀졌습니다. 그래서 이 acetylcholine을 분해하는 효소인 AchE를 억제하는 약물의 치료개념이 등장했습니다.

- **치료 효과** : 완치가 아닌 진행을 느리게 하는 것, **3가지 약제 대부분 비슷한 효과**를 보인다고 알려져 있음
  - 치료효과는 모든 사람에게 나타나지 않고 3명 중 1명은 호전 없이 악화될 수 있음
  - AChEI의 온전한 치료 효과를 누리기 위해, 내약이 가능하다면 치료 용량까지 늘려서 복용합니다.
- **치료효과가 좋지 않을 때의 약물 조절 옵션**
  - **투여량 증가**
  - **Memantine으로 변경 또는 추가**
  - ~~다른 AchEI로 대체~~(대부분 비슷하기 때문에 주로 부작용이 있을 때 다른 약물로 변경)

- **부작용이 자주 발생(10-20%, dose-dependent [용량비례])**
  - Acetylcholine이 신경계에만 작용하는 것이 아니라, 소화기계를 비롯한 전신에 작용하기 때문.
    - 구역/구토, 설사, 식욕 감소, 체중 감소, 어지러움, 근육 경련
    - 위장관 부작용이 심하다면 타 경구약제로 변경해도 부작용이 여전한 경우가 많아, 패취로의 변경이 선호됩니다.
    - 한 번이라도 이런 부작용을 겪으면 순응도를 크게 낮출 수 있어, 치료 용량까지 빠르게 증량하기 보다는, 저용량으로 시작하여 천천히 증량하는 것이 좋습니다.
  - **수면장애**도 발생할 수 있습니다. 이에 대한 대처로 **아침에 처방**하거나 galantamine으로 변경합니다.
  - 이외에도 요실금 악화, 천식 악화 등의 부작용도 있습니다.

- **신중투여**
  - 동부전증후군, 심방내 및 방실접합부전도장애 등 **심장질환자**
    - vagus nerve 자극으로 서맥과 부정맥 발생 가능성
  - 소화성궤양(십이지장 궤양 및 위궤양)환자 또는 NSAID 진통소염제 투여 중인 환자

  - 위산 분비 촉진 및 소화관 운동 촉진으로 소화성궤양 악화 가능
- 천식 및 폐쇄성폐질환(COPD) 환자
  - 기관지평활근 수축 및 기관지점액 분비 항진으로 증상이 악화될 수 있음
- 파킨슨병 또는 파킨슨증후군 등 추체외로장애 환자
  - 선조체의 콜린계신경 항진으로 증상을 유발하거나 악화시킬 가능성
- Rivastigmine : 요폐 및 발작 환자
  - Rivastigmine은 BuChE도 억제하여 말초에서 미치는 영향이 더 커서 요폐 환자에서까지 주의하라는 말이 적혀 있습니다. 하지만, Donepezil도 역시 방광에 대한 콜린성 효과가 있어 전립선비대증 등의 환자에서 주의해야 할 수 있습니다.
  - Ach는 신경계 흥분을 일으킬 수 있어 발작 환자에서 주의하라고 되어 있습니다. 역시 donepezil도 약전에는 없지만 주의가 필요할 수 있습니다.

	Donepezil	Rivastigmine	Galantamine
Bioavailability	**100%**	40%	85-100%
t-max	3-5h	0.8-1.7	0.5-1.5
Elimination half-time	**60-90h[70h]**	2h	5-7
Vd	14L/kg	1.8-2.7L/kg	2.64L/kg
Selectivity	AChE >>> BChE	AChE = BChE	AChE >> BChE
Dose-AUC relationship	Linear	Linear	Linear
Mode of inhibition	reversible	pseudo-irreversible	reversible, allosteric modulation
Potential of drug interactions	Yes	Low	Moderate
Metabolism	CYP2D6, CYP3A4	**nonhepatic**	CYP2D6, CYP3A4

출처 : Clin Pharmacokinet 2002;41:719-39

AchEIs (1) : Donepezil[아리셉트정, 아리셉트에비스정, 아리셉트구강용해필름]

AchEIs로 **가장 흔하게 사용되는 약제**입니다. **알츠하이머치매 초기, 중기, 말기** 전 기간에 걸쳐 사용할 수 있습니다.

약물 특성

- 반감기 : 70h → 하루 한 번 복용할 수 있는 장점.

- cytochrome P450을 통해 대사
  - donepezil의 농도 증가 : SSRI(fluoxetine, paroxetine, sertraline 등)를 사용 시
  - donepezil의 농도 감소 : 항경련제(phenytoin, phenobarbital, carbamazepine 등)를 사용 시
- 간독성이 없어 비교적 안전

증명된 효과

- ADAS-Cog 연구에서 Donepezil은 인지기능을 향상. 4.5년 뒤에는 인지기능이 떨어지지만 위약군과 비교할 때 인지기능 향상이 지속적으로 나타남. (Dement Geriatr Cogn Discord. 1999;10:237-44)
- dose dependent하게 인지기능 향상. 5 < 10 < 23mg
- 23mg 고농도 donepezil은 global function에도 도움이 됩니다.

약물 사용

- 5mg로 시작하여 최소 4-6주 후 10mg으로 증량
  - 어르신들은 약물 대사능력이 떨어져 **2.5mg를 1-2주 먼저 쓴 뒤 5mg로, 5mg에서 4-6주 후** 10mg으로 넘어가는 것이 좋습니다.
    - 불면증, 악몽, GI 등 side effect를 줄이기 위해서 half dose부터 시작.
    - 2.5mg 대신 3mg low dose 제형을 이용할 수도 있음.
  - 초기 투여와 증량 시에 소화기계 부작용 등 이상반응에 주의
- **23mg 제형**
  - 23mg 제형은 **MMSE 20점 이하의 중등도 이상**의 알츠하이머치매에 허가
  - 최소 3개월 이상 10mg를 사용하는 사람에서 고려할 수 있음.
    - 하루 15mg(10mg+5mg)를 4주 복용한 후 23mg로 증량 or 10mg와 23mg을 격일로 4주 복용하다가 23mg로 증량
  - 하지만 고령에서 약물대사능력이 떨어지기 때문에 23mg 사용은 신중히 해야 합니다. 일본에서는 23mg이 허가가 나 있지 않음.
- **부작용** : 위장장애(구역/구토/설사), 어지러움, 체중감소, 서맥, 실신, 불면증, 악몽, 생생한 꿈.
- **제형** : 알약, 구강붕해정, 구강용해필름, 패취
  - **구강붕해정** : 삼키는 것이 어려운 환자에서 이용할 수 있음. 혀 위에 놓고 녹여서 물과 함께 복용하거나 물 없이 복용할 수 있음.
  - **구강용해필름** : 삼키는 것이 어려운 환자에서 이용할 수 있음. 혀 위에 놓고 녹여서 물 없이 복용할 수 있음.
  - **액** : 정제를 삼키기 어려운 환자에서 물에 섞어서 사용. 코푸시럽 같은 맛. 보험기준상 12세 미만이거나 고령, 치매, 연하곤란으로 정제나 캡슐제를 사용할 수 없을 때 급여가 인정되며, **동 기준 외에는 전액본인부담**하여야 함.

- ◦ **패취** : 경구제 사용이 어려울 때 사용 가능. **1주일에 2회(3일에 1번)** 사용.
  - ▪ 혈중농도 변동 폭이 낮아 안정적이며, 부작용도 덜한 편. → 약물 부작용을 호소하는 환자에게 고려 가능.
  - ▪ equivalent dose(PO → Patch) : 5mg → **87.5mg/patch**, 10mg → **175mg/patch**
  - ▪ 증량 시 동일하게 87.5mg 4-6주 후 175mg으로 증량
- **복용 시기 :** 약전에는 위장장애 때문에 **자기 전 복용(HS)**으로 권고가 되어 있지만 악몽, 불면 등 수면 교란이 발생하면 **아침으로 복용 고려** 가능하며, 실제로도 아침약으로 많이 나가고 있음.

AchEIs(2) : Rivastigmine[엑셀론캡슐, 엑셀론패취]

약물 특성

- AChE도 억제하지만 Bytyryl cholinesterase(BuChE)도 억제(AChE = BuChE)
  - ◦ BuChE는 해마, 편도, 피질, 피질하 등에서 기억과 감정에 관련이 있는 것으로 알려져 있으며, 시상핵에 많아 주의력, 집행기능, 행동에 관련이 있다고 합니다. 따라서 **감정변화가 심하고 행동문제가 있는 치매 환자에서 도움이 될 가능성**이 있습니다.
  - ◦ BuChE는 AChE보다 알츠하이머 치매에서 덜 중요하게 여겨집니다만, 후기 알츠하이머병 환자에서 BuChE의 활성이 증가하는 것이 관찰됩니다.
  - ◦ 특히 **후기 알츠하이머병**과 **파킨슨병 치매**에서는 BuChE의 활성이 증가하는 경향이 있어, Rivastigmine이 도움이 될 수 있습니다.
  - ◦ **루이소체 치매**에서도 도움이 될 수 있습니다.(단, 허가사항으로는 알츠하이머치매와 파킨슨병치매에서 사용 가능)
- 반감기 : 1-2h로 donepezil 70h보다 많이 짧지만 **pseudo-reversible**(효소 활성 부위에 carbamylation하여 비가역적 결합보다는 약하지만 가역적 결합보다는 오래 지속)한 형태로 작용하여 약효가 8-12시간 작용할 수 있어 하루 bid 복용으로 하루 종일 작용하게 할 수 있습니다.
- cytochrome P450와 관계없이 대사되어, 간에서 분해되지 않는다는 장점.
- 혈장 단백질과 결합이 40% 정도로 중간 정도의 결합도를 보이기에 Donepezil(96%)보다 약물상호작용 가능성이 낮음.

증명된 효과

- **루이소체 치매와 파킨슨병치매에 효과적**입니다.
  - ◦ 파킨슨병치매에 급여인정이 되어 있는 유일한 약제.

약물 사용

- **1.5mg bid**로 시작하여 **1달 간격(최소 2주)**으로 **3mg bid→4.5mg bid→6mg bid까지 증량**합니다.

- 증량에 예민하게 반응하는 경우는 하루 두 번 중 저녁(부작용 중 위장장애가 주된 부작용)약만 올리는 방법을 사용할 수 있습니다.
- 부작용 :
  - **위장관 부작용**(N/V)이 굉장히 심함(6mg bid 사용 시 50%까지 구역 · 구토, 24%가량 체중 감소) → **패취제 선호**
- **제형** : 알약, 패취
  - **패취** : 경구 섭취가 어려운 경우 고려. **하루 한 번(QD)**
    - **5cm^2(4.6mg/24시간)**로 시작해서 **최소 4주 간격**으로 **10cm^2(9.5mg/24시간) → 15cm^2 (13.3mg/24시간)**까지 증량
    - 잘라서 붙이면 흡수율이 일정하지 않기에 권고하지 않음.
    - 윗가슴(100%), 등(100%), 위팔 바깥쪽 부분(92%)에 부착. 복부(76%), 허벅지(60%)는 흡수율이 떨어짐.
      - 오히려 이를 이용할 수 있음 : 패취제를 증량할 때는 용량 종류가 적어 한 번에 증량 폭이 큰데, 증량 시에 **허벅지나 복부에 붙여 천천히 증량하는 효과를 낼 수 있습니다.**
    - 경구약제 부작용이 있으면 대안으로 치료 가능. (동등한 효과)
      - PO rivastigmine < 6mg/d 복용 중이었다면 → 5cm^{2}으로
      - PO rivastigmine ≥ 6mg/d 복용 중이었다면 → 10cm^{2}으로
      - PO Donepezil은 반감기가 길어 복용 중단 4-5일 후에 시작함
      - PO galantamine → 5cm^{2}으로
    - **20-30%에서 피부가 붉어지는 알레르기 반응**이 나타날 수 있어 환자에게 고지가 필요합니다.
    - 엑셀론은 동그라미 모양. 국내 제네릭 사각형 모양은 꼭짓점 부분이 잘 떨어진다는 피드백도 있다고 합니다.

AchEIs (3) : Galantamine[레미닐피알서방캡슐]

약물 특성

- Dual action
  - AchE를 가역적으로 억제+presynaptic nicotinic receptor의 allosteric modulator(수용체의 다른 위치에 붙어 수용체를 더 활발하게 조절하여 Ach 분비가 증가)
    - 니코틴 수용체에 작용하면서 **attention, learning, memory 개선 효과**
  - 장기로 복용했을 때, post synaptic Ach receptor의 down-regulation을 덜 유발한다는 장점
- **반감기** : 반감기는 약 7시간으로 중간 정도의 지속 시간을 가집니다. **하루 1-2회 복용**으로 하루 종일 약효를 유지할 수 있습니다.

- 갈란타민의 상호작용 주의 (CYP2D6 및 CYP3A4에 대사)
    - 다른 콜린작용성 약물과 병용 → 부교감 신경 과다 항진 가능
    - 심박동을 유의하게 저하시키는 약물(digoxin, 베타차단제 등)과 병용 → 서맥, 실신 가능
    - succinylcholine류의 근이완제 : 효과를 증강시킬 수 있음
    - CYP2D6 저해제(quinidine, paroxetine, fluoxetine, fluvoxamine) : 콜린성 부작용 증가
    - CYP3A4 저해제(ketoconazole, erythromycin) : 콜린성 부작용 증가
    - 위와 같은 약제들과 병용한다면, 감량 또는 변경을 고려.
- 혈장 단백질과의 결합률이 18%로 낮은 혈장 단백질 결합률로 인해 다른 약물과의 상호작용이 상대적으로 적습니다.
- **부작용 :**
    - 위장관 증상(오심, 구토, 설사), 두통, 현기증, 피로 등이 나타날 수 있습니다.
    - 심각한 부작용으로는 서맥, 심장 차단, 위장관 출혈 등이 있을 수 있습니다.
- 심장 부작용, 특히 **Bradycardia가 다른 AChEI보다 덜하다**고 알려져 있습니다. 하지만 모든 AChEI는 서맥을 일으킬 수 있습니다.
- Galantamine은 **수면 관련 부작용도 덜하다**는 보고들이 있습니다. 독특한 니코틴성 아세틸콜린 수용체 조절 기전이 관련이 있을 것으로 추정되고 있습니다.

증명된 효과

- MMSE 12-18점(moderate dementia)의 환자에서 **donepezil 10mg보다 Galantamine 24mg가 더 효과가 좋았다**는 데이터가 있습니다. (Drugs Aging. 2003;20(10):777-89)
- Attention, Behavior, **걸음걸이를 개선**했다는 보고와, **vascular factor가 있는 알츠하이머**에도 도움이 되었다는 보고가 있습니다.

약물 사용

- **하루 8mg**로 시작하여 **4주 간격(최소 2주)**으로 **하루 16mg → 최대 하루 24mg까지 증량**합니다.
- **서방제형**은 8mg, 16mg, 24mg로 출시되었으며 하루 한 번 복용합니다. 즉시 방출형과 서서히 방출되는 제형으로 구성되어 있으며 하루 두 번 복용하는 것과 비슷한 효과와 부작용을 가집니다.(현재 서방형만 유통 중)
- 치매 진단 후 3개월 안에 AChEI를 투여한 11,652명과 투여하지 않은 5,828명을 5년간 추적관찰한 코호트 연구에서 다른 AChEI보다 Galantamine이 높은 MMSE 점수와 낮은 사망률을 보였다는 연구가 있습니다. (Neurology. 2021;96(17):e2220-e2230)

NMDA receptor antagonist : Memantine[에빅사정, 에빅사액]

약물 특성

- NMDA receptor antagonist
  - 흥분성 neurotransmitter인 glutamate는 과량 분비되면 안정기에도 항상 NMDA 수용체의 칼슘이온채널이 열려 신경세포 내로 칼슘이 과량 유입되게 됩니다. 이로 인해 신경세포에 background noise(잡음)가 발생하여, 정작 필요한 신호가 발생해도 detection이 되지 않아 치매 증상이 발생한다는 가설이 있습니다.
  - 메만틴을 통해 이런 background noise를 줄여 신호를 detection할 수 있도록 도와줄 수 있습니다.
- **반감기 :** 반감기는 **60-80시간**으로 donepezil처럼 깁니다. 역시 QD로 복용 가능한 장점이 있습니다.
- cytochrome P450의 대사를 거치지 않고 대부분 소변으로 배설.
- 위장관 부작용이 적고 불면증 부작용이 없다는 장점.
- **부작용 :** 두통, 어지러움, 초조, 착란, 변비

증명된 효과

- **비교적 진행된 알츠하이머병의 치료에 사용**이 되고 있으나, 경도 및 중증도 치매에도 효과를 보임.
- 메만틴은 **공격성, 불안증상 등 치매의 행동증상(BPSD)을 줄여줄** 수 있습니다.
  - BPSD가 이런 background noise로 발생한다는 가설이 힘을 받기 때문에 Memantine이 BPSD에도 효과가 있을 수 있습니다.
  - 학회를 다녀보면 **BPSD가 나타나면 바로 antipsychotics를 사용하기보다는 Memantine을 먼저 사용**하신다는 교수님들이 많았습니다.
  - Donepezil에 Memantine을 병용한 군에서 Donepezil 단독군보다 agitation/aggression, irritability/lability, night time behavior가 덜 나타났다는 데이터가 있습니다. (Neurology. 2006;67(1):57-63)

약물 사용

- **하루 한번 5mg 투여 → 이후 일주일 간격으로 5mg씩 증량 → 20mg를 아침저녁으로 10mg 나눠서 복용.**
  - 체중이 많이 작은 경우 2.5mg부터 시작해서 하루 10mg까지 사용하기도 함.
- 반감기가 길어 하루 두 번 대신 하루 한 번 복용하기도 합니다.

첫째 주(1일-7일)	1일 5mg을 7일간 투여한다.
둘째 주(8일-14일)	1일 10mg을 7일간 투여한다.
셋째 주(15일-21일)	1일 15mg을 7일간 투여한다.
넷째 주부터	1일 20mg을 투여한다.

- **제형** : 알약, 물약
  - **액**(펌프) : 알약을 삼키기 어려운 경우 활용이 가능합니다. 1회 펌프하면 0.5mL, **메만틴은** 5mg에 해당하는 만큼 나오기 때문에 용량 조절에도 용이합니다.
- 주의해야 하는 경우
  - 뇌전증 환자, 과거 경련 경험자, 뇌전증에 걸리기 쉬운 소인이 있는 환자
  - **아만타딘, 케타민 또는 덱스트로메토르판**과 같은 NMDA 길항제를 병용 투여하는 환자. 이들 약물은 이 약과 동일한 수용체에 작용하므로 부작용(주로 중추신경계 관련) 발생 비율이 증가하거나 부작용 지속 시간이 연장될 수 있으므로 병용투여하지 않습니다.
  - 메만틴은 신배설율이 높고 pKa가 높아, 요 pH가 높아지는 상황에서 배설 지연 및 혈중 농도 상승 위험이 있으므로 주의 깊은 모니터링이 필요 : 급격한 식이 변화(육식 → 채식), 알칼리성 음료의 과다 섭취, 신세뇨관성 산증(RTA), 또는 *Proteus*균에 의한 심한 요로 감염 등
  - 최근 심근경색, 울혈성 심부전증, 조절되지 않은 고혈압 환자는 대부분의 임상시험에서 제외되었기 때문에 자료가 없습니다.

Choline alfoscerate

- '치매예방약'으로 알려져 있으나 주요 근거인 ASCOMALVA trial은 **허혈성뇌손상 환자**와 **알츠하이머치매 환자**에서 **Donepezil과 같이 사용**했을 때 Donepezil과 위약을 복용한 그룹보다 인지기능의 개선이 있었다는 연구입니다. 따라서 아직까진 **치매를 예방한다는 근거는 없습니다**. ASCOMALVA trial마저도 91명의 소규모 연구이며 추적관찰기간도 1년으로 상당히 짧습니다.
  - 하지만 많은 어르신들께 치매를 예방하는 약이라고 알려지면서 처방을 요구하는 경우가 많습니다. 이로 인해 오리지널약인 종근당글리아티린연질캡슐이 처방 순위 4위를 달성하기도 했습니다.
  - 처방액이 수천억원에 달하자 급여기준을 상당히 축소했습니다만, 제약회사에서 행정소송을 걸어서 제동이 걸렸었습니다. 두 소송 중 종근당의 소송이 대법원에서 패소되면서 2025년도 중 급여기준이 바뀔 것으로 예측되므로 f/u을 잘 하셔야겠습니다.
- 상병코드 : F067(경도인지장애), G311(달리 분류되지 않은 뇌의 노인변성)의 상병코드만 있어도 처방이 아직까지 가능합니다. (추후 실손 가입 등의 이유로 F코드보다 G코드 선호)
  - 하지만 이런 상병코드가 있다면 추후 치매 보험 가입 등의 문제가 발생할 수 있기에, 반드시 환자에게 고지 후 처방합니다. 치매가 진단된 환자에서 처방하는 것은 전혀 문제 없습니다.

심평의학

고시 제2025-73호(2025.5.1.)

치매치료제 종류	적용 질환	적용범위 : MMSE + (CDR 또는 GDS 중 1개)			재평가 투여 기준
		MMSE	CDR	GDS	MMSE
Donepezil 3, 5, 10mg	알츠하이머(뇌혈관질환을 동반한 알츠하이머 포함) F00, G30 F01는 인정 X	26점 이하	1-3	3-7	26점 초과해도 지속 투여 인정
Donepezil patch					
Donepezil 23mg		20점 이하	2-3	4-7	20점 초과해도 지속 투여 인정
Rivastigmine psule	알츠하이머(뇌혈관질환을 동반한 알츠하이머 포함)	10-26	1-2	3-5	26점 초과해도 지속 투여 인정
Rivastigmine patch		26점 이하	1-3	3-7	26점 초과해도 지속 투여 인정
Rivastigmine psule/patch	파킨슨병관련치매	10-26	1-2	3-5	26점 초과해도 지속 투여 인정
Galantamine	알츠하이머(뇌혈관질환을 동반한 알츠하이머 포함)	10-26	1-2	3-5	26점 초과해도 지속 투여 인정
Memantine	알츠하이머	20점 이하	2-3	4-7	20점 초과해도 지속 투여 인정
Memantine+AChEI					

Donepezil의 급여기준에서 혈관성치매, vascular dementia(F01)가 사라졌습니다.

★ **AchEI 또는 Memantine 처방** : 6-12개월마다 재평가 필요

→ 다만, MMSE 10점 미만, CDR 3(또는 GDS 6-7)인 **중증 치매**의 경우 6-36개월 간격으로 재평가할 수 있음.

→ **노인장기요양보험 장기요양 1등급**인 경우 재평가 없이 장기요양인정 **유효기간까지** 계속 투여여부 결정 가능(장기요양인정서 제출 필요)

→ 파킨슨병치매에서 Rivastigmine의 급여기준은 6-12개월만 언급하고 있고, 중증 치매나 장기요양 1등급에 대한 조항은 없음.

★ **Donepezil**/Galantamine/Rivastigmine+**Memantine 병용**(or Donepezil/Memantine **복합제**)

- 각 약제의 기준에 부합하면 병용처방 가능 = MMSE **20점** 이하, CDR 2~3 또는 GDS 4~7

★ **Donepezil**/Galantamine/Rivastigmine/**Memantine+Ginkgo biloba 병용**

- 투약비용이 저렴한 1종의 약제 **전액본인부담**
- 둘 다 급여 처방을 하려면 Ginkgo biloba의 허가사항에 맞게 I739 등으로 처방

★ **Donepezil/**Galantamine/Rivastigmine**/Memantine + 뇌대사개선제와 병용**

- **뇌대사개선제 : 1종**만 급여, 2종부터 전액본인부담. Donepezil과 뇌대사개선제 1종 병용 가능.
    - Choline alfoscerate [종근당클리아티린연질캡슐], Nicergoline [사미온정], Ibudilast [케타스캡슐], Citicoline [소마지나정], Ifenprodil [페로딜정]
    - Oxiracetam, Acetyl L-carnitine 삭제

★ **Acetylcholinesterase inhibitor 제제나 memantine 제제**를 투여 시 : 특정내역 JT007에 반드시 검사결과를 청구하여 기재합니다.

→ **MMSE/검사결과/검사실시일/CDR 검사결과/CDR검사실시일/GDS 검사결과/GDS검사실시일**

: ex. 17/20240710/2.0/20240628// (MMSE, CDR를 기재한 경우)

: ex. 17/20240710///3/20240628 (MMSE, GDS를 기재한 경우)

치매 산정특례 기준

★ **신청 대상**

: 중증치매(**MMSE 18 이하, CDR 2 이상**)

★ **필수 검사**

1) 신규검사 : 영상검사, MMSE, CDR, 신경심리검사(ex. SNSB, CERAD)

2) 재검사 : MMSE, CDR

- 단, CDR 3점 이상, MMSE 10점 미만인 경우는 신경심리검사 없이 전문의 확진으로 대체 가능

★ 혜택 : 치매관련 급여의 **10%**를 본인부담

★ 이용가능일수

1) 1군(V800) : 일수 제한 없이 특례 이용이 가능

- 흔하지 않은 치매인 FTD, DLB, early onset dementia 등이 해당

2) 2군(V810) : 60일 제한

- 흔히 진단되는 치매가 해당

Follow up하면서 주의

- 약물 조절은 천천히
- EKG, LRFT f/u
- 위장관 부작용이 흔한 약제가 많으므로 식사량과 체중에 변화가 있지 않는지 확인

공존질환의 관리

- 치매 환자에서 고혈압, 당뇨, 고지혈증과 같은 다양한 만성질환의 관리가 중요합니다.

→ 뇌혈관질환뿐만 아니라 알츠하이머 치매의 경과를 악화시킬 수 있습니다. 따라서 이런 만성질환의 관리는 치매치료에도 도움이 된다는 점을 설명하고 적극적으로 관리할 수 있도록 합니다.

• 알코올 의존, 문제음주가 있는 치매 환자 또는 인지기능장애 환자
→ **고용량 Thiamine(100-300mg/day)** 장기 처방 권유(6개월 이상)

Reference

1. 정현강 외, 일차의료 현장에서 치매의 진단 및 치료 : J Korean Med Assoc. 2013; 56(12):1104-1112.
2. 양동원, 대한치매학회 교과서 3rd, 알츠하이머병의 약물치료
3. Jann MW, Shirley KL, Small GW. Clinical Pharmacokinetics and Pharmacodynamics of Cholinesterase Inhibitors. Clin Pharmacokinet. 2002;41:719-739.

CHAPTER 54

치매 3편 : 치매환자의 문제행동(BPSD) 조절

BPSD(Behavioral and Psychological Symptoms of Dementia)는 치매 환자에게 나타나는 다양한 심리적 증상과 행동을 포괄하는 용어입니다. 치매 환자의 약 90%가 한 가지 이상의 BPSD를 경험하며, 80%는 두 가지 이상의 증상을 나타낸다는 통계가 있을 정도로 흔한 현상입니다. 이로 인해 사회적 비용이 증가하고, 보호자들에게 심각한 번아웃을 초래할 수 있습니다. BPSD는 증상이 일정하지 않고 요동치는 경향이 있으며, 재발률이 높아 치료가 매우 까다롭습니다.

정신건강의학과로 의뢰를 드리는 것이 가장 바람직하지만, 치매 환자는 이런저런 여건이 되지 않는 경우가 많아 요양병원 등에서 관리를 어쩔 수 없이 하게 되는 경우가 많습니다. 또한, BPSD는 다학제적인 접근이 필요하기 때문에 의뢰를 보내더라도 통합적인 이해를 위해 치료에 대해 알고 있는 것이 좋겠습니다.

BPSD 증상

비교적 **초기**에는 **감정 관련 증상(Mood)**이 발생하고 **중기 이후 행동증상(Behavior)**이 나타나기 시작합니다.

- BPSD 증상은 다음과 같은 증상들이 있습니다.

Psychotic symptoms	Affective symptoms	Behavioral symptoms
환각, 망상, 잘못된 인식	우울, 불안, 무감동, 기분 상승, 탈억제	이상한 운동 행동, 과민성/공격성, 초조함, 수면장애, 상동증, 과도한 말, 섭식 장애, 성욕 과다, 배회, 목적 없는 행동

- 알츠하이머치매에서 BPSD의 양상
    - 정신행동증상은 중기 이후에 전형적으로 나타남.
    - 가장 흔한 증상 : 불안감 / 초조, 공격성, 우울, 무감동 등도 나타남.

BPSD의 약물 치료

- **BPSD의 치료 적응증**
  - 주변 환경 정비, 활동 프로그램, 음악 및 행동 치료 등의 **비약물적 치료에 실패**한 경우
  - 자타에게 위험한 상황 발생, 주변 사람과 간병보호자에게 해를 끼칠 가능성
- **효과 평가**는 **4주** 정도로 하며, 증량을 천천히 한 경우 6주까지 기다려봅니다.
  - 효과가 없다면 다음 약제 고려.
  - 3개월마다 재평가하여 약물 중단을 고려.

처방 원칙

1. 모든 증상을 다 커버할 수 없으니 타겟 증상을 정해서 관리합니다.
2. 정신신경용제를 사용할 때는 부작용에 주의하면서 사용합니다.
3. 노인 환자임을 고려하여 적은 용량에서 천천히 증량합니다.
4. 항상 약물 반응을 평가해서, 중단할 수 있으면 중단합니다.

치매치료제 사용

(1) AChEI 사용

- AChEI도 기본 치매치료이지만, BPSD에 효과가 있습니다.
- 저용량을 사용하고 있다면 증량하거나, 복용하고 있지 않다면 시작하는 것이 BPSD에 도움이 됩니다.

(2) 메만틴[에빅사] 처방

- 치매 환자의 문제행동은 치매 환자에서 높아지는 **background noise 때문**이라는 가설이 있는데, **메만틴은 NMDA 수용체 길항제로서 BPSD를 줄여줄 수 있어 도움이 됩니다.**
- 실제로 AchEI와 병용했을 때 BPSD가 더욱 호전된다는 데이터가 많습니다.
- 일차의료기관 외래에서 APS를 사용하기는 어렵기 때문에 급여기준에 맞다면 메만틴을 우선 처방해볼 수도 있습니다.

우울증상 관리

치매 초기에 우울증상이 잘 발생합니다. 대부분 치료가 가능한 정도의 우울증상이 치매 환자에서 발생하며 적절한 치료를 통해 관리가 가능한 편입니다.

항우울제별 특징

- **TCA** – 항콜린효과와 인지저하 부작용에 주의, 노인 주의 의약품을 기술한 Beer's criteria에서도

TCA를 기술하고 있습니다.

- **SSRI** – 항콜린효과가 덜하고 노인환자에서 더 사용하기 좋습니다.

항우울제를 사용할 때는 꾸준히 수주간 사용해야 효과를 볼 수 있습니다. 약물 대사능력이 떨어지는 노인임을 고려하여 약전에 적힌 초회용량과 최대 용량의 절반 정도로 사용합니다.

약물	시작 용량(mg/day)	목표 용량(mg/day)	약전의 최대용량
Escitalopram	**5**(half dose)–10	10–20	20
Paroxetine	10(half dose)	20–30	50
Fluoxetine	10(half dose)	20–30	80
Sertraline	**25**(half dose)	50–100	200
Mirtazapine	7.5(half dose)–15	7.5–15	45
Bupropion	150	150–300	450
Nortriptyline	10	20–60	150

- **약제 선택** : 1차로 Sertraline 또는 Escitalopram 선택.
  - Escitalopram : 상호작용이 가장 적어 1차로 사용하기 좋습니다. 20mg 이상 고용량을 사용했을 때 QT연장 위험.
  - Mirtazapine : 수면제로 사용될 정도로 항히스타민 효과가 굉장히 강력하기에 Sedation에 주의해야 합니다.
  - Bupropion : 경련의 위험이 있어 두부외상 또는 간질 병력이 있다면 금기입니다. 체중증가를 일으키지 않는 장점이 있습니다.
  - Fluoxetine : 반감기가 길고 약물 상호작용이 많아 노인에서 신중하게 사용.
  - Paroxetine : 항콜린성 효과가 두드러지고 이론적으로 인지저하 유발 가능성으로 선호되지 않음.
  - TCA 중에서는 Nortriptyline이 항콜린성이 적어 선호됩니다.
- 저용량으로 시작하여 1–2마다 증량. 1년이 지나도 SSRI가 필요하다면 적어도 1년에 1번은 감량하도록 노력함.

항정신병약물 사용

- **대상 : 망상, 환각, 공격성, 초조, 폭력적 행동, 수면장애**
- F코드를 사용해야 하는 등 외래에서 처방이 쉽지 않습니다. 주로 기존에 처방을 받은 환자 또는 요양병원 입원 노인 등에서 처방합니다.
- 사망률과 뇌졸중 발생률을 높이는 APS를 먼저 사용하기 보다는, 비약물적으로 환자의 주변 여건을 개선(ex. 자꾸 집을 뛰쳐 나오는 원인이 알고보니 방이 너무 더워서인 경우)해볼 수 있습니다. 약물 치료로는 메만틴을 우선 사용해보고 효과가 부족하면 공격성과 초조에도 효과가 있는 SSRI 처방도 고려할 수 있습니다.

약물 특성

- 부작용 – 추체외로부작용(정좌불능증, 지연이상운동증 등), 신경이완제악성증후군, 체중증가, 항콜린부작용, 낙상, 삼킴장애/흡인, 졸림 등
- DLB(Dementia with Lewy Bodies, 루이소체치매)에서 neuroleptic sensitivity를 조심해야 합니다.(DLB 환자는 애초에 전문의에게 진료를 보도록 합니다.)
    - DLB에서는 도파민 경로가 취약하여 특징적으로 항정신병약제에 민감하게 반응하여 치명적인 부작용이 발생합니다.
- 영국 의약품안전성위원회(2004) : Risperidone, olanzapine은 뇌졸중 발생 위험 높임, olanzapine은 사망률을 높이므로 BPSD 치료에 사용하지 말 것을 권고.
- 미국 FDA(2005) : Risperidone, olanzapine, quetiapine, aripiprazole 사용이 사망률을 1.6-1.7배 높임.
- 한국(2005) : 6개 비정형 항정신병약물의 BPSD 치료에 대한 안전성을 경고
- 여러 가지 부작용이 있으니 **12주** 넘게 사용하지 않도록 끊을 수 있다면 끊도록 노력합니다.
    - 하지만 현실적인 문제로 끊기가 어려운 경우가 상당히 많습니다.
- 비정형항정신병약제가 선호됩니다.

약물	시작 용량(mg/day)	목표 용량(mg/day)	복용법	약전의 최대용량
Quetiapine*	**6.25**-12.5	25-150	QD-BID	800
Olanzapine**	**1.25**-2.5	5-10	QD	45
Haloperidol	0.25-0.5	0.5-2	QD(원래 BID-TID)	100
Risperidone	**0.25**-0.5	0.5-2	QD(원래 BID)	10
Aripiprazole	2.5	2.5-5	QD	30

* Quetiapine은 저용량으로 사용할 때 수면에 효과를 보고, 고용량으로 사용할 때는 항정신병 효과를 보입니다. 따라서 수면에 효과를 보고 싶다면 저용량으로 사용하고, 행동증상이 심하여 사용하는 경우라면 천천히 증량하여 고용량을 사용합니다.

** 체중증가 부작용이 심한 편입니다. 이를 오히려 식욕저하가 너무 심한 환자에서 이용할 수도 있습니다. 우울증을 동반한 agitation에도 효과적.

- EPS를 고려하여 **Quetiapine을 우선 사용**
    - 6.25mg HS부터 사용 → 불면은 6.25-12.5mg에서도 효과, 환각-망상의 경우 더 높은 용량 필요. 현저하다면 IR 제제 BID 고려.
    - IR제제는 자기 전 복용, XR은 수면 효능까지 고려하면 저녁 식후나 조금 더 일찍 복용.
    - 소량에서 sedation이 심하거나 극심한 행동장애를 보이면 Risperidone 0.5-1mg(초회 0.25-0.5mg)를 시도. risperidone 2mg를 사용했다면 증상이 호전되고 즉시 감량(EPS 위험)

- '요양병원입원 노인 환자 항정신병약물 사용 지침서'에 따르면 Quetiapine 25-100mg, Risperidone 1-2mg, Olanzapine 5-7.5mg, Aripiprazole 5-10mg 이상의 용량이 필요하면 정신과 전문의에게 의뢰하도록 함.
- EPS가 용량에 비해 너무 심하게 나타난다면 루이소체치매를 의심.

• 대부분의 항정신병약제가 QT prolongation을 일으킬 수 있음
  - 항정신병약물을 투여하기 **전과 후** 반드시 **EKG 모니터링**을 하며, 적어도 1년에 한번 주기적인 검사가 필요합니다.
  - QTc 500msec 초과, baseline보다 30-60msec 이상 증가 → QTc 영향 덜한 약물(ex. aripiprazole)로 교체 필요
  - 효과가 있더라도 4-6개월 이내 점차 감량하다가 중단하는 것이 바람직합니다.

• Clozapine은 ANC가 떨어질 위험이 있어 사용하지 않습니다.

• QT 연장이 걱정되거나 sedation이 심하게 온다면 데파코트(**valproic acid**) 등을 이용할 수도 있습니다.
• 경구 복용이 어려운 심한 흥분 상태에서 Haloperidol 또는 Lorazepam 근육주사가 권장될 수 있습니다.
• Haloperidol 또는 Risperidone 사용으로 정좌불능증 발생 시 대처 : 안절부절 못하고 의자에 앉지를 못하고 진료실 안을 왔다 갔다 함.

→ 중단+Propranolol 10-40mg tid 사용 → 조절 안 되면 Clonazepam 등 사용 / Quetiapine 25mg으로 교체 → 75까지 증량

• 급성 근긴장증 대처 : 고역가에서 발생. 목이 한 쪽으로 돌아가거나, 몸의 일부 근육이 수축하여 통증 호소

→ Benztropine과 같은 항콜린제 투여. 효과를 보기 전 불편감을 해소하기 위해 Diazepam 5-10mg를 NS에 섞어 천천히 IV. 근이완 효과는 Diazepam이 더 좋을 수 있으나, 호흡억제 부작용을 고려하여 Lorazepam IM, IV를 고려 가능.

• 상병코드 : APS를 사용하기 위해서는 F209(상세불명의 조현병) 등의 F코드를 사용해야 합니다.

항경련제 사용

과격하고 공격적인 행동에 항경련제도 도움이 될 수 있습니다. 주로 2차 약제로 사용합니다. 일차의료기관에서는 항경련제까지 사용할 정도라면 웬만해서 의뢰를 하게 되겠습니다.

• 부작용 - 어지러움, 졸림, 위장관계 부작용, 골수억제(**→혈액검사 필요**, 특히 카바마제핀), 신손상, SJS(카바마제핀)

약물	시작 용량(mg/day)	목표 용량(mg/day)	약전의 최대 용량
Valproic acid	100	100-1,000	60mg/kg
carbamazepine	250	500-600	1,200
gabapentin	300	300-1,200	2,400

벤조디아제핀계 약물 사용

- **대상 : 불안, 초조, 수면 장애**

약물 특성

- **부작용 - 낙상, 혼돈, 과진정, 탈억제, 숙취**
- 벤조디아제핀은 진정제로 사용하지만, 오히려 뇌의 고등기능을 억제하여 (특히 밤에) 초조, 탈억제 등의 나타나는 paradoxical response가 나타날 수 있습니다.
- 가능한 적은 용량을 단기간 사용합니다.
- 치매 환자에서는 **짧은 반감기 약물 선호** : 체내에서 덜 오래 잔류하고 부작용을 덜 일으킵니다.
  - Diazepam보다 **Lorazepam**이 선호. (간기능에 덜 의존, 짧은 반감기, 활성대사물을 만들지 않음)
  - 단, 반감기가 짧아지면 의존하게 되는 경향이 있어 주의해야 합니다. (특히 triazolam 같은 수면제)

Reference

1. J Korean Med Assoc. 2009;52(11):1048-1054.
2. 요양병원입원 노인환자 항정신병약물 사용지침서_대한정신건강재단/대한노인정신의학회/건강보험심사평가원(2021)
3. Korean J Clin Geri. 2023;24(3):89-92.
4. Dementia and Neurocognitive Disorders. 2004;3:24-8.
5. 치매의 행동심리증상(BPSD)에 대한 임상지침_대한요양병원협회

CHAPTER 55

골다공증 1편 : 골밀도 등 검사 해석

정의

골다공증(Osteoporosis)의 정의 : 골절의 위험도 증가

- **WHO 정의 :** as a metabolic bone disease characterized by low bone mass and microarchitectural deterioration of bone tissue leading to enhanced bone fragility and a consequent increase in fracture risk. → **골질량 감소와 미세구조의 악화로 인해 골 취약성이 증가하고 골절 위험이 높아지는 대사성 골질환**
- **NIH 정의 :** skeletal disorder characterized by compromised bone strength leading to an increased risk of fracture. → **뼈의 강도가 저하되어 골절 위험이 증가하는 골격 질환**

골다공증 관련 골절(Osteoporosis-related fracture) 정의

- **IOF 정의 :** fractures occurring in a setting of low-level or low-energy trauma, defined as failing from standing height or less individuals with osteoporosis compared to healthy individuals, suffer fractures from high-energy trauma at a greater frequency → 골다공증 환자에서 낮은 수준 또는 **낮은 에너지 외상**, 즉 서 있는 높이 이하에서 넘어져 **발생하는 골절**로, 건강한 사람들에 비해 고에너지 외상으로 인한 골절을 더 자주 겪습니다.
- 보험 기준상 골다공증 골절 인정 가능 부위 : **대퇴골, 척추, 요골, 상완골, 골반골, 천골, 발목**

골밀도의 측정과 평가

골밀도의 개념

골강도(Bone strength)는 뼈가 외부의 충격이나 하중에 저항할 수 있는 능력을 의미하며, 이는 골밀도(Bone density)와 골질(Bone quality)의 두 가지 요소에 의해 영향을 받습니다.

1. **골밀도(Bone density)** : 골밀도는 뼈에 포함된 미네랄의 양을 나타내는 지표로, 일반적으로 뼈의 강도를 평가하는 중요한 요소 중 하나입니다. 골밀도가 높을수록 뼈가 단단하고 밀집되어 있으며, 그 결과 외부 충격에 대한 저항력이 커집니다. 골밀도는 주로 **이중 에너지 X선 흡수계측법(DXA)을 통해 측정**되며, 이는 골다공증과 같은 질환의 진단 및 평가에 사용됩니다.
2. **골질(Bone quality)** : 골질은 뼈의 미세구조, 콜라겐의 양과 질, 골수의 미세균열, 그리고 뼈의 재형성 과정 등 뼈의 다양한 물리적 및 생물학적 특성을 포함하는 개념입니다. 골질은 뼈의 강도에 중요한 역할을 하며, 단순히 뼈의 양뿐만 아니라 뼈의 구조와 구성 요소의 질이 얼마나 좋은지를 나타냅니다. 예를 들어, 콜라겐의 구조적 무결성과 탄성, 그리고 뼈 재형성 과정의 균형은 골질의 중요한 요소입니다. 골질이 좋을수록 뼈가 유연하고 충격을 흡수할 수 있는 능력이 증가하여 골절 위험이 감소합니다.

골 강도(Bone strength)	
Bone mass (70%)	Bone quality (30%)
→ Bone mineral density (BMD) 골밀도 ★	Macro-architecture & Micro-architecture Bone turnover Mineralization Micro-damage accumulation → Trabecular bone score (TBS) ★ → Bone turnover marker (BTM) ★

하지만, 골절의 위험도를 평가하는데 주로 골밀도만을 이용하고 있습니다. 그 이유는 골밀도는 DXA와 같이 비침습적이고 간단하게 측정할 수 있으며, 세계적인 기구에서 DXA를 통해 진단 기준을 제시하고 있기 때문입니다. 골강도를 측정하는 HR-pQCT, QCT, 골 재형성 표지자(Bone turnover marker) 등이 있지만, 표준화된 기준이 부족하고 비용이 많이 발생하는 단점이 있는 등 한계가 있습니다.

골밀도 측정 급여기준(만 18세 이상)

1) 급여대상	나. 급여횟수
1) 65세 이상의 여성과 70세 이상의 남성 2) 고위험 요소가 1개 이상 있는 65세 미만의 폐경 후 여성 3) 비정상적으로 1년 이상 무월경을 보이는 폐경 전 여성 4) 비외상성(fragility) 골절 5) 골다공증을 유발할 수 있는 질환이 있는 경우 6) 골다공증을 유발할 수 있는 약물을 복용 중이거나 장기간(3개월 이상) 투여 계획이 있는 경우 7) 기타 골다공증 검사가 반드시 필요한 경우 ※ 상기 가. 2)의 고위험요소는 아래와 같음 1. 저체중(BMI < 18.5) 2. 비외상성 골절의 과거력이 있거나 가족력이 있는 경우 3. 외과적인 수술로 인한 폐경 또는 40세 이전의 자연 폐경	1) **진단 시 1회 인정**하되, 말단골(peripheral bone) 골밀도검사 결과 추가검사의 필요성이 있는 경우 **1회**에 한하여 중심골(central bone; spine, hip)에서 추가검사 인정함. 2) 추적검사 가) **추적검사의 실시간격은 1년 이상**으로 하되, 검사 결과 **정상골밀도로 확인된 경우는 2년**으로 함. 나) 치료효과 판정을 위한 추적검사는 **중심골(central bone; spine, hip)에서 실시**한 경우에 한하여 인정함. 다) 위 가), 나)의 규정에도 불구하고 **스테로이드를 3개월 이상 복용하거나 부갑상선기능항진증으로 약물치료**를 받는 경우는 종전 골밀도검사 결과에 따라 아래와 같이 할 수 있으며, 이 경우 중심골(central bone; spine, hip)에서 시행함. - 아 래 - (1) **정상골밀도(T-score ≥ -1)**인 경우 : 첫 1년에 1회 측정, 그 이후부터는 2년에 1회 (2) **T-score ≤ -3**인 경우 : **첫 1년은 6개월에 1회**씩, 그 이후부터는 **1년에 1회** 라) 임신과 연관된 골다공증성(Pregnancy & lactation Associated Osteoporosis) 골절이 의심되는 경우 6개월 간격으로 2회 마) 환자의 장기부재, 진료일정 등 불가피한 사유로 추적검사 실시간격을 충족하지 못하는 경우 **4주 범위 내에**서 인정
→ **정상 골밀도는** T score **-1.0 이상**을 말합니다. → 4주 범위 내에서 인정이란 : 365일이 지나지 않았더라도 4주 내에서 먼저 검사해도 급여가 인정된다는 뜻입니다.	

• '요양급여비용 청구방법, 심사청구서 · 명세서서식 및 작성 요령'에 따라서 명세서 '특정내역(JT024)'란에 검사 결과를 작성 · 청구함. → (음수 =1, 양수 =2)/수치결과

골밀도 측정 방법

가장 흔하게 **중심골 DXA**를 활용합니다. 그 외 peripheral DXA, QUS, QCT 등의 방법이 있습니다.

	DXA	pDXA	QUS	QCT	pQCT
골다공증의 진단	○	O(손목)	×	×	×
골절 위험 예측	○	○	○	○	○
치료 평가	○	×	낮은 정밀도	○	×
방사선 노출	약간	적음	없음	많음	약간

〈중심골 골밀도 측정법의 장단점〉 – 2024 골다공증 및 근감소증 진료가이드

	DXA	QCT
장점	• 높은 정밀도 • 척추, 대퇴골 등 여러 부위 측정 • 전신 연부조직 평가도 가능 • 최근에는 morphometry, TBS 등 다양한 소프트웨어가 포함되어 있음	• 소주골(trabecular bone)만 분리하여 측정 가능 • 3차원적인 골밀도 측정이 가능하며 비교적 짧은 시간 동안의 치료효과를 평가할 수 있다.
단점	• 비교적 비싼 편 • 설치 공간 차지 • 숙련된 기사 필요	• 비싼 가격 • 골수지방에 의해 정확도가 영향을 받음 • 많은 방사선 노출량, 설치 공간을 많이 차지 • 숙련된 기사 필요

DXA 검사

측정 부위

측정 부위 : 일반적으로 → 척추(LS), 대퇴골경부(FN), 전체대퇴골(TH)

- **고관절(Hip)**이 가장 중요하고 골절을 가장 잘 예측할 수 있는 부위기에 hip을 포함해서 측정하는 것이 바람직합니다.
  - **대퇴골경부(Femur neck)**과 **전체 대퇴골**을 측정합니다.
  - 양쪽을 찍는다는 evidence는 아직 없다고 합니다. 좌우 중 병소가 없는 부위를 선택하고 f/u시에 같은 부위로 측정합니다. (제외할 이유가 없다면 주로 좌측 촬영)
- **척추 : 폐경 초기**에는 **trabecular bone**이 더 영향을 받아, 척추가 더 민감한 부위
  - trabecular bone이 풍부한 대퇴골의 Ward 삼각은 폐경 초기에 도움이 될 수는 있겠으나, 범위가 작아 정밀도가 낮아 잘 활용하지 않습니다.
- **전완부 요골 원위 1/3지점** :
  - 적응증
    - 척추, 대퇴골 골밀도 측정이 어려운 경우(수술 등)
    - 테이블에 누울 수 없는 환자, 심한 비만 환자
    - 부갑상샘과다증(피질골의 손실이 두드러지므로 피질골이 주로 있는 distal radius에서 측정)
  - 좌우 중 비우세측을 선택(사용빈도가 더 낮아, 골밀도 변화가 적고 부상 및 스트레스성 골절 위험이 낮음)

가장 좋은 부위?

- FNIH-SABRE 메타분석에서 **Total hip**이 골절 위험도 감소와 치료에 가장 효과적이라는 결론이 나왔습니다.
  - 요추보다 total hip과 femur neck이 더 골절 위험도 감소를 잘 설명했습니다.
  - 요추는 퇴행성 변화와, 대동맥 석회화에 영향을 받습니다.
  - Total hip이 femur neck보다 재현성이 높습니다.

정확하게 찍혔는지 확인하는 방법

1. 척추

- 중앙에 위치하고, 바로 서야 함.
- middle of T12과 middle of L5가 영상에서 확인 가능해야 함.
- iliac crest와 12th Rib까지 포함되어야 함.
- 양옆의 연부조직을 충분히 포함해야, 이를 기준으로 척추 윗부분 연부조직 밀도를 보정 가능.

2. Hip

- 영상의 세로축에 대퇴골이 일직선으로 곧게 위치
- Lesser trochanter가 약간 보이거나 거의 보이지 않도록, 다리를 15-20도 adduction
- 다리는 internal rotation.

3. 골밀도 해석에 영향을 주는 요소

- 퇴행성 변화, 압박골절 등이 있으면 BMD가 올라갈 수 있으므로 **제외하고 평가**합니다.
- 척추 회전 - 60도 회전이 있으면 중립보다 20% 낮은 BMD
- 조영제 사용 - BMD가 올라가 보일 수 있으므로 적어도 **1주일 간격**을 두고 촬영합니다.
- 내시경 검사 - 위장관에 들어간 가스가 영향
  - 따라서 건강검진 시 골밀도 측정 후, 내시경 또는 CT 촬영을 하도록 합니다.
- 동맥석회화, 종양, 수술, metal artifact

해석 방법

2023 ISCD Official Positions Adults

(1) T-score로 해석 : 폐경후 여성, 50세 이상 남성

T - score	정의
T-score ≥ -1.0	Normal
-2.5 < T-score < -1.0	Osteopenia
T-score ≤ -2.5	Osteoporosis
T-score ≤ -2.5+fragility fracture	Severe Osteoporosis

+ 한번 골다공증 진단되면 치료 후 T-score가 -2.5 이상으로 개선되더라도 임상적으로 골다공증이라 판단.

(2) Z-score로 해석 : 폐경전 여성, 50세 미만 남성

Z - score	정의
Z-score > -2.0	Within the expected range for age
Z-score ≤ -2.0	Below the expected range for age(기대연령치 이하) **→ 이차 골다공증 감별 필요**

BMD 결과지 해석하기

(1) 기본

- 척추와 고관절 골밀도가 불일치하다면? → 더 낮은 값을 골밀도로 판단.
- 결과지 값만 보지 않고 척추의 압박골절 등 골다공증 약제 치료 적응증이 되는 다른 단서 확인하기

(2) 척추

- Lumbar spine L1-L4 중 **최소 2부위 이상**의 평균 골밀도
    - L1에서 L4로 갈수록 골밀도가 증가가 정상
    - **퇴행성 변화, 인공물(수술 등)**의 존재, **해부학적으로 지나치게 다른 척추뼈**는 배제하고 해석
    - 골밀도 증가 양상의 역전 or **주위 요추와 T score 차이 ≥ 1.0** : 퇴행성 변화 등으로 간주하고 제외
    - 평가에서 제외된 부위를 빼고 2부위 이상 남아 있어야 요추에 대한 판단이 가능합니다. 1부위만 남았다면 요추는 평가대상에서 제외하고 대퇴 골밀도를 바탕으로 골밀도를 진단합니다.
- 위와 같이 판단하는 것이 권고사항이지만, 최근 심평원 공고(제2025-132호)를 통해 **심평의학적 골밀도 해석에 큰 변화**가 생겼습니다. BMD 역전은 고려하지 않고, 4개 추체 중 **인접한 요추간의 T-score 차이가 1 이상인 경우, 골절, 퇴행성 변화, 보형물 등 구조적 변화를 제외**하고 **나머지 추체들의 평균**으로 판정해야 합니다. 역시, 2부위 이상이 남아야 합니다.

(3) 대퇴골

- **대퇴골경부(femur neck)**, **대퇴골전체(total hip)** 중 낮은 부위 선택 - 대퇴골 전자부(Trochanter) 단독 값, Ward's triangle 단독 값은 진단에 사용하지 않음.
- 치골 등 주변골이 관심영역 포함되지 않도록 함.

(4) 아래팔

- 비우세측 전완부 요골 원위 1/3지점

치료 평가

- 반드시 중심골을 사용하며, QUS, pQCT는 치료평가에 사용하지 않음.
- ROI는 항상 같게 설정합니다.

- T-score가 아니라 **BMD 절대값 변화로 평가**해야 합니다.
  - **최소 유의 변화**(LSC: least significant change) **이상으로 BMD 절대값이 증가**했다면 치료효과 있는 것.
  - LSC를 넘지 못했다면 치료 실패 또는 비반응군으로 보고 순응도를 점검하고, 이차성 골다공증의 원인을 평가해야 합니다.

부위	측정오차(Precision error) 예시	LSC(=2.77 × 측정오차)
척추	1.9%	5.3%
대퇴골 전체	1.8%	5.0%
대퇴 경부	2.5%	6.9%

- **LSC 병원마다 구해놓아야 합니다.** ISCD에서 Precision calculation tool을 제공하고 있습니다.(회원가입 필요)
- 측정오차 : **15명을 3번 측정**하거나 **30명을 2번 측정**하여 데이터를 입력하면 LSC를 구할 수 있습니다.

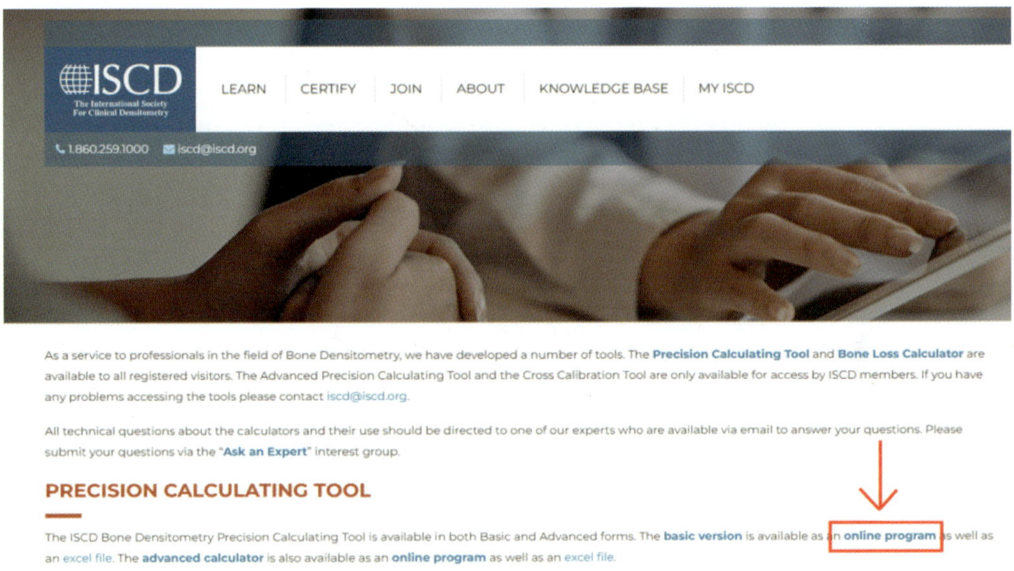

골표지자 (BTM, Bone turnover marker)

골표지자는 골재형성(Remodeling) 과정에서 유리되는 다양한 효소나 기질 성분들을 뜻합니다. 골표지자는 **골교체율을 반영**하는 지표로서 **골의 질(Bone quality)을 평가**하는 유용하면서도 거의 유일한 비침습적 방법으로 활용되고 있습니다. 또한, 정적인 골밀도에 비해 동적인 지표입니다.

골표지자 검사 급여 기준

생화학적 골표지자 (BTM)검사 보험기준 2019.08.01 고시 제2019-131호

골다공증에 실시한 생화학적 골표지자검사는 다음과 같은 경우에 **골흡수표지자검사와 골형성표지자검사를 각 1종씩 요양급여를 인정**함.

\- 다 음 -

가. 골다공증 약물치료 **시작 전 1회**
나. 골다공증 약물치료 후 약제 효과 판정을 위해 실시 시 **연 2회 이내**

※ 골흡수표지자
- 누501 골흡수표지자[정밀면역검사]-C- telopeptide of Collagen Type 1(CTX), N-telopeptide of Collagen Type 1(NTX), 디옥시피리디놀린

※ 골형성표지자
- 누500 골대사효소[정밀면역검사]-골특이성 알칼리성 포스파타제
- 누503 골형성표지자[정밀면역검사]-오스테오칼신, N-terminal propeptide of type 1 procollagen(P1NP)

→ 골흡수표지자만 **2개** 또는 골형성표지자만 **2개를 검사하면 삭감**입니다.

\+ 2019년도부터 '약물치료 후 3-6개월 후'라는 규정이 사라졌습니다.

\+ 골표지자 검사는 약제가 보험으로 나가고 있다면 T-score와 상관없이 급여 처방이 가능할 것으로 골대사학회는 해석하고 있습니다.

종류

2024 골다공증 및 근감소증 진료가이드 ⇒ 발췌, 변형

골흡수표지자	골형성표지자
Osteoclast에서 **type 1 collagen 단백질을 분해**하는 효소를 측정하거나, 분해된 산물을 혈청 또는 소변에서 측정	**Osteoblast에서 생성되고 분비**되는 BSALP, Osetocalcin, **1형 콜라겐 합성과정**에서 만들어지는 전구 콜라겐의 연장펩타이드.
1형 콜라겐 분해 산물 • N-telopeptide of type 1 collagen(NTX)[혈청, 소변] • **C-telopeptide of type 1 collagen(CTX)[혈청, 소변]** • Free and total pyridinoline(PYD)[혈청] • Free and total deoxypyridinoline(DYD)[혈청] 효소 • Isoform 5b of tartrate-resistance acid phosphatase(TRACP5b) • Cathepsin K • Matrix metalloproteinases(MMPs)	기질 단백질 • Procollagen type I C-terminal propeptide(PICP)[혈청] • **Procollagen type I N-terminal propeptide(PINP)[혈청]** • Osteocalcin(OC) [혈청] 효소 • Bone-specific alkaline phosphatase(BSALP)[혈청] BSALP, OC → 조골세포 활성 정도 반영 PINP, PICP → 새로운 콜라겐 합성 변화 반영

IOF 등 골다공증 유관기관들은 CTX와 P1NP가 비교적 변동성이 적어 각각 골흡수표지자, 골형성표지자로 사용하기를 권고하고 있습니다.

검사 시 주의사항

골표지자는 생물학적 변동성, 측정방법의 변동성으로 여러 영향을 받습니다.

- **생물학적 변동성** : 연령[골표지자 증가], 폐경[골표지자 증가], 성별, 인종, 질병, 신기능 감소[BSALP 배설 저하로 수치 증가], 신체활동 저하[골흡수표지자 증가, 골형성표지자 감소], 식사, 약물 투여(corticosteroid, Aromatase inhibitors, GnRH agonist, TZD, 항경련제, Heparin, vitamin K antagonist), 최근 골절[골표지자 2-12주 최고치를 보이며 증가, 많으면 52까지 증가 상태] 등
- **측정방법** : 검체 처리과정, 측정의 정밀도와 정확도, 교차반응 등

검사 시간

- CTX는 일중 변동성이 있고, 식사에 영향을 받기에 검사시 주의해야 합니다.
  - 혈청 검체 : 공복상태에서 오전 7시 30분-10시에 채취
    - CTX는 2-5시 가장 높고 11시-14시경 가장 낮습니다.
- 골형성표지자는 일중 변동이 10% 미만으로 관계없이 검사 가능합니다.

해석

임상적 유용성

- 골소실 및 골절 위험 예측, 골다공증 치료제 반응 및 순응도 평가
- 치료제 선택
- 치료제 중단 시 반등 골교체율 증가 판단
- → 특히 **Bisphosphonate의 drug holiday** 시 도움 : BMD는 1년마다 검사가 가능한 반면, 골표지자는 **조기에 평가 가능**
- **AACE 가이드라인 : 골표지자가 치료 전 수준으로 증가하면 재투약 고려**

	AACE 가이드라인	2024 골다공증 진료지침
골흡수억제제 투여	**6개월 후**	**CTX-I 3-6개월 후, PINP 6개월 후**
CTX-I	• **CTX-I** : 초기값보다 0.1μg/L 이상 감소 • 절대값 0.28μg/L 미만으로 측정	LSC(2.8 × precision error) 또는 **30%** 이상의 변화 이전 측정치 없다면 0.261μg/L 미만을 목표로
PINP	• 초기값보다 LSC인 10μg/L 이상 감소 • 절대값 35μg/L 미만으로 측정	LSC(2.8 × precision error) 또는 **20%** 이상의 변화 이전 측정치 없다면 40μg/L 미만을 목표로
골형성촉진제 투여	**3개월 후**	**teriparatide 1-3개월 후**
PINP	• 초기값보다 LSC인 10μg/L 이상 증가 • 절대값 69μg/L 미만으로 측정	• 초기값보다 10μg/L 이상 증가 • 절대값 69μg/L 미만으로 측정

- 골절이 있다면 6개월까지도 골표지자 상승 가능하여 해석 유의
- 해석의 예 : 골흡수억제제 사용 3개월 후 CTX 검사 → 30% 이상 감소했다면 환자에게 치료제가 잘 듣고 있으니 1년 뒤 골밀도도 좋아질 것으로 예상된다고 안내(골밀도 검사는 1년 후라, 골표지자 검사로 환자가 치료 효능감을 빨리 느낄 수 있음)

비타민D 검사

비타민 D 검사기준

(고시 제2022-204호, 2022.9.1.시행)

누490나 비타민-[정밀면역검사]-D2, D3, 총 비타민 D, 25-OH-Vitamin D(total), 누490다 비타민-[정밀분광-질량분석]-D2, D3 검사의 급여기준은 다음과 같이 함.

\- 다 음 -

가. 급여대상

1) 비타민 D 흡수장애를 유발할 수 있는 위장질환 및 흡수장애 질환
2) 항경련제(Phenytoin이나 Phenobarbital 등), 결핵약제, 항레트로바이러스제, 항진균제(Ketoconazole), 고지혈증치료제(Cholestyramine)를 투여받는 환자
3) **간부전, 간경변증**
4) **만성 신장병**
5) 악성종양
6) 구루병
7) **골다공증 진단 후**(이차성 골다공증의 원인 감별이 필요한 경우 포함)
8) 골연화증
9) 체표면적 40% 이상 화상
10) 부갑상선기능이상(저하증, 항진증)
11) **칼슘대사이상(고칼슘혈증, 저칼슘혈증, 고칼슘뇨증, 저인산혈증)**

나. 산정방법

1) D2, D3, 총 비타민 D, 25-OH-Vitamin D(total) 검사는 **1종만 인정**
2) 인정횟수
   - 가) 약물 투여 전 진단 시 **1회**, 약물 투여 **3-6개월 후 치료효과 판정 시 1회**
   - 나) 지속적인 약물투여로 인한 추적검사 시 **연 2회**

다. 기타

선별 검사로 누490다 비타민-[정밀분광-질량분석]은 인정하지 아니함

검사의 보험기준 비교

골밀도		골표지자	비타민 D
1) **65세 이상**의 여성과 **70세 이상의 남성** 2) **고위험 요소(BMI < 18.5, 비외상성골절 과거력 또는 가족력, 외과적 수술로 폐경 또는 40세 이전 자연 폐경)가 1개 이상** 있는 65세 미만의 폐경 후 여성 3) 비정상적으로 1년 이상 무월경을 보이는 **폐경 전 여성** 4) 비외상성(fragility) 골절 5) **골다공증을 유발할 수 있는 질환**이 있는 경우 6) **골다공증을 유발할 수 있는 약물을 복용중**이거나 장기간 (3개월 이상) 투여 계획이 있는 경우 7) 기타 골다공증 검사가 반드시 필요한 경우		**골다공증**에서 실시	1) 비타민 D 흡수장애를 유발할 수 있는 위장질환 및 흡수장애 질환 2) 항경련제(Phenytoin이나 Phenobarbital 등), 결핵약제, 항레트로바이러스제, 항진균제(Ketoconazole), 고지혈증치료제(Cholestyramine)를 투여받는 환자 3) 간부전, 간경변증 4) 만성 신장병 5) 악성종양 6) 구루병 7) 골다공증 진단 후(이차성 골다공증의 원인 감별이 필요한 경우 포함) 8) 골연화증 9) 체표면적 40% 이상 화상 10) 부갑상선기능이상(저하증, 항진증) 11) 칼슘대사이상(고칼슘혈증, 저칼슘혈증, 고칼슘뇨증, 저인산혈증)
진단 시 1회		치료 시작 전 1회	약물 투여 전 진단 시 1회
약물 투여 후			
***1년 이상**의 추적검사 실시 간격			
T≥−1.0(정상)	T<−1.0(비정상)		3~6개월 치료효과 판정 1회
2년 간격	1년 간격	연 2회 이내	연 2회
***단, 4주 이내 인정** : 365일이 모두 지날 필요 없이 4주 내에서 먼저 검사 가능 추적 검사는 중심골만 가능		골흡수표지자, 골형성표지자 **1개씩만 인정**	1) D2, D3, 총 비타민 D, 25-OH-Vitamin D(total) 검사는 **1종만 인정**

Reference

1. 2024 골다공증 및 근감소증 진료 가이드 - 대한골다공증학회
2. 2022 골대사학회 골다공증 진료지침 - 대한골대사학회

CHAPTER 56

골다공증 2편 : 칼슘, 비타민D 처방

골다공증의 예방과 치료에 칼슘과 비타민D 공급이 중요합니다. 많은 골다공증치료제에서도 허가사항에 칼슘과 비타민D를 충분히 공급하라는 문구가 명시되어 있기도 합니다. 따라서 골감소증 및 골다공증에서 칼슘과 비타민D 처방은 반드시 챙겨야 하는 부분입니다.

Calcium

칼슘 수치의 이상이 있을 수 있는 경우들

- 고령, 채식주의자, 만성신질환, 인제한 식이, 흡수장애, PPI 장기간 사용
- vitD 결핍
- 저마그네슘혈증 : 저칼슘혈증을 일으킬 수 있음

우리나라의 부족한 칼슘 섭취

- 우리나라 성인은 기본적으로 칼슘섭취량과 비타민D 농도가 권고 수준보다 현저히 낮은 실정
    - 한국인의 칼슘 섭취 근황 2021 : 50-64세 : 537.8 / 65-74세 : 491.4 / > 75세 : 400.9
    - 고령일수록, 소득수준이 낮거나 지방에 사는 환자는 더 섭취량이 낮다는 보고 있음. (J Bone Metab. 2016;23(2):55-61)

권장 칼슘 복용량

- 권장 **칼슘 복용량 : 하루 700-1,000mg** (대한골대사학회 칼슘 권고안)
    - 섭취량+보충량 기준, 섭취량이 부족한 경우 보충제 사용

◦ 섭취량 판단 : 요구르트 1개 칼슘 100mg, 우유 1mL당 칼슘 1mg, 데친 녹색 잎 채소 1컵 150-300mg, 두부 1/5모 145mg, 잔멸치 2큰술 130mg. (출처 : 건강백과사전-한림대학교성심병원) 고염식은 칼슘 배출을 증가시킴.

- 혈중 칼슘농도는 칼슘 식이 섭취량을 잘 반영하지 못함 → 칼슘 농도가 낮다면 보충을 해야겠지만, 정상인 경우에도 부족할 수 있음.
- 따라서, 칼슘 식이 섭취량이 어느 정도 부족한지 문진으로 가늠하는 수밖에 없습니다.

칼슘제 처방

1) 처방 적응증

- 기본적으로 우유, 유제품 등의 칼슘이 풍부한 음식물로 섭취하는 것이 좋습니다.
  - ◦ 식사로 보충하는 칼슘은 옥살산 흡수를 방해하여 신결석 발생위험을 오히려 줄일 수 있습니다.
- **섭취량이 부족**하다면 **보충제 투여**를 고려합니다.

2) 약제부작용

- 위장장애, 변비 외 부작용은 심한 이상반응은 없는 편
- **고칼슘뇨증, 신결석** 병력에서 칼슘투여 줄이거나 중단 필요

3) 심혈관질환 발생 이슈

- 칼슘 과량 섭취는 심혈관질환 위험도와 연관이 있다는 연구들이 있었으나, 위험성이 증가하지 않는다는 연구들도 많이 존재.
- 칼슘 섭취가 부족해도 심혈관질환 사망률이 증가한다는 연구 존재.
- **정상 식이를 하는 사람에게 1,000mg 이상**으로 과량 투여 : 신결석, 심혈관질환 발생 위험으로 권고되지 않음
- **CKD 환자에서는 하루 섭취량이 1,500mg이 넘지 않도록** 특히 주의 : 혈관석회화
- 혈관석회화 정보를 얻을 수 있는 검사가 있다면 참고하는 것이 좋겠습니다.
  - ◦ 심초음파상 판막, 관상동맥 CT, L-S lateral에서 보이는 abdominal aortic calcification 등

4) 칼슘 보충의 효과 논란

- 전통적으로 칼슘 보충이 골절 예방에 좋을 것이라는 인식과 다르게 BMJ에 실린 메타분석 연구에 따르면 BMD는 조금 높일지라도 골절을 유의미하게 줄이지 못했다고 합니다. (BMJ. 2015;351:h4183)
- 하지만, 골밀도 증가라는 분명한 이점이 있고, 우리나라의 칼슘 섭취량이 부족하므로 충분히 도움이 될 것으로 보고 있습니다.

5) 처방 용량

- 한국인의 평균적 칼슘섭취 현황을 통한 보충 용량 계산
  - ◦ **: 200-600mg** 중 적절한 용량을 처방, 단, 칼슘의 **1회 용량이 500이 넘으면 분복**합니다.
  - ◦ vascular calcification이 있는 경우 200-300 정도로 mininal하게 처방합니다.

- 칼슘 보충제의 **elemental calcium 양을 기준**으로 처방합니다.
  - ex. **디카맥스디정**-Calcium carbonate 250mg(**100mg** as calcium) / **디카맥스디플러스정**-Calcium carbonate 750mg(**300mg** as calcium) / **디카맥스1,000정**-Calcium carbonate(**500mg** as calcium)

연령	평균섭취량	권장 보충 용량 700mg/day 기준	권장 보충 용량 1,000mg/day 기준
50-64	537mg/day	200mg/day	300mg/day
65-74	491mg/day	200mg/day	450mg/day
> 75	400mg/day	300mg/day	600mg/day

- 평균섭취량 참조 : 한국인의 칼슘 섭취 근황 2021

6) 칼슘염의 종류

- 골다공증 치료 및 예방에서 **Calcium carbonate, Calcium citrate** 중에서 사용
- 함량이 높고 약값이 저렴한 **carbonate를 먼저** 사용하고, carbonate를 사용할 수 없는 경우 citrate를 사용.

<table>
<tr><th>염기</th><th>Carbonate</th><th>Citrate</th><th>Acetate</th></tr>
<tr><td>Elemental calcium% (w/v)</td><td>40%</td><td>21%</td><td>25%</td></tr>
<tr><td>생체이용률</td><td>High
- Citrate와 비슷</td><td>High</td><td>High</td></tr>
<tr><td rowspan="2">장점</td><td rowspan="2">• 가장 저렴하여 많이 사용
• 높음 함량: 약제 크기와 갯수 ↓
• P-binder 역할</td><td colspan="2">• pH level에 의존하지 않음
→ 식사와 상관없이 복용 ○
→ Achlorhydria에서도 사용 가능
→ H2RA, PPI 복용자 사용 가능</td></tr>
<tr><td>• Carbonate보다 소화불량 적음</td><td>• P-binder 역할: best</td></tr>
<tr><td>단점</td><td>• 흡수 전 위 산성화 필요
→ 식사와 함께 복용 필요
→ H2RA, PPI 복용자에서 흡수↓
• acidic rebound 가능
→ PUD 환자 주의
• 소화 잘 안됨</td><td></td><td></td></tr>
</table>

(1) Carbonate 또는 Acetate가 선호되는 상황

- **Calcium Carbonate** : **디카맥스디정** 등 많은 보충제
- **Calcium Acetate** : **네프로정**(전문-급여) → 골다공증에 허가 ×, '말기 신부전환자의 고인산혈증'에 허가
  - CKD stage 4 이상으로 진행된 경우

- Carbonate와 Acetate는 신장내과에서 중요한 Phsophate 수치 조절을 위한 P-binder 역할을 해줄 수 있으나, Citrate는 그 역할을 전혀 할 수 없습니다.
  - Carbonate vs Acetate as a P-binder
    - 둘 중에 선택할 때는 **Phosphate 수치를 참고하여 선택** : CKD가 진행하면서 고인산혈증 발생 시 **Carbonate → Acetate 전환 투여 고려**(단, stage 5 이상 또는 투석 환자는 혈관석회화 위험으로 고인산혈증을 칼슘제제보다는 비칼슘인결합제로 조절하는 것이 바람직함)
    - 칼슘 흡수율은 (39, 32%) 비슷하나, **Acetate가 좀 더 우수**한 P-binder 역할 수행

(2) Citrate가 선호되는 상황 → 신장 결석 위험도가 높은 경우, 위산조절이 필요 없는 경우

- Citrate : 칼테오40정**(일반-급여)** - calcium citrate 750mg(Ca 160mg), Cholecalciferol 10μg(400IU), 2T QD
- **신장결석 위험도가 높은 경우+CKD stage 4 이상으로 진행하지 않은 경우 → Citrate는 요중 칼슘 배설을 줄이고, 결석 형성을 억제**
  - 신장결석 과거력, 신결석 가족력, 일차성 부갑상선호르몬과다증
  - 수분 섭취, 칼슘, 칼륨 섭취 부족
  - 나트륨, 옥살산, 수크로스, 과당, 비타민C, 동물성 단백질 섭취 과다.
  - 고혈압, 당뇨, 비만, 통풍, distal RTA, IBD, 짧은창자증후군, 장절제, 위장관 우회술 수술력, 요로감염, 시스틴뇨증 등의 동반질환
- **고칼슘뇨증**
  - **24시간 소변 칼슘**(mg/day)이 **여성 200-250, 남성 240-300 이상**
  - **24시간 소변 칼슘**이 **4mg/kg/day** 이상
  - 위 기준에 해당하면 기준치를 넘지 않도록 조절 필요 : **중단** 또는 **처방이 필요하다면 Ctirate 기반 칼슘제로 반드시 변경**
- **신장 결석 위험도를 낮추기 위한 처방**
  - 고칼슘뇨증에 Thiazide, Potassium citrate가 도움이 될 수 있음.
  - 고단백질 식단의 환자는 acid loading이 있어 bicarbonate를 고려할 수 있음.

7) 처방 시 주의 사항

- **철분제와 간격을 두고 복용해야 합니다.**
  - 칼슘이 철분 흡수를 돕는 DMT1(Divalent metal transporter 1)을 억제하기 때문

생활습관 변화

- **카페인 음료 하루 2잔 이하로 제한** : 칼슘을 소변으로 배설 촉진. 1일 4잔 이상 마시면 골밀도가 감소한다는 보고도 존재.

  ◦ 녹차, 홍차는 카페인이 있어도 제한하지는 않음
  ◦ 차도 종류와 관계없이 10년 정도 마시면 골밀도가 감소
- **탄산음료 제한** : 콜라를 비롯한 탄산음료는 인산을 포함한 반면, 칼슘은 포함하지 않음. → 고인산으로 인한 PTH 상승 → 칼슘 흡수 감소

Vitamin D

비타민D의 대사

- 식이로 Ergocalciferol (vitamin D2, 식물성-버섯), Cholecalciferol (vitamin D3, 주로 동물성)을 섭취. → 전체 10-20%에 불과
- 80-90%는 햇빛에 노출되어 합성됨.

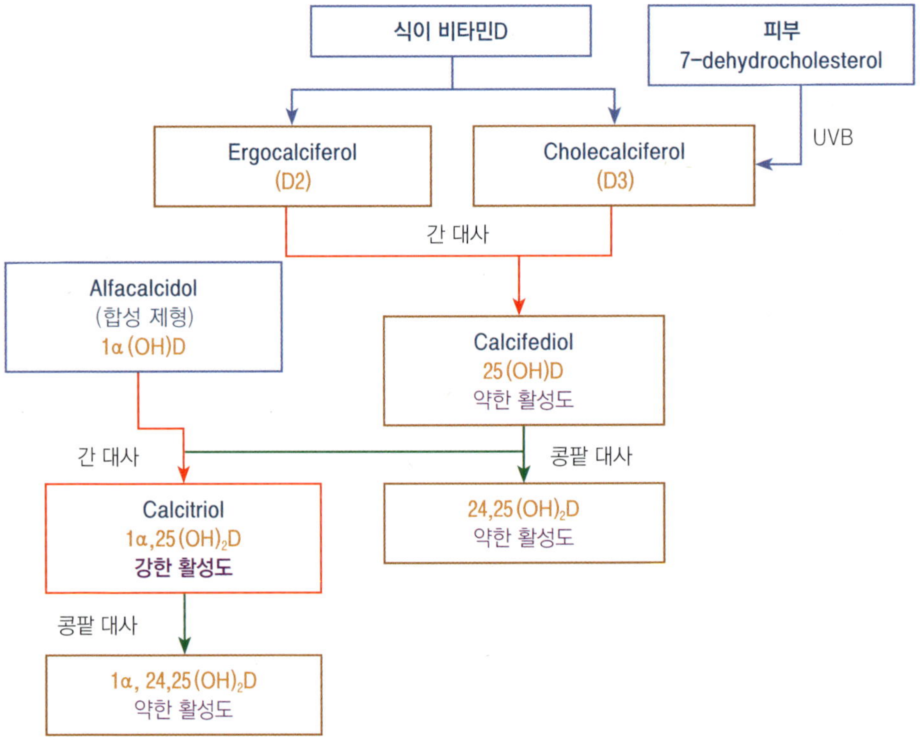

권장 비타민D 복용량

2024 골다공증 진료지침

- 칼슘 level과 다르게 vitamin D level은 보충 결정에 중요합니다.
- **골다공증 및 골절 예방** : → 혈청 vitD **20ng/mL 이상**으로 유지
- **골흡수억제제를 투약**하는 경우 : 하루 **800-1,000IU** 보충 → 혈청 **vitD 30ng/mL 이상**으로 유지
- 단, 하루 투여량이 4,000IU를 넘지 않도록 하고, 혈청 vitD가 50ng/mL이 넘는다면 감량합니다.
- 칼슘과 다르게 음식을 통해 vitamin D를 보충하기는 쉽지 않습니다.(계란 30개 정도 복용)
- 20-30분 정도 일광욕을 통해 400IU 정도 보충할 수 있습니다.

비타민 D 처방

처방

- 야외활동을 권고 - 비타민D 합성에 중요
- 비타민 D를 처방할 때도 역시 신결석에 주의. → 1년 사용 시 24시간 소변 칼슘 검사 필요.
- 혈청 비타민D 수치를 보고 처방
- 비타민 D 단독 처방은 주의 : 칼슘 섭취량이 부족한 환자에서, 칼슘 보충 없이 비타민D를 보충했을 때 뼈에서 칼슘이 빠져나와 오히려 골절 위험을 증가시킬 가능성이 있다는 메타분석 연구 결과가 있습니다. (J Gen Intern Med. 2024;39(14):2829-36)

종류 - 대부분 효과가 좋고 반감기가 긴 Cholecalciferol을 사용

성분	Cholecalciferol (Vitamin D3)	Ergocalciferol (Vitamin D2)	Calcifediol	Alfacalcidol	Calcitriol
Half-life	Blood : 19-25hours Functional : many weeks	Blood : 48 hours Functional : 2months	10-22days	12hours	5-8hours
Dose Range	400-4,000IU/day 5,000-10,000IU/week 25,000-50,000IU/month	800-2,000IU/day 50,000IU/week	5-20μg/day	0.5-5μg/day	0.25-1μg/day
설명	동물성 비타민D 긴 반감기 주사제 O(단일제) 비타민D 농도 더 잘 올림	식물성 비타민D 긴 반감기 주사제 O(복합제로)		짧은 반감기	

출처 : VITAMIN D - UpDates 2018;1(2):24-25의 표에서 변형

- **vit D2 vs vit D3 :** vit D3인 Cholecalciferol이 비타민 D 농도를 더 효과적으로 올립니다.(Am J Clin Nutri 2012:95(6):1357-54)
- **Alfacalcidol, Calcitriol** : Active form은 일반적인 상황에서는 권고되고 있지 않습니다.

- 단, 이런 active form으로 전환되기 어려운 환자들에게 사용할 수 있습니다.
  - 신부전, 간부전, 부갑상선기능저하증, 흡수장애 등
- 급여기준도 cholecalciferol, Ergocalciferol에 비해 까다롭습니다.

처방의 실제

- **대부분의 비타민D는 Cholecalciferol! ex. [디카맥스정(일반-급여)]** = calcium carbonate (Ca 500mg)+Cholecalciferol 1,000IU
- Ergocalciferol : **[애드칼정(일반-급여)]** = Calcium Gluconate 240mg+Calcium Lactate 271.8mg+Ergocalciferol, dried 118μg(100I.U as vitamin D)+Precipitated calcium carbonate 240mg
- **비타민D 단독 제제 : 디맥정(일반-비급여), 애드민포르테정(일반-비급여), 플러스디정(일반-비급여)**
- **vitamin D3 주사 :** 비타민D3비오엔주(cholecalciferol 5mg = 200,000IU) 등
  - 혈청 칼슘 10.5mg/dL 넘거나 요중 칼슘양 4mg/kg/day를 초과하면 투여 중지
  - **3개월마다 주사**하여 농도 30 정도 되는지 확인
  - 비타민D 단독제제, 주사제제는 비급여
- Choleclafiferol 사용 → PTH가 올라가면 VDRA를 병합투여
- 고칼슘뇨증 - 고칼슘혈증이 생기기 전에 발생 : 이상반응 의심 시 6-8주마다 검사 시행하여 투여량 조절
- 주사제를 포함한 간헐적 고용량 비타민 D 투여가 낙상과 골절 위험도가 증가한다는 보고.
  - → 비타민 D 흡수장애가 있거나 경구투여가 어려운 경우에 권고하고 있음.

비타민D 농도 증가 효과

- **비타민 D3 200,000IU 근주** : 12주 후 **15ng/mL 상승** (Endocrinol Metab (Seoul) 2017;32(4):451 - 9)
- **비타민 D3 경구제 :** 2-3개월 후 **100IU당 1ng/mL 상승** (Nutrients. 2013;5(9):3605 - 16)

골다공증 치료 시 보험 기준

1. **칼슘 제제의 보험 기준**: T score 1.0 이하(1.0 포함!)
   - 기준상 그렇지만, 약제 처방 시에 골밀도 검사 수치를 기록하지 않아 상병만 넣고도 삭감이 되고 있지 않다고 합니다.
   - 단, 골다공증 상병은 넣고 처방합니다.

2. **비타민D3 제제 보험 기준**
   - 활성형 비타민D3 : **Alfacalcidol, Calcitriol**
   - 활성형 비타민D3과 Cholecalciferol, Ergocalciferol은 전혀 다른 급여 기준을 갖습니다.

- 활성형 비타민D3는 Bisphosphonate와 같은 급여 기준을 갖습니다.
- 활성형 비타민D가 아닌 cholecalciferol, ergocalciferol과 칼슘 복합제는 허가사항이 비타민D 보급으로 되어 있어 E559 비타민D결핍 상병을 넣고 검사 없이도 처방이 가능합니다.

3. 칼슘 제제와 골다공증 치료제의 병용

- 비호르몬요법인 Bisphosphonate, Elcatonin, '활성형' vitamin D, Raloxifene, Bazedoxifene과 **병용이 가능**합니다.

	칼슘 및 Estrogen제제 등의 약제	
투여 대상	중심골 DXA T-score ≤ 1.0	
	호르몬요법, 비호르몬요법 병용	비호르몬요법 간 병용
적응증	칼슘제제+호르몬대체요법	칼슘제제+비호르몬요법
		BP+VitD **복합** 경구제
		BP 단일제+활성 vitD3 단일제
		SERM+vitD **복합** 경구제

Reference

1. 한국인의 칼슘 섭취 근황 2021.
2. J Bone Metab. 2016;23(2):55-61.
3. 2024 골다공증 및 근감소증 진료 가이드 - 대한골다공증학회
4. 2022 골대사학회 골다공증 진료지침 - 대한골대사학회
5. 2024 골대사학회 골다공증 진료지침 - 대한골대사학회
6. J Bone Metab. 2022;29(4):205-15.

CHAPTER 57

골다공증 3편 : 치료 가이드라인, 급여기준

골다공증 진료 시 검사

(1) **골절 위험 평가** : 골밀도, 골표지자, FRAX, TBS

(2) **척추 골절 확인** : lateral spine Xray 또는 DXA

(3) **이차성 골다공증 감별 검사**

- CBC, Ca, P, total protein, albumin, LRFT(Cr, AST/ALT, ALP), TSH, 24h urine Ca, Na, Creatinine, 23(OH)D

\+ 추가로 PTH, 혈청 및 소변 단백 전기영동 검사, 24h urine free cortisol, night dexamethasone suppression test, Testosterone, Bone biopsy 등을 고려할 수 있습니다.

골다공증/골감소증 치료의 적응증

(1) **대퇴골 또는 척추의 골다공증 골절**

(2) 이차적 원인이 배제된 **골다공증**(대퇴골 경부, 대퇴골 전체, 요추 T-score ≤ −2.5)

(3) **골감소증+아래의 소견**

- 과거의 기타 골다공증 골절
- 골절의 위험이 증가된 이차 원인
- WHO에서 제시한 10년 내 대퇴골절 위험이 3% 이상 or 주요 골다공증골절 위험 20% 이상

골밀도 증가의 목표

최근에는 단순히 골밀도를 높이는 것보다는, 환자의 개별 리스크에 맞춘 Goal-directed therapy가 트렌드입니다. 하지만 골밀도 중심의 치료는 임상 상황에서 브로드하게 사용하기 좋으며 우리나라 보험기준에 더 부합한다는 장점이 있습니다.

골다공증에서 BMD 기준

- **T-score가 2.5**를 초과하도록 목표 설정
- **risk가 높다면 합리적인 기간 내(보통 3-5년) -2.0까지 증가**시키는 것을 목표로
  - Denosumab으로 10년 치료했던 FREEDOM Extension 연구에서 Total hip이 -2.0까지 비척추골절 위험이 감소하여, 최소한 **Total hip T-score가 -2.0 이상**으로 높이는 것이 합리적인 goal로 제시되었고, 급여기준도 치료 개시 후 -2.0까지 골다공증치료제를 처방할 수 있도록 대폭 확대되었습니다.
  - 단, Denosumab을 이용한 연구였기에 다른 약제를 적용 시킬 수 있는지에 대해서는 확실하지 않습니다.
    - Bisphosphonate : -2.5에 도달하여도 휴약기를 가질 수 있다고 많은 권고안에서 제시
    - SERM, Teriparatide : 주로 요추골밀도를 증가시키고 척추 골절 예방에 더 효과가 있어 hip BMD로 평가하기 어려운 점

골감소증에서 BMD 기준(?)

- **명확한 가이드라인은 확립되어 있지 않습니다.**
- Denosumab으로 10년 치료했던 FREEDOM Extension 연구에서 **Total hip T-score가 -2.5 ~-2.1인 대상**에서 치료 전과 대비하여 **T-score를 1 이상 높였을 때** 비척추 골절의 위험이 감소하였습니다. (JBMR. 2019; 34:1033-40)
  - T-score -2.0 이상부터는 통계적으로 유의한 차이를 보이지 않았습니다.
- FNIH/SABRE 연구에서 **Total hip BMD**를 **3%**, **Lumbar spine BMD**를 **5%** 증가시키는 것의 이득이 있다는 결과가 있습니다.

골다공증 치료 알고리즘

가이드라인보다 보험기준이 따라오지 못하는 경우가 많기 때문에 보험기준까지 숙지하여 처방해야 합니다. 일차의료기관에서 골형성촉진제는 사용하게 되는 경우는 거의 없으며, 사용이 필요하다면 상급기관으로 전원하는 것이 바람직합니다.

골다공증 진료지침 2024

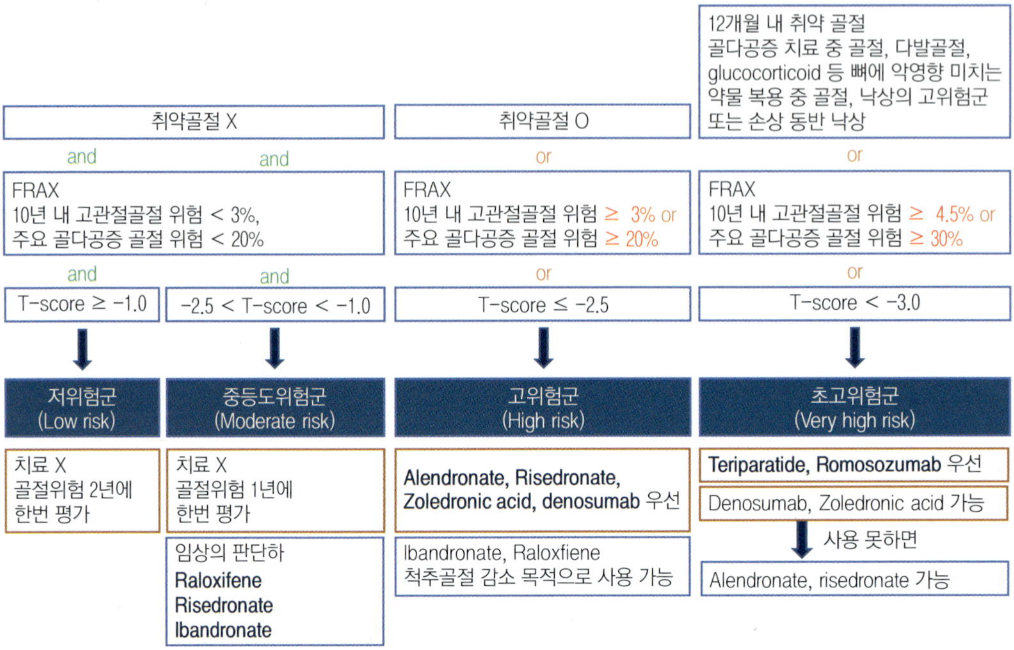

국내 가이드라인은 AACE/ACE 지침과 비슷하게 위험군을 나누고 있습니다.

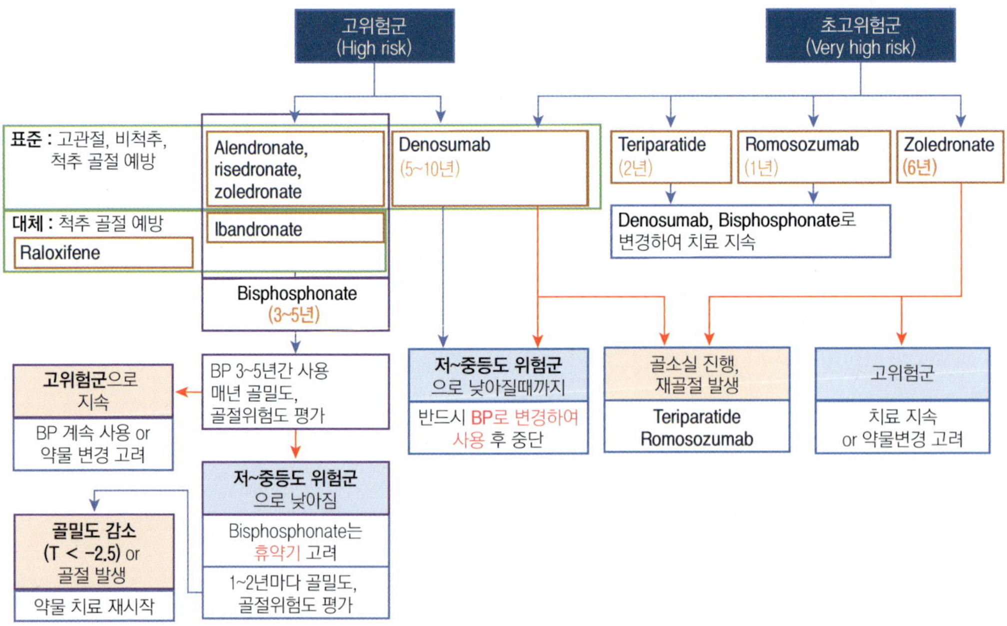

가이드라인에는 없는 보충 설명

- 고위험군 추가 설명 :
  - **경구** Bisphosphonate는 **5년간, 정주** Bisphosphonate는 **3년을** 주로 사용합니다. 단, 환자에 따라 조절이 가능합니다.
  - **Bisphosphonate에서 약물 변경을 고려**할 때 **Denosumab을 우선 고려**합니다. T-score −2.0까지 상승한 이후 Denosumab을 중단할 때는 골밀도 감소와 다발성 척추골절을 예방하기 위해 **반드시 Bisphosphonate 등의 골흡수억제제를 이어서** 사용합니다.
  - **Denosumab에서 BP로 변경할 때 : Zoledronate**가 근거상 가장 좋습니다.
- 초고위험군 : Romosozumab에서 골흡수억제제로 변경하여 치료를 지속할 때, **Denosumab**과 **Alendronate**가 근거가 있습니다. TH BMD 증가가 Denosumab으로 변경했을 때가 가장 좋았고, alendronate로 변경했을 때도 효과가 좋았습니다. (Osteoporos Sarcopenia. 2018;4(1):11-5)

→ 이를 반영한 그래프 :

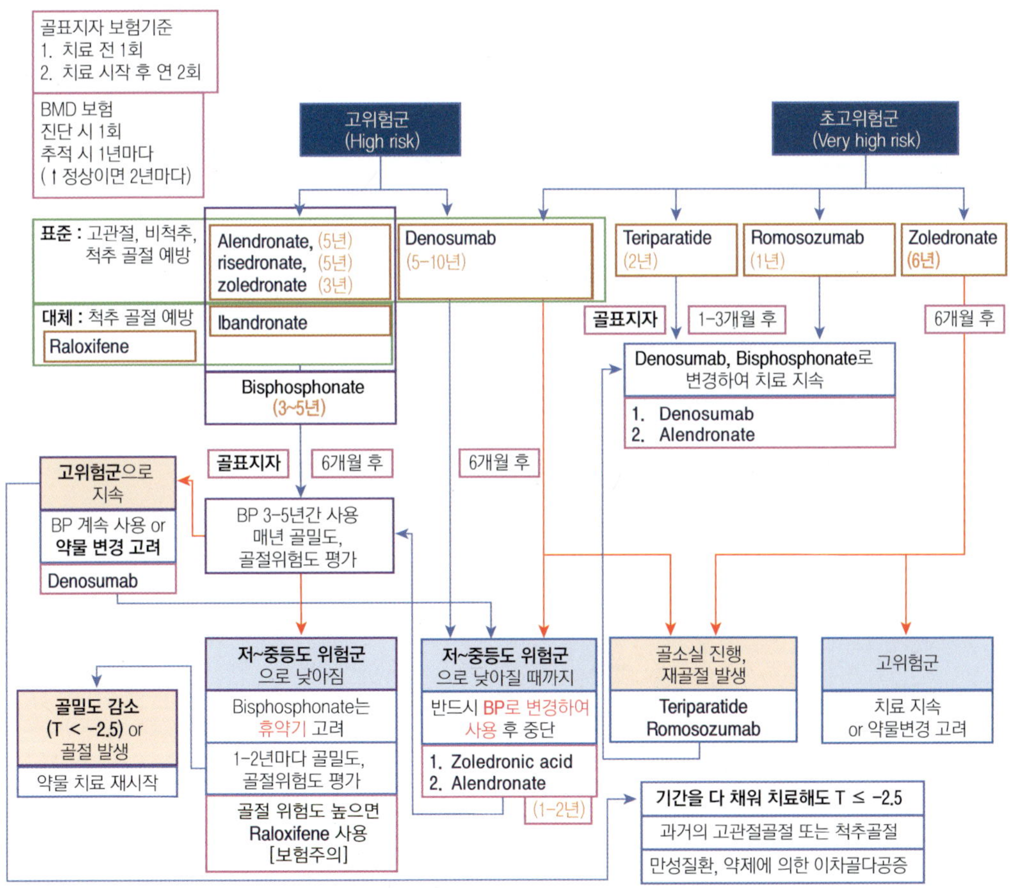

고려할 사항

- **빠른 치료효과가 필요한 경우(최근 골절 or 다발성 골절)**
- 골흡수억제제보다는 **골형성촉진제**를 사용
  - Zoledronic acid를 이용한 HORIZON 연구, Denosumab을 이용한 FREEDOM 연구 : 18개월에서는 유의미한 차이 X, 3년에서 유의미한 차이 O(25%, 20%)
  - Teriparatide는 18개월 내 비척추 골절 위험도 35% 감소(N Engl J Med 2001;344:1434-41)
  - Romosozumab은 1년 비척추골절 감소 효과(FRAME trial)
  - 하지만 급여기준이 매우 까다롭고, 일차의료기관에서 구비해 두기 어렵기 때문에 초고위험군에서도 추천되는 Denosumab, Zoledronic acid를 사용해 보거나 골형성촉진제 사용을 위해 전원을 해야 합니다.
- 골밀도에 따른 효과
  - Total hip : −2.8 이상 → BP, denosumab / −2.8 미만 : 골형성촉진제
  - Lumbar spine : −3.1 이상 → BP, denosumab / −3.1 미만 : 골형성촉진제
  - 하지만, 현실상 보험기준대로 치료할 수밖에 없습니다.

심평의학

Raloxifene, Bazedoxifene, 활성형 vitD3, Bisphosphonate, Denosumab

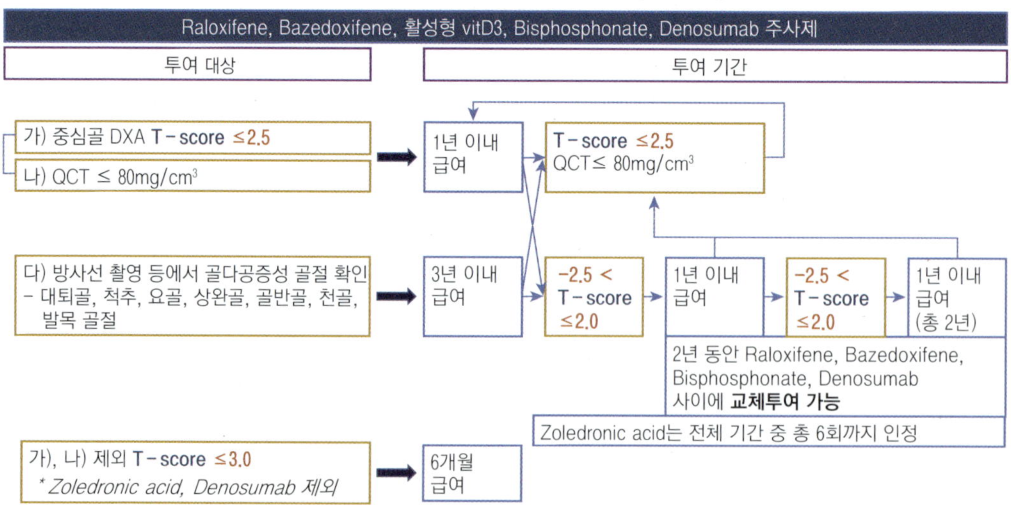

→ T-score 3.0 이하로 언급되어 있는 부분은 중심골이 아닌 정략적 골초음파(Quantitative ultra-sonography-QUS) 등으로 말단골의 측정값을 의미합니다. 이 경우 6개월만 급여 가능합니다.

→ 골다공증성 골절이 발생한 경우 3년간 골밀도 검사 없이도 급여 처방이 가능합니다.

Denosumab[프롤리아] 의 허가사항 → 예방 목적의 허가사항이 없습니다.

1. 폐경 후 여성 **골다공증** 환자의 치료
2. 남성 **골다공증** 환자의 골밀도 증가를 위한 치료
4. 안드로겐 차단요법을 받고 있는 비전이성 전립선암 환자의 골 소실 치료
5. 아로마타제 저해제 보조요법을 받고 있는 여성 유방암 환자의 골 소실 치료

→ 이 허가사항에는 맞으나 위의 급여 기준에 맞지 않으면 **전액본인부담(100:100)으로 처방 가능**합니다.

: 예를 들어, Denosumab은 10년간 장기간 사용했을 때까지 충분히 골절 예방효과가 있으므로, 2년간 추가 투여(급여) 이후에도 전액본인부담으로 치료를 이어가는 것이 약물기전상 합리적일 수 있습니다.

※ 6개월간 간격을 지켜야 하지만, 당해연도를 기준으로 1년(2회) 동안 4주(2회 합쳐서 28일)의 범위 내에서 인정된다는 지침이 나왔습니다. (공고 제2025-132호)

※ 골밀도 기준으로 처방하는 경우, 골밀도 검사 일자는 1년 이내인 경우 인정이 됩니다. 골밀도 시행일자가 1년이 지났다면, 투여하지 않고 골밀도 검사를 시행한 후 지속투여 여부를 결정합니다. 마지막 투여(1년 기준 2회차) 이후 새 골밀도 검사는 투여 6개월이 지난 후에 시행합니다.

3. 글루코코르티코이드 유발성 골다공증의 치료

→ 스테로이드 사용자에 대해서는 따로 기준이 마련되어 있습니다.

Bisphosphonate의 허가사항

성분별로, 단일제-복합제 차이에 따라 허가사항이 다릅니다.

→ 개별 허가사항에는 맞으나 위의 기준에 맞지 않으면 **전액본인부담(100:100)으로 처방 가능**합니다.

• Zoledronic acid는 개별 고시상 **총 급여투여기간이 6회**(1년에 1회)로 제한되어 있습니다.

Raloxifene의 허가사항

1. 폐경 후 여성의 골다공증 치료 및 **예방**

→ 이 허가사항에는 맞으나 위의 기준에 맞지 않으면 **전액본인부담(100:100)으로 처방 가능**합니다.

Romosozumab - 이베니티주[전문-급여]
Teriparatide acetate - 테리본주[전문-급여]
Teriparatide - 포스테오[전문-급여]

• **골형성촉진제**는 급여기준이 까다롭고, 일차의료기관에서 사용하면 삭감의 위험이 상당히 높습니다. 필요한 경우 의뢰를 하게 됩니다.

Teriparatide 주사제	Romosozumab 주사제
투여 대상	**투여 대상**
기존 **골흡수억제제**** 중 어느 하나에 효과가 없거나* 사용할 수 없는 환자 + 아래 조건 **모두 만족**: 65세 이상 / 중심골 DXA T-score ≤ 2.5 / 골다공증성 골절 ≥ 2개 (자료 첨부 필요)	기존 Bisphosphonate 중 한 가지 이상에 효과 없거나* 사용할 수 없는 환자 + 아래 조건 **모두 만족**: 65세 이상의 폐경 후 **여성** / 중심골 DXA T-score ≤ 2.5 / 골다공증성 골절 ≥ 2개 (자료 첨부 필요)

*효과 없음 : 1년 이상 충분한 투여에도 새로운 골절 발생 **(인정 가능 부위 : 대퇴골, 척추, 요골, 골반골, 천골, 발목)**

**Bisphosphonate, SERM
단, SERM은 1) 전신성 과민반응, 2) eGFR < 30, 3) MRONJ
4) Atypical femur fracture로 Bisphosphonate 못 쓸 때

투여 기간 (Teriparatide)	
Teriparatide acetate[테리본] 주 1회 - **여성**	Teriparatide[포스테오] 1일 1회 - 남녀 모두
일생 동안 **72주**간 급여 (약 1년 5개월)	일생 동안 **24개월**간 급여
서로간 교체투여 급여 인정 X	

투여 기간 (Romosozumab)

일생 동안 **1년**간 급여(12개월간 1개월에 1회)
↓
골밀도 검사 동일 or 개선 → **Alendronate 경구제, Denosumab 주사제 전환 투여** 급여 인정
- 투여일 1개월 이내 투여 시작
- 최대 12개월까지

Romosozumab의 허가사항

1) 골절의 위험성이 높은 폐경 후 **여성** 골다공증 환자의 치료
2) 골절의 위험성이 높은 남성 골다공증 환자의 골밀도 증가

→ 이 허가사항에는 맞으나 급여 기준에 맞지 않으면 **전액본인부담(100:100)으로 처방 가능**합니다.

Teriparatide의 허가사항

1. 폐경기 이후 **여성** 및 골절의 위험이 높은 **남성**에 대한 골다공증의 치료
2. 골절의 위험이 높은 여성 및 남성에 있어서 지속적인 글루코코르티코이드 요법과 관련된 골다공증의 치료

→ 이 허가사항에는 맞으나 급여 기준에 맞지 않으면 **전액본인부담(100:100)으로 처방 가능**합니다.

Teriparatide acetate의 허가사항

1. 골절의 위험이 높은 폐경 후 **여성**의 골다공증 치료

→ 이 허가사항에는 맞으나 위의 기준에 맞지 않으면 **전액본인부담(100:100)으로 처방 가능**합니다.

Teriparatide ↔ Romosozumab간의 교차 투여

- 고시 기준에는 명시되어 있지 않습니다.
- 단, 2022년 심의사례에 따르면, Bisphosphonate가 원인인 AFF에서 Teriparatide와 Romosozumab을 투여할 것이 권장되고 있고 Teriparatide에 부작용이 발생했을 때 Romosozumab 밖에 사용할 수밖에 없다는 점을 들어 교체투여가 인정되었습니다.

골다공증 골절이 동반된 환자에서 골다공증 치료 관련 건강보험 급여기준

골다공증 골절은 **골밀도가 낮은 환자**에서 일어나는 **비외상성 골절**로 정의될 수 있습니다. 하지만, 행적적으로 골다공증성 골절에 대해 명확히 규정을 해두지 않아 애매했습니다. 최근에 이를 명시하여 골다공증성 골절을 **대퇴골, 척추, 요골, 상완, 골반골, 천골, 발목** 골절으로 제한하였습니다.

골다공증으로 인한 **fragility fracture라는 것을 의무기록**에 기록하면 청구에 도움이 될 수 있습니다.

1) 낙상 또는 외상 없이 자발적으로 발생한 골절
2) 서 있거나, 앉아 있거나, 누워 있는 높이 이하에서 일어난 골절
3) 3개 이하의 낮은 계단에 넘어지며 발생한 골절
4) 수평으로 움직이는 사이에 발생하는 골절
5) 기침 등의 생리학적 움직임에 발생한 골절

골다공증 골절은 과거의 골절이 아닌, X선 촬영상 최근 수상한 현재의 골절이어야 하며, 수상 시기와 비외상성임을 증명하는 수상 상황에 대한 내용이 의무기록에 있어야 한다고 합니다. 특히 골다공증성 골절에 대한 상병코드를(M8000-M8099) 기재하고 JX999에 골절의 진단일자 골절 부위, 수상경위를 기재하여 삭감을 피할 수 있습니다.

남성 골다공증 치료제

Bisphosphonate는 **Alendronate**, **Risedronate 주 1회 제형**을 사용할 수 있습니다. Risedronate는 35mg 주 1회 제형만 보험이 되고, 장용정은 남성 골다공증에서 인정되고 있지 않습니다. Denosumab과 Teriparatide(Teriparatide acetate는 X)도 기준에 맞춰서 사용할 수 있습니다.

골다공증 검사 관련

※ 추적검사상 위치가 다르면?

추적검사상, 첫 골다공증 치료를 개시한 골밀도 부분(LS, TH, FN)과 다른 부분이 급여 기준에 해당된다 하더라도 급여로 치료를 이어갈 수 있습니다. 예를 들어, TH −2.6로 약물치료를 하시다가 추적검사상 −1.8까지 증가했는데, FN이 아직 −2.2 정도로 −2.5~−2.0 사이에 있다면 치료를 이어갈 수 있습니다.

※ T-score −2.5~−2.0 구간에 진입했다가 다시 −2.5 이하로 떨어진 경우?

다시 1년간 급여처방이 가능합니다. 이후 다시 −2.5~−2.0 구간에 진입한 경우 다시 최대 2년(1년+1년)간 급여 가능합니다.

GIOP (Glucocorticoid induced osteoporosis) 급여기준

가. 대상 약제 = Alendronate, Risedronate 단일제제 및 해당 성분과 cholecalciferol 복합제, Zoledronic acid
나. 6개월 이내에 최소 90일을 초과하여 prednisolone을 총 450mg 이상(또는 그에 상응하는 용량)을 투여받은 환자로서 1) 폐경 후 여성 및 만 50세 이상 남성 : T-score※ < -1.5 2) 폐경 전 여성 및 만 50세 미만 남성 : Z-score※ < -3.0 ※ 중심골[Central bone; 요추, 대퇴(Ward's triangle 제외)]을 이중 에너지 방사선 흡수계측(Dual-Energy X-ray Absorptiometry: DXA)을 이용하여 측정해야 한다.
다. 투여기간 : 1년 이내로 하며, 추적검사에서 나. 의 기준이 유지되고 약제투여가 계속 필요한 경우는 급여토록 함.
Zoledronic acid - 개별 고시상 총 6회까지 인정 Alendronate 1일 1회 제형 중 마빌정(10mg), 맥스마빌정(5mg)에서만 허가사항이 커버 가능('글루코코르티코이드에 의한 골다공증 치료'와 '골다공증')합니다. Risedronate는 5mg제형[악토넬정5mg]이 현재 유통되지 않아 GIOP에서 사용이 불가합니다.

동용량비교 표

Prednisolone	Betamethasone	Dexamethasone	Methylprednisolone
5mg	0.75mg	0.75mg	4mg
Triamcinolone	**Hydrocortisone**	**Deflazacort**	
4mg	20mg	6mg	

JX999기입법

1. 칼슘 및 estrogen 제제 → 검사결과지를 첨부하지 아니함. (**JX999에 기입할 필요 없음**)

: 원칙적으로 칼슘 및 Estrogen제제는 BMD T-score가 -1 이하(-1을 포함!)인 경우 처방합니다만, 결과지를 첨부하지 않기에 T-score에 무관하게 처방은 가능한 상태입니다.

2. **칼시토닌, raloxifene 제제, 활성형 Vit D3제제 및 bisphosphonate 제제 등의 처방 → JX999 기입 필요**(행정해석, 보험심사과-3005호)

: '검사결과 / 장비명 / 검사기관'으로 기재(선생님들 따라 검사일자 또는 BMD에 대한 부연설명, 약제 변경 사유 등을 추가 입력하기도)

- DXA 또는 QCT로 중심골 골밀도를 측정하여 DXA는 T-score ≤ -2.5, QCT는 ≤ 80mg/cm^{2}인 경우 기재합니다.
- 타기관에서 검사한 경우 해당 요양기관을 기재하면 됩니다.

Reference

1. 2024 골다공증 및 근감소증 진료 가이드 - 대한골다공증학회
2. 2022 골대사학회 골다공증 진료지침 - 대한골대사학회
3. 2024 골대사학회 골다공증 진료지침 - 대한골대사학회
4. Cosman F, ASBMR/BHOF Goal Directed Therapy Task Force Draft Report;2023 ASBMR meeting
5. American Association of Clinical Endocrinologist / American College of Endocrinology (AACE/ACE) Clinical Practice guideline (2020) : Endocrine Practice, Volume 26, Supplement 1, 2020, Pages 1-46, ISSN 1530-891X.
6. Endocrine Society Clinical Practice Guideline (2019) : The Journal of Clinical Endocrinology & Metabolism, Volume 104, Issue 5, May 2019, Pages 1595-1622.

CHAPTER 58

골다공증 4편 : 골다공증 치료제 선택

약물 계열 비교

'일차 의료용 근거기반 골다공증 권고 요약본(2024)_대한의학회'의 표를 참고하여 작성

약제	골밀도 증가 효과 (폐경후 골다공증)			골절 예방 효과			폐경 후 골다공증 예방	GIOP		남성 골다공증
	LS	TH	FN	척추	대퇴골	비척추		예방	치료	
호르몬 치료, SERM, TSEC										
Tibolone	O	O	O	O	→	O	O			
Hormone therapy	O	O	O	O	O	→	O [안젤릭정]			
Raloxifene	O		O	O	→	→	O			
Bazedoxifene				O	→	→	O			
Bisphosphonate	**요추** 증가 > 대퇴골 증가									비척추골절, 대퇴골 골절 증거 부족
Alendronate	O	O	O	O	O	O	(5mg/d 가능 했으나 →복합제 되면서 허가사항에서 빠짐)		O(마빌정, 맥스마빌 장용정)	O
Risedronate	O	O	O	O	O	O	O	(5mg/d : 남녀, 골밀도 유지 또는 증가에 허가, 현재 유통되지 않아 사용 불가)		O (35mg/w) 단, 장용정 X
Ibandronate	O	O	O	O	→	→				
Zoledronic acid	O	O	O	O	O	O	O	O (남녀, 예방 및 치료에 허가)		O
RANKL 억제제										
Denosumab	O	O	O	O	O	O			O (남녀, **전액본인부담**)	O
PTH										
Teriparatide	O	O	O	O	→	O			O (20μg/d, 남녀)	O (20μg/d)
Sclerostin 억제제									기전상 유리하나 연구 제한적	
Romosozumab	O	O	O	O	O (순차)	O (순차)				O (**전액본인 부담**)

요추 골밀도 변화 vs 골절위험 감소

	Alendronate	Risedronate	HT	Raloxifene
골밀도 변화	8.3%	6.9%	4.5	2.7%
골절위험 감소	44%	40%	49%	50%

Raloxifene은 골밀도 변화는 적지만, 골절위험도를 좀 더 잘 감소시키는 것을 알 수 있습니다.

Bisphosphonate

1. **약물 기전의 potency 차이**

(1) Bone mineral affinity

: Zoledronic acid > Alendronate > Ibandronate > Risedronate

(2) FPPS inhibition potency

: Zoledronic acid > Risedronate > Ibandronate > Alendronate

2. **약물 특성별 정리**

	장점	단점
Zoledronic acid (IV)	가장 강력한 효과 초고위험군에서도 사용 가능 Denosumab 중단 후 투여 시 근거 수준 가장 높음 IV 제형으로, 1년에 한 번 투여 가능	부작용이 많음(flu-like symptom, uveitis, fever, myalgia, hypocalcemia 등)
Alendronate (PO)	Denosumab 중단 후 사용 가능 장용정(EC) 제형은 GI 부작용이 덜하면서 식후 복용이 가능함.	
Risedronate (PO)	Mineral affinity가 약하여 MONJ, AFF 등의 부작용이 덜할 것으로 예상	
Ibandronate (PO/IV)	IV / PO 제형 모두 보유	척추골절 예방효과 외 골절 예방 근거 미약

3. **Bisphosphonate의 휴약기**

: 휴약기라는 개념은 약제 특성상 오랜 시간 동안 뼈에 잔류하기 때문에 휴약기를 고려할 수 있는 **Bisphosphonate에만 있는 개념**입니다. 휴약기는 장기간 약제 사용으로 인한 턱뼈괴사, 비정형대퇴골절과 같은 잠재적 위험을 예방하는 데 도움이 됩니다.

4. **Bisphosphonate의 부작용**

- 경구 BP : **식도염, 식도궤양, 위궤양**이 흔하기 때문에 투약 시 200mL 이상의 물과 함께 복용하도록 안내하고, **식전** 투약 후 30-60분 정도 눕지 않고 앉거나 서 있을 것을 교육합니다.
  - 나이가 많은 어르신들, 사회적 활동이 활발한 경우에서 복용법을 지키기가 어려워 주사제 또는 장용정 또는 액제를 활용.

    - 불편감 호소시 대처 : **장용정**(**식후 복용 가능**, Alendronate 5mg+Calcitriol 0.5μg/d [**맥스마빌 장용정**], Risedronate 35mg/w), **액제**(Alendronate 70mg/w [**마시본액**])
    - **Compliance가 떨어질 것으로 예상되는 경우 : IV 제형을 이용할 수 있습니다.**
        - **Zoledronic acid IV (연 1회, 총 6회 인정), Ibandronate IV (3개월에 1회)**
- 급성기 반응(acute phase reaction) : **투약 후 발열, 근육통, 관절통, 독감 유사증상**
    - 주로 IV BP(특히 Zoledronic acid)에서 발생하나, PO 제형에서도 발생 가능합니다. 초회 투여 시 주로 발생(추후 좋아짐)
    - 처음 투여 시 acetaminophen이나 NSAID를 예방적으로 같이 처방하면 도움이 됩니다.
    - 반복 투여할 때 발생이 감소합니다.
- 장기간 사용 : **ONJ (턱뼈괴사), AFF (대퇴골골절)**
    - Bisphosphonate를 장기간 사용하고 drug holiday(휴약기, **IV제형 3년 후, PO제형 5년 후**)를 가지면서 예방할 수 있습니다.
    - **6개월에 한 번씩 치과 검진**을 받도록 안내합니다.
- 부작용이 많아 보이지만, 사용해야 하는 약!
    - 부작용은 드물며, 그에 비해 이득이 크게 상회함. overall mortality, cardiovascular events, cancer incidence, cancer progression 등을 낮춘다는 연구도 존재(Curr Osteoporos Rep. 2020;18:587-96)

Raloxifene (ex. 라본디)

장점

- 골다공증 예방 효과 입증하여 적응증 획득
- 심혈관질환의 발생위험에 유의한 영향을 미치지 않음.
- 다빈도 부작용인 안면홍조, 말초부종과 주의 부작용인 정맥혈전색전증은 한국인에서 거의 발생하지 않는다는 데이터 있음.
- 침윤성 예방암 예방효과를 FDA에서 승인.
- **골흡수억제제 중 ONJ와 연관성이 없는 것으로 받아들여짐. → Denosumab 사용 중 치과 치료를 위한 순차 치료 고려 가능**

사용하는 예

- 폐경 후 골다공증 및 골감소증 치료
- 폐경 후 골다공증 예방
- 척추 골밀도는 낮은데 대퇴골은 비교적 좋은 경우
- 유방암 위험인자가 있는 경우
- **Bisphosphonate 휴지기 또는 중단(치과 치료 등의 사유로) 중 약물치료 지속을 위해 사용★**

Denosumab[프롤리아]

1. 장점

- 6개월에 1번 피하주사 : 순응도 측면에서 좋을 수 있습니다.
- 강력한 BMD 상승 효과 : 초고위험군에서 추천될 정도로 효과가 좋은 편입니다.

2. 부작용

- **심한 저칼슘혈증** - 주로 신기능저하자, 부갑상선기능저하증, 비타민D 결핍이 동반된 경우가 많았습니다. 그래서 약제 허가사항에도 Denosumab을 사용할 때는 칼슘과 비타민D를 보충할 것을 권고하고 있습니다. 투여 전 25OHD3 수치가 최소 20 이상임을 확인하고 투여하도록 합니다.
- **Rebound fracture** - 사용을 중단하게 되면 Osteoclast의 활동이 급격하게 늘어나면서 골밀도도 급격하게 줄어들고, Multiple vertebral fracture(다발성 척추골절)가 발생할 수 있는 것으로 알려져 있습니다. 따라서 모든 가이드라인에서 Denosumab을 장기간 사용한 뒤에는 반드시 Bisphosphonate 등으로 이어서 치료를 한 뒤 종료해야 한다고 되어 있습니다.
- 습진, 피부염 등의 피부 부작용
- ONJ : 만 명당 5.2건/년 → 하지만, 1건당 40건의 골절 예방
- AFF : 만 명당 0.8건/년 → 하지만, 1건당 281건의 임상 골절 예방

3. 투여 중단 시 BMD의 급격한 감소

- 중단 12개월째 골밀도가 baseline 이하로 빠르게 감소.(Osteoporos Int. 2017;28(5):1723-32)
- BP로 공고요법을 하고 종료해야 합니다. Denosumab 투여 6개월 후에 BP를 시작합니다.

골형성촉진제 : Romosozumab, Teriparatide

- 일차의료기관에서 사용하기는 어려워 생략하였습니다.
- 초고위험군에서 상급기관으로의 전원이 여의치 않다면 골형성촉진제 대신에 Denosumab, Zoledronic acid를 그나마 사용해 볼 수 있습니다.

약물 변경 시 선택

Raloxifene → 다른 약제

(1) SERM → BP

: **Raloxifene → Ibandronate** : 바꿨을 때 Raloxifene을 계속 사용하는 것보다 BMD 더 증가, Bone turnover 더 억제 (GERM. 2020;1(2):120-6)

BP → other BP

- 순응도 문제가 있을 때 장용정, 액제형, IV 제형으로 변경 고려

Bisphosphonate → 다른 약제

※ BP → Raloxifene : **placebo군보다 척추골절 예방과 골밀도 유지에 주로 효과.** 비척추 골절에는 큰 변화 없음 (Osteoporos Int. 2022; 33(7):1591 - 9)

※ BP → 다른 BP vs Denosumab? : **Denosumab이 더 좋은 효과**

- PO Alendronate → IV Zoledronic acid : 효과가 유지, 순응도 증가의 측면이 이득이 있습니다.(Bone. 2007;40-)
- PO Alendronate → Denosumab : 유지되는 것 이상으로 BMD가 증가. (JBMR. 2010;25(1):72-81)
- PO BP → IV zoledronic acid vs Denosumab : Zoledronic acid로 변경한 군에서는 cortical bone이 풍부한 FN, 1/3 Radius에서 효과가 없었고, Denosumab군에서는 LS, TH, FN, 1/3 radius 모두 효과 있었으며, Zoledronic보다 그 효과가 컸습니다. (J clin Endocrinol Metab. 2016;101(8):3163-70)
- Alendronate → Risedronate vs Denosumab : Risedronate가 TH, LS만 살짝 증가한 반면, Denosumab은 골밀도가 모두 증가했고, Risedronate보다 유의미하게 더 큰 증가폭을 보였습니다. (Bone. 2014;58:48-54)

※ BP → Denosumab vs Teriparatide? : **hip BMD를 올리기 위해서 또는 hip fx. 병력이 있다면 Denosumab을 사용**

- 1년 이상 BP를 복용한 군에서 Denosumab으로 switching하면 LS, TH, FN 모두 BMD가 증가하거나 유지되었던 것에 비해, Teriparatide로 switching한 군에서는 TH, FN의 BMD가 증가하지 않았습니다. 단 LS는 trabecular bone에 더 효과가 좋아 Teriparatide가 더 BMD를 잘 올렸습니다. (J Clin Endocrinol Metab. 2019;104(11):5611-20)

Denosumab → 다른 약제

※ Denosumab → Bisphosphonate

- 특히 2.5년 이상 Denosumab 장기간 투여 후 변경 시 **Zoledronate**가 가장 우수합니다. 다른 BP제제들처럼 LS는 감소를 조금 하지만, FN과 TH는 증가되거나 유지가 됩니다. 하지만, 약제 부작용 등을 고려하여 **Alendronate(PO)**도 가능합니다. Risedronate는 치료를 이어서 하지 않은 그룹과 유사한 패턴을 보입니다. (Osteroporos Int. 2033;34:573-84)

※ Denosumab → SERM

- LS, TH 골밀도 감소를 막지 못하고 골표지자도 다시 증가하는 양상을 보였습니다. (Osteoporos Int. 2022;33:1591-9)

Anabolic agent → 다른 약제

※ Romosozumab → 골흡수억제제

- Romosozumab에서 골흡수억제제로 변경하여 치료를 지속할 때, **Denosumab**(best)과 **Alendronate**가 근거가 있습니다.
  - → TH BMD 증가가 Denosumab으로 변경했을 때가 가장 좋았고, alendronate로 변경했을 때도 효과가 좋았습니다. (Osteoporos Sarcopenia. 2018;4(1):11-5)
- Denosumab → Romosozumab → Denosumab : Denosumab에서 Romosozumab을 사용하다가 다시 Denosumab으로 돌아간 경우. LS, TH BMD 증가. (Joint Bone Spine. 2021;88(5):105219) (Osteoporosis Int. 2022;33(8):1807-13)
- Romosozumab → Denosumab(FRAME study, FRAME extension study) : LS, hip BMD 추가 상승. 척추골절의 발생 감소.
- Romosozumab → Alendronate(ARCH study) : 24개월째 새로운 척추골절 발생 감소. 고관절 골절도 감소하여 Teriparatide에 없었던 고관절 골절 감소 효과까지 보였음. (N Eng J Med. 2017;377:1417-27)

※ Teriparatide → 골흡수억제제

- Teriparatide → BP vs Denosumab : **Denosumab!**

- LS, TH BMD 모두 Denosumab군에서 더 우수. (J Bone Miner metab. 2017;35:91-8)

MRONJ (Medication-Related Osteonecrosis of the jaw) 약제관련턱뼈괴사란

1. MRONJ의 정의

- 현재 또는 과거에 **골흡수억제제**나 **혈관신생억제제**를 사용한 경우
- **8주 이상** 지속된 턱뼈 노출 또는 구강 외 혹은 구강 내 누공이 있는 경우
- 턱뼈에 방사선치료 병력이 없는 경우
- (+ 명확한 전이성 골종양도 없어야 합니다.)

2. MRONJ의 원인

- 파골세포의 골흡수 및 골재형성 억제 : 하악골의 높은 골재형성률 ← 골흡수와 골재형성을 억제하는 골흡수억제제
- 감염, 염증 : 치과질환과 세균감염과 MRONJ가 관련
- 혈관신생억제 : Zoledronate에 대한 반응으로 혈관신생이 감소하는 것이 실험실에서 확인
- 연조직 독성 : Bisphosphonate는 In vitro 연구에서 연조직 독성도 보고

3. 유병률

- 국내 15개 종합병원 공동연구 자료에 따르면 Bisphosphonate 관련 턱뼈괴사 발생률은 0.04% (2,300명 중 1명) 정도로 추산
- 경구 Bisphosphonate : 10만명 중 1.04-69명/년, 정주 Bisphosphonate : 10만명 중 0-90명/년
- 4년 이상 경구제제 복용 시 발생률 4배.
- Denosumab은 Bisphosphonate처럼 명확한 연구 결과는 없으나, 장기간 사용시 보고 있음.

4. 유발 약물

- 유발을 하는 약물 : **골흡수억제제**(**Bisphosphonate**, **Denosumab**)
  - **4년** 이상 투약하는 경우 발생 위험도가 크게 증가.
- 유발 가능성이 있는 약물 : **Romosozumab**, 신생혈관억제제(sunitinib, Sorafenib, Bevacizumab, Sirolimus)

5. 위험인자 ★

(1) 전신적 위험인자

- 골흡수억제제 또는 혈관신생억제제 투약
- 스테로이드 사용자, 당뇨, 고혈압, 고령, 여성, 유전적 요인 등

(2) 국소적 위험인자

- 발치 등의 **치조골을 침범하는 구강내 수술**
  - 많이 흔들리는 치아의 발치는 위험도가 낮고, 치조골을 많이 제거해야 하거나 건강한 치조골에 박혀 있는 경우는 위험도가 높습니다. 치아우식치료, 스케일링 등 간단한 치주치료는 골흡

수억제제 사용과 큰 연관 없습니다.
- ◦ 국소해부학적 요인 – 하악 > 상악
- ◦ 의치(틀니), 임플란트, 기존 치과질환
- ◦ 돌출된 골표면이 비교적 얇은 점막으로 덮여 있어 틀니 등으로 지속적인 자극이 가해질 경우

관련 가이드라인

- 명확하게 입증된 가이드라인은 없습니다.

일차 의료용 근거기반 골다공증 권고 요약본(2024)_대한의학회

- (1) Bisphosphonate 사용
  - ◦ MRONJ 예방 목적으로 **시술 전 휴약기**를 가질 경우 **경험적으로 2-4개월가량 휴약기를 고려**할 수 있다. 단, 확립된 기간이 아니기에 환자에 따라 개별화할 수 있다.
    - ▪ 첨언1 : AAOMS에서 2014년에는 4년 이상 사용한 경우 발치 전 2개월간 휴약기를 가지라고 하였으나, 2022년에는 증례별로 휴약기를 결정할 수 있다는 의견과 휴약기 자체를 권고하지 않는다는 의견(골괴사의 위험이 없다는 것이 아니고 적극적으로 수술을 시행하면 된다는 의견)으로 나뉘었습니다.
    - ▪ 첨언2 : Bisphosphonate는 뼈에 남아 있는 약제다 보니, 끊는다고 해서 예방이 정말 가능할지에 대한 논란도 있습니다. 따라서 low risk 환자에서는 굳이 끊지 않고, 스테로이드를 복용 중이고 구강 위생이 안 좋고 당조절도 안 되며 치주질환이 있는 high risk 환자에서는 끊는 것이 어떨냐 하는 의견도 있습니다.
    - ▪ 첨언3 : KSBMR 2021 statement에 따르면 BP 장기 복용 시 치과치료 전 2개월 동안 중단/점막 치유가 완전히 이루어지고 나서 재투약을 권고. 2015년에는 4년 미만 사용, 위험인자 없으면 반드시 휴약할 필요 없음/ 4년 미만 사용, 위험인자 있음은 2-4개월 휴약 고려/BP 4년 이상 사용시 2-4개월 반드시 휴약을 권고.
    - ▪ 치과에서 소견서를 요구하는 경우 예시 : "상기 환자는 1-2년 정도로 장기 복용은 아니지만, 대한골대사학회에서 장기 복용 시 치과치료 전 최소 2개월 동안 중단 후 침습적 치과치료를 진행하도록 권고하고 있으며, ONJ는 Bisphosphonate 외에도 구강내 위생 상태, 치과 치료의 침습적 정도에 따라 달라질 수 있으므로 이 점에 유의하시길 바랍니다."등과 같이 방어적으로 작성.
  - ◦ BP 사용 중 **MRONJ가 발생**하였을 경우, 골절위험도가 높은 환자에서 골밀도 유지 및 턱뼈괴사 회복 촉진을 위해 **테리파라타이드 20mcg (매일,피하주사) 순차치료로**의 변경을 고려할 수 있다.
- (2) Denosumab 사용
  - ◦ MRONJ 고위험군에서 **침습적 치과 시술 후 치조골 회복이 완료되지 않았**거나 **추가 침습적 시술이 예정** : Denosumab 사용 기간과 골절위험도에 따라 **SERM 순차치료**를 고려
    - ▪ Denosumab은 치료를 중단했을 때 vertebral fracture risk가 올라갑니다.(특히 6개월 이상 중단하는 경우)

- 첨언1 : **치료 시점** → Denosumab은 휴약기를 가지기 어렵기 때문에 주사 **4**-5개월 후 **치과 치료**를 받은 후, 치과치료 **2개월 후**(웬만하면 회복, 회복이 된 것은 치과에서 확인받도록 함)로 주사 시점을 연기하면서 계속 사용하는 것을 고려할 수 있습니다. 미국구강악안면학회, 대한의학회는 3-4개월, 다른 곳에서는 5개월을 권고하기도 합니다.
- 첨언2 : 치과 치료 과정 중 문제가 생겨서 치과 치료 기간이 예상보다 많이 길어지게 되어 **Denosumab을 재사용하지 못하는 경우는 SERM으로 치료**하는 것을 고려합니다.

◦ Denosumab 사용 후 **MRONJ가 발생**한 경우, **Teriparatide로 순차치료**는 골밀도 소실이 일어나므로 **고려하지 않는다**.

- (3) **치과 시술 후 재투약 고려**
  - 시술 이후 **치조골 회복**이 완료되었으면, 골절위험도를 평가하여 골흡수억제제 재투약을 고려할 수 있다.
    - 첨언1 : 골절위험도에 따라서 **중단 혹은 재투여를 결정**합니다.
    - 첨언2 : 재투여를 결정하였다면, 적어도 연조직이 치유가 되어 골노출이 없어진 후에 치료 시작을 고려합니다. 골치유가 완성되는 2개월을 기준으로 볼 수도 있습니다.

골다공증 치료 중 MORNJ 대비하기

1. 골흡수억제제 치료 전

- 구강위생이 불량한 환자, 조절이 되지 않는 당뇨, 흡연자, 치과질환자는 **반드시 치료 전에 치과 치료를 받도록** 합니다.

2. 골흡수억제제 치료 시작 후

- Bisphosphonate, Denosumab을 사용시 **6개월에 한번 치과 검진**을 받도록 안내합니다.
- Denosumab의 경우 주사 3-5개월 후 침습적 치과 치료 고려. 다음 투여는 2개월 정도 이후 일정에 투여를 고려.

Atypical femoral fracture

- BP 치료를 받은 50세 이상 여성 20만명 중 277건(0.001%)으로 매우 드묾. (N Engl J Med. 2020;383:743-53)
- BP를 5년 이상 장기간 복용했을 때 위험도가 높아집니다. (JAMA. 2011;305(8):783-9)
  - Drug holiday 스케줄을 지켜가면서 처방합니다.
  - 3년 정도 지나면 허벅지 외측에 통증이 있는지 문진 → 주먹으로 가볍게 두들겨 보는 스크리닝 시행
  - 정형외과 의뢰, MRI 또는 bone scan 필요 : 5년 이상 장기간 처방하게 된 경우, 스크리닝(+)

환자 특성별 고려 사항

신기능 저하자 → 신장내과 또는 내분비내과 의뢰

(1) Bisphosphonate

- 약제가 축적 → bone remodeling 심하게 억제
- Alendronate, Zoledronic acid : eGFR ≥ 35 / Risedronate, Ibandronate : eGFR ≥ 30에서 사용 가능

(2) Denosumab

- eGFR 무관하게 사용 가능, 단 저칼슘혈증 발생 가능성이 높아져서 사용이 어렵습니다.
    - 심각한 저칼슘혈증 유발도 가능하고 Denosumab 자체가 한번 시작하면 중단이 어려워 투여 시작은 이득과 위해를 철저히 따져서 신중히 시작해야 합니다.
    - 칼슘을 다량 보충하더라도 혈관 석회화 가능성 때문에, 콩팥질환자에게 부담스럽습니다.

(3) Romosozumab

- 약전에 심근경색 및 뇌졸중의 이상사례를 언급하고 있어, 심혈관계 위험도가 높은 경우가 많은 콩팥질환자는 주의해야 합니다.
- 근거 수준도 부족합니다.

(4) Teriparatide

- 신장 질환 환자 용량 조정이 필요하지 않다고 되어 있으나, eGFR 30 미만인 경우 생체이용률과 반감기가 증가되며, 주의해야 합니다.
- 신성 골이영양증이 있는 경우가 많은데 이럴 때 적절한 선택이 아닐 수 있으며, 고칼슘혈증의 위험도도 높아질 수 있습니다.

골절 후 골다공증 치료제 선택

1. Bisphosphonate

- **골절 치유에 지연 영향 없음** : Bisphosphonate는 골 흡수를 억제하여 새로운 골 형성을 억제할 수 있다는 이론적 우려가 있습니다만, 골절 치유를 지연시키지 않는다는 근거들이 확보되어 있습니다. 특히 고관절전자골절 1-2주 이내 투여해도 Zoledronate, Risedronate는 골유합에 영향을 끼치지 않았습니다. (Osteoporos Int. 2011;22(8):2329-36 / J Bone Joint Surg Br. 2012;94(7):956-60)

2. Denosumab

- **골절 치유에 지연 영향 없음** : Denosumab은 골 흡수를 억제하지만, 골 형성에는 직접적인 억제 효과를 주지 않기 때문에 골절 치유에는 영향을 미치지 않는 것으로 알려져 있습니다. FREEDOM trial의 사후 분석 등의 연구에 따르면, 골절 6주 안에(골절 후 1일째 투여한 경우 포함) 투여한 경우 위약군에 비해 골절 치유에 차이가 없었습니다. (Osteoporos Int. 2024;35(8):1337-58 / J Bone Joint Surg Am. 2012;94(23):2113-9).

3. SERM(Raloxifene)

- **데이터부족** : SERM은 골 재흡수를 억제하지만, 골 형성에 미치는 직접적인 영향은 제한적입니다. 아직까지 골절 후 투여에 대한 효과는 동물실험 수준에 머무르고 있습니다.

4. Teriparatide

- **골절 치유 촉진** : Teriparatide는 골 형성을 촉진하기 때문에, 여러 연구에서 골절 후 골 치유 속도를 높이고 유합을 촉진하는 효과가 있음이 밝혀졌습니다. 고관절전자골절 수술 당일에 투여한 경우 대조군에 비해 골절 치유 효과가 좋았습니다. (Medicine (Boltimore). 2016;95(19):e3626) 소주골이 풍부한 전자간골절에서는 유합 촉진의 보고가 많으나, 피질골이 대부분인 대퇴골 경부에서는 유합시기나 재수술의 빈도를 줄이지 못했습니다.

5. Romosozumab

- **데이터 부족** : Romosozumab은 골 형성을 촉진하고 골 흡수를 억제하기 때문에, 골절 치유에 긍정적인 영향을 미칠 가능성이 높다고 예상되었으나, 이에 대한 명확한 데이터가 부족합니다. 동물실험에서는 골절 치유를 촉진한다는 일부 연구들이 있으나, 최근 임상 연구에서는 대퇴골 경부 및 전자간골절 유합을 촉진하지 못하는 것으로 나타났습니다.

Reference

1. 일차 의료용 근거기반 골다공증 권고 요약본(2024)_대한의학회
2. 2024 골다공증 및 근감소증 진료 가이드 - 대한골다공증학회
3. 2024 골대사학회 골다공증 진료지침 - 대한골대사학회
4. J Bone Metab. 2015;22:151-165.
5. J Bone Metab. 2021;28(4):279-296.

CHAPTER 59

골다공증 5편 : 골감소증 치료, 골다공증 예방

골감소증(Osteopenia)은 골다공증처럼 모두가 치료 대상이라고 보기는 어렵기 때문에 치료 여부를 결정하고, 어떤 치료제를 사용할지 결정해야 합니다.

골감소증(Osteopenia)의 정의와 의의

1. 골감소증의 정의

- 골밀도 검사에서 **T-score가 -1.0에서 -2.5 사이**인 경우를 말합니다.
- 상병코드 : M8599(골밀도 및 구조의 상세불명장애)

2. 골감소증의 임상적 의의

- 골감소증의 유병률이 골다공증보다 훨씬 많기 때문에 **골절 발생 건수 자체는 골다공증보다 많습니다.**
- 골밀도만으로는 환자의 나이, 임상적 위험인자 등이 고려되지 않기 때문에 **'골절 위험도'는 높을 수 있습니다.**

치료 대상의 선정

1. VFA(vertebral fracture assessment, 척추골절계측)

- 임상적으로 증상이 없는 척추 골절을 찾아내는 것이 중요합니다.
- VFA에서 한 개 이상 척추골절이 발견되었을 때 Alendronate 치료가 cost-effective하다는 연구 결과가 있습니다.
- ISCD 2019 척추골절계측 필요 대상
  - 골밀도 검사상 골감소증이면서 다음 중 하나 이상
    - 70세 이상 여성, 80세 이상 남성
    - 병력성 4cm 이상 키가 작아진 경우
    - 환자가 이전 척추골절이 있었다고 하는데 기록은 없는 경우

- 하루 5mg 이상 Prednisone을 3개월 이상 복용

2. FRAX(Fracture risk assessment)

- 10년 내 골절 위험도를 분석하는 도구입니다.(최근에는 FRAXplus까지 나와 여러 가지 변수를 보다 폭넓게 반영 가능.)
- 골절 위험이 높은 골감소증 환자에서 약물치료가 cost-effective 하다는 분석이 많습니다.

골감소증 치료의 임상적 의미

- 골감소증 level의 BMD라 하더라도, 낮을수록 골절 위험도가 증가. (South Med J. 2016;109(2):116-23)
  - 특히 severe osteopenia(T-score -2.0~-2.5)는 osteoporosis로 진행할 확률이 moderate to mild osteopenia보다 압도적으로 높기 때문에 보다 **적극적인 관리가 필요**합니다. (N Engl J Med. 2012;366(3):225-33)
  - 골다공증 약물 치료를 통해 단순히 BMD를 올리는 것이 아닌 골절 위험 감소라는 목표에 도달 가능

골감소증의 치료

1. 약물 치료

2. 규칙적인 체중부하 운동 및 근육 운동

3. 금연, 절주

4. 낙성 위험 인자에 대한 예방 및 처치

치료 알고리즘

Rev Endocr Metab Disord. 2012;13(3):209-23에서 변형

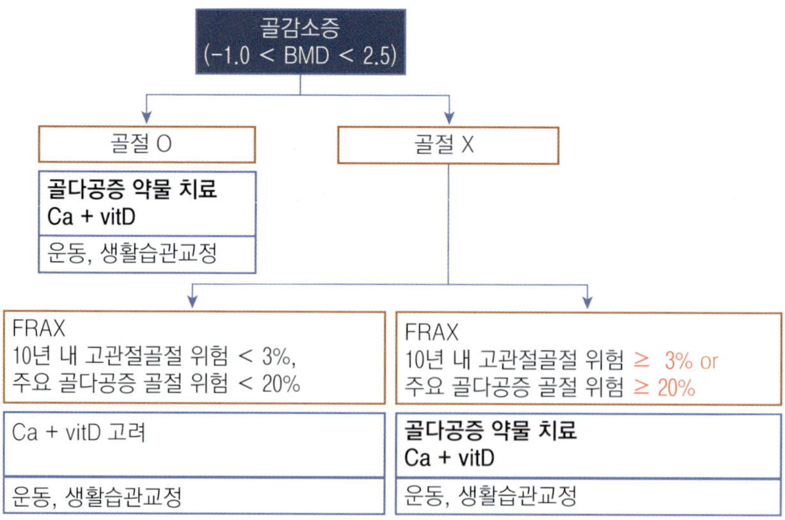

골절이 없는 골감소증에서 치료제 선택

1. Vitamin D & Calcium 복합제

- 비타민 D 소견, 골밀도 소견을 첨부하지 않고 상병으로만 처방이 가능합니다. (골감소증은 M85.99 등으로 넣어볼 수 있지만, 골밀도 수치에서 자유로운 비타민D결핍 상병 활용을 추천: E559)

2. 칼슘제제, 호르몬치료

- T-score **-1.0 이하에서 급여 처방**이 가능하지만, 골밀도 소견을 첨부하지 않아도 되기에 상병으로만 처방은 가능한 상태입니다.

3. 골다공증 치료제(Bisphosphonate, SERM)

- 약제 허가사항에 폐경후 여성의 골다공증 예방이 있는 약제 사용
- Raloxifene, Bazedoxifene, Risedronate, Zoledronic acid
  - 골다공증성 골절이 있다면 당연히 골다공증이 되는 것이며 급여 처방.
  - 이 4가지 약제는 '폐경후 여성의 골다공증의 예방'이라는 허가사항이 있으나, 급여기준에는 해당하지 않음. 허가사항 내 급여기준에 만족하지 못하면 전액본인부담하라는 고시가 있으므로 전액본인부담 처방.
  - 다른 BP제제는 골다공증의 일반원칙의 '4.'에 '특정소견 없이 단순히 골다공증 예방목적으로 투여하는 경우 비급여함.'이라는 문구를 따라 비급여로 처방. Denosumab처럼 개별고시가 있는데 이런 문구도 없는 경우라면 급여 진료에서는 비급여처방으로도 불가.
- TSEC[**듀아비브정**]는 예방 효과가 입증이 되어 있고 허가사항에도 예방 목적의 사용이 명시되어 있으나, 비급여 약제.

Reference

1. 일차 의료용 근거기반 골다공증 권고 요약본(2024)_대한의학회
2. 2024 골다공증 및 근감소증 진료 가이드 - 대한골다공증학회
3. 2024 골대사학회 골다공증 진료지침 - 대한골대사학회
4. Eriksen EF, et al. Rev Endocr Metab Disord. 2012;13(3):209-23.

가이드라인으로 시작하는

실전 일차진료 처방법

2025년 6월 25일 인쇄
2025년 7월 15일 발행

지은이 | 박재성

발행인 | 신은주
책임편집 | 송윤석
임프린트 | 도서출판 대한의학
발행처 | ㈜에스앤씨퍼블리싱
출판등록 | 2003년 9월 27일 제 25100-2014-000011호
주소 | 서울특별시 구로구 디지털로 288 대륭포스트타워1차 1209호
전화 | (02)921-0653
e-mail | medbook2000@daum.net
홈페이지 | www.dhmbook.co.kr
www.medbook.co.kr

정가 | 85,000원
ISBN | 979-11-5590-315-5 93510

도서출판 대한의학은 ㈜에스앤씨퍼블리싱의 의학 전문 임프린트입니다.

인쇄나 제본 과정에서 잘못된 책은 교환해 드립니다.